K. J. Bühling/J. Lepenies/K. Witt

Intensivkurs:
Allgemeine und spezielle Pathologie

Kai Joachim Bühling
Julia Lepenies
Karsten Witt

Intensivkurs: Allgemeine und spezielle Pathologie

Zum GK2 und GK3

2., aktualisierte und erweiterte Auflage

Mit 124 überwiegend
vierfarbigen Abbildungen,
66 Zeichnungen und 86 Tabellen

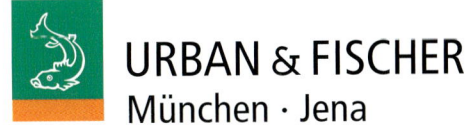
URBAN & FISCHER
München · Jena

Zuschriften und Kritik an:

Urban & Fischer, Lektorat Medizinstudenten, z.Hd. Nathalie Blanck, Karlstraße 45, 80333 München

Korrespondenzadressen:

Dr. med. Kai Joachim Bühling
Charité Campus Virchow-Kliniken
Klinik für Geburtsmedizin
Augustenburger Platz 1
13353 Berlin

Dr. med. Karsten Witt
Christian-Albrecht-Universität Kiel
Klinik für Neurologie
Niemannsweg 147
24105 Kiel

Autoren:

Dr. med. Kai Joachim Bühling (Hrsg.)
Dr. med. Julia Lepenies (Hrsg.)
Dr. med. Karsten Witt (Hrsg.)
Dr. med. Kristina Seiffert

Wichtiger Hinweis für den Benutzer

Die Erkenntnisse in der Medizin unterliegen laufendem Wandel durch Forschung und klinische Erfahrungen. Herausgeber und Autoren dieses Werkes haben große Sorgfalt darauf verwendet, daß die in diesem Werk gemachten therapeutischen Angaben (insbesondere hinsichtlich Indikation, Dosierung und unerwünschten Wirkungen) dem derzeitigen Wissensstand entsprechen. Das entbindet den Nutzer dieses Werkes aber nicht von der Verpflichtung, anhand der Beipackzettel zu verschreibender Präparate zu überprüfen, ob die dort gemachten Angaben von denen in diesem Buch abweichen und seine Verordnung in eigener Verantwortung zu treffen.

Die Deutsche Bibliothek - CIP-Einheitsaufnahme

Ein Titeldatensatz für diese Publikation ist bei
Der Deutschen Bibliothek erhältlich
ISBN 3-437-42410-6

Abbildungsquellen:
Die Zeichnungen wurden von Frau Tina Bühling angefertigt. Die Quelle der Abbildungen ist im Abbildungsverzeichnis (s. Anhang) angegeben.

Lektoratsleitung: Dr. med. Dorothea Hennessen
Redaktion: Nathalie Blanck
Herstellung: Peter Sutterlitte
Satz: Typodata, München
Druck und Bindung: Appl, Wemding
Umschlaggestaltung: prepress ulm GmbH, Ulm

Aktuelle Informationen finden Sie im Internet unter den Adressen:
Urban & Fischer: http://www.urbanfischer.de

Vorwort zur zweiten Auflage

Als wir während des Studiums mit der Ausarbeitung des Pathologie-Buches begonnen haben, war uns nicht bewußt, zu welcher Akzeptanz dieses gelangen würde. Um so mehr freut uns, daß nun eine Neuauflage notwendig wurde. Diese Notwendigkeit haben wir zum Anlaß genommen, das Buch gründlich zu überarbeiten. Wir haben zahlreiche Abbildungen ergänzt, eine inhaltliche Aktualisierung und Erweiterung vorgenommen sowie weitere Kasuistiken und klinische Bezüge eingearbeitet. Dabei sind alle Fragen der schriftlichen **Examina bis Frühjahr 2000** berücksichtigt.

An der analog zum Gegenstandskatalog vorgenommenen **Gliederung** in die allgemeine und spezielle Pathologie haben wir bewußt festgehalten, auch wenn sie in einigen Leserzuschriften kritisiert wurde. Das Buch ist zur Vorbereitung der schriftlichen Examina sowie der mündlichen Prüfungen gedacht. Erstere orientieren sich am Gegenstandskatalog, eine andere Gliederung wäre folglich nicht hilfreich.

In gewohnter Weise sind **die in den schriftlichen Prüfungen gefragten Inhalte am Rand farblich markiert:** rot für den ersten Abschnitt, blau für den zweiten Abschnitt des Staatsexamens.

An dieser Stelle **danken wir unseren Lesern** für die zahlreichen Zuschriften. Wir haben viele Anregungen aufgegriffen und eingearbeitet. Sie haben sicherlich zur Verbesserung des Buches geführt, und deshalb freuen wir uns auch weiterhin über konstruktive Kritik.

Wir möchten ebenfalls dem Verlag Urban&Fischer für die fachgerechte Betreuung danken, insbesondere **Frau Dr. med. Dorothea Hennessen** und **Frau Nathalie Blanck** für den „sanften Druck".

Wir hoffen, auch mit dieser Auflage unser Ziel zu erreichen, den Studierenden ein kompaktes, aber dennoch umfassendes Pathologie-Lehrbuch mit klinischen Bezügen an die Hand zu geben, und wünschen allen Lesern ein erfolgreiches Studium.

Berlin und Kiel, im September 2000

Kai J. Bühling
Julia Lepenies
Karsten Witt

Vorwort zur ersten Auflage

„As is your pathology, so is your medicine"
Sir WILLIAM OSLER (Internist, 1849–1919)

Wenn die Universitäten die Studierenden mit dem Fach Pathologie konfrontieren, besitzen diese nur geringe klinische Kenntnisse. Deshalb entgeht ihnen leicht die klinische Relevanz dieses Faches, das als **„Morphologie der Klinik"** das Verständnis für klinische Symptome ermöglicht, so, wie es sich vermutlich Sir WILLIAM OSLER vorstellte.

Um diesem Problem entgegenzuwirken, planten wir – ursprünglich für den Verlag für studentische Publikationen – ein Repetitorium, das unter Berücksichtigung des aktuellen Gegenstandskatalogs **zahlreiche klinische Bezüge** enthalten sollte. Durch einen erfreulichen Umstand gelangte das Projekt zum Verlag Urban & Schwarzenberg, auf dessen Anregung eine Überarbeitung stattfand, die zu dem vorliegenden **Kurzlehrbuch** führte. Der Text wurde sorgfältig lektoriert, zahlreiche makro- und mikroskopische **Farbabbildungen** wurden eingefügt. Ergänzend erfolgte der Einsatz zweifarbiger **Schemazeichnungen**, bei denen das Grundprinzip Schwarz für physiologische, Rot für pathologische Abläufe konsequent durchgehalten wird. Dies erleichtert – insbesondere dem noch unerfahrenen Studenten – das Verständnis pathophysiologischer Zusammenhänge sowie pathologischer Differentialdiagnosen.

Die **Gliederung** entspricht der des Gegenstandskatalogs. Diesen haben wir aber zugunsten didaktisch notwendiger Erweiterungen vielfach verlassen. So entstanden auch die zwei zusätzlichen Kapitel „Grundlagen zur Pathologie des Muskelgewebes und des peripheren Nervensystems" und „Statistik". Alle Inhalte der in den schriftlichen Examina gestellten Fragen (bis Herbst 1994) sind eingearbeitet, Textabschnitte mit besonderer Prüfungsrelevanz am Rand markiert (**rot** für den „Ersten Abschnitt der Ärztlichen Prüfung", **blau** für den „Zweiten Abschnitt der Ärztlichen Prüfung"). Hierbei wurden auch die ausgefallensten Sachverhalte, die das Institut für medizinische und pharmazeutische Prüfungsfragen (IMPP) für prüfungsrelevant erachtet, berücksichtigt.

In den vergangenen Examina zeigte sich, daß immer mehr Fragen zur „Speziellen Pathologie" bereits im „Ersten Abschnitt der Ärztlichen Prüfung" gestellt werden. Um dieser Entwicklung Rechnung zu tragen, wurden viele Themen, deren Kenntnis laut Gegenstandskatalog erst zum „Zweiten Abschnitt der Ärztlichen Prüfung" gefordert ist, in den allgemeinen Teil vorgezogen. Hierdurch wird das Gesamtverständnis gefördert, da die Aufspaltung beider Teile ohnehin nur willkürlich vorgenommen werden kann. **Die Spezielle Pathologie beginnt ab Kapitel 19.**

Wir danken dem Verlag Urban & Schwarzenberg für das Entgegenkommen hinsichtlich unserer vielen Wünsche, insbesondere auch für das studentenfreundliche Preis-Leistungs-Verhältnis. Unser Dank gilt insbesondere **Frau Dr. med. Dorothea Schneiderbanger** für ihr Vertrauen in unsere Arbeit und ihre kompetente Unterstützung bei der Erarbeitung des endgültigen Konzeptes sowie **Frau Dr. med. Christine Ritzer** für die hervorragende Zusammenarbeit, bei der aus dem Manuskript das nun vorliegende Buch entstanden ist. Besonderer Dank gilt auch **Frau Tina Reineke**, die die klar strukturierten Zeichnungen und die Flußdiagramme angefertigt hat.

Für die Bereitstellung der aktuellen Daten und die Beantwortung vieler Fragen zur Datenerhebung möchten wir **Herrn K.-J. Hammer** (Statistisches Bundesamt, Wiesbaden), **Herrn D. Schön** (Robert-Koch-Institut, Berlin) sowie **Herrn R. Stabenow** (Gemeinsames Krebsregister, Berlin) herzlich danken.

Es bleibt zu hoffen, daß die Verknüpfung von Pathologie und Klinik bei der Neufassung der Bundesärzteordnung vom Bundesgesundheitsministerium berücksichtigt wird und daß der Student zukünftig frühzeitiger mit dem klinischen Erscheinungsbild verschiedener Erkrankungen vertraut gemacht wird. Die entsprechenden Weichen hierzu scheinen erfreulicherweise gestellt.

Wir wünschen allen Lesern viel Erfolg in den anstehenden Prüfungen sowie im weiteren Studium und freuen uns über konstruktive Kritik zur Erstauflage.

Berlin, im Mai 1995

Kai J. Bühling
Julia Lepenies
Karsten Witt

Inhaltsverzeichnis

Spezielle Pathologie

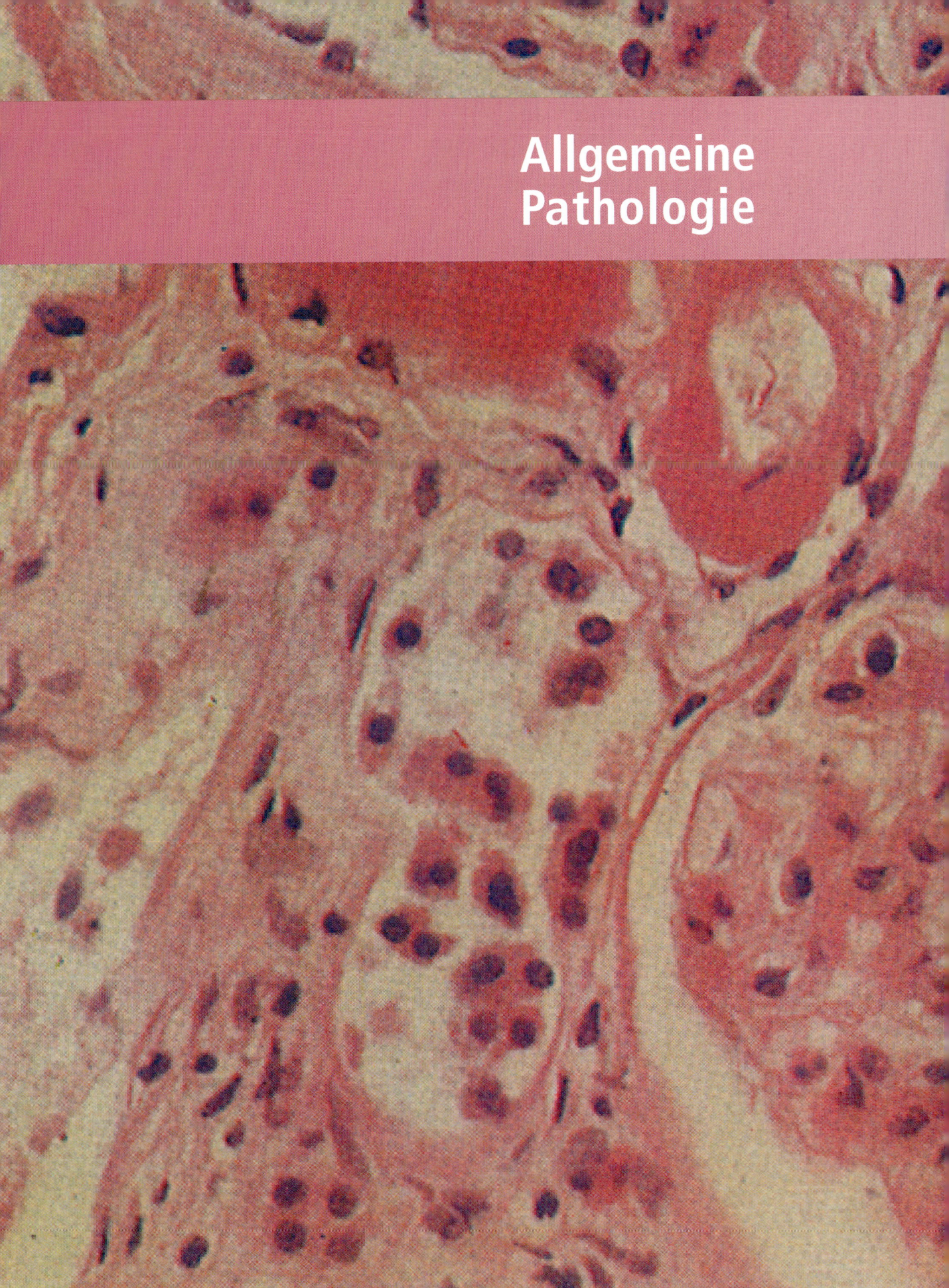

1 Allgemeines

K. J. Bühling

1.1 Pathologie als Fach

Die Pathologie, die „Lehre des Leidens", beschäftigt sich mit den Ursachen und Entstehungsmechanismen von Krankheiten und der Morphologie, die die Organe in makro- und mikroskopischer Hinsicht bieten. Die Untersuchungen können post mortem erfolgen, wobei sie bei der Aufspürung von Fehldiagnosen sehr hilfreich sind (**Qualitätskontrolle**), oder intravital entnommenes Gewebe kann einer histologischen Untersuchung, die Aufschluß über das weitere therapeutische Vorgehen erlaubt, zugeführt werden (z.B. Schnellschnitt bei V.a. Mammakarzinom).

Demzufolge ist die Pathologie nicht nur ein Grundbaustein der Medizin, sondern auch der **Lehre:** Sie ermöglicht dem Lernenden, anhand sichtbarer Veränderungen ein Verständnis für verschiedene Krankheitsbilder zu entwickeln.

Grundlagen für die ersten wissenschaftlichen Forschungen schuf der Anatom GIOVANNI B. MORGAGNI (1682–1771) mit seinem fünfbändigen Werk „De sedibus et causis morborum" (Von dem Sitz und den Ursachen der Krankheiten, 1761).

Nicht zuletzt technische Erweiterungen (z.B. die Erfindung des Elektronenmikroskops, 1934) haben die Pathologie auf ihren heutigen Stand gebracht.

1.2 Grundbegriffe der Pathologie

Allgemeine Begriffe

- **Gesundheit.** Gesundheit ist kein absoluter Begriff. Vielleicht ist jemand gesund, der weder physisch noch psychisch krank ist?! Die WHO definiert Gesundheit als „Zustand des völligen körperlichen, seelischen und sozialen Wohlbefindens" – ein sicherlich hoher Anspruch.
- **Krankheit.** Ein Versuch, Krankheit zu definieren: Ein Patient ist „krank", wenn bei ihm ein physischer Defekt diagnostiziert wird. Wenn der Patient angibt, er sei krank, und man findet nichts, liegt (mindestens) eine psychische Komponente vor.
- **Resistenz.** Darunter versteht man die **Abwehrbereitschaft** des Organismus gegenüber einer Krankheit oder einer Noxe (schädigendes Agens).
- **Disposition.** Die **Krankheitsbereitschaft** des Individuums steigt z.B. im Alter, bei Immundefekten oder genetisch bedingt. Die Disposition ist also abhängig von der spezifischen und unspezifischen Resistenz.
- **Exposition.** Das Individuum ist krankheitsauslösenden Faktoren ausgesetzt.
- **Ätiologie.** Die Lehre der endogenen und exogenen Krankheitsursachen heißt Ätiologie.
- **Kausale Pathogenese.** Sie beschreibt den Zusammenhang von Noxe, Krankheitsursache und Disposition.
- **Formale Pathogenese.** Sie beschreibt den im Verlauf einer Krankheit vollzogenen Strukturwandel direkt und indirekt betroffener Organe.
- **Restitutio ad integrum.** Im Krankheitsverlauf kommt es zu einer völligen Wiederherstellung der betroffenen Organe.
- **Defektheilung.** Nach der Erkrankung bleibt ein Restschaden, der zu einem **Leiden** führen kann.
- **Symptom.** Unter einem Symptom versteht man ein Krankheitszeichen.
- **Syndrom.** Es bezeichnet ein für eine Krankheit typisches Symptomenmuster.

Statistische Maßzahlen (werden aus empirisch erhobenen Daten errechnet)

- **Morbidität.** Zahl der Erkrankten / Zahl der Gesamtbevölkerung in einem Zeitraum.
- **Mortalität.** Zahl der Todesfälle / Zahl der Gesamtbevölkerung in einem Zeitraum.
- **Neugeborenensterblichkeit.** Zahl der innerhalb der ersten 24 h gestorbenen Neugeborenen.
- **Perinatale Mortalität.** Totgeburten und Sterbefälle innerhalb der ersten 7 Lebenstage / 1000 Tot- und Lebendgeburten (Deutschland 0,6‰).
- **Neonatale Mortalität.** Sterbefälle innerhalb der ersten 28 Lebenstage / 1000 Lebendgeburten.
- **Letalität.** Zahl der an einer Krankheit Gestorbenen / Zahl der an dieser Krankheit Erkrankten.
- **Inzidenz.** Zahl der Neuerkrankungen innerhalb eines **Zeitraumes**
- **Inzidenzrate.** Zahl der Neuerkrankungen innerhalb eines Zeitraumes / Zahl der exponierten Patienten.
- **Prävalenz.** Häufigkeit einer Krankheit zu einem bestimmten **Zeitpunkt.**
- **Prävalenzrate.** Häufigkeit einer Krankheit / Zahl der untersuchten Personen zu einem bestimmten Zeitpunkt.
- **Penetranz.** Zahl der an einer Krankheit Erkrankten / Zahl der dieser Krankheit Exponierten.

- **Lebenserwartung.** Sie wird empirisch ermittelten Tabellen (Sterbetafeln) entnommen. Seit der Jahrhundertwende (Lebenserwartung um 46 Jahre) ist sie rasant gestiegen und liegt bei einem Neugeborenen z.Zt. bei 75–77 Jahren.

1.3 Strategien der Diagnostik

1.3.1 Intravitale Diagnostik

Die intravitale Diagnostik bietet die Möglichkeit, von einer Gewebeveränderung auf eine Krankheit zu schließen und darauf ein Therapiekonzept aufzubauen. Folgende Verfahren zur Materialentnahme bieten sich an:

- **Exfoliativzytologie** (**Abstrich,** z.B. von der Zervix im Rahmen der gynäkologischen Vorsorgeuntersuchungen oder bei V.a. Infektionen, Abb. 1-1).
- **Punktionszytologie** (z.B. Schilddrüse, Mamma, Lymphknoten, Aszites).
- **Nadelbiopsie** (mit einer Hohlnadel, z.B. eine Leberbiopsie).
- **Probeexzision** (**PE,** z.B. während einer Endoskopie).
- **intraoperative Gewebeentnahme** (z.B. Schnellschnitt bei V.a. Mammakarzinom).

Da sich bei **über 5%** der bei Operationen entnommenen Materialien eine bisher nicht erkannte Erkrankung zeigt, sollte **jedes** gewonnene Material untersucht werden.

Zunächst wird das entnommene Material in einer geeigneten Lösung fixiert. Mittel der ersten Wahl ist im allgemeinen eine 4%ige Formalinlösung. Ausnahmen bilden u.a. folgende Gewebe:

- **Hodengewebe** wird in STIEVE-, BOUINS- oder CARNOY-Lösung fixiert.
- **Nebennierengewebe** wird in einer bichromathaltigen Flüssigkeit fixiert.
- **Knochenmark** wird in SCHÄFER-Lösung fixiert.

Nach der Fixation erfolgt üblicherweise die Entwässerung in **aufsteigenden** Alkoholreihen und schließ-

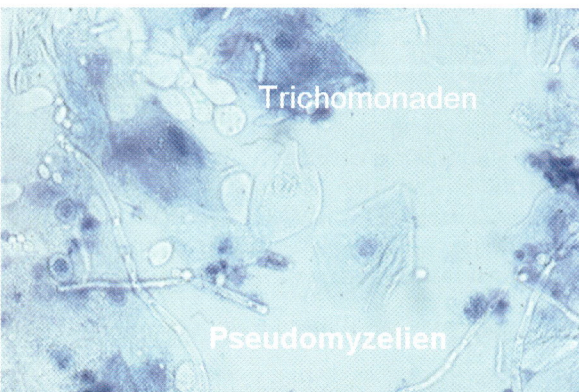

Abb. 1-1   Soorkolpitis und Trichomoniasis. In diesem Vaginalabstrich einer Patientin mit Pruritus zeigen sich neben der Candidainfektion Trichomonaden (im frischen Abstrich an ihrer Mobilität erkennbar).

lich die Entfernung des Alkohols durch Lösungsmittel (z.B. Xylol). Eventuell vorhandenes Kalk muß vor der Paraffineinbettung durch Chelatbildner (z.B. EDTA) ausgefällt werden. Sodann erfolgt die Einbettung in Paraffin, um **Paraffinschnitte** anzufertigen (Schnittdicke: ca. 5 μm). Bei der **Schnellschnittdiagnostik** werden von dem Präparat **Gefrierschnitte** (10 μm) angefertigt. Diese Präparationstechnik birgt aber ein größeres Risiko, eine Fehldiagnose zu stellen. Deshalb muß jede Schnellschnittdiagnose nachträglich durch einen Paraffinschnitt bestätigt werden. Dennoch kommt der Schnellschnittdiagnostik bei Operationen eine große Bedeutung zu. Die Diagnose des Pathologen während der Operation eines Mammatumors entscheidet über das weitere operative Vorgehen, z.B. Mastektomie bei einem Karzinom. Bei der Entnahme des Tumors zur Schnellschnittdiagnostik ist peinlichst genau auf eine eindeutige **Markierung** (kranial, kaudal, ventral) zu achten. Nur so kann bei unvollständiger Entfernung weiteres Material zuverlässig entfernt werden.

Bei besonderen Fragestellungen kommen die **Dünnschnittechnik** (1 μm) sowie die **Elektronenmikroskopie** (50 nm) zum Einsatz. Hierzu erfolgt die Einbettung in Kunstharze.

Außerdem stehen **histochemische** (z.B. Nachweis von Enzymaktivitäten) und **immunhistochemische Verfahren** (z.B. Tumormarker) zur Verfügung.

Verschiedene Färbemethoden helfen bei der Suche nach pathologischen Veränderungen. In Tabelle 1-1 sind die wichtigsten Färbemethoden aufgeführt.

1.3.2 Postmortale Diagnostik

Obduktion (Autopsie)

Rechtliche Grundlagen der Obduktion
Voraussetzung für eine Obduktion (Autopsie) ist **immer** ein Auftrag. Im Falle eines „nicht natürlichen Todes" wird die Staatsanwaltschaft eine **gerichtliche Obduktion** beantragen. Sie wird von zwei Ärzten (meist Rechtsmedizinern) und einem Vertreter der Staatsanwaltschaft durchgeführt. Verwandte haben **keine** Möglichkeit, eine gerichtlich angeordnete Obduktion zu unterbinden. Sofern ein Patient im Krankenhaus verstirbt, kann eine **klinische Obduktion** durchgeführt werden. Die Krankenhausordnung enthält eine entsprechende Vorschrift, die entweder als Genehmigungsklausel oder Verweigerungsklausel ausgelegt ist. Im Falle der Verweigerungsklausel haben die Angehörigen das Recht, binnen eines festgelegten Zeitraumes die Obduktion zu untersagen. Auch Versicherungsträger (z.B. Berufsgenossenschaft) können eine Obduktion zur Klärung der Ansprüche in Auftrag geben. Eventuell kann die Feststellung einer (bisher unbekannten) Berufskrankheit den Hinterbliebenen den Unterhalt sichern!

Die Ergebnisse der Obduktion werden in einem Protokoll festgehalten.

Tab. 1-1 Auswahl der wichtigsten histologischen und histochemischen Färbungen

Färbung	Ergebnis			Indikation
Hämatoxylin-Eosin (H. E.)	**BLAU** **Zellkerne, basophiles Zytoplasma, Kalk, Bakterien**	ROT **azidophiles Zytoplasma,** Bindegewebe, Fibrin		Standardfärbung
VAN GIESON	GELB **Muskulatur, Zytoplasma, Amyloid, Fibrin**	ROT **kollagene Fasern, bindegewebiges Hyalin**	SCHWARZ Zellkerne	Standardfärbung
VAN GIESON-Elastin	GELB **Muskulatur, Zytoplasma, Amyloid, Fibrin**	ROT **kollagene Fasern**	BLAUSCHWARZ Zellkerne, **elastisches Gewebe**	Elastofibrom, Fibrolipom
Azan	**BLAU** **Kollagen, bindegewebiges Hyalin,** basophiles Zytoplasma, Schleim	ROT **Fibrin, epitheliales Hyalin,** Zellkerne, azidophiles Zytoplasma, Erythrozyten		DD Fibrin ↔ **Kollagen**
GIEMSA	**BLAU** **Zellkerne, Bakterien,** basophiles Zytoplasma	ROT **kollagene Fasern,** eosinophiles Zytoplasma	VIOLETT Mastzellen GRÜN Melanin	
Versilberung			SCHWARZ **Nervenfasern,** retikuläre Fasern	ZNS
Sudanrot-Hämatoxylin	**BLAU** Zellkerne, Zytoplasma	ROT **Neutralfette**		Fetteinlagerungen
Berliner Blau	**BLAU** **Fe³⁺, z.B. in Hämo-siderin, Ferritin**	ROT Zellkerne		Eisen-einlagerungen
Kongorot	**BLAU** Zellkerne	ROT **Amyloid**		Amyloidose
Perjodsäure-SCHIFF-Reaktion (PAS)	**BLAU** Zellkerne	ROT **Kohlenhydrate, Muzine, α₁-Antitrypsin**		Siegelringzellen, **Pilze,** Parasiten
ZIEHL-NEELSEN	**BLAU** Zellkerne	ROT **säurefeste Stäbchen**		V.a. Tbc, Lepra
PAPANICOLAOU	**BLAUVIOLETT** **Zellkerne,** Bakterien	ORANGEROT **zelluläres Glykogen, Keratin**		Exfoliativzytologie
Methylenblau	**BLAU** Zellkerne, Zytoplasma, Pseudomyzelien			
α-Naphthylazetat-esterase		ROT Blasten		V.a. Leukämie

Ziel der Obduktion

Ziel der klinischen Obduktion ist, die **Todesursache** wissenschaftlich zu klären sowie die klinische Diagnose zu sichern. Pathologische Befunde geben oftmals Anlaß, ein Therapiekonzept zu überdenken, oder sie ermöglichen die Aufklärung neuer pathophysiologischer Grundlagen. Aus diesem Grunde sollte man auf die klinische Obduktion nicht verzichten.

Die gerichtliche Obduktion hat primär das Ziel, die Todesursache herauszufinden bzw. einen nicht natürlichen Tod auszuschließen (beispielsweise bei Auffindung der Leiche in der Wohnung).

1.4 Sterben

Tod

Man unterscheidet:

- **klinischer Tod (Vita minima).** Bei **Herz- und Atemstillstand** kann evtl. in einem Zeitraum bis zu 10 Minuten (bei Normothermie) erfolgreich reanimiert werden.
- **Individualtod.** Die Diagnose Hirntod erfordert einen enormen Aufwand, um eine fälschliche Diagnosestellung auszuschließen. Den Nachweis für den Hirntod müssen zwei erfahrene Ärzte anhand der in Tabelle 1-2 dargestellten Kriterien erbringen. Bei einem irreversiblen Herz-Kreislauf-Stillstand kann der Hirntod hingegen von jedem approbierten Arzt diagnostiziert werden.
- **biologischer Tod.** Er tritt nach dem **Absterben aller Zellen** des Körpers (nach ca. 20 Stunden) ein. Allerdings sind die Spermien noch nach 120 Stunden befruchtungsfähig. Den Zeitraum vom Individualtod bis zum Absterben der letzten Zelle bezeichnet man als **intermediäres Leben.**

Anhand der Ursache, die zum Tod geführt hat, unterscheidet man den **natürlichen** vom **nicht natürlichen (unnatürlichen)** Tod. Ursache des natürlichen Todes sind insbesondere Krankheiten und altersbedingte Veränderungen. Der nicht natürliche Tod ist auf äußere Faktoren wie z.B. Unfall, fremde Gewalt oder Suizid (vgl. Todesursachenstatistik im Anhang) zurückzuführen.

Der Eintritt des Todes und der Todeszeitpunkt werden durch folgende Zeichen bestimmt:

Unsichere Todeszeichen

- **Herz- und Atemstillstand.**
- **irreversible Areflexie** (insbesondere Korneal- und Pupillenreflex).
- **Leichenkälte** (sehr abhängig von der Außentemperatur).

Sichere Todeszeichen

- **Totenflecke (Livores).** Sie beginnen an den abhängigen Körperpartien bereits nach **30 Minuten** und erreichen das **Maximum nach etwa 4 Stunden.** Sie lassen sich bis **12 Stunden post mortem wegdrücken** (ebenfalls abhängig von der Außentemperatur).
- **Totenstarre (Rigor mortis).** Die Totenstarre beginnt in Abhängigkeit von der Temperatur **nach etwa 2 Stunden am Kiefergelenk** und dem Nakken, breitet sich dann auf die obere Extremität und schließlich auf die untere Extremität aus (NYSTEN-Regel). Sie erreicht nach etwa 6–12 Stunden das Maximum (Raumtemperatur!). Nach 2–3 Tagen bildet sie sich in gleicher Reihenfolge wieder zurück. Ursache der Totenstarre ist die Vernetzung der Aktin- und Myosinfilamente durch ATP-Abbau. Wenn vor Eintritt des Todes durch eine

extreme Erschöpfung ein ATP-Mangel bestand, kann es zu einer **kataleptischen Totenstarre** kommen. Sie ist durch die sofortige Erstarrung bei Eintritt des Todes gekennzeichnet. Auch bei Enthirnungen beobachtet man die kataleptische Totenstarre. (Einige Autoren bezweifeln die Existenz dieses Phänomens.) Spätestens nach Zurückbildung der Totenstarre beginnt die

- **Leichenzersetzung (Autolyse).** Die Art der Zersetzung ist einerseits von der Umgebungstemperatur, andererseits von den beteiligten Organismen (z.B. Maden, Bakterien) abhängig. Im Bauchraum entstehende Gase können zu einem Aufblähen bzw. Aufbrechen der Leiche führen. Bei Wasserleichen bewirken die Gase, nach einer temperaturabhängigen Zeit, das Auftauchen der Leiche.

Tabelle 1-2   Richtlinien zur Feststellung des Hirntodes (nach BÄK 1997). Für Kindern unter dem dritten Lebensjahr gibt es abweichende Kriterien.

Voraussetzungen für das Vorliegen des Hirntodes.
- Hirnschädigung (primär, z.B.: Schädelverletzung, Hirntumor oder sekundär: z.B. Hypoxie nach Kreislaufstillstand)
- Ausschluß von Intoxikationen etc.

Klinische Symptome des Ausfalls
- Areflexie
- Koma (Glasgow-Coma-Scale)
- Atemstillstand (Apnoe-Test)

Irreversibilitätsnachweis
- Beobachtung über mind. 12 h (nach primärer Hirnschädigung) bzw. 72 h (nach sekundärer Hirnschädigung) mit erneutem Nachweis

ergänzende Untersuchungen
- Null-Linien-EEG
- fehlende Reaktion auf evozierte Potentiale (EP)
- zerebraler Zirkulationsstillstand (Dopplersonographie)

Merke
Befinden sich die Totenflecke nicht an den abhängigen Körperpartien oder „paßt" die Haltung der Leiche nicht zu dem Fundort, muß grundsätzlich an eine postmortale Lageveränderung gedacht und ein nicht-natürlicher Tod ausgeschlossen werden.

Klinik
Voraussetzung für die Entnahme von Organen für Transplantationen ist neben der schriftlichen Einwilligung des Spenders oder der Angehörigen der Nachweis des Hirntodes nach den o.g. Kriterien. Dies gilt auch, wenn der Hirntod bereits von einem Arzt wegen des irreversiblen Herz-Kreislauf-Stillstandes bestätigt wurde. Das Transplantationsgesetz so streng, um die viel zu geringe Organspendebereitschaft zu erhöhen und die (unbegründete) Angst vor einer „großzügigen Hirntoddiagnostik" zu nehmen.

2 Anpassungsreaktionen

K. Witt

Die **Reaktion des Körpers auf Umweltveränderungen** bzw. eines Organs auf veränderte Reize wie Belastung, Stimulation oder Milieubedingungen bezeichnet man als Anpassungsreaktion. Viele dieser Reaktionen sind lebensnotwendig und müssen deshalb von den pathologischen Anpassungsreaktionen getrennt werden.

Alle Anpassungsreaktionen können mit **zwei grundsätzlichen Reaktionsmustern** erklärt werden:
- Eine **Abnahme der Zelleistung** infolge fallender Anforderungen, schlechter Ernährung oder fehlender Stimulation der Zellen (morphologisch: Zellverkleinerung und Zellreduktion) führt zur Atrophie.
- Eine **Zunahme der Zelleistung** infolge steigender Anforderungen oder steigender Stimulation der Zellen (morphologisch: Zellvergrößerung und Zellvermehrung) findet sich bei Hypertrophie und Hyperplasie.

Abbildung 2-1 zeigt die bei Anpassungsreaktionen typischen Strukturveränderungen: Atrophie, Hypertrophie und Hyperplasie.

2.1 Atrophie

Unter einer Atrophie versteht man eine reversible Organ- bzw. Gewebsrückbildung. Da diese Rückbildung erworben ist, unterscheidet sie sich von einer fehlenden Anlage (**Agenesie**), einer ausbleibenden Entwicklung (**Aplasie**) oder einer unzureichenden Entwicklung (**Hypoplasie**) eines angelegten Organs

Fallende Anforderungen, schlechte Ernährung oder **fehlende nervale** oder **hormonelle Stimulation** sind Ursache einer Atrophie.

Als **einfache Atrophie** bezeichnet man die Gewebsrückbildung durch Verkleinerung der Zellen. Durch einen erhöhten Abbau oder durch eine reduzierte Neusynthese zytoplasmatischer Strukturen entsteht eine Verkleinerung und/oder Reduktion der Zellorganellen. Die einfache Atrophie findet man in permanentem Gewebe (Gewebe mit sehr geringer Zellteilung, z.B. Hepatozyten) und in stabilem Gewebe (Gewebe ohne Zellteilung, z.B. Nervenzellen).

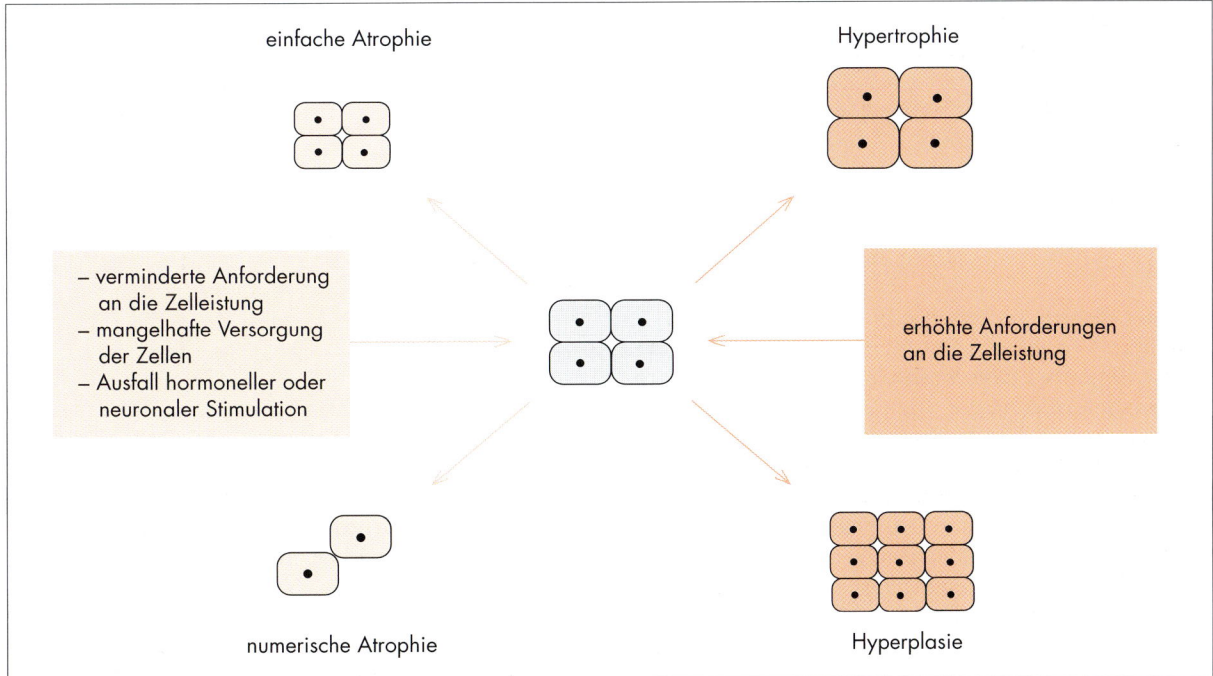

Abb. 2-1 Anpassungsreaktionen. Atrophie, Hypertrophie und Hyperplasie sind morphologisch sichtbare Veränderungen im Rahmen von Anpassungsreaktionen.

Unter **numerischer Atrophie** versteht man eine Gewebsverkleinerung durch eine Zellreduktion. Sie wird gelegentlich auch als **Hypoplasie** bezeichnet und betrifft labiles Gewebe (Gewebe mit fortlaufender Zellteilung, z.B. Enterozyten und Granulozyten). Die Proliferation der jeweiligen Stammzelle ist vermindert, oder der Abbau reifer Zellen ist beschleunigt. Viele numerische Atrophien sind neben einem Zellverlust mit einer Zellverkleinerung verbunden.

Morphologie

Makroskopisch ist das betroffene Organ klein, histologisch sind die zellulären Strukturen vermindert.

Die Atrophie kann man in physiologische und pathologische Atrophieformen gliedern. Sie können lokal oder generalisiert auftreten.

Physiologische Atrophieformen

- **Involution.** So bezeichnet man die physiologische Organrückbildung, nachdem das Organ seine Funktion erfüllt hat. Dies gilt z.B. für den Ductus thyreoglossus beim Fetus und den Ductus arteriosus neonatal. Das **Thymusgewebe** verringert sich bereits in der Pubertät. Der **Uterus** atrophiert nach der Gravidität und die **Mammae** nach der Stillzeit. Die rückläufigen Anforderungen im Alter bedingen eine Atrophie (**Altersatrophie**) verschiedener Organe: Gonaden, Knochen, Hirn, Herz, Leber und Haut verkleinern bzw. verdünnen sich. Bei der Altersatrophie des Herzens und der Leber lagert sich **Lipofuszin** (unverdauliche Lipidabfälle) in den Parenchymzellen an, was diesen Organen eine bräunliche Farbe gibt.
Da die Anforderungen an den Körper in der Regel im Alter abnehmen, kann jedes Organ einer Altersatrophie unterliegen. Krankhafte Prozesse können im Alter aber auch zu gegenläufigen Entwicklungen führen: So nimmt z.B. die Muskelmasse des Herzens im Rahmen einer arteriellen Hypertonie im Alter eher zu (s.u.).

Pathologische Atrophieformen

- **Generalisierte pathologische Atrophieformen**
  - Unter **Marasmus** versteht man die generalisierte Atrophie bei **Unterernährung**. Zu Beginn einer **Mangelernährung** kommt es zur Glykogenolyse mit einer einfachen Atrophie der Hepatozyten; danach atrophieren auch die Lipozyten. Der Hungernde erhält ein abgemagertes Aussehen. Schließlich wird der Energiehaushalt mit Hilfe von Proteinen bestritten. Der Aminosäurenbedarf wird durch den Abbau von Muskelproteinen gedeckt (Muskelatrophie). Neben Unter- und Mangelernährung sind **gestörte Nahrungsaufnahme** (Stenosen im Magen-Darm-Trakt), **mangelnde Nahrungsverdauung** (nach Pankreatitis oder bei chronischen Darmentzündun-

gen), **Stoffwechselstörungen** und **Tumoren (Tumorkachexie)** weitere Gründe für eine generalisierte pathologische Atrophie.

- **Lokalisierte pathologische Atrophieformen**
  - **Ischämische Atrophien.** Sie entstehen nach Minderperfusion eines Gewebes (z.B. Arteriosklerose einer Nierenarterie mit der Folge einer Schrumpfniere).
  - **Inaktivitätsatrophie.** Sie resultiert, wenn keine Anforderungen an das Gewebe gestellt werden (z.B. Muskelatrophie nach langer Bettlägerigkeit).
  - **Druckatrophien.** Sie folgen, wenn Gewebe einer ständigen Kompression ausgesetzt werden. So führt z.B. eine schlecht angepaßte Zahnprothese zur Druckatrophie des Gaumens und eine obstruktive Lungenerkrankung zu einer Organvergrößerung des Zwerchfells und somit zu Druckatrophien (Zwerchfellfurchen) auf der Leber.
  - **Neurogene Atrophien.** Sie entstehen nach Denervation (z.B. Muskelatrophie nach Durchtrennung des versorgenden motorischen Nervs).
  - **Hormonelle Atrophien.** Sie entstehen durch eine fehlende hormonelle Stimulation einer endokrinen Drüse (z.B. Nebennierenrindenatrophie nach traumatischem Abriß der Hypophyse am Hypophysenstiel).

Eine Sonderform der Anpassungsreaktionen ist die **Vakatwucherung.** Der durch die Atrophie freiwerdende Raum wird mit Fett- und Bindegewebe ausgefüllt. Diese Vakatwucherung (**Fettgewebshyperplasie e vacuo**) findet man besonders bei Thymus-, Lymphknoten-, Knochenmarks- und Gonadenhypoplasien.

2.2 Hypertrophie und Hyperplasie

Hypertrophie

Definition

Eine Organvergrößerung aufgrund einer **Zellvergrößerung** des Parenchyms nennt man Hypertrophie.

Ätiologie/Pathogenese

Erhöhte funktionelle Beanspruchung, vermehrte **hormonelle** und **nervale Stimulation** führen bei permanentem und stabilem Gewebe zur Zellvergrößerung des Parenchyms. Da in diesen Geweben Zellteilungen selten oder gar nicht vorkommen, kann eine erhöhte Organleistung nur über eine **Vergrößerung der Zellmasse** erreicht werden. Die genannten Stimuli fördern anabole Syntheseleistungen auf zellulärer Ebene (Zytoplasmakomponenten werden vermehrt gebildet), während katabole Prozesse (z.B. zytoplasmatische Proteolyse) vermindert ablaufen. Die geforderte Zelle gewinnt so an Masse und damit an Leistungsvermögen.

Morphologie

Hypertrophierte Organe erscheinen makroskopisch vergrößert und sind schwerer als normal. Histologisch sind ihre parenchymatösen Zellen groß. Elektronenmikroskopisch erkennt man einen Anstieg zytoplasmatischer Organellen (z.B. endoplasmatisches Retikulum und Mitochondrien) und häufig auch eine Zunahme des Kernmaterials (Polyploidie).

Beispiele

- **Hypertrophie des Skelettmuskels.** Sie läßt sich beim Bodybuilder auf eindrucksvolle Weise demonstrieren. Die postmitotischen Skelettmuskelfasern sind nicht mehr teilungsfähig. Eine ständige Stimulation durch Training führt zur Hypertrophie. Die kontraktilen Filamente und die Zellorganellen vermehren sich. Die Muskelzelle wird dicker.
- **Leberhypertrophie.** Die längere Einnahme von Barbituraten oder eine chronische Drogenintoxikation führen zu einer Leberhypertrophie. Diese Substanzen werden in der Leber am glatten endoplasmatischen Retikulum (ER) metabolisiert. Ständige Barbiturateinnahme geht mit einer funktionellen Belastung dieser zellulären Strukturen einher. Das glatte ER in den Hepatozyten wird vermehrt, und das führt zu einer Leberhypertrophie.
- **Herzmuskelhypertrophie.** Herzmuskelzellen gehören zum stabilen Gewebe. Druck und Volumenbelastungen sind Reize für die Herzmuskelzellen, die zellulären Strukturen zu vermehren, um so der erhöhten Herzbelastung Rechnung zu tragen. Der Herzmuskelhypertrophie ist durch die Blutversorgung eine Grenze gesetzt. Ab einer bestimmten Wanddicke ist die Sauerstoffversorgung subendokardialer Wandschichten bei Belastung nicht mehr gesichert **(Infarktrisiko!)** (s.a. Kap. 9.6. Herzmuskelhypertrophie).

Hyperplasie (numerische Hypertrophie)

Definition

Die Zunahme der Organgröße durch eine **Zellvermehrung** der Parenchymzellen heißt Hyperplasie.

Ätiologie/Pathogenese

Ebenso wie bei der Hypertrophie sind **steigende Anforderungen** und **erhöhte neuronale** oder **hormonelle Stimulation** Ursachen der Hyperplasie. Eine gesteigerte Proliferation der Stammzellen des Gewebes oder ein verminderter Abbau reifer Zellen führt zur Zellvermehrung. In der Regel folgt die Hyperplasie der Hypertrophie. Hyperplasien findet man häufig in labilen Geweben.

Morphologie

Hyperplastische Gewebe erkennt man an einer Erhöhung der parenchymspezifischen Zellzahl. Die folgenden Beispiele beschreiben diese morphologischen Veränderungen.

Beispiele

- **Hyperplasie des Knochenmarks.** Höhenaufenthalte, Lungenerkrankungen oder Blutverluste vermindern den Sauerstoffgehalt im Blut. Daraufhin bilden peritubuläre Zellen der Niere vermehrt Erythropoetin, welches die determinierten Stammzellen des Knochenmarks zur Teilung anregt (Hyperplasie) und ihre Differenzierung zu Erythrozyten fördert. Dabei kann knochenmarkumgebendes Fettgewebe dem reaktiv hyperplasierten roten Knochenmark weichen. Entsprechend kommt es im Verlauf von Entzündungen durch Interleukine aus Makrophagen und Granulozyten zur myeloischen Hyperplasie mit rotgrauer Verfärbung des Knochenmarks. Histologisch dominieren die unreifen Vorstufen der Erythro- bzw. Granulopoese.
- **Hyperplasie der Nebenschilddrüse (NSD).** Ein hoher Serumkalziumspiegel und hohe Kalzitriolkonzentrationen hemmen die Aktivität der Glandulae parathyroideae. Bei chronischen Nierenfunktionsstörungen kommt es zur verringerten Hydroxylierung des 25-(OH)-Vitamin D_3 zu der aktiven Form 1,25-$(OH)_2$-Vitamin D_3 (Kalzitriol) und damit auch zur verminderten enteralen Resorption von Kalzium. Schon bei einer 50%igen Einschränkung der glomerulären Filtrationsrate führt die herabgesetzte Kalzitriolkonzentration zur Aktivitätssteigerung der NSD **(sekundärer Hyperparathyreoidismus).** Histologisch kommt es zu einer deutlichen Vermehrung der hellen Hauptzellen **(Anpassungshyperplasie).** Das vermehrt produzierte Parathormon führt über eine Osteoklastenaktivierung zur verminderten Mineralisation der Knochenmatrix und zu einer Bindegewebsvermehrung der Spongiosa. Zusammenfassend bezeichnet man diese Veränderungen als renale Osteopathie.

3 Zell- und Gewebsschäden

K. J. Bühling

Voraussetzung für die Funktion des ganzen Körpers ist die ungestörte Funktion sämtlicher Zellen. Diese wiederum ist abhängig vom zellulären Gleichgewicht und damit von der Funktionstüchtigkeit der einzelnen Zellorganellen.

Ein länger bestehendes Ungleichgewicht – gleich welcher Art und auf welcher Ebene – führt zur **Degeneration** (Entartung). Die Degeneration manifestiert sich in **reversiblen** oder **irreversiblen** morphologischen **Veränderungen** des Organs, die in Abbildung 3-1 skizziert werden.

Im folgenden Kapitel werden verschiedene physiologische und unphysiologische Zellreaktionen und ihre Ursachen exemplarisch dargestellt. Weitere, spezifische Muster werden im Zusammenhang mit den jeweiligen Organen abgehandelt.

Mögliche Ursachen einer Zellschädigung sind in Abbildung 3-2 aufgeführt.

3.1 Reversible Schäden und Degeneration

Im folgenden Kapitel werden die Einlagerungen, die **durch** eine Degeneration (Entartung) der Zelle entstanden sind, besprochen. Sie sind zu unterscheiden von den Einlagerungen, die **zu** einer Degeneration der Zelle führen.

3.1.1 Hydropische Schwellung

Definition

Eine trübe Schwellung der Zelle mit oder ohne Vakuolenbildung wird als hydropische Schwellung bezeichnet (hydropische Degeneration, Zellhydrops).

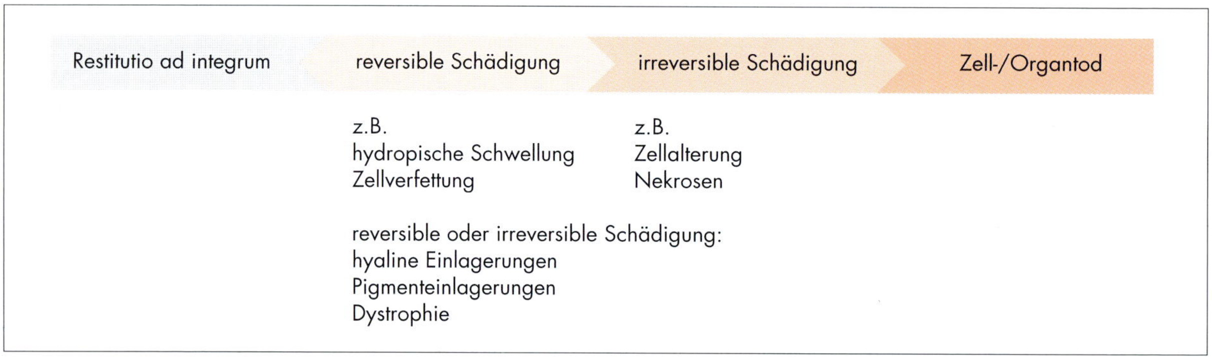

Restitutio ad integrum	reversible Schädigung	irreversible Schädigung	Zell-/Organtod
	z.B. hydropische Schwellung Zellverfettung	z.B. Zellalterung Nekrosen	
	reversible oder irreversible Schädigung: hyaline Einlagerungen Pigmenteinlagerungen Dystrophie		

Abb. 3-1 Möglichkeiten der morphologischen Zellveränderungen und deren Reversibilität. Einige Schädigungstypen können erst reversibel, später irreversibel auftreten.

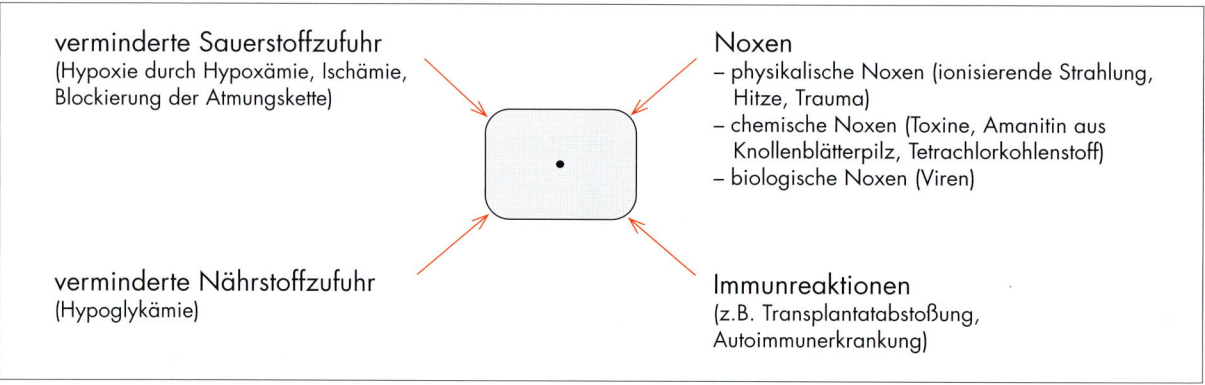

verminderte Sauerstoffzufuhr
(Hypoxie durch Hypoxämie, Ischämie, Blockierung der Atmungskette)

Noxen
– physikalische Noxen (ionisierende Strahlung, Hitze, Trauma)
– chemische Noxen (Toxine, Amanitin aus Knollenblätterpilz, Tetrachlorkohlenstoff)
– biologische Noxen (Viren)

verminderte Nährstoffzufuhr
(Hypoglykämie)

Immunreaktionen
(z.B. Transplantatabstoßung, Autoimmunerkrankung)

Abb. 3-2 Verschiedene Ursachen einer Zellschädigung.

Ätiologie/Pathogenese

- Durch Energiemangel, also ATP-Mangel (z.B. bei Hypoxie), oder Membranschädigungen (z.B. durch Zellgifte wie Amanitin) kommt es zum Versagen der Na/K-Pumpe. Hierdurch häufen sich Kalium im Extrazellulärraum und Natrium im Intrazellulärraum an. Die osmotische Wirkung des Natriums führt zu einem Wassereinstrom.
- Auch Störungen des Wasser- und Elektrolythaushaltes im Extrazellulärraum (z.B. bei Hyperhydratation) können einen Zellhydrops verursachen.

Morphologie

Makroskopisch ist das betroffene Organ vergrößert und hat eine **teigige Konsistenz**. Die Schnittfläche ist trüb, das Organ quillt nach Anschnitt aus der Kapsel hervor. Histologisch zeigt sich eine **Schwellung der Zellen**. Das Zytoplasma ist durch die geschwollenen Mitochondrien, die eine stärkere Lichtstreuung bewirken **(Tyndall-Effekt), trüb**. Später können sich die Mitochondrien in **flüssigkeitsgefüllte Blasen** umwandeln **(vakuoläre Degeneration,** Abb. 3-3).

3.1.2 Zellverfettung

Definition

Unter Zellverfettung (fettiger Degeneration) versteht man die **intrazelluläre** Einlagerung von Fetten in Zellen, die keine Fettzellen sind.

Ätiologie/Pathogenese

Die Zellverfettung ist generell ein morphologisches Merkmal einer Stoffwechselstörung. Sie stellt häufig die Fortsetzung der hydropischen Schwellung dar. Drei ätiologische Mechanismen lassen sich unterscheiden:

- **Überangebot** (lokal oder generalisiert).
  - **Überernährung** (z.B. Adipositas simplex).
  - **Verstärkte Lipolyse.** Sie findet sich am Beginn einer Mangelernährung, beim Hypoinsulinismus (Diabetes mellitus), beim Hyperkortizismus (Morbus Cushing), bei einer Alkoholintoxikation und bei Glykogenstoffwechselkrankheiten.
  - **Lokale Anreicherung in Nekrosegebieten** (z.B. Hirnerweichungszonen, Fettgewebsnekrosen).

- **Störungen der Utilisation.** Sie können bei einer Störung zellulärer Enzyme lokal oder generalisiert auftreten.
  - **Hypoxie.**
  - **chemisch-toxische Gifte** (z.B. α-Amantadin, Phosphor).
  - **bakteriell-toxische Gifte** (z.B. Diphtherie-Toxin).
- **Störungen des Abtransportes.**
  - **Hypolipoproteinämie.** Sie entsteht aufgrund mangelhafter Bildung der Lipoproteine (z.B. bei chronischer Mangelernährung).

Morphologie

Von der Zellverfettung sind in erster Linie **Leber, Niere, Herz-** und **Skelettmuskulatur** betroffen, also Organe, die ohnehin am Fettstoffwechsel beteiligt sind. Bereits makroskopisch sieht man eine **Vergrößerung der Organe. Das Parenchym hat einen gelblichen Farbton**. Die **intrazellulären Fetttropfen** hinterlassen bei der Fixation kleinste „Löcher". Hierdurch erhalten die Zellen ein schaumiges Aussehen. Je nach Verhältnis des Neutralfettes zu den Phospholipiden sind die Vakuolen groß oder klein (**große** Vakuolen – **viel** Neutralfett, Abb. 3-4).

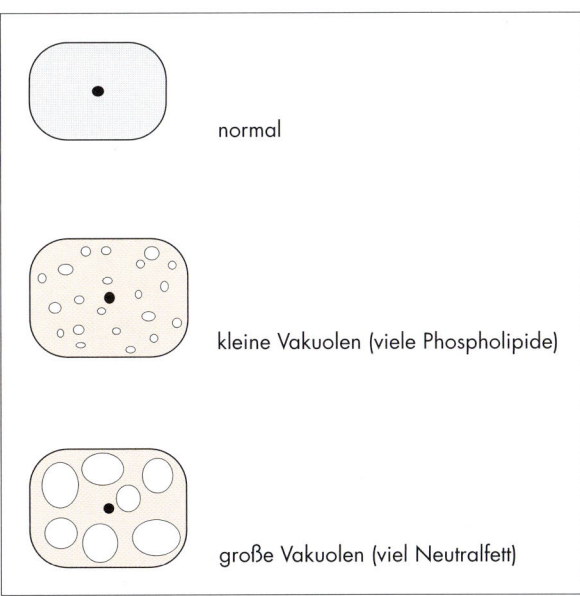

Abb. 3-4 Zellverfettung. Die Vakuolengröße ist abhängig von der Zusammensetzung der Fette.

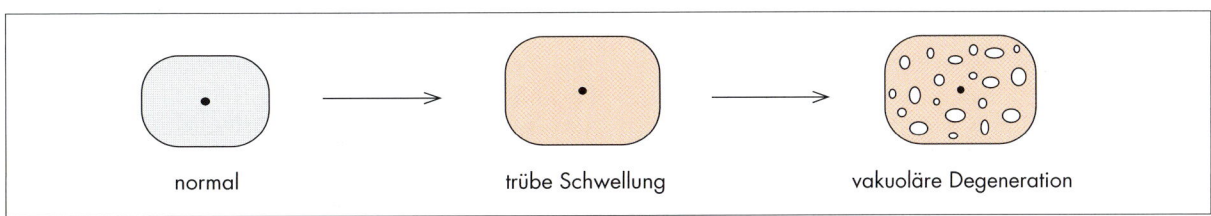

Abb. 3-3 Stadien der hydropischen Schwellung. Die anfängliche trübe Schwellung kann im Verlauf mit einer Vakuolenbildung einhergehen.

- **Leber.** Aufgrund der Lokalisation der Zellverfettung in der Leber lassen sich sogar Rückschlüsse auf die Ätiologie ziehen. Während die Hypoxie zu einer **läppchenzentralen Verfettung** führt („Prinzip der letzten Wiese"), findet sich die Verfettung durch eine Hyperlipidämie im **periportalen Bereich** („Siebeffekt"). Die Verfettungen toxischer Genese sind eher **diffus** verteilt.
- **Niere.** Hier sind bevorzugt die **Tubulusepithelien** betroffen.
- **Herz.** Das „Prinzip der letzten Wiese" liegt auch der Verfettung des Herzens zugrunde. Charakteristischerweise erfolgt die Fettvakuolenbildung am venösen Schenkel der Kapillaren, wodurch sich eine bereits makroskopisch sichtbare „Tigerung" ausbildet **(Tigerherz)**. Diese Zellverfettung ist **nicht** zu verwechseln mit dem **Fettherz (Lipomatosis cordis)**, bei dem es zur Umdifferenzierung von Bindegewebs- in Fettzellen kommt **(interstitielle Verfettung)!**

Von den Zellverfettungen zu unterscheiden sind Verfettungen, die im Rahmen **resorptiver Prozesse** entstehen. So können Makrophagen im Bereich von Nekrosen durch Pinozytose Fette aufnehmen **(Lipophagen)**. Wegen ihres schaumigen Aussehens werden sie auch **Schaumzellen (Xanthomzellen)** genannt. Auch im Bereich von Hirnerweichungen werden freigesetzte Fette von Makrophagen aufgenommen. Man bezeichnet diese als **Fettkörnchenzellen.**

3.1.3 Hyalin

Definition

Als Hyalin wird eine **glasig-homogene Ablagerung** bezeichnet, die sich vornehmlich mit Eosin rot anfärbt. Es handelt sich um eine rein deskriptive Bezeichnung. Hyalin besteht zumeist aus Proteinen und kann sowohl **intra- als auch extrazellulär** gefunden werden.

Ätiologie/Pathogenese

Hyalinartige Strukturen können entweder aktiv produziert werden oder im Stoffwechsel als Zwischen- oder Endprodukte auftreten. Auch können sie durch Exsudation ins Gewebe gelangen.
Es werden zwei Ablagerungstypen unterschieden:

Intrazelluläres Hyalin

Intrazelluläres Hyalin entsteht meist durch eine **Zellschädigung.** So führt übermäßiger Alkoholgenuß in der Leber zur Bildung von **MALLORY-bodies** (Abb. 3-5 und Abb. 3-6). In Plasmazellen können sich bei chronischen Entzündungen Immunglobuline ansammeln, die dann als **RUSSEL-Körperchen** bezeichnet werden. (Sie liegen im rauhen endoplasmatischen Retikulum.) Durch den Untergang einzelner Leberzellen bei der Virushepatitis oder dem Gelbfieber kann es zur Bildung von runden, scharf begrenzten **COUNCILMAN-Körperchen** kommen.

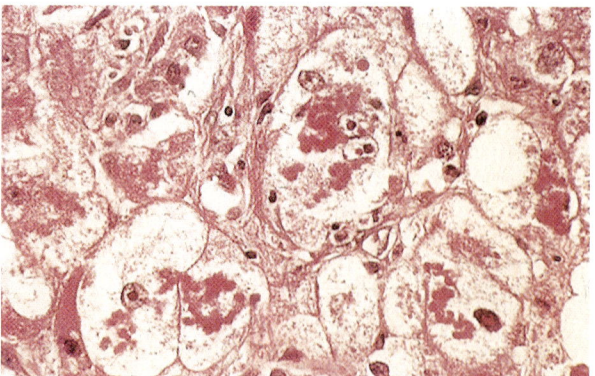

Abb. 3-5 MALLORY-bodies. Man sieht läppchenzentral gelegene, ballonierte (hydropische) Leberzellen, die das alkoholische Hyalin enthalten. Das Hyalin entstammt dem Zytoskelett. Färbung: H.E.

Extrazelluläres Hyalin

Extrazelluläres Hyalin findet sich z.B. als **Eiweißzylinder** in den Nierentubuli. Bei der Umwandlung von Fibrinausfällungen kommt es in Form von **pulmonalen hyalinen Membranen** vor (Atemnotsyndrom des Neugeborenen mit Surfactantmangel).

Ein ähnlicher Pathomechanismus liegt der Schocklunge zugrunde: Die Kreislaufstörung und die hypoxämische Endothelschädigung führt zur Ausbildung von hyalinen Mikrothromben. Zwar kann das Endothel sich recht zügig nachbilden, es fehlen dann aber Pneumozyten Typ I, die sich nur langsam regenerieren. Gleichzeitig kommt es zu einer verminderten Bildung von Surfactant durch die Pneumozyten vom Typ II, die zum Teil die Pneumozyten vom Typ I ersetzen, so daß sich ebenfalls hyaline Membranen aus Fibrin und Zelldetritus in den Alveolaren bilden.

Bindegewebiges Hyalin besteht aus einem Kollagenfaserfilz. Eine chronische Entzündung führt häufig zur Ablagerung von Hyalin in serösen Häuten, wie z.B. **Pleura, Leberkapsel,** Synovialis und Milz **(Zuckergußmilz).** Extrazelluläres Hyalin findet man auch in Uterusmyomen, bei fibröser Mastopathie und bei der Sklerodermie.

Vaskuläres Hyalin, hyaline Ablagerungen in Gefäßen, z.B. der Niere, findet man bei der **Hyalinose,** einer Sonderform der Arteriolosklerose. Hierbei liegt das Hyalin in den Arteriolen **zwischen der Intima und der (atrophischen) Media.** Prädisponierend sind Alterungsprozesse oder Grunderkrankungen wie Hypertonie. (Der starke Druckabfall führt zu einem erhöhten Einstrom von Plasma in die Gefäßwand der Vasa afferentes.) Beim Diabetes mellitus **(diabetische Mikroangiopathie)** sind die Vasa afferentes und efferentes betroffen. Eine Hyalinose der Uterus- und Ovarialgefäße kann in der Postmenopause durch den Östrogenmangel entstehen. Ferner läßt sich das Kolloid der Schilddrüse dem extrazellulären Hyalin zuordnen.

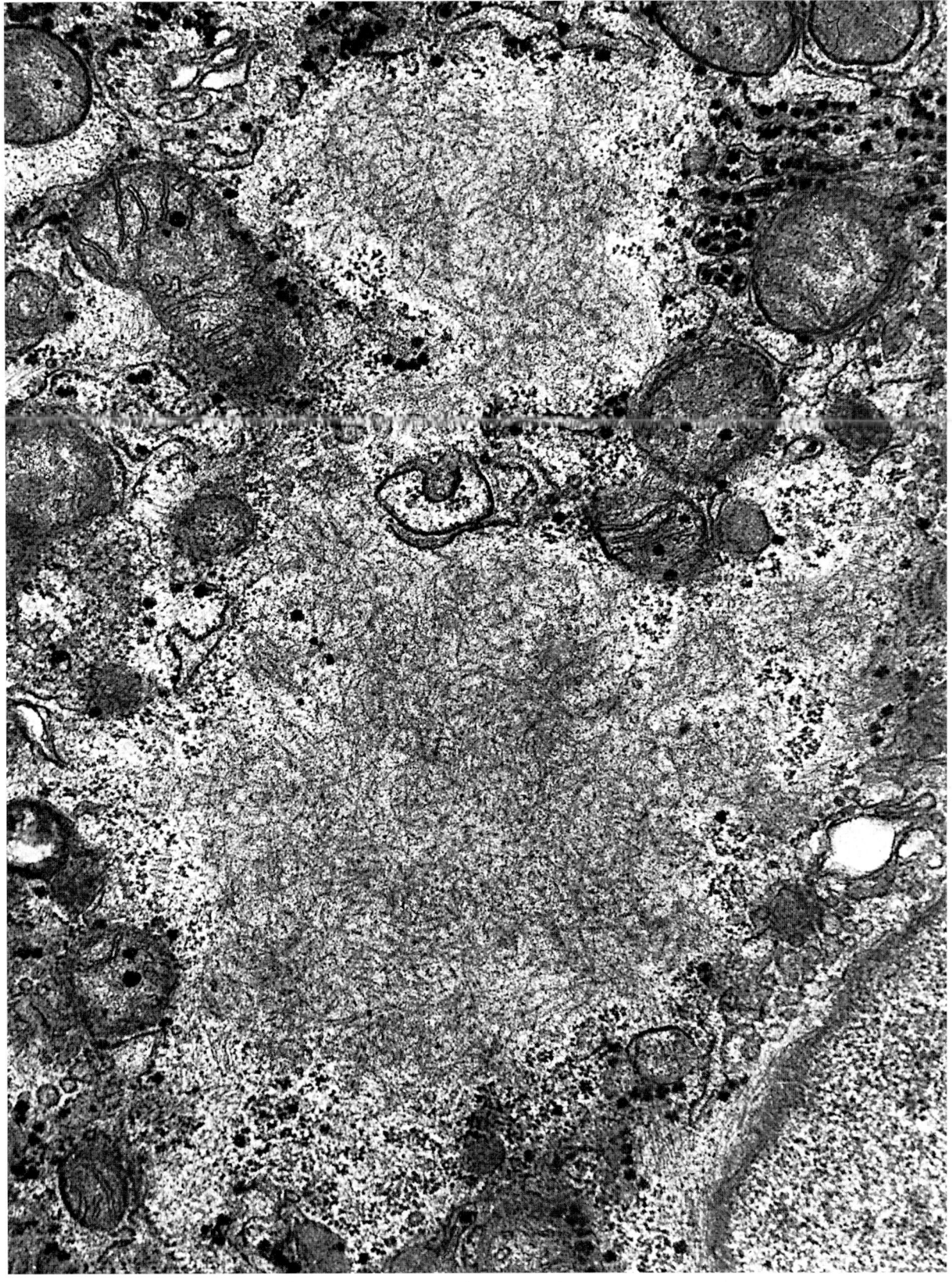

Abb. 3-6   Elektronenmikroskopische Aufnahme von Mallory-bodies. Alkoholisches Hyalin hat sich – teilweise verklumpt – frei im Zytoplasma abgelagert.

3.2 Dystrophie

Ein Mißverhältnis zwischen Zytoplasmastrukturen und der zellulären Stoffwechsellage geht mit einer Störung des Zellstoffwechsels einher, die als Dystrophie (falsche Ernährung) bezeichnet werden kann. Dieser Begriff ist sehr „schwammig" (und veraltet). Dennoch sollen im folgenden einige Arten der Dystrophie erwähnt werden:

- **Leberdystrophie.** Eine Virushepatitis oder eine Amanitinvergiftung kann eine fulminante Hepatitis mit großen Parenchymverlusten verursachen. Durch nekrotisch eingeschmolzenes Material schrumpft das Parenchym, und die Leberkapsel wird runzelig.
- **Hungerdystrophien (Eiweißmangeldystrophie, Marasmus).** Die Unterernährung führt zu einem Gewichtsverlust mit Reduktion sämtlicher Körperfunktionen. Durch den Proteinmangel kommt es zur Ausbildung eines Eiweißmangelödems (vgl. Kap. 3.6.1). Dies ist die Ursache für den voluminösen Bauch unterernährter Kinder.
- **Speicherungsdystrophien des ZNS.** Die Speicherungsdystrophien des ZNS können durch metabolische, toxische oder virale Schädigung verursacht werden. Das morphologische Spektrum reicht von einer schwammigen Auflockerung des Parenchyms **(spongiforme Dystrophie)** über die Bildung kleiner Vakuolen bis hin zur Lückenbildung im Hirngewebe durch Gewebszerstörungen.
- **Muskeldystrophie.** Bei der progressiven Muskeldystrophie (z.B. Typ DUCHENNE, X-chromosomal-rezessiv) kommt es zu einer fortschreitenden Muskelschwäche. Pathogenetisch handelt es sich wahrscheinlich um einen genetisch bedingten **Defekt in der Muskelzellmembran,** der zu einem unkontrollierten Ionenstrom führt. Mikroskopisch auffällig sind zentral liegende Muskelzellkerne und **disseminierte Kaliberschwankungen** der einzelnen Muskelfasern. Hierdurch unterscheidet sich die Muskeldystrophie von der peripheren Nervenschädigung mit gruppierten Kaliberschwankungen (vgl. Kap. 18 und Abb. 18.1).
- **Leukodystrophie (Lipodystrophie).** Hiermit bezeichnet man eine Gruppe von Erkrankungen, bei denen es zur Entmarkung der Groß- und Kleinhirnmarklager kommt. Bei allen Formen werden in dem betroffenen Gebiet **Lipide** eingelagert (s.a. Kap. 12.5 und 19.3.1).

3.3 Pigmentablagerungen und Zellalterung

Definition

Als Pigmente bezeichnet man eine Gruppe von **Farbstoffen,** die sich **diffus** oder **granulär** in Zellen ablagern. Die Pigmente können **endogener** oder **exogener** Herkunft sein. Grundbaustein der endogenen Pigmente sind meist Proteine (Melanin), Lipoide (Lipofuszin) oder Hämoglobinabbauprodukte (Hämosiderin, Bilirubin, Hämatoidin). Exogene Pigmente wie Kohlenstaub, Silikate oder Eisenoxide treten häufig in der Lunge auf.

Ätiologie/**M**orphologie

Die Ursachen für die Entstehung endogener Pigmente sind sehr unterschiedlich: Einige werden durch eine Schädigung der Homöostase hervorgerufen (z.B. Bilirubin), andere treten – nahezu regelmäßig – in gealterten Zellen auf (z.B. Lipofuszin). Pigmente müssen nicht unbedingt schädlich sein. Melanin z.B. hat sogar eine schützende Wirkung. Bei anderen Pigmenten entsteht häufig erst dann eine Schädigung, wenn eine große Menge eingelagert wurde. Die **Eigenfarbe** und ihre teilweise **spezifischen Färbeeigenschaften** erlauben einen recht zuverlässigen Nachweis der Pigmente.

- **Melanin.** Nach Sonnenexposition wird mehr **Me**lanozyten-**s**timulierendes **H**ormon (MSH) gebildet. Dieses regt die Melanozyten zu einer erhöhten Melaninbildung an.
- **Lipofuszin.** Der Untergang von Zellorganellen oder Membranbestandteilen führt nicht zwangsläufig zum Untergang der gesamten Zelle. Vielmehr begegnet sie diesem nekrotischen Material, indem sie es einkapselt und den Lysosomen **(Autolysosomen)** zuführt. Diese bauen das nekrotische Material ab **(fokale Zytoplasmanekrose).** Ältere Zellen scheinen dieses Vermögen zu verlieren – übrig bleiben Reste, die sich im Zytoplasma anreichern. Hierzu gehört das Lipofuszin, ein Pigment mit **gelbbrauner** Farbe. Es lagert sich im Alter in zunehmendem Maße in langlebige Zellen ein, wie z.B. in den Herzmuskel, die Leber und die Nieren, ferner in Hoden- und Nervengewebe. Man bezeichnet es deswegen auch als „Alterspigment". Wegen der gelbbraunen Farbe, die die Organe bekommen, spricht man auch von der **braunen Atrophie** (Abb. 3-7).
- **Hämosiderin.** Eine Überlastung des Apoferritin-Transferrin-Systems führt zu einer Einlagerung von Eisen in verschiedene Organe (Hämochroma-

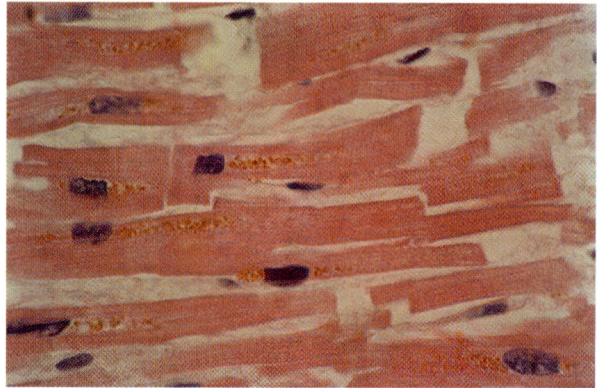

Abb. 3-7 Braune Atrophie des Herzens. Die gelbbraunen Lipofuszingranula lagern sich bevorzugt an den Kernpolen ab. Färbung: H.E.

tose, s. Kap. 12.1.2). Mikroskopisch erkennt man Hämosiderin an seiner gelben Eigenfarbe. Es ist aber auch mit der Berliner-Blau-Reaktion anfärbbar. Hämosiderin enthält Fe^{3+}.

- **Bilirubin.** Bei einem erhöhten Bilirubingehalt des Blutes wird das gelbe Pigment als Ikterus sichtbar und durch den starken Juckreiz, den es hervorruft, auch fühlbar. Bilirubin ist ein **eisenfreies** Abbauprodukt von Häm. Die Vorstufe, das **eisenfreie, grüne Bilirubin,** ist für die kurzzeitige grünliche Verfärbung von Hämatomen verantwortlich.
- **Hämatoidin.** Es stellt das **eisenfreie** (extrazelluläre) Abbauprodukt von Hämoglobin dar. Es entsteht z.B. in Hämatomen und zeigt sich dort als **rotbraune Rhomben.** Chemisch ist es mit Bilirubin identisch.
- **Kupfer.** Ursache einer pathologischen Kupfereinlagerung ist der autosomal-rezessiv erbliche **Morbus WILSON** (vgl. Kap. 12.1.3). Eine Störung der Kupferelimination in der Galle führt zur Anreicherung insbesondere in Leber, Niere und Gehirn. Die Anfärbung des Kupfers erfolgt mit Rhodanin oder Rubean-Säure oder indirekt (Anfärbung des kupferbindenden Proteins) mit Orcein.

3.4 Nekrose

Unter einer Nekrose versteht man **intravital auftretende, morphologische Veränderungen einer Zelle** nach ihrem Absterben. Der Nekrose gehen üblicherweise andere – reversible – Veränderungen voraus (Schwellung, Verfettung).

Man unterscheidet den **programmierten Zelltod** vom **provozierten Zelltod.** Während der programmierte Zelltod auch in physiologischen Umbauprozessen vorkommen kann, ist die Ursache des provozierten Zelltodes immer in endogenen oder exogenen Noxen zu suchen. Nach einer gewissen Latenzzeit zeigen sich morphologische Veränderungen an den betroffenen Zellen und am umgebenden Gewebe, das z.B. mit einer Phagozytose der verbleibenden Bestandteile reagiert.

3.4.1 Programmierter Zelltod

Apoptose

Definition

Das allmähliche Erlöschen der einzelnen Zellfunktionen bedingt einen **physiologischen Zelltod.** Die Apoptose **(Schrumpfnekrose)** tritt üblicherweise nur disseminiert auf.

Ätiologie/Pathogenese

In den letzten Jahren ist man der Physiologie der Apoptose näher gekommen. Man weiß inzwischen, daß die Apoptose über Proteasen der **ICE-Familie (ICE=Interleukin-1β-converting-enzyme)** ausgelöst wird. Diese Proteasen spalten die Proteine der Zell-

bestandteile. Sie selbst werden durch andere Proteasen, Pharmazeutika (Kortikoide), Strahlung und einen spezifischen Oberflächenrezeptor, den **Fas-Rezeptor** aktiviert. Subgruppen des zunächst als Hemmstoff der ICE-Familie klassifizierte **Bcl-2-Proto-Onkogens** sind vermutlich in der Lage, selbst eine Aktivierung zu erwirken.

Chronische Erkrankungen (AIDS, myelodysplastische Syndrome) führen zu einer gesteigerten Apoptose. Im Rahmen der **Embryogenese** kann man die Apoptose in allen Geweben nachweisen, ebenso bei der **Gewebsregeneration** (z.B. nach Sonnenbrand) und der **Zellerneuerung** (z.B. Blutzellen). Auch in **Tumorgeweben** oder während einer **Zytostatikabehandlung** kann es zur Apoptose kommen.

Morphologie

Abbildung 3-8 zeigt schematisiert folgende morphologische Veränderungen der Apoptose:
- **Chromatin verklumpt** entlang der Kernmembran.
- Der Kern schrumpft **(Karyopyknose).**
- Zellorganellen lösen sich auf.
- Zellkontakte lösen sich.
- Die **Zelle schrumpft.**
- Beim Zerfall der Zelle entstehen Fragmente, die als **Apoptose-Körperchen** bezeichnet werden.

> **Merke**
> Im Gegensatz zur Apoptose ist die Nekrose durch eine initiale hydropische Zellschwellung gekennzeichnet. Die Apoptose verläuft ohne Entzündungsreaktion.

Beispiel
- COUNCILMAN-Körperchen in der Leber.

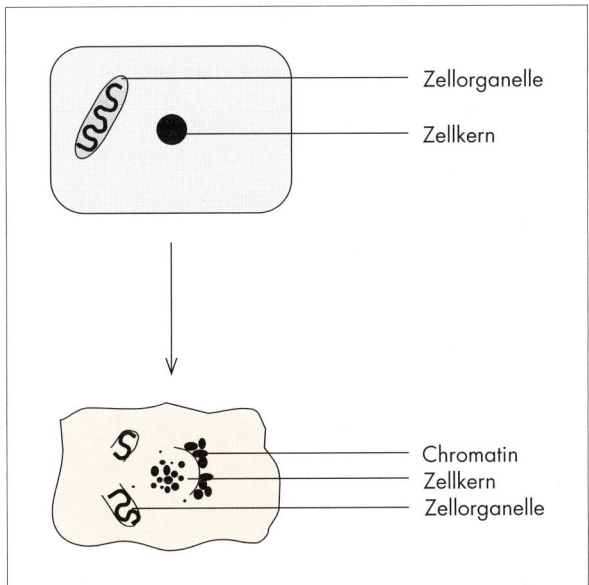

Abb. 3-8 Apoptose. Chromatinklumpen an der Kernmembran, Karyopyknose, Lyse der Zellorganellen und Zellschrumpfung zeichnen die Apoptose aus.

3.4.2 Provozierter Zelltod

Wirkt ein schädigender Reiz lange und stark genug auf eine Zelle ein, kann es über eine **Karyopyknose (Kernschrumpfung)**, eine **Karyorrhexis (Kernzerfall)** und eine **Karyolyse (Kernauflösung)** zum Absterben der Zelle kommen (Abb. 3-9).

Koagulationsnekrose

Definition

Bei der Koagulationsnekrose wandelt sich nekrotisierendes Gewebe in eine **gelblich-trockene** Masse um, wobei seine Struktur weitgehend erhalten bleibt. Diese Nekroseform ist typisch für **Leber, Niere, Herz** und **Milz,** kann aber auch in anderen Geweben vorkommen.

Ätiologie/Pathogenese

Eine Störung des oxidativen Stoffwechsels mit darauffolgender anaerober Glykolyse verursacht eine Gewebsansäuerung. Durch den ATP-Mangel kommen die Ionenpumpen zum Erliegen. Dies zieht einen Ca-Einstrom nach sich. Vermutlich ist es die Ansäuerung, die zur Denaturierung führt.

Morphologie

Makroskopisch erkennt man **geschwollene Bezirke,** deren Gewebszeichnung verwaschen ist. Nach 6–8 h werden sie **lehmgelb.** Durch den Bluteinstrom im Grenzbereich findet man häufig einen **dunkelroten Randsaum (Demarkationslinie).**

Mikroskopisch sieht man zunächst die reversible Aggregation des Chromatins, später seine Verklumpung und die **Auflösung des Kerns.** Das Zytoplasma ist **eosinophil.**

Zu den **Sonderformen der Koagulationsnekrose** gehören:

- **Gangrän.** Bei der **trockenen** Gangrän kommt es zur Austrocknung des Gewebes **(Mumifizierung).** Die feuchte Gangrän entsteht durch eine Superinfektion mit Fäulnisbakterien. Sie imponiert durch eine stinkende, schwarzgrünliche Verfärbung.
- **Schorfnekrose.** Durch **Wasserabdunstung** bildet sich auf Haut und Schleimhäuten ein rotweißer, abwischbarer Belag (Serum und Erythrozyten).
- **Käsige Nekrose.** Ein massiver Zerfall von Gewebe und Granulozyten bedingt eine **Lipidanreicherung** im Gewebe. Hierdurch wird die Proteolyse erschwert, weswegen eine **käsig-bröckelige Masse** zurückbleibt. Die käsige Nekrose tritt im allgemeinen im Zusammenhang mit einer Infektion mit **Mycobacterium tuberculosis** auf.
- **Fibrinoide Nekrose (Kollagennekrose).** Bei Nekrosen, in die viel Plasma übergetreten ist, gerinnt Fibrinogen zu Fibrin. Durch das enthaltene Fibrin färbt sich die fibrinoide Nekrose stark eosinophil an und hat ein homogenes Aussehen (Abb. 3-10). Sie tritt auf bei Autoimmunkrankheiten, wie z.B. Kollagenosen **(z.B. Panarteriitis nodosa, Rheumagranulom),** sowie als Begleiterscheinung von Entzündungen, z.B. bei **Gastroduodenalulzera.**
- **Hämorrhagische Nekrose.** Die hämorrhagische Nekrose entsteht durch **massiven Bluteinstrom** in das nekrotische Gebiet. Ursachen für den Bluteinstrom können sein:
  - **Verschluß von Venen.** Blut staut sich auf und strömt nachfolgend ins Gewebe ein (z.B. Niereninfarkt bei Nierenvenenthrombose, Dünndarminfarkt durch Verdrehung der Mesenterialvene).
  - **Verschluß einer Arterie.** Sofern ein Parallelkreislauf existiert, werden dessen Gefäße durch die Hypoxie geschädigt. Folge ist eine Einblu-

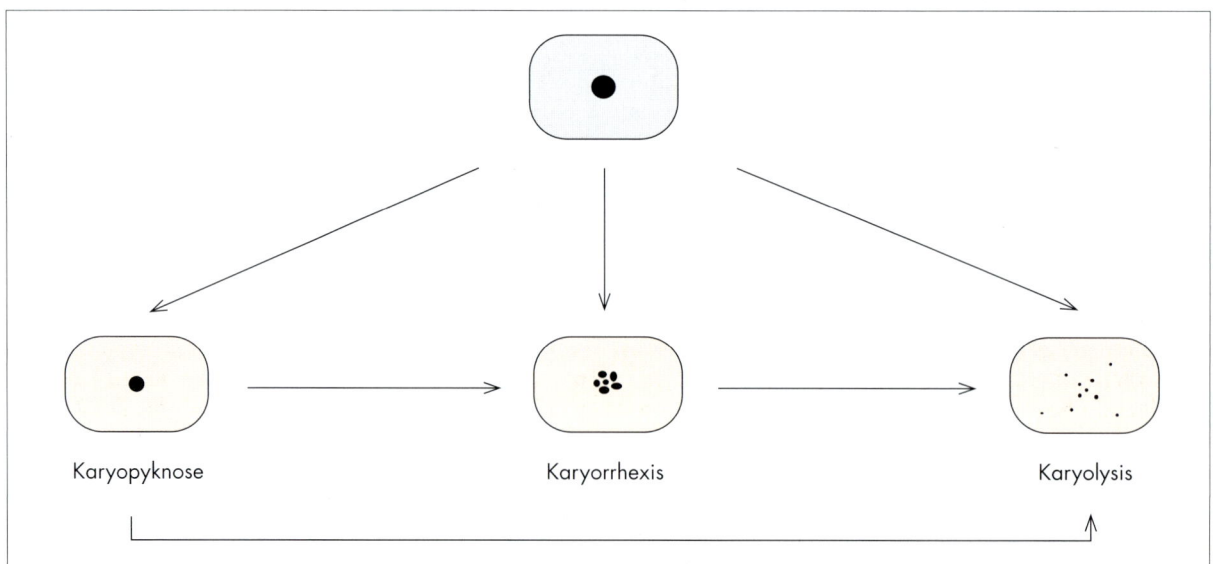

Abb. 3-9 Morphologie des provozierten Zelltodes. Durch eine Schädigung kann die primär „gesunde" Zelle mehrere Stadien bis zum Kernzerfall durchlaufen.

Karyopyknose   Karyorrhexis   Karyolysis

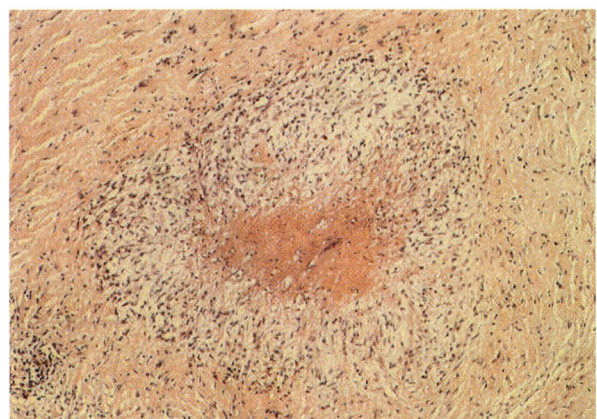

Abb. 3-10   Fibrinoide Nekrose im Rheumagranulom.
Zentral erkennt man eine homogen eingefärbte, eosinophile Masse, die ihre Färbeeigenschaft durch das darin enthaltene Fibrin erhält. Färbung: H.E.

tung in das vom Gefäßverschluß betroffene Areal (z.B. Darminfarkt bei Arterienthrombose, Lungeninfarkt bei Lungenarterienembolie, Abb. 3-11).

Kolliquationsnekrose

Definition

Im Gegensatz zur Koagulationsnekrose kommt es bei der Kolliquationsnekrose nach einer anfänglichen Schwellung zu einer **(enzymatischen) Gewebsauflösung.**

Ätiologie/Pathogenese

Sowohl eine geringe Anzahl koagulierbarer Proteine als auch Proteasen, die bei der Nekrose frei werden, begünstigen den hydrolytischen Gewebsabbau. Deshalb ist die Kolliquationsnekrose die typische Nekroseform des **Gehirns** und des **Pankreas.** Bei einer **Laugenverätzung** (z.B. des Ösophagus) kommt es durch die alkalische Hydrolyse ebenfalls zu einer Kolliquationsnekrose. Auch nach einer bakteriellen Infektion kann es durch die Freisetzung von Hydrolasen (aus Leukozyten) zur Kolliquationsnekrose kommen (z.B. infizierter Lungeninfarkt). Sekundär kann sich durch Gefäßarrosionen eine hämorrhagische Nekrose entwickeln.

Morphologie

Kennzeichnend ist die **matschige Konsistenz** der betroffenen Areale. Mikroskopisch sieht man **geschwollene** bis **ballonierte Zellen.**
  Folgende **Sonderformen der Kolliquationsnekrose** treten auf:
- **Einfache Fettgewebsnekrose.** Bei einer hypoxischen oder traumatischen Nekrose werden Fette freigesetzt (Fettgewebsnekrose). Sie können durch Verschleppung über den Blutweg eine **Fettembolie** hervorrufen. Gelangen sie ins Gewebe, werden sie von Makrophagen phagozytiert. Hier-

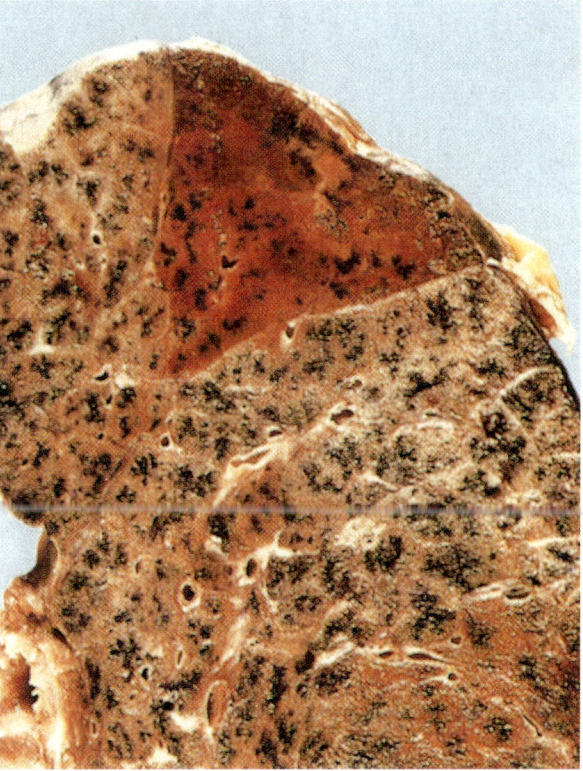

Abb. 3-11   Hämorrhagischer Lungeninfarkt. Das keilförmige Infarktgebiet ist durch eine sekundäre Einblutung aus Kollateralen dunkelrot gefärbt.

bei bilden sich einige Makrophagen in mehrkernige Schaumzellen um (**TOUTON-Riesenzellen**). Diese Schaumzellen demarkieren und organisieren die Fettgewebsnekrose. Häufig bildet sich eine Bindegewebskapsel um das nekrotische Gewebe.
- **Lipolytische Fettgewebsnekrose (enzymatische Fettgewebsnekrose).** Bei einer Pankreatitis tritt Pankreaslipase aus, die sich in der Umgebung verteilt. Bei Kontakt mit körpereigenem Fettgewebe kommt es primär zur Hydrolyse. Die so entstandenen Fettsäuren bilden mit Kalzium Kalkfettseifen (**Kalkspritzer**), die im gesamten Bauchraum ausfallen können. Das makroskopische Bild ist in Abbildung 3-12, das mikroskopische in Abbildung 3-13 dargestellt.

3.4.3 Schicksal und Folgen von Nekrosen

Je nach Nekroseart kommt es mehr oder minder schnell zu einer Entzündung mit Einstrom von Granulozyten und Makrophagen. Diese versuchen, das nekrotische Material abzutragen, um so für die nachfolgende Reparation Platz zu schaffen. Es gibt folgende Möglichkeiten der Regeneration:
- **Vollkommene Regeneration.** Sie ist nur bei Organen möglich, die nicht zu den permanent postmitotischen Zellsystemen gehören (z.B. Leber). Sind – bei intakter Basalmembran – ausschließlich die Parenchymzellen von der Schädigung betrof-

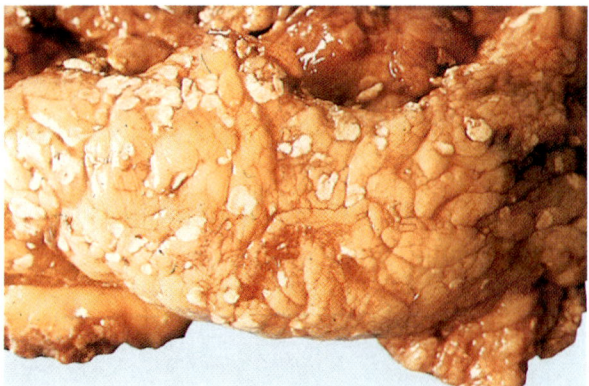

Abb. 3-12   Lipolytische Fettgewebsnekrose – Makroskopie. Körpereigenes Fettgewebe wird durch Pankreaslipase hydrolysiert. Die dabei entstehenden Fettsäuren können zusammen mit Kalzium als **Kalkspritzer** ausfallen.

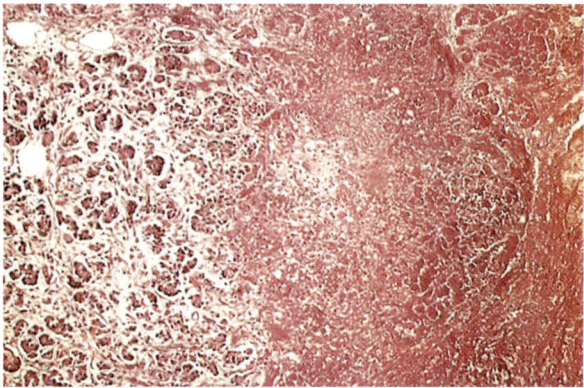

Abb. 3-13   Lipolytische Fettgewebsnekrose – Mikroskopie. Im linken Bildteil sieht man die beginnende Lyse, rechts eine Nekrose, die rechts außen hämorrhagisch infarziert ist. Färbung: H.E.

fen **(Partialnekrose),** kann es ebenfalls zu einer vollkommenen Regeneration kommen.
* **Unvollkommene Regeneration.** Nekrotisches Gewebe wird durch Bindegewebe ersetzt **(Narbenbildung).**
* **Zystenbildung.** Ist es zu Gewebsauflösungen gekommen, können sich Zysten (flüssigkeitsgefüllte Hohlräume) bilden.
* **Verkalkungen.** Kalziumablagerungen sind von einem fibrösen Wall umgeben (z.B. bei tuberkulösen Nekrosen, lipolytischen Fettgewebsnekrosen und Nekrosen in Uterusmyomen).

3.5 Extrazelluläre Veränderungen

3.5.1 Ödeme

Definition

Als **Ödem (Schwellung)** wird eine vermehrte Flüssigkeitsansammlung im Extrazellulärraum („interstitiell") bezeichnet. Zu den Ödemen gehört auch

die **Anasarka („zwischen dem Fleisch"),** bei der es zu einer massiven Ansammlung von Flüssigkeit im Unterhautfettgewebe, zumeist im Bereich der Taille, kommt.

Ätiologie/Pathogenese

Über die Hälfte des menschlichen Organismus besteht aus Wasser, hiervon befinden sich zwei Drittel intrazellulär und ein Drittel extrazellulär.

Arterien bringen die Flüssigkeit heran, sie gelangt teilweise ins Gewebe und wird über Venen und Lymphgefäße wieder abgeleitet. Mehrere Möglichkeiten können dieses Gleichgewicht stören (Abb. 3-14):
* **Unterfunktion des ableitenden Systems**
  - **Phlebödeme.** Sie entstehen durch einen Verschluß der Venen durch **Thrombosen** oder **Kompression** (z.B. beim Erwürgen) oder durch einen Rückstau bei defekten Venenklappen.
  - **Kardiale Ödeme.** Bei der **Linksherzinsuffizienz** führt der Rückstau in die Lunge zu einem alveolären Lungenödem. Bei der **Rechtsherzinsuffizienz** entstehen durch den Stau in den Hohlvenen sowie im Ductus thoracicus Ödeme in den abhängigen Körperpartien.
  - **Lymphödeme.** Sie treten bei Störung des Lymphabflusses auf (z.B. bei der durch Streptokokken verursachten Lymphangiitis oder nach Lymphknotenresektion).
* **Veränderung der Blutzusammensetzung**
  - **Osmotische Ödeme.** Ihre Ursache liegt in einer Veränderung des osmotischen Druckes. Bei einer Verschiebung durch Zufuhr einer großen Menge von Wasser (z.B. der Sportler, der nur seinen Flüssigkeitsverlust, nicht aber seinen Elektrolytverlust ausgleicht) spricht man von einer **hypotonen Hyperhydratation (nicht** Hydrierung). Eine **hypertone Hyperhydratation** entsteht durch übermäßige Zufuhr einer hypertonen Kochsalzlösung oder durch endokrine Störungen (z.B. Conn-Syndrom, Cushing-Syndrom, s. Kap. 11.3.1).
  - **Onkotische Ödeme.** Ihre Ursache ist ein zu niedriger kolloidosmotischer Druck durch Proteinmangel. Dieser kann durch Hunger, Mangelernährung (z.B. Kwashiorkor), Durchfallerkrankungen, Niereninsuffizienz(!) oder Leberzirrhose (eingeschränkte Eiweißproduktion) verursacht sein.
* **Schädigung der Gefäße**
  - **Kapillartoxische Ödeme.** Sie entstehen durch eine gestörte Permeabilität der Kapillaren. Ursächlich hierfür können sein: Entzündungen (z.B. bei einigen Arten des Hirnödems), Toxine (z.B. Scharlach), anaphylaktische Reaktionen (z.B. Quincke-Ödem), physikalisch-chemische Schadstoffe (z.B. Reizgase) sowie Schädigungen durch Stoffwechselprodukte (z.B. Urämie, Hypoxie – insbesondere beim hypoxischen Hirnödem).

3.5.2 Ergüsse

Definition

Als Erguß bezeichnet man eine pathologische **Flüssigkeitsansammlung in einer präformierten Höhle.** Anhand des spezifischen Gewichts lassen sich zwei Formen unterscheiden, das **Transsudat** (spezifisches Gewicht < 1015) und das **Exsudat** (spezifisches Gewicht > 1018).

Das Exsudat entsteht im allgemeinen im Rahmen von **entzündlichen Prozessen,** während das Transsudat durch **nicht-entzündliche** Prozesse (z.B. Stauung) hervorgerufen wird.

Bestandteile des Exsudates können Fibrin (Plasma), Erythrozyten (hämorrhagischer Erguß), kernhaltige Zellen (z.B. Entzündungszellen) oder Chylus (Milchsaft, Darmlymphe) sein.

Merke
Exsudat – Eiweiß – Entzündung

Beispiele
- **Aszites.** Beim Aszites („Bauchwassersucht") gelangt Flüssigkeit durch eine portale Stauung in den Bauchraum.
- **Gallenblasenhydrops.** Er entsteht z.B. durch die Verlegung des Gallengangs mit einem Gallenstein.

Klinik
Eine strikte Trennung zwischen den Begriffen Ödem und Erguß wird im klinischen Sprachgebrauch nicht eingehalten. So spricht man von einem Lungenödem, obwohl es zur Ansammlung von Flüssigkeit in den Alveolen kommt, und von einem Hydrops fetalis bei einer massiven Flüssigkeitsansammlung in der Haut und Unterhaut des Feten.

3.5.3 Amyloidose

Definition

Amyloid ist eine **hyaline Substanz** mit einer **Färbeaffinität zu Kongorot** und einer **grünen Doppelbrechung** in polarisiertem Licht. Es liegt immer extrazellulär vor. Die Einlagerung des Amyloids bezeichnet man als **Amyloidose.**

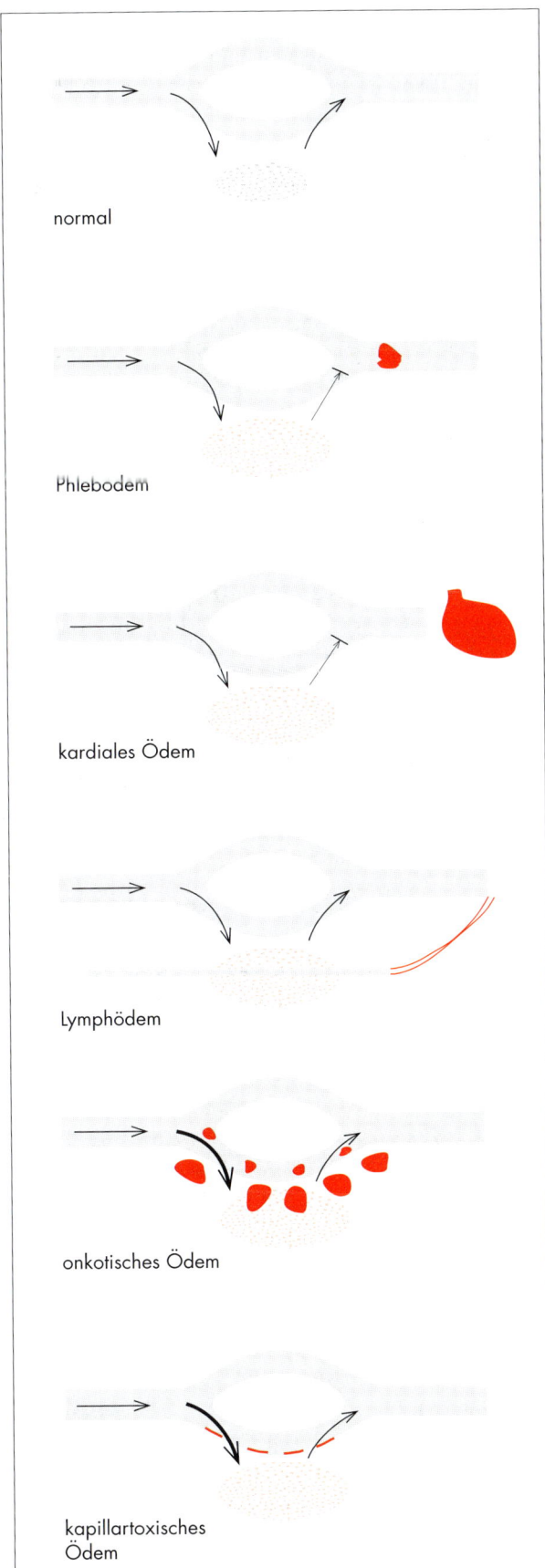

normal

Phlebödem

kardiales Ödem

Lymphödem

onkotisches Ödem

kapillartoxisches Ödem

Abb. 3-14   Häufigste Ursachen einer Ödementstehung. Erklärung im Text.

Merke
Amyloid tritt ausschließlich extrazellulär auf.

Ätiologie/Pathogenese

Neben der α-**Helixstruktur** können Aminosäureketten ihre Stabilität auch durch die β-**Faltblattstruktur** erhalten. Diese Anteile werden auch als β-Fibrillen bezeichnet. Sie lassen sich durch die Röntgenbeugung nachweisen. Die (häufigeren) α-Fibrillen sowie die β-Fibrillen sind das Grundgerüst vieler Proteine. Beim Menschen findet man die β-Fibrillen insbesondere in den **Peptidhormonen**, im **Hämoglobin** sowie in **Immunglobulinen.**

Ein **erhöhter Anfall globulärer Proteine**, eine **Störung der Abbaumechanismen** (Makrophagen) oder aber das **Auftreten schwer abzubauender Varianten** führen zur Einlagerung der β-Fibrillen in das Binde- und/oder Funktionsgewebe. Hierdurch wird der Stoffaustausch und damit die Organfunktion gestört.

Man kann Amyloidosen nach dem **Ablagerungstyp** (lokalisiert oder generalisiert), nach der **Ätiologie** (primär, sekundär oder erblich), nach den **chemischen Untergruppen** (Tab. 3-1) oder der **klinischen Manifestation** einteilen.

Bevorzugt werden Herz, Niere, Milz, Knochenmark, Leber, GI-Trakt, Lunge und Haut befallen. Die **lokalisierte Amyloidose** findet sich u.a. beim Diabetes mellitus und im Senium sowie als Begleiterkrankung bei chronisch-entzündlichen Prozessen, Malignomen (z.B. **C-Zell-Karzinom**), Gammapathien und Dialysepatienten. Für die **generalisierte primäre Amyloidose** ist entweder eine genetische Disposition verantwortlich (familiäres Mittelmeerfieber, autosomal-rezessiv), oder es handelt sich dabei um eine idiopathische Form.

Morphologie

Definitionsgemäß findet man histologisch **extrazelluläre Proteinablagerungen**, die **bei Kongorot-Färbung grün** polarisieren. Häufig kommen die Ablagerungen im Bereich des Interstitiums, perivaskulär, im Bereich kollagener Fasern oder an den Basalmembranen vor (Abb. 3-15). Tabelle 3-2 gibt eine Übersicht über die typischen Organveränderungen.

Klinik
Eine generalisierte Amyloidose wird durch eine **Rektumbiopsie**, die unbedingt die Submukosa einbeziehen sollte, nachgewiesen. Bei der lokalisierten Amyloidose ist eine Gewebsentnahme aus dem betroffenen Organ notwendig. Eine spezifische Therapie gibt es z.Zt. leider noch nicht.

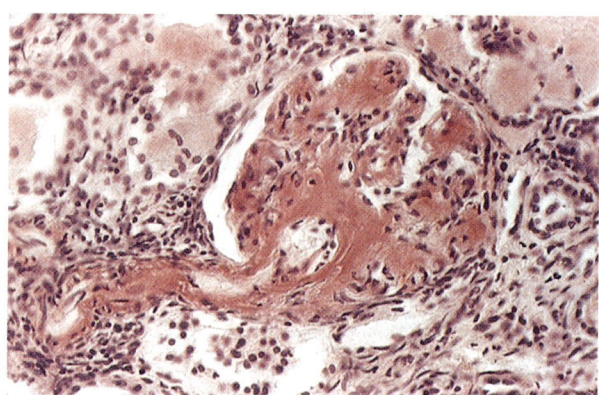

Abb. 3-15 Amyloideinlagerung in die Niere. Deutlich sieht man die Amyloideinlagerungen im Vas afferens, in den Mesangien und auf beiden Seiten der glomerulären Basalmembran. Im polarisierten Licht würden sich die Ablagerungen grün darstellen. Färbung: Kongorot.

Tab. 3-1	Klassifizierung der Amyloidosen nach dem chemischen Ablagerungstyp		
Typ	**Vorläufer**	**Vorkommen**	**Organbeteiligung**
AA-Typ sekundäre Amyloidose	Akute-Phase-Proteine (Serumamyloid-A)	chron. Entzündungen aller Art	Milz, Leber, Darm, Niere, Nebenniere, Arteriolen, Pankreas
AE-Typ endokrine Amyloidose	Peptidhormone (z.B. Calcitonin, Inselzellpeptide, ANH)	C-Zell-Karzinom, Diabetes mellitus Typ II Karzinome der Hypophyse oder der Nebenschilddrüse	Schilddrüse, Pankreas, Hypophyse, Parathyreoidea
AF-Typ = AP-Typ = ATTR familiäre Amyloidose	Transthyretin	erbl. Stoffwechselstörung	periphere Nerven, Niere, Herz, Haut, Darm
AH-Typ = AB-Typ = Aβ_2m Hämodialyse-Amyloidose	β_2-Mikroglobulin	Hämodialysepatienten	Synovia, Knochen, Gefäße (Karpaltunnelsyndrom!), Niere, Knochenmark
AL-Typ Immun-Amyloidose	Leichtkettenimmunglobuline (λ, κ, γ)	Plasmozytom, multiples Myelom, Lymphom	Zunge, Skelett, Herz, Gefäße, Niere
AS-Typ senile Amyloidose	β-Protein	Morbus ALZHEIMER	Herz und Gehirn

Tab. 3-2   Morphologie der Organe und klinische Folgen bei Amyloidose

Organ	Makroskopie	Mikroskopie	Folgen
Herz	vergrößert, mit glasiger Schnittfläche	Amyloideinlagerungen in den myokardialen Gefäßwänden, evtl. Befall des Myokards, Amyloidstreifen im Interstitium mit Verdrängung der Muskulatur	in schweren Fällen Risiko einer klinisch relevanten kardialen Insuffizienz durch Kardiomyopathie
Niere	blaß, vergrößert und hart mit glasiger Schnittfläche, nachfolgend Schrumpfung möglich (**Amyloid-Schrumpfniere**)	Amyloideinlagerungen in den Glomerula (Mesangien), den Vasa afferentes (vgl. Abb. 3-15), evtl. Ausfällung in den Tubuli, nachfolgend Verödung der Glomerula	schlechte Prognose durch Niereninsuffizienz und Hypertonus
Leber	vergrößert mit speckiger Konsistenz (**Speck-** oder **Wachsleber**)	im Disse-Raum (zwischen Leberzellen und Sinusoiden)	selten klinische Folgen, da Reservekapazität sehr hoch
Milz	vergrößert und hart, optischer Aspekt: **Schinken-** und **Sagomilz**	Schinkenmilz: Amyloid in der Pulpa und den Follikelarterien Sagomilz: Amyloid in den Follikeln	selten klinische Folgen, da Reservekapazität sehr hoch
Darm	nicht wesentlich verändert	Amyloid in der Lamina propria und in den kleinen Gefäßen	Malabsorptionsstörungen, Ischämien
Nebennieren	etwas vergrößert und hart	Amyloid bevorzugt in den Gefäßen der Nebennierenrinde	selten klinische Folgen, da Reservekapazität sehr hoch
Nervensystem	nicht wesentlich verändert	ZNS: intravaskuläre und extrazelluläre Amyloideinlagerungen (senile Plaques) PNS: perivaskuläre und endoneurale Amyloideinlagerungen	ZNS: Demenz? PNS: Polyneuropathie

Ebenfalls in diese Krankheitsgruppe gehört die **Scrapie** (Traberkrankheit der Schafe) sowie die **bovine Rinderseuche (BSE)** mit der charakteristischen Ablagerung von amyloiden Substanzen im Gehirn.

3.5.4 Veränderungen der Matrix (Grundsubstanz)

Fibrose, Sklerose, Schwiele und Induration

Definition

Obwohl die Begriffe Fibrose, Sklerose, Schwiele und Induration alle eine **Vermehrung des Bindegewebes** beschreiben, finden sie unterschiedliche Anwendung – je nachdem, welches Organ betroffen ist.

Ätiologie/Pathogenese

Ursächlich für diese Bindegewebsvermehrungen können sein:
• **Ödeme,** z.B. Kutisfibrose nach Einwirkung ionisierender Strahlen, Lungeninduration/-fibrose nach einem interstitiellen Lungenödem,
• **Entzündungen,** die akut ein Ödem hervorrufen (s.o.), oder chronische Entzündungen, z.B. Colitis ulcerosa,

• **Nekrosen,** nach einem ischämiebedingten Herzinfarkt oder durch die alkoholtoxische Wirkung bei der „Säuferleber".

Morphologie

Die **faden-** oder **netzförmigen extrazellulären(!) Ablagerungen** lassen sich gut erkennen. Die Ablagerungsform kann Aufschluß über die Ursache geben.

Störungen des Kollagenstoffwechsels

Kollagen ist neben Fibrillin, Elastin und den Proteoglykanen der wohl wichtigste Grundbaustoff der **Haut,** der **Knochen,** der **Knorpel,** der **Sehnen,** der **Blutgefäße** und vieler **innerer Organe.**

Kollagen wird in den stoffwechselaktiven Zellen des jeweiligen Binde- und Stützgewebes gebildet (z.B. Fibroblasten im Bindegewebe, Chondroblasten im Knorpel, Osteoblasten im Knochen, Myoblasten im Muskelgewebe). Vom Kollagen sind bisher 12 Subtypen bekannt, von denen die ersten vier praktisch besonders bedeutsam sind (Tab. 3-3).

Da das Kollagen in mehreren Schritten aufgebaut wird, sind Störungen auf verschiedenen Ebenen möglich.
• **Skorbut.** Beispiel für eine Störung der Synthese ist der **Vitamin-C-Mangel,** bei dem es aufgrund einer mangelnden Hydroxylierung des Prolins zu einer

Tab. 3-3   Kollagentypen und ihr Vorkommen

Kollagen	Vorkommen
Typ I	Haut, Knochen, Sehnen
Typ II	Knorpel, Glaskörper
Typ III	Haut, Blutgefäße, retikuläres Binde- gewebe
Typ IV	alle Basalmembranen
Typ V	interstitielles Gewebe
Typ VI	interstitielles Gewebe
Typ VII	Haut
Typ VIII	Endothel
Typ IX–XII	Knorpel

Minderwertigkeit des Kollagens kommt. Folge ist dann eine Gefäßbrüchigkeit, die zum Krankheitsbild des Skorbuts führt (Blutungen durch brüchige Gefäße, Zahnausfall).

- **EHLERS-DANLOS-Syndrom (EDS).** Bei dieser angeborenen Erkrankung ist die Synthese oder die Vernetzung unterschiedlicher Kollagentypen gestört. Beim EDS Typ IV (häufige Form; autosomal-rezessiv) ist eine Störung des Kollagens Typ III beschrieben, beim EDS Typ VII (autosomal-dominant) eine Störung des Typ-I-Prokollagens. EDS Typ V, VI und IX sind vermutlich auf Vernetzungsstörungen zurückzuführen. Der klinische Befund ist von dem fehlerhaften Kollagentyp abhängig:
  - **Gelenküberstreckbarkeit** (insbesondere Typ VII).
  - **Hyperelastizität der Haut** (Cutis hyperelastica; insbesondere Typ IV und VI).
  - **Aneurysma dissecans** (insbesondere Typ IV).
  - **Rupturen des Darmes** (insbesondere Typ IV).
  - **Blasendivertikel.**
  - **Blutungsneigung.**
  - **Blaue Skleren.**
- **Osteogenesis imperfecta (Glasknochenkrankheit, brittle bone disease).** Bei dieser seltenen erblichen

Erkrankung ist ebenfalls die Kollagensynthese gestört. Durch eine fehlerhafte Bildung des Kollagens Typ I kommt es zu einer ubiquitären Bindegewebsstörung, insbesondere des Knochens, dessen mangelhafte Stabilität im klinischen Erscheinungsbild dominiert. Anstelle des in Knochen wichtigen Kollagens Typ I produzieren die Osteozyten Kollagen Typ III. Bei der schweren Verlaufsform kommt wahrscheinlich noch eine Vernetzungsstörung hinzu. Nach SILLENCE (1979) werden vier Formen unterschieden (Tab. 3-4).
Die Osteogenesis imperfecta Typ VROLIK ist in diese Klassifikation nicht eindeutig einzuordnen. Sie entspricht am ehesten dem Typ III, wobei sie vermutlich die autosomal-rezessiven Erbgänge von Typ II mit einbezieht.

Störungen des Fibrillinstoffwechsels

Das Fibrillin stellt – neben dem Elastin – einen weiteren wichtigen Baustein des Bindegewebes dar.
Die häufigste Erkrankung des Fibrillinstoffwechsels ist das **MARFAN-Syndrom.** Es wird autosomal-dominant vererbt und hat eine Inzidenz von 1 : 10 000. (Es tritt ca. alle 4–6 Jahre einmal in einer durchschnittlichen Geburtsklinik auf.) Durch eine strukturelle Veränderung des Fibrillins **verlieren die Mikrofibrillen** – und damit auch das Bindegewebe – **Dehnbarkeit** und **Zugfestigkeit.** Folgen sind Arachnodaktylie (Spinnenfingrigkeit), Haut- und Gelenküberdehnbarkeit, Skelettläsionen (Kyphose, Trichterbrust), Lungenüberdehnbarkeit (Emphysem) sowie (bedeutende) kardiovaskuläre Läsionen. Ein dissezierendes Aortenaneurysma (s. Kap. 9.3) – bedingt durch die Medianekrose – sieht man hier besonders häufig.

Störungen des Elastinstoffwechsels

Elastin ist der Grundbaustein des elastischen Bindegewebes, das sowohl in verschiedenen Hautschichten als auch in der Gefäßwand zu finden ist. Deshalb können alle Stoffwechselkrankheiten, die mit einer Störung der **Lysyloxidase** (Vernetzung) einhergehen, zu Gefäßektasien, -rupturen und -aneurysmen führen.

Tab. 3-4   Einteilung der Osteogenesis imperfecta nach SILLENCE.
ad=autosomal-dominant, ar=autosomal-rezessiv, NM=Neumutationen, Fx=Frakturen.

Typ	Häufigkeit	Erbgang	Skleren	Knochen	Verlauf
I (Typ LOBSTEIN)	1 : 20 000	ad	blau	wenig Fx	Schwerhörigkeit, normales Wachstum
II	1 : 40 000	ad, ar	blau	Fx +++	hohe Letalität, selten wird 1. Lj überlebt
III	sehr selten	ar, NM	blau, später weiß	Fx ++	Wachstumsretardierung, pulmonale Komplikationen, Dentinogenesis imperfecta
IV	sehr selten	ad, NM	weiß	mäßig Fx	ähnlich Typ I

- **Cutis laxa (Dermatochalasis).** Charakteristisch ist die **Hauterschlaffung,** die allerdings auch beim Ehlers-Danlos-Syndrom auftreten kann. Später kann es zu einer Generalisation kommen (z.B. mit Lungenemphysem), der Elastolysis generalisata.

Als **Elastosen** bezeichnet man eine Gruppe von Erkrankungen unterschiedlicher Genese, denen die **Anhäufung von Elastin** im kollagenen Bindegewebe gemein ist. Hieraus resultiert ebenfalls eine verminderte Belastbarkeit.

Störungen des Proteoglykanstoffwechsels

Tab. 3-5   Übersicht über die häufigsten Mukopolysaccharidosen.
ar = autosomal-rezessiv, xr = x-chromosomal-rezessiv.

Name		Erbgang	Enzymdefekt	Klinik
Hurler-Pfaundler		ar	α-L-Iduronidase	• geistige Retardierung • Skelettdeformierung (Minderwuchs) • Herzfehler • Hornhauttrübung
Scheie		ar	α-L-Iduronidase	• Skelettdeformierung • Herzfehler • Hornhauttrübung
Hunter		xr	Iduronatsulfatsulfatase	• geistige Retardierung • Skelettdeformierung • Taubheit
Sanfilippo	Typ A	ar	Heparansulfatsulfamidase	• geistige Retardierung • Hornhauttrübung • Taubheit
	Typ B		α-N-Acetylglukoseaminidase	
	Typ C		α-Glukosaminid-N-Acetyltransferase	
	Typ D		N-Acetyl-Glukosamin-6-Sulfatsulfatase	
Morquio	Typ A	ar	N-Acetyl-Galatosamin-6-Sulfatsulfatase	• Skelettdeformierung • Herzfehler
	Typ B		β-Galaktosidase	
Maroteaux-Lamy		ar	N-Acetyl-Galatosamin-4-Sulfatsulfatase	• Skelettdeformierung (Minderwuchs) • Hornhauttrübung
Sly		ar	β-Glukuronidase	• geistige Retardierung • Skelettdeformierung • Hornhauttrübung

4 Exogene Noxen

J. Lepenies

Der Körper wird ständig schädigenden Einflüssen der Umwelt ausgesetzt. Diese exogenen Noxen können **chemischer, physikalischer** und **biologischer** Art sein.

Die vom GK geforderten Themen sind sehr umfangreich, es finden sich viele Überschneidungen mit anderen Stoffgebieten, z.B. der Mikrobiologie oder Radiologie. Hier soll versucht werden, die klinisch wichtigen und vom IMPP geforderten Sachverhalte übersichtlich darzustellen. Im einzelnen muß aber auf die Lehrbücher der entsprechenden Fächer verwiesen werden.

4.1 Chemische Noxen

Im folgenden sollen die Aufnahme und der Metabolismus dieser Stoffe sowie Beispiele für schädigende Substanzen und deren Auswirkungen besprochen werden.

4.1.1 Inkorporationswege

Die Aufnahme von Schadstoffen in den Körper (Inkorporation) erfolgt auf unterschiedlichen Wegen:
- **Inhalation** (Einatmung von Gasen, Aerosolen, Staub).
- **Ingestion** (Aufnahme eines Giftes über den Verdauungstrakt, z.B. Pestizidrückstände in Lebensmitteln).
- **Kutane Resorption** (Aufnahme über die Haut, z.B. fettlösliche Insektizide).

4.1.2 Metabolisierung, Speicherung und Elimination

Der Körper bekämpft verschiedene chemische Noxen auf unterschiedliche Weise:
- **Abbau durch Makrophagen.** Stäube z.B. gelangen durch Inhalation in die Alveolen und werden dort – sofern sie klein genug sind – von Makrophagen abgebaut.
- **Fremdkörperreaktion.** Je nach Korngröße können Stäube auch zu einer Fremdkörperreaktion führen (s.a. Kap. 4.1.7 und 6.5.8).
- **Speicherung.** Herbizide und Insektizide sind meist fettlösliche Verbindungen und reichern sich bevorzugt in fetthaltigen Geweben an. Aus diesen werden sie nur schwer eliminiert. Blei wird bevorzugt im Knochen abgelagert.

- **Metabolisierung.** Die Abbauprodukte eines Giftstoffes können als unschädliche Metabolite ausgeschieden werden. Bei einigen Noxen (z.B. Halogenkohlenwasserstoffe) kann der Abbau aber auch zu den eigentlich toxischen Produkten führen („Giftung").
- **Elimination.** Der Giftstoff und seine Metabolite können über die Nieren oder den Darm entfernt werden oder werden abgeatmet. Cadmium wird bevorzugt fäkal eliminiert, einige Halogenkohlenwasserstoffe werden vorrangig abgeatmet.

4.1.3 Mechanismen der Schädigung

Die große Mehrzahl chemischer Gifte erzeugt eine **Denaturierung von Strukturproteinen** der Zelle (z.B. Mikrotubuli, Kollagen, Elastin) oder eine **Interaktion mit Funktionsproteinen** (z.B. Hämoglobin, Enzyme der Atmungskette).

Ein weiterer wichtiger Mechanismus ist die **Bildung freier Radikale**. Freie Radikale sind Bruchstücke von Molekülen, die durch ihr einzelnes Elektronenpaar enorm reaktionsfreudig sind (z.B. der Metabolit des Tetrachlorkohlenstoffs).

Eine **Beeinträchtigung der Zellreifung** (insbesondere der Stammzellen) kann durch chemische Noxen hervorgerufen werden.

Die speziellen Wirkungen auf den Organismus werden für die einzelnen Substanzen getrennt besprochen.

4.1.4 Zielorgane

Die Zielorgane sind abhängig von organotropen Affinitäten der Gifte (Enzymausstattung etc.), vom Inkorporationsweg, vom Metabolismus und vom Eliminationsweg. Die für den Abbau und die Ausscheidung toxischer Substanzen verantwortlichen Organe werden besonders häufig geschädigt. Vor allem die **Leber** ist Zielorgan vieler chemischer Schadstoffe. Ebenso sind die Orte der Aufnahme (z.B. der **Respirationstrakt** bei Stäuben oder Gasen) und der Speicherung (z.B. **fettreiche Gewebe** wie das Gehirn) bevorzugte Organe einer Schädigung. Andere häufig betroffene Organe sind das **blutbildende System,** die **Reproduktionsorgane** und die **Haut.**

4.1.5 Silikose, Asbestose und andere Berufskrankheiten der Lunge

Wenn durch Schadstoffe oder andere Noxen im Zusammenhang mit der beruflichen Tätigkeit eine Schädigung verursacht wird, handelt es sich um eine Berufskrankheit. Die anerkannten und entschädigungspflichtigen Berufskrankheiten sind in der Berufskrankheitenverordnung aufgeführt. Hier soll insbesondere auf die Silikose und Asbestose eingegangen werden.

Silikose (Quarzstaublunge)

Definition

Siliziumdioxid-haltiger Staub (Quarz, Cristobalit) bewirkt fibrotische Veränderungen der Lunge. Betroffen sind Arbeiter in Bergwerken und Steinbrüchen, der Porzellan- und Glasindustrie.

Ätiologie/Pathogenese

Eingeatmeter Staub (Korngrößen < 5 μm) lagert sich hauptsächlich im Bereich der Alveolen ab, wo er von **Makrophagen** aufgenommen wird. Diese bewirken die Ausschüttung von Chemotaxinen (sie locken neutrophile Granulozyten und Monozyten an) und bindegewebsaktivierenden Faktoren. Das interstitielle Bindegewebe vermehrt sich. Endzustand ist die **knötchenförmige Lungenfibrose.**

Morphologie

Vor allem in den oberen Lungenabschnitten finden sich rundliche **Fibroseherde.** Diese erscheinen makroskopisch als gräuliche, wachsartige Veränderungen. Bei der häufigeren Fibrose durch Mischstäube (z.B. **Anthrakosilikose** mit zusätzlicher Kohlenstaubbelastung) sind die Herde entsprechend dunkler verfärbt. Bei der mikroskopischen Untersuchung finden sich zentral liegende hyaline Kollagenfasern und im polarisierten Licht **doppelbrechende Silikatkristalle**, umgeben von einem Randsaum aus mit Staub beladenen Makrophagen und Bindegewebe.

Klinik

Restriktive (Emphysem) und obstruktive (chronische Bronchitis) Ventilationsstörungen sowie häufige Infekte solcher abwehrgeschwächten Lungen schränken die Lungenfunktion ein. Der periphere Widerstand in der Lungenstrombahn ist erhöht (Rechtsherzbelastung).

Durch Verkalkung der vergrößerten Hiluslymphknoten entsteht das sogenannte **Eierschalenphänomen** im Röntgenbild.

Häufig kommt es zur Tuberkulose (**Silikotuberkulose**) oder Infektion mit atypischen Mykobakterien. Ein erhöhtes Karzinomrisiko durch eine Silikose ist nicht belegt.

Asbestose (Asbestlunge)

Definition

Eine Schädigung der Lunge durch Inhalation von Asbestkörperchen mit nachfolgender Fibrose heißt Asbestose. Asbest kommt als mineralischer Faserstoff in Isolierstoffen, Asbestzement und der Autoindustrie vor. Neben der Asbestose kommt es zur pleuralen Fibrose, Mesotheliomen und Bronchialkarzinomen durch Asbestfasern.

Ätiologie/Pathogenese

Asbestfasern werden von Makrophagen der Lunge ganz oder teilweise aufgenommen und abgekapselt. Aufgrund ihrer Größe (ca. 15 μm, etwa wie Makrophagen) können sie nicht komplett abgebaut werden. Durch Ablagerung der Fasern im Gewebe werden Entzündungszellen aktiviert. Über die Freisetzung von Mediatorstoffen und Stimulation von Fibroblasten kommt es zu fibrotischen Veränderungen. Als kanzerogen gelten insbesondere große Fasern mit kleinem Durchmesser.

Morphologie

Die **Asbestose** stellt eine **diffuse Fibrose** des Lungengewebes dar. Zunächst sind die unteren Lungenabschnitte betroffen. Charakteristisch ist der Nachweis von **Asbestfasern** oder **Asbestkörperchen** im Gewebe (Abb. 4-1). Als Asbestkörperchen bezeichnet man Fasern, die von einer bräunlichen, Eisenoxid-haltigen Eiweißhülle umgeben sind und kolbenartig aufgetriebene Enden besitzen. Sie lassen sich mit der Berliner Blau-Färbung nachweisen.

Andere Manifestationsformen der Asbestschädigung sind:

- **Diffuse fibrotische Verdickungen der viszeralen Pleura.** Sie kommen allein oder in Verbindung mit der Asbestose vor.
- **Pleuraplaques.** Es handelt sich um die häufigste Manifestation einer Asbestschädigung. Die Plaques finden sich als umschriebene flache Erhebungen auf der parietalen Pleura und dem Zwerchfell und bestehen aus dichten Kollagenfa-

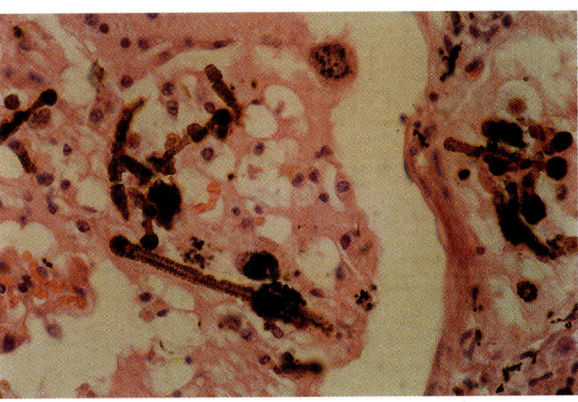

Abb. 4-1 Asbestose. Unterschiedlich große Asbestkörperchen werden von Makrophagen umgeben.

sern. Nicht immer lassen sich in ihnen die Asbestkörperchen nachweisen.

- **Mesotheliome.** Diese malignen Tumore der Pleura (seltener des Perikards oder Peritoneums) können Jahrzehnte nach erfolgter Asbestexposition entstehen. Makroskopisch imponieren weißlich-gelbe, die Lungen ummauernde Strukturen. Histologisch finden sich epitheliale, sarkomatöse oder gemischte (biphasische) Anteile, die die Zuordnung oft erschweren. Häufig treten rezidivierend Pleuraergüsse mit malignen Zellen auf. Die mittlere Überlebenszeit beträgt weniger als ein Jahr.
- **Bronchialkarzinome.** Das Risiko der Entstehung eines Bronchialkarzinoms ist nach Asbestexposition deutlich erhöht. Insbesondere scheint Asbest die karzinogene Wirkung des Rauchens zu verstärken.

Andere Berufskrankheiten der Lunge

Hartmetallstäube (z.B. Karbid, Titan) können eine diffuse interstitielle Fibrose verursachen. **Beryllium** führt zu epitheloidzelligen granulomatösen Veränderungen ähnlich der Sarkoidose, bei längerem Krankheitsverlauf tritt eine Fibrose auf. Durch Einwirkung von Pilzsporen kommt es durch eine allergische Reaktion zur **Farmerlunge**.

Die (vom IMPP gefragte) **Tuffsteinlunge** entsteht durch Einwirkung von vulkanischem Tuffgestein und manifestiert sich als Lungenfibrose, ist aber keine Berufskrankheit.

Anthrakose (Kohlenstaublunge)

Diese Erkrankung wird durch Inhalation von Kohlenstaub verursacht. Die einfache Anthrakose ist durch Luftverschmutzung bei den meisten Menschen zu finden. Die Anthrakose der Kohlenarbeiter führt zu Vernarbungen und Emphysemen. Sie gilt nicht als Berufskrankheit.
Makroskopisch fallen bei der Anthrakose die **schwarze,** fibrös verfestigte und blasig aufgeblähte (emphysematische) **Lunge** und schwarze **parahiläre Lymphknoten** auf.

4.1.6 Chemische Kanzerogene

Die allgemeine Pathogenese der Tumorentstehung wird in Kapitel 8.4 abgehandelt.

Tabelle 4-1 zeigt kanzerogene (krebsauslösende) oder kokanzerogene (die Krebsentstehung begünstigende) Stoffe.

4.1.7 Fremdkörper und inertes Fremdmaterial

Stoffe, die sich im Gewebe anreichern, können dort eine Fremdkörperreaktion verursachen. Morphologisches Korrelat ist das **Fremdkörpergranulom** (s.a. Kap. 6.5.8). Nach Injektion schwer resorbierbarer öliger Substanzen kann sich z.B. ein **Ölgranulom (Oleom)** bilden. Bei der Auswahl geeigneter Substanzen für die Implantation von Prothesen (Herzklappen, Augenlinsen etc.) muß eine solche Reaktion soweit wie möglich vermieden werden. Allerdings werden die meisten der verwendeten Stoffe mit der Zeit brüchig oder an ihrer Oberfläche aufgerauht, was eine Fremdkörperreaktion begünstigt.

4.1.8 Hypoxie und Anoxie

Definition

Relativer Sauerstoffmangel (Hypoxie) oder absoluter Sauerstoffmangel (Anoxie) sind Hauptursachen für Einschränkung oder Ausfall von Zellfunktionen.

Ätiologie/**P**athogenese

Vielfältige Ursachen von Sauerstoffmangel führen zu Zellschädigungen. Die möglichen Ursachen und zugrundeliegende Störungen werden in der Tabelle 4-2 zusammengefaßt.

Durch den Sauerstoffmangel wird zunächst die Atmungskette behindert, Folge ist eine Verminderung der ATP-Herstellung. Dies bewirkt einen Funktionsverlust unterschiedlicher Ionenpumpen mit nachfolgender Veränderung der Konzentrationen in der Zelle. Der Anstieg von intrazellulärem Natrium führt zum Wassereinstrom. Ein erhöhter Calciumspiegel in der Zelle aktiviert Enzymsysteme, die eine Schädigung von Zellstrukturen und Membranen erzeugen. Die Zelle versucht dem Energie-

Tab. 4-1 Chemische Kanzerogene			
Stoffgruppe	**Beispiel**	**Vorkommen**	**Betroffenes Organ**
aromatische Kohlenwasserstoffe	3,4-Benzpyren	Abgas, Nikotin	Hautkrebs, Lungenkarzinom
chlorierte Kohlenwasserstoffe	Vinylchlorid	Kunststoff (PVC)	Hämangiosarkom der Leber
aromatische Amine	β-Naphthylamin Anilin	Farbstoffe	Harnblasenkarzinom
N-Nitrosoverbindungen	Nitrosamine	Pökelsalz, Nikotin	gastrointestinale Tumoren, Bronchialkarzinom
anorganische Substanzen	Kadmium Arsen	Legierung, Farben, Batterien Halbleiter, Holzschutzmittel	evtl. Knochenmarktumoren Haut-, Lungentumoren

Tab. 4-2 Ursachen der Hypoxie

Ursache	Zugrundeliegende Störung	Beispiel
Erniedrigter arterieller pO_2 (Sauerstoffpartialdruck)	• Sauerstoffmangel der Atemluft • Ventilationsstörung • Diffusionsstörung • Perfusionsstörung	Höhenatmung Einengung der Luftwege Lungenödem, Fibrose, Pneumonie Lungenembolie
Störung des Sauerstofftransports / der Sauerstoffbindung im Blut	• Menge des Hämoglobins vermindert • O_2-Bindungskapazität erniedrigt	Anämie CO-Vergiftung
Ischämie	• Relative Durchblutungsstörung • Absolute Durchblutungsstörung	Arteriosklerose (z.B. pAVK), Vasospasmus, Herzinsuffizienz Gefäßverschluß durch Embolie oder Thrombose (z.B. Herzinfarkt, Schlaganfall)
Zytotoxische Substanzen	• Blockierung von Enzymen der Atmungskette	Cyanide, Schwefelwasserstoff
Hypoglykämie	• Mangel an oxidierbaren Substanzen	Malabsorption, Maldigestion, Hunger

mangel durch anaerobe Glykolyse entgegenzutreten. Dies hat eine Verminderung der Glykogenreserven und einen Anstieg von Laktat mit daraus resultierender Azidose zur Folge.

Morphologie

Morphologisch führen Hypoxie und Anoxie zu Zellhydrops (wäßrige Zellschwellung), Zellverfettung und Nekrose (s.a. Kap. 3).

Die einzelnen Organe reagieren unterschiedlich auf Hypoxie:

- **Herz.** Bei relativer Hypoxie (z.B. koronare Herzkrankheit) finden sich Zellhydrops, Myokardverfettung und kleinere „Mikroinfarkte" im Bereich der arteriellen Endstrecke, der sog. subendokardialen „letzten Wiese". Die anoxische Schädigung (Herzinfarkt) betrifft den jeweiligen Versorgungsbezirk des verschlossenen Herzkranzgefäßes (s.a. Kap. 9.4.2).
- **Niere.** Bei verminderter renaler Durchblutung (z.B. im Schockzustand) kommt es zur **akuten tubulären Nekrose**. Insbesondere die proximalen Tubuli im Mark sind betroffen. Man beobachtet Einzelzellnekrosen, Zelldeformationen und ein geringes interstitielles Ödem. In den Tubuluslichtungen findet sich häufig Zelldetritus. **Infarkte** stellen sich als keilförmige Bereiche mit Untergang des Parenchyms dar. Ältere Infarkte werden in der Nierenrinde in Form narbiger Einziehungen gefunden (s.a. Kap. 9 und 29).
- **Leber.** Die relative Hypoxie schädigt zuerst die zentralvenennahen Leberläppchenanteile, wo es dann zu den typischen läppchenzentralen Leberparenchymverfettungen kommt (Abb. 4-2). Bei Verschlechterung der Durchblutungssituation können diese Bereiche nekrotisieren.
- **Gehirn.** Bei einem Sauerstoffmangel des Gehirns kommt es zum Zerfall der NISSL-Schollen und Nekrose der Nervenzelle. Im weiteren Verlauf können sich ein Hirnödem und Hydrops der Zellen ausbilden. Bei einer globalen Hypoxie sind vor allem die Stammganglien betroffen (s.a. Kap.17).
- **Knochenmark.** Als Folge der Hypoxie kann es zu einer reaktiven Polyglobulie durch Stimulation der Erythropoese kommen.

Gewebe haben eine unterschiedliche Empfindlichkeit (**Vulnerabilität**) gegenüber einem Sauerstoffmangel. Sie ist abhängig von der Stoffwechselintensität des Gewebes und sinkt bei Hypothermie. Letzteres macht man sich z.B. bei Herzoperationen zunutze. Nach einem Kreislaufstillstand beträgt die Zeit, innerhalb der eine Wiederherstellung der Funktion für die einzelnen Organe (bei Normothermie) möglich ist: **Gehirn** (3–10 min) < **Herz** (5–10 min) < **Leber** (30–60 min) < **Niere** (60–120 min).

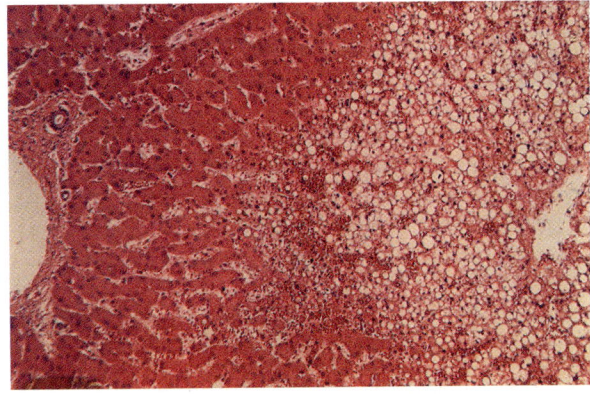

Abb. 4-2 Läppchenzentrale Leberverfettung. Am rechten Bildrand sieht man deutlich eine zentrolobuläre Verfettung. Auf der linken Seite liegt ein unverändertes Portalfeld.

4.1.9 Organische Verbindungen

Alkohol

Ätiologie/Pathogenese

Alkohol wird schnell aus dem Gastrointestinaltrakt resorbiert. Ein leerer Magen begünstigt die Aufnahme. 5–10% des ins Blut gelangten Alkohols werden renal oder durch Abatmung unverändert eliminiert. Der Rest wird in der Leber zu Azetaldehyd und Azetat abgebaut. Die Geschwindigkeit des Abbaus bestimmt ein Enzym, die hepatische **Alkoholdehydrogenase.** Bei chronischem Alkoholkonsum oder hohem Alkoholspiegel erfolgt der Abbau zusätzlich über das Mikrosomale Ethanol-Oxidierende System (MEOS). Als weitere Möglichkeit besteht die Metabolisierung durch die peroxidverbrauchende Katalase. Hierbei können freie Sauerstoffradikale entstehen, die Nukleinsäureverbindungen sprengen oder Membranstrukturen angreifen. Zusätzlich scheinen Schutzmechanismen der Zelle (z.B. Antioxidantien, s.u.) durch die Alkoholwirkung beeinträchtigt zu sein. Über die Beeinträchtigung unterschiedlicher Stoffwechselwege wird eine Ansammlung von intrazellulären Lipiden begünstigt.

Morphologie

Die chronische Alkoholintoxikation führt zur vergrößerten, verfetteten Leber. Die Zellen sind prall mit **Fettvakuolen** gefüllt. Dieses Stadium ist prinzipiell noch reversibel. Später finden sich **alkoholisches Hyalin** (MALLORY-bodies) und eine zentrolobulär beginnende, maschendrahtartige, **perizelluläre Fibrose** (s.a. Kap. 14.2.4).

Andere organische Verbindungen

- **Benzol.** Der aromatische Kohlenwasserstoff entsteht vor allem aus Autoabgasen. Bei akuter Vergiftung führt Benzol zur Atemlähmung und Herzrhythmusstörungen, eine chronische Intoxikation bewirkt eine Knochenmarksschädigung mit Entstehung von Leukämien.
- **Phosgen.** Dieser Kampfstoff des Ersten Weltkriegs führt zu toxischem Lungenödem, Pneumonien, Myokardschäden. Der Geruch ähnelt faulendem Heu und wird erst in schädlichen Konzentrationen wahrgenommen.
- **Polychlorierte Biphenyle (PCB).** Diese halogenierten Kohlenwasserstoffe kommen u.a. in Farben, Dämmschutzmitteln und Kunststoffen vor. Sie bewirken Chlorakne, Leberschäden und Störungen der Infektabwehr.

4.1.10 Anorganische Stoffe

Kohlenmonoxid (CO)

Das geruch- und geschmacklose Gas hat eine 250fach höhere Affinität zu Hämoglobin als Sauerstoff. Somit stellt es praktisch eine irreversible Bindung zum Hämoglobin her. Es entsteht bei der unvollständigen Verbrennung von Kohlenwasserstoffen (Öfen, Wohnungsbrände, Abgase, Zigaretten). Nach CO-Intoxikation sieht man Nekrosen, v.a. im Hirngewebe.

Klinik

Das Blut zeigt eine charakteristische hellrote Farbe. Es kommt zu einer ausgeprägten metabolischen Azidose. Steigt der Anteil von Carboxyhämoglobin (CO-Hb) im Blut über 25%, zeigen sich zerebrale Zeichen eines Sauerstoffmangels (Kopfschmerzen, Krämpfe). Ab 50% tritt ein Bewußtseinsverlust bis zum Koma und Tod durch Atemstillstand ein.

Andere anorganische Stoffe

- **Chlorgas (Cl_2).** Chlorgas wird zur Desinfektion von Trinkwasser und Schwimmbädern verwendet. Nach Inhalation entsteht durch toxische Kapillarpermeabilitätssteigerung ein **Lungenödem.**
- **Stickoxide.** Sie entstehen durch Abgase und Zigarettenrauch. In den höheren Schichten der Erdatmosphäre werden ständig Stickoxide gebildet. Stickstoffmonoxid bildet Methämoglobin, Stickstoffdioxid wirkt als Lungenreizstoff und verursacht Lungenödeme.
- **Schwefeldioxid (SO_2).** Dieser Schadstoff entsteht bei Smog vom London-Typ (Inversionswetterlage). Die Inhalation größerer Mengen führt zur Bronchokonstriktion.

4.1.11 Sauerstoffradikalbildner

Freie Sauerstoffradikale besitzen ein ungepaartes, instabiles und reaktionsfreudiges Elektron. Sie entstehen durch ionisierende Strahlung, physiologische Reaktionen (z.B. aus der Atmungskette, durch Xanthinoxidase, aus Entzündungszellen) oder beim Abbau exogen zugeführter Stoffe. Beispiele für Sauerstoffradikale sind O_2^-, H_2O_2 und OH-Radikale. Die Radikale führen zur Zerstörung von Eiweißstrukturen und Zellmembranen, oxidieren Fettsäuren zu toxischen Produkten (Peroxide) und sollen eine Rolle bei der Tumorentstehung spielen. Der physiologische Effekt der freien Radikale besteht in einer Stärkung der Infektabwehr. Durch körpereigene Schutzmechanismen sollen größere Zellschäden verhindert werden. Hierzu gehören Enzymsysteme (Superoxid-Dismutase, Katalase, Glutathion-Peroxidase, Glutathion-Transferase) und nicht-enzymatische Antioxidanzien (Vitamin C, Vitamin E, Vitamin A).

Beispiele für exogene Noxen, die zur Entstehung von Sauerstoffradikalen führen sind:
- **Ozon (O_3).** Es entsteht aus Sauerstoff durch Einwirken elektrischer Energie oder von UV-Strahlung (z.B. bei schadstoffreicher Luft durch photo-

chemische Reaktionen, Los-Angeles-Smog). Ozon hat eine starke Reizwirkung auf Augen und Lunge.

- **Paraquat.** Dieses Herbizid unterbricht durch Bildung freier Radikale die Photosynthese der Pflanzen. Es kommt zu Hautschäden bei Kontaktkontamination. Bei inhalativer Vergiftung werden die Atemwege bis hin zum Lungenödem gereizt. Bei oraler Aufnahme kommt es zu gastrointestinalen Symptomen, Leberzellnekrosen und zentralnervösen Ausfällen.

4.1.12 Metalle

Blei

Ätiologie/Pathogenese

Blei kommt in Batterien, Abgasen, Farben und älteren Rohrleitungen vor. Es wird über die Atemwege und den Gastrointestinaltrakt aufgenommen. Durch Hemmung der Delta-Aminolävulinsäure-Dehydratase (und damit der Hämsynthese) verursacht es eine **mikrozytäre, hypochrome Anämie.** Andere Angriffsorte sind die glatte Muskulatur **(Bleikolik)** und das Nervensystem **(Neuropathie, Enzephalopathie).** Blei reichert sich insbesondere im **Knochen** an und führt hier zur Sklerosierung des Knochenmarks.

Morphologie

Die chronische Bleivergiftung zeigt sich im **grauen Gingivarand** und vor allem an der **basophilen Erythrozytentüpfelung** im Blutbild bei Brillantkresylblau-Färbung. Eine erhöhte Urinausscheidung der Delta-Aminolävulinsäure ist diagnostisch richtungweisend.

Andere Metalle

- **Kadmium.** Bei Inhalation des in Legierungen und Batterien vorkommenden Metalls kommt es bei akuten Vergiftungen zu einem toxischen Lungenödem. Bei chronischer Exposition kommt es zu „Kadmiumschnupfen", Nierenschäden und Knochendefekten. Ein gelblicher Randsaum am Zahn kann auftreten. Eine kanzerogene Wirkung (Lungenkarzinom) ist tierexperimentell bewiesen worden. In Japan wurde eine Massenvergiftung mit Kadmium durch Umweltverschmutzung bekannt („itai-itai"-Krankheit).
- **Quecksilber.** Bei einer akuten Intoxikation bewirkt **metallisches** Quecksilber über Enzyminhibition Verätzungen im Mund-Rachen-Raum und eine Gastroenteritis. Bei der chronischen Vergiftung sind die Niere und das ZNS betroffen. **Organische** Quecksilberverbindungen wirken ZNS-reizend. Diese Form wird z.B. über den Verzehr von Fischen aus abwasserbelasteten Gewässern aufgenommen.
- **Amalgam.** Es handelt sich um eine Quecksilberhaltige Paste, die für Zahnfüllungen verwendet

wird. Im Vergleich zur Quecksilberaufnahme über die Umwelt oder Lebensmittel ist die zusätzliche Belastung durch Amalgamfüllungen gering. Eine Schädigung des Körpers durch Amalgam ist nicht eindeutig bewiesen.

4.1.13 Pilzgifte und lebensmittelassoziierte Schadstoffe

α-Amanitin

Ätiologie/Pathogenese

Das Gift des Knollenblätterpilzes (Amanita phalloides) wirkt hemmend auf die Nukleinsäuresynthese der Zelle. Folge sind ausgedehnte Leberparenchymnekrosen, Schleimhautblutungen und ggf. eine Verbrauchskoagulopathie. Häufig tritt eine Enteritis auf. Milznekrosen, Tubulusepithelschäden in den Nieren und eine Beteiligung des Myokards werden ebenfalls beobachtet. Der Tod tritt durch ein **Leberzerfallskoma** ein. Die Mortalität liegt bei etwa 10%.

Morphologie

Es kommt zu einer akuten Leberdystrophie. Man beobachtet ausgedehnte **fibrinoide Leberzellnekrosen** bei anfänglich erhaltenem mesenchymalem Gerüst. Die zentralen Läppchenanteile sind verstärkt betroffen. Die nicht nekrotischen Leberzellen sind oft verfettet. Die Leber ist insgesamt gelblich und von weicher Konsistenz.

> **Kasuistik**
>
> Vier Bauarbeiter sammelten auf dem Brachland neben ihrer Baustelle Pilze und verzehrten diese. In der gleichen Nacht suchten sie wegen gastroenteritischer Beschwerden eine Rettungsstelle auf. In den Laboruntersuchungen zeigte sich eine deutliche Erhöhung der Leberenzyme sowie eine ausgeprägte Lebersynthesestörung. Zwei der Patienten waren weniger schwer betroffen, nach der Gabe von Silibinin (Legalon®) normalisierten sich die Laborwerte und es kam zur deutlichen Besserung des Allgemeinzustands. Ein Patient verstarb im fulminanten Leberversagen, dem anderen konnte durch eine innerhalb der nächsten 24 Stunden durchgeführte Lebertransplantation geholfen werden.

Weitere lebensmittelassoziierte Schadstoffe

- **Sekale-Alkaloide (Ergotamine, Mutterkornalkaloide).** Aus einem Getreide befallenden Pilz entsteht das sogenannte Mutterkorn, ein Mykotoxin. Therapeutisch werden Ergotamine zur Behandlung von Durchblutungsstörungen oder Kopfschmerzen eingesetzt. Bei Vergiftungen (Ergotismus) kommt es zu Gefäßspasmen, Paresen, vegetativen Störungen und zentralnervösen Symptomen.
- **Saponine.** Diese heterogene Gruppe pflanzlicher Toxine kommt in unterschiedlichen Gemüsen

und Kräutern vor. Sie können membranschädigend auf Zellen einwirken, gastroenteritische Beschwerden oder eine Hämolyse verursachen. Die orale Aufnahme ist in der Regel nicht toxisch, da die Mehrzahl der Saponine im Gastrointestinaltrakt nicht resorbiert oder bei der Zubereitung der Speisen unschädlich gemacht wird.

- **Aflatoxine.** Sie entstehen aus Schimmelpilzen und führen zu Leberschäden und zum Leberzellkarzinom.
- **Nitrosamine.** In Lebensmitteln enthaltene Nitrate können durch Bakterien zu Nitrit abgebaut werden, in vielen Lebensmitteln (Fleisch, Käse) finden sich Nitrat- oder Nitritpökelsalze. Diese werden, verstärkt durch starkes Erhitzen, z.B. beim Grillen, zu Nitrosaminen metabolisiert. Eine kanzerogene Wirkung ist nachgewiesen, es entstehen vor allem Harnblasenkarzinome.

4.2 Physikalische Noxen

4.2.1 Veränderungen durch Hitze

Ätiologie/Pathogenese

Eine geringfügige Gewebsüberwärmung führt zu erhöhtem Zellstoffwechsel und steigendem Gewebssauerstoffverbrauch. Schließlich kommt es zur verstärkten **anaeroben Glykolyse** und somit zur Anhäufung **saurer Metaboliten.** Intrazelluläre Enzymfunktionen laufen nun außerhalb ihres pH-Optimums verlangsamt ab oder sistieren.

Bei rascher Überwärmung über 60 °C werden **Proteine denaturiert,** die Zellen koagulieren. Bei ausgedehnten Verbrennungen (z.B. der Hautoberfläche) werden große Mengen zellulärer Enzyme und Entzündungsmetaboliten (Serotonin, Histamin u.a.) freigesetzt. Sie erhöhen die Kapillarpermeabilität und die Gefäßweite und führen zu Flüssigkeits- und Eiweißverlusten. Es besteht also die Gefahr des toxischen (durch freiwerdende Enzyme) und des hypovolämischen (Flüssigkeits- und Proteinverlust durch die Brandwunde) Schocks.

Morphologie

Das morphologische Bild der Verbrennung hängt vom Ausmaß der Gewebsschädigung ab. Man unterscheidet vier Schweregrade:
- **Grad 1** – Die Haut ist durch die Hyperämie gerötet. Weitstellung und Erhöhung der Permeabilität der Kapillaren führen zu einem reaktiven Ödem (reversibel!).
- **Grad 2** – Die Epidermis hebt sich unter Blasenbildung von der Kutis ab. Der dermale Papillarkörper bleibt unversehrt (reversibel!).
- **Grad 3** – Auch das dermale Hautgewebe ist zerstört (irreversibel, Narbenbildung!).
- **Grad 4** – Es kommt zur Verkohlung des Gewebes (irreversibel!).

Klinik
Wenn mehr als 15% der Körperoberfläche stärker als erstgradig verbrannt sind, besteht die Gefahr des Schocks mit Niereninsuffizienz (Lebensgefahr!). Therapeutisch ist neben der Schmerzstillung auf eine ausreichende Flüssigkeits- und Proteinzufuhr zu achten.

4.2.2 Veränderungen durch Kälte

Ätiologie/Pathogenese

Vor allem periphere Organe sind von Kälteschäden betroffen. Sinkt die Gewebstemperatur unter $-5\,°C$, kristallisiert das Zytoplasma und vergrößert dabei sein Volumen; die **Zellmembran zerreißt.** Es kommt zu irreversiblen Gewebsnekrosen. Die endgültige Schädigung entsteht durch Entzündungsmediatoren und Endothelschäden erst beim Wiederauftauen!

Unterkühlung kann jedoch auch vor Hypoxie schützen. Dies wird z.B. bei der Aufbewahrung von Organtransplantaten ausgenutzt.

Morphologie

Vergleichbar den Brandwunden unterscheidet man vier Schweregrade:
- **Grad 1** – Die Haut ist umschrieben gerötet (Erythem).
- **Grad 2** – Die Epidermis hebt sich unter Blasenbildung ab.
- **Grad 3** – Oberhaut und Subkutis bilden Nekrosen aus (Frostgangrän).
- **Grad 4** – Auch tiefere Gewebsschichten weisen Erfrierungsnekrosen auf.

Frühschäden durch Kälte sind Nekrosen, v.a. an peripheren Körperstellen. Als Spätschäden kann es durch Intimaproliferationen zu Gefäßverschlüssen im Sinne einer **Endangiitis obliterans** kommen.

4.2.3 Veränderungen durch Strahlung

Definition

Strahlung wird in **nicht-ionisierende** Stahlen (Laser, Mikrowellen, Infrarot-, UV-Licht) und **ionisierende Strahlen** (β- und γ-Strahlung) unterteilt.

Ionisierende Strahlen

Definition

Als Ionisierung bezeichnet man das Freiwerden von Energie und Herauslösen von Elektronen durch die Wirkung der Strahlung auf das Atom.

Ätiologie/Pathogenese

Eine wichtige Rolle für das Ausmaß einer Gewebsschädigung spielt der **Wassergehalt** der Zelle. Im Wasser bewirkt die Strahlung die Entstehung von freien Radikalen. Radikale und aus ihnen entstehende Produkte, wie Wasserstoffperoxid, interagieren mit Proteinen. Durch Zerstörung von Proteinstrukturen oder Ionisierung wird die DNA beschädigt. Mögliche Folge sind Genmutationen. Insbesondere die Teilungsfähigkeit der Zelle wird beeinflußt.

Eine Zelle reagiert um so empfindlicher auf ionisierende Strahlung, je höher ihre **Mitoserate** ist. Während der Mitose ist das genetische Material besonders strahlenempfindlich. Daher sind Gewebe mit einer hohen Zellteilungsrate wie Knochenmark, lymphoretikuläres System oder Darm bei Strahlenschäden zuerst betroffen.

Ebenso entscheidend ist die **Art der Strahlung.** Daher wurde die Angabe der reinen Strahlungsdosis in GRAY (Gy) weitestgehend durch Angaben über die **biologisch wirksame Strahlendosis** einer Strahlung abgelöst. Diese wird in SIEVERT (Sv) gemessen.

α-Strahlen bestehen aus Heliumkernen und haben eine Eindringtiefe von 0,1 mm ins Körpergewebe. Somit wirken sie ausschließlich lokal. β-Strahlen bestehen aus Elektronen (β^-) oder Positronen (β^+), sie dringen wenige cm in den Körper ein. γ-Strahlen sind energiereiche Photonenstrahlen und durchdringen den Körper völlig. Sie werden durch Bleiwände abgehalten. Röntgenstrahlen unterscheiden sich von den γ-Strahlen nur durch ihre Herstellung.

Die potentesten Strahlen sind α-Strahlen: 1 Gy (reine Strahlungsdosis) hat eine biologische Strahlendosis von 20 Sv. 1 Gy β- oder γ-Strahlen entspricht 1 Sv.

Die natürliche Strahlenexposition durch kosmische und terrestrische Strahlung liegt bei ca. 1,5 mSv Äquivalentdosis im Jahr. Bei einem Röntgenbild der Lunge wird der Körper mit 0,1–0,4 mSv, bei einem CT mit 10 mSv belastet.

Morphologie

Werden Zellen in der Interphase geschädigt, verklumpt vor allem das Chromatin. Ferner werden die Zellmembran und die Organellen (v.a. die Mitochondrien) geschädigt. Die Strahlenwirkung auf proliferierende Zellen verursacht chromosomale Schäden, Mutationen, Riesenzellbildung oder den sogenannten **reproduktiven Tod** (Teilungsunfähigkeit).

Die Schäden äußern sich morphologisch als **Zellhydrops, zytoplasmatische Vakuolisation** durch Schwellung des endoplasmatischen Retikulums, **Mitochondrienschwellung** mit Cristaeverlust und schließlich **Zytolyse** durch Zusammenbruch der osmotischen Resistenz.

Beispiele

- **Strahlenvaskulopathie.** Sie bezeichnet strahlenbedingte Veränderungen an Blutgefäßen. Es kann zur Intimafibrose kommen. Erhöhte Permeabilität durch Endothelschäden verursacht den Austritt von Stoffen ins Gewebe, dies führt zu einer **Fibrose.**

- **Haut.** Als frühe Wirkung zeigt sich nach ca. 2 Stunden ein flächiges Hauterythem. Spätfolgen von Bestrahlungen mit einer Gesamtdosis von etwa 35–70 Gy sind Atrophien und Ulzerationen, Hyperkeratosen und Hauttumoren.
- **Lungen.** Sie werden durch eine interstitielle Entzündung (Strahlenpneumonitis) geschädigt. Spätfolgen nach einer Gesamtdosis von ca. 30 Gy können ebenfalls Fibrosen sein.
- **Gastrointestinales Strahlensyndrom.** Dabei kommt es nach einer mittleren Strahlendosis von 6–15 Gy zu schweren Blutungen und Durchfällen. Spätfolgen können Verwachsungen, Ulzerationen und Tumoren sein.
- **Gonaden.** Die Keimzellen werden durch die Strahlung reversibel oder irreversibel geschädigt. Bei einer Dosis über 1,5 Gy kommt es zur irreversiblen Spermienschädigung. Bei der Frau liegt die Sterilisationsdosis bei 3–5 Gy.
- **Knochenmark.** Die verschiedenen Zellen werden unterschiedlich schnell betroffen. Es kommt zu Lymphopenie, Thrombozytopenie, Neutropenie und Anämie (in dieser Reihenfolge). Das Knochenmark wird bereits nach einer Dosis von 1 Gy geschädigt.
- **Zentralnervöses Syndrom.** Bei einer Strahlendosis von 10–100 Gy kommt es zum Hirnödem und zum hypovolämischen Schock. Der Verlauf endet nach wenigen Tagen meist tödlich.

Eine Schädigung anderer Organe führt z.B. zu Strahlenhepatitis, Nephrosklerose, Perikarderguß, Strahlenkatarakt und zu aseptischen Knochennekrosen. Der Begriff **Strahlenkrankheit** bezeichnet eine Bestrahlungsfolge, die bereits nach geringen Dosen auftreten kann. Die Erkrankung beginnt mit allgemeinem Unwohlsein. Nach einer symptomarmen Latenzphase kommt es dann nach Tagen bis Wochen zu Fieber, Durchfällen, Ulzerationen, Leuko- und Thrombopenie und zum Hirnödem.

Strahlung begünstigt auch eine karzinomatöse Entartung von Zellen. Insbesondere Tumoren des Knochenmarks, meist Leukämien, können nach Bestrahlung auftreten. Nach dem Reaktorunfall in Tschernobyl sind gehäuft Schilddrüsentumoren beobachtet worden. Der sogenannte Schneeberger Lungenkrebs wurde bei Arbeitern im Uranbergbau beobachtet.

Nach therapeutischer Bestrahlung kann es zu Fibrosierungen und Sekundärtumoren im bestrahlten Gebiet kommen.

Das früher als Röntgenkontrastmittel verwendete Thorotrast reichert sich in der Leber an und führt zu Lebertumoren, insbesondere zu hepatischen Hämangiosarkomen.

Nicht-ionisierende Strahlung

- **UV-Strahlen.** Sie können zu gutartigen Hautveränderungen, aber auch zu Basaliomen oder malignen Melanomen führen.
- **Mikrowellen.** Eine Zellerwärmung mit entsprechender Beeinträchtigung der Zellfunktion kann Folge dieser Strahlung sein. Gelegentlich können Katarakte entstehen.
- **Laserstrahlen.** Sie werden therapeutisch z.B. bei Netzhautablösungen oder Gefäßerkrankungen eingesetzt.
- **Infrarotstrahlen.** Hautveränderungen (Erytheme) und Linsentrübungen können die Folge sein.

4.2.4 Veränderungen durch Strom

An den Eintrittsstellen des Stroms entstehen wie bei Verbrennungen Koagulationsnekrosen, die sog. **Strommarken.**

Klinisch von Bedeutung sind jedoch weniger Verbrennungen als **Membranpolarisationen** an Nervenzellen, insbesondere dem Erregungsleitungssystem des Herzens. Der Tod durch Stromeinwirkung tritt durch Herzrhythmusstörungen oder Herzstillstand ein.

4.3 Biologische Noxen

Definition

Als biologische Noxen bezeichnet man Mikroorganismen oder von ihnen abgegebene Stoffe, die in einen Wirtsorganismus eindringen, sich vermehren und Schäden verursachen können. An dieser Stelle soll auch auf den Gegenstandskatalog „Medizinische Mikrobiologie" verwiesen werden.

Tabelle 4-3 gibt einen Überblick über verschiedene Mikroorganismen.

4.3.1 Viren

Definition

Viren haben folgende gemeinsame Merkmale: Sie besitzen als genetisches Material entweder nur doppelsträngige DNA oder einsträngige RNA, und sie benötigen für ihre Vermehrung Enzyme des Wirtes.

Morphologische Unterschiede sind das Vorhanden- oder Nichtvorhandensein einer Hülle und die geometrische Form des Kapsids. Viren werden hauptsächlich in DNA- oder RNA-tragende Viren eingeteilt. Zu den **RNA-Viren** gehören z.B. Myxoviren und Togaviren. Beispiele für **DNA-Viren** sind Herpesviren, Humane Papillomaviren und das Molluscum-contagiosum-Virus. In einigen Fällen bestimmt aber das klinische Bild die Zugehörigkeit zu einer Gruppe (z.B. Hepatitisviren).

Ätiologie/Pathogenese

Die **Vermehrung der Viren** erfolgt in charakteristischen Stadien und verläuft bei den meisten Viren ähnlich.

- **Adsorption.** Das Virus heftet sich an die Oberfläche der Wirtszelle.
- **Penetration.** Es erfolgt eine Aufnahme in die Zelle.
- **Uncoating.** Das genetische Material aus dem Kapsid wird freigesetzt.
- **Replikation.** Virale DNA oder RNA wird neu synthetisiert.
- **Maturation und Liberation.** Neue Viren werden zusammengebaut und freigesetzt.

Viren verursachen verschiedene **zytopathogene Mechanismen:**

- **Zelltod.** Durch Blockade der Synthesevorgänge der Wirtszelle kann es zu Zellverschmelzungen (Riesenzellen, Synzytien) kommen. Bei der Freisetzung neugebildeter Viren kann die Zelle absterben. Auf der Oberfläche der Wirtszelle können virale Strukturen erkennbar sein, die einen Angriff des Immunsystems auf die Zelle zur Folge haben.
- **Ungehemmte Teilung der Wirtszelle.** Sie wird durch die Aktivierung onkogener Gene ausgelöst.
- **Einbau des viralen Genoms.** Sie kann zunächst ohne pathologische Wirkung sein.

Tab. 4-3	Verschiedene Mikroorganismen
Mikroorganismus	**Charakterisierung**
Viren	Kleine (30–200 nm) Infektionserreger ohne eigenen Stoffwechsel, benötigen zur Vermehrung (Replikation) einen Wirtsorganismus.
Bakterien und Chlamydien	Einzellige Mikroorganismen (0,5–5 μm) mit kernmembranlosem „Kernäquivalent" (Prokaryonten) und wirtsunabhängiger Replikation. **Ausnahme:** Chlamydien brauchen Wirtszell-ATP zur Vermehrung und sind daher obligat intrazellulär!
Protozoen	Tierische Einzeller (10–100 mm), meist mit Bewegungsorganellen (z.B. Geißeln), durch **Enzystierung** (Einkapseln) können Dauerformen gebildet werden. Beispiele: Trichomonaden, Plasmodien, Leishmanien.
Pilze	Kernhaltige Organismen, leben von toten (saprophytisch) oder von lebenden Substraten, Verbreitung v.a. durch ungeschlechtliche Vermehrung (Sporen).

Morphologie

Morphologische Korrelate einer Virusinfektion sind **Nekrosen**, **Einschlußkörperchen** (durch hergestellte neue Virusproteine, z.B. bei Herpesvirusinfektionen) oder die Bildung von **Riesenzellen**. Die charakteristischen Zellveränderungen, die nach einer Infektion der Zelle mit einem Virus auftreten, werden als **zytopathischer Effekt** bezeichnet.

Im folgenden Abschnitt sollen einzelne RNA- und DNA-Viren besprochen werden.

Myxoviren

Die RNA-tragenden Myxoviren werden in verschiedene Gruppen aufgeteilt. Zu ihnen gehören die Parainfluenza-Viren, das Mumpsvirus, Paramyxoviren wie das Masernvirus und die Orthomyxoviren (Influenzaviren).

- **Parainfluenza-Viren.** Die Viren führen auf Atemwegsschleimhäuten zu Epithelnekrosen und verursachen eine katarrhalische Entzündung.

Klinik

Die entstehende Wundfläche begünstigt **bakterielle Superinfektionen** bis hin zur Pneumonie. Nach Tröpfchen- oder Schmierinfektion bricht die Erkrankung – abhängig von der Abwehrlage – nach 2–6 Tagen aus. Beim Erwachsenen führt die Infektion oft nur zum Schnupfen (**Rhinitis**), beim Kleinkind aber zu Bronchiolitis oder zu Laryngotracheobronchitis mit Pseudokrupp.

- **Parotitis-epidemica-Virus (Mumpsvirus).** Das Virus vermehrt sich in Parenchymzellen der Parotis. Es führt zu Zellfusionen und Abrundung der Zellen.

Klinik

Durch Tröpfcheninfektion entsteht nach 2–3 Wochen eine meist beidseitige Parotitis (Mumps). Die Virämie kann zu Komplikationen wie Meningoenzephalitis, Orchitis und Myokarditis führen.

- **Morbilli-Virus (Masernvirus).** Der Masernerreger ist hochinfektiös und erstaunlich resistent gegen Umwelteinflüsse. Es kommt zur charakteristischen Riesenzellbildung (WARTHIN-FINKELDEY) und zu Chromosomenbrüchen.

Klinik

Nach aerogener oder Schmierinfektion entsteht nach 14 Tagen das klassische **makulopapulöse Exanthem**. Ihm gehen ein **Enanthem** (KOPLIK-Flecken, weißliche Ulzera der Wangenschleimhaut) und Lymphknotenschwellungen voraus. Eine Riesenzellpneumonie, eine Bronchiolitis, eine Meningitis oder die gefährliche **Masernenzephalitis** können schwerwiegende Komplika-

tionen sein. Durch Befall der T-Lymphozyten kommt es zur Abwehrschwäche gegenüber anderen Erregern. Die **subakute sklerosierende Panenzephalitis** kann Jahre nach einer Maserninfektion auftreten.

- **Influenzaviren.** Es existieren drei Typen (A,B,C) mit Untertypen (H1–H3). Der Typ A kann seine Antigenstruktur ständig verändern. Hierdurch kommt es alle 10–20 Jahre zu neuen Subtypen (**antigen shift**). Unabhängig hiervon können (auch bei Influenza B-Viren) kleinere Variationen der Subtypen entstehen (**antigen drift**). Diese Erkenntnis ist besonders für die Herstellung von Impfstoffen von Bedeutung.

Klinik

Nach aerogener oder Tröpfcheninfektion kommt es nach 2 Tagen zu hohem Fieber, Rhinitis, Pharyngitis und hämorrhagischer Tracheobronchitis (**echte Grippe, Influenza**).

Togaviren

Der Name dieser Viren leitet sich von ihrer großen Hülle ab, die das relativ klein geratene Kapsid wie eine Toga umhüllt.

- **Rubella-Virus (Rötelnvirus).** Das Virus vermehrt sich zunächst im Epithel des Nasen-Rachen-Raums. Nach der Virämie kommt es zur Generalisation.

Klinik

Röteln werden durch Tröpfcheninfektion übertragen. Nach 2 Wochen erscheint dann ein feinfleckiges Exanthem, begleitet von Fieber und Lymphknotenschwellung (v.a. zervikal und okzipital). Die Erkrankung verläuft oft **symptomarm** und heilt folgenlos ab. Eine intrauterine Infektion birgt das Risiko schwerer Fruchtschädigung mit Fehlbildungen des Herzens, der Augen, des Innenohrs und des ZNS (**Röteln-Embryopathie**, GREGG-**Syndrom**).

Merke

Alle Mädchen sollten vor Eintritt der Pubertät gegen Röteln geimpft werden!

- **Flaviviren.** Sie sind u.a. für das Gelbfieber, die Frühsommer-Meningoenzephalitis (FSME) und das Dengue-Fieber verantwortlich.

Herpesviren

Die DNA-tragende Familie der Herpesviren verursacht trotz der engen strukturellen Gemeinsamkeiten der Viren sehr unterschiedliche Erkrankungen.

- **Herpes-simplex-Infektionen.** Herpes-infizierte Zellen zeigen typischerweise ein milchglasartiges Zytoplasma und Kerneinschlußkörperchen. Eventuell sieht man Riesenzellen. Die Zellverbindungen werden aufgebrochen, es entstehen intraepidermale Blasen. Das Virus **persistiert in Nervenaxonen** und kann bei allgemeiner Resistenzminderung des Organismus **reaktiviert** werden.

Klinik

HSV-1-Infektionen finden sich im Gesicht an den Lippen **(Herpes labialis),** der Mundschleimhaut **(Herpesstomatitis)** und dem Auge. Als Komplikation kann es zur **Herpesenzephalitis** kommen, die typischerweise fronto-temporal lokalisiert ist. Die Herpesläsionen bilden gruppierte kleine Bläschen, die mit gelblich-klarer Flüssigkeit gefüllt sind und nach dem Aufplatzen krustige Wundgeschwüre bilden. Das HSV-2 ist der Erreger des **Herpes genitalis** mit vergleichbaren Hauterscheinungen am Genitale.

- **Varicella-Zoster-Virus.** Es verursacht die Windpocken, eine hochinfektiöse Tröpfcheninfektion mit typischem Exanthem. Das Varicella-Zoster-Virus **persistiert in den Spinalganglien.** Jahrzehnte später kann es, z.B. bei allgemeiner Abwehrschwäche, als **Herpes zoster (Gürtelrose)** mit gruppierten Bläschen, abgegrenzt entlang einzelner Dermatome, unter starken Schmerzen **(Zoster-Neuralgie)** wieder ausbrechen.
- **Epstein-Barr-Virus (EBV).** Das Virus integriert zunächst sein Genom in infizierte B-Lymphozyten. Folge ist eine massive Vermehrung dieser infizierten B-Zellen. Sie werden von zytotoxischen T-Lymphozyten zerstört. Das massive Auftreten der T-Zellen (mononukleäre Zellen) kann im Blutbild als Lymphozytose beobachtet werden.

Klinik

Das Epstein-Barr-Virus ist der Erreger der **infektiösen Mononukleose (Pfeiffer-Drüsenfieber)** mit Fieber, Pharyngitis und Halslymphknotenschwellung. Ferner findet sich eine Hepatosplenomegalie, in selteneren Fällen kommt es zur Beteiligung von Nervensystem, Nieren oder Perikard. Die Mononukleose heilt beim Immungesunden folgenlos aus, kann aber bei Immunsupprimierten schwere bis tödliche Verläufe nehmen. Das Epstein-Barr-Virus wird ferner für das Burkitt-Lymphom und verschiedene Nasopharynxkarzinome mitverantwortlich gemacht.

- **Zytomegalievirus (CMV).** Das charakteristische Bild einer Zytomegalievirus-Infektion im histologischen Präparat zeigt typische Einschlußkörperchen in Riesenzellen **(Eulenaugenzellen).**

Klinik

Das Zytomegalievirus verursacht bei Immungesunden eine Mononukleose-ähnliche Infektion. Das Virus kann im Körper **persistieren** und bei Immunsupprimierten **(nach Transplantation, HIV)** zu schweren Erkrankungen führen. Das klinische Bild reicht von einer Beeinträchtigung des Allgemeinzustands mit Muskel- und Gliederschmerzen und subfebrilen Temperaturen bis hin zu schweren Organmanifestationen (atypische Pneumonie, ulzerierende Gastroenteritis, Retinitis, Enzephalitis). Intrauterine Infektionen können Hirnschäden des Kindes zur Folge haben. Die Übertragung erfolgt im direkten Kontakt mit Körperflüssigkeiten, ist aber auch durch Transfusionen möglich.

Andere Viren:

- **Humane Papillomaviren (HPV).** Diese Viren aus der Gruppe der Papovaviren verursachen Papillome und Warzen im Haut- und Genitalbereich. Morphologisches Korrelat sind intrazytoplasmatische und intranukleäre Einschlußkörper. Bei den **Condylomata acuminata** sieht man typischerweise Koilozyten (vergrößerte Kerne in vakuoligen Epithelien). Einzelne Untergruppen sind prädisponierend für maligne Entartungen (s.a. Kap. 32.3.4). Als Virustypen mit geringem kanzerogenen Risiko werden die Typen 6 und 11 betrachtet. Ein hohes karzinogenes Potential wird für die Typen 16, 18, 31, 33 und 35 angenommen.
- **Molluscum-contagiosum-Virus.** Es ist ein Erreger aus der Gruppe der Pockenviren und verursacht das Molluscum contagiosum **(Dellwarze),** eine maximal erbsgroße, harte Blase mit zentraler Vertiefung. Auf Druck entleert sich eine krümelige Masse. Diese ist infektiös und besteht aus Epithelzellen mit **zytoplasmatischen Einschlüssen (Molluscum-Körperchen).**

Slow-virus-Infektionen, Prione und Lentiviren

Diese Begriffe werden zum Teil synonym verwendet, obwohl es sich um verschiedene Erregergruppen zu handeln scheint. Die Klassifikation der einzelnen Erreger ist noch nicht eindeutig. Im folgenden wird die momentan gebräuchliche Nomenklatur verwendet.

- **Slow-virus-Infektionen.** Hierzu gehören eine Gruppe von Viruserkrankungen, die durch monate- bis jahrelange Inkubationszeiten, langsam progrediente Verläufe und meist schlechte Prognose gekennzeichnet sind. Genaue Mechanismen sind nicht bekannt. Ein Beispiel für eine Infektion mit einem Slow-virus ist die **progressive multifokale Leukenzephalopathie,** die durch das zu den Papova-Viren gehörige JC-Virus (nach den Initialen des ersten Patienten benannt) hervorgerufen wird. Ferner zählen die durch das Masernvirus hervorgerufene **subakute sklerosierende Panenzephalitis** oder ein durch Rötelnviren hervorgerufenes ähnliches Krankheitsbild zu den Slow-virus-Infektionen.

- **Prione.** Gelegentlich werden die JAKOB-CREUTZFELD-Erkrankung oder Kuru-Erkrankung zu den Slow-virus-Erkrankungen gezählt. Mittlerweile gilt aber die Annahme, daß diese Erkrankungen durch **Prione** (proteinaceous infectious particles) hervorgerufen werden (s.a. Kap. 19.4.4). Hierbei handelt es sich um infektiöse Partikel, die kein bisher bekanntes genomisches Material enthalten. In einigen Untersuchungen fanden sich kleinste Nukleinsäuren. Der pathogene Effekt scheint durch Prion-Proteine verursacht zu werden. Die bovine spongiforme Enzephalopathie (BSE) bei Rindern gehört zu den Prionkrankheiten.
- **Lentiviren.** Diese Erreger verursachen Infektionen mit langen Inkubationszeiten und langem Verlauf. Hierzu gehören das EIAV (equine infectious anaemia virus), CAEV (caprine arthritis encephalitis virus) und das HIV (humane immune deficiency virus). Letzteres wird von einigen Autoren auch als Slow-virus bezeichnet.

4.3.2 Bakterien und Chlamydien

Bakterien sind einzellige Lebewesen ohne einen echten Zellkern (Prokaryonten). Ihrer Form nach werden sie in drei Hauptgruppen eingeteilt : kugelförmige **Kokken, stäbchenförmige** und **schraubenförmige** Bakterien. Ein weiteres Unterscheidungsmerkmal ist das Verhalten in der GRAM-**Färbung**. Abhängig vom Zellwandaufbau färben sich Bakterien mit einer dicken, mehrschichtigen Mureinschicht blau (**grampositiv**) und solche mit einer einschichtigen Mureinschicht rot (**gramnegativ**) an. Die Kokken werden nach ihrer gruppenförmigen Anordnung in traubenförmige **Staphylokokken** und kettenartige **Streptokokken** eingeteilt. Die stäbchenförmigen Bakterien werden nach ihrer Größe eingeteilt.

Ätiologie/**P**athogenese

Die krankmachende Potenz eines Erregerstammes heißt **Virulenz.** Sie ist abhängig von bestimmten **Virulenzfaktoren** der Bakterienzelle. Vor allem folgende Faktoren spielen eine Rolle:
- **Infektionsdosis.** Sie beschreibt die Anzahl der infizierenden Mikroorganismen.
- **Tenazität.** Adhäsine (z.B. Fimbrien) gewährleisten das Anheften der Erreger an der Eintrittsstelle.
- **Infektiosität.** Antiphagozytosefaktoren (z.B. Kapsel, Hämolysin, Koagulase) und Invasionsfaktoren (z.B. Streptokinase, Hyaluronidase) bedingen das Eindringungs- und Vermehrungsvermögen.
- **Kontagiosität.** Die Ansteckungskraft ist Voraussetzung für die Infektiosität.
- **Toxizität.** Die schädliche Wirkung eines Bakteriums hängt unter anderem von den produzierten Toxinen ab. Diese werden in Exo- und Endotoxine unterschieden.

Exotoxine werden als **Stoffwechselprodukte** von Bakterien abgesondert. Sie wirken zytolytisch oder behindern den Zellstoffwechsel. Klassische Exotoxine sind die **Botulinus-, Tetanus-, Cholera-, Diphtherie-** und **Pertussistoxine.** Der Körper versucht, diese durch die Bildung von Antikörpern zu neutralisieren. Diesen Vorgang macht man sich bei der Herstellung von Impfstoffen (**Antitoxinen**) zunutze.

Endotoxine sind **Bakterienwandbestandteile,** die nach dem Absterben der (hauptsächlich gramnegativen) Mikrobe frei werden. Es handelt sich um Lipopolysaccharide (LPS). Beispiele für Endotoxin-tragende Zellen sind **Salmonellen, Shigellen, E. coli** und **Neisserien.** Es kommt u.a. zur Aktivierung von Makrophagen und Monozyten mit nachfolgender Ausschüttung von Interleukinen und Tumor-Nekrose-Faktor (s.a. Kap. 5.1.2), Aktivierung des Komplementsystems und des Gerinnungssystems.

> **Merke**
> Bei Antibiotikatherapie ist durch den massiven Erregerzerfall ein Endotoxinschock möglich!

Die wichtigsten Bakterienstämme sind:

Staphylokokken

- **Staphylococcus aureus.** Dieser grampositive Eitererreger besitzt mehrere Virulenzfaktoren: Adhäsine, Koagulase (Gerinnungsaktivator), Katalase (Schutz vor Abwehrmechanismen), Hämolysine, hautablösende Exfoliatine, Enterotoxine (lösen Diarrhö aus) und das Toxic-shock-syndrome-Toxin 1 (TSST). Eine besondere Kapsel schützt den Staphylococcus aureus vor Phagozytose.

> **Klinik**
> Staph. aureus verursacht oberflächliche **Pyodermien** (Hauteiterungen), **Furunkulosen** und tiefere Vereiterungen wie Osteomyelitis, pyogene Arthritis, Peritonitis, Peri- und Endokarditis. Staph. aureus ist ein wichtiger Erreger **nosokomialer Wundinfektionen!** Die Sepsis durch S. aureus zeigt häufig einen schweren Verlauf.
> Als **MRSA** (Methicillin-resistente S. aureus) werden Stämme bezeichnet, die durch Resistenzentwicklung gegen Penicilline unempfindlich sind. Insbesondere immuninkompetente Patienten sind durch eine Infektion gefährdet. MRSA-Träger müssen daher im Krankenhaus isoliert werden. Die Zahl der Infektionen mit MRSA hat in den letzten Jahren deutlich zugenommen.

- **Staphylococcus epidermidis.** Er gehört zu den koagulasenegativen Staphylokokken und ist Bestandteil der normalen Hautflora. Durch seine Fähigkeit, an Kunststoff zu haften, führt er insbesondere bei Endoprothesen zu Infektionen.

Streptokokken

Abhängig von ihrem Hämolyseverhalten auf Hammelblutagar werden die grampositiven Streptokokken in **α-hämolysierende** (unvollständige, vergrünende Hämolyse, einige Erythrozyten bleiben im Hämolysehof erhalten), **β-hämolysierende** (vollständige Hämolyse, klar durchsichtiger Hof) und nicht-hämolysierende, **γ-hämolysierende** Streptokokken eingeteilt.
- **β-hämolysierende Streptokokken der Serogruppe A. Streptococcus pyogenes** z.B. besitzt folgende Virulenzfaktoren: Das **M-Protein** verursacht eine Komplementaktivierung und hemmt die Phagozytose. Die **Hyaluronidase** begünstigt durch Schädigung des Bindegewebes seine Ausbreitung. Die **Streptokinase** löst Fibrin auf und kann eine Verbrauchskoagulopathie verursachen. **Erythrogene Toxine** sind für die Entstehung von Exanthemen bei Streptokokkeninfektionen verantwortlich und können zum Streptococcal-toxic-shock-Syndrom (STSS) führen.

Klinik
Typischerweise verursachen Streptokokken eitrige Haut- und Schleimhautinfektionen (Angina, Otitis, Phlegmone, Erysipel) mit möglicher septischer Ausbreitung. **Folgeerkrankungen** wie die **Poststreptokokkenglomerulonephritis** oder das **akute rheumatische Fieber** entstehen durch immunologische Reaktionen auf die Infektion. Beim STSS kommt es zu massiven Weichteilinfekten (Fasciitis necroticans), die tödlich verlaufen können.

- **β-hämolysierende Streptokokken der Serogruppe B.** Sie sind Teil der Standortflora des Mund-, Urogenital- und Darmtraktes (z.B. S. agalactiae). Die Infektion des Neugeborenen unter der Geburt kann zu schweren Verläufen einer **Neugeborenenmeningitis** führen.
- **α-hämolysierende Streptokokken.**
  - **Vergrünende Streptokokken.** Zu diesen Keimen der physiologischen Haut- und Mundflora gehören z.B. S. mutans, S. sanguis. Der Begriff Streptococcus viridans gilt als veralteter Sammelbegriff.

Klinik
Man macht sie für die Entstehung von Karies verantwortlich. Durch Wunden oder bei Operationen können die Keime in die Blutbahn gelangen. Von besonderer Bedeutung ist die Bildung **granulomatöser Plaques** auf mechanisch vorgeschädigten Herzklappen **(Endocarditis lenta).**

- **Streptococcus pneumoniae (Pneumokokken).** Er besiedelt physiologischerweise die Rachenschleimhaut und besitzt eine vor Phagozytose schützende Kapsel. Er kommt als Erreger von Pneumonien und Meningitiden vor.

Enterokokken

Es handelt sich um grampositive Kokken, die vor allem in der Standortflora des Gastrointestinaltrakts vorkommen (E. faecalis, E. faecium). Sie können zu urogenitalen Infekten, Peritonitiden oder zur Endokarditis führen.

Klinik
Enterokokken sind gegen viele Antibiotika, insbesondere Cephalosporine der dritten Generation, resistent. Vancomycin gilt als Reserveantibiotikum bei schweren Infektionen mit grampositiven Keimen (z.B. Staphylokokken-Sepsis). Bei einer Therapie mit Vancomycin können die körpereigenen Darmkeime, insbesondere E. faecium, auch eine Resistenz gegen Vancomycin erwerben. Die zunehmende Zahl Vancomycin-resistenter Enterokokkenstämme (VRE) ist klinisch von großer Bedeutung: Die Behandlung von Infektionen durch Enterokokken wird schwieriger.

Neisserien

Zu diesen gramnegativen Keimen gehören die Gonokokken und Meningokokken.
- **Gonokokken.** Durch besondere Adhäsine haften diese Diplokokken (Semmel-, Kaffeebohnenform) am urogenitalen Epithel, werden von Endothelzellen aufgenommen und vermehren sich dort. Im Abstrichpräparat sieht man die Erreger dann intrazellulär.

Klinik
Sie sind die Erreger der Gonorrhö, einer meldepflichtigen(!), sexuell übertragbaren Krankheit, die zu einer Entzündung von Harnröhre, Prostata und Nebenhoden bzw. Uterus, Zervix, Adnexen und benachbartem Peritoneum führt. Klinisch stehen beim Mann eine **schmerzhafte Urethritis** und bei der Frau eine meist **symptomarme Zervizitis** im Vordergrund. Bei hämatogener Streuung kann es zur Entwicklung einer **septischen Arthritis** (Gonarthritis) kommen. Bei unter der Geburt infizierten Neugeborenen kann sich eine rasch fortschreitende **Konjunktivitis** bis hin zur Hornhautperforation entwickeln.

- **Meningokokken.** Sie werden häufig als Teil der Flora des Nasen-Rachen-Raums nachgewiesen. Über die Schleimhaut werden sie in Epithelzellen aufgenommen und gelangen von dort in die Blutbahn. Durch Zerfall setzen sie Endotoxine frei.

Klinik

Sie sind Erreger einer Meningitis. Bei fulminant verlaufender Sepsis kann es zur disseminierten intravasalen Gerinnung mit hämorrhagischen Nekrosen der Nebennierenrinden (WATERHOUSE-FRIDERICHSEN-Syndrom, s.a. Kap. 6.7.2) kommen.

Korynebakterien

- **Corynebacterium diphtheriae.** Das grampositive Bakterium produziert als wesentlichen Virulenzfaktor das **Diphtherietoxin.** Das Fragment B dieses Exotoxins sorgt für die Anhaftung an der Zelle, das Fragment A bewirkt einen Abbruch der Proteinbiosynthese der Wirtszelle. Bevorzugt werden stoffwechselaktive Zellen wie Herzmuskel, Nerven oder Tubulusepithelien der Niere befallen. Es bilden sich festhaftende **Pseudomembranen,** aus Fibrin, Zell- und Bakterientrümmern bestehende Beläge.

Klinik

Nach 2–4tägiger Inkubationszeit entwickeln sich im Entzündungsbereich (Rachen und Schlund) die Pseudomembranen, die zur Atemwegsverlegung führen können (**echter Krupp** bei Kehlkopfbeteiligung). Das Toxin kann eine Karditis mit Herzrhythmusstörungen, motorische Hirnnervenlähmungen und Tubulusepithelnekrosen verursachen. Ein rascher Verlauf macht die Diphtherie zum gefährlichen Notfall! In den letzten Jahren ist es besonders in den Staaten der ehemaligen Sowjetunion zu einer ansteigenden Zahl von Diphtheriefällen gekommen. Die hierzulande beobachtete „Impfmüdigkeit" erscheint in diesem Zusammenhang fahrlässig.

Clostridien

Clostridien sind grampositive, obligat anaerobe Bakterien.
- **Clostridium perfringens.** Verschiedene gewebszerstörende Exotoxine (**v.a. α-Toxin, eine Lezithinase**) führen zu einer sich rasch ausbreitenden, nekrotisierenden Wundentzündung, dem **Gasbrand.** Die typische Gasentwicklung zeigt sich bei leichtem Druck auf das Entzündungsgebiet in einem knisternden Geräusch (Krepitation). Eine Lebensmittelvergiftung durch C. perfringens kann spontan abheilen, die Enteritis necroticans kann einen tödlichen Verlauf zeigen.
- **Clostridium botulinum.** Sein Exotoxin hemmt die präsynaptische Azetylcholinausschüttung mit daraus resultierenden schlaffen Lähmungen. Zuerst werden die kleineren Muskel, z.B. der Augen, später die größeren betroffen. Eine **Phrenikusparese** kann zur Atemlähmung führen. Vorsicht bei Konservendosen mit aufgewölbtem Deckel!

- **Clostridium tetani.** Das Exotoxin **Tetanospasmin** gelangt aus verschmutzten Wunden (anaerober Erreger!) entlang von Axonen ins ZNS und stört die Übertragung an spinalen Motoneuronen. Folge sind Muskelkrämpfe bis hin zur Atemlähmung. Die Inkubationszeit beträgt meist mehrere Tage.
- **Clostridium difficile.** Insbesondere nach einer Therapie mit Antibiotika kann dieser Keim, der physiologisch in der Darmflora vorkommt, zur pseudomembranösen Colitis führen. Nur der Nachweis eines C. difficile-Toxins ist beweisend für die Diagnose.

Aktinomyzeten

Trotz des „pilzigen" Namens handelt es sich bei Aktinomyzeten – wegen der bakterientypischen Zellwandstruktur um eine pilzartig-verzweigt wachsende Bakterienfamilie.
- **Actinomyces israelii.** Im Zuge einer Mischinfektion gelangt der Keim zusammen mit Anaerobiern durch Schleimhautwunden ins Gewebe und löst dort eine granulomatöse Entzündung aus. In 90% der Fälle ist die Mundhöhle Angriffsort (**zervikofaziale Form**), ausgehend von Bronchopneumonien auch die Lunge oder seltener der Gastrointestinaltrakt. Fistelbildungen und eitrige Wundgeschwüre sind häufig zu finden. Im Eiter findet man dann Knäuel aus Aktinomyzetenfäden (**Drusen**). Generalisierte Infektionen sind sehr selten.

Salmonellen

Salmonellen sind obligat pathogene Erreger gastrointestinaler Infektionen. Sie besitzen u.a. Adhäsine, Enterotoxine oder Endotoxine und Invasionsfaktoren. Es werden zwei Gruppen unterschieden:
- **Enteritis-Salmonellen.** Darmständige Salmonellen lösen nach einer 10–50stündigen Inkubationszeit eine meist selbstlimitierende Durchfallerkrankung aus.
- **Typhus-Salmonellen (S. typhi, S. paratyphi).** Sie sind Erreger zyklischer Allgemeininfektionen. Nach fäkal-oraler Übertragung penetrieren sie durch die Darmschleimhaut. Über das mesenteriale Lymphsystem gelangen sie in den Kreislauf und siedeln sich in Leber, Milz und Knochenmark ab. Von dort werden Erreger zyklisch freigesetzt. Dies führt nach einer Woche zum klinischen Bild mit hohen Fieberplateaus, Splenomegalie, Hautrötungen und oft auch ZNS-Befall mit **Bewußtseinsstörungen** (typhus: griechisch = Dunst). Ab der dritten Krankheitswoche wird dann der Darm über die Galle oder das Blut mit Typhusbakterien reinfiziert. Es resultieren **erbsbreiartige Stühle** und die Gefahr einer **Darmperforation.**

Shigellen

Es handelt sich um gramnegative Keime, die fäkal-oral übertragen werden. Die Shigellen zerstören die Schleimhaut des distalen Kolons durch **Invasion in die Mukosazellen**, was sich klinisch in blutig-schleimigen Durchfällen mit schmerzhaften Krämpfen **(Tenesmen)** zeigt. Das Krankheitsbild wird auch als **Shigellen-** oder **Bakterienruhr** bezeichnet. Häufige Erreger sind S. sonnei, S. dysenteriae, S. flexneri und S. boydii. Neben der direkten Schädigung der Zelle durch den Erreger können verschiedene Toxine (Endotoxin, Shigellentoxin) einen Einfluß auf den Infektionsverlauf haben.

Vibrionen

- **Vibrio cholerae.** Cholera-Vibrionen erhielten ihren Namen wegen der schnellen Bewegungen, die sie mit ihrer Geißel ausführen. Sie produzieren nach Anheftung an die Zellen der Darmschleimhaut ein Exotoxin, das zu einer dauerhaften **Aktivierung der Adenylatzyklase** führt. Daraufhin werden Chlorid- und andere Ionen ungebremst sezerniert. Wasser folgt, und es resultieren gefährliche Flüssigkeitsverluste in Form von **reiswasserähnlichen Durchfällen** (bis zu 30 Liter pro Tag, Schockgefahr!).

Escherichia coli

E. coli gehört zur Darmflora. Eine Einteilung erfolgt nach den unterschiedlichen Toxinen und dem klinischen Bild.
- **ETEC (Enterotoxische E. coli).** Zwei unterschiedliche Toxine (hitzelabil und hitzestabil) ähneln in ihrer Wirkung dem Choleratoxin und führen zu einer wäßrigen Durchfallerkrankung.
- **EPEC (Enteropathogene E. coli).** Sie sind für Enteritiden bei Neugeborenen verantwortlich. Die Bakterien lagern sich an Mukosazellen an und scheinen ohne Vermittlung eines Toxins die Ionentransporte zu beeinflussen.
- **EIEC (Enteroinvasive E. coli).** Dieser Erreger kann, wie Shigellen, in die Epithelzelle eindringen. Die Zelle wird durch die nachfolgende Entzündungsreaktion zerstört, es kommt zur hämorrhagischen Diarrhö.
- **EHEC (Enterohämorrhagische E. coli).** Die von diesem Stamm produzierten Toxine ähneln dem Shigellentoxin und führen zu entzündlichem, hämorrhagischem Durchfall. Die Toxine werden auch als **Verotoxine** bezeichnet und können zur Ausbildung eines hämolytisch-urämischen Syndroms (s.a. Kap. 29.2.1, 34.1.3) führen. Vor allem der Serotyp O157:H7 wird hierfür verantwortlich gemacht.

Legionellen

- **Legionella pneumophila.** Es handelt sich um gramnegative, unbekapselte Stäbchen. Legionellen können sich gut in Warmwasserspeichern (Schwimmbäder) und Kühlleitungen (Klimaanlagen) vermehren. Die Infektion kann asymptomatisch verlaufen, führt aber oft zur akuten Pneumonie mit exsudativer Alveolitis (Legionellose, Legionärskrankheit). Die Erreger wurden nach dem Auftreten einer Epidemie unter Teilnehmern eines Kongresses der American Legion 1976 in Philadelphia benannt.

Bordetellen

- **Bordetella pertussis.** Dieser Erreger löst den Keuchhusten (Pertussis) aus. Sein Exotoxin führt zum Zusammenbrechen der **ziliären Clearance** und zu Epithelnekrosen im Respirationstrakt.

Spirochäten

- **Treponema pallidum.** Der Erreger der Syphilis benutzt kleine Haut- oder Schleimhautwunden als Eintrittsstellen, an denen sich nach 3–6 Wochen ein schmerzfreies Geschwür (**Ulcus durum,** harter Schanker) bildet und zu einer regionalen Lymphknotenreaktion führt. Man spricht dann vom **Primärkomplex.** 1–2 Monate später kommt es durch hämatogene Verteilung der Erreger zum **Sekundärstadium** mit verschiedenen Hauteffloreszenzen (Exantheme, Enantheme), papillären Wucherungen im Genital- und Analbereich **(Condyloma latum)** und Organmanifestationen. Schließt sich hieran eine (oft jahrelange) symptomfreie Phase an, spricht man von **latenter Syphilis.** Das **Tertiärstadium** der Krankheit ist dann durch das verstreute Auftreten multipler Granulome mit zentraler Nekrose **(Gummen)** gekennzeichnet. Bei Gefäßbefall kommt es zu Verschlüssen der kleinen Gefäße. Bei der **Mesaortitis luica** findet man eine Medianekrose mit nachfolgender Aneurysmabildung der Aorta durch Verschluß der Vasa vasorum. ZNS-Manifestationen äußern sich z.B. als progressive Paralyse, **Tabes dorsalis** (s.a. Kap. 19). Eine Übertragung von Syphilis ist unter der Geburt möglich **(Lues connata).**
- **Borrelien.** Diese schraubenförmigen Bakterien werden durch Läuse oder Zecken übertragen und sind im Falle von **Borrelia burgdorferi** für die **Lyme-Borreliose** (s.a. Kap. 22.4.2) verantwortlich. **Borrelia recurrentis** verursacht das **Rückfallfieber.**

Mykobakterien

Der typische Vertreter dieser säurefesten Stäbchen ist das Mycobacterium tuberculosis, der Tuberkuloseerreger (s. Kap. 13.5).

Chlamydien

Chlamydien sind echte Bakterien, denen aber die Fähigkeit zur eigenen ATP-Synthese fehlt. Sie kommen daher nur intrazellulär vor.

- **Chlamydia trachomatis.** Die verschiedenen Serogruppen lösen jeweils andere Erkrankungen aus:
  - **Serogruppen A–C.** Das Trachom, eine chronische Keratokonjunktivitis, ist die häufigste Ursache einer Erblindung in Entwicklungsländern.
  - **Serogruppen D–K.** Sie verursachen urogenitale Infektionen. Außerdem sind sie Erreger der Einschlußkörperchen-Konjunktivitis des Neugeborenen („Schwimmbad-Konjunktivitis" des Erwachsenen).
  - **Serogruppen L 1–3.** Sie verursachen das meldepflichtige Lymphogranuloma venereum, eine Geschlechtskrankheit.
- **Chlamydia psittaci.** Es verursacht eine durch Vögel übertragene interstitielle Pneumonie (Ornithose).
- **Chlamydia pneumoniae.** Dieser Erreger führt zu atypischen Lungenentzündungen (ca. 10% aller Pneumonien). Einzelne Studien haben eine mögliche Verbindung zur Entstehung der Arteriosklerose aufgezeigt.

4.3.3 Pilze

Pilze wachsen in Form von **Aussprossungen** oder **Hyphen**, mehrere Hyphen bilden zusammen ein **Myzel**. Ein **Pseudomyzel** liegt bei kettenartigem Wachstum durch Aussprossung vor. Pilze vermehren sich durch **Sporen**. Meist handelt es sich um opportunistische Keime, die nur bei Abwehrschwäche zu Infektionen führen.

- **Candida albicans.** Dieser Hefepilz ist normalerweise ein apathogener Schleimhautbewohner. Durch antibiotische Therapie, Abwehrschwäche, Glukokortikoidtherapie oder Agranulozytose kann Candida lokale Entzündungen verursachen. Typisch sind weißlich-gelbe Soorbeläge im Mund-Rachenraum, Genital, Ösophagus oder der Befall von intertriginösen Hautstellen (Falten). Die lokale Entzündung kann sich bei immunsupprimierten Patienten (z.B. HIV) zu schweren Allgemeinerkrankungen mit Lungen-, Nierenbefall und Endokarditis ausweiten.
- **Aspergillus fumigatus.** Er führt zu opportunistischen Infektionen. Meist kommt es zum Befall der Lungen (Bronchopneumonie), aber auch das ZNS und der Gastrointestinaltrakt können betroffen sein (s.a. Kap. 23.5.2). Der Schimmelpilz produziert ein Mykotoxin (Aflatoxin), das die Entstehung von Leberzellkarzinomen begünstigt.
- **Cryptococcus neoformans.** Durch Inhalation der Erreger in die Lunge entsteht die Lungenkryptokokkose. Durch hämatogene Streuung kann es zum ZNS-Befall kommen. Der Erreger besitzt eine phagozytosehemmende Kapsel.

- **Histoplasma capsulatum.** Es ist für eine granulomatöse Infektion der Lungen verantwortlich.
- **Pneumocystis carinii.** Dieser Erreger wird normalerweise von Makrophagen der Lunge zerstört. Bei immunsupprimierten Patienten ist dieser Abwehrmechanismus gestört, die Erreger können sich ungehindert vermehren. Folge ist eine interstitielle Pneumonie, die unbehandelt tödlich verläuft. Insbesondere im Rahmen der HIV-Erkrankung hat diese Infektion an Bedeutung gewonnen. Die Zuordnung zu den Pilzen ist aufgrund seines protozoenähnlichen Aufbaus umstritten.
- **Mukor-Mykosen.** So bezeichnet man Pilzinfektionen durch verschiedene Schimmelpilzerreger bei Patienten mit Diabetes mellitus oder unter zytostatischer Therapie. Sie manifestieren sich vor allem rhinozerebral oder generalisiert und verursachen nekrotische Veränderungen.
- **Tinea.** Pilze, die Hautinfektionen verursachen, heißen Dermatophyten, z.B. Tinea pedis (Fußpilz). An dieser Stelle sei auf die Lehrbücher der Dermatologie hingewiesen.

4.3.4 Protozoen

Protozoen sind tierische Einzeller mit einem (anders als z.B. Bakterien) Chromosomenkern. Viele Protozoen besitzen Bewegungsorganellen (Geißeln, Pseudopodien etc.). Einige können durch Enzystierung Dauerformen bilden. Es erfolgt eine Einteilung in u.a. **Geißeltierchen** (Flagellaten, z.B. Trypanosomen, Trichomonaden und Leishmanien), **Wurzelfüßler** (z.B. Amöben), **Sporentierchen** (z.B. Toxoplasma gondii, Plasmodien) und **Wimperntierchen.** Viele Protozoen benutzen **Vektoren** in Form von Insekten, um sich zu verbreiten. Sie durchlaufen bei ihrer Vermehrung charakteristischerweise mehrere Generationen. Der Körper wird durch die parasitären Wirkungen und die darauffolgenden Immunreaktionen geschwächt. Häufig sind eosinophile Granulozyten an der Abwehrreaktion beteiligt. Im folgenden sollen die wichtigsten Erreger aufgeführt werden. Hier sei auf die Lehrbücher der Mikrobiologie verwiesen.

- **Toxoplasma gondii.** Die geschlechtliche Vermehrung dieses Erregers findet im Katzendarm statt. Ausgeschiedene **Oozysten** sind infektiös und werden vom Menschen nach Kontakt mit Katzenkot oral aufgenommen. Eine andere Möglichkeit ist der Genuß rohen Fleisches („Hackepeter"), weil die Muskelzellen infizierter Tiere Erreger enthalten. Die Darmwand wird durchdrungen, die Verbreitung des Erregers erfolgt hämatogen. Die Wirtszellen werden befallen, die Erreger vermehren sich dann intrazellulär. Hierdurch wird die Wirtszelle zerstört, die neugebildeten Toxoplasmen befallen neue Zellen. Die **pränatale Toxoplasmose** führt zu schweren Schäden v.a. des ZNS. Eine erworbene Infektion kann asymptomatisch oder als generalisierte Lymphadenopathie verlaufen. Bei Reaktivierung der Erreger im Rahmen einer Abwehrschwäche kommt es typischerweise zur Enzephalitis.

- **Plasmodien.** Die geschlechtliche Vermehrung findet in der Anopheles-Mücke statt. Durch den Stich gelangen Sporozoiten in die Blutbahn. In der Leber findet die ungeschlechtliche Vermehrung statt. Es werden Merozoiten freigesetzt, die Erythrozyten infizieren und sich in ihnen vermehren. Es kommt zum Zerfall der Erythrozyten und dem charakteristischen Fieberschub. Die Geschlechtsformen (Gametozyten) können sich aus einigen Merozoiten entwickeln, reifen aber nur in der Anophelesmücke weiter aus. Der Vermehrungszyklus ist je nach Erregertyp unterschiedlich lang. Morphologisch findet man unvollständig abgebautes Hämoglobin in parenchymatösen Organen (**Malaria-Pigment,** schwarze Granula).
- **Trichomonaden.** Sie werden beim Geschlechtsverkehr übertragen. Folge ist eine Entzündung der Vagina (Trichomonaden-Kolpitis) oder der Urethra.
- **Entamoeba histolytica.** Nach Aufnahme der Zyste schlüpfen im Darm die Amöben aus und verbleiben entweder im Lumen (**Minuta-Form**) oder durchdringen die Schleimhaut (**Magna-Form**). Folge sind Darmwandulzerationen und blutigschleimige Durchfälle (Amöbenruhr). Durch Befall der Leber kann es auch zur Ausbildung von Amöbenabszessen kommen.
- **Giardia lamblia.** Dieser Keim wird meist oral aufgenommen. Er führt zu intermittierenden Diarrhöen. Vor allem Kinder werden befallen.
- **Leishmanien.** Ihr Vektor ist die Sandmücke, in der die begeißelten Erreger (**Promastigot**) sich auch vermehren. Nachdem die Erreger phagozytiert wurden, entsteht in menschlichen Makrophagen die unbegeißelte Form (**Amastigot**). Leishmania donovani verursacht die **viszerale Leishmaniase (Kala-Azar).** Es kommt zur Allgemeininfektion mit Fieber, Hepatosplenomegalie, Hyperplasie des Knochenmarks und Lymphknotenschwellungen. Die **kutane Leishmaniase (Orientbeule)** wird durch Leishmania tropica hervorgerufen und äußert sich in granulomatösen, ulzerierenden Hautläsionen.

4.3.5 Helminthen

Als Helminthen werden mehrzellige Parasiten, die Würmer, bezeichnet. Man teilt sie in unterschiedliche Gruppen ein: **Bandwürmer** (Zestoden, z.B. Rinder- und Schweinebandwurm), **Rundwürmer** (Nematoden, z.B. Oxyuren) und **Saugwürmer** (Trematoden, z.B. Schistosomen). Ebenso wie die Protozoen durchlaufen Würmer mehrere Entwicklungsstadien – oft in unterschiedlichen Wirten. Folgen für den Wirtsorganismus entstehen durch Entzündungsreaktionen, Allergien (auch hier sind oft eosinophile Granulozyten an der Abwehr beteiligt), Konkurrenz um Nahrungsbestandteile und Lumenblockaden. (Einige Formen werden einige Meter lang!)

- **Oxyuren (Enterobius vermicularis).** Die Würmer leben im Dickdarm. Vor allem nachts legt das Weibchen seine Eier am Analrand ab. Dies führt zu heftigem Juckreiz und über das Kratzen zu einer oralen endogenen Reinfektion. Kinder sind häufig betroffen.
- **Ascaris lumbricoides (Spulwurm).** Diese Erreger können das Darmlumen verlegen. Sie wandern nach oraler Aufnahme durch den Darm über das Blut in die Leber und Lunge und gelangen tracheal zum Kehlkopf, wo sie wieder in den Ösophagus wandern. Dabei läuft ihr Vermehrungszyklus ab.
- **Bandwürmer.** Die Infektion des Menschen erfolgt entweder über larvenhaltiges Fleisch oder über die ausgeschiedenen Eier. Der Rinderbandwurm **(Taenia saginata)** verursacht meist nur gastrointestinale Allgemeinsymptome. Der Schweinebandwurm **(Taenia solium)** bewirkt eine Ausbildung von Zysten in parenchymatösen Organen **(Zystizerken).**
- **Trichinella spiralis.** Die Erreger werden durch Genuß von zystenhaltigem Fleisch aufgenommen, durchbrechen die Darmwand und gelangen mit dem Blut in die Muskulatur, wo sie sich abkapseln und jahrelang verbleiben können.
- **Schistosomen.** Die **Bilharziose** wird durch unterschiedliche Pärchenegel hervorgerufen. Allen ist gemeinsam, daß die Wurmeier mit den Fäzes ins Wasser gelangen, dort als Zwischenwirt Wasserschnecken benutzen und dann wiederum durch die Haut in die Blutgefäße des Menschen gelangen. Je nach Lokalisation unterscheidet man eine **urogenitale, hepatolienale** und **intestinale** Schistosomiasis. Ausdruck des Gewebsbefalls sind entzündliche Reaktionen mit Granulombildung und nachfolgender Fibrose.

5 Immunpathologie

J. Lepenies

Der Körper ist ständig zahlreichen Erregern, Noxen und anderen körperfremden Stoffen ausgesetzt. Zu seiner Individualitätswahrung muß er diese wirksam bekämpfen. Hierzu steht ihm ein komplexes Abwehrsystem zur Verfügung. In diesem Kapitel sollen grundsätzliche Mechanismen und mögliche Störungen dieses Systems erläutert werden. Für Themen, die über den vom GK geforderten Bereich hinausgehen, wird auf Lehrbücher der Immunologie verwiesen.

5.1 Grundlagen der Immunpathologie

Mit Hilfe von angeborenen (**unspezifischen**) und erworbenen (**spezifischen**) Mechanismen reagiert der Körper auf pathogene Noxen.

5.1.1 Definitionen

Unspezifische Immunität

Unabhängig vom Erregertyp wirksame Abwehrmechanismen zählen zur unspezifischen Immunität. Es handelt sich meist um angeborene Fähigkeiten oder allgemeine Reaktionen, die die Immunantwort beeinflussen.

Beispiele
- **Allgemein- und Ernährungszustand,** psychische Faktoren
- **Epithelschranken,** muköziliäre Clearance des Respirationstraktes

> **Klinik**
> Die erhöhte Viskosität des Bronchialsekretes bei der Mukoviszidose (s. Kap. 16.4) führt häufig zu einer bakteriellen Besiedlung des Sekretes. Folge sind chronische Bronchitiden, Bronchiektasien und schwere Pneumonien.

- **bakterizide Stoffe** in Sekretionsprodukten (Lysozym, Laktoferrin, Peroxidasen)
- **Komplementsystem.** Eine kettenartige Reaktion von Plasmaproteinen hat die Zerstörung der infizierten Zelle und Stimulation von Abwehrmechanismen zur Folge (s.a. Kap. 5.1.2).
- **Zytokine.** Unterschiedliche Mediatoren vermitteln Immunreaktionen und beeinflussen daran beteiligte Zellen (s.a. Kap. 5.1.2)

- **Entzündungsreaktionen.** Entzündungszellen und ihre Mediatoren (z.B. Histamin, Prostaglandine) führen zu charakteristischen Reaktionen (s.a. Kap. 6).
- **Phagozytose.** Polymorphkernige neutrophile Granulozyten, Monozyten und Makrophagen sind zu dieser Abbaureaktion in der Lage. Der Erreger wird auf der Zelloberfläche gebunden. Durch Einstülpung der Zellmembran wird er in Form einer Vakuole (Phagosom) in die Zelle aufgenommen. Granula (Lysosome) des Phagozyten verschmelzen mit der Vakuole. Die von ihnen abgegebenen toxischen Substanzen zerstören den Erreger. Vor allem **reaktive Sauerstoffmetabolite** (Superoxid, Wasserstoffsuperoxid, und Hydroxylradikale) wirken bakterizid. Dieser Mechanismus wird auch als **respiratory** oder **oxidative burst** bezeichnet. Daneben sind spaltende und abbauende Enzyme (z.B. Hydrolase, Peroxidase, Kollagenase, Elastase) und wahrscheinlich auch Stickstoffmetabolite (NO) an der Abtötung des Erregers beteiligt. Antikörper, die sich an Antigene anlagern, machen diese leichter für die Phagozyten erkennbar (**Opsonisierung**).

Spezifische Immunität

Unter spezifischer Immunität versteht man die Fähigkeit, körperfremde Stoffe (Antigene) als solche zu erkennen und spezifisch zu bekämpfen.

Antigen (Ag)

Ein als fremd erkannter Stoff, der eine spezifische Reaktion auslöst, oder jede Substanz, gegen die der Körper Antikörper bildet, heißt Antigen.

Man unterscheidet komplette von inkompletten Antigenen.
- **Komplette Antigene.** Sie induzieren Immunreaktionen (Immunogenität) und können mit Immunprodukten reagieren (Antigenität). Es handelt sich um Makromoleküle (u.a. Proteine, Lipide) mit einer oder mehreren antigendeterminanten Regionen (**Epitope**). Zu diesen passen bestimmte Antikörper (**Antigenspezifität**).
- **Inkomplette Antigene.** Man bezeichnet sie auch als **Haptene.** Diese sind niedermolekulare Stoffe und werden erst durch Bindung an Makromoleküle wirksam (v.a. Allergene, z.B. Penizillin).

Antikörper (Ak)

Antikörper sind Immunglobuline (Ig, γ-Globuline), die von B-Lymphozyten und Plasmazellen gebildet werden. B-Lymphozyten tragen die Immunglobuline in Form von membranständigen Antigenrezeptoren auf ihrer Zelloberfläche. Plasmazellen können die Antikörper auch sezernieren. Jede Plasmazelle produziert einen bestimmten Antikörpertyp (s.u.). Antikörper bestehen aus zwei schweren H-(Heavy-)Ketten und zwei leichten L-(Light-)Ketten. Der Typus der schweren Kette bestimmt die Einteilung in die Ig-Subklassen G, M, A, D und E (Tab. 5-1). Die Leichtketten bestehen aus Kappa (κ)- oder Lambda (λ)-Ketten.

Die Protease Papain spaltet den Antikörper in zwei Fab-Stücke (fragment antigen binding) und ein Fc-Stück (fragment crystalline). Die Fab-Stücke sind für die Bindung des Antigens verantwortlich. Mit dem Fc-Stück kann sich der Antikörper an entsprechende Rezeptoren auf anderen Zellen anlagern. Hierdurch werden die Aktivierung von Komplement, die Opsonisierung und auch die Plazentapassage von IgG vermittelt.

Immunglobuline ähneln den Oberflächenstrukturen vieler immunologisch relevanter Zellen. Die in ihrer Funktion unterschiedlichen Glykoproteine scheinen sich aus einem gemeinsamen Vorläufergen zu entwickeln. Sie werden unter dem Begriff **Immunglobulin-Gen-Superfamilie** zusammengefaßt. Typisch sind charakteristische Aminosäuresequenzen und ein gleichartiger Aufbau (β-Faltung, Disulfidbrücken, variable und konstante Regionen). Immunglobuline, HLA-Antigene, einige T-Zellmarker und der T-Zell-Rezeptor gehören zu dieser Gruppe.

Antikörperdiversität (Antikörpervielfalt)

Jede Plasmazelle oder B-Zelle produziert nur einen bestimmten Antikörper, der ein spezifisches Antigen bindet. Zur effektiven Abwehr der Vielzahl von Antigenen stehen eine Vielzahl unterschiedlicher Antikörper zur Verfügung. Der Kontakt mit dem Antigen löst dann die Vermehrung (**klonales Wachstum**) der Zelle, die diesen Typ produziert, aus.

Die Variabilität der Bindungsstellen für Antigene ist durch die **Vielzahl von kodierenden Genen** für diesen Teil der Kette, **Rekombinationen**, **Genrearrangement** und **Mutationen** zu erklären.

Die für die Bildung von Immunglobulinen zuständigen Gene unterscheiden mehrere Regionen des Antikörpers: variable (V), joining (J, verbinden V- und C-Regionen), diversity (D, verbinden J- und V-Regionen), constant (C). Pro Region sind mehrere Gene beteiligt. Durch unterschiedliche Rekombination der V-, J- und D-Gensegmente bei der Differen-

Tab. 5-1 Antikörper-Subklassen

	IgG	IgM	IgA	IgD	IgE
Molekulargewicht (Dalton)	150 000	900 000	160 000	150 000	190 000
Antigen-Bindungsstellen	2	10 (aus 5 Monomeren zusammengesetzt)	2 (im Sekret als Dimer mit 4 Bindungsstellen oder Trimer)	2	2
Halbwertszeit	14–21 Tage	5 Tage	5 Tage	2–3 Tage	1–3 Tage
plazentagängig	+ (mütterliche Immunität bis zum ca. 6. Lebensmonat)	–	–	–	–
Anteil an Immunglobulinen im Serum	70–80 %	5–10 %	10–20 %	0,2–1 %	< 1 %
Vorkommen	Körperflüssigkeiten	Körperflüssigkeiten	Sekrete, Schleimhaut	Serum, B-Lymphozyten	lymphatisches Gewebe, Mastzellen, Basophile
Bindung an: Komplement Makrophagen Mastzellen	+ + +	++ – –	– – –	– – –	– – +++
Eigenschaften	Sekundärantwort	Erstantwort	Schleimhautschutz durch Bakteriolyse, Virusneutralisation	Interaktion T/B-Lymphozyten	Mastzelldegranulation bei Allergie, Parasiten

zierung der B-Zelle entstehen eine Vielzahl unterschiedlicher Antikörper. Dieser Vorgang, der auch als DNA- Rearrangement oder somatische Rekombination bezeichnet wird, verläuft **unabhängig vom Antigenkontakt**. Zusätzlich können zufällige Mutationen im Bereich der V-Abschnitte die Spezifität des Antikörpers verändern.

Die für die Leichtketten zuständigen Gene liegen auf den Chromosomen 2 und 22, die Gene für die H-Ketten auf dem Chromosom 14.

Immuntoleranz

Als Immuntoleranz bezeichnet man die fehlende Reaktion auf ein bestimmtes Antigen bei gleichbleibendem Ansprechen auf andere Antigene, z.B. Toleranz gegenüber **körpereigenen** Antigenen. Diese **Selbsttoleranz** wird möglich durch die Ausschaltung der gegen die körpereigenen Strukturen gerichteten Zellen: Verlust oder Zerstörung von solchen T-Zellen während ihrer Differenzierung (klonale Deletion), Inaktivierung der autoaggressiven B- und T-Zellen (klonale Anergie) und Gegenregulation durch Suppressor-T-Zellen.

5.1.2 Grundlagen des Immunsystems

Zu den **primären** Immunorganen zählen der Thymus (s.a. Kap. 24.4) und das Knochenmark (s.a. Kap. 34). Sie spielen eine zentrale Rolle bei der Entstehung von Immunmechanismen. **Sekundäre** Immunorgane sind die Lymphknoten (s.a. Kap. 35), die Milz (s.a. Kap. 36) und das MALT (**m**ucous membrane **a**ssociated **l**ymphoid **t**issue). Zum MALT zählen der lymphatische Rachenring und lymphatisches Gewebe des Darms (PEYER-Plaques, Follikel der Appendix).

Zur spezifischen Ausschaltung eines Antigens stehen dem Körper zwei Abwehrmechanismen zur Verfügung, die **zelluläre** und die **humorale** Immunität. Mit Zunahme neuerer Erkenntnisse über Mediatorstoffe, Zellmarker und Regulationsmechanismen wird die enge Verzahnung der beiden Systeme deutlich.

Zelluläre Immunität

T-Lymphozyten sind für die zelluläre Immunantwort verantwortlich. Sie wandern aus dem Knochenmark in die Thymusrinde ein und werden dort immunologisch geprägt. Diese T-Lymphozyten gelangen ins Blut und siedeln sich in den sekundären Immunorganen an. Im Lymphknoten finden sie sich vor allem **parakortikal,** in der Milz **periarteriolär** in der **weißen Pulpa.** T-Lymphozyten können zytotoxisch wirken, andere Immunzellen unterstützen und eine Fülle von Mediatoren (Zytokinen, s.u.) produzieren.

Es finden sich verschiedene Subklassen der T-Lymphozyten mit unterschiedlichen Funktionen.

Durch den Nachweis spezifischer Rezeptoren oder Oberflächenstrukturen, den sogenannten **CD**-Markern (cluster determinants oder cluster of differentiation), können diese Untergruppen charakterisiert werden:

- **T-Helferzellen (TH)**. Diese tragen den Marker **CD4**. Die Wirkung erfolgt vor allem über die Sekretion von Zytokinen (s.u.). Die CD4-Zellen erkennen Antigene, die von MHC-Klasse II-Molekülen (s.u.) präsentiert werden. Sie aktivieren Makrophagen und zytotoxische T-Zellen (TH-1) und regen B-Lymphozyten zur Produktion von spezifischen Antikörpern an (TH-2). TH-1-Zellen wirken vorrangig über Interleukin-2 und IFN-γ, TH-2-Zellen hauptsächlich über IL-4 und IL-5. Klassisches Beispiel für die CD4-vermittelte Immunreaktion vom verzögerten Typ ist die Tuberkulinreaktion (s.a. Kap. 5.2.2). Bei der HIV-Infektion werden CD4-tragende Zellen selektiv angegriffen.
- **Zytotoxische T-Zellen**. Diese tragen den Marker **CD8**. Sie erkennen MHC-Klasse I-Antigen tragende Zellen und können diese selektiv zerstören. Die zytotoxische Wirkung geschieht über Anlagerung der T-Zellen an die Zielzelle und Freisetzung von schädigenden Stoffen (Perforine, Granzyme). Dieser Abwehrmechanismus richtet sich vor allem gegen intrazelluläre Erreger (Viren), Tumoren oder Organtransplantate.
- **T-Suppressorzellen**. Dieser Name wurde bisher für **CD8**-tragende T-Zellen gebraucht. Da auch **CD4**-Zellen immunsupprimierende Eigenschaften haben können, ist diese Zuordnung nicht mehr eindeutig.
- **Memory-T-Zellen**. Diese bezeichnen die „inaktiven" antigenspezifischen T-Lymphozyten. Sie werden bei einer zweiten Exposition der T-Zelle mit dem Antigen erneut (und meist stärker) aktiviert.

Die Wirkung der T-Zellen wird hauptsächlich über den **T-Zell-Rezeptor** (TCR) vermittelt. Dieser setzt sich vorrangig aus einer α- und β-Kette (α/β-TCR, 90% der zirkulierenden T-Zellen) oder seltener einer γ- und δ-Kette (γ/δ-TCR) zusammen. Der TCR gehört zur Immunglobulin-Gen-Superfamilie. Ähnlich wie bei den Immunglobulinen entsteht durch DNA-Rearrangement (s.o.) eine Vielzahl von unterschiedlichen Rezeptoren. Die Gene für α- und β-Ketten liegen auf dem Chromosom 14, die für die γ- und δ-Ketten zuständigen Gene auf dem Chromosom 7. Variable Regionen der α- und γ-Kette entstehen durch V- und J-Segmente, bei den β- und δ-Ketten durch V-, J- und D-Segmente. Mutationen finden sich seltener, gelegentlich kann es zum Austausch oder Hinzufügen von Nukleotiden kommen (N-Diversität).

Neben dem TCR befindet sich die **CD3**-Region. Nach Bindung des Antigens an den TCR wird die Zelle durch Vermittlung der CD3-Region zu unterschiedlichen Funktionen (z.B. Zytokinausschüttung) angeregt. CD3 gilt als Marker für T-Lymphozyten.

Humorale Immunität

B-Lymphozyten sind für die humorale Immunreaktion verantwortlich. Sie werden im Knochenmark gebildet und in peripheren lymphatischen Geweben immunologisch geprägt. Die B-Lymphozyten wandern in thymusunabhängige sekundäre Immunorgane aus. In der Milz umgeben die B-Lymphozyten die periarteriolären T-Zellen. Im Lymphknoten bilden sie subkapsulär runde Lymphozyten-Ansammlungen, die **Primärfollikel**. Nach Kontakt mit einem Antigen werden diese zu **Sekundärfollikeln** mit **Keimzentren**. In den Keimzentren findet man alle Linien lymphozytärer Zellen, u.a. Vorläufer der Plasmazellen (Proplasmazellen), Immunoblasten, Zentrozyten und Zentroblasten, Gedächtniszellen und Sternhimmelzellen.

Das Antigen wird entweder von den in der Membran der B-Lymphozyten liegenden spezifischen Immunglobulinen direkt erkannt oder wird der B-Zelle durch antigenpräsentierende Zellen dargeboten. Die Bindung löst dann die Proliferation und Differenzierung der B-Zelle aus. Die entstehenden Plasmazellen bilden nur den spezifischen Antikörpertyp, der zu dem Antigen paßt (klonale Selektion). Die B-Lymphozyten benötigen zur Differenzierung und Proliferation Hilfe durch Zytokine und Wachstumsfaktoren, die von T-Lymphozyten und Makrophagen gebildet werden. Hier wird die bereits erwähnte enge Kooperation der beiden Abwehrsysteme deutlich.

Die Abbildung 5-1 zeigt eine vereinfachte Darstellung der Reaktion des Organismus auf Antigene.

Hilfszellen

- **Monozyten-Makrophagen-System (mononukleäres phagozytisches System, MPS)**. Monozyten wandern aus dem Blut ins Gewebe und werden dort zu Makrophagen oder Histiozyten. Zum Makrophagensystem gehören z.B. spezielle Organformen wie KUPFFER-Sternzellen der Leber, Sinusmakrophagen der Milz, Alveolarmakrophagen, Mikroglia des ZNS und Osteoklasten. Ihre Funktion besteht in der Phagozytose von Bakterien, Zellresten, Antigenen und Immunkomplexen. Außerdem präsentieren sie Antigene auf ihrer Oberfläche, besitzen Rezeptoren für Zytokine, Komplement und Immunglobuline und können zahlreiche Enzyme, Wachstumsfaktoren und Zytokine produzieren. Durch die Fähigkeit zur Chemotaxis (Wanderung durch das Gewebe zum Ort der Entzündung) können sie sich am Ort des Geschehens in hoher Zahl ansammeln. Die Aufnahme des Antigens geschieht z.B. über Phagozytose. In der Zelle werden die Antigene dann in

kleinere Bruchstücke abgebaut (**Antigenprozessierung**) und auf der Oberfläche durch MHC-Klasse II-Moleküle dargeboten. Die Makrophagen spielen insbesondere bei der Bekämpfung von Virusinfekten und eher chronisch verlaufenden bakteriellen Infektionen ein Rolle. Zusätzlich besteht – bei entsprechender Aktivierung durch T-Lymphozyten – eine Zytotoxizität gegenüber Tumorzellen. Alle phagozytierenden, von Monozyten abstammenden Zellen bilden zusammen das Monozyten-Makrophagen-System (ältere Bezeichnung: RHS, **r**etikulo**h**istiozytäres **S**ystem).

- **Weitere Antigen-präsentierende Zellen (APC)**. Die **interdigitierenden dendritischen** Zellen finden sich in der T-Zone (parakortikal) des Lymphknotens, in Milz und Thymus. Sie können auch phagozytieren und Zytokine ausschütten. Die Präsentation des Antigens geschieht über MHC-Klasse II-Moleküle. Als LANGERHANS-Zellen der Haut sind sie verantwortlich für die ausgeprägte Reaktionsfähigkeit der Haut auf Antigene. Die **follikulär dendritischen** Zellen kommen in der Milz, den Peyer-Plaques und der B-Zone des Lymphknotens vor. Sie können durch Fc-Rezeptoren Antigen binden und präsentieren.

- **Neutrophile Granulozyten**. Bei akuten bakteriellen Infekten sind die neutrophilen Granulozyten schnell im Infektionsgebiet. Über zahlreiche Enzyme schädigen sie die Erreger.

- **Mastzellen.** Sie finden sich v.a. in der Haut, der Schleimhaut und perivaskulär und besitzen IgE-, IgG- und Komplementrezeptoren. Nach IgE-Antigen-Reaktion setzen sie **Entzündungsmediatoren** frei: Histamin, Heparin, Serotonin, Leukotriene u.a. (s.a. Kap. 6.4.3).

- **Natural killer (NK) cells**. Diese zytotoxischen Zellen werden den Lymphozyten zugeordnet und scheinen zu den T-Zellen zu gehören. Sie können virusinfizierte Zellen und Tumorzellen zerstören. Sie reagieren unabhängig von spezifischen Antigenen. Durch einen Fc-Rezeptor können sie sich aber auch an Zellen binden, die auf ihrer Oberfläche durch IgG markiert sind. Dieser Mechanismus wird als Antikörper-vermittelte zelluläre Zytotoxizität bezeichnet (s.a. Kap. 5.2.1).

Zytokine

Diese Botenstoffe werden von verschiedenen Zellen des immunologischen Zellsystems hergestellt. Sie vermitteln Immunfunktionen, regulieren Wachstum und Differenzierung von Lymphozyten, beeinflussen die Beweglichkeit von Leukozyten (Chemokine), aktivieren Entzündungszellen und stimulieren die Bildung von hämatopoetischen Zellen. Mittlerweile ist eine Vielzahl dieser Stoffe bekannt, ständig kommen neue Substanzen und Funktionen hinzu. Die Tabelle 5-2 zeigt die wichtigsten Zytokine und ihre Funktion.

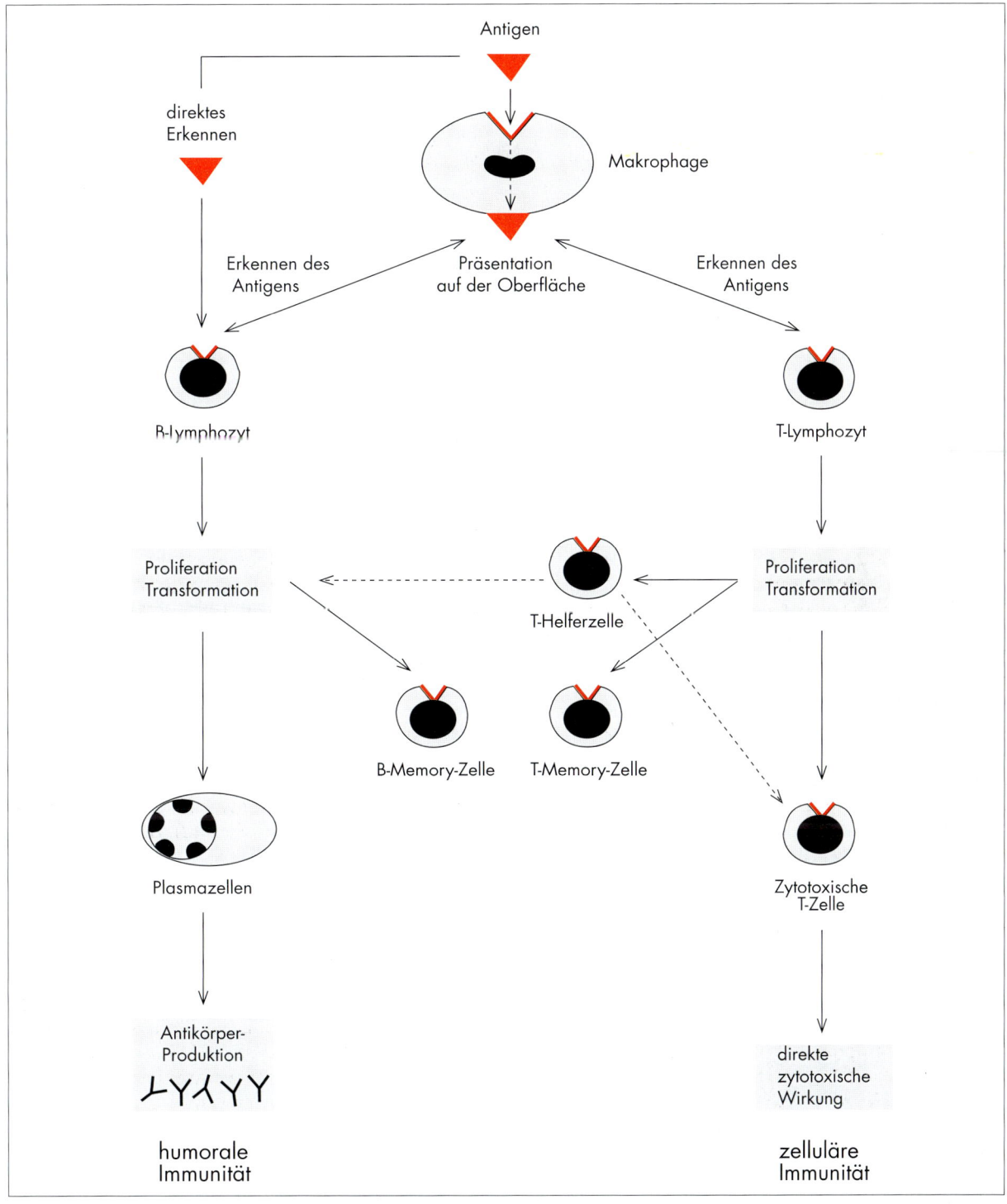

Abb. 5-1 Mechanismus der Immunantwort. Die Lymphozyten erkennen das Antigen entweder direkt oder nach der Präsentation durch z.B. Makrophagen. Die Reaktion der Lymphozyten mit dem Antigen bewirkt ihre Vermehrung und Differenzierung. Entstehende Memory-Zellen dienen dem immunologischen Gedächtnis. Plasmazellen sezernieren Antikörper. Zytotoxische T-Zellen können infizierte, antigentragende Zellen direkt zerstören. T-Helferzellen unterstützen die Immunantwort der zytotoxischen Zellen und der B-Lymphozyten.

Chemokine, Chemotaxine

Diese Stoffe veranlassen Phagozyten, zum Infektgeschehen zu wandern. Die Zellen bewegen sich entlang eines Gradienten hin zum Ort der höchsten Konzentration des Stoffes. Die Chemokine können von Erregern freigesetzt werden, entstehen aus dem Komplementsystem oder dem Arachidonsäurestoffwechsel oder werden aus anderen Immunzellen freigesetzt. Beispiele für Chemotaxine sind: Komplement C3a, C5a, Leukotrien B4, MIP (Makropha-

Tab. 5-2   Zytokine

Zytokine	Herkunft	Wirkung
Interleukine (IL) IL-1	Makrophagen, Monozyten, Endothelzellen, Epithelzellen, B-Lymphozyten	• Aktivierung von T- und B-Lymphozyten • Stimulation von NK-Zellen (**Zytolyse** verstärkt) • Prostaglandinerhöhung (**pyrogene Wirkung**, Fieber) • **Gerinnungsaktivierung, Schocksymptomatik** • Induktion weiterer Zytokine (z.B. IL-6 mit nachfolgender Stimulation der Synthese von Akute-Phase-Proteinen)
IL-2	T-Lymphozyten	Aktivierung von Lymphozyten
IL-4	T-Lymphozyten	Stimulation von B-Lymphozyten, v.a. Produktion von IgE und Mastzellproliferation
IL-10	B-, T-Lymphozyten, Makrophagen	Blockade der Zytokinsynthese, Hemmung der T-Zellentwicklung
Tumornekrosefaktor (TNF) TNF-α (Kachexin)	Makrophagen, Monozyten	• **Pyrogene Wirkung** • **Steigerung der Phagozytose, Zytotoxizität** • **Gerinnungsaktivierung, Schocksymptomatik** • Proteinverbrauch, **Kachexie**
TNF-β (Lymphoxin)	T-Lymphozyten	wie TNF-α
Interferone (IFN) IFN-α IFN-β IFN-γ	Leukozyten Fibroblasten Antigenstimulierte T-Lymphozyten, NK-Zellen	• Unspezifische **antivirale** Wirkung (verminderte Teilungsfähigkeit der Wirtszelle, Hemmung der Proteinsynthese des Virus in der Zelle) • Steigerung der **Zytotoxizität** von Makrophagen (IFN-γ) • **Hemmung der Proliferation** von T-Lymphozyten • Verminderung der HLA-Klasse-II-Expression • **Pyrogene Wirkung** (α und β)
Kolonien stimulierende Faktoren (CSF) Stammzellfaktor Erythropoetin Granulozyten/Makrophagen-stimulierender Faktor (GM-CSF) Makrophagen-stimulierender Faktor (M-CSF) Granulozyten-stimulierender Faktor (G-CSF)	Knochenmark, Fibroblasten proximale Tubuluszellen der Niere Fibroblasten, Endothel, Monozyten Fibroblasten, Monozyten, Endothel Endothel, Epithel, T-Lymphozyten	• Fördern das **Wachstum** und die **Differenzierung hämatopoetischer Zellen** • Verstärken die Funktion bereits ausdifferenzierter Zellen • Zum Teil direkte Beeinflussung von **Phagozytose, Zytotoxizität, Zytokininduktion**

gen-inflammatorisches Protein), MCP (Makrophagen-chemotaktisches Protein), GCP (Granulozyten-chemotaktisches Protein).

Der **Makrophagen-Migrations-Inhibitionsfaktor** dagegen setzt die Wanderungsgeschwindigkeit von Makrophagen im Gewebe herab.

Antigen-Antikörper-Reaktion

Die Reaktion eines spezifischen Antikörpers mit einem **zellgebundenen** Antigen hat zur Folge:
• **Antikörper-vermittelte zelluläre Zytotoxizität.** Über die Fc-Region der Antikörper lagern sich zytotoxische Zellen (z.B. Makrophagen) an den Antikörper an und können die antigentragende Zelle zerstören (s.a. Kap. 5.2.1). Die Antikörpermarkierung der Zelle wirkt als Opsonisierung für die Freßzellen.
• **Aktivierung von Komplement.** Am Ende dieser Reaktion steht ebenfalls die zytotoxische Reaktion mit Zerstörung der antigentragenden Zelle.
Die Reaktion eines **löslichen Antigens** mit spezifischen Antikörpern führt zur Bildung von

• **Immunkomplexen**. Bei ausgewogenem Verhältnis von Antigen zu Antikörper entstehen Netzwerke und Präzipitationen (Ausfällungen). Diese Komplexe neutralisieren und inaktivieren das Antigen und erleichtern die Phagozytose. Bei Ablagerung der Immunkomplexe im Gewebe wird ebenfalls das Komplementsystem aktiviert (s.u.).

Komplementsystem

Das Komplementsystem hat übergreifende Funktionen, die sowohl die zelluläre, als auch die humorale Immunität unterstützen. Es besteht aus mehreren Faktoren, die im Serum als inaktive Vorstufen vorliegen. Bei Aktivierung des Systems reagieren die Faktoren kaskadenartig miteinander und aktivieren sich gegenseitig. Folge ist eine Aktivierung von Entzündungszellen und Phagozyten. Am Ende der Komplementkaskade steht die Zerstörung der Zielzelle. Die Abbildung 5-2 verdeutlicht den Reaktionsablauf.

Man unterscheidet die klassische Aktivierung des Komplementsystems vom alternativen Reaktionsweg.

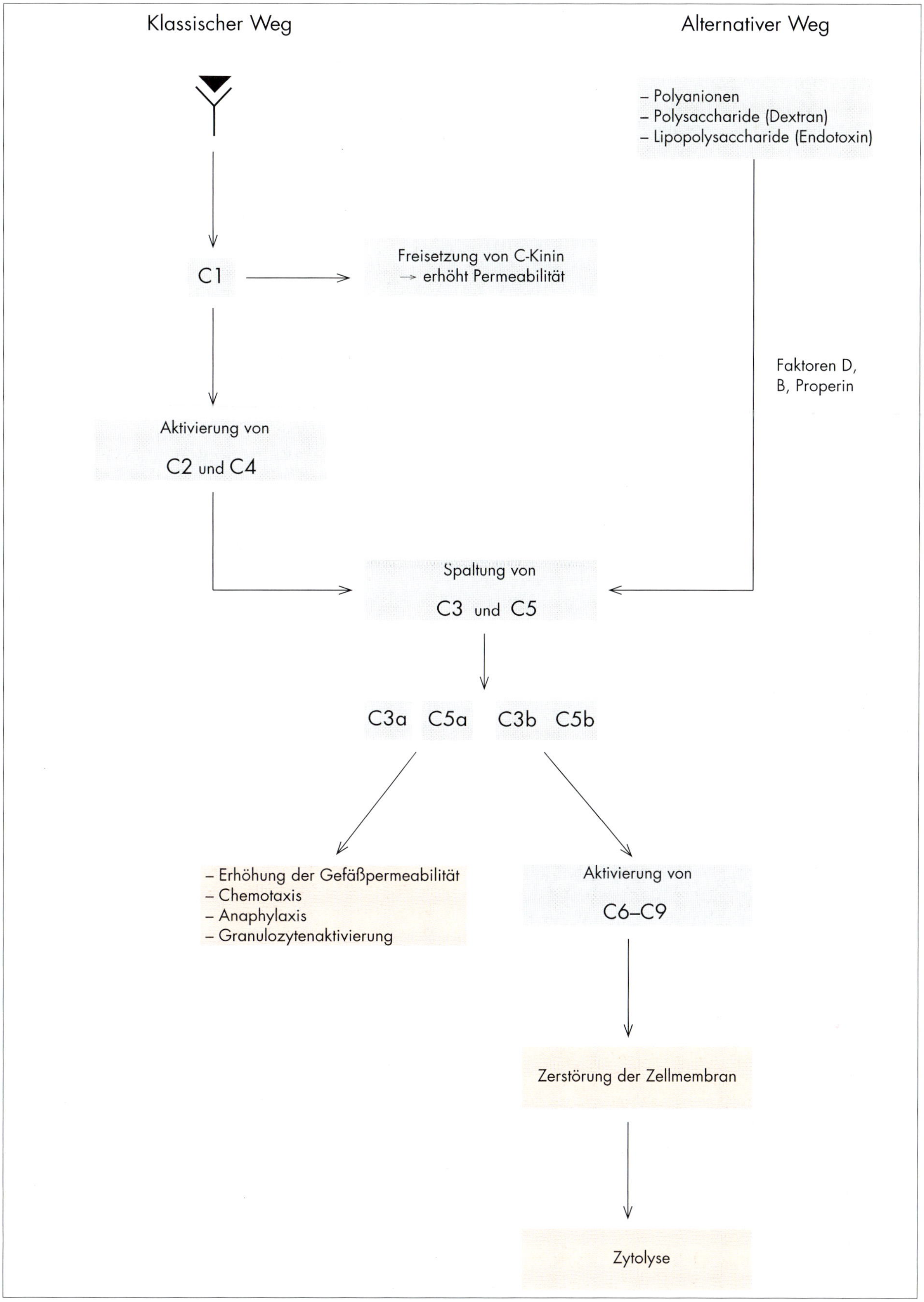

Abb. 5-2 Komplementsystem. Die Anlagerung des C1-Komplementfaktors an den Immunkomplex (klassischer Weg) oder direkte Aktivierung von C3/C5 (alternativer Weg) löst die Kettenreaktion der Proteinspaltungen aus. Am Ende dieser Reaktionen stehen Zytolyse und Eliminierung des Antigens.

- **Klassischer Komplementweg.** Die Bindung eines spezifischen Antikörpers an ein Antigen wird vom Faktor C1q durch Anlagerung an die Fc-Region des Antikörpers erkannt. Folge ist die Aktivierung der Untereinheiten C1r und C1s. Durch C1s werden nun C4 und C2 gespalten. Aus den Bruchstücken C4b und C2b entsteht eine C3-Konvertase, die den Faktor C3 spalten kann. C3b kann sich auf der Oberfläche einer antigenmarkierten Zelle anlagern und wirkt so opsonierend für Phagozytosezellen. C3a hat chemotaktische Fähigkeiten und kann die Freisetzung von toxischen Enzymen oder vasoaktiven Substanzen aus z.B. Mastzellen, Leukozyten oder Makrophagen bewirken. Zeitgleich erfolgt die Spaltung von C5. Die Faktoren C5 bis C9 gehören zum Lysekomplex des Komplementsystems. C9 lagert sich auf die Membran der Zielzelle und verändert durch Bildung von Poren die Membranpermeabilität. Es kommt zum Natrium- und Wassereinstrom, der die osmotische Lyse der Zelle zur Folge hat.
- **Alternativer Komplementweg.** Bakterielle (Endotoxin) und virale Erreger, Pilze, Polyanionen (Heparin, Dextran), Cellophan- oder Kunststoffmembranen (z.B. Hämodialysemembranen) können die C3-Konvertase unter Umgehung der Faktoren C1, C2, C4 aktivieren. Die weitere Reaktion verläuft wie der klassische Weg.

Klinik

Defekte der Komplementfaktoren C1, C2 und C4 können zu Autoimmunerkrankungen (z.B. Lupus erythematodes, Vaskulitis, Glomerulonephritis) führen. Bei angeborenen Defekten der Faktoren C3 und C5-9 sind rezidivierende bakterielle Infektionen die Folge.

Bei Mangel eines C1-Inhibitors (C1-Esterase) kommt es zu einer überschießenden Reaktion des Komplementsystems. Das hieraus resultierende klinische Bild äußert sich als **hereditäres angioneurotisches Ödem** (QUINCKE-Ödem): rezidivierende Ödeme von Haut und Schleimhaut im Bereich der Atemwege oder im Gastrointestinaltrakt. Die Ödeme können spontan oder nach lokalen Traumen (Zahnbehandlung!) auftreten. In schweren Fällen droht Erstickung durch ein Larynxödem. Der Defekt wird autosomal dominant vererbt.

Bei Erkrankungen mit Immunkomplexbildung, z.B. Autoimmunerkrankungen, kommt es zur Aktivierung des Komplementsystems mit entsprechendem Verbrauch der Faktoren. Die verminderten Plasmaspiegel der Faktoren zeigen die Hyperreaktivität an.

Major histocompatibility complex (MHC, Histokompatibilitäts-Hauptkomplex)

Das Histokompatibilitätssystem bezeichnet individuell unterschiedliche, genetisch determinierte (Chromosom 6) Bereiche auf Zellmembranen, die die Zelloberflächen als eigen oder fremd charakterisieren. Die ältere und geläufigere Bezeichnung ist **HLA**(**h**uman **l**eukocyte **a**ntigens)-**System.** Synonyme für HLA sind Histokompatibilitäts-Antigene oder Transplantations-Antigene. Die HLA-Region im menschlichen Genom enthält mehrere Genorte, die jeweils ein HL-Antigen kodieren. Zusätzlich kommen eine Vielzahl Allele für jedes Gen vor, so daß eine enorme Diversität die Folge ist. Familienmitglieder können mehr oder weniger ähnliche Muster besitzen. Durch die Individualität des entsprechenden Proteinmusters wird das HLA-System zum entscheidenden Hindernis bei Organtransplantationen. Die Hauptfunktion des Systems liegt in der Fähigkeit zur Antigenpräsentation für Abwehrzellen. Man unterscheidet die Klassen I-III. Die Moleküle der Klasse I sind befähigt, endogene Antigenstrukturen (z.B. von intrazellulären Erregern) in der Zelle zu verarbeiten (Prozessierung) und an ihrer Oberfläche zu präsentieren. Dort werden sie von CD8-T-Lymphozyten erkannt. Die Moleküle der Klasse II präsentieren exogene, von der Zelle aufgenommene lösliche Antigene, die von CD4-Lymphozyten identifiziert werden. Die Expression der MHC-II Moleküle durch Makrophagen wird durch Interferon-γ induziert.

Bestimmte Erkrankungen sind mit charakteristischen HLA-Mustern assoziiert. Die Tabelle 5-3 zeigt das Vorkommen und assoziierte Erkrankungen der Klassen I und II.

Die Genorte der Klasse III haben genetische Gemeinsamkeiten mit den Klassen I und II, sind aber nicht Teil des Histokompatibilitätssystems. Sie kodieren für Komplementfaktoren und Tumornekrosefaktor.

5.1.3 Diagnostik

Häufig besteht ein Antigen aus mehreren Antigendeterminanten. Es induziert also unterschiedliche Antikörper. Bei der Immunisierung z.B. eines Kaninchens mit einem Antigen entstehen **polyklonale Antikörper.** Die gewonnenen Antikörperseren können je nach Versuchstier sehr unterschiedlich zusammengesetzt sein und unspezifisch reagieren.

Heute werden bei diagnostischen Fragestellungen meist **monoklonale Antikörper** verwendet. Dazu werden Antikörper-produzierende Plasmazellen, die immer nur einen Antikörper-Typ herstellen, mit Myelomzellen fusioniert. Dadurch wird die Plasmazelle teilungsfähig. Die entstehenden Antikörper entstammen also alle einem einzigen Klon (monoklonal). Durch Inkubation der gewonnenen Antikörper mit dem Untersuchungsmaterial (Blut, Urin,

Tab. 5-3   Unterteilung des MHC-Systems und Beispiele assoziierter Erkrankungen

Klasse	Vorkommen	Untergruppe	HLA-assoziierte Erkrankungen	
I	fast alle kernhaltigen Zellen	A	A3	Hämochromatose
		B	B27	Morbus BECHTEREW
				Morbus REITER
				Primär chronische Polyarthritis
			B35	Thyreoiditis DE QUERVAIN
				Morbus BEHÇET
		C	Cw6	Psoriasis vulgaris
II	B-Lymphozyten, Makrophagen, dendritische Zellen, LANGERHANS-Zellen der Haut, z.T. auch Endothelzellen	DR	DR2	GOODPASTURE-Syndrom
				Multiple Sklerose
			DR3	Morbus BASEDOW
				Autoaggressive Hepatitis
				SJÖGREN-Syndrom
			DR3, DR2	Lupus erythematodes
			DR3, DR4	Insulinabhängiger Diabetes mellitus
				Pemphigus vulgaris
				Rheumatoide Arthritis
				Progressive Sklerodermie
				HASHIMOTO Thyreoidits
				Perniziöse Anämie
		DQ	DQA1, B1	Zöliakie
		DP		

Gewebe etc.) lagern sich die Antikörper an mögliche vorhandene Antigene und werden z.B. mit Fluoreszenz-markierten Anti-Antikörpern sichtbar gemacht. Durch Verwendung monoklonaler Antikörper werden unspezifische Reaktionen weitestgehend verhindert.

An Immunmechanismen beteiligte Zellen können durch Marker oder Oberflächenrezeptoren differenziert werden. T-Lymphozyten werden z.B. durch Marker auf der Zelloberfläche, das sogenannte CD(cluster determinants)-System mittels monoklonaler Antikörper charakterisiert. Diagnostische Bedeutung haben diese Marker z.B. bei HIV-infizierten Patienten (Menge der CD4-Zellen als immunologischer Verlaufsparameter), bei Leukämien und Lymphomen zur Differenzierung der Tumorzellen.

5.2 Überempfindlichkeitsreaktionen

Definition

Als **Allergie (Hyperergie, Hypersensibilität)** bezeichnet man eine erworbene Überempfindlichkeit des Organismus auf ein Antigen. Die einzelnen Allergieformen werden nach COOMBS und GELL in vier verschiedene Typen eingeteilt. Diese Gliederung entspricht nicht mehr dem heutigen Wissenstand über die immunologischen Vorgänge, wird aber aus didaktischen Gründen beibehalten. Zudem werden Reaktionen des B-Zell-Systems von solchen des T-Zell-Systems unterschieden. Auch diese Trennung ist nach neueren Erkenntnissen nicht streng vorzunehmen, wird aber vom GK gefordert. Eine Zusammenfassung der einzelnen Formen findet sich in Tabelle 5-4 und in Abbildung 5-3.

Tab. 5-4   Allergietypen nach COOMBS und GELL (1963)

	Typ I Anaphylaktischer Typ Atopie	Typ II Zytotoxischer Typ	Typ III Immunkomplextyp	Typ IV Zellvermittelter Typ
Ursache	z. B. Pollen, Medikamente, Eiweiß	zellständige Antigene	artfremdes Serum, Allergene (Pilzsporen, Tierprotein)	Kontaktallergene (Nickel), Transplantationsgewebe
Mechanismus	IgE-vermittelte Degranulation von Mastzellen	Ak richten sich gegen Ag auf Zellmembranen	Ag-Ak-Komplexe lagern sich v.a. in Gefäßwänden ab → Komplementaktivierung	Reaktion des Ag mit T-Lymphozyten
typische Krankheiten	allergische Rhinitis, Asthma, anaphylaktischer Schock	Transfusionsreaktion, Anti-Basalmembran-Glomerulonephritis	Serumkrankheit, exogen-allergische Alveolitis, ARTHUS-Phänomen	Kontaktallergie, Transplantatabstoßung, Tuberkulinreaktion
Reaktionszeit	**Sofortreaktion** sec–min	6–12 h	6–12 h	**Spätreaktion** 12–72 h

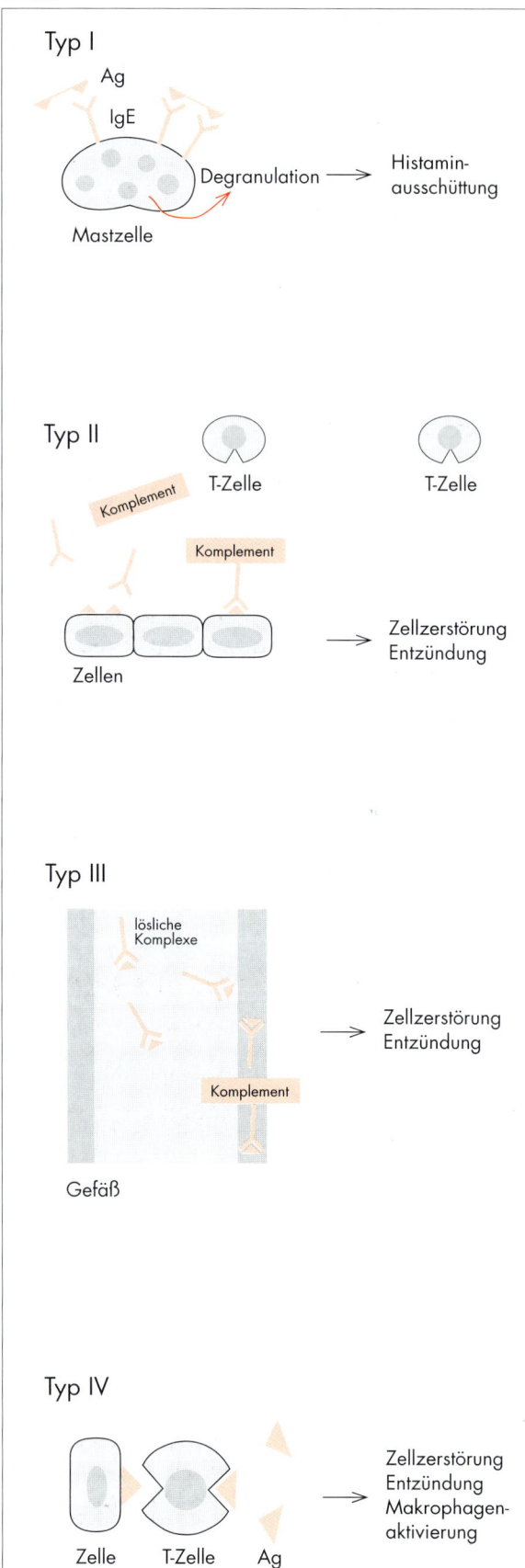

Typ I

Ag

IgE

Degranulation → Histamin-ausschüttung

Mastzelle

Typ II

Komplement

T-Zelle

T-Zelle

Komplement

Zellen → Zellzerstörung Entzündung

Typ III

lösliche Komplexe

Komplement

Gefäß → Zellzerstörung Entzündung

Typ IV

Zelle T-Zelle Ag → Zellzerstörung Entzündung Makrophagen-aktivierung

Abb. 5-3 Überempfindlichkeitsreaktionen nach Coombs und Gell (1963). Erläuterung siehe Text.

5.2.1 Reaktionen des humoralen (B-Zell-)Systems

Typ-I-Reaktion (anaphylaktischer Typ, Atopie)

Definition

Allergene lösen über IgE-Antikörper eine Degranulation von Mastzellen aus.

Ätiologie/**P**athogenese

Auslöser der Typ-I-Reaktion nach COOMBS/GELL sind meist großmolekulare Substanzen: Pollen, Eiweiß, Medikamente, Kontrastmittel, Insektengifte, Parasiten-Antigene. Der erste Kontakt mit dem Antigen führt (über die Vermittlung von TH-2-Helferzellen) zur Bildung von spezifischen IgE-Antikörpern durch Plasmazellen. Basophile und Mastzellen können über Rezeptoren IgE binden **(Sensibilisierung).** Beim Zweitkontakt führt die Immunkomplexreaktion zur Degranulation dieser Zellen und zur Freisetzung von Entzündungsmediatoren: Histamin, Leukotriene C4, D4, Prostaglandine, Bradykinin, Serotonin und Zytokine. Histamin verursacht eine Vasodilatation und eine Permeabilitätserhöhung mit Rötung, Quaddelbildung und Juckreiz, Leukotrien C_4 eine langsam eintretende Bronchokonstriktion.

Morphologie

Die Typ-I-Reaktion kann lokal oder systemisch verlaufen.

Lokal kommt es zu seröser Entzündung, Rötung, Schwellung und Quaddeln (flüchtiges, meist rötliches Ödem der Dermis, Urtika). Betroffen sind v.a. Atemwege (Rhinitis, Sinusitis), Magen-Darm-Trakt (Gastroenteritis) und Haut (Urtikaria). Als **Urtikaria** bezeichnet man ein Exanthem mit Quaddeln und Juckreiz.

Bei einer **systemischen** Reaktion, z.B. dem **anaphylaktischen Schock,** führt die generalisierte Kapillarerweiterung zu vasomotorischem Kollaps, Hypotonie, vermindertem Herzminutenvolumen, die Kontraktion der glatten Muskulatur zum Bronchospasmus.

Eine genetisch determinierte Neigung zu Typ-I-Reaktionen wird als **Atopie** bezeichnet. Man beobachtet übermäßige Reaktionen auf Umweltallergene wie Pollen, Staub und Katzenhaare. Folge sind Urtikaria, Rhinitis allergica (Heuschnupfen), Asthma bronchiale oder atopische Dermatitis (s.a. Kap. 13.2.4).

Typ-II-Reaktion (zytotoxischer Typ)

Definition

Antikörper bilden mit zellständigen Antigenen Komplexe, die zur Zerstörung der Zelle führen.

Ätiologie/**P**athogenese

Die Bindung des Antikörpers (IgG, IgM) mit Antigenen auf Zelloberflächen führt zur Aktivierung des

Komplementsystems oder zytotoxischer T-Lymphozyten und somit zur Zerstörung der Zelle.

Beispiele

- **Transfusionsreaktion bei AB0-Inkompatibilität.**
- **Rh- und AB0-Erythroblastose.**
- **Immunhämolytische Anämie.** Durch Autoantikörper gegen Erythrozytenmerkmale kommt es zur Hämolyse. Bei den sogenannten Kälteagglutininen binden die Antikörper bei Kälteexposition und lysieren erst bei erneuter Wärme.
- **Immunthrombozytopenie.** Antikörper gegen Thrombozyten haben eine Thrombozytopenie zur Folge.
- **Anti-Basalmembran-Glomerulonephritis.** Die Ablagerung von Antikörpern gegen Kollagen der Glomerulumbasalmembran führt zur rapid-progressiven Glomerulonephritis. Bei Kombination mit einer hämorrhagischen Vaskulitis der Lunge spricht man vom GOODPASTURE-Syndrom.
- **Tumorassoziierte Antigene.** Auf der neoplastischen Zelle befindliche Antigene können durch Antikörper markiert werden.

Nicht immer führt die Reaktion der Antikörper mit zellständigen Rezeptoren zur Zerstörung der Zielzelle. Beim Morbus BASEDOW kommt es zur Stimulation der TSH-Rezeptoren der Schilddrüse durch Antikörper. Bei der Myasthenia gravis oder bestimmten Formen des Diabetes mellitus wird die Rezeptorfunktion blockiert.

Typ-III-Reaktion (Immunkomplextyp)

Definition

Die Reaktion von Antikörpern mit löslichen Antigenen führt zur Bildung von Immunkomplexen.

Ätiologie/Pathogenese

Lösliche Antigen-Antikörper-Komplexe lagern sich in Gefäßwänden und im Gewebe ab und lösen (v.a. durch Komplementaktivierung) Entzündungsreaktionen aus.

Morphologie

Im Bereich der Gefäße oder der Gewebe finden sich Infiltrate aus Entzündungszellen und eine Proliferation der Intima. Im weiteren Verlauf kommt es zur Organisation durch Granulationsgewebe. Folge sind Vernarbungen mit Entstehung von Gefäßverschlüssen oder Aneurysmen. Neben den Blutgefäßen sind häufig Gelenke, Haut, Niere und seröse Häute betroffen. Die Typ-III-Reaktion kann systemisch (Typ der Serumkrankheit) oder lokal (ARTHUS-Reaktion) ablaufen.

Beispiele

- **Serumkrankheit.** Eine Unverträglichkeit von artfremdem Serum oder Medikamenten (z.B. Penicilline) führt zu Hautausschlägen, Fieber, Arthritis, Nephritis und Enteritis.
- **Panarteriitis nodosa.** Symptome dieser nekrotisierenden Arteriitis mit Gefäßverschlüssen oder Aneurysmabildung sind: Glomerulopathie, Arthritis, abdominelle Durchblutungsstörungen, Herzbeteiligung, Polyneuropathie und Hautveränderungen. Charakteristisch ist der Nachweis von Autoantikörpern vom pANCA-Typ. Andere Arteriitiden durch Immunkomplexe sind die Arteriitis temporalis, CHURG-STRAUSS-Syndrom oder die TAKAYASU-Arteriitis.
- **Immunkomplex-Glomerulonephritis.** Die Immunkomplexe können sich subepithelial oder subendothelial ablagern. Die Antikörper richten sich nicht gegen die Niere, sondern z.B. Medikamentenallergene, Bakterien (Streptokokken) oder Viren. Ein Beispiel hierfür ist die Poststreptokokken-Glomerulonephritis. Membranöse, mesangioproliferative oder membranproliferative Glomerulonephritiden können ebenfalls mit Immunkomplexablagerungen einhergehen. Das auslösende Antigen ist in diesen Fällen meist nicht bekannt.
- **Rheumatoide Arthritis** (s.a. Kap. 6.9.4).
- **Lupus erythematodes** (s.u., s.a. Kap. 22.6.1).
- **Exogen-allergische Alveolitis (Farmerlunge).** Zirkulierende Antikörper reagieren mit Antigenen in der Alveolenwand (inhalierte Schimmelpilz-Allergene).
- **ARTHUS-Phänomen.** Es ist die lokale Form der Typ-III-Reaktion. Die Reaktion von löslichen Antigenen mit Antikörpern in der Wand kleiner Blutgefäße führt zu einer Vaskulitis mit Rötung, Schwellung, exsudativer Entzündung, Blutungen und Nekrosen.

5.2.2 Reaktionen des zellulären (T-Zell-)Systems

Typ-IV-Reaktion (zellvermittelter Typ)

Definition

24–48 h nach Antigen-Kontakt (Spätreaktion) kommt es zur Entzündungsreaktion durch T-Zellen.

Ätiologie/Pathogenese

Das Antigen wird spezifisch sensibilisierten T-Zellen präsentiert. Diese setzen Botenstoffe frei, die andere Lymphozyten und Makrophagen anlocken. Man unterscheidet die verzögerte Immunreaktion durch CD4-Helferzellen von der zellulären Reaktion durch zytotoxische CD8-Zellen.

Beispiele

- **Tuberkulinreaktion (Tine-Test, MENDEL-MENTOUX).** Bei Vorliegen einer Tuberkulose kommt es 48 Stunden nach einer Tuberkulin-Injektion zur Ausbildung einer knötchenförmigen Verhärtung der Haut (s.a. Kap. 13.5).
- **Kontaktallergie.** Auf die Haut aufgebrachte Antigene verursachen eine Kontaktdermatitis (Nickel, Zink, Dichromate).

- **Transplantatabstoßung.** Bei Geweben, die nicht histokompatibel sind, kommt es zu T-Zell-vermittelten Abstoßungsreaktionen (s.u.).
- **Granulomatöse Reaktion**. Bei längerem Antigenkontakt entstehen typische Granulome (z.B. bei der Tuberkulose) mit Infiltrationen von Entzündungszellen und Epitheloidzellen.
- **JONES-MOTE-Reaktion**. Im Gegensatz zur Tuberkulinreaktion kommt es neben der zellulären Reaktion zur Ansammlung von basophilen Granulozyten unter der Haut und zur Produktion von IgE. Die Reaktion ist damit nicht ausschließlich dem T-Zell-System zuzuordnen.

5.2.3 Autoimmunkrankheiten

Definition

Bei Autoimmunerkrankungen wirken wahrscheinlich **körpereigene Stoffe** als Antigene.

Ätiologie/Pathogenese

Die genaue Entstehung von Autoimmunkrankheiten ist nicht bekannt, es gibt aber mehrere mögliche Erklärungen:

- **Kreuzreaktion zwischen körperfremden und körpereigenen Strukturen.** Die gebildeten Antikörper richten sich sowohl gegen die Erreger (z.B. Streptokokken) als auch gegen körpereigene Strukturen (z.B. Endokard). Diese Fähigkeit des Erregers wird als **molekulare Mimikry** bezeichnet.
- **Autoantigene.** Gewebe, wie z.B. Nerven, Linsenprotein, Spermatozoen, Mitochondrienanteile und Myosin, die normalerweise nicht mit dem Immunsystem in Kontakt kommen, verursachen eine immunologische Reaktion.
- **Aktivitätsverlust der T-Suppressor-Zellen.**
- **Virale Induktion.** Einige Viren können B-Zellen zur polyklonalen Antikörperherstellung stimulieren, d.h., es werden viele unterschiedliche Antikörper gebildet, die sich dann auch gegen körpereigene Strukturen richten können.
- **Genetische Faktoren.** Viele Autoimmunkrankheiten treten familiär gehäuft auf, oft findet sich eine Assoziation mit bestimmten HLA-Typen (insbesondere der Klasse II).

Morphologie

Autoimmunkrankheiten verlaufen meist chronischrezidivierend mit entzündlichen Gewebszerstörungen durch Typ-II- und Typ-III-Reaktionen. Es gibt organspezifische und systemische Formen.

Organspezifische Autoimmunerkrankungen

- **Thyreoiditis HASHIMOTO.** Es finden sich Antikörper gegen Thyreoglobulin, Follikelepithel und mikrosomale Antigene der Schilddrüse. Morphologisch zeigt sich eine lymphozytäre Infiltration mit charakteristischer Follikelbildung. Klinisch

kommt es initial zur Hyperthyreose, dann atrophiert das Organ durch die zunehmende Gewebedestruktion (s.a. Kap. 11.4.3).

- **Morbus BASEDOW.** Autoantikörper gegen TSH-Rezeptoren wirken stimulierend auf die Hormonproduktion (Hyperthyreose). Klinisch imponiert typischerweise die Merseburger Trias: Exophthalmus, Struma, Tachykardie (s.a. Kap. 11.4.2).
- **Morbus WERLHOF (idiopathische thrombozytopenische Purpura, ITP).** Durch Autoantikörper gegen Thrombozyten entstehen Thrombopenien. Die akute Form der ITP tritt meist bei Kindern nach viralen Infekten auf. Die chronische Form ist die eigentliche autoimmunologische Reaktion, die eher bei erwachsenen Frauen vorkommt. Typisch sind Petechien, Schleimhautblutungen und eine Hämaturie.
- **Autoimmunhämolytische Anämien.** Durch Wärme- oder Kälte-Antikörper gegen Erythrozyten (s.a. Kap. 34.1.3) kommt es zur Hämolyse.
- **Myasthenia gravis.** Antikörper gegen Azetylcholinrezeptoren der Muskulatur führen zur Blockade der neuromuskulären Übertragung. Typisches Symptom ist die Ermüdbarkeit der Muskulatur bei Belastung.
- **Morbus ADDISON.** Die primäre Nebenniereninsuffizienz ist in ca. 50% der Fälle durch eine Reaktion von Autoantikörpern bedingt. Es kommt zur verminderten Hormonproduktion von Androgenen, Mineralo- und Glukokortikoiden. Klinisch finden sich Hyponatriämie, Hyperkaliämie, Hypotonie, Tachykardie, Schwäche, vermehrte Pigmentierung der Haut.
- **Diabetes mellitus Typ I**. Man vermutet Antikörper gegen Inselzellen des Pankreas als Ursache dieser Diabetes-Form.
- **Pemphigus vulgaris.** Autoantikörper gegen die Interzellularsubstanz der Keratinozyten verursachen intraepidermale Blasen (s.a. Kap. 22.6.4).
- **Pemphigoid.** Antikörper gegen die Basalmembran führen zu subepidermalen Blasen (s.a. Kap. 22.6.4).
- **Perniziöse Anämie.** Durch Antikörper gegen Zellen der Magenschleimhaut oder den Intrinsic factor entsteht eine Vitamin-B12-Mangelanämie (s.a. Kap. 34.1.4).

Systemische Autoimmunerkrankungen

- **Systemischer Lupus erythematodes (SLE).** Es finden sich antinukleäre Antikörper (ANA) gegen unterschiedliche Kernstrukturen (insbesondere doppelsträngige DNA, Histone, Ribonukleoproteine). Daneben finden sich auch oft Antikörper gegen Blutzellen. Anti-Phospholipid-Antikörper haben eine Thromboseneigung zur Folge. Die Reaktion auf die abgelagerten Immunkomplexe bewirkt eine nekrotisierende Vaskulitis, insbesondere der Haut (**Schmetterlingserythem**). Seröse Häute sind in Form von **Perikarditis** oder **Pleuri-**

tis betroffen. Die **abakterielle Endokarditis** LIB-MAN-SACKS ist durch Einführung der Kortisontherapie selten geworden. Häufig führt eine Nierenbeteiligung zur **Glomerulonephritis** (mesangiale, fokale oder diffus proliferative oder diffus membranöse Form). Eine **Arthritis** findet sich bei fast 90% der Fälle. Nicht selten ist auch das **ZNS** betroffen (Psychosen, Kopfschmerzen). Häufiger erkranken Frauen (s.a. Kap. 22.6.1).

Kasuistik

Ein 18-jähriges Mädchen stellte sich mit Herzrasen in einer Ersten Hilfe-Stelle vor. Die Tachykardie von 120/min wurde als psychogen abgetan. Bei Persistenz der Beschwerden veranlaßte der Hausarzt eine Echokardiographie, die einen Perikarderguß zeigte. Das Mädchen wurde stationär aufgenommen. Bei der Routinelaborkontrolle zeigte sich ein erhöhter Kreatininspiegel von über 2 mg/dl sowie ein erhöhter CRP-Wert. Bei der klinischen Untersuchung (die vorher zu oberflächlich war!) fielen nun auch geschwollene Fingergelenke der linken Hand und ein sehr diskretes Erythem der Wangen auf. Es bestand der hochgradige Verdacht auf eine systemische Autoimmunerkrankung. Die Spezialuntersuchungen erbrachten den Nachweis von ANA und ds-DNA-Antikörpern. Die bei steigenden Kreatininwerten durchgeführte Nierenbiopsie zeigte eine erhebliche Beteiligung der Niere mit diffuser proliferativer Glomerulonephritis. Die Therapie mit Kortikoiden und Cyclophosphamid führte zu einer deutlichen Besserung der Symptomatik.

- **Sklerodermie (Systemische Sklerose).** Bei dieser Erkrankung, die ebenfalls Frauen häufiger betrifft, beobachtet man eine Sklerosierung des Bindegewebes und der Haut (Spannung, Verhärtung). Klinisch sieht man ein RAYNAUD-Phänomen und eine Gangrän der Akren. Die Fibrosierung innerer Organe (Ösophagus, Lunge, Herz, Niere) hat Dysphagie, Cor pulmonale, Kardiomyopathie und Niereninsuffizienz zur Folge. Man unterscheidet eine **diffuse Form** (v.a. Haut) und das **CREST-Syndrom** (Calcinosis cutis, RAYNAUD-Symptomatik, Beteiligung des Ösophagus [engl. esophagus], Sklerodaktylie, Teleangiektasien). SCL-70 ist der spezifisch nachgewiesene Antikörper der diffusen Sklerodermie, beim CREST-Syndrom finden sich antizentromere Antikörper.
- **Rheumatoide Arthritis.** Antikörper gegen Kollagen führen zu Synovialitis, Arthritis, Tendovaginitis. Klinische Symptome dieser häufigsten Erkrankung des Bindegewebes sind Morgensteifigkeit, Ulnardeviation, Rheumaknoten. In 70–80% der Fälle lassen sich Rheumafaktoren (IgM gegen IgG-Fc-Rezeptoren) nachweisen.
- **SJÖGREN-Syndrom.** Autoantikörper gegen Epithelien von Speichel- und Tränendrüsen verursachen die klinischen Leitsymptome Xerophthalmie (trockene Augen) und Xerostomie (trockener Mund). Es findet sich häufig assoziiert mit anderen Autoimmunerkrankungen. Charakteristisch sind Antikörper gegen Ribonukleoproteine SS-A und -B (s.a. Kap. 21.2.2).
- **Dermatomyositis.** Es findet sich eine Fibrosierung (auch Nekrosen) der Muskulatur (Schwäche und Muskelschmerz) und eine lila Verfärbung der Haut (v.a. der Lider) (s.a. Kap. 22.6.2). Bei der Polymyositis findet sich keine Hautbeteiligung.
- **Mixed connective tissue disease (SHARP-Syndrom).** Antikörper gegen Ribonukleoproteine (insbesondere U1RNP) lassen sich bei dieser Kombination aus Lupus erythematodes, Sklerodermie, Polymyositis und rheumatoider Arthritis nachweisen. Die Prognose ist relativ günstig.
- **Morbus WEGENER (WEGENER-Granulomatose).** Es handelt sich um eine nekrotisierende Vaskulitis, die Lunge, Nieren, Nasen-Rachen-Raum (Sinusitiden, Otitiden) und Gelenke betreffen kann. Die nachgewiesenen Antikörper sind vom cANCA-Typ. Typischerweise finden sich granulomatöse Veränderungen mit zentralen Nekrosen und Nekrosen der Blutgefäße.

5.3 Immundefekte

Defekte des Immunsystems werden in primäre (angeborene) und sekundäre (erworbene) Formen unterteilt.

5.3.1 Primäre (angeborene) Immundefekte

B-Zell-Defekte

- **Agammaglobulinämie BRUTON.** Es handelt sich um einen X-chromosomal vererbten Defekt der humoralen Abwehr mit einer Reifungsstörung der B-Zellen und fehlenden Keimzentren in den Immunorganen. Die Lymphozytenzahl ist normal. Durch das Fehlen von Immunglobulinen entstehen schwere bakterielle Infekte. Manifestation beim männlichen Geschlecht nach dem 6. Monat, zuvor besteht Schutz durch mütterliche Antikörper.
- **Isolierter IgA-Mangel.** Bei diesem häufigsten primären Immundefektsyndrom ist die B-Zellreifung blockiert. Dies führt zu gehäuften Infektionen des Respirationstraktes.
- **Common variable immunodeficiency- (CVI-) Syndrom.** Bei diesem Immundefekt wird ein Vererbungsmodus noch diskutiert. B-Zellen sind zwar vorhanden, aber in ihrer Funktion gestört. Die Störung manifestiert sich erst nach der Pubertät.

T-Zell-Defekte

T-Zell-Defekte betreffen v.a. den Schutz vor viralen und fungalen Infektionen.

- **DiGeorge-Syndrom.** Die 3. und 4. Schlundtasche werden nicht ausgebildet. Deshalb sind Thymus und Nebenschilddrüsen hypoplastisch. Die parakortikalen Zonen der Lymphknoten sind lymphozytenarm. Kombinationen mit kardiovaskulären Fehlbildungen (Fallot-Tetralogie) sind häufig. Klinisch leiden diese Kinder an gehäuften Infekten durch Viren, Pilze oder Protozoen. Das erste Symptom ist oft die Neugeborenen-Tetanie durch die hypoplastischen Nebenschilddrüsen mit entsprechender Hypokalzämie.
- **Nezelof-Syndrom.** Ein T-Zellmangel und eine Thymusdysplasie finden sich bei diesem autosomal-rezessiv vererbten Defekt.

Kombinierte B- und T-Zell-Defekte

Schwere kombinierte Immundefekte werden als SCID (**s**evere **c**ombined **i**mmune **d**eficiency) bezeichnet.

- **Agammaglobulinämie vom Schweizer Typ.** Die meisten Formen werden autosomal-rezessiv vererbt. Fehlende Ausreifung der Vorläuferzellen führt zur Thymusdysplasie. Neben den T-Lymphozyten fehlen auch Immunglobuline. Bereits in den ersten Lebenswochen entstehen tödliche Infektionen.
- **Wiskott-Aldrich-Syndrom.** Bei dieser X-chromosomal-rezessiv vererbten Störung werden Antikörper gegen polysaccharidreiche Antigene gebildet. Zusätzlich besteht ein T-Zell-Defekt. Klinisch imponieren Ekzeme, Hautblutungen durch Thrombopenie und rezidivierende Infekte (Otitis media, Lunge).
- **Louis-Bar-Syndrom (Ataxia teleangiectatica).** Ein Ig-Mangel und ein Helferzelldefekt sind typisch für diese autosomal-rezessive Erkrankung. Klinisch finden sich gehäuft Tumoren des retikuloendothelialen Systems, außerdem extrapyramidale motorische Störungen (Tremor), Retardierung, okulokutane Teleangiektasien und Pigmentflecken.

5.3.2 Sekundäre (erworbene) Immundefekte

Störungen des humoralen (B-Zell-)Systems

Das humorale System kann gestört werden durch:
- **Proteinmangel.** Die Proteinzufuhr ist bei Mangelernährung oder Tumorkachexie gestört. Ein Proteinverlust resultiert beim nephrotischen Syndrom oder bei Darmerkrankungen. Folge ist eine verminderte Antikörperbildung.
- **B-Zell-Tumoren (Gammopathien).** Durch Proliferation eines Plasmazellklons kommt es zur exzessiv gesteigerten Immunglobulin-Produktion. Ist nur ein Klon betroffen, handelt es sich um eine monoklonale Gammopathie. Polyklonale Gammopathien finden sich z.B. begleitend bei Leberzirrhose oder Tumoren. Die entstehenden Immunglobuline sind häufig nicht für effektive Abwehrmechanismen brauchbar. Ein typisches Beispiel für eine monoklonale Gammopathie ist das Plasmozytom (s.a. Kap. 8.3.5).

Störungen des zellulären (T-Zell-)Systems

Das zelluläre System kann gestört werden durch:
- **Proliferationsstörung.** Immunsuppression durch Zytostatika oder T-Zelltumoren erhöhen das Risiko von schweren Infektionen.
- **Abnorme T-Zellfunktion.** Die Funktion der T-Zellen kann z.B. durch chronische Infekte oder Viren gestört sein.

5.3.3 Erworbenes Immundefektsyndrom (acquired immune deficiency syndrome, AIDS)

Der Erreger von AIDS, das **h**uman **i**mmunodeficiency **v**irus (HIV), infiziert bevorzugt CD4-Rezeptor-tragende Zellen (v. a. T-Helfer-Zellen, aber auch Monozyten, Langerhans-Zellen, Makrophagen, Gliazellen). Dadurch wird sowohl die zelluläre Zytotoxizität vermindert als auch die gerichtete Antikörper-Produktion durch B-Zellen gestört. Folge ist eine erhöhte Anfälligkeit für sogenannte opportunistische Erreger. Diese können von einem immunkompetenten Organismus meist unschädlich gemacht werden, im Fall der Immunsuppression kommt es zur Infektion.

Als Inkubationszeit bezeichnet man entweder die Zeit zwischen Virusexposition und Auftreten von spezifischen Antikörpern (1–6 Monate) oder klinisch den Zeitabstand zwischen der Infektion und dem Ausbruch von AIDS (ca. 10 Jahre). Von AIDS i.e.S. spricht man beim Auftreten von bestimmten neurologischen Erkrankungen, opportunistischen Infektionen oder Malignomen.

Die **C**enters for **D**isease **C**ontrol (CDC) teilen den Verlauf der HIV-Infektion in mehrere Stadien ein (Tab. 5-5).

5.4 Transplantationsimmunität

5.4.1 Grundlagen der Transplantation

Die Herkunft von Transplantaten kann
- **autolog** (vom Empfänger selbst stammend, z.B. Knochenmark),
- **isolog** (syngen) (von eineiigen Zwillingen stammend),
- **allogen** (von derselben Spezies stammend),
- **xenogen** (von einer anderen Spezies, z.B. Affe–Mensch, stammend) oder
- **alloplastisch** (künstlich) sein.

Der Erfolg einer Transplantation ist wesentlich von der Übereinstimmung der immunologischen Marker abhängig. Blutgruppenantigene des AB0-Systems

Tab. 5-5 Stadien der CDC-Klassifikation der HIV-Infektion

Stadium	Manifestation
I	**akute Infektion** 1–6 Wochen nach Infektion, mononukleoseähnliches Bild
II	**Latenzphase** symptomarm, evtl. Lympho-, Thrombo-, Granulozytopenie
III	**Lymphadenopathie-Syndrom (LAS)** generalisierte Lymphknotenschwellungen
IV	
A	**AIDS-related complex (ARC)** Fieber, Gewichtsverlust, Diarrhö, Nachtschweiß, Abnahme der T-Helferzellen
B	**neurologische Erkrankungen** subakute Enzephalitis mit Atrophie, Myelopathien, Neuropathien
C1	**opportunistische Infektionen** • **Protozoen** (Pneumocystis-carinii-Pneumonie, zerebrale Toxoplasmose, Kryptosporidiose) • **Pilze** (pulmonale/ösophageale Candidiasis, Aspergillose, Histoplasmose) • **atypische Mykobakterien** • **Viren** (Herpes simplex, Zytomegalievirus)
C2	**andere Infektionen** Herpes zoster, extrapulmonale Tbc, Haarleukoplakie
D	**Malignome** KAPOSI-Sarkom, Non-HODGKIN-Lymphome
E	**andere Erkrankungen** **wasting syndrome** (Gewichtsabnahme, chronische Diarrhöen)

und fremde Histokompatibilitätsantigene verursachen eine Abstoßung des Transplantats (MHC, Transplantationsantigene, s.a. Kap. 5.1.2). Die enorme individuelle Diversität dieser Antigene macht eine genaue Übereinstimmung zwischen Transplantat- und Empfänger-Antigenmuster unmöglich. Durch Gewebstypisierung versucht man, den Grad der Gewebsverträglichkeit zu erhöhen. Um eine Abstoßung zu verhindern, ist in jedem Fall eine immunsuppressive Therapie mit ihren Nebenwirkungen (z.B. erhöhte Infektionsgefahr) nötig. Ausnahmen sind Transplantationen bei eineiigen Zwillingen und bei avaskulären Geweben wie der Kornea, weil dabei gegen vorhandene Antigene keine Antikörper gebildet werden. Verschiedene Organe neigen in unterschiedlichem Maße zu Abstoßungsreaktionen. Die Haut und das Knochenmark zeigen die stärksten, Niere und Herz mittlere und die Leber die geringsten Abwehrreaktionen.

5.4.2 Transplantatabstoßung

Die Transplantatabstoßung wird durch T-Lymphozyten und Antikörper vermittelt. Die Sensibilisierung der T-Lymphozyten erfolgt etwa nach 10 Tagen

durch Kontakt mit dem körperfremden HLA-System des Spenders. MHC-Klasse I und II-Moleküle werden durch CD8- bzw. CD4-Lymphozyten erkannt. Als Folge kommt es zur Zerstörung der Zielzelle sowie zur Zytokinfreisetzung. Letzteres bewirkt eine erhöhte Gefäßdurchlässigkeit, Infiltration von Lymphozyten und Makrophagen, ähnlich wie bei der verzögerten Immunreaktion Typ IV. Zusätzlich werden B-Zellen zur Antikörperproduktion angeregt. Folge der zellulären Abstoßung sind **Zellnekrosen**, **lymphatische Infiltrationen** des Gewebes und **Fibrosen**.

Die humorale Abstoßung spielt insbesondere bei Vorsensibilisierung (z.B. bei bereits erfolgter Organtransplantation) eine Rolle. Die zirkulierenden Antikörper reagieren mit dem Endothel des transplantierten Organs, Folge ist eine Komplementaktivierung. Die humorale Reaktion führt zu einer **nekrotisierende Vaskulitis**, bei chronischem Verlauf entsteht eine **Intimafibrose**.

Nach dem zeitlichen Verlauf unterscheidet man:
- **Hyperakute Abstoßung.** Direkt nach Herstellung des Blutflusses zum Transplantat, also nach Minuten bis Stunden, kann es zur hyperakuten Form der Abstoßung kommen. Der Empfänger hatte schon vor der Transplantation Antikörper gebildet. Folge sind nekrotisierende Vaskulitiden, Thrombosierungen und nachfolgende Ischämie des Transplantats mit Nekrosen. Seit Einführung von Gewebstypisierung und Kreuzproben (crossmatch, Empfänger-Serum gegen Spender-Lymphozyten) ist diese Form seltener geworden.
- **Akute Abstoßung.** In den ersten Wochen bis Monaten, aber auch Jahre nach der Transplantation (z.B. nach Reduktion der Immunsuppression) kann es zu dieser Form der Abstoßung kommen. Durch die zelluläre Abstoßung kommt es zur Infiltration von Lymphozyten im Gewebe und Gefäßen. Die humorale Rejektion bewirkt Endothelschäden mit Thrombosen und nekrotisierenden Vaskulitiden. Bei subakutem Verlauf der Vaskulitis proliferiert die Intima.
- **Chronische Abstoßung.** Die Schädigung schreitet langsam fort. Ihre Ursache ist meist eine obliterierende Arteriopathie mit Intimaproliferation und Fibrose des Organs. T-Lymphozyten und Marker infiltrieren die Intima, Myofibroblasten proliferieren, und das Gefäß obliteriert. Dadurch ist die Versorgung des Transplantats nicht mehr gewährleistet, es kommt zur Atrophie.

Beispiele:
- **Niere.** Bei der akuten Abstoßung finden sich Infiltrationen von Lymphozyten im Interstitium und in den Gefäßen. Eine Beteiligung der Tubuli führt zu Tubulusnekrosen. Klinisch werden eine Kreatininerhöhung, Entzündungsparameter, gelegentlich Fieber oder unspezifische Allgemeinsymptome beobachtet. Bei der chronischen Abstoßung imponiert eine verdickte Intima der Gefäße, die

zum Verschluß des Gefäßes führen kann. Es kommt zum Verlust der Glomeruli, zur interstitiellen Fibrose und tubulären Atrophie. Der Anstieg des Kreatinins erfolgt langsam über Monate.

- **Leber.** Die akute Rejektion manifestiert sich histologisch mit entzündlichen Infiltrationen des Gefäßendothels und der Portalfelder sowie einer Schädigung der Gallenwege. Folge der chronischen Abstoßung ist eine nicht-eitrige Zerstörung der kleinen Gallenwege (**v**anishing **b**ile **d**uct **s**yndrome, VBDS) und eine Transplantatvaskulopathie.

5.4.3 Graft-versus-host-Reaktion

Im Gegensatz zur Transplantatabstoßung kommt es bei der **G**raft-**v**ersus-**h**ost-**R**eaktion (GvhR) zu einer zytotoxischen Reaktion von **mitimplantierten Immunzellen des Transplantats** gegen den geschwächten Wirtsorganismus.

Besonders bei Knochenmarktransplantationen steht diese Reaktion im Vordergrund. Man findet sie auch nach Transfusionen bei Kindern mit angeborenen Immundefekten.

Die **akute** GvhR tritt innerhalb der ersten Wochen auf und betrifft v.a. die Haut (Exanthem), den Darm (Diarrhöen) und die Leber (Ikterus und Leberversagen). Histologisch sieht man eine **lymphozytäre Infiltration** und **Zellschäden**.

Die **chronische** GvhR zeigt – frühestens nach 3 Monaten – Veränderungen der Speicheldrüsen, der serösen Häute und des interstitiellen Gewebes. Klinisch ähnelt diese Form einer Autoimmunerkrankung.

6 Entzündung

K. J. Bühling

Unter einer Entzündung versteht man den Abwehrmechanismus des Organismus gegen eine mechanische, chemische oder physikalische **Noxe** (Schadstoff). Dem Organismus steht zur Abwehr ein **humorales** (z.B. Komplementsytem) sowie ein **zelluläres** (z.B. Leukozyten) **System** zur Verfügung (siehe Kapitel 5). Die Noxen können entweder exogen (z.B. postoperativ) oder endogen (z.B. Urämie) zugeführt worden sein. Selbst eigenes Gewebe oder Körperflüssigkeiten können eine Entzündung hervorrufen (z.B. Autoimmunerkrankungen). Besonders häufige exogene Entzündungserreger sind natürlich die Bakterien, die Viren, die Pilze und die Protozoen, aber auch andere Schadstoffe können zu Entzündungen führen. Hiervon handelt das Kapitel 4. Im folgenden Abschnitt werden die möglichen Entzündungsformen und deren morphologisches Korrelat besprochen. Des weiteren werden charakteristische Entzündungen und deren Krankheitsbild beschrieben.

6.1 Allgemeine und lokale Entzündungszeichen

Jeder Entzündungsprozeß ist durch folgende lokale Kardinalsymptome, die mehr oder minder ausgeprägt sein können, gekennzeichnet (nach CELSUS, 30 v. Chr.):
- **Calor** (Wärme; durch erhöhte Durchblutung)
- **Rubor** (Rötung; durch erhöhte Durchblutung)
- **Tumor** (Schwellung, Geschwulst; durch erhöhte Durchblutung und ödematöse Aufquellung)
- **Dolor** (Schmerz; durch die Freisetzung von Entzündungsmediatoren)
- **Functio laesa** (eingeschränkte Funktion des betroffenen Organs; 1858 von R. VIRCHOW hinzugefügt)

Die gesteigerte Durchblutung und die Freisetzung von Mediatoren können zu **systemischen Symptomen** führen:
- **Fieber**. Fieber als Leitsymptom einer Entzündung (obwohl es nicht immer vorhanden ist) wird durch eine Vielzahl an Zytokinen hervorgerufen (IL-6, IL-8, TNF-α, Interferon-α). Über die Freisetzung von PGE2 und PGF2α führen die Zytokine zu einer Temperatursollwerterhöhung im Hypothalamus. Diese kann auch durch exogen zugeführte Pyrogene (Endotoxine z.B. aus Tumorzellen) ausgelöst werden.

- **Tachykardie**. Diese tritt im Zusammenhang mit einer körperlichen Belastung (z.B. Fieber) vom Sinusknoten ausgehend auf.
- **Humorale Veränderungen**. Im Zusammenhang mit einer Entzündung lassen sich drei typische Veränderungen nachweisen:
  - **Leukozytose** (Normal: 4000–10000/nl). Kennzeichnend für bakterielle Infektionen sind die neutrophilen Granulozyten, deren Ausschüttung ebenfalls über die o.g. Zytokine gesteuert werden. Bei parasitären Infektionen sowie allergischen Reaktionen kommt es zur Ausschüttung von eosinophilen Granulozyten, während für virale Infektionen die Lymphozyten charakteristisch sind.
  - **Erhöhung der Akut-Phase-Proteine**. Hier sind insbesondere das C-reaktive Protein (CRP), die α-Globuline und das Fibrinogen zu nennen. Der erhöhte Anteil dieser Plasmaproteine, insbesondere des Fibrinogens, führt nach einer Latenzzeit von ca. 24 h zur Erhöhung der unspezifischen Blutkörperchensenkungsgeschwindigkeit (falsch erniedrigt bei Verbrauchskoagulopathie!). Die Erhöhung des CRP ist bei bakteriellen Infektionen höher als bei viral verursachten.
  - **Infektanämie**. Im Zusammenhang mit einer chronischen Entzündung (und auch einem malignen Geschehen) kommt es häufig zu einer Anämie, die möglicherweise auf die Mikroorganismen wachstumshemmend wirken soll.

Klinik
Sehr hilfreich bei der Differentialdiagnose des Fiebers unklarer Genese sind eine **sorgfältige Anamnese** und der **Verzicht auf fiebersenkende Pharmaka**, sofern diese nicht zur Kreislaufstabilisation indiziert sind. Die **Fieberkurve** ermöglicht dann bereits den Ausschluß der einen oder anderen Differentialdiagnose. So ist die Malariainfektion durch die charakteristischen, erregerspezifischen fieberfreien Intervalle gekennzeichnet, während subfebrile Temperaturen, evtl. mit tageszeitlichen Schwankungen, bei einer Tuberkulose sowie viralen oder bakteriellen Infektionen auftreten können.

Als Besonderheit ist noch das typhoide Fieber zu erwähnen, bei der es zu einer **relativen Bradykardie** kommt (ebenso bei Brucellosen und Leptospirosen). Diese Form ist zu unterscheiden von einer kardial bedingten Bradykardie, beispielsweise beim akuten rheumatischen Fieber oder einer Endokarditis. Immunsupprimierte Patienten bilden auch bei schweren Infektionen häufig kein Fieber aus!

6.2 Einteilungsprinzipien

Man kann die Entzündungen nach unterschiedlichen Kriterien in Gruppen einteilen.

6.2.1 Einteilung nach dem zeitlich-klinischen Verlauf

- **Perakut.** Die perakute Verlaufsform ist durch einen **sehr kurzen Verlauf** gekennzeichnet. Sie verläuft meist letal. Ursächlich hierfür ist häufig eine Immunsuppression des Organismus oder eine besonders hohe Virulenz des Erregers. Als Beispiel sei die akute phlegmonöse Epiglottitis erwähnt, die bei protrahiertem Therapiebeginn äußerst schnell zum Tode führt.
- **Akut.** Die akute Form beginnt ebenfalls schnell, heilt aber im allgemeinen wieder ab (Restitutio ad integrum).
- **Subakut und subchronisch.** Bei diesen Formen ist eine Abheilung nicht immer selbstverständlich, aber möglich. Die granulierenden Entzündungen gehören in diese Gruppe.
- **Primär chronisch.** Hierzu gehört die primär chronische Polyarthritis. Üblicherweise heilt eine chronische Entzündung, deren Verlauf schubweise erfolgt, nicht mehr aus.
- **Sekundär chronisch.** Als sekundär chronische Entzündung bezeichnet man eine chronische Entzündung, die aus einer akuten hervorgegangen ist (z.B. Übergang von der akuten in die chronische Bronchitis).

6.2.2 Einteilung nach dem morphologischen Bild

Das morphologische Bild entwickelt sich parallel zum zeitlichen Verlauf. Bei **akuten bakteriellen Entzündungsgeschehen** findet man in der Regel viele **neutrophile Granulozyten** im betroffenen Gebiet. Nach einiger Zeit werden diese Zellen durch die **Rundzellen (Monozyten, Makrophagen** und **Lymphozyten)** ersetzt. Diese Tatsache läßt sich zur Differenzierung zwischen einer akuten und einer chronischen Entzündung verwenden. **Ausnahme:** Bei **allergisch** oder **viral ausgelösten Entzündungen** können bereits in der akuten Phase Lymphozyten und Plasmazellen erscheinen. Auch bei **immunsupprimierten Patienten** sowie bei **Autoimmunerkrankungen** können die typischen Entzündungszellen der chronischen Entzündung auftreten.

6.2.3 Einteilung nach der vorherrschenden azellulären oder zellulären Entzündungskomponente

Das entzündete Gewebe ist durch die **verschiedenen Infiltrate** gekennzeichnet. So gibt es **seröse** (z.B. Cholera), **fibrinöse** (z.B. Diphtherie, Pleuritis sicca), **eitrige** (z.B. Furunkel), **hämorrhagische** (z.B. Milzbrand), **granulierende** (z.B. Hautwunde) und **granulomatöse** Entzündungen (z.B. Tuberkulose). Im zeitlichen Verlauf einer Entzündung kann es auch zu einem Wechsel des Infiltrates kommen. Auch die vorherrschende Entzündungskomponente ermöglicht diagnostische Rückschlüsse. Auf die einzelnen Entzündungsformen wird in Kapitel 6.5 noch genauer eingegangen.

6.3 Entzündungsausbreitung

Bisher wurde nur die lokale Entzündung besprochen. In der Regel bleibt sie lokal, da ihre Ausbreitung einerseits durch **örtliche Gegebenheiten**, wie z.B. Organkapseln und Bindegewebssepten gehemmt wird. Andererseits wirken einströmendes **Fibrin** und die von Staphylokokken gebildete **Koagulase ausbreitungshemmend** (Abszedierung).

Unter Umständen kann es aber auch zu einer **Verlagerung des Entzündungsherdes** kommen. So dringen viele Bakterien und Viren im Nasen-Rachen-Raum ein und verursachen ein Krankheitsbild an ganz anderer Stelle (z.B. Meningitis).

Folgende Enzyme, die z.B. in Streptokokken gebildet werden, **fördern** die **Ausbreitung:**
- **Hyaluronidase**
- **Kollagenase**
- **Streptokinase**
- **Fibrinolysin**

Die Ausbreitung verläuft häufig über gegebene Wege. Zum Beispiel **intrakanalikulär** (Cholangitis, Pericholangitis), **lymphogen, hämatogen** oder im **Liquor.** Auch eine **neurogene Ausbreitung** ist möglich (z.B. Rabies-Viren oder Varicella-Zoster-Viren). Und nicht zuletzt können sich die Erreger auch direkt in einem Gewebe ausbreiten, z.B. entlang der Organkapsel **(per continuitatem).** Oder sie können – ebenfalls direkt – auf das Nachbarorgan übergreifen **(per contiguitatem).**

Breitet sich der Erreger **systemisch** aus, kann er eine Vielzahl weiterer Reaktionen und Symptome hervorrufen, wie z.B. Fieber oder eine Hepatosplenomegalie.

6.4 Teilaspekte der entzündlichen Reaktion

6.4.1 Entzündliche Kreislaufstörungen

Nach Eintritt eines Entzündungsreizes läßt sich die Gefäßreaktion in 3 Phasen einteilen:

- **1. Phase** (fakultativ). Die **Arteriolenkonstriktion** (Sekunden bis Minuten) führt zur Abblassung des Gewebes (umstritten).
- **2. Phase** (obligat). Die **Vasodilatation der Arteriolen, Kapillaren und Venolen** (Eintritt nach Minuten, Dauer einige Stunden) verursacht die Kardinalsymptome der Entzündung (s.o.).
- **3. Phase** (obligat). Die **Venolenkonstriktion** (Eintritt nach Stunden, Dauer Stunden) führt zu Hämostase, Permeabilitätssteigerung (z.B. durch Histamin) und Exsudation.

6.4.2 Nichtzelluläre und zelluläre Komponenten

Aufgrund der erhöhten Permeabilität kann es zum Einstrom verschiedener Bestandteile in das entzündete Gebiet kommen. Hierbei wird insbesondere der **interzelluläre Pfad** benutzt. Sämtliche Leukozyten besitzen die Fähigkeit, sich durch Adhäsion an das Endothel der Gefäße im entzündeten Gebiet zu heften. Dort sezernieren sie Mediatoren, die eine Kontraktion der Endothelzellen herbeiführen; die Leukozyten – wie auch die Monozyten – wandern zum Interzellularspalt (Endothellücke), durch den sie dann in das Entzündungsgebiet gelangen.

Wie oben bereits angeführt, erlauben die einströmenden Bestandteile eine Einteilung der Entzündung.

Nichtzelluläre Bestandteile

Als nichtzelluläre Bestandteile können **Serum** oder **Plasma** (Serum und Fibrinogen) einströmen.

Zelluläre Bestandteile

- **Neutrophile Granulozyten.** „Mikrophagen" aus dem Knochenmark bilden Interferon sowie proteolytische (Hydrolasen, Kollagenasen, Lysozym) und **chemotaktische Substanzen** (C5a, Leukotrien B), die sie im Zielgebiet freisetzen. Sie treten insbesondere bei **akuten bakteriellen Entzündungen** auf und sind somit die „Polizei der Immunabwehr". Phagozytierte Stoffe werden durch Proteine und Lysozym abgebaut. Zerfallene Granulozyten und eingeschmolzenes Gewebe bilden den Eiter (Pus). Sie aktivieren das Komplementsystem und steuern die Durchblutung.
- **Eosinophile Granulozyten.** Sie stammen ebenfalls aus dem Knochenmark und befinden sich in der Mukosa. Sie unterstützen die Wirkung von IgG und IgA. Sie reagieren mit den Mastzellen und den basophilen Granulozyten, indem sie die Histaminfreigabe auslösen (erhöht z.B. bei Asthmatikern). Die eosinophilen Granulozyten finden sich häufig bei **Parasitenbefall** oder bei **Allergikern** (z.B. bei Asthmatikern in der Bronchialschleimhaut). Auch sie können phagozytieren.
- **Basophile Granulozyten.** Sie entstammen dem Knochenmark, befinden sich im Blut und enthalten Heparin und **Histamin**. Funktionell ähneln sie den Mastzellen.
- **Gewebsmastzellen.** Sie befinden sich im Oberflächengewebe und können sich **amöboid** bewegen. Sie sezernieren ebenfalls **Heparin** und **Histamin** und besitzen Rezeptoren für IgG, IgE und C5a (Komplementsystem). Sie tragen zur Steuerung des Entzündungsgeschehens bei. Wie die basophilen Granulozyten sind sie an der Hypersensibilitätsreaktion Typ I beteiligt.
- **Lymphozyten.** Sie bilden **Lymphokine** und treten bevorzugt bei **viralen Infektionen** und **chronischen Entzündungen** auf (s.a. Kap 5.1.2). Als Sonderform können sie sich bei einer Masernerkrankung zur WARTHIN-FINKELDEY-**Riesenzelle** umwandeln.
- **Plasmazellen.** Sie entstehen aus den B-Lymphozyten und unterstützen die spezifische Immunabwehr durch die Bildung der **Immunglobuline**.
- **Fibroblasten.** Sie befinden sich im Gewebe und werden durch spezifische Mediatoren der Granulozyten und Makrophagen nach Abklingen der akuten Entzündung zur **Fasersynthese** angeregt.
- **Endothelzellen.** Sie bilden verschiedene Mediatoren. Sie können selektiv bestimmte Bestandteile in das Entzündungsgebiet hereinlassen und die Kapillarsprossung fördern.
- **Monozyten (Blutmakrophagen).** Sie entstammen den gleichen Vorläuferzellen wie die Granulozyten und befinden sich im Blut, wo sie verschiedene Stoffe phagozytieren, Enzyme sezernieren, mit dem Komplementsystem interagieren und den T-Lymphozyten die Antigene präsentieren können. Nach etwa 2 Tagen wandern sie ins Gewebe. Je nach Zielgewebe werden diese „Gewebsmonozyten" (Makrophagen) als **Histiozyten** (Bindegewebe), **Alveolarmakrophagen** (Lunge), KUPFFER-**Sternzellen** (Leber), **Osteoklasten** (Knochen), **Deckzellen** (Synovialis) oder **Mikrogliazellen** (Nerven) bezeichnet. Die Makrophagen können im Gewebe proliferieren.

Bei Aufnahme von Fetten sehen die Makrophagen (**Lipophagen**) schaumig aus. Je nach der Herkunft der Fette werden sie als **Xanthomzellen** (z.B. bei Fettgewebsnekrosen, in Xanthomen) oder **Fettkörnchenzellen** (bei Hirnerweichungen) bezeichnet. Wenn Makrophagen ein schlecht verdauliches Material angeboten bekommen, mauern sie das Material ein und werden dann als **Epitheloidzellen** bezeichnet. Diese sind auf die Synthese und Sekretion von Proteasen, Elastasen und Kollagenasen spezialisiert. Ihr Kern zeichnet sich durch die spezifische **Schuhsohlenform** aus.

Die Makrophagen bzw. Epitheloidzellen sind befähigt, zu fusionieren und sog. **Riesenzellen** zu bilden (Abb. 6-1). Der Vorteil dieser Verschmelzung liegt vermutlich in der Energieeinsparung („zentrales Kraftwerk"). Man findet diese (pathologischen) Riesenzellen meistens in **Granulomen** (knötchenförmige Neubildung aus Granulations-

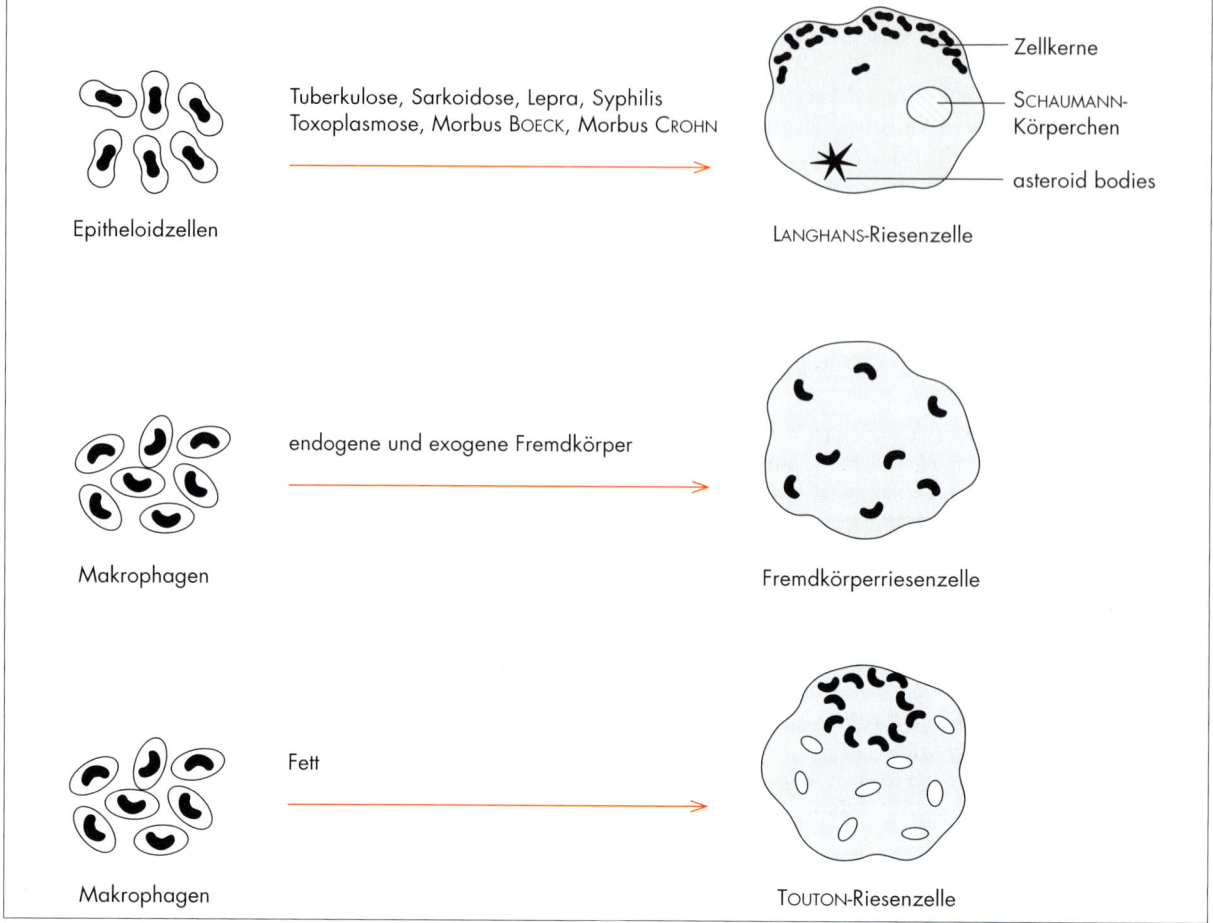

Epitheloidzellen — Tuberkulose, Sarkoidose, Lepra, Syphilis, Toxoplasmose, Morbus BOECK, Morbus CROHN → LANGHANS-Riesenzelle (Zellkerne, SCHAUMANN-Körperchen, asteroid bodies)

Makrophagen — endogene und exogene Fremdkörper → Fremdkörperriesenzelle

Makrophagen — Fett → TOUTON-Riesenzelle

Abb. 6-1 Bildung von Riesenzellen. LANGHANS-Riesenzellen, Fremdkörperriesenzellen und TOUTON-Riesenzellen sind häufig mit bestimmten Erkrankungen assoziiert.

gewebe, s.u.). Die Riesenzellen sind häufig mit bestimmten Erkrankungen assoziiert. Sie sind aber nicht zu verwechseln mit den physiologischen Riesenzellen, wie z.B. den Megakaryoblasten (Knochenmarksriesenzellen) und den chorialen Riesenzellen.

– **LANGHANS-Riesenzellen.** Sie entstehen durch **Fusion von bis zu 100 Epitheloidzellen**, die das gleiche schwer verdauliche Material bearbeiten. Die Zellkerne liegen geordnet am Rand. Im Zytoplasma sieht man häufig sog. **asteroid bodies.** Es handelt sich um sequestriertes (abgesondertes) Zytoplasma. Weiter findet man muschelartige Kalksalz-Einschlüsse, die **SCHAUMANN-Körperchen.**

– **Fremdkörperriesenzellen.** Diese entstehen ebenfalls durch **Fusion vieler Makrophagen** im Zusammenhang mit im Gewebe liegenden Fremdkörpern, wie z.B. Nahtmaterial, Talkum, Urat- oder Cholesterinkristallen. Ihre Kerne liegen jedoch unregelmäßig im Zytoplasma verteilt. Das Zytoplasma zeigt sich granulär oder homogen.

– **TOUTON-Riesenzellen.** Sie entstehen aus Makrophagen, die größere Mengen Fett verdauen müssen. Die Kerne liegen typischerweise kreis-

förmig angeordnet zentral oder in der Peripherie. Man findet diese Riesenzellen in **Xanthomen** (gutartige Bindegewebstumoren an Sehnen und an der Haut) sowie bei der HAND-CHRISTIAN-SCHÜLLER-Krankheit. Die kleinen Granulome unterhalb des Auges werden als **Xanthelasmen** bezeichnet. Im jungen Lebensalter sind sie meist Folge einer Hyperlipoproteinämie.

Klinik

Bei einem **Differentialblutbild** (Tab. 6-1) werden die prozentualen Anteile der einzelnen Leukozyten ausgezählt. Eine erhöhte Konzentration verschiedener Blutzellen erlaubt einen Rückschluß auf eine Erkrankung. Eine Erhöhung der Leukozyten wird als **Leukozytose** bezeichnet. Sie ist zumeist Ausdruck der Reaktion des Körpers auf eine Entzündung, kann aber auch durch ein Malignom hervorgerufen werden. Als **Linksverschiebung** bezeichnet man das gehäufte Auftreten von Blutzellvorstufen. So tritt die **granulozytäre Linksverschiebung** (der Anteil der stabkernigen Leukozyten ist erhöht) häufig im Zusammenhang mit akuten bakteriellen Infektionen auf.

Tab. 6-1	Differentialblutbild	
Leukozyten	4000–10 000/μl	
Granulozyten		
neutrophile		
stabkernige (Vorstufe)	3	%
segmentkernige	60	%
eosinophile	2	%
basophile	0,5	%
Monozyten	4	%
Lymphozyten	30	%

6.4.3 Mediatoren der Entzündung und ihre Funktion

Der Entzündungsprozeß wird durch eine Vielzahl von Botenstoffen unterstützt und gesteuert. Sie lassen sich nach ihrem Entstehungsort in zellvermittelte und serumvermittelte Mediatoren unterteilen.

Zellvermittelte (zytogene) Mediatoren

Definition

Zytogene Mediatoren, die sog. **Zytokine,** werden in bestimmten Zellen synthetisiert, gespeichert und am Entzündungsort freigesetzt.

Histamin. Es wird insbesondere aus den Granula der Mastzellen sowie den basophilen Granulozyten freigesetzt. Die für allergische Reaktionen verantwortlichen H_1-Rezeptoren befinden sich an den kleinen Blutgefäßen (Vasodilatation), den großen Blutgefäßen (Vasokonstriktion!) und den Bronchien (Konstriktion). Aktivierte H_1-Rezptoren führen hier zu einer Ausschüttung des Endothelium-Derived-Relaxing-Factor (ERDF). Ferner existieren Rezeptoren im Magen (H_2-Rezeptoren, cAMP-Mechnismus → HCl-Freisetzung) sowie im ZNS (H_3-Rezeptoren). Die Halbwertzeit des Histamins ist zwar sehr kurz, die Wirkung kann aber sehr heftig sein (Anaphylaxie).

• **Serotonine.** Serotoninrezeptoren (5-Hydroxtryptophan-Rezeptoren, 5-HT) sind im Körper ubiquitär verteilt. Man unterscheidet drei Rezeptorentypen
  – **5-HT_1-Rezeptor.** Sie befinden sich im ZNS und in der Peripherie und führen zur Vasodilatation. 5-HT_1-Rezeptor-Antagonisten finden ihren Einsatz als Migränetherapeutika.
  – **5-HT_2-Rezeptor.** Sie führen zur Vaso- und Bronchokonstriktion.
  – **5-HT_3-Rezeptor.** Sie führen – möglicherweise über ihre kardiale Wirkung (negativ chronotrop) – zum Blutdruckabfall. Rezeptoren im Magen-Darm-Trakt rufen eine Kontraktion hervor. 5-HT_3-Rezeptor-Antagonisten werden als potente Antiemetika mit peripherer und auch zentraler Wirkung eingesetzt.

• **Prostaglandine (PG).** Sie werden ubiquitär gebildet und lassen sich in mehrere Subtypen, die teilweise gegensätzliche Wirkungen entfalten, differenzieren. PGE_1 (Alprostadil) führt zur Vasodilatation und vermindert die Thrombozytenaggregation. Es wird deshalb u.a. bei peripheren Durchblutungsstörungen eingesetzt. PGE_2 (Dinoproston) wirkt über cAMP vasodilatierend und führt – im Gegensatz zu $PGF_{2\alpha}$ (Dinoprost) – zu einer Blutdrucksenkung sowie Bronchodilatation. Insbesondere das $PGF_{2\alpha}$ führt zur Uteruskontraktion, weshalb diese beiden Hormone zur Geburtseinleitung verwendet werden. PGE_2 sensibilisiert darüber hinaus die Nervenendigungen für Schmerzreize. Das in den Endothelien gebildete PGI_2 (Prostazyklin) steht mit dem in den Thrombozyten gebildetet Thromboxan A2 in Konkurrenz: PGI_2 führt zu einer Blutdrucksenkung sowie einer Hemmung der Thrombozytenaggregation. Prostaglandine werden bereits bei ihrer ersten Lungenpassage fast vollständig deaktiviert! Acetylsalicylsäure (ASS) hemmt die Prostaglandinsynthese.

• **Leukotriene.** Die in den Leukozyten gebildeten, aus mehreren Subtypen bestehenden Leukotriene werden aufgrund ihrer enormen bronchokonstriktorischen Wirkung für die Entstehung des Asthma bronchiale verantwortlich gemacht. Sie wirken auch permeabilitätssteigernd und koronarkonstriktiv und stimulieren eosinophile Granulozyten.

• **Lymphokine.** Hierunter wird eine Gruppe von Zytokinen subsummiert, die in den Lymphozyten gebildet werden. Einige immobilisieren Makrophagen (Makrophagenmigrationsinhibitionsfaktor, MIF), andere fördern ihre Migration (Makrophagenaktivationsfaktor, MAF) und fördern die Phagozytose.

• **Interleukine (IL).** Hierbei handelt es sich um ein große (und immer größer werdende) Gruppe von Zytokinen, die in verschiedenen Leukozyten gebildet werden und sehr unterschiedliche Wirkungen aufweisen. Sie werden zunehmend häufiger in den Prüfungen abgefragt. Eine Übersicht der wichtigsten Interleukine ist in Tabelle 6-2 dargestellt.

• **Tumor-Nekrose-Faktor (TNF).** Er wird von verschiedenen Zellen freigesetzt, moduliert verschiedene Stoffwechsel und wirkt auf Tumorzellen zytolytisch. Deshalb steht er u.a. im Mittelpunkt der onkologischen Forschung.

• **Plättchenaktivationsfaktor (PAF).** Er stammt aus Thrombozyten und Granulozyten, Makrophagen und Endothelzellen. Der PAF bewirkt eine Steigerung der Gefäßpermeabilität, eine Plättchenaggregation sowie eine Bronchokonstriktion.

• **Thromboxane.** Sie stammen aus den Thrombozyten, wirken vasokonstriktorisch und unterstützen die Thrombozytenaggregation.

• **Interferone (IFN).** Die Interferone werden von vielen verschiedenen Zellen gebildet und in drei Gruppen eingeteilt:
  – IFN-α vorwiegend aus Leukozyten und Makrophagen, wirkt antiproliferativ gegen Viren.

Tab. 6-2   Auswahl der wichtigsten Interleukine (IL).

Name	Bildungsort	Funktion
IL-1	Lymphozyten, Makrophagen, Fibroblasten	Hämatopoese, Aktivierung von T- und B-Lymphozyten, pyrogen
IL-2	T-Lymphozyten	Aktivierung von T- und B-Lymphozyten
IL-3	Monozyten, Endothelzellen, T-Lymphozyten	Hämatopoese
IL-4	T-Helfer-Zellen, Mastzellen	Aktivierung von neutrophilen Granulozyten, Aktivierung von B-Lymphozyten, Aktivierung von T-Helfer-Zellen
IL-5	T-Lymphozyten	Aktivierung von eosinophilen Granulozyten
IL-6	Monozyten, Makrophagen, Granulozyten, T- und B-Lymphozyten, Fibroblasten	Aktivierung von Hepatozyten, Hemmung von TNF, Aktivierung von Osteoklasten

– IFN-β vorwiegend aus Fibroblasten, wirkt antiproliferativ gegen Viren.
– IFN-γ vorwiegend aus T-Lymphozyten, wirkt immunmodulierend.
Die Wirkungen sind vielfältig. Alle Effekte werden über spezielle Rezeptoren vermittelt, die die Wirtszellen zur Produktion antiviraler Proteine anregen. Gentechnisch hergestellte IFN haben durch ihre antivirale und immunmodulatorische Wirkung eine klinische Bedeutung und sind Gegenstand intensiver Forschungen.

Plasmavermittelte Mediatoren

Definition

Plasmavermittelte Mediatoren werden ebenfalls in Zellen gebildet, dann aber als inaktive Form ins Plasma abgegeben. Hier werden sie bei Bedarf durch Enzyme aktiviert.

• **Kinine (Bradykinin, Leukokinin).** Sie werden u.a. in Granulozyten und Makrophagen gebildet. Sie bewirken eine Vasodilatation (Folge ist eine Blutdrucksenkung), Bronchokonstriktion, Permeabilitätssteigerung, Aktivierung von Schmerzrezeptoren und Granulombildung. (Wegen ihrer längeren Halbwertzeit lösen sie Histamin und Serotonin ab.)
• **Komplementsystem.** Dieses Proteinsystem im Serum reagiert kaskadenförmig und unterstützt die spezifische und unspezifische Immunabwehr (s.a. Kap. 5.1.2).
• **C-reaktives Protein (CRP).** CRP wird in Hepatozyten gebildet. Es aktiviert das Komplementsystem und die Killer-Lymphozyten und unterstützt die Opsonierung. Dieses „Akute-Phase-Protein" ist ein unspezifischer Entzündungsparameter, der allerdings weniger störanfällig ist als die Blutsenkungsgeschwindigkeit (BSG).

Klinik
Eine **Erhöhung des CRP ist unspezifisch** und kann im Rahmen von **bakteriellen Infektionen**, akuten und chronischen **Entzündungen** sowie bei **Malignomen** erhöht sein. Virale Infektionen führen im allgemeinen nur zu einem geringen Anstieg.

Chemotaxis

Definition

Die zielgerichtete Fortbewegung von Zellen in Richtung eines chemischen Reizes bezeichnet man als Chemotaxis.

Nicht nur **Flagellaten** bedienen sich dieses Mechanismus, sondern auch menschliche Zellen; z.B. können Leukozyten durch **chemotaktische Botenstoffe** zu einem Entzündungsherd gelotst werden. **Bakterielle Produkte** können ebenfalls chemotaktische Einflüsse auf die Einwanderung nehmen.

C3a und **C5a** gehören zum Komplementsystem und haben, wie auch die **Lymphokine** und **Leukotriene,** chemotaktische Fähigkeiten.

Die Chemotaxis funktioniert folgendermaßen:
1. **Spezifische Rezeptoren** auf der Zellmembran werden aktiviert.
2. Der Granulozyt streckt **füßchenartige Zellfortsätze** in Richtung der höheren Lockstoffkonzentration aus.
3. Durch Veränderung der Zellmembran strömt Ca^{2+} in die Zelle ein, die **cAMP-Konzentration steigt an.** Dadurch kontrahiert sich das Filamentsystem, und die gerichtete Fortbewegung findet statt.

6.4.4 Schmerz

Schmerzentstehung

Schmerz gehört, wie eingangs erwähnt, zu den Kardinalsymptomen der Entzündung. Verursacht wird er durch Botenstoffe, insbesondere **Bradykinin** (s.o.). Andere Stoffe tragen indirekt zur Schmerzentstehung bei. So sensibilisieren **Prostaglandine** die Bradykininrezeptoren der Nozizeptoren. Weitere Mediatoren, insbesondere des Akutschmerzes, sind **Wasserstoff-** und **Kaliumionen, Azetylcholin, Histamin** und **Serotonin.**

Organtypische Muster des Schmerzes

Der **Schmerzcharakt**er erlaubt Rückschlüsse auf seine Entstehung. So äußert sich der **viszerale Schmerz** (über Aδ- und C-Fasern) **dumpf, brennend, bohrend** und **wellenförmig** mit einer vegetativen Begleitsymptomatik (Eingeweideschmerz). Der **somatische Schmerz** (über C-Fasern) wird in den Oberflächenschmerz (z.B. Haut) und in den Tiefenschmerz (z.B. Muskulatur) eingeteilt. Während der **Tiefenschmerz** primär **einen dumpfen Schmerzcharakter** aufweist, geht dcm Oberflächenschmerz eine **schneidend-scharfe Komponente** voraus.

Bedingt durch die Verschaltung der viszeralen und somatischen Afferenzen auf der Rückenmarksebene, kann es zu einer **Schmerzprojektion** auf die sog. HEAD-Zonen der Haut kommen (z.B. Schulter-Arm-Schmerz bei Herzinfarkt).

6.5 Entzündungsformen, benannt nach der vorherrschenden Komponente

Eine scharfe Trennung zwischen den Entzündungsformen kann, wenn überhaupt, nur selten erfolgen. Im Verlauf des Entzündungsgeschehens geht häufig eine Entzündungsform in eine andere über. Bei einem viral verursachten Schnupfen kann z.B. durch eine bakterielle Superinfektion ein eitriges Exsudat entstehen. Im folgenden Abschnitt sind die verschiedenen Entzündungsformen nach ihrer vorherrschenden Komponente sortiert und werden durch klinische Beispiele veranschaulicht.

6.5.1 Seröse Entzündung

Definition

Bei der serösen Entzündung kommt es zur Absonderung einer **fibrinfreien, eiweißreichen Flüssigkeit.** Es handelt sich um ein entzündliches **Exsudat** (Albumin ↑, Globuline ↑, Elektrolytkonzentration = Blutelektrolytkonzentration).

Ätiologie/Pathogenese

Ursächlich für eine seröse Entzündung sind häufig eine **Überempfindlichkeitsreaktion** sowie eine bakterielle, virale, chemische oder physikalische **Gewebsschädigung.**

Betroffen sind die **Schleimhäute** des Respirationstraktes, des Magen-Darm-Traktes, ebenso die **serösen Häute** (Perikard, Pleura, Peritoneum) und die **Haut** (z.B. Urtikaria). Ferner können die **Organe** entzündet sein, z.B. seröse Hepatitis, seröse Nephritis oder seröse Alveolitis.

> **Klinik**
>
> Bei der **Cholera** aktivieren die Choleravibrionen durch die Darmwand hindurch über die Adenylatzyklase die Proteinkinasen. Folge ist eine exzessive Elektrolyt- und Wasserabgabe (bis 20 l/d). Nach einer Stunden bis Tagen dauernden Inkubationszeit kommt es zu den charakteristischen Reiswasserstühlen. Im Mittelpunkt der Erkrankung steht der massive Elektrolyt- und Wasserverlust. Dieser muß umgehend oral oder parenteral ausgeglichen werden. Neuerdings versucht man, zusätzlich Chlorpromazin oder ASS einzusetzen, die die cAMP-abhängige Hypersekretion hemmen. Tetrazykline mildern und verkürzen den Krankheitsverlauf.

6.5.2 Serös-schleimige Entzündung

Definition

Das Exsudat der serös-schleimigen Entzündung setzt sich aus Serum, Schleim und teilweise auch aus Epithelien zusammen.

Ätiologie/Pathogenese

Es werden ausschließlich die Schleimhäute des **Respirationstraktes** und des **Gastrointestinaltraktes** befallen.

> **Klinik**
>
> Nach Befall der Nasenschleimhaut mit Rhinoviren kommt es zu einer Hyperämie der Schleimhaut, nachfolgend zu einer serösen Exsudation – die Nase läuft, man hat einen **Katarrh (Schnupfen).** Durch die Schwellung wird der Ablauf aus den Nasennebenhöhlen erschwert, was bei prädisponierten Patienten zu einer sekundären bakteriellen Sinusitis führen kann. Eine bakterielle Superinfektion gibt es auch direkt in der Nasenschleimhaut. Bei drohender Sinusitis sollte man durch abschwellende Tropfen den Abfluß freihalten.

6.5.3 Fibrinöse Entzündung

Definition

Die fibrinöse Entzündung ist gekennzeichnet durch den **Austritt von Blutplasma** (Serum plus Gerinnungsfaktoren). Das darin enthaltene **Fibrinogen** polymerisiert zu Fibrin und bildet so eine mechanische Barriere.

Ätiologie/Pathogenese

Die fibrinöse Entzündung setzt eine stärkere Schädigung des Endothels voraus. Ursächlich sind virale, bakterielle, chemische (z.B. urämische Gifte) oder physikalische (z.B. Verätzung) Noxen. Befallen sein können der **Respirationstrakt,** der **Gastrointestinaltrakt** und **seröse Häute** (Perikard, Pleura, Peritoneum, Synovialis). Das Auftreten von Entzündungen der serösen Häute ist häufig mit Grunderkrankungen (z.B. Tbc, rheumatischem Fieber, Kollagenosen, Urämie etc.) assoziiert.

Morphologie

Neutrophile Granulozyten wandern ein und lysieren Teile des Fibrins. Schließlich organisieren Histiozyten und Fibroblasten das Fibrin. Dabei kann das viszerale mit dem parietalen Blatt partiell zusammenwachsen. Es bildet sich eine **Schwarte** (z.B. Pleuraschwarte), die mechanische Schwierigkeiten bereiten kann (z.B. Atemexkursion). Im Bauchraum ist die Ausbildung von bindegewebigen Verwachsungen **(Briden)** nach Entzündungen charakteristisch. Es besteht das Risiko eines **Bridenileus.**

Klinik

Die **Diphtherie,** eine seltene, aber lebensbedrohliche Erkrankung, äußert sich klinisch zunächst durch eine starke Rötung und Schwellung der Rachenschleimhaut. Es bilden sich weißliche Beläge auf den entzündeten Bereichen, die **Pseudomembranen.** Wegen des Risikos der Entstehung eines Krupps (s. Kap. 23.2.2 und 26.2.1) oder der Verlagerung der Pseudomembranen von der Rachenwand zum Larynx muß rechtzeitig eine Intubation erfolgen. Der Erreger, das **Corynebacterium diphtheriae,** sezerniert ein Toxin, das die Proteinbiosynthese der betroffenen Zellen blockiert (Zelltod). Die Behandlung besteht in der Gabe von Antitoxin (auch schon bei Verdacht!) und Penizillin. Durch die Impfmüdigkeit hat die Inzidenz der Diphtherie seit kurzem erheblich zugenommen (Impfkalender überprüfen – auch den eigenen!).

Clostridium difficile kann, infolge einer unphysiologischen Vermehrung des Keimes unter einer Antibiotikatherapie, zu einer **pseudomembranösen Enterokolitis** führen. Diese ist gekennzeichnet durch Durchfälle (4–10 Tage nach Therapiebeginn mit Antibiotika). Schwere Verlaufsformen sind möglich! Die Diagnose läßt sich endoskopisch durch den Nachweis typischer Pseudomembranen erhärten.

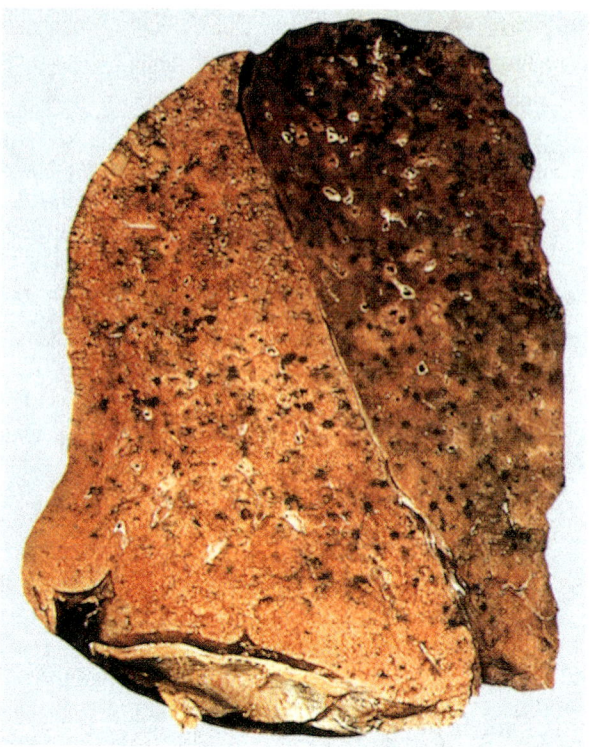

Abb. 6-2 Lobärpneumonie und Anthrakose. Der linke Unterlappen erscheint gelb-bräunlich. Histologisch zeigt sich allerdings bereits das Stadium der Lyse. Die dunklen Flecke sind auf eine Anthrakose zurückzuführen.

6.5.4 Fibrinös-eitrige Entzündung

Lobärpneumonie

Definition

Die Lobärpneumonie ist eine meistens durch **Streptococcus pneumoniae (Pneumokokken)** verursachte Lungenentzündung eines oder mehrerer Lobi.

Ätiologie/Pathogenese

Die Erreger nisten sich in den Alveolen ein und bewirken dort eine seröse Exsudation. Hierdurch wird die Surfactant-Synthese behindert, wodurch die Pneumokokken die Alveolarwand durchdringen und sich in einem oder mehreren Lungenlappen ausbreiten können.

Morphologie

Typisch ist der Befall eines Lappens, die Entzündung kann aber auch auf weitere Lappen übergreifen. Das morphologische Bild ändert sich (auch unter Antibiose!) in einer ganz bestimmten Reihenfolge. Tabelle 6-3 faßt die Änderungen zusammen. In Abbildung 6-2 ist der makroskopische Aspekt dargestellt.

Tab. 6-3   Stadien der Lobärpneumonie. Einige Autoren fassen das Stadium der grauen und gelben Hepatisation zusammen

Name	Zeitraum	Makroskopisch	Mikroskopisch
Anschoppungs-stadium	1.–2. Tag	dunkelrot, schwer; **trübe, düster-rote, schaumige Flüssigkeit** an der Schnittfläche	**seröses Exsudat**, Erythrozyten, wenig Granulozyten, Pneumokokken und Alveolarepithel
Rote Hepatisation	3. Tag	leberfest, brüchig; **dunkelrote, gekörnte (Erythrozyten-Fibrin-Pfröpfe), trockene Schnittfläche**	**Erythrozyten-Fibrin-Pfröpfe** in den Alveolen, Begleitpleuritis
Graue Hepatisation	4.–6. Tag	leberfest, äußerst schwer; **graue, brüchige, trockene Schnittfläche**	**fibrinöses Exsudat** in den Alveolen (tritt durch sog. KOHN-Poren in Nachbaralveole über), Granulozyten in den Kapillaren und Alveolen
Gelbe Hepatisation	7.–8. Tag	**gelbliche, feuchte Schnittfläche** mit trübem, schmierigem, eitrigem Abfluß	aufgelöstes Fibrin und verfettete **Granulozyten** in den Alveolen
Lyse	bis ca. 28. Tag	**gräulichgelber Abfluß**	Fibrinolyse durch **viele neutrophile Granulozyten**

Klinik

Ein plötzlicher Beginn mit Fieber, produktivem Husten (ab 2. Tag) und häufig auch retrosternalem Schmerz ist charakteristisch. Typischerweise entwickelt sich eine seröse oder serofibrinöse **Begleitpleuritis.** Als **Komplikationen** kann es zu einem Pleuraempyeß, einem Lungenabszeß, einer Perikarditis, einer **Karnifikation** (bindegewebige Organisation, wenn keine Lyse erfolgt) und durch Bakteriämie zu einer Sepsis, einer ulzerösen Endokarditis oder einer eitrigen Meningitis kommen. Die Therapie erfolgt bevorzugt mit Penizillin.

Merke

Der Beginn des Lysestadiums ist durch eine ausgeprägte Entfieberung, die zu einem Herz-Kreislauf-Versagen führen kann, geprägt.

6.5.5 Eitrige Entzündung

Definition

Bei der eitrigen Entzündung weist das Exsudat eine hohe Konzentration von **neutrophilen Granulozyten** und **Detritus** (Zelltrümmer) auf.

Pathogenese/Morphologie

Am häufigsten verursachen **Staphylokokken** und **Streptokokken** eitrige Entzündungen. Weitere Eitererreger sind z.B. Pneumokokken, Meningo- und Gonokokken, Haemophilus influenzae, Pseudomonas aeruginosa und Proteus mirabilis.

Anhand der Pathogenese lassen sich die verschiedenen eitrigen Entzündungen einteilen in:

- **Mukopurulente Entzündung.** Sie befällt meistens die **Schleimhäute** des Respirationstraktes **(eitriger Katarrh),** seltener die des Gastrointestinaltraktes. Das Exsudat besteht typischerweise aus Granulozyten, Detritus und Schleim.
- **Empyem.** Es befindet sich definitionsgemäß in einem **vorgebildetem Hohlraum** (z.B. Pleura oder Peritoneum). Ursache des Pleuraempyems ist häufig eine bakterielle, eitrige Lungenentzündung, die in den Pleuraspalt einbricht. Durch Verwachsung der beiden Blätter kann eine Pleuraschwarte entstehen.
  Beim **Pyozephalus** kommt es zu einer Eiteransammlung in den Gehirnventrikeln.
- **Phlegmone.** Diese Entzündung breitet sich **diffus im Bindegewebe** aus. Streptokokken, die über **Hyaluronidase** und **Streptodornase** verfügen, rufen diesen Entzündungstyp bevorzugt hervor.
  Beim **Erysipel (Wundrose)** breiten sich Streptokokken der Gruppe A subkutan aus. Im Gesichtsbereich heilt das Erysipel meistens von allein ab, andere Lokalisationen sind in jedem Fall behandlungsbedürftig.
- **Abszedierende Entzündung.** Eiter sammlt sich in einem **durch Gewebszerfall entstandenen Hohlraum** (vgl. **Empyem**). Die **Frühphase** ist histologisch durch viele neutrophile Granulozyten gekennzeichnet, in der **Spätphase** bildet sich **Granulationsgewebe** (vgl. **Phlegmone**).
  Bei einer Infektion der Haarwurzel spricht man von einem **Furunkel.** Staphylococcus aureus ist der häufigste Erreger.
  Breitet sich die Entzündung auf die benachbarten Haarfollikel aus, spricht man von einem **Karbunkel.** Diese beiden Erkrankungen sind typische Beispiele eines Abszesses. Treten die Eitererreger in angrenzende Blutgefäße über, kann sich eine Sepsis entwickeln. Vielfach ist das gehäufte

Auftreten von Furunkeln Erstsymptom eines Diabetes mellitus, da diese Patienten durch eine Immunsuppression prädisponiert sind.

Bronchopneumonie

Definition

Bei der Bronchopneumonie (lobuläre Pneumonie, Herdpneumonie) handelt es sich um eine herdförmige, akute oder chronische, alveoläre Lungenentzündung mit Beteiligung der Bronchioli. Häufig sind mehrere Lobuli betroffen.

Ätiologie/Pathogenese

Durch Tröpfcheninfektion gelangen die Erreger, **häufig Staphylokokken, Pneumokokken** (sie können auch zu einer Lobärpneumonie führen, s.o.), **Klebsiellen, Pseudomonas** und **Mykoplasmen,** über die Bronchien in die Lunge. Man spricht deswegen auch von einer kanalikulär deszendierenden Entzündung.

Die Infektion ist insbesondere von der **Virulenz des Erregers** und der **Resistenz des Patienten** (z.B. Zustand nach Bauch-OP, Bronchiektasien, Alkoholismus) abhängig.

Morphologie

Im Gegensatz zur Lobärpneumonie findet man mehrere kleinere Entzündungsherde in mehreren Lobuli. Während die Lobärpneumonie durch einen synchronen Verlauf innerhalb des oder der Lobi gekennzeichnet ist, zeigt sich bei der Bronchopneumonie ein **Nebeneinander der Stadien** (s.a. Tab. 6-3). Dies rührt daher, daß die Entzündung nach und nach von dem einen auf den nächsten Lappen übergreift.

Klinik

Die Komplikationen entsprechen denen der Lobärpneumonie, d.h. Lungenabszeß, Perikarditis, Pleuraempyem, Endocarditis ulcerosa, Hirnabszeß, Bakteriämie mit Befall weiterer Organe oder Sepsis.

6.5.6 Hämorrhagische Entzündung

Definition

Bei der hämorrhagischen Entzündung führt die Schädigung eines Gefäßes zum **Einstrom von Erythrozyten** in das entzündete Gebiet.

Ätiologie/Pathogenese

Prädisponierende Faktoren sind:
* **Hohe Toxizität** (des Erregers oder seiner Toxine).
* **Endotoxinämie.** Toxine im Blut können zu Verbrauchskoagulopathie, verzögerter Blutgerinnung und einem septischen Schock führen.
* **Enzymatische Gefäßschädigung.** Häufig kommt es zur bakteriellen Superinfektion.

Morphologie

Es lassen sich Erythrozyten nachweisen.

Klinik

Die **Grippepneumonie** stellt eine Komplikation der Influenza-Grippe (Influenzaviren) dar. Die Viren, die eine großen Affinität zum Zylinderepithel der Lunge besitzen, nisten sich ein und zerstören die Kapillarmembranen. Als Folge strömt seröse Flüssigkeit mit Erythrozyten in die Alveolen ein. Die Alveolen kollabieren oder bilden aufgrund der gestörten Surfactant-Synthese **hyaline Membranen.** Der Gasaustausch ist extrem gestört, die Erkrankung kann binnen 1–4 Tagen zum Tode führen. Häufig kompliziert eine bakterielle Superinfektion das Geschehen (Letalität 7–42%). Makroskopisch zeigt sich eine **„bunte Pneumonie".** Weil die bakteriellen Erreger nicht gleichzeitig, sondern nacheinander verschiedene Bereiche befallen, befinden sich die betroffenen Bezirke zum gleichen Zeitpunkt in verschiedenen Abbauphasen. Folglich gibt es rote, graue und gelbe Bezirke (vgl. 6.5.4 Lobärpneumonie).

Auch der **Milzbrand** ist eine typische hämorrhagische Entzündung. Der sehr virulente Erreger, Bacillus anthracis, kann sich in der Haut, der Lunge oder dem Darm „einnisten" und – unter obligat aeroben Bedingungen – eine schwere Entzündung hervorrufen.

6.5.7 Granulierende Entzündung

Definition

Die granulierende Entzündung tritt bei größeren Gewebsdefekten auf. Typisch ist die Neubildung von Granulationsgewebe.

Ätiologie/Pathogenese

Abbildung 6-3 zeigt mehrere Schritte der **granulierenden Wundheilung:**
– Blut tritt aus und gerinnt (1).
– Organzellen am Wundrand degenerieren oder werden nekrotisch.
– Es kommt zum Verschluß von Blutgefäßen.
– Das Komplementsystem wird aktiviert.
– Serofibrinöses Exsudat führt zur Reinigung des Wundbettes und zur Chemotaxis.
– Granulozyten, Makrophagen und Histiozyten wandern ein und phagozytieren (2).
– Makrophagen und Thrombozyten bilden Wachstumsfaktoren.
– Kapillaren sprießen ein, und Fibroblasten bilden neues Bindegewebe **(Granulationsgewebe)** (3).
– Durch weiteren Um- und Einbau entsteht dann das Narbengewebe (4).

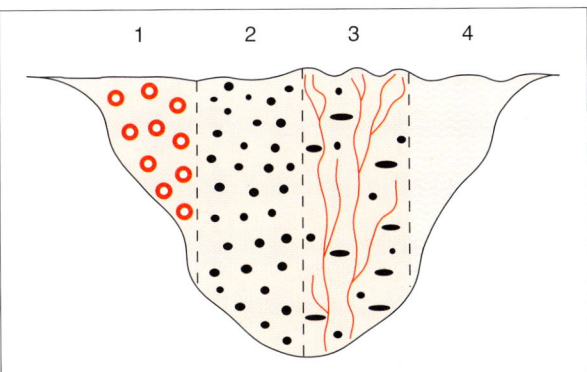

Abb. 6-3 Aufbau des Granulationsgewebes. In dem Schema sind vier Stadien skizziert: 1. Bluteinstrom und Blutgerinnung, 2. Einstrom von Entzündungszellen, 3. Kapillareinsprossung und Fibroblastenproliferation (Granulationsgewebe), 4. Narbengewebe.

Morphologie

Diese ubiquitär vorkommende Form der Wundheilung weist bei folgenden Entzündungsursachen einige Abweichungen auf:

- **Nekrose, Ulkus.** Das Granulationsgewebe grenzt den Defekt gegenüber dem benachbarten Gewebe ab. Hierbei ist eine **charakteristische Dreischichtung** zu beobachten (von innen nach außen):
  - Resorptionszone (Granulozyten und Makrophagen).
  - Bindegewebsneubildung (Fibroblasten, Kapillaren).
  - Narbengewebe.
- **Thrombose.** Der Thrombus wird von Endothel überzogen (1. Tag). Granulationsgewebe dringt ein und löst ihn auf (ab 4. Tag). Einsprießende Kapillaren bewirken die Rekanalisation (aufgrund der morphologischen Ähnlichkeit als Strickleiterphänomen bezeichnet; ab 10. Tag).
- **Hämatom.** Es wird durch Granulationsgewebe organisiert. Der Hämoglobinabbau verläuft in mehreren Schritten, die sich auch makroskopisch verfolgen lassen:
  - Hämoglobin: blaurot
  - Hämatoidin: grüngelb
  - Abtransport des Hämatoidins: Entfärbung

6.5.8 Granulomatöse Entzündung

Definition

Bei der granulomatösen Entzündung kommt es zur Bildung von **Knötchen** (> 1 mm), die jeweils spezifische Zellen enthalten.

Pathogenese/Morphologie

Der spezifische Aufbau des Knötchens erlaubt Rückschlüsse auf die Entstehung der Entzündung. Man kann verschiedene Granulomtypen unterscheiden (Abb. 6-4):

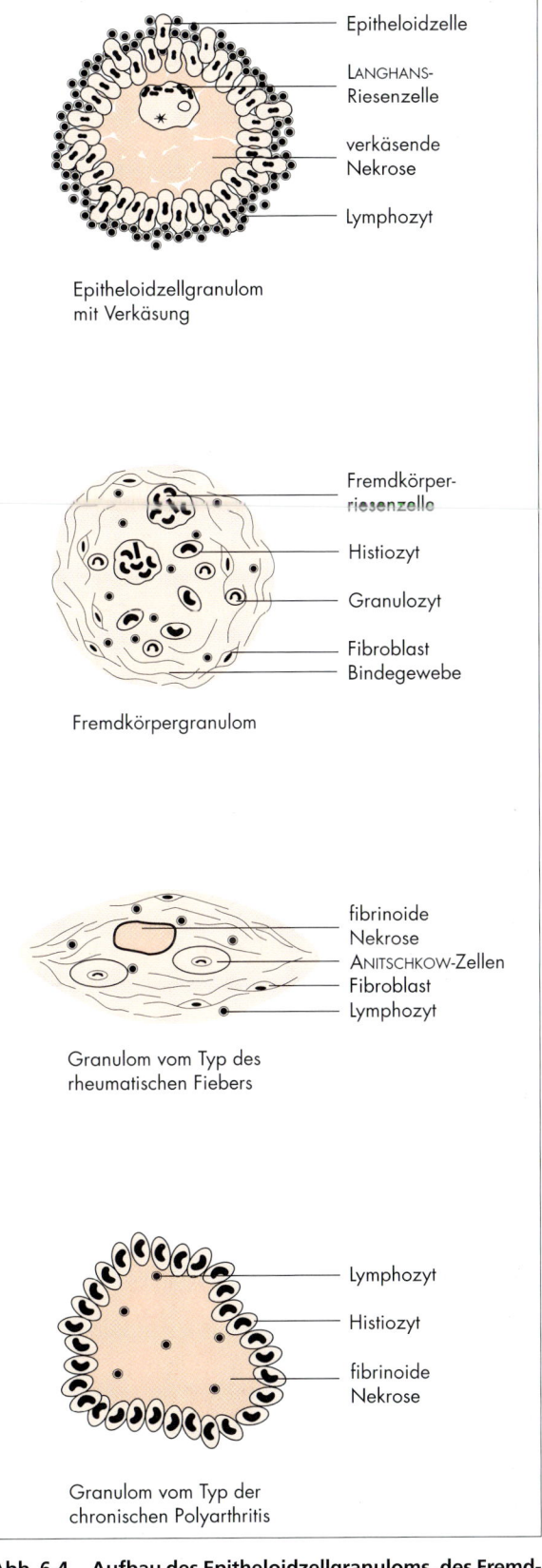

Abb. 6-4 Aufbau des Epitheloidzellgranuloms, des Fremdkörpergranuloms, des Granuloms vom Typ des rheumatischen Fiebers und des Granuloms vom Typ der chronischen Polyarthritis. Die jeweiligen spezifischen Zellen und deren typische Anordnung sind schematisch dargestellt. Erklärung im Text.

• **Epitheloidzellgranulom.** Es zeichnet sich durch die Abgrenzung des Zentrums durch eine Makrophagenmauer aus. Die Makrophagen werden wegen ihrer Ähnlichkeit mit Epithelzellen auch als **Epitheloidzellen** bezeichnet. Meistens findet man innerhalb des Granuloms LANGHANS-**Riesenzellen** (mit asteroid bodies und SCHAU-MANN-Körperchen, s.o.) sowie einen **Lymphozytenwall** in der Peripherie. Das Epitheloidzellgranulom tritt bei der **Tuberkulose** (s. Kap. 13.5), der **Sarkoidose**, der **Toxoplasmose**, dem **Morbus CROHN**, der **Berylliose**, der **Lepra** und der **Syphilis** auf. Bei der Tuberkulose (ebenfalls bei der WEGE-NER-Granulomatose und der Lepra) findet man, im Gegensatz zu den anderen Formen, eine **verkäsende Nekrose** im Granulomzentrum. Sie entsteht dadurch, daß die Mykobakterien in den sie phagozytierenden Zellen überleben. Man spricht deshalb auch vom Granulom des Tuberkulose-Typs (Abb. 6-5) im Gegensatz zu den anderen Granulomen des Sarkoidose-Typs (Abb. 6-6).

• **Fremdkörpergranulom.** Ursache dieses Granuloms ist – wie nicht anders zu erwarten – ein Fremdkörper. Dieser kann exogen (z.B. Glasfasern) oder endogen (z.B. Urat) zugeführt worden sein. Mikroskopisch erkennt man (zentral) die **Fremdkörperriesenzellen**, in denen meistens Fremdkörperpartikel nachzuweisen sind, und **Makrophagen.** Handelt es sich bei dem Material um Fett, sehen die Makrophagen durch das phagozytierte Material schaumig aus. Man spricht dann von **Xanthomzellen (Schaumzellen).** Bei Fusion der Makrophagen bzw. Xanthomzellen bilden sich TOUTON-**Riesenzellen.** In der Peripherie des Granuloms befinden sich wieder **Lymphozyten** und **Granulozyten.**

• **Granulom vom Typ des rheumatischen Fiebers** (rheumatische Granulome). Nach einer Infektion mit β-hämolysierenden Streptokokken der Grup-

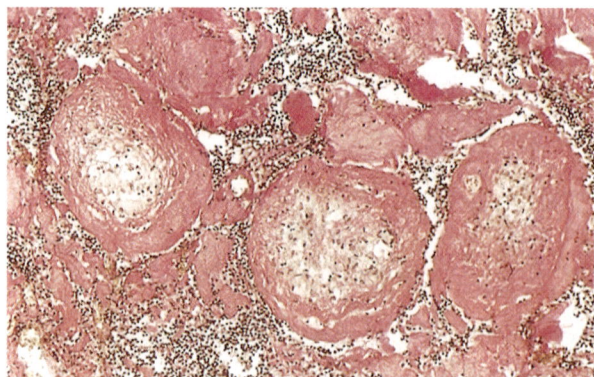

Abb. 6-6   Granulom des Sarkoidose-Typs. Im Gegensatz zu dem Tuberkulose-Granulom (Abb. 6-5) enthält das Sarkoidose-Granulom keine Verkäsung. Der Aufbau mit Epitheloidzellen, LANGHANS-Riesenzellen und Lymphozyten ist aber sehr ähnlich. Die Granulome sind peripher bereits narbig umgewandelt. Färbung: H.E.

pe A kann es zur Bildung von **Kreuzantikörpern** kommen. Die Plasmazellen bilden Antikörper gegen ein Kapselantigen der Streptokokken. Leider besitzt das Myokard ein ähnliches Antigen. Dadurch lagern sich diese Antikörper am Myokard (bevorzugt perivaskulär) an. Als Folge bildet sich das rheumatische Granulom, das auch als **ASCHOFF-GEIPEL-Knötchen** bezeichnet wird (Abb. 6-7). Es zeigt eine zentrale **fibrinoide Nekrose.** Als Besonderheit enthält es Histiozyten, die einen Nukleolus besitzen, der – je nach Schnittebene – wie ein Eulenauge oder wie eine Raupe aussieht. Diese Histiozyten heißen nach ihrem Entdecker auch **ANITSCHKOW-Zellen.**

• **Granulome vom Typ der chronischen Polyarthritis** (rheumatoide Granulome, Rheumaknoten). Sie treten bevorzugt in der Subkutis und in den kleinen Gelenken auf. Sie sind recht groß (meh-

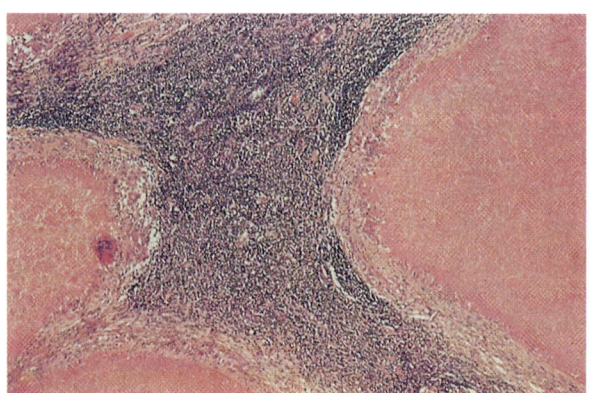

Abb. 6-5   Granulom des Tuberkulose-Typs. Anschnitt durch mehrere Epitheloidzellgranulome mit zentraler Verkäsung (eosinophile homogene Masse). Typisch die wallartige Anordnung der Makrophagen (Epitheloidzellen). Zwischen den Granulomen befinden sich Lymphozytenmassen, links unten eine LANGHANS-Riesenzelle. Färbung: H.E.

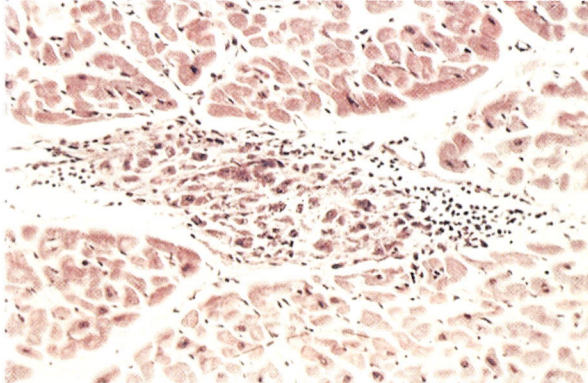

Abb. 6-7   ASCHOFF-GEIPEL-Knötchen bei rheumatoider Myokarditis. Dieses Granulom, das beim rheumatischen Fieber entsteht, zeichnet sich durch die charakteristische Form sowie Histiozyten, Lymphozyten und Riesenzellen aus. Die ANITSCHKOW-Zellen sind bei dieser Vergrößerung nicht so gut zu erkennen. Färbung: H.E.

rere cm) und haben ein großes nekrotisches Zentrum. Es handelt sich um eine **fibrinoide Nekrose.** Ein **Histiozytenwall** und **Bindegewebe** grenzen das Granulom nach außen ab. Es treten vereinzelt Lymphozyten auf (s. Abb. 3-10).

6.6 Sonderformen der Entzündung

6.6.1 Nekrotisierende Entzündung

Definition

Bei der nekrotisierenden Entzündung findet man vorherrschend **Gewebsnekrosen.**

Ätiologie/Pathogenese

Durch eine lokale Noxenanreicherung ist das Gewebe nicht imstande, adäquat zu reagieren, es nekrotisiert. Ursache für diesen Verlauf kann eine **lokale Durchblutungsstörung** (z.B. Thrombose) oder aber eine **Immunsuppression** sein. So findet man die nekrotisierende Entzündung u.a. bei Patienten mit einer Agranulozytose. Ferner kommen **Überempfindlichkeitsreaktionen** in Betracht (z.B. nekrotisierende Überempfindlichkeitsvaskulitis).

6.6.2 Gangräneszierende Entzündung

Definition

Die gangräneszierende Entzündung ist durch den Befall eines Entzündungsherdes mit Fäulniserregern gekennzeichnet.

Ätiologie/Pathogenese

Meist handelt es sich um eine **sekundäre** Superinfektion einer Gewebsschädigung. Die anaeroben Erreger verursachen eine faulige Zersetzung des entzündeten Gewebes. Nun steht der Eiweißzerfall, der auf spezifische Enzyme der Bakterien zurückzuführen ist, im Vordergrund. Dieser Prozeß macht sich durch den charakteristischen süßlichen Geruch deutlich bemerkbar. Man nennt dieses Krankheitsbild auch **(feuchte) Gangrän.** Insbesondere immunsupprimierte Patienten haben unter diesem Verlauf zu leiden.

Morphologie

Bei den Erkrankten handelt es sich häufig um Diabetiker. Aufgrund ihrer Neuropathie bemerken sie Gewebsverletzungen an den Füßen nicht. Diese werden dann größer und infizieren sich mit Anaerobiern. Die Folge ist ein regelrechtes „Abfaulen" des Fußes (zumeist peripher beginnend). Sofern lokale Maßnahmen nicht mehr ausreichen, muß chirurgisch interveniert werden: es folgt die **partielle Amputation.** Hierdurch haben viele Diabetiker (und Raucher!) bereits „scheibchenweise" ihre untere Extremität verloren.

6.7 Bakteriämie, Septikopyämie, Sepsis und SIRS

6.7.1 Bakteriämie und Septikopyämie

Definition

Als **Bakteriämie** bezeichnet man die Ausschwemmung eines bakteriellen Krankheitserregers in die Blutbahn.

Als **Septikopyämie** bezeichnet man die Absiedelung dieses Erregers in ein anderes Organ (v.a. Gehirn, Lunge, Niere) mit einer reaktiven eitrigen Entzündung dieses Organs.

Ätiologie/Pathogenese

Das Krankheitsgeschehen ist abhängig von der **Erregervirulenz**, den **Erregertoxinen**, den **Endotoxinen** und der Resistenz des Organismus. Die typischen Erreger sind einerseits vom Alter, andererseits vom Immunstatus abhängig. Man findet **Staphylokokken, Enterokokken, Meningokokken, Pneumokokken, Streptokokken, Haemophilus influenza** und insbesondere bei Erwachsenen Anaerobier sowie Candida albicans und Aspergillus fumigatus (Fungämie). Potentielle Eintrittspforten sind Nabelgefäße (bei Neugeborenen), der Urogenital-, Bronchial- und Gastrointestinaltrakt sowie Venenkatheter.

Voraussetzung für die Bakteriämie bzw. Sepsis ist allerdings das Eindringen des Erregers in die Blutbahn. Dies kann durch einen direkten Einbruch in das Blutsystem oder über den Umweg des Lymphsystems geschehen.

Morphologie

Während die Bakteriämie lediglich in der Blutkultur nachzuweisen ist (und auch hier gelingt der Nachweis häufig nicht), zeigen sich bei der Septikopyämie kleine Entzündungsherde in den betroffenen Organen.

6.7.2 Sepsis und systemisches Inflammationssyndrom (systemic inflammatory response syndrome = SIRS)

Definition

Die ursprüngliche Definition der **Sepsis** wurde in den vergangenen Jahren überarbeitet. Das damalige Verständnis, daß die Diagnose einen Sepsisherd und eine von diesem ausgehende **hämatogene Bakteriämie mit klinischer Symptomatik** (Fieber, Tachykardie, chemische Entzündungszeichen, Erregernachweis, Schock) voraussetzt, wird heutzutage durch die Annahme ersetzt, daß **der betroffene Organismus nicht imstande ist, eine Entzündung lokal zu begrenzen.** Man spricht daher zunehmend von dem **systemischen Inflammationssyndrom (Systemic inflammatory response syndrome = SIRS).** Hierdurch können auch erregerunabhängige, sepsisähnliche Erkrankungen mit sehr ähnlicher Symptomatik, wie z.B. die hämorrhagisch-nekrotisierende Pankreatitis, in das Krankheitsbild subsummiert werden.

Ätiologie/Pathogenese

Die Genese der Sepsis/des SIRS entspricht zunächst dem der Septikopyämie. Charakteristisch und pathogenetisch relevant sind einerseits die freiwerdenden Endotoxine gramnegativer Keime, andererseits die (überschießende?) humorale Reaktion des Organismus. Neben der spezifischen Immunreaktion werden eine Reihe an humoralen Substanzen freigesetzt. Insbesondere TNF-α, IL-1, IL-6, Prostaglandine und PAF scheinen maßgeblich hieran beteiligt zu sein. Es kommt durch vasodilatative Wirkungen zum Blutdruckabfall, durch TNF-α zu Gefäßendothelschädigungen und zur intravasalen Gerinnung. In Tierversuchen konnte durch kompetitive Hemmung vieler Zytokine die Ausbildung eines Schocks verhindert werden. Im weiteren Verlauf ist ein ARDS (Adult respiratory distress syndrome) und ein Multiorganversagen möglich.

Morphologie

Die morphologischen Merkmale der Sepsis entstehen im allgemeinen durch Eintritt des Schocks und sind durch seine morphologischen Folgen gekennzeichnet (s. Kap. 9.8). Eine Ausnahme bildet die Milz, die den **Filter des aktivierten Monozyten-Makrophagen-Systems** darstellt. In ihr werden die Kennzeichen der direkten toxischen Schädigung deutlich: Bereits klinisch imponiert die **Splenomegalie** – ihr Gewicht verdoppelt sich auf etwa 300 g. Die **weiche, zerfließliche Konsistenz** ist auf eine, auch histologisch nachweisbare, **Hyperämie** zurückzuführen. Die Anzahl der Granulozyten und der Makrophagen ist erheblich erhöht.

Auf die Merkmale der **Poststreptokokken-Glomerulonephritis (Löhlein-Herdnephritis)** wird in Kap. 16.4.3 eingegangen. Eine weitere Besonderheit der Sepsis ist die Bildung der sog. **Osler-Knötchen** in der Finger- und Zehenhaut. Sie sind auf eine Immunkomplex-assoziierte Arteriolitis zurückzuführen.

Klinik

Sepsis und SIRS können durch invasive Maßnahmen iatrogen herbeigeführt werden. Steriles Arbeiten und der regelmäßige Wechsel von Kathetern (z.B. Venenkatheter alle 72 h!) ist unerläßlich. Oft hat ein Krankenhaus seine speziellen „Hauskeime", deren Behandlung wegen der entstandenen Multiresistenz problematisch ist.

Therapeutisch versucht man, mittels einer Blutkultur den Erreger zu bestimmen. Gleichzeitig sollte der Sepsisherd gefunden und ausgeschaltet werden (z.B. prophylaktisches Wechseln aller Katheter). Die breite Antibiose sollte unmittelbar nach der Blutentnahme begonnen und ggf. dem Erreger und der Resistenz angepaßt werden. Zytokin-Antagonisten sind in der Erprobung.

Das **Waterhouse-Fridrichsen-Syndrom**, eine typische Erkrankung des Kleinkindalters, entsteht auf der Grundlage einer Septikopyämie (meist Meningokokken), die zu einer akut einsetzenden Verbrauchskoagulopathie führt. Diese zeigt sich klinisch durch eine Vielzahl von Petechien und Schleimhautblutungen, Fieber und Kollapszeichen. Ebenfalls charakteristisch ist die intravitale (!) Entstehung totenfleckähnlicher Hauteinblutungen. Häufig wird eine hämorrhagische Nebennierennekrose beobachtet. Weitere Merkmale sind die Schockniere, die Schocklunge und die Schockleber.

6.8 Nicht oder nicht unmittelbar erregerbedingte entzündliche Erkrankungen

6.8.1 Morbus Crohn

Definition

Der Morbus Crohn (Ileitis terminalis, Enterocolitis regionalis, vgl. Tab. 26-2) ist eine wahrscheinlich autoaggressive, chronisch-granulomatöse Entzündung bevorzugt des Dünndarms (terminales Ileum). Die Schleimhaut wird **segmental befallen.** Der zweithäufigste Manifestationsort ist das Kolon. Selten beobachtet man einen Morbus Crohn der Speiseröhre und des Mundes. Der Morbus Crohn hat eine Inzidenz von 5/100000 und befällt bevorzugt „junge Erwachsene".

Ätiologie/Pathogenese

Leider gibt es nur einige Theorien: Die familiäre Häufung läßt auf eine **multifaktoriell** vererbte Disposition schließen. Bei einigen Patienten lassen sich **Antikörper gegen die RNA** und **gegen Kolonenterozyten** nachweisen. **Orale Kontrazeptiva, Zigarettenrauchen, Ernährungsgewohnheiten** (gehärtete Fette, raffinierte Kohlenhydrate) erhöhen das Erkrankungsrisiko. Für die virale Genese gibt es nur wenig Indizien.

Die Entzündung vom **chronisch-granulomatösen Typ** befällt die einzelnen Segmente, wobei sie **transmural** unterschiedlich tief penetrieren kann. Demzufolge können Komplikationen wie z.B. Darmfisteln und Darmperforationen entstehen. Der Entzündungsprozeß kann einzelne Segmente **überspringen (Skip-Läsion).** Die Gewebsschäden werden laufend repariert. Hierdurch ist der Morbus Crohn auch morphologisch gekennzeichnet.

Morphologie

Makroskopisch sieht man folgende typische Veränderungen:

- **Gartenschlauchphänomen.** Die Fibrosierung verursacht eine Segmentstenose.
- **Pflastersteinphänomen.** Der Wechsel zwischen entzündeter Schleimhaut und tiefen Ulzerationen bedingt ein pflastersteinartiges Aussehen.
- **Entzündlicher Konglomerattumor.** Darmabschnitte verkleben miteinander. Auf jeden Fall handelt es sich um einen **transmuralen Prozeß** (im Gegensatz zur Colitis ulcerosa).

Histologisch zeigen sich **Lymphozyten,** (eosinophile) **Granulozyten** und **Histiozyten.** Es kann zur Bildung von Lymphozytenhaufen kommen. Die zugehörigen Lymphknoten werden hyperplastisch. Häufig bilden sich zwei Granulomtypen: das **Epitheloidzellgranulom** und das sog. **Mikrogranulom.** Letzteres ist kleiner als das Epitheloidzellgranulom und besitzt keine zentrale Nekrose. Es setzt sich aus Histiozyten, Lymphozyten und eosinophilen Granulozyten zusammen. Abbildung 6-8 zeigt das histologische Bild des Morbus CROHN.

Klinik

Leibschmerzen, Übelkeit, Gewichtsverlust, Durchfall und Fieber führen den Patienten zum Arzt. Diese Leitsymptome sollten jeden Arzt veranlassen, nach einem Morbus CROHN zu fahnden (DD: Appendizitis)! Die Therapie erfolgt wie bei der Colitis ulcerosa. Komplikationen sind ein kompletter Ileus, Perforationen und Blutungen. Im Falle eines Ileus wird eine Resektion des betroffenen Darmabschnittes mit anschließender End-zu-End-Anastomose vorgenommen.

6.8.2 Colitis ulcerosa

Definition

Die Colitis ulcerosa (s.a. Tab. 26.2) ist eine chronisch-rezidivierende Durchfallerkrankung. Meistens breitet sich die Entzündung vom Rektum **kontinuierlich nach proximal** aus. Die Entzündung betrifft nur **Mukosa** und **Submukosa** (DD: Morbus CROHN). Die Inzidenz beträgt 3–9/100 000.

Ätiologie/Pathogenese

Wie beim Morbus CROHN gibt es Theorien über eine **genetische Disposition,** soziale Faktoren und **autoaggressive Ursachen.** Eine **psychogene** Komponente scheint eine Rolle zu spielen, wird aber von einigen Gastroenterologen entschieden bestritten.

Morphologie

Das morphologische Bild erlaubt eine Einteilung in zwei Stadien:
- **Frühstadium.** Die Schleimhaut ist **ödematös geschwollen** und weist leichte Blutungen und kleinen Ulzerationen auf. Das histologische Bild wird von Granulozyten bestimmt.
- **Spätstadium.** Größere Schleimhautulzerationen führen zum Verlust des Reliefs (Schleimhautabflachung). Durch überschießende Regeneration kommt es zur Bildung von **Pseudopolypen.** Histologisch zeigen sich Lympho- und Histiozyten. Die Zahl der Becherzellen ist stark reduziert (Abb. 6-9).

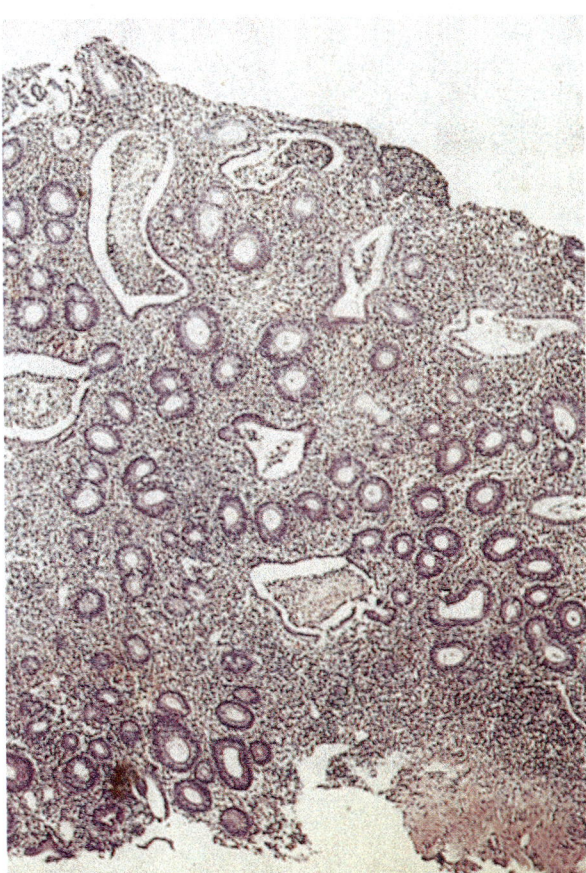

Abb. 6-9 Colitis ulcerosa. Die normale Schleimhautstruktur ist zerstört. In den angeschnittenen Krypten befinden sich Granulozyten und Zelldetritus, die Zahl der Becherzellen ist vermindert.

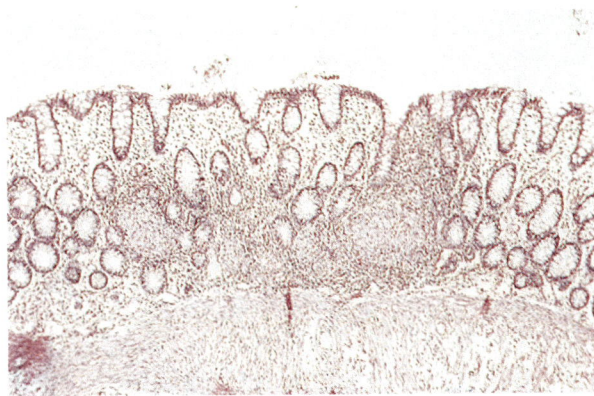

Abb. 6-8 Morbus CROHN. Nichtverkäsende Epitheloidzellgranulome haben hier bereits auf die Schleimhaut des Dickdarms übergegriffen.

Klinik

Die Colitis ulcerosa zeigt blutig-schleimige Stühle und Durchfälle (10–20/d). Wie beim Morbus CROHN kommt es zu Leibschmerzen, Fieber und Übelkeit. Zur Behandlung werden v.a. diätetische Maßnahmen und entzündungshemmende Medikamente (Glukokortikoide) eingesetzt. Durch regelmäßige Koloskopien und Biopsien begegnet man dem **erhöhten Risiko** der Entstehung eines **Kolonkarzinoms.** Als Komplikation kann ein – röntgenologisch nachweisbares – Megakolon auftreten, bei dem es zur exzessiven Überdehnung der Darmwand kommt.

6.8.3 Sarkoidose

Definition

Die Sarkoidose (Morbus BESNIER–BOECK–SCHAU-MANN) ist eine **granulomatöse Entzündung,** die alle Organe befallen kann. Der Lungenbefall spielt aber aus klinischer Sicht die größte Rolle (> 90 %). Der häufige Nachweis von mykobakterieller DNA und RNA läßt auf einen Zusammenhang mit einer Infektion mit Mycobacterium tuberculosis schließen. Die Prävalenz beträgt in Deutschland 50/100 000 (Spanien: 0,04/100 000, Schweden: 64/100 000). Das bevorzugte Erkrankungsalter liegt bei 15–40 Jahren.

Ätiologie/Pathogenese

Ursächlich ist eine Störung des Immunsystems. Vermutlich sind es T-Lymphozyten, die über Mediatoren die Einwanderung von Monozyten in das betroffene Gebiet bewirken. Diese bilden dort die charakteristischen Epitheloidzellgranulome. Die starke Beteiligung der Lymphozyten bewirkt ein Absinken der zirkulierenden Lymphozyten, weswegen sich eine kutane Anergie ausbilden kann. (Differentialdiagnostisch ist der negative Tuberkulintest sehr hilfreich.)

Morphologie

In den Granulomen befinden sich **Epitheloidzellen, LANGHANS-Riesenzellen** (mit asteroid bodies und SCHAUMANN-Körperchen) und u.U. **Fremdkörperriesenzellen.** Das Granulom wird von Lymphozyten umgeben. Zentral bildet sich **keine** käsige - **Nekrose.** Nach einiger Zeit können die Granulome von außen nach innen fibrosieren. In Abbildung 6-6 ist ein Sarkoidose-Granulom dargestellt.

Klinik

Schmerzen im Thorax, Atemnot und Angstgefühl können die ersten Symptome einer Sarkoidose sein. Bevorzugt betroffen sind **junge Frauen.** Bei Verdacht kann mittels einer Thoraxröntgenaufnahme der Herd lokalisiert werden. Die Dia-

gnose erfolgt durch den **histologischen Nachweis der Granulome** und/oder der **bronchoalveolären Lavage** (Zytologie). Zuvor muß eine infektiöse Genese ausgeschlossen werden. Früher wurde der sog. **KVEIM-NIKELSON-Hauttest** durchgeführt, bei dem Boeck-Gewebe subkutan injiziert wurde (entzündliche Reaktion). Es wird die **chronische** (95 %) von der **akuten** (LÖFGREN-Syndrom, 5 %) Sarkoidose unterschieden. Augen und Haut sind mit je 25 % am häufigsten betroffen, ferner Lymphknoten, Knochen und Nervensystem. Die Therapie erfolgt evtl. mit Glukokortikoiden. Die Heilungsrate beträgt 70 % bei der chronischen Form bzw. > 95 % bei der akuten Form, die Letalität 5 %.

6.8.4 WEGENER-Granulomatose

Definition

Die WEGENER-Granulomatose (WG) ist eine **granulomatöse Autoaggressionskrankheit,** die sich insbesondere in den oberen Luftwegen, der Lunge und der Niere manifestiert.

Ätiologie/Pathogenese

Die Ätiologie ist noch nicht bekannt. Bei der Erkrankung sind **autoreaktive Antikörper** gegen die **Serinproteasen** der neutrophilen Granulozyten und Monozyten nachweisbar. Diese Antikörper sichern auch die Diagnose. Meistens beginnt die Erkrankung im oberen Atemtrakt, seltener in der Lunge. Im Krankheitsverlauf kommt es zur Bildung von meist ulzerierenden Granulomen in den oberen Luftwegen und der Lunge, später zur (u.U. rapidprogressiv verlaufenden) **Immunkomplex-Glomerulonephritis** und zur **generalisierten herdförmig nekrotisierenden Vaskulitis** (Konjunktivitis, Perikarditis, Myalgien etc.).

Morphologie

Die **Granulome vom tuberkulösen Typ** befinden sich nahe den Gefäßen des betroffenen Gebietes. Sie können zentral eine Nekrose besitzen und weisen die übliche Anordnung der Epitheloidzellen, der Riesenzellen und der Lymphozyten auf (s. Kap. 6.5.8).

Klinik

Eine verstopfte Nase, eine Otitis media, Abgeschlagenheit, Fieber und Nachtschweiß können den Patienten zum Arzt führen. Ebenso können im Krankheitsverlauf Parästhesien und Purpura auftreten. Röntgenuntersuchungen, Biopsien und die Serologie sichern die Diagnose. Therapeutisch versucht man, mit Kortikosteroiden und Cyclophosphamid eine Vollremission zu erreichen.

6.9 Entzündliche und degenerative Erkrankungen mit rheumatischer Symptomatik

Unter dem Begriff rheumatische Erkrankungen werden eine Reihe von Erkrankungen zusammengefaßt, denen die Beteiligung des Halte- und Bewegungsapparates gemein ist. Die Ätiologie und die Pathogenese dieser Erkrankungen sind äußert vielfältig. Nachfolgend wird eine Auswahl von Erkrankungen besprochen, die insbesondere die Gelenke betreffen.

6.9.1 Akutes rheumatisches Fieber

Definition

Das akute rheumatische Fieber (RF) ist eine durch **kreuzreagierende Antikörper** verursachte, nichteitrige Entzündung, die sich am Herzen (**ASCHOFF-GEIPEL-Knötchen**, s. Kap 6.5.8 und Abb. 6-7), in 40% an den großen Gelenken (**akute Polyarthritis, s.u.**) und – selten – im ZNS (**Chorea minor SYDENHAM**, s.a. Tab. 17-2) manifestieren kann. Die Erkrankung betrifft hauptsächlich Kinder.

Ätiologie/Pathogenese

Eine Ähnlichkeit des typenspezifischen **M-Proteins** der β-hämolysierenden Streptokokken der Gruppe A mit dem menschlichen Sarkolemm, neuronalen Strukturen und Bindegewebe erklärt diese **Zweiterkrankung nach Streptokokkeninfektion.** Eine genetische Determination wird vermutet. Häufig sind Personen betroffen, die unter schlechten hygienischen Bedingungen leben müssen.

Morphologie

Neben den auch klinisch sichtbaren entzündlichen Veränderungen wie Schwellung und Rötung, findet man histologisch eine fibrinöse Entzündung der Synovialis sowie die charakteristischen Granulome mit fibrinoider Nekrose.

Klinik

10–14 Tage nach einer vorangegangenen Infektion der oberen Luftwege mit β-hämolysierenden Streptokokken der Gruppe A kommt es zu typischen Gelenkbeschwerden (Schmerz, Schwellung). Diese **springen** von Gelenk zu Gelenk. In einem Drittel der Fälle kommt es zu einer Mitbeteiligung des Herzens, seltener zu einer neurologischen Symptomatik (**Chorea minor SYDENHAM**). Häufig kommt es zur Bildung eines Erythema anulare rheumaticum und subkutaner Knötchen. Die Therapie erfolgt mit Penizillin und evtl. Kortikosteroiden. (LASÈGUE sagte:„Das rheumatische Fieber beleckt die Gelenke und das Gehirn, aber es beißt das Herz.") Die akute Infektion führt zu einer Erhöhung des Antistreptolysin-Titers (ASL).

Die Diagnose wird anhand der JONES-Kriterien gestellt. Danach liegt ein rheumatisches Fieber höchstwahrscheinlich vor, wenn anamnestisch eine Infektion des Respirationstraktes eruiert werden kann und zwei Hauptkriterien oder ein Haupt- und zwei Nebenkriterien aus Tabelle 6-4 erfüllt sind.

6.9.2 Gicht

Definition

Als Gicht (Arthritis urica, s.a. Tab. 6-4) bezeichnet man die durch einen erhöhten Harnsäurespiegel (Hyperurikämie, ♂ > 6,4 mg/dl, ♀ > 6,0 mg/dl) bedingte Uratausfällung in Gelenken. Eine Einteilung erfolgt in die **primäre** und die **sekundäre** Gicht.

Ätiologie/Pathogenese

Ursächlich für die **primäre** Gicht ist eine multifaktoriell vererbte Störung des Purinstoffwechsels, die zu einem Anstieg der Harnsäurekonzentration führt (Abb. 6-10). Bei 1% der Fälle handelt es sich um eine gesteigerte Enzymaktivität, bei 99% ist eine renale Eliminationsstörung verantwortlich. Etwa 1% der erwachsenen Bevölkerung ist von der Gicht betroffen. Männer sind häufiger betroffen als Frauen (Östrogenschutz bis zur Menopause). Es ist leicht verständlich, daß z.B. eine erhöhte exogene Zufuhr von Nukleotiden (Fleischverzehr) zu einem akuten Anstieg der Harnsäurekonzentration im Blut führen kann. Die Löslichkeitsgrenze der Harnsäure (Urat) ist pH-abhängig und liegt bei einer Körpertemperatur von 37 °C bei 7,0 mg/dl. Eine eventuell verzögerte Entwicklung der Gichtsymptomatik resultiert aus der allmählichen Ansammlung des Urats im körpereigenen Pool. Generell gilt aber, daß die Wahrscheinlichkeit, Gicht zu bekommen, von den Harnsäureblutwerten abhängig ist.

Die seltenere und klinisch nicht so charakteristische **sekundäre** Hyperurikämie (sekundäre Gicht) läßt sich auf alle anderen Störungen des Purinstoffwechselgleichgewichtes (z.B. Niereninsuffizienz, Leukämie) zurückführen. Bezüglich der sekundären Hyperurikämie sei auf Kapitel 12.4.1 verwiesen.

Tab. 6-4 Jones-Kriterien zur Diagnostik des rheumatischen Fiebers

Hauptkriterien	Nebenkriterien
Karditis Polyarthritis Chorea minor	Fieber Arthralgien Leukozytose, BSG ↑ oder CRP ↑ PQ-Verlängerung im EKG
Erythema anulare rheumaticum subkutane Knötchen	rheumatisches Fieber oder rheumatische Karditis in der Anamnese

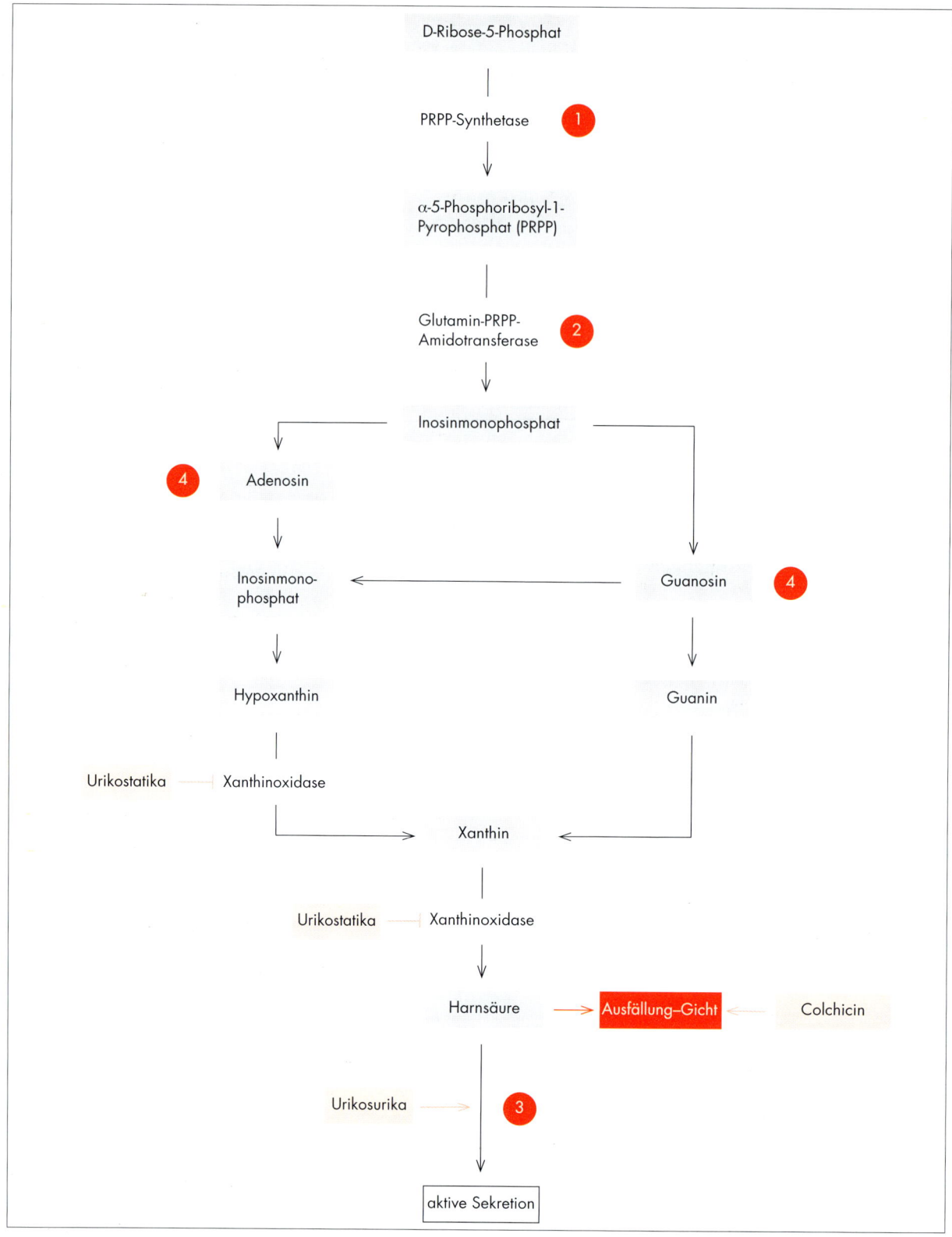

Abb. 6-10 Purinstoffwechsel, Störungen des Purinstoffwechsels und pharmakologische Intervention. Aus dem Ausgangsstoff D-Ribose-5-Phosphat werden über verschiedene Zwischenschritte die Purine, Adenosin und Guanosin, synthetisiert. Ihr Abbau erfolgt über Xanthin zur Harnsäure, die dann normalerweise aktiv von der Niere sezerniert wird. Bei einer erhöhten Harnsäurekonzentration im Blut kann es zur Ausfällung der Harnsäure, d. h. zur Gicht kommen. Die Störungen können nun in seltenen Fällen (1 %) auf einer Hyperaktivität der Enzyme PRPP-Synthetase (1) oder Glutamin-PRPP-Amidotransferase (2) begründet sein. Ebenso kann eine erhöhte Nukleotidzufuhr (4), z.B. durch übermäßigen Fleischverzehr, eine erhöhte Harnsäurekonzentration bewirken. Am häufigsten (99 %) aber ist die gestörte Elimination der Harnsäure (3) die Ursache der Hyperurikämie. Die pharmakologischen Angriffspunkte von Gichtmitteln sind rosa unterlegt.

Morphologie

Besonders häufig kommt es zur Ausfällung von Uratkristallen am **Großzehengrundgelenk (Podagra)**. Aber auch andere Gelenke, wie z.B. die Kniegelenke **(Gonagra)** oder die Handgelenke **(Chiragra)**, Knochen und die Niere (Uratnephrolithiasis s. Kap. 16.3.3 und Uratnephropathie s. Kap. 29.7.2) können betroffen sein. Histologisch sieht man Uratkristalle, die von Lymphozyten, Makrophagen und Fremdkörperriesenzellen umlagert sind.

Klinik

Es gibt vier Stadien:
I   Erhöhte Harnsäure ohne Symptomatik.
II   Erstmanifestation **(akuter Gichtanfall)**.
III   Interkritische Phase (intermittierendes Auftreten).
IV   Ständige Schmerzhaftigkeit und Zerstörung des Gelenkknorpels durch die Uratkristalle.

Die gelenkkapselnahen Kristalle lassen sich radiologisch darstellen und werden auch als **Tophi** (Gichtknoten) bezeichnet. Als Komplikation kann es auch in der Niere zur Bildung von Uratsteinen kommen (röntgenologisch nicht darstellbar). Der akute Anfall wird mit Colchicin therapiert, das die Proliferation der Makrophagen (synthetisieren Bradykinin) hemmt. Zur Dauerbehandlung setzt man folgende Medikamente ein: Urikostatika führen über eine Hemmung der Xanthinoxidase zur vermehrten Ausscheidung von Xanthin. Urikosurika erhöhen die renale Elimination von Harnsäure.

6.9.3 Chondrokalzinose

Definition

Bei der Chondrokalzinose (s. a. Tab. 6-5) kommt es zur **Ablagerung von Kalziumpyrophosphat** in den Menisken, den Bandscheiben oder in den hyalinen Gelenkknorpeln größerer und großer Gelenke.

Ätiologie/Pathogenese

Die Chondrokalzinose ist häufig mit verschiedenen Grunderkrankungen assoziiert, v.a. mit dem Diabetes mellitus, einem (primären oder sekundären) Hyperparathyreoidismus, der Gicht und der Hämochromatose. Gelenkfehlstellungen wirken ebenfalls prädisponierend.

Der Übertritt von Pyrophosphatkristallen in die Synovia bewirkt Schmerzen, die eine Gicht vortäuschen können **(Pseudogicht)**.

Morphologie

Im akuten Anfall findet man Granulozyten, im chronischen eher Lymphozyten. Es kommt zur Fibrose. Komplikation ist eine sekundäre Arthrosis deformans.

Klinik

Die Kristalle zeigen sich röntgenologisch als dünne Linien am Gelenkknorpel. Durch eine Punktion lassen sie sich direkt nachweisen. Besonders bei Befall des Zehengrundgelenkes ist differentialdiagnostisch an die Gicht zu denken.

6.9.4 Primär chronische Polyarthritis

Definition

Die primär chronische Polyarthritis (pcP, rheumatoide Arthritis, RA, s.a. Tab. 6-5) ist eine **chronische Erkrankung der Synovialmembran** der kleineren Gelenke, der Sehnenscheiden und der Bursae. Etwa 3%(!) der Bevölkerung leiden an dieser Erkrankung. Frauen sind 4mal häufiger betroffen als Männer. Der Häufigkeitsgipfel liegt zwischen dem 40. und 50. Lebensjahr.

Ätiologie/Pathogenese

Die Ursache ist leider immer noch unklar. Es gibt Theorien über eine Mitbeteiligung von Mykoplasmen oder EPSTEIN-BARR-Virus. Die chronische Polyarthritis ist mit dem Auftreten des HLA-DR 4 assoziiert. Es lassen sich Autoantikörper (IgM) gegen das Fc-Fragment der IgG nachweisen **(Rheumafaktoren)**. Letztendlich ist es die chronische Entzündung der Gelenkkapsel und des Gelenkknorpels, die für den Schädigungsmechanismus (Aufrauhung, Erosion) prädisponiert.

Morphologie

Die **Finger-, Zehen-, Hand- und Fußgrundgelenke** werden bevorzugt befallen. Die Synovialis ist hyperplastisch und mit **autoreaktiven T-Zellen und B-Zellen (bilden Auto-IgM)** und Monozyten infiltriert. Diese granulierende, proliferierende Synovialis **(Pannus)** kann den Knorpel überwachsen und verdrängen.

Bei 20% der Erkrankten bilden sich im Bereich der Entzündung an den Sehnen der Streckseiten **Rheumaknoten**. Es handelt sich um kleine Knoten mit fibrinoider Nekrose. Sie werden von Epitheloidzellen, manchmal auch von Fibroblasten ummauert (Aufbau des Knotens s. Kap. 6.5.8, Histologie s. Abb. 3-10).

Klinik

Neben unspezifischen Allgemeinsymptomen (z.B. Fieber, Abgeschlagenheit) stehen die schmerzhaften Veränderungen der Gelenke im Vordergrund. So kommt es zur Morgensteifigkeit, zu Schwellungen und Gelenkdeformationen. Die kleinen Gelenke werden bevorzugt symmetrisch befallen (vgl. Tab. 6-5). Therapeutisch kommen einerseits die schnell wirksamen nichtsteroidalen Antiphlogistika zur Anwendung, andererseits die sog. Ba-

Tab. 6-5 Kriterien der chronischen Polyarthritis.
Bei Vorliegen von 4 der 7 Kriterien gilt die Diagnose
gesichert.

- **Morgensteifigkeit** der Gelenke von mind. 1 h Dauer
  (über mind. 6 Wochen)
- **Arthritis von mind. 3 Gelenkbereichen** mit Weichteil-
  schwellung (über mind. 6 Wochen)
- **Arthritis der Hand- oder Fingergelenke** mit Schmer-
  zen und Schwellung (über mind. 6 Wochen)
- **Symmetrische Arthritis** beider Körperhälften (über
  mind. 6 Wochen)
- **Rheumaknoten**
- **Rheumafaktor** im Serum
- **Röntgenologische Veränderungen** (Osteoporose,
  Erosionen)

sistherapeutika (Goldverbindungen, D-Penicillamin und Immunsuppressiva), die einen deutlich
längeren Zeitraum (2–3 Monate) bis zum Wir-
kungseintritt benötigen.

6.9.5 Arthrose

Definition

Die Arthrose (Arthrosis deformans, degenerative Arthritis, s.a. Tab 6-7) ist eine **degenerative Gelenk-
erkrankung,** bei der ein primärer Knorpelschaden zu
einer sekundären Knochenschädigung führt.

Ätiologie/Pathogenese

Als primäre Arthrose bezeichnet man die Form, bei
der als Ursache eine biologische Minderwertigkeit
des Knorpelgewebes angenommen wird. Die Ursache hierfür ist unbekannt. Die sekundären Arthro-
sen entstehen auf dem Boden von Grunderkrankungen, die zu einer mechanischen Überlastung
(z.B. Hüftgelenksluxation), zu entzündlichen Prozessen (z.B. Arthritiden) oder metabolischen Störungen (z.B. Chondrokalzinose) führen. Letztlich
entwickelt aber fast jeder im Laufe seines Lebens
Gelenkschäden, die zu einer Arthrose führen können. Das Ausmaß dieser Schädigung entscheidet
über die Diagnose „Arthrose".

Morphologie

Insbesondere **Hüftgelenk, Kniegelenk** und **Großzehengrundgelenk,** seltener die kleinen Wirbelgelenke, sind befallen. Die Arthrosis deformans verläuft in mehreren Stadien, die in Tabelle 6-6 und in
Abbildung 6-11 dargestellt sind.

Klinik

Hauptsymptome sind **Anlaufschmerz** und **bela-
stungsabhängiger Schmerz**. Röntgenologisch lassen sich die in Tabelle 6-6 aufgeführten Veränderungen nachweisen, wobei der objektive Befund
nicht unbedingt mit dem subjektiven Befinden
übereinstimmen muß.

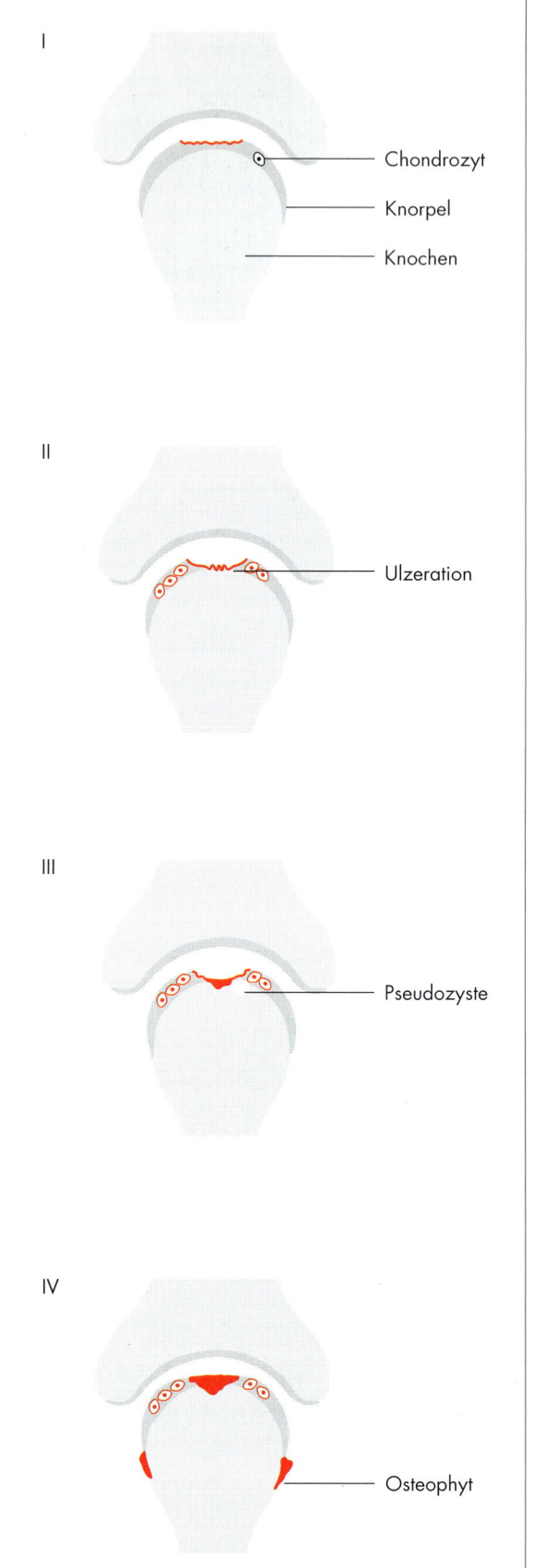

Abb. 6-11 Entstehung der Arthrose.
Erklärung in Tabelle 6-6.

Tab. 6-6	Stadien der Arthrose
Stadium	**Morphologisches Bild**
I	Aufrauhung und Ausdünnung des Gelenk- knorpels, tangentiale Fissuren
II	Ulzerationen, Proliferation der restlichen Chondrozyten und des Bindegewebes
III	Ersatz des hyalinen Knorpels durch Granulationsgewebe und minderwertigen Ersatzknorpel (Faserknorpel), Bildung von Pseudozysten (Geröllzysten, aus nekro- tischem Knorpel- und Knochengewebe)
IV	Abflachung der Knochenplatte, Bildung von Randwülsten (Osteophyten), um den Druck aufzufangen

Tabelle 6-7 gibt eine Übersicht über die Unterschiede der fünf besprochenen Gelenkerkrankungen.

6.9.6 Meniskopathien

Definition

Unter Meniskopathie (früher: Meniskusdegeneration) versteht man eine ischämisch oder traumatisch bedingte Meniskusschädigung (besonders häufig zwischen 20. und 30. Lebensjahr).

Ätiologie/Pathogenese

Häufig führt eine Fehlbelastung zu Durchblutungsstörungen und damit zur Mangeldurchblutung. Prä-

disponiert sind Arbeiter, die bevorzugt kniend arbeiten müssen. (Bei Fliesenlegern ist die Meniskopathie als Berufskrankheit anerkannt.)

Morphologie

Es kommt zur Verfettung der Chondrozyten bis hin zu Nekrosen. Durch die Nekrose der Chondroblasten bilden sich Hohlräume.

6.9.7 Ochronose

Definition

Die Ochronose ist ein Stoffwechseldefekt, bei dem **Homogentisinsäure** in Knochen und Knorpel abgelagert sowie über den Urin ausgeschieden wird. Diese Erkrankung kann entweder erworben (nach langfristiger Phenolzufuhr) oder angeboren (**Alkaptonurie,** autosomal-rezessiv) sein.

Klinik
Die Ablagerungen rufen eine degenerative Arthropathie hervor, die zu erheblichen Verkrüppelungen führen kann. Der Urin färbt sich an der Luft nach einiger Zeit dunkel.

6.10 Folgereaktionen und Residuen

Im Rahmen der Reparationsvorgänge kann es zu einer **Restitutio ad integrum** kommen, ebenso aber zu einer **Defektheilung.**

Tab. 6-7	Differentialdiagnose von Erkrankungen mit Gelenkbeteiligung				
Krankheit	**Definition/ Pathogenese**	**Haupt- manifestation**	**Mikroskopie**	**Klinik**	**Röntgen**
Akute Polyarthritis (bei rheumatischem Fieber)	Autoimmun- erkrankung durch kreuzreagierende Antikörper	Hüftgelenk, Kniegelenk	verdickte Synovialmembran, rheumatische Granulome	Fieber, Infektion des Respirationstraktes in der Anamnese, JONES-Kriterien	evtl. Gelenkspalt- verschmälerung
Arthritis urica (Gicht)	Ausfällung von Urat bei Hyper- urikämie	**Großzehen- grundgelenk,** Kniegelenk	**Uratkristalle** in Fremdkörper- granulomen	akut einsetzender, sehr starker Schmerz	Gichttophi, Gelenkusuren
Chondro- kalzinose (Pseudogicht)	Ablagerung von Kalzium- pyrophosphat	**Synovia des Kniegelenks,** Menisken, Bandscheiben	doppelt- brechende Ablagerungen	akut einsetzender Schmerz	feine Linien ent- lang der Synovia
Chronische Polyarthritis	Autoimmun- erkrankung	**symmetrisch, kleine Gelenke** (Finger-, Zehen-, Hand-, Fuß- grundgelenke)	verdickte Synovialmembran **(Pannus),** selten **Rheumaknoten**	**Morgensteifigkeit,** Weichteilschwel- lung, Gelenk- deformationen, Rheumafaktor	Erosionen, Pannus (kann im späteren Stadium mit der Arthrose verwech- selt werden)
Arthrose	verminderte Belastbarkeit, erhöhte Belastung, metabolische Störungen	Hüftgelenk, Kniegelenk, Großzehen- grundgelenk, Wirbelsäule	Aufrauhung, Knorpelschaden, Pseudozysten, Osteophyten	**Anlaufschmerz, Belastungsschmerz** mit zunehmender Versteifung	Gelenkspalt- verschmälerung, Zysten, Usuren

- **Gewebszerstörungen.** Sie können zu einer Abszeßbildung oder einer Perforation führen. Werden Gefäße durch eine Entzündung zerstört, kommt es zu Blutungen.
- **Narbenbildung mit Schrumpfungen.** Die Ersatzfasern weisen nicht mehr die Reißfestigkeit und Belastungsfähigkeit des Ursprungsgewebes auf. Nach einem akuten rheumatischen Fieber kann es z.B. zu einer **Stenose oder Insuffizienz** von Mitral- oder Aortenklappe kommen.
- **Verwachsungen.** Nach einer Peritonitis, ebenso aber nach einer Operation können Verwachsungen des Peritoneums, **Briden,** auftreten. Hieraus kann sich ein Ileus (Bridenileus) entwickeln, der mit einer hohen Letalität einhergeht.
- **Gefügedilatation.** Nach einem Herzinfarkt besteht das Risiko, daß sich – aufgrund des lokalen Funktionsverlustes – ein **Herzwandaneurysma** ausbildet.
- **Fistelbildung.** Während einer Entzündung kann es zur **Gangbildung** nach außen (z.B. Aknepustel) oder nach innen (z.B. bei Osteomyelitis) kommen.

Zellen des Körpers werden ständig geschädigt – durch Noxen, entzündliche Vorgänge oder traumatische Ereignisse. Um so wichtiger ist die Fähigkeit einzelner Gewebe, diese Schäden auszubessern und Zellen zu ersetzen, um den Funktionsverlust so gering wie möglich zu halten. In einigen Fällen gelingt die Ausbesserung nur mangelhaft, es entstehen veränderte oder sogar entartete Zellen.

Der Zellzyklus unterscheidet unterschiedliche Stadien der Zellentwicklung. In der G0-Phase befindet sich die Zelle im Ruhestadium. Auf unterschiedliche Reize hin tritt sie in die Teilungsphasen ein. Man unterscheidet: G1 (präsynthetische Wachstumsphase), S (Synthese der DNA), G2 (prämitotische Phase) und M (Mitose). Sogenannte postmitotische Zellen haben die Fähigkeit zur Teilung verloren.

An der Aktivierung der Zelle zum Wachstum und zur Teilung sind Wachstumsfaktoren entscheidend beteiligt (z.B. PDGF – platelet derived growth factor, FGF – fibroblast growth factor). In der extrazellulären Matrix befinden sich Strukturproteine (Kollagen, Glykoproteine, Proteoglykane), die zur Ausbildung und Stabilisierung des Gewebes beitragen.

7.1 Regeneration

Definition

Als Regeneration bezeichnet man den Ersatz zugrunde gegangener Zellen oder die Wiederherstellung eines Gewebes. Je nach der Ursache unterscheidet man eine **physiologische** von einer **pathologischen Regeneration**. Nach normalem Zellverschleiß kommt es zum Ersatz der verlorenen Zellen. Bei der pathologischen Regeneration werden Zellen nach krankhaften Verlusten (z.T. durch Narbengewebe) ersetzt. Eine unvollständige Regeneration besteht in der Bildung eines Ersatzgewebes.

7.1.1 Regeneration verschiedener Gewebsarten

Die Fähigkeit zur Regeneration ist für einzelne Gewebsarten unterschiedlich. Anhand ihrer Zellersatzfähigkeit werden die Gewebe in einzelne Gruppen unterteilt.

Wechselgewebe (Erneuerungsgewebe, labiles Gewebe)

Dieser Gewebstyp besitzt die Fähigkeit, schnell zu proliferieren, und hat eine hohe Teilungsrate. Die Zellen dieser Gewebsarten können in Gruppen eingeteilt werden:

- **Stammzellen.** Ihre Teilungsfähigkeit ist erhalten (Ein Teil der Tochterzellen geht in die Proliferationsphase über, der andere verharrt als Stammzellen, s.u.).
- **Proliferierende und differenzierte Zellen.** Sie haben ihre Teilungsfähigkeit verloren.
- **Funktionszellen.** Auch sie sind nicht mehr teilungsfähig.

Wechselgewebe besitzen die Fähigkeit zur **inäqualen Teilung.** Darunter versteht man die Teilung einer Zelle in eine Tochterzelle mit erhaltener Mitosefähigkeit und eine Tochterzelle mit Differenzierungsfähigkeit (z.B. hämatopoetische Stammzelle – Proerythroblast – Erythrozyt).

Wechselgewebe werden schnell durch Noxen angegriffen und geschädigt, diese Labilität wird durch die **hohe Regenerationsbereitschaft** wettgemacht.

Beispiele
- **Hämatopoetisches System**
- **Lymphatisches System**
- **Schleimhäute (Atemwege, Magen-Darm-Trakt, urogenital)**
- **Haut.** Eine **Erosion,** bei der die Papillarspitzen der Haut nicht geschädigt sind, heilt ohne Narbenbildung ab (Restitutio ad integrum).
- **Epithel exokriner Drüsen.**

Klinik
Das Mitosegift der Herbstzeitlosen **(Colchicin)** wird beim akuten Gichtanfall eingesetzt, da es die Phagozytoseaktivität und Fortbewegung der Granulozyten im Gelenk verhindert. Allerdings wirkt es auch schon in therapeutischen Dosen auf die Wechselgewebe. Typische Nebenwirkungen der Therapie sind Gastroenteritiden.

In der **zytostatischen Therapie** soll die Teilungsfähigkeit der Tumorzellen verhindert werden. Auch hier betreffen die typischen Nebenwirkungen Wechselgewebe.

Stabiles Gewebe

Differenzierte Zellen des stabilen Gewebes sind **noch potentiell teilungsfähig**. Die Zellen können auf geringe Noxen mit Hypertrophie und Hyperplasie (s.a. Kap. 2.2) reagieren. Bei stärkeren Reizungen erfolgt eine Zellteilung.

Beispiele

- **Leber**. Läsionen des Leberparenchyms können, wenn die extrazelluläre Matrix weitgehend erhalten geblieben ist, eine komplette Regeneration zur Folge haben. Bei Zerstörung der Matrix durch wiederholte oder ausgedehnte Schädigung ist diese Zellerneuerung nicht möglich. Abhängig vom Grad und der Art der Schädigung kommt es zu unterschiedlichen Auswirkungen von Noxen auf das Leberparenchym:
  - **Subletale Schädigungen.** Sie haben die Bildung von **Milchglaszellen** (Hyperplasie des endoplasmatischen Retikulums bei Hepatitis B, Barbituraten), Zellhydrops, Leberzellverfettung und Zytoplasmadegeneration (MALLORY-bodies) zur Folge.
  - **Letale Schäden.** Sie führen zum Zelltod. Dabei können einzelne Zellen nekrotisieren oder größere Bereiche betroffen sein. Der Ersatz der Nekrosen erfolgt durch eine Fibrose.
- **Endokrine und exokrine Drüsen**
- **Niere.** Tubulusepithelien sind regenerationsfähig, Glomerula nicht.
- **Bindegewebe**
- **Glatte Muskulatur**

Dauergewebe (Ruhegewebe)

Dauergewebe haben ihre **Teilungsfähigkeit verloren**. Auf zerstörende Noxen wird mit Hypertrophie oder Nekrosen reagiert.

Beispiele

- **Herz**
- **Skelettmuskel**
- **Nervengewebe**
  - **Zentrales Nervensystem.** Es kann **nicht regenerieren.** Parenchymnekrosen, z.B. durch Ischämie, führen zu **Enzephalomalazie** mit Kolliquationsnekrose, Ausräumung und Bildung einer zystischen Höhle mit Fasergliose.
  - **Peripheres Nervensystem.** Der Faseranteil distal der Schädigung degeneriert (absteigende WALLER-Degeneration). Aus dem proximalen Teil kann eine Neueinsprossung erfolgen, bei erhaltenen Leitstrukturen ist sogar eine korrekte Reinnervation möglich. Sind diese nicht vorhanden, werden Neurome gebildet.

7.1.2 Wundheilung

Als Wunde bezeichnet man eine Unterbrechung des Gewebszusammenhangs, z.B. durch mechanische (Verletzung) oder ischämische (Infarkt) Zellschädigung. Man unterscheidet die primäre und die sekundäre Wundheilung.

- **Primäre Wundheilung (per primam intentionem).** Sie erfolgt bei glatt anliegenden Wundrändern und fehlender Infektion. Sie ist die Idealform der Wundheilung und geht schnell vonstatten, da kaum Gewebsneubildung nötig ist. Die Schorfbildung bei flächenhaften Defekten schützt die Wunde, eine bindegewebige Organisation mit gering ausgeprägtem Granulationsgewebe folgt.
- **Sekundäre Wundheilung (per secundam intentionem).** Man findet sie bei größeren Wunden und bei Infektionen. Zunächst kommt es zur Bildung von Granulationsgewebe (Kapillareinsprossungen, Fibroblasten und Makrophagen), im zweiten Schritt kommt es zur Narbenbildung. Im Unterschied zur primären Wundheilung verursacht der größere Zelldefekt eine ausgedehntere Entzündungsreaktion, mehr Granulationsgewebe und daher auch größere Narben.

Charakteristischerweise verläuft die Wundheilung in **vier Phasen:**

- **Exsudationsphase.** Blut tritt aus. Durch die Gerinnung entsteht ein provisorischer Wundverschluß. Kleine Gefäße thrombosieren. Granulozyten wandern nach 6 Stunden ein.
- **Resorptionsphase.** Nach 12 Stunden wandern Makrophagen ein und bauen das nekrotische Gewebe durch Phagozytose ab.
- **Proliferationsphase.** Durch Einsprossung von Kapillaren (**Angioneogenese**) und proliferierenden Fibroblasten wird Granulationsgewebe gebildet (3.Tag).
- **Reparationsphase.** Die Bindegewebsneubildung führt zur Vernarbung der Wunde.

Komplikationen der Wundheilung sind Infektion, die Ruptur der Wunde oder eine überschießende Narbenbildung (Keloid).

Eine **verzögerte Wundheilung** findet man im Alter (Generationszeit der Fibroblasten verlängert), bei Diabetes mellitus, Durchblutungsstörung, mechanischer Belastung, Vitamin-C-Mangel, Agranulozytose und anderen immunsuppressiven Zuständen (Kortikoide).

Frakturheilung

Analog zur Wundheilung unterscheidet man eine primäre und eine sekundäre Frakturheilung.

- **Primäre Frakturheilung.** Bei aneinanderliegenden Frakturenden kommt es zur Kontaktheilung durch einsprossende Osteone.
- **Sekundäre Frakturheilung.** Sie erfolgt bei größeren Frakturen, d.h. auseinanderliegenden Enden (ab ca. 1 mm) und läuft folgendermaßen ab:
  - Ein **Frakturhämatom** bildet sich aus (1.–2. Tag).
  - Vorläufiger **bindegewebiger Kallus** entsteht (2.–8. Tag).
  - Die Fibroblasten wandeln sich zu Osteoblasten

um und bilden durch Verkalkung einen provisorischen **knöchernen Kallus** (1.–4. Woche).
- Die mechanische Beanspruchung bewirkt die Umwandlung in **lamellären, endgültigen Knochen** (4.–6.Woche).

Durch Interposition von Muskulatur, Dislokation oder mangelnde Ruhigstellung wird die Knochenheilung verhindert. Komplikationen der Frakturheilung sind Infektionen **(Osteomyelitis), Pseudarthrosen** (die Frakturenden bleiben gegeneinander beweglich; jede Fraktur, die nach 8 Monaten nicht abgeheilt ist), **überschießende Kallusbildung.**

7.2 Metaplasie

Definition

Die Umwandlung einer differenzierten Zellart in eine andere heißt Metaplasie.

Ätiologie/Pathogenese

Durch chronische Reize (mechanisch, entzündlich, chemisch) kommt es zum permanenten Zelluntergang und Zellersatz. In vielen Fällen verläuft der Zellersatz über pluripotente Reservezellen. Bei kontinuierlicher Reizung können statt des zu ersetzenden Gewebes verwandte Formen entstehen.

Morphologie

Anhand unterschiedlicher Gewebstypen sollen einzelne Formen der Metaplasie erläutert werden.
- **Bronchialschleimhaut.** Man beobachtet eine **Basalzellhyperplasie** bei chronischen Entzündungen, z.B. Rauchern, Tbc. Bei lang anhaltendem Reiz kann ein Übergang zu Plattenepithel (Plattenepithelmetaplasie) mit dysplastischen und präkanzerösen Formen erfolgen (Abb. 7-1).
- **Zervixschleimhaut.** Eine Umwandlung des Zylinderepithels in mehrschichtiges Plattenepithel ist sehr häufig und nicht krankhaft. In dieser Umwandlungszone entstehen aber die meisten Zervix-Karzinome (s.a. Kap. 32.3.4).
- **Urothel.** Das Übergangsepithel wandelt sich z.B. bei chronischen Harnwegsinfekten in Plattenepithel um.
- **Ösophagus.** Das Plattenepithel der terminalen Speiseröhre wird durch Zylinderepithel ersetzt (BARRETT-Syndrom) (s.a. Kap. 26.4.2).

- **Intestinale Metaplasie.** Diese Erscheinung findet sich bei der chronisch-atrophischen Gastritis. Die Magenschleimhaut enthält Zellen des Darmepithels (Becherzellen, PANETH-Körnerzellen, Enterozyten). Auch diese Bereiche neigen zur malignen Entartung.
- **Bindegewebe und Muskulatur.** Bei chronischer Beanspruchung oder Entzündung (Muskelquetschung) kann sich das Bindegewebe metaplastisch umwandeln. Es entstehen Knorpelstrukturen oder Verknöcherungen (**Myositis ossificans**).

7.3 Dysplasie

Definition

Die Dysplasie ist eine meist reversible Fehlgestaltung eines Gewebes.

Ätiologie/Pathogenese

- **Angeborene Dysplasien.** Während der Organogenese kommt es zu Störungen der Gewebsorganisation (z.B. zystische Nierendysplasie). Es können einzelne Organe oder Organsysteme betroffen sein. Als Ursache der zervikalen intraepithelialen Neoplasie (CIN) der Gebärmutter wird z.B. eine bereits im Genom festgelegte Veränderung diskutiert.
- **Erworbene Dysplasien.** Ähnlich wie bei der Metaplasie kommt es durch chronische Reizzustände zur Ausbildung der Dysplasie.

Morphologie

Die Zellen haben sehr variable Kerngrößen (**Kernpleomorphie**) und zeigen vermehrt **mitotische Aktivität** und **Polaritätsverlust** (d.h. die Epithelien, die im funktionellen Verband in etwa gleich ausgerichtet sind, verschieben sich). Die Zellschichtung ist bei leichteren Fällen noch erhalten und verändert sich mit dem Grad der Atypie.

Koilozyten sind große Plattenepithelzellen mit einem kleinem Kern und einem hellen Hof um den Kern. Diese Zellen findet man typischerweise bei virusbedingten Veränderungen, wie z.B. Infektionen mit Papilloma-Viren.

Dysplasien werden nach dem Grad ihrer Atypien eingeteilt (z.B. Zytodiagnostik der Zervix nach PAPANICOLAOU, s.a. Kap. 32.3.3).

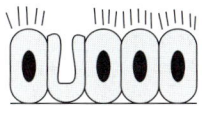
Flimmerepithel

chronischer Reiz z.B. Rauchen

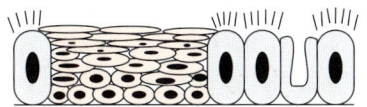
Plattenepithelmetaplasie

Abb. 7-1 Bronchialmetaplasie. Erläuterungen im Text.

Leukoplakie

Definition

Eine weißliche, nicht abwischbare Veränderung des oberflächlichen Epithels von Schleimhäuten heißt Leukoplakie.

Ätiologie/Pathogenese

Leukoplakien entstehen durch chronische exogene Reizeinwirkung (Noxen wie Tabak, Alkohol) und schlechte Mundhygiene.

Morphologie

Es handelt sich um eine herdförmig auftretende **Verhornungsstörung (Hyper-, Parakeratose)** mit **Hyperplasie der Basalzellschicht** und möglichen **lymphozytären Infiltraten**.

Die **einfache Leukoplakie** zeigt keine atypischen Zellveränderungen und ist benigne. Finden sich dagegen Zellatypien (Pleomorphie, Mitosen, Polaritätsverlust), muß die Leukoplakie als echte **Präkanzerose** angesehen werden.

Manifestationsorte sind der Mund, der Kehlkopf, der Ösophagus, die Genitalien und die Harnblase. Im Bereich der Mundhöhle tritt die Leukoplakie am häufigsten an der Wangenschleimhaut und am Gaumen auf. Das größte Entartungsrisiko besteht für Läsionen am Mundboden, der Zunge oder der Lippen.

7.4 Präkanzerosen

Definition

Präkanzerosen sind Gewebsveränderungen, die zu maligner Entartung führen können.

Eine **präkanzeröse Kondition** beschreibt eine Erkrankung oder Veranlagung, die zu einer entartungsgefährdeten Veränderung führen kann. Sie kann angeboren (z.B. Polyposis coli, Xeroderma pigmentosa, s.a. Kap. 8.4.1) oder erworben (z.B. Cholelithiasis, Colitis ulcerosa, Kondylome) sein.

Bei den **fakultativen Präkanzerosen** ist der Prozentsatz der tatsächlich entarteten Präkanzerosen geringer. Die Entartung vollzieht sich in längeren Zeitabständen.

Beispiele
- chronisch atrophische Gastritis
- Colitis ulcerosa
- Leberzirrhose
- solitäre Adenome des Kolons
- Neurofibromatose
- adenomatöse Hyperplasie des Endometriums

Obligate Präkanzerosen entarten in kürzerer Zeit und mit höherer Wahrscheinlichkeit.

Beispiele
- fortgeschrittene Dysplasien (Mundschleimhaut)
- Carcinoma in situ (Mamma, Zervix)
- Leukoplakie
- Polyposis coli (familiäre Adenomatosis coli)
- Morbus BOWEN
- Lentigo maligna

Die relevanten Präkanzerosen werden in den entsprechenden Organkapiteln abgehandelt.

8 Tumoren

J. Lepenies

„Die im letzten Jahrhundert von der Tuberkulose, heute vom Krebs ausgelösten Phantasien sind Reaktionen auf eine Krankheit, die als unheilbar und launisch gilt – d.h. auf eine Krankheit, die unverstanden ist in einer Zeit, in der die Grundprämisse der Medizin lautet, daß alle Krankheiten heilbar seien. Eine solche Krankheit ist per definitionem mysteriös. Solange ihre Ursache nicht verstanden wurde und ärztliche Maßnahmen derart wirkungslos blieben, galt die Tuberkulose als heimtückischer, unerbittlicher Diebstahl des Lebens. Heute ist der Krebs an der Reihe, die Krankheit zu sein, die nicht anklopft, bevor sie eintritt, ist es der Krebs, der die Rolle einer als erbarmungslose, geheime Invasion erfahrenen Krankheit übernimmt – eine Rolle, die er so lange behalten wird, bis seine Ätiologie eines Tages so klar und seine Behandlung so wirksam sein werden, wie es die der Tuberkulose geworden sind."

(aus: Susan Sontag, Krankheit als Metapher, 1977)

Das Zellwachstum unterliegt zahlreichen regulierenden Mechanismen. Wachstumsfaktoren binden an membrangebundene Rezeptoren und aktivieren diese. Verschiedene Signalmoleküle transportieren die Informationen zum Zellkern. Die DNA-Transkription wird stimuliert und der Zellzyklus wird begonnen. Auf unterschiedlichen Ebenen kann dieses feinabgestimmte System gestört werden und das Wachstum der Zelle unkontrolliert ablaufen. Die Zelle „entartet".

Tumoren sind neben den kardiovaskulären Erkrankungen die zweithäufigste Todesursache. Beim Mann sind vor allem Tumoren der Lunge, der Prostata und des Kolons/Rektums für die Todesfälle durch Neoplasien verantwortlich. Die Krebsmortalität bei Frauen wird durch Tumoren der Mamma, der Lunge und des Kolons/Rektums bedingt. In den letzten Jahren hat bei Frauen die Mortalität durch Lungenkarzinome stark zugenommen.

8.1 Definitionen

- **Tumor.** Jede umschriebene Gewebsvermehrung kann als Tumor bezeichnet werden. Diese Begriffsdefinition ist sehr weit gefaßt und schließt Gewebsschwellungen im Rahmen von Entzündungen oder bei Ödemen mit ein. Im medizinischen Sprachgebrauch verwendet man den Begriff Tumor als Synonym für die Wörter Geschwulst oder Neoplasie und meint damit eine autonome Zellteilung, die von den Regulations- und Regenerationsmechanismen des Körpers abgekoppelt ist. In diesem Sinne ist das Wort Tumor in diesem Kapitel zu verstehen.

- **Rezidiv.** Ein Wiederauftreten eines Tumors an derselben Stelle nach chirurgischer Entfernung nennt man Rezidiv. Als **Frührezidiv** bezeichnet man das nach einigen Monaten auftretende Rezidiv. Ein **Spätrezidiv** entsteht nach mehr als fünf Jahren.

- **Regression.** Unter der Regression eines Tumors wird seine **Rückbildung** (spontan oder nach Therapie) verstanden.
Davon abzugrenzen sind **regressive Veränderungen** des Tumors wie **Nekrosen, Blutungen** oder **Verkalkung;** z.B. ist das Tumorgewebe unterversorgt, wenn das Gefäßsystem nicht schnell genug mitwächst. Dadurch kann das neoplastische Gewebe eingezogen werden und als **Krebsnabel** erscheinen.

- **Remission.** So bezeichnet man die Rückbildung eines Tumors durch therapeutische Intervention. Eine **komplette Remission** liegt bei nicht mehr nachweisbarem Tumor vor, eine **partielle Remission (Teilremission)** bei noch nachweisbarer Geschwulst, aber deutlicher Besserung.

- **Überlebensrate.** Diese gibt die Überlebenswahrscheinlichkeit innerhalb eines Zeitraumes (meist 5 Jahre: 5-Jahres-Überlebensrate, 5JÜR) für eine Erkrankung an und verdeutlicht so die Malignität eines Krebsleidens. Nach diesem Zeitraum leben noch n% der Erkrankten. Therapeutische Erfolge können an einer Veränderung der 5JÜR mit und ohne Therapie abgelesen werden.
Hiervon ist die **5-Jahres-Heilung** abzugrenzen, die jenen Prozentsatz Tumorkranker angibt, der innerhalb von 5 Jahren nach der Therapie rezidiv- und metastasenfrei bleibt.

8.2 Dignität von Tumoren

Die Dignität (biologische Wertigkeit) eines Tumors wird durch sein Verhalten in „bösartig" (maligne) oder „gutartig" (benigne) gegliedert. Das Hauptmerkmal ist dabei die **Metastasierungsfähigkeit,** aber auch Kriterien wie **Veränderungen und Differenzierungsgrad der Zellen** werden bei der Beurteilung der Dignität berücksichtigt. Ein hoch differenziertes Gewebe ist meist gutartiger als weniger differenzierte Formen. Im folgenden sollen die Unterschiede solchen Verhaltens deutlich gemacht und Beispiele für Grenzfälle und tumorartige Veränderungen erläutert werden.

8.2.1 Gutartige und bösartige Tumoren

Tabelle 8-1 faßt die Dignitätskriterien zusammen.

8.2.2 Semimaligne Tumoren

Die semimalignen Tumoren wachsen destruktiv und invasiv, metastasieren aber so gut wie nie. Nach unzureichender operativer Entfernung kommt es häufig zu Rezidiven. Dieses Verhalten wird auch als intermediär bezeichnet (z.B. Basaliom der Haut).

8.2.3 Übergänge und Grenzfälle

Nicht jeder Tumor ist von Beginn an maligne. Eine spätere Transformation eines primär benignen Tumors zu einem Malignom ist möglich. Man unterscheidet Grenzfälle, bei denen eine eindeutige Zuordnung nicht möglich ist, und Frühstadien, in denen das Wachstum des Tumors eine bestimmte Größe noch nicht überschritten hat.

- **Borderline-Tumoren.** Hier ist keine eindeutige Bestimmung der Dignität möglich; z.B. ist bei Probenentnahmen aus einem Tumor, der sich in einer Übergangsphase befindet, seine Invasivität nicht eindeutig zu erkennen. Auch bestimmte Tumoren der Schilddrüse oder des Ovars können viele atypische Zellen haben, ohne zu metastasieren.
- **Carcinoma in situ.** Darunter versteht man ein hochgradig atypisches Epithel **ohne** infiltratives Wachstum (z.B. kein Durchbruch durch die Basalmembran). Es gilt als obligate Präkanzerose. In einigen Fällen besteht aber noch die Möglichkeit der Rückbildung.

8.2.4 Besondere Begriffe

Folgende Entartungen werden aufgrund ihrer speziellen lokalen Ausbreitung unterschieden:

- **Frühkarzinom des Magens.** Es bleibt zunächst auf Mukosa und Submukosa beschränkt. Eine lymphogene Metastasierung ist trotzdem möglich. Beim Frühkarzinom des Magens handelt es sich deshalb nicht um eine Präkanzerose, sondern um ein bereits bestehendes Karzinom. Die 5-Jahres-Überlebensrate liegt nach chirurgischer Behandlung bei > 90%.
- **Mikrokarzinom der Zervix.** Dieses Karzinom ist von der Basalmembran aus höchstens 3–5 mm in die Tiefe gewachsen und bietet keine klinische Symptomatik.

8.2.5 Tumorartige und tumorassoziierte Läsionen

Die hier aufgeführten Erkrankungen ähneln Tumoren, sie sind aber nicht durch autonome Gewebsneubildungen entstanden.

- **Epulis gigantocellularis.** Eine lokale Wucherung von Fibroblasten und morphologisch den Osteoklasten ähnlichen Zellen der Gingiva (Zahnfleisch) verursacht mechanische Irritationen. Häufig kommt es zu Blutungen, die Läsion neigt zu Rezidiven. Die Genese ist bisher nicht eindeutig geklärt, evtl. spielen mechanische Reizungen eine Rolle.
- **Myositis ossificans.** Die Skelettmuskulatur kann auf ein Trauma mit einer dystrophischen Verkalkung und einer heterotopen Verknöcherung des Muskelgewebes reagieren.

8.3 Tumorsystematik

Die Charakterisierung von Tumoren wird nicht nur nach dem biologischen Verhalten, sondern auch nach der Herkunft des Gewebes aus den drei Keimblätter vorgenommen. So unterscheidet man Tumo-

---

Tab. 8-1   Einteilungskriterien für benigne und maligne Tumoren

	Benigne	Maligne
Wachstum	langsam, verdrängend, expansiv	schnell, **invasiv, destruktiv** (sicheres Kriterium)
Abgrenzung zum gesunden Gewebe	lokalisiert, **gut abgegrenzt** (z.B. Kapsel oder Pseudokapsel)	schlecht abgrenzbar (invasiv)
Differenzierung	**gut differenziert,** homologe Gewebe	**unreife, heterologe** Gewebe, „bunte" Schnittfläche
Zellveränderungen	keine oder wenige Zellveränderungen: – monomorphe Kerne – euploide DNA – regelrechte Kern-Plasma-Relation **geringe mitotische Aktivität**	viele Zellatypien: – **polymorphe** (Größe, Form), **polychromatische** (Anfärbbarkeit) und **polyploide** (> 2 Chromosomensätze) **Kerne** – zugunsten des Kerns verschobene **Kern-Plasma-Relation** (Funktionsstoffwechsel ↓, Proliferationsstoffwechsel des Kerns ↑) – **unregelmäßiges Chromatin** – größere Nukleolen – **viele atypische Mitosen**
Verlauf	langdauernd, symptomarm, **keine Metastasen,** selten Rezidive	kurz, häufig letal, im Spätstadium symptomreich, **Metastasen, häufig Rezidive**

ren des Ektoderms und des Entoderms (**epitheliale Tumoren**) von Geschwulsten des Mesoderms (**mesenchymale Tumoren**) und Tumoren aus pluripotenten Keimzellen (**Teratome**) oder embryonalen Fehlentwicklungen (**embryonale Tumoren**). Die Tabelle 8-2 zeigt Beispiele zu dieser Tumornomenklatur.

8.3.1 Dysontogenetische Tumoren

Teratome, embryonale Tumoren und Hamartome lassen sich unter dem Begriff **dysontogenetische Tumoren** zusammenfassen (Dysontogenese – Störung der embryonalen und fötalen Entwicklung).

Teratome stammen von Keimzellen ab und enthalten Gewebe aller drei Keimblätter. Sie kommen v.a. in den Gonaden und entlang der Keimbahn vor (z.B. Hoden, Ovar, Retroperitoneum, Mediastinum). **Reife, differenzierte Teratome** findet man eher bei Erwachsenen. Typischerweise finden sich Tumoren mit gut differenzierten, unterschiedlichen Geweben (z.B. Zähne, Haut, Organparenchym, Knochen). **Unreife, undifferenzierte** und somit **maligne** Teratome findet man vorrangig bei Kindern.

Embryonale Tumoren entstehen durch Fehldifferenzierung des Gewebes während der Organentwicklung. Hierzu gehören:

- **WILMS-Tumor (Nephroblastom).** Der Tumor entsteht aus embryonalen Nierenzellen. Er ist mit typischen Chromosomendefekten assoziiert. Die auf dem Chromosom 11 liegenden WILMS-Tumor-Suppressorgene (WT-1 auf 11p13, WT-2 auf 11p15) kontrollieren normalerweise Wachstumsfaktoren. Bei Verlust der Gene verläuft das Wachstum ungebremst. Makroskopisch zeigt der Tumor eine gräuliche Schnittfläche mit Nekrosen, zystischen Strukturen und Einblutungen. Histologisch finden sich mesenchymale (fibromyxoides Gewebe) und epitheliale (Tubulusepithel, unreife Glomeruli) Anteile. Nach dem Grad der Differenzierung unterscheidet man die eher gutartige, differenzierte Form von der bösartigen Variante mit undifferenzierten (anaplastischen) Zellen.

Klinik

Der Tumor tritt v.a. bei Kindern zwischen dem 3. und 5. Lebensjahr auf. Typische Symptome sind eine palpable Tumormasse im Abdomen, Hämaturie und abdominelle Schmerzen. Metastasen treten in Lunge, Leber, Lymphknoten und Gehirn auf. Durch Chemotherapie, radikale chirurgische Therapie und evtl. auch Bestrahlung ist bei frühzeitiger Diagnosestellung eine Heilung in 90% der Fälle möglich.

- **Retinoblastom.** Es handelt sich um einen malignen Tumor der Netzhaut, der gehäuft bei Kindern auftritt. Man findet eine Assoziation zu Veränderungen im Retinoblastomgen (Chromosom 13q), die durch Spontanmutation oder vererbte Gendefekte (autosomal-dominant) auftreten kann. In

Tab. 8-2 Beispiele epithelialer und mesenchymaler Tumoren

Epitheliale Tumoren		Mesenchymale Tumoren	
benigne	maligne	benigne	maligne
Papillom Adenom	Karzinom (Adeno-)	Lipom Chondrom Angiom	Liposarkom Chondrosarkom Angiosarkom

letzterem Fall tritt der Tumor häufig beidseits auf. Ähnlich wie beim WILMS-Tumor führt der Verlust des Suppressorgens (s.a. Kap. 8.4.3) zu ungehemmtem Wachstum. Makroskopisch kann das Retinoblastom infiltrativ in die umgebenden Strukturen einwachsen. Mikroskopisch finden sich kleine rundliche Zellen, die sich rosettenförmig anordnen können. Die undifferenzierte Form hat eine schlechtere Prognose. Häufig finden sich Sekundärtumoren (z.B. Osteosarkome).

- **Neuroblastom.** Es handelt sich um einen Tumor des sympathischen Nervensystems, der (meist bei Kindern) in den Nebennieren oder im Grenzstrang auftreten kann. Histologisch finden sich rundliche, eng zusammenliegende Zellen mit wenig Zytoplasma, gelegentlich bilden sich Pseudorosetten. Die meisten Neuroblastome produzieren Katecholamine.
- **Hepatoblastom.** Aus den Vorläuferzellen des Leberparenchyms entwickelt sich dieser maligne Tumor des Kindesalters.
- **Medulloblastom** (s.a. Kap. 17.3.3).

Hamartome

Als Hamartie bezeichnet man tumorartige Veränderungen durch ein fehlgeleitetes Wachstum des örtlichen Gewebes bei normaler Differenzierung. Im normalen Parenchym (v.a. in Leber, Lunge, Haut) finden sich Bereiche mit differenzierten, aber ungeordneten Zellen (z.B. eine Ansammlung von Leberzellen, Gallengängen und Gefäßen, die nicht der normalen Leberarchitektur folgt). Hamartome sind gutartig, können aber in seltenen Fällen entarten (Hamartoblastom). Anlagebedingt können sie auch multipel auftreten.

8.3.2 Epitheliale Tumoren

Definition

Zu den Ursprungsgeweben der epithelialen Tumoren gehören das Plattenepithel, das Drüsenepithel, das Schleimhautepithel und das Urothel. Die gutartige Form hat die Endung **-om,** die bösartige Form die Endung **-karzinom** (Ca). Klinisch bedeutende epitheliale Tumoren wie das Mammakarzinom und das Kolonkarzinom werden in den entsprechenden Organkapiteln abgehandelt.

Morphologie

Benigne epitheliale Tumoren sind **Papillome** und **Adenome**.

- **Papillome**. Es handelt sich um Tumoren des oberflächlichen Epithels (Plattenepithel von Haut, Schleimhäuten, Drüsen). Sie wachsen mit fingerartigen Ausstülpungen (papillär). Im Bereich der Harnblase haben sie eine Neigung zu Rezidiven und können maligne entarten.
- **Adenome**. Sie entstehen z.B. aus Drüsen, in der Schleimhaut des Magen-Darm-Trakts oder in Organen (Leber, Ovar). Das Fibroadenom der Mamma ist ein gutartiger Mischtumor aus epithelialem und mesenchymalem Gewebe (s.a. Kap. 32.7.3).

Maligne epitheliale Tumoren werden als **Karzinome** bezeichnet. Je nach Ursprungsgewebe unterscheidet man unterschiedliche Formen:

- **Plattenepithelkarzinom**. Es entsteht aus Plattenepithel oder aus Bereichen mit Plattenepithelmetaplasien (Bronchialschleimhaut, Zervix, s.a. Kap. 7.2). Man unterscheidet **verhornende** (typischerweise mit mikroskopisch nachweisbaren Hornperlen, bessere Prognose) von **nicht-verhornenden** Formen.
- **Adenokarzinom**. Diese gehen vom Drüsenepithel aus. Je nach Differenzierungsgrad sehen sie dem Ursprungsgewebe noch ähnlich.
- **Urothelkarzinom**. Das Epithel der Harnwege ist ein Übergangsepithel. Karzinome werden daher auch als **Transitionalzellkarzinome** bezeichnet.

Karzinome werden auch nach ihrem Verhältnis von Parenchymgewebe zu bindegewebigem Stroma unterschieden:

- **Carcinoma medullare**. Es hat ein Verhältnis von Parenchym zu Stroma von 2:1 und deshalb eine weiche Konsistenz.
- **Carcinoma simplex**. Mit einem Parenchym-Stroma-Verhältnis von 1:1 ist die Konsistenz mittelfest.
- **Carcinoma scirrhosum**. Ein Parenchym-Stroma-Verhältnis von 1:2 bedeutet, daß das Karzinom bindegewebsreich ist und eine feste Konsistenz hat.

Bei undifferenzierten Tumoren müssen gelegentlich histochemische Marker verwendet werden, um die Herkunft des Tumors festzustellen. Bei epithelialen Karzinomen kann man hierzu **Zytokeratin** in den Zellen nachweisen (s.a. Kap. 8.4.7).

Weitere epitheliale Tumoren sind:

- **Schleimbildende Karzinome**. Beim **Gallert-Ca** findet sich eine extrazelluläre Ablagerung des Schleims, beim **Siegelringzell-Ca** sieht man extra- und intrazelluläre Ablagerungen.
- **Adenokankroid (Adenoakanthom)**. Es handelt sich um ein Adenokarzinom mit Plattenepithelmetaplasien.

8.3.3 Mesenchymale Tumoren

Die mesenchymalen Tumoren stammen aus Geweben des Mesoderms: Skelett, Binde- und Stützgewebe, Gefäße, Blutzellen sowie Urogenitalgewebe. Wie bei den epithelialen Tumoren tragen benigne Formen die Endung **-om,** maligne Tumoren werden durch die Endung **-sarkom** gekennzeichnet.

Gutartige Tumoren sind:

- **Rhabdomyom**. Es besteht aus quergestreifter Muskulatur.
- **Leiomyom**. Dieser Tumor aus glatter Muskulatur tritt meist im Uterus auf. Er ist meist scharf vom umgebenden Gewebe abgegrenzt und imponiert als rundliche Struktur. Zum Teil finden sich regressive Veränderungen (Einblutungen, Verkalkungen).
- **Fibrom**. Ursprungsgewebe ist das Bindegewebe.
- **Lipom**. Es ist ein Tumor aus Fettzellen, der häufig als Knötchen in der Subkutis tastbar ist.
- **Chondrom**. Dieser Tumor aus Knorpelgewebe findet sich vorrangig im Skelett.

Bösartige Tumoren sind dementsprechend:

- **Rhabdomyosarkom**. Dieser seltene Tumor ist eine maligne Geschwulst, die sich von Zellen der quergestreiften Muskulatur ableitet. Er hat eine schlechte Prognose.
- **Leiomyosarkom**.
- **Fibrosarkom**. Es befällt häufig Jugendliche und besteht aus vielen spindelförmigen Zellen.
- **Liposarkom**. Dieser Tumor, der meist die untere Extremität betrifft, hat ebenfalls eine sehr schlechte Prognose.
- **Chondrosarkom**.
- **Malignes Mesotheliom**. Es kommt an der Pleura, dem Perikard und dem Peritoneum vor.

Nachfolgend sollen Lymphome, das Plasmozytom und die Leukämien näher besprochen werden.

8.3.4 Maligne Lymphome

Definition

Maligne Lymphome sind bösartige Tumoren des lymphatischen Systems. Eine Einteilung erfolgt durch histologische, zytochemische und immunologische Kriterien in Morbus HODGKIN (Lymphogranulomatose) und Non-HODGKIN-Lymphome (NHL).

Morbus HODGKIN

Definition

Der Morbus HODGKIN (Lymphogranulomatose) ist eine maligne Erkrankung der Lymphknoten, die durch das Auftreten von HODGKIN-Zellen und STERNBERG-Riesenzellen charakterisiert ist. Betroffen ist v.a. das **lymphoretikuläre** Gewebe (sternförmig verzweigte Zellen im retikulären Bindegewebe von Lymphknoten).

Ätiologie/Morphologie

Die Ätiologie ist noch ungeklärt. Man vermutet, daß die auftretenden Riesenzellen aus fehldifferenzierten Lymphozyten entstehen. Es gibt Hinweise für eine Herkunft der neoplastischen Zellen aus dem B-Zell-System. Eine Assoziation zu Infektionen mit dem EPSTEIN-BARR-Virus ist wahrscheinlich.

Makroskopisch finden sich primär vergrößerte, verbackene und harte, aber schmerzlose Lymphknoten. Häufig sind zuerst die **zervikalen** und **mediastinalen Lymphknoten** betroffen. Die Milz, die Leber und die Lunge können sekundär beteiligt sein. Die Milz zeigt multiple Infiltrationen durch Tumorknoten **(Bauernwurstmilz).**

Mikroskopische Kriterien sind (Abb. 8-1):

- **HODGKIN-Zellen.** Es handelt sich um einkernige, atypische Retikulumzellen. Sie imponieren blastenartig mit einem großem Kern.
- **STERNBERG-REED-Riesenzellen.** Diese mehrkernigen Zellen entstehen vermutlich durch die Fusion mehrere Hodgkin-Zellen. Typisch sind die hellen Kerne mit großen Nukleolen. Es finden sich die Oberflächenmarker CD15 und CD30. Sie produzieren eine Vielzahl von Zytokinen.
- **Unterschiedliche Entzündungszellen.** Es finden sich in wechselnder Zusammensetzung („buntes Infiltrat") Lymphozyten, Makrophagen, Plasmazellen, Granulozyten oder Epitheloidzellen.

Eine histologische Unterteilung erfolgt nach dem dominierenden Zelltyp (Tab. 8-3). Früher beobachtete man eine Prognoseverschlechterung vom lymphozytenreichen bis zum lymphozytenarmen Typ. Bei stadiengerechter Behandlung sind heute aber kaum noch Unterschiede hinsichtlich der Prognose

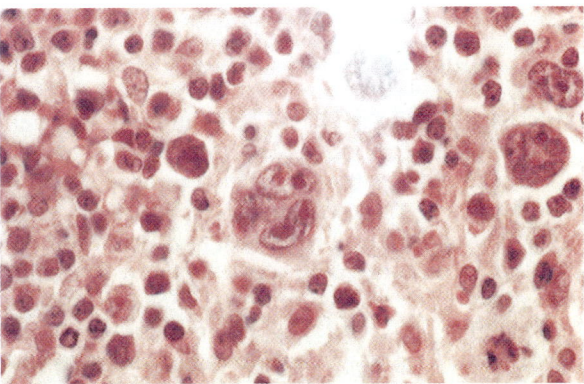

Abb. 8-1 Morbus Hodgkin. In der Mitte der Abbildung sieht man eine STERNBERG-Riesenzelle mit den typischen, großen Nukleolen in hellen Kernen. Die Riesenzelle ist von Lymphozyten, Plasmazellen und Granulozyten umgeben. Rechts sind weitere STERNBERG-Riesenzellen zu sehen. Färbung: H.E.

zu finden. Sie wird eher vom klinischen Stadium bestimmt.

Klinik

Eine **B-Symptomatik** mit **Fieber** (wellenförmiger PEL-EBSTEIN-Typ), **Nachtschweiß** und **Gewichtsverlust** ist typisch. Zum Zeitpunkt der Diagnosestellung sind in > 80% Lymphknotenschwellungen vorhanden, zu 70% befinden sie sich stammnah. Gelegentlich imponiert eine Hepatosplenomegalie. Laborchemisch können eine erhöhte BSG sowie eine Lymphopenie auftreten.

Anhand der Ausbreitung erfolgt die Einteilung in die Ann-Arbor-Stadien I–IV (Tab. 8-4). Ein Mor-

Tab. 8-3 Histologische Klassifikation des Morbus HODGKIN

Subtyp	Betroffene Patienten	Lokalisation	Histologie	Prognose
Lymphozytenreich	♂, 30.–40. Lj.	zervikal	v.a. reife (B-)Lymphozyten, noduläres oder diffuses Paragranulom Variante: **L/H-Zelle** mit lobuliertem, hellem Kern (Popcorn-Zellen)	sehr gute Prognose
Nodulär-sklerosierend (häufigste Form)	♀, 20.–30. Lj.	mediastinal	**Kollagennarben, knotige Infiltrate, Lymphozyten** Variante: **lakunäre Zellen** mit großem, gelapptem Kern und kleinen Nukleoli, durch Schrumpfung des Gewebes nach der Fixation entsteht eine helle Zone um die Zelle	gute Prognose
Mischform	♂, 50.–70. Lj.	zervikal, abdominal	**buntes Bild** mit Lymphozyten, Eosinophilen, Plasmazellen, vielen HODGKIN-/STERNBERG-REED-Zellen, vereinzelt Vernarbungen, Nekrosen	abhängig vom klinischen Stadium
Lymphozytenarm	♂, 70.–80. Lj.	abdominal	z.T **atypische HODGKIN-/STERNBERG-REED-Zellen** mit Mitosen, **wenige Lymphozyten**	schlechteste Prognose

bus HODGKIN z.B. des Stadiums III$_{SB}$ bezeichnet einen Befall von Lymphknoten auf beiden Seiten des Zwerchfells und der Milz sowie das Vorliegen von Allgemeinsymptomen. Prognostisch günstig sind die Stadien I und II AB ohne Risikofaktoren. Eine schlechte Prognose haben Tumoren im Stadium III A + Risikofaktoren, III B und IV AB. Therapiert wird mit Zytostatika und Bestrahlung. Rezidive entstehen zu 60% in den ersten zwei Jahren und weisen häufig auf den Übergang in eine malignere Form hin. Langzeitremissionen liegen in den Stadien I und II bei über 80%, bei prognostisch ungünstigen Stadien bei 50%.

Non-Hodgkin-Lymphome

Non-HODGKIN-Lymphome (NHL) sind Tumoren der B- und T-Lymphozyten-Reihe. Sie werden nach dem Malignitätsgrad eingeteilt: Niedrig maligne NHL sind eher „zytischer", hoch maligne NHL eher „blastischer" Abstammung. Grundsätzlich kann jedes NHL auch als Leukämie (durch Ausschwemmen der Tumorzellen ins Blut) auftreten. Die Non-HODGKIN-Lymphome werden im speziellen Teil genauer besprochen (s. Kap. 35.3.1).

8.3.5 Plasmozytom

Definition

Das Plasmozytom (Multiples Myelom, Morbus KAHLER) ist der häufigste generalisierte Knochentumor (Inzidenz von 3/100 000 im Jahr). Es beruht auf einer Entartung der Plasmazellen. Männer zwischen 50–70 Jahren sind v.a. betroffen.

Ätiologie/Pathogenese

Die Ätiologie ist unbekannt, z.T. werden genetische Faktoren oder Strahlenschäden diskutiert.

Die malignen Plasmazellen entstehen aus einem Klon, sie zerstören den Knochen und verdrängen die normale Blutbildung. Die Tumorzellen bilden entweder identische, monoklonale Immunglobuline oder nur deren Leichtketten. 55% der Plasmozytome bilden IgG, 25% IgA, 20% Leichtketten. Die Vermehrung der Myelomzellen scheint durch Interleukin-6 angeregt zu werden.

Morphologie

Der Tumor kann solitär oder multipel auftreten. Häufige Manifestationsorte sind meist platte Knochen (Wirbelkörper, Rippen, Sternum, Beckenknochen, Schädeldach). In seltenen Fällen entsteht er extramedullär (v.a. im Nasen-Rachen-Raum); diese Formen metastasieren langsamer.

Infiltrationen imponieren im Knochenmark als **graue Herde.** Man findet atypische Plasmazellen. Je nach Entwicklungsstufen unterscheidet man reife und unreife Plasmazellen von Plasmoblasten. Die

Tab. 8-4	Ann-Arbor-Klassifikation des Morbus HODGKIN
Stadium	**Ausbreitung**
I	**solitärer Befall** einer Lymphknoten-Region (I) oder solitärer extranodaler Herd (IE)
II	Befall von zwei oder mehr Lymphknoten-Regionen (II) oder extranodale Herde und Lymphknotenbefall (IIE) **auf der gleichen Zwerchfellseite**
III	Befall von Lymphknoten-Regionen oder extranodale Herde und Lymphknoten **auf beiden Zwerchfellseiten** 1 – oberhalb des Truncus coeliacus 2 – unterhalb des Truncus coeliacus
IV	**disseminierter Organbefall** Milz (**S**plen), Leber (**Hepar**), Lunge, Knochen**M**ark, **P**leura, Kn**O**chen
A B Risiko- faktoren	keine Allgemeinsymptome Allgemeinsymptome („**B-Symptomatik**") mehr als drei Lymphknotenareale befallen, großer Mediastinaltumor, extranodale Herde (**E**), Milzbefall, hohe BSG

Myelomzellen enthalten im Zytoplasma eosinophile RUSSEL-bodies, von denen man annimmt, daß sie Antikörper enthalten (diese können aber auch bei normalen Plasmazellen vorkommen).

Die Nieren enthalten Eiweißzylinder, später können die Tubuli zugrunde gehen.

Das Plasmozytom kann zu folgenden Komplikationen führen:

- **Verdrängung des normalen blutbildenden Gewebes.** Folge ist eine Thrombopenie, Leukopenie und/oder Anämie.
- **Antikörper-Mangelsyndrom.** Die gebildeten Antikörper sind nicht funktionsfähig, dies hat eine erhöhte Infektneigung zur Folge.
- **Hyperviskositätssyndrom.** Die Polymerbildung der Antikörper erhöht die Viskosität des Blutes. Folgen sind Sehstörungen, neurologische Symptome und periphere Durchblutungsstörungen. Als **Kryoglobuline** bezeichnet man Immunglobuline, die bei niedrigen Temperaturen (vor allem in den Akren) ausfallen, man findet sie nicht nur beim Plasmozytom.
- **Osteolysen.** Die typischen osteolytischen Herde in der Spongiosa entstehen durch Aktivierung der Osteoklasten (durch TNF-α und Interleukin-1 bzw. -6). Es kann zu **Spontanfrakturen** kommen. Ausdruck des Knochenabbaus ist eine **Hyperkalzämie.**
- **Amyloidose.** Die Ablagerung von AL-Amyloid (Leichtketten) kann glatte Muskulatur, Nieren, Herz, seltener Leber und Milz betreffen. Über eine Rektumbiopsie läßt sich die Ablagerung feststellen.
- **Nierenbeteiligung.** Bei 50 % der Patienten kommt es zu einer Nierenbeteiligung. Die Niere kann durch die Ablagerung von **Amyloid** geschädigt

werden. Durch eine Hyperkalzämie entsteht die **Nephrokalzinose** (Verkalkung der Niere). Bei der **Plasmozytomniere** werden die Leichtketten der Immunglobuline (**BENCE-JONES-Proteine**) im Urin ausgeschieden und haben einen toxischen Effekt auf die Tubuli. Charakteristischerweise enthalten die Nieren Eiweißzylinder und zeigen eine Fremdkörperreaktion mit Riesenzellen. Im Verlauf kommt es zur Tubulusatrophie und interstitiellen Fibrose. Folge ist ein Nierenversagen.

- **Plasmazell-Leukämie.** Im Endstadium des Plasmozytoms kann es zur Ausschwemmung von Plasmazellen ins Blut kommen.

Klinik

Zunächst fallen Allgemeinerscheinungen wie Gewichtsabnahme, erhöhte Temperatur und Abgeschlagenheit auf. Häufig sind Knochenschmerzen.

Typisch ist eine extrem erhöhte BSG. Die vermehrt gebildeten Immunglobuline zeigen sich in der Elektrophorese als schmalbasiger Ausschlag, meist in der γ-Globulinfraktion (γ-peak, M-Gradient). Die Osteolysen imponieren im Röntgenbild als rundliche, wie ausgestanzt wirkende Herde (Schrotschußschädel). Ein erhöhtes β2-Mikroglobulin ist mit einer schlechteren Prognose assoziiert. Therapiert wird das Plasmozytom mittels Chemotherapie. Die mittlere Überlebenszeit beträgt bei fortgeschrittenen Stadien 1 Jahr.

Kasuistik

Ein 58jähriger Mann stellt sich mit zunehmender Schwäche bei seinem Hausarzt vor. Er hat Gewicht verloren und wirkt sehr blaß. Erst nach genauerem Befragen gibt er eine seit Monaten bestehende Verschlechterung des Allgemeinzustands an. Die orientierenden Laboruntersuchungen zeigen einen Hb-Wert von 5 g/dl (!), ein Kreatinin von 6 mg/dl und Harnstoff von 200 mg/dl. Er wird zu weiteren Untersuchungen in die Klinik eingewiesen. Die dort durchgeführten Laboruntersuchungen zeigen ein erhöhtes Gesamteiweiß, die Elektrophorese zeigt das typische Bild des M Gradienten. In den Wirbelkörpern finden sich typische Osteolysen. Eine Knochenmarksbiopsie zur Sicherung der Diagnose wird vom Patienten abgelehnt, ebenso eine Nieren- oder Rektumbiopsie. Das Nierenversagen macht die Einleitung einer Dialysebehandlung notwendig. Eine Chemotherapie verweigert der Patient. Er verstirbt 4 Monate später.

Andere Plasmazellveränderungen:

- **Makroglobulinämie WALDENSTRÖM.** Bei diesem malignen B-Zell-Lymphom werden monoklonale Immunglobuline vom Typ IgM synthetisiert. Männer erkranken häufiger. Oft finden sich auch Infiltrate in Lymphknoten und der Milz. Osteolysen sind seltener. Die Prognose ist deutlich besser als beim Plasmozytom.

- **Monoklonale Gammopathie unklarer Signifikanz (MUGS).** Es findet sich eine monoklonale Gammopathie ohne wesentliche andere Veränderungen. Engmaschige Untersuchungen sind notwendig, $2/3$ der Fälle verlaufen gutartig. Etwa 3% aller über 70jährigen haben eine MUGS.

8.3.6 Leukämien

Definition

Bei Leukämien kommt es zur abnormen Proliferation eines leukozytären Zellstammes. Leukämien werden nach dem beteiligten Zelltyp in **myeloische** (Granulozyten) oder **lymphatische** (Lymphozyten) Leukämien und nach dem klinischen Verlauf in **akute** oder **chronische** Formen eingeteilt. Die Inzidenz der Leukämien beträgt etwa 2–8/100 000 im Jahr. Die Inzidenz verteilt sich zu 50% auf die akuten und zu 50% auf die chronischen Leukämien.

Ätiologie

Ätiologisch können organische **Lösungsmittel (Benzol), ionisierende Strahlung, genetische Einflüsse** (Trisomie 21, strukturelle Aberrationen), **virale Infektionen** (z.B. T-Zell-Leukämie in Südjapan und in der Karibik durch HTLV-1) verantwortlich gemacht werden. In den meisten Fällen ist die Ursache aber unklar.

Pathogenese

Bei Leukämien können die Stammzellen der Leukozyten nicht ausreifen, die blastischen Vorstufen bleiben aber teilungsfähig und vermehren sich abnorm. Dadurch werden normale Vorläuferzellen der anderen Blutzellen verdrängt. Folge sind **Anämien, Gerinnungsstörungen** und eine **erhöhte Infektanfälligkeit**.

Die vermehrte Produktion von Leukozyten führt zu einer **Leukozytose.** Allerdings gibt es auch Formen mit normalen oder sogar verminderten Leukozytenzahlen. Da die Leukozyten nicht funktionsfähig sind, kommt es in jedem Fall zur erhöhten Infektanfälligkeit.

Bei den akuten Leukämien verläuft die autonome Proliferation rasch und heftig. Die massive Ausschwemmung unreifer Zellvorstufen ins Blut bewirkt das Bild des **Hiatus leucaemicus** (leukämische Lücke: man sieht nur sehr junge und sehr alte, übriggebliebene Granulozyten im Blutbild). Finden sich die entarteten Vorläuferzellen nur im Knochenmark, nicht im peripheren Blut, so spricht man von einer **aleukämischen** Form.

Akute myeloische Leukämie (AML)

Definition

Die akut beginnende Form der myeloischen Leukämie führt unbehandelt innerhalb von 3 Monaten zum Tode. Erwachsene (> 60 J.) sind häufiger betroffen.

Morphologie

Im **Blut** finden sich Vorstufen der Granulozytopoese (Promyelozyten, Myeloblasten, Monozyten). Diese imponieren meist als Zellen mit großem Kern und wenig Zytoplasma. Im Zytoplasma der Granulozyten sind Peroxidase-positive **AUER-Stäbchen** (lysosomale Abbauprodukte) nachweisbar.

Im **Knochenmark** sieht man eine Verdrängung der Erythropoese und Megakaryopoese, leukämische Infiltrate sind makroskopisch graurot. Zur Diagnosestellung müssen 30% Vorstufen (Blasten) im Knochenmark oder Blut vorliegen.

Man beobachtet eine Hepatosplenomegalie (**diffuse Infiltration der Leber** bzw. **Infiltration der roten Milzpulpa**), evtl. auch eine Gingivitis, selten sind Lymphknotenschwellungen.

Die Einteilung erfolgt nach den Vorschlägen der French-American-British Cooperative Group (FAB) in die Untergruppen M1–M7, je nach dem vorherrschenden Zelltyp (Tab. 8-5).

Akute lymphatische Leukämie (ALL)

Definition

Die akut auftretende Form der Leukämie des lymphozytären Systems tritt bevorzugt im Kindesalter auf. Sie entsteht aus T- oder B-Vorläuferzellen.

Morphologie

Im Blut und Knochenmark finden sich atypische Lymphoblasten, die **PAS-positives** Material (Glykogen) enthalten können. Die Reaktion auf Peroxidase und Esterase ist dagegen negativ. Die Einteilung der ALL erfolgt nach der FAB-Klassifikation in die Unterformen L1-3. Zusätzlich kann durch eine Immuntypisierung differenziert werden, ob die Zellen aus dem B- oder T-Zell-System stammen. In der Mehrzahl handelt es sich um Leukämien des B-Zell-Systems.

Wie bei der AML sind bestimmte genetische Veränderungen für die Prognose wichtig. Ungünstig sind: t(9;22, Philadelphia-Chromosom), t(8;14), t(4;11). Häufig beobachtet man **Lymphknotenschwellungen** und eine **Hepatosplenomegalie** (die Infiltrationen liegen eher **portal** bzw. in der **weißen Pulpa** der Milz). Eine Infiltration des ZNS und der Meningen wird als **Meningeosis leucaemica** bezeichnet.

Klinik der akuten Leukämien

Typisch ist ein plötzlicher Beginn mit Schwäche, Fieber, Anämie, Infekten und Blutungsneigung. Es kann zu Knochenschmerzen kommen. Vorrangig bei der ALL imponiert eine Hepatosplenomegalie und Lymphknotenschwellungen. Bei der

Tab. 8-5	Einteilung der AML und ALL		
AML-Typ		**Morphologie**	**Zytochemie**
M0	undifferenziert	nur immunhistochemisch bestimmbar, selten	–
M1	AML ohne Ausreifung	unreife Myeloblasten Nachweis Philadelphia-Chromosom: schlechtere Prognose	Peroxidase
M2	AML mit Ausreifung	Myeloblasten, Promyelozyten, viele AUER-Stäbchen Nachweis Translokation t(8;21): bessere Prognose	Peroxidase
M3	Promyelozyten	Promyelozyten, viele AUER-Stäbchen Nachweis Translokation t(15;17): bessere Prognose	Peroxidase
M4 a b	Myelomonozyten ohne mit Eosinophilen	Myelozyten, Monozyten Nachweis Inversion 16: bessere Prognose	Peroxidase, Esterase
M5 a b	Monozyten undifferenziert differenziert	Monoblasten, Promonozyten	Esterase
M6	Erythroleukämie	Erythroblasten, Myeloblasten	–
M7	Megakaryozyten	Megakaryozyten, Myelofibrose	–
ALL			
L1		kleine Blasten, wenig Zytoplasma	PAS
L2		heterogene Blastenformen, deutliche Nukleoli	PAS
L3		große, monomorphe Blasten, basophiles Zytoplasma, deutliche Nukleoli (BURKITT-Typ)	PAS

Promyelozyten-Leukämie (M3) tritt oft eine Verbrauchskoagulopathie auf.

Bei der ALL des Kindes ist durch Chemotherapie eine Vollremission möglich. Die Prognose der AML ist deutlich schlechter.

Die bei der M3-AML (Promyelozyten-Leukämie) beobachtete Translokation t(15;17) bewirkt eine Fusion des Retinsäure-Rezeptorgens mit einem Promyelozyten-Leukämie-Gen. Hierdurch wird die Ausdifferenzierung der Zellen verhindert. Retinsäure (Vitamin-A-Analogon) kann diese Blockade überwinden, dies wird therapeutisch ausgenutzt.

Chronisch-myeloische Leukämie (CML)

Definition

Die chronisch verlaufende Form der myeloischen Leukämien gilt als chronisch-myeloproliferative Erkrankung. Sie kommt in allen Altersstufen, vor allem aber im mittleren Lebensalter, vor. Zu den chronisch myeloproliferativen Erkrankungen zählen die Polycythaemia vera, Osteomyelosklerose und die essentielle Thrombozythämie (s.a. Kap. 34.4).

Ätiologie/Pathogenese

Man macht die Translokation des c-abl-Gens vom Chromosom 9 in die bcr-Region des Chromosoms 22 für die Aktivierung eines Protoonkogens (s.a. Kap. 8.4.3) verantwortlich. Das entstandene Chromosom wird als **Philadelphia-Chromosom** bezeichnet und ist bei mehr als 90% der Patienten nachzuweisen. Sein Fehlen deutet auf eine schlechtere Prognose hin.

Morphologie

Im Blut sind alle Reifungsstufen der Granulozyten vertreten, meist herrschen Promyelozyten und Myelozyten vor. Man sieht grau-rote Infiltrationen im Knochenmark, eine ausgeprägte **Splenomegalie** und **Hepatomegalie (diffuse Infiltration der Sinusoide)**; andere extramedulläre Manifestationsorte sind Niere, Haut, Lunge, Gonaden, Meningen. Selten beobachtet man Lymphknotenvergrößerungen. Der Nachweis von **Pseudo-GAUCHER-Speicherzellen** (große, hellblaue Zellen) im Knochenmark scheint mit einer besseren Prognose assoziiert zu sein.

Klinik

Klinisches Leitsymptom ist die **Splenomegalie.** Im Blut sieht man eine Leukozytose, typisch ist eine **Basophilie.** Häufig findet sich auch eine Vermehrung der Thrombozyten. Die alkalische Phosphatase ist – im Gegensatz zu anderen myeloproliferativen Erkrankungen! – stark erniedrigt. Die CML wird mit Hilfe zytochemischer Verfahren als **Peroxidase-** und **Esterase-positiv** bezeichnet.

Im späteren Stadium kann man eine Beschleunigung der Proliferation v.a. von Myeloblasten **(Blastenschub)** und eine sekundäre Markfibrose beobachten. Darauf folgt meist nach wenigen Monaten der letale Ausgang.

Therapiert wird mit Interferon α und Chemotherapie. Kurativ ist nur die Knochenmarktransplantation. Ohne Therapie liegt die mittlere Überlebenszeit bei 3 Jahren, eine alleinige Chemotherapie zeigt eine 5-Jahres-Überlebensrate von 30%, nach Interferon oder Knochenmarktransplantation von 60%.

Chronisch-lymphatische Leukämie (CLL)

Definition

Die chronische Form der lymphatischen Leukämie wird zu den niedrig malignen Lymphomen gezählt. In den meisten Fällen handelt es sich um ein Lymphom vom B-Zell-Typ. Sie ist die häufigste Leukämieform mit einer Inzidenz von fast 4/100 000, bei älteren Patienten noch häufiger. Der Altersgipfel liegt nach dem 60. Lebensjahr.

Morphologie

Häufig beobachtet man symmetrische **Lymphknotenschwellungen** und eine Hepatosplenomegalie (Infiltration **periportal**). Im Knochenmark sieht man **Infiltratinseln mit reifen Lymphozyten.** Das Blutbild zeigt eine Lymphozytose. Die Zellen sind mechanisch instabil und haben intrazelluläre Kerntrümmer **(GUMPRECHT-Schatten).** Durch Immuntypisierung kann man die Herkunft der Tumorzellen bestimmen. Zellen des B-Zell-Systems exprimieren CD19 und CD21 auf ihrer Oberfläche. Häufig finden sich genetische Veränderungen, z.B. Trisomie 12, t(11;14), t(14;19); sie sind mit einer schlechteren Prognose assoziiert.

Klinik

Diese Leukämieform ist häufig symptomarm, evtl. treten Nachtschweiß, Bauchschmerzen und Durchfall auf. Hautbeteiligungen in Form von Pruritus, Ekzemen oder Infektionen sind häufig. Durch die Markverdrängung kommt es später zu Anämie und Thrombopenie. Eine Autoimmunhämolyse kann durch Antikörper gegen Erythrozyten entstehen. Die ausgereiften Lymphozyten sind nicht immunkompetent, durch die Hypogammaglobulinämie besteht eine Infektionsgefahr.

Eine Chemotherapie wird nur bei symptomatischen Patienten (mit großen Lymphomen, Splenomegalie, Anämie oder ausgeprägter Thrombopenie) durchgeführt. Eine Knochenmarktransplantation kommt nur bei schweren Fällen und jüngeren Patienten in Frage.

Die mittlere Überlebenszeit liegt bei 5 Jahren, es gibt auch erhebliche längere Verläufe.

Merke
Das Leitsymptom der CLL ist die **L**ymphknotenschwellung, das der CML die **M**ilzschwellung.

8.3.7 Andere GK-relevante Tumoren

Als **Mischtumoren** bezeichnet man Geschwülste, die sich aus sowohl aus mesenchymalen als auch epithelialen Geweben zusammensetzen. Hierzu gehören z.B. Teratome, embryonale Tumoren wie der WILMS-Tumor, das pleomorphe Adenom der Speicheldrüsen.

Gliome sind Tumoren des Zentralnervensystems (Astrozytome, Oligodendrogliome, Ependymome), die im Kap. 17.3.3 näher erläutert werden.

Gutartige Gefäßtumoren werden als **Angiome** bezeichnet. **Lymphangiome** sind Tumoren der Lymphgefäße, die sehr selten vorkommen. **Hämangiome** sind Tumoren der Blutgefäße, die man eher bei Kleinkindern findet. Man unterscheidet eine **kapilläre** (häufiger, gute Rückbildungstendenz) von der **kavernösen** Form. **Bösartige Gefäßtumoren** heißen **Angiosarkome** (s.a. Kap. 38.2).

Nävuszellnävi sind sehr häufige gutartige Tumoren der Haut, die aus Nävuszellen entstehen (diese sind mit Melanozyten verwandt). Man beobachtet bräunliche, z.T. erhabene Flecken der Haut. Je nach ihrer Lage innerhalb der Hautschichten unterscheidet man **junktionale** (epidermale), **koriale** (dermale) oder **kombinierte** Naevi. Die korialen Naevi entarten seltener (s.a. Kap. 22.10.4).

Das **maligne Melanom** ist ein schnell metastasierender, hochmaligner Tumor der Haut. Je nach Wachstumsform unterscheidet man das **superfiziell-spreitende** Melanom (häufigste Form, oberflächlich), das **noduläre** Melanom (schlechteste Prognose, wächst schneller in die Tiefe) und das **Lentigo-maligna**-Melanom (oberflächliches Wachstum, meist auf lichtexponierten Arealen). Genauere Erläuterungen finden sich im Kapitel 22.9.4.

Onkozyten sind Drüsenepithelzellen, die ein körniges eosinophiles Zytoplasma aufweisen. Sie sind nicht maligne und stellen lediglich eine morphologisch besondere Zelle des Drüsengewebes dar. Es gibt allerdings Tumoren (z.B. der Schilddrüse), die aus Onkozyten bestehen, diese nennt man dann **Onkozytome**. Sie können sich benigne oder maligne verhalten.

8.4 Kanzerogenese

Als Kanzerogenese oder Karzinogenese bezeichnet man den Entstehungsweg von Tumoren. Bestimmte Faktoren wirken prädisponierend für eine Entartung.

8.4.1 Risikofaktoren
Familiäre Disposition

Erbfaktoren können die Entstehung und Entwicklung eines Tumors beeinflussen. Die Bedeutung genetischer Faktoren ist für jeden Tumortyp unterschiedlich. Autosomal-dominant vererbte Veranlagungen gibt es für das Mamma-Ca, das Kolon-Ca, das Endometrium-Ca, das Bronchial-Ca, das Nephroblastom und das maligne Melanom.

Die Veranlagung kann auch für ganze Tumorgruppen vererbt werden (**Cancer-family-Syndrom, multiple endokrine Neoplasien, MEN**, s.a. Kap. 28.7).

Beispiele
- **Familiäre Polyposis coli.** Sie wird auch Adenomatosis coli genannt. Bei dieser autosomal-dominant vererbten obligaten Präkanzerose finden sich multiple neoplastische Polypen im Dickdarm.
- **Xeroderma pigmentosum.** Ein Defekt von DNA-Reparaturenzymen führt zur erhöhten Empfindlichkeit gegenüber UV-Strahlung. Man findet gehäuft Melanome und Spinaliome.

Chemische Kanzerogene

Im Kapitel 4.1 findet sich in der Tabelle 4-1 eine Auflistung kanzerogener Stoffe. Die Substanzen reagieren mit Molekülen, die das Zellwachstum regulieren oder direkt das Genom schädigen.

Indirekte Karzinogene wirken erst nach Umwandlung in den eigentlich schädigenden Stoff und werden daher als **Prokarzinogene** bezeichnet. Zu diesen gehören:
- **Aromatische polyzyklische Kohlenwasserstoffe.** Ein Vertreter dieser Gruppe ist das Benzpyren, welches ein Teerbestandteil (Tabakrauch!) ist. Es verursacht Haut- bzw. Bronchialkarzinome.
- **Aromatische Amine.** Das β-Naphthylamin bei der Anilinproduktion wird z.B. für die Entstehung von Harnblasentumoren verantwortlich gemacht.
- **Nitrosamine.** Sie finden sich im Tabakrauch und in Konservierungsmitteln.
- **Verschiedene anorganische Verbindungen.** Als Beispiele seien Blei und Asbest genannt.
- **Aflatoxin.** Das Toxin eines Schimmelpilzes führt zu hepatozellulären Karzinomen.

Als **direkte** Kanzerogene wirken Stoffe, die selbst (ohne Metabolisierung) Entartungen hervorrufen. Hierzu zählen alkylierende Substanzen, die als Chemotherapeutika benutzt werden (z.B. Cyclophosphamid).

Strahleneinwirkung

Durch Strahlenexposition entstehen gehäuft **Leukämien** und solide Tumoren (z.B. das Schilddrüsen-Ca), durch therapeutische Radiumbestrahlung bei gynäkologischen Tumoren können **Sarkome** entstehen. Radioaktives Jod kann für das Auftreten von Schilddrüsentumoren verantwortlich gemacht werden.

Röntgenstrahlen führen vor allem zu **Hautkarzinomen.**

Das früher verwendete Kontrastmittel Thorotrast verursachte schon bei einmaliger Anwendung **Angiosarkome** der Leber und anderer Organe.

Aber auch nichtiatrogene Strahlung, das Sonnenlicht, kann Hauttumoren verursachen.

Wahrscheinlich entstehen strahleninduzierte Tumoren durch eine Schädigung der DNA.

Andere begünstigende Faktoren

- **Lebensalter.** Tumoren treten gehäuft im höheren Lebensalter auf. Fast jeder Tumortyp hat eine „bevorzugte" Altersgruppe (häufige Tumoren bei Kindern sind z.B. Leukämien, Hirntumoren, Knochentumoren, Nephroblastome und Rhabdomyosarkome).
- **Ernährung und Genußmittel.** Eindeutigen Einfluß auf die Entstehung von Tumoren haben das Rauchen, der Alkohol und eine übermäßige Fettzufuhr. Kolonkarzinome z.B. treten vermehrt bei **faserarmer** Ernährung auf, wahrscheinlich bewirkt der längere Kontakt mit der Darmschleimhaut ein besseres Einwirken der Karzinogene. Die Inzidenz des Kolon-Ca ist bei der afrikanischen Bevölkerung 10mal geringer als in Industrienationen. Allerdings wurde dieser Zusammenhang durch neuere Studien in Frage gestellt, vielleicht ist auch das Überwiegen anderer Nahrungsbestandteile (z.B. fett- und kohlenhydratreiche statt ballaststoffreiche Ernährung) Grund für das erhöhte Risiko. Insgesamt werden Ernährungsfaktoren mit einem Drittel aller Tumoren in Zusammenhang gebracht.

8.4.2 Ablauf der Kanzerogenese

Verschiedene Stadien der Tumorentstehung werden postuliert:
- **Initiation.** Sie steht am Anfang der Karzinogenese. Eine Noxe (Strahlen, Chemikalien, Viren) führt vermutlich zu einer irreversiblen Schädigung der DNA. Sind die Reparaturmechanismen der Zelle nicht in der Lage, den Defekt zu beheben, wird durch die Initiation die onkogene Potenz einer Zelle „erweckt".
- **Latenzzeit.** Die Zeit zwischen dem Einfluß der Noxe und der Manifestation des Tumors kann bis zu 20 Jahre dauern.
- **Promotion.** Hierunter versteht man einen zellschädigenden Prozeß, der von der initiierten onkogenen Potenz einer Zelle zur vollständigen Entartung überleitet. Die zur Promotion führenden Noxen bezeichnet man als Promotoren. Sie leiten dosisabhängig und oft reversibel eine Steigerung

der Zellproliferation ein, verursachen aber ohne vorherige Initiation keine Entartung der Zelle. Sie verkürzen die Latenzzeit bis zur Progressionsphase.

Kofaktoren (oder **Kokarzinogene**), die eine maligne Entartung begünstigen, können sein: **Geschlechtshormone** (bei Karzinomen der Mamma und der weiblichen Genitalorgane), **humane Papillomaviren** (z.B. HPV 16 oder 18 beim Zervix-Ca) und **Chemikalien**. Im weiteren Sinn können z.B. auch Gallensteine und die Harnblasenbilharziose als Kokarzinogene bezeichnet werden, da Gallenwegstumoren und Harnblasen-Ca mit ihnen vergesellschaftet sind. Verschiedene Karzinogene können sich in ihrer Wirkung auch addieren **(Synkarzinogenese).**

- **Progression.** Es kommt zur **Proliferation** veränderter Zellklone, diese werden zu makroskopisch sichtbaren Knoten. Die Veränderung ist jetzt irreversibel. Am Endstadium steht oft die Metastasierung.

Der Tumor kann aus einer einzigen entarteten Zelle entstehen (monoklonales Wachstum). Im Laufe der Tumorprogression können durch weitere DNA-Veränderungen unterschiedliche (polyklonale) Zellen entstehen, die für den Tumor günstige Charakteristika haben (z.B. gute Metastasierungsfähigkeit, geringe Antigenität). Die Geschwulst paßt sich optimal an die vorliegenden Bedingungen an.

8.4.3 Genetische Ursachen der Tumorentstehung

Die familiäre Häufung einzelner Tumoren macht eine vererbbare Ursache der Tumorentstehung wahrscheinlich. Die genetische Störung kann onkogene (geschwulsterzeugende) Gene, Tumor-Suppressorgene, oder Gene, die die Apoptose oder DNA-Reparaturen regulieren, betreffen.

Protoonkogene (zelluläre Onkogene)

Es handelt sich um **Gene, die eine Tumorentstehung induzieren.** Meist handelt es sich um mutierte oder fehlregulierte Allele von normalen, im zellulären Genom vorhandenen Genen.

Man geht davon aus, daß die eigentliche Funktion dieser Gene in der Regulierung und Differenzierung des Zellwachstums liegt. Bei einer fehlerhaften Aktivierung wird über die Produkte der Onkogene, die **Onkoproteine,** der Stoffwechsel oder das Wachstum der Zelle beeinflußt – die Zelle entartet. Die veränderten Gene werden auch als zelluläre Onkogene (c-onc) bezeichnet. Störungen der onkogenen Gene betreffen – je nach den von ihnen kodierten Proteinen – unterschiedliche Teilschritte der Zellvermehrung:
- **Wachstumsfaktoren.** Sie können fehlerhaft gebaut sein (und werden dadurch nicht mehr inaktiviert) oder werden durch andere genetische Defekte überexprimiert. Folge ist eine dauerhafte Stimula-

tion der Zelle zum Wachstum. Das **sis**-Gen bewirkt eine vermehrte Expression von PDGF (platelet derived growth factor). Proteine, die Ähnlichkeit mit einem Fibroblasten-Wachstumsfaktor haben, werden von den Genen **hast-1** und **int-2** kodiert.

- **Wachstumsfaktor-Rezeptoren.** Die veränderten Rezeptoren bewirken eine ständige Aktivierung der Zelle. Beispiele hierfür ist das erb B-1-Gen.
- **Veränderte Signalproteine.** Normalerweise sorgt das Protein **ras** für eine Weiterleitung des Wachstumssignals vom Rezeptor zum Zellkern. Dabei wird es durch Bindung von GTP aktiviert. Durch GTPasen (GTP-bindende Proteine) wird ras wieder in einen inaktiven Zustand versetzt, um eine überschießende Wachstumsstimulierung zu vermeiden. Durch Mutationen (der GTPasen oder des ras) wird das Protein nicht mehr inaktiviert, die Zellteilung wird weiter angeregt.
- **Transkriptionsfaktoren des Zellkerns.** Die Proteine, die die Transkription der DNA kontrollieren können bei fehlerhafter Kodierung ebenfalls zu einer Entgleisung des Zellwachstums führen. Das **c-myc**-Gen spielt eine entscheidende Rolle beim Eintritt der Zelle in den Zellzyklus. Mutierte Formen des Gens regen die Zelle ständig zur Teilung an.

Folgende Ursachen können zur Entstehung von Onkogenen führen:

- **Punktmutationen.** Der Ersatz eines Nukleotids kann zur Aktivierung eines Protoonkogens führen. Durch Punktmutation kann auch die Struktur der Onkoproteine entscheidend verändert werden. Mutationen der ras-Proteine kommen z.B. bei Adenokarzinomen der Bauchspeicheldrüse, des Kolons oder der Schilddrüse vor.
- **Chromosomale Translokation.** Protoonkogene werden in andere Genregionen eingebaut; z.B. transloziert beim BURKITT-Lymphom das c-myc-Onkogen vom Chromosom 8 auf die Chromosomen 14, 22 oder 2. Bei der chronisch-myeloischen Leukämie wird das abl-Onkogen von Chromosom 9 in das Chromosom 22 eingebaut. Mit der nun benachbarten break point cluster region (bcr) entsteht eine neue Verbindung (c-abl-bcr-Gen, Philadelphia-Translokation). Das entstehende Genprodukt (p210, Tyrosinkinase) regt die Zellteilung ungehindert an. Bei einigen B-Zell-Lymphomen ist die Translokation des bcl-2-Gens, das die Apoptose reguliert, vom Chromosom 18 auf das Chromosom 14 für Störungen des Zellwachstums verantwortlich.
- **Genamplifikation.** Die Vervielfältigung einzelner Gene ist physiologisch, wenn die damit verbundene gesteigerte Expression der Genprodukte im Rahmen erhöhter Zellanforderungen geschieht. In Tumoren können Protoonkogene durch Genamplifikation vermehrt exprimiert werden. So wird z.B. das c-myc-Gen beim Bronchial-Ca verstärkt aktiviert. Bei Mamma-Tumoren wird das Gen c-erb B-2 (oder HER-2/neu) amplifiziert.

Tumor-Suppressorgene

Tumor-Suppressorgene hemmen normalerweise die Zellvermehrung (Anti-Onkogene). Bei einem Defekt oder Verlust beider Allele eines solchen Tumor-Suppressorgens kann sich die Zelle ungehindert teilen. Beispiele für solche Suppressorgene sind:

- **WILMS-Tumor-Gen.** Bei Verlust des auf dem Chromosom 11 liegenden WT-1-(oder WT-2-)Gens kommt es gehäuft zu Nierentumoren bei Kindern (s.a. Kap. 8.3.1).
- **Retinoblastom-Gen.** Das Rb-Gen verhindert im aktivierten Zustand die DNA-Synthese im Zellkern. Die Inaktivierung des Gens hat ein ungebremstes Zellwachstum zur Folge. Beide Allele des Rb-Gens (auf dem Chromosm 13q14) müssen defekt sein, um das Retinoblastom (s.a. Kap. 8.3.1) zu verursachen. In den sporadisch vorkommenden Fällen (60 %) verliert die Retinazelle durch eine Mutation beide Allele. Bei der autosomal-dominat vererbten Form wird bereits ein defektes Gen vererbt. Verliert die Retinazelle dann durch eine Mutation das zweite, normale Allel, entartet die Zelle. Bei Ausfall dieses Gens können auch Tumoren wie das kleinzellige Bronchialkarzinom, Sarkome und Mammakarzinome auftreten.
- **Familiäres Polyposis-Gen (APC, adenomatous polyposis coli).** Das betroffene Gen (Chromosom 5) ist normalerweise an der Ausbildung der Zell-Zell-Verbindungen im Gewebe beteiligt. Bei Verlust des Gens wird die Verbindung und Kommunikation mit anderen Zellen gestört. Folge sind multiple Polypen im Dickdarm, die ein hohes Entartungsrisiko haben.
- **Kolorektales Karzinom-Gen (DCC, deleted in colon carcinoma).** Dieses Gen ist auf dem Chromosom 18 lokalisiert. Bei einem Genverlust kommt es zu Karzinomen im Kolon.
- **BRCA-1-Gen (br**east **ca**ncer). Wahrscheinlich wirkt dieses Gen über Bindung an membranständige Rezeptoren hemmend auf das Zellwachstum. Bei Verlust des Gens kommt es häufig zu Mammakarzinomen und Ovarialtumoren. Die familiäre Häufung von Brusttumoren wird auf Veränderungen dieses Gens (und eines zweiten, BRCA-2) zurückgeführt.
- **p53-Gen.** Eine Veränderung des p53-Gens, das auf dem Chromosom 17 lokalisiert ist, findet sich bei fast allen Tumoren. Meist kommt es zu Mutationen beider Allele, in seltenen Fällen wird ein defektes Allel vererbt. Das Gen scheint eine wichtige Rolle bei Reparaturmechanismen der DNA zu spielen. Normalerweise wird durch Aktivierung des Gens der Zellzyklus unterbrochen, wenn Schäden im Genom aufgetreten sind. Werden diese (auch durch Hilfe des p53) repariert, darf die Zelle ihr Wachstum fortsetzen. Ist eine Reparatur nicht möglich, so verhindert das p53 die weitere Zellvermehrung und schaltet zellzerstörende Me-

chanismen (Apoptose) ein. Auf diese Weise werden defekte Zellen „ausgemustert". Bei einem Defekt des p53-Gens werden DNA-Schäden weitergegeben, die Zellen entarten. Man nimmt an, das auch einige Viren die Funktion des p53 beeinträchtigen können (z.B. Hepatitis-B-, Papilloma-Viren).

Apoptose-regulierende Gene

Die Apoptose (programmierter Zelltod, s.a. Kap. 3.4.1) wird durch eine Vielzahl von Genen kontrolliert. Das Gen **bcl-2** verhindert die Apoptose. Man findet es z.B. auf B-Zell-Lymphomen. Dagegen induziert das **bax**-Gen eine Apoptose. Das p53-Gen (s.o.), das die Apoptose induziert, scheint über eine vermehrte Transkription von bax zu wirken. Andere an der Regulierung der Apoptose beteiligten Gene sind z.B. bad, bcl-x, bag.

DNA-Reparaturmechanismen

Normalerweise kommt es ständig zu Schäden an der DNA. Zahlreiche Reparaturenzyme beheben den Schaden schnell, so daß die Veränderungen normalerweise keine Entartung der Zelle zur Folge haben. Bei genetisch determinierten Mutationen im Bereich der Reparaturgene kommt es zu unterschiedlichen Tumorerkrankungen:
- **Xeroderma pigmentosum** (s. Kap. 8.4.1).
- **HNPCC (hereditary nonpolyposis colon carcinoma)**. Es kommt familiär gehäuft zu Karzinomen des Kolons. Mehrere Genmutationen, die Reparaturgene betreffen, wurden hierfür verantwortlich gemacht, u.a. das Msh-2-Gen.

8.4.4 Onkogene Viren

Viren sind in der Lage, ihr eigenes Genom durch den Wirt replizieren zu lassen oder ihr Genom in das des Wirtes einzubauen. Auf diese Weise kann die Ablesung wirtseigener Gene gestört werden, es können virale, onkogen wirkende Gene eingebaut werden, oder das Virus kann die Abwehrfunktionen des Wirtes supprimieren. Die viralen Onkogene sind evtl. zelleigene Gene, die von den Viren übernommen, mutiert oder modifiziert wurden und jetzt übermäßig exprimiert werden.

Folgende **DNA-Viren** können onkogen wirken:
- **Papillomaviren**. Sie wirken vermutlich über die Beeinflussung des Rb- und p53-Gens und haben somit einen Verlust von Suppressorgenen zur Folge. Wahrscheinlich sind aber zusätzliche Faktoren für die maligne Entartung notwendig. Es können z.B. Virusakanthome, Larynxpapillome und Zervixkarzinome entstehen (Tab. 8-6).
- **Herpesviren**. Man vermutet eine Assoziation mit unterschiedlichen Tumoren. Als gesichert gilt die onkogene Wirkung des EPSTEIN-BARR-Virus: man

Tab. 8-6   Tumoren durch humane Papillomaviren (HPV)

Tumor	Auslösende HPV-Viren
Hautwarzen Verrucae plantares und vulgares	HPV 1, 2, 4, 7
anogenitale Warzen Condylomata acuminata	HPV 6, 11
maligne Tumoren Morbus BOWEN Vulva-Ca, Penis-Ca Zervix-Ca	(selten) HPV 2, 16, 32 HPV 6, 16, 18 HPV 16, 18, 31

findet ihn gehäuft beim BURKITT-Lymphom und anderen B-Zell-Lymphomen sowie beim Nasopharynxkarzinom. Es gibt Hinweise auf eine Assoziation des Zytomegalievirus beim KAPOSI-Sarkom. Eine Beteiligung des Herpes-simplex-Typ II wird für das Zervix-Ca vermutet.
- **Hepatitis-B-Virus**. Es findet sich beim hepatozellulären Ca. Die Wirkung erfolgt offenbar auf unterschiedlichen Wegen: durch den Leberzellschaden sind die Zellen verletzlicher, p53 kann inaktiviert werden, eventuell stimuliert ein Produkt des HBV-Genoms das Zellwachstum direkt.

Die tumorerzeugenden **RNA-Viren** werden auch als **Oncorna-**(Onko-RNA-)**Viren** bezeichnet. Weil sie eine reverse Transkriptase besitzen, gehören sie zu den Retroviren. Viren, die akut zu einer Zellveränderung führen, werden als akut transformierende Viren bezeichnet. Sie tragen ein virales Onkogen (v-onc) in ihrem Genom, was dann durch die Wirtszelle transkribiert wird. Die Mehrzahl der bekannten onkogenen RNA-Viren hat nur bei Tieren eine Bedeutung. Das beim Menschen gefundene humane T-Zell-Leukämie-Virus (HTLV-1) ist für Tumoren der T-Zell-Reihe verantwortlich, es kommt endemisch in Japan vor. Es ist nah mit dem HIV verwandt und befällt vorrangig CD4-tragende T-Lymphozyten.

8.4.5 Hormonwirkung auf Tumoren

Einige Tumoren sind in ihrem Wachstum hormonabhängig:
- **Mamma-Ca**. Es kann wachstumsfördernde Östrogenrezeptoren bilden und auf eine Östrogen-Antagonisten-Therapie ansprechen.
- **Uterus-Ca**. Der Tumor wächst östrogenabhängig. Eine Therapiemöglichkeit besteht durch die Gabe von Gestagenen.
- **Prostata-Ca**. Durch Einwirkung von Androgenen proliferiert der Tumor und kann durch Östrogene oder Antiandrogene erfolgreich im Wachstum gehemmt werden.

8.4.6 Tumorrisiko bei immunologischen Defektzuständen

Bei Immunsuppression (iatrogen, durch angeborene oder erworbene Immundefekte) kommt es zu einer erhöhten Inzidenz von malignen Tumoren, v.a. **maligne Lymphome** sind zu finden.

Wahrscheinlich ist ein durch die immunologische Dysfunktion gestörter Selbstreinigungsmechanismus des Körpers hierfür verantwortlich. Normalerweise werden mutierte Zellen, die in jedem Körper entstehen, von zytotoxischen T-Zellen als fremd erkannt und zerstört. Bei Immundefekten ist dieser Mechanismus gestört, die mutierte Zelle kann ungehindert proliferieren.

8.4.7 Tumorantigene und Tumormarker

Krebszellen können Antigene bilden, die sie entweder neu synthetisieren **(Neoantigene)** oder die die Zellen während der Fetalperiode besessen haben **(fetale Antigene)**. Einige dieser Marker lassen sich im Blut nachweisen, andere werden zur Untersuchung des Tumorgewebes durch immunhistochemische Methoden benutzt. Häufig sind die exprimierten Antigene abhängig von der tumorinduzierenden Noxe. Virusinduzierte Tumoren bilden z.B. virus-typische Antigene auf der Zellmembran aus.

Häufig auf Tumoren nachweisbare und z.T. tumorspezifische **onkofetale Antigene** sind:

• **α-Fetoprotein (AFP).** Es läßt sich physiologischerweise vom 2.–6. Schwangerschaftsmonat nachweisen und ist postpartum nur noch in minimalen Mengen vorhanden.

AFP ist spezifisch für das primäre **Leberzell-Ca** und **Keimzelltumoren.**

• **Karzinoembryonales Antigen (CEA).** Es gilt als spezifisch für **Lungen- und Kolontumoren.** Die Menge des CEA korreliert mit der Tumormasse, daraus lassen sich bei wiederholter Bestimmung Wachstumsverläufe ablesen.

Tabelle 8-7 zeigt eine Auswahl von Tumormarkern und ihnen zugeordneten Tumorarten.

Allen Tumormarkern ist gemeinsam, daß sie weniger der Diagnose als der Verlaufs- und Rezidivkontrolle dienen.

8.4.8 Immunabwehr und Tumoren

Die von den Tumoren gebildeten Antigene können von zytotoxischen T-Zellen erkannt und angegriffen werden. Außerdem können sich Killer-Zellen (nach Aktivierung durch Interleukin-2) und Makrophagen (nach Stimulation durch Interferon-γ) an der Tumorbekämpfung beteiligen. Das humorale Immunsystem kann über die Komplementaktivierung ebenfalls Tumorzellen schädigen.

Als Besonderheit sollen hier die **sarcoid-like lesions** genannt werden (da vom GK verlangt). Es handelt sich um epitheloidzellige Granulome (wie bei der Sarkoidose), die bei malignen Tumoren in den regionären Lymphknoten auftreten können. Man nimmt an, daß sie Ausdruck einer intensiven Immunreaktion des Lymphknotens auf die Tumorzellen sind.

Therapeutische Möglichkeiten in der Behandlung von Tumoren könnten durch Beeinflussung des Im-

Tab. 8-7 Tumormarker	
Tumormarker	**Tumor**
AFP (**A**lpha**f**eto**p**rotein)	Leberzell-Ca, Keimzelltumoren
CEA (**k**arzino**e**mbryonales **A**ntigen)	Lungen-, Kolontumoren
blutgruppenassoziierte Antigene CA 19-9 und CA 50 (**C**arbohydrat **A**ntigen)	Pankreas-, Gallengang-, Kolon-, Magen-Ca
organspezifische Antigene PSA (**p**rostata**s**pezifisches **A**ntigen) CA 125 CA 15-3 SCC (**s**quamous **c**ell **c**arcinoma antigen)	Prostata-Ca Ovarial-, Mamma-, Adeno-Ca metastasierendes Mamma-Ca Plattenepithel-Ca
Hormone β-HCG Kalzitonin	Hodentumoren, Blasenmole, Chorionepitheliom medulläres Schilddrüsenkarzinom
Enzyme PAP (**p**rostata**s**pezifische saure [acid] **P**hosphatase) und NSE (**n**euronen**s**pezifische **E**nolase) LDH	neurogene Tumoren und kleinzelliges Bronchial-Ca Lymphome
Intermediärfilamente (Teil des Zytoskeletts) Vimentin Desmin Zytokeratin Neurofilamente	Weichteil-, Knochentumoren, Melanome Tumoren der glatten und quergestreiften Muskulatur epitheliale Tumoren Neuroblastome

munsystems bestehen. Einige Methoden werden derzeit untersucht:

- **Zytokine.** Sie könnten die Abwehrzellen stimulieren, insbesondere die Gabe von Interferon-γ scheint erfolgversprechend zu sein.
- **Adoptiver T-Zell-Transfer.** T-Lymphozyten des Patienten werden in vitro z.B. mit Interleukin-2 inkubiert und dann (als Lymphokin-aktivierte T-Zellen) reinfundiert.
- **Antikörpertherapie.** Monoklonale Antikörper können die Tumorzellen gezielt angreifen.
- **Tumorvakzine.** Ein "Impfstoff" aus Tumorantigenen oder abgetöteten Tumorzellen könnte das Immunsystem stimulieren.
- **Gentherapeutische Verfahren.** Möglichkeiten bestehen im Einbau von zellzerstörenden Genen oder der Ausschaltung von Resistenzmechanismen gegenüber Zytostatika oder Abwehrzellen

8.5 Metastasierung

8.5.1 Pathogenese der Metastasenbildung

Die Verschleppung von malignen Zellen eincs Tu mors gilt als Malignitätskriterium. Sie wird z.B. durch therapeutische oder diagnostische Manipulationen begünstigt. Einzelne Zellen lösen sich mit Hilfe von histolytischen Enzymen aus dem Zellverband. Sie können die umgebenden Bindegewebsstrukturen auflösen, um in die Lymph- oder Blutbahn zu gelangen. Hierbei scheinen insbesondere Metalloproteinasen eine Rolle zu spielen. Durch Hemmung dieser Faktoren kann das Tumorwachstum experimentell eingedämmt werden. Durch einen Fibrin-Thrombozyten-Belag schützt sich die Tumorzelle vor Immunzellen. Sie bleibt in der terminalen Endstrombahn hängen und bildet einen Tumorembolus. Über Oberflächenrezeptoren haftet die Tumorzelle an Endothelzellen und zerstört deren Basalmembran. Entscheidend für das Wachstum des Tumors ist die Fähigkeit, neue Blutgefäße zu bilden. Dieser Vorgang wird als **Angiogenese** bezeichnet. Vom Tumor und von Immunzellen, die sich im Tumorgebiet aufhalten, werden Stoffe sezerniert, die das Gefäßwachstum anregen. Die neugebildeten Endothelien stimulieren wiederum durch die Freisetzung von Wachstumsfaktoren die Tumorbildung. Der Verlust des p53-Gens (s.u.) scheint die Angiogenese zu begünstigen.

Die Rezeptoren auf der Tumorzelle suchen sich das für sie passende Organ aus. Aber auch einige Zielorgane selbst tragen offenbar solche Tumorrezeptoren, die eine Metastasierung begünstigen. Nicht jedes Organ ist Ort einer Metastasierung. **Milz, Herz** und **Skelettmuskulatur** sind extrem **selten, Knochen, Lunge** und **Leber** z.B. sehr **häufige** Orte für Metastasen. Außerdem hängt es auch vom Tumortyp ab, in welches Gewebe er metastasiert.

8.5.2 Metastasierungswege

Lymphogene Metastasierung

Lymphgefäße haben keine Basalmembran, der Tumor kann dort also leichter einbrechen. Die Zellen können über den Lymphabfluß ausgeschwemmt werden und in regionäre Lymphknoten gelangen. Die Tumorzellen treten zuerst im Randsinus auf.

Im Lymphknoten können sie sich vermehren und zur Lymphknotenmetastase führen. Über die Lymphe werden die Tumorzellen weiter verteilt und gelangen über den Ductus thoracicus in die Blutbahn.

Ebenso können die Tumorzellen bereits in den Lymphgefäßen haften und dort wachsen, es entsteht dann eine sogenannte **Lymphangiosis carcinomatosa.** Häufig metastasieren **Karzinome** lymphogen.

> **Klinik**
> Lymphogene Metastasen können einen Lymph stau der abhängigen Regionen verursachen, häufig sind die Extremitäten betroffen. In serösen Häuten (Pleura, Peritoneum) ist die Lymphangiosis carcinomatosa als weißliche Zeichnung gut zu sehen.

Hämatogene Metastasierung

Die Tumorzellen brechen wie oben beschrieben in die Blutbahn ein, bilden Tumoremboli und wandern mit Hilfe proteolytischer Enzyme ins Gewebe ein. Dort vermehren sie sich und entwickeln ein eigenes Gefäßsystem. **Sarkome** metastasieren bevorzugt hämatogen.

> **Klinik**
> Die unterschiedliche Durchblutung der Tumoren und des sie umgebenden Gewebes macht man sich bei der bildgebenden Diagnostik zunutze. Durch Kontrastmittel kann der Tumor dann gut abgegrenzt werden.
> Angiographische Merkmale sind:
> - **Inhomogenes Gefäßnetz.** Der Rand kann stärker durchblutet sein als das Zentrum.
> - **Gefäßkaliberschwankungen.** Durch Wachstumsstimulation werden die Gefäße weit, durch komprimierendes Tumorgewebe eng.
> - **Gefäßrichtungsänderungen.**
> - **Gefäßabbrüche.**

Es gibt **4 Grundtypen der hämatogenen Metastasierung** (Abb. 8-2):
- **Lungen-Typ.** Der **Primärtumor** sitzt in der **Lunge** und gelangt über das Herz in den großen Kreislauf. Hierdurch entstehen Metastasen z.B. in **Gehirn, Leber, Knochen.**
- **Leber-Typ.** Der **Primärtumor** sitzt in der **Leber,** bricht in die Lebervenen ein und gelangt zuerst in die **Lunge,** von dort in den großen Kreislauf.

- **Cava-Typ.** Der **Primärtumor** liegt im Abflußgebiet der **Vena cava** (z.B. Niere, Knochen, Kopf-Hals-Bereich). Die Tumorzellen gelangen über diese ins rechte Herz und von dort in die **Lunge.**
- **Pfortader-Typ.** Der **Primärtumor** befindet sich im Abflußgebiet der **Vena portae** (Magen–Darm). Die Tumorzellen gelangen also zunächst in die **Leber** und dann über die Lebervenen und die Vena cava in die **Lunge.**

Dickdarmkarzinome metastasieren bei zökalem Sitz über die Venae portae in die Leber, bei analem Sitz über die Vena cava in die Lunge!

Als **Vertebralvenen-Typ** bezeichnet man die bevorzugte Metastasierung des Prostata-Ca in das knöcherne Becken und die Wirbelkörper.

In den Knochen metastasieren besonders häufig Prostata-Ca, Mamma-Ca und das Bronchial-Ca.

Andere Formen der Metastasierung

- **Kavitäre Metastasierung.** Tumorzellen gelangen in die Pleurahöhle, die Peritonealhöhle, den Liquorraum oder in Sehnenscheiden und setzen dort Metastasen. Diese können einzeln oder multipel auftreten. Sie können maligne Ergüsse bilden. Diese Metastasenform wird als (Pleura-, Peritoneal-)**Karzinose** bezeichnet.
- **Abtropfmetastasen.** Primäre Hirntumoren metastasieren extrem selten außerhalb des ZNS, sie können sich aber durch sog. Abtropfmetastasen z.B. im Spinalkanal absiedeln. Als KRUKENBERG-Tumor werden Abtropfmetastasen (meist beider) Eierstöcke beim Magen-Ca bezeichnet.

8.5.3 Klassifizierung von Tumoren durch das TNM- und Grading-System

Das TNM-System berücksichtigt die Ausbreitung eines Tumors. Mit einigen Modifikationen gilt diese Einteilung für alle Organe. T bezeichnet die **Ausdehnung des Primärtumors**, N die **Lymphknotenmetastasen** und M mögliche **Fernmetastasen.** Der Zusatz **p** beschreibt ein chirurgisch entferntes Resektat (postoperativ).

T	**Primärtumor**
T0	kein Anzeichen für einen Primärtumor
T1,2,3,4	zunehmende Größe und Ausdehnung des Primärtumors
Tx	keine Aussage zum Primärtumor möglich
N	**regionäre Lymphknoten**
N0	kein Anzeichen für einen Lymphknotenbefall
N1,2,3	zunehmender Befall, Einteilung z.B. nach ipsi- oder kontralateralem Befall und Beweglichkeit
Nx	keine Aussage zu den Lymphknoten möglich
M	**Fernmetastasen**
M0	kein Anzeichen für Fernmetastasen
M1	Fernmetastasen vorhanden
Mx	keine Aussage über Fernmetastasen möglich

Erst das Grading-System (G1- gering aufgehobene Differenzierung, G3 – Entdifferenzierung, anaplastischer Tumor) sagt etwas über die Malignität der Tumorform aus.

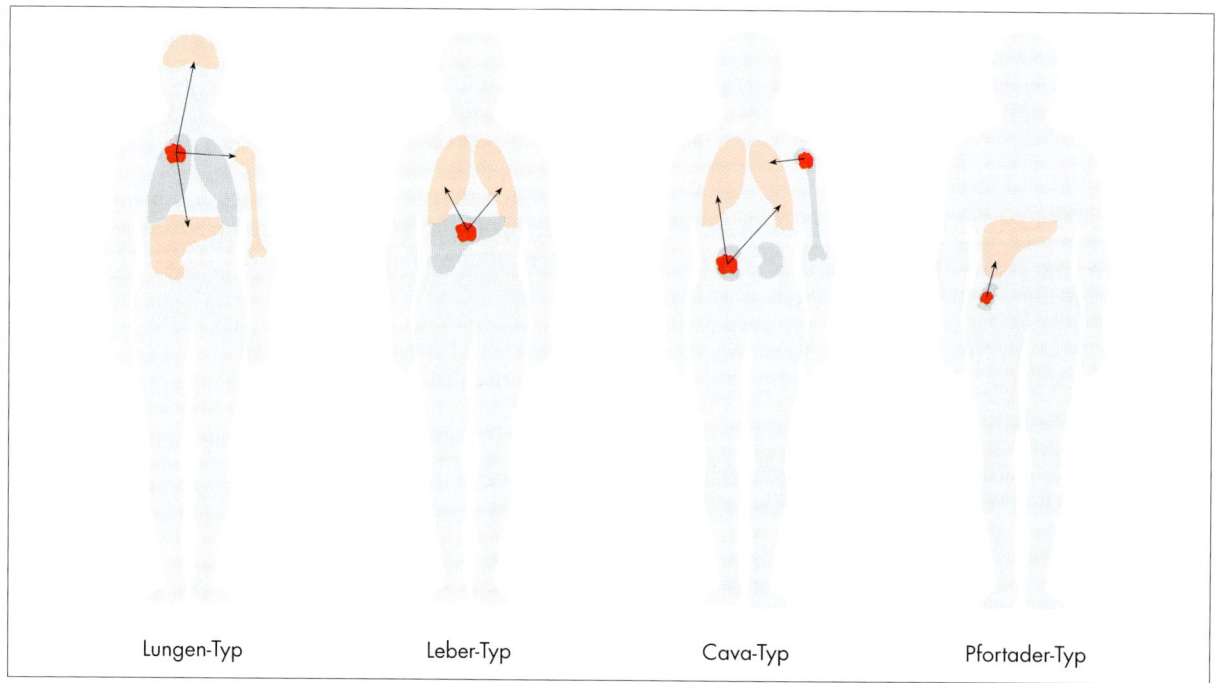

Lungen-Typ　　　　Leber-Typ　　　　Cava-Typ　　　　Pfortader-Typ

Abb. 8-2 Hämatogene Metastasierungswege. Erklärung im Text.

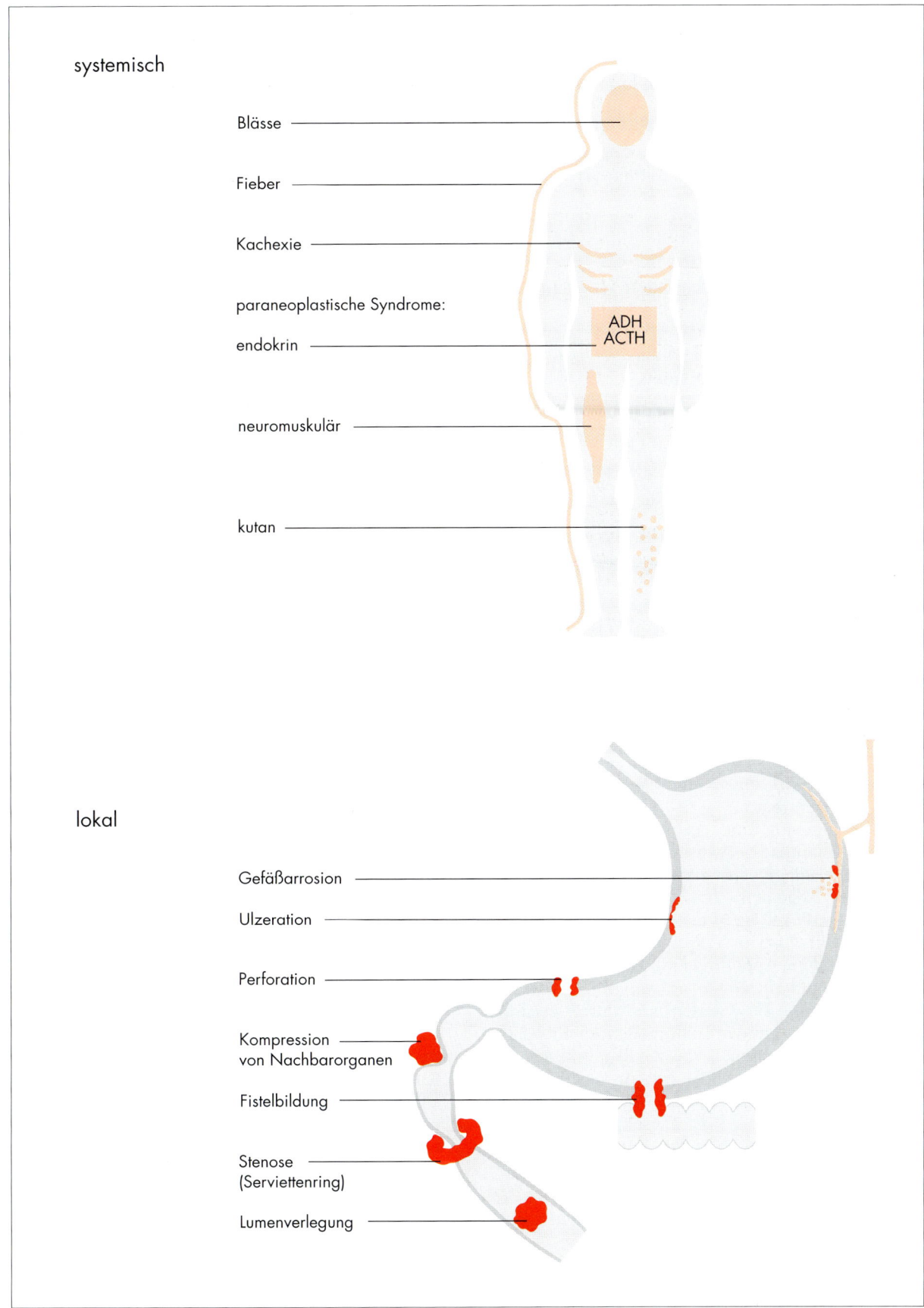

systemisch

Blässe

Fieber

Kachexie

paraneoplastische Syndrome:

endokrin

ADH
ACTH

neuromuskulär

kutan

lokal

Gefäßarrosion

Ulzeration

Perforation

Kompression
von Nachbarorganen

Fistelbildung

Stenose
(Serviettenring)

Lumenverlegung

Abb. 8-3 Systemische und lokale Wirkungen des Tumors. Die lokalen Wirkungen sind am Beispiel des Magens und des Duodenums dargestellt.

8.6 Wirkungen des Tumors auf den Organismus

Man kann lokale Wirkungen der Neoplasie von systemischen Wirkungen unterscheiden (Abb. 8-3). Paraneoplastische Syndrome sind in Zusammenhang mit Tumoren auftretende Störungen, die nicht durch direkte Invasion oder Metastasen zustande kommen.

Lokale Tomorwirkungen

Lokale Tumorwirkungen betreffen seine unmittelbare Umgebung:
- **Kompression von Nachbarorganen.**
- **Ummauerung von Hohlorganen** (Serviettenring).
- **Stenosierung von Hohlorganen.** Sie führt zu einer prästenotischen Dilatation, zum Rückstau von Sekreten und zur Infektion im Stauungsgebiet. Die häufige Stenosierung von Gefäßen kann zur Thrombosierung führen.
- **Ulzeration.**
- **Fistelbildung, Gefäßarrosion.**
- **Durchblutungsstörungen.** Sie werden z.B durch Thrombosierung, Abgabe gerinnungsaktiver Substanzen oder Störung der Gerinnung verursacht und können zu Kreislaufstörungen führen.
- **Gewebsnekrosen.** Neben den Durchblutungsstörungen sind die Kompression von Gewebe oder der von Makrophagen gebildete Tumor-Nekrose-Faktor (TNF) Ursachen der Nekrosen.

Systemische Tumorwirkungen

Systemische Wirkungen sind organübergreifende Effekte des Tumors:
- **Tumorkachexie.** Eine gestörte Nahrungszufuhr, -aufnahme oder -verwertung und eine katabole Stoffwechsellage verursachen eine Verschlechterung des Allgemein- und Ernährungszustandes. Verantwortlich scheint u.a. TNF-α (auch: Kachexin) zu sein, das von Makrophagen gebildet wird; es bewirkt eine Appetithemmung und greift in den Lipidhaushalt ein.
- **Tumoranämie.** Sie entsteht z.B. durch verdrängendes Wachstum der Tumorzellen im Knochenmark, einen Verbrauch von zur Blutbildung notwendigen Bausteinen oder Zerstörung der Tumorzellen durch immunologische Mechanismen.
- **Tumorfieber.** Es wird durch sekundäre Infekte, absterbendes Gewebe oder Immunphänomene verursacht.

Tab. 8-8 Endokrine paraneoplastische Syndrome	
Hormon	**Tumor**
ACTH	Bronchial-Ca
Serotonin (Karzinoid-Syndrom)	Bronchial-Ca, Pankreas-Ca
Insulin, insulinähnliche Stoffe, Steroide (Hypoglykämien)	Fibrosarkom, Leberzell-Ca, NNR-Ca
ADH	Bronchial-Ca
PTH-ähnliche Stoffe (z.B. Hyperkalzämiesyndrom)	Bronchial-Ca, Nieren-Ca
Erythropoetin	Nieren-Ca, zerebrales Hämangioblastom, Leberzell-Ca
HCG	Lungen-Ca, Mamma-Ca

Paraneoplastische Syndrome

Allgemeinerscheinungen, die zusammen mit einem Tumor auftreten, aber nicht auf eine örtliche Wirkung des Tumors zurückzuführen sind, heißen paraneoplastische Syndrome. Bei 5% aller epithelialen Tumoren beobachtet man diese Syndrome.
- **Endokrine Paraneoplasien.** Sie treten v.a. bei hormonell aktiven Tumoren auf und verursachen eine verstärkte Hormonwirkung. Synthetisiert werden v.a folgende Hormone: ACTH, ADH, Serotonin und parathormonähnliche Substanzen (Tab. 8-8).
- **Neuromuskuläre Paraneoplasien.** Sie bewirken eine Schädigung von Nerven- und Muskelgewebe, es kommt zu Enzephalitiden, Degenerationserscheinungen, Polymyositis und Polyneuropathien. Die progressive multifokale Leukenzephalopathie kann z.B. bei malignen Lymphomen, Karzinomen oder Sarkomen vorkommen. Sie wird auf eine Infektion mit Papova-Viren zurückgeführt.
- **Hämatologische Paraneoplasien.** Sie äußern sich in Anämien, Polyglobulien (z.B. beim Nierenzell-Ca), Thrombosen (typischerweise beim Pankreas-Ca), Thrombosen und Verbrauchskoagulopathien.
- **Kutane Paraneoplasien.** Sie können **obligat** (Akanthose, Hyperkeratose und Akrokeratose) und **fakultativ** (bullöses Pemphigoid und Dermatomyositis) auftreten.

9 Grundlagen zur Pathologie des Kreislaufes

K. J. Bühling

In Deutschland ist die koronare Herzkrankheit (KHK) die häufigste Todesursache. 5–10% der Männer und 2–5% der Frauen leiden an einer KHK. Kaum eine Erkrankung ist in den letzten Jahren derart in den Mittelpunkt experimenteller und klinischer Forschung gerückt wie der Zusammenhang zwischen Chlamydia pneumoniae und der Arteriosklerose bzw. die konsekutiv entstehende koronare Herzkrankheit. Die hohe Inzidenz dieser Erkrankung und die gleichzeitig von ihr ausgehende Bedrohung führen zu mindestens ebenso häufigen Berichten in der Laienpresse wie in Fachjournalen. Eine infektiöse Genese ist ohnehin allgemein erwünscht, wurde doch bisher der Nikotinkonsum, die fettreiche Ernährung und der Bewegungsmangel ursächlich angeschuldigt. Im folgenden ist also ein aktueller Bericht über den Stand der Forschung dargestellt. Das Kapitel 25 „Herz und Gefäße" im speziellen Teil schließt inhaltlich an.

9.1 Arteriosklerose

9.1.1 Atherosklerose

Definition

Nach der Definition der WHO (1957) versteht man unter der Atherosklerose die

> **Merke**
>
> „variable Kombination von Intimaveränderungen (der Arterien), bestehend aus herdförmigen Ansammlungen von Lipiden, komplexen Kohlenhydraten, Blut und Blutbestandteilen, Bindegewebe und Kalziumablagerungen (Kalkablagerungen), verbunden mit Veränderungen der Arterienmedia."

Die stattfindenden Veränderungen führen zu einer Verhärtung, die auch als **Atherom** bezeichnet wird. Die Amerikaner sprechen daher bei dieser Pathogenese von der Atherosklerose, während in Deutschland Arteriosklerose und Atherosklerose zumeist synonym gebraucht werden.

Pathogenetisch und morphologisch scheint es sich um eine chronische Arterienwandentzündung zu handeln, möglicherweise hat dies irgendwann Einfluß auf die Nomenklatur.

Es gibt allerdings Arterien-Sklerosen, die über einen anderen Pathomechanismus entstehen, die Arteriosklerose Typ MÖNCKEBERG und die Arteriolosklerose.

Ätiologie

Ab dem 60. Lebensjahr stehen die Erkrankungen des Kreislaufsystems als Todesursache an erster Stelle (siehe Kapitel 42). Ein Großteil dieser Todesfälle geht dabei auf atherosklerotisch verursachte Gefäßstenosen, insbesondere des kardialen Kreislaufs, zurück. Offensichtlich handelt es sich um einen kontinuierlichen Prozeß, da man **bereits bei jungen Menschen atherosklerotische Veränderungen** in den mittelgroßen und großen Arterien findet. Das Ausmaß dieser Schädigungen wurde in großen Studien mit verschiedenen Faktoren korreliert. Mit einigen gab es eine große Korrelation (Klasse I), mit anderer eine eher geringere (Klasse II):

- **Klasse I**
  - **Zigarettenkonsum.** Hier korrelieren die Häufigkeit des Konsums und der Nikotinbestandteil mit dem Erkrankungsrisiko, nach jüngsten Studien auch beim passiven Rauchen. Vermutlich sind hierfür **freie Radikale** verantwortlich.
  - **Hyperlipidämie.** Bemerkenswert ist hier die antagonisierte Wirkung des „**guten HDL**", das das vom LDL antransportierte Cholesterin wieder aus den Zellen entfernt. Bedeutsam ist das **oxidierte LDL**. Durch Gabe des Antioxidanz Vitamin E läßt sich das Risiko einer Atherosklerose senken, im Tierversuch verkleinern sich die Plaques sogar. Auch **Triglyceride** und **gehärtete Fettsäuren** begünstigen die Entstehung der Atherosklerose.
  - **arterielle Hypertonie.** Bei den meisten Patienten mit Hypertonie ist die Konzentration an Angiotensin II erhöht. Dieses Hormon führt über eine Aktivierung der Phospholipase C zu einer Muskelhypertrophie sowie zu einer gesteigerten Oxidation des LDL.
  - **Diabetes mellitus.** Der Pathomechanismus ist noch nicht geklärt. Zum einen wird die Hyperglykämie angeschuldigt, Endothelschäden zu begünstigen, zum anderen haben Diabetiker häufiger eine Hyperlipidämie (s.o.).
  - **Homocystein.** Bei Patienten mit Störungen des Homocysteinstoffwechsel mit erhöhten Werten besteht ein deutlich erhöhtes Atheroskleroserisiko. Gleichfalls findet man bei KHK-Patienten erhöhte Homocysteinwerte. Homocystein schä-

digt das Endothel und erhöht die Kollagenproduktion. Folsäure kann die Homocysteinkonzentration senken, entsprechende Studien werden derzeit durchgeführt.

- **Infektion mit Chlamydia pneumoniae?** Patienten mit koronarer Herzkrankheit (KHK) oder Herzinfarkt haben signifikant häufiger eine Infektion mit Chlamydia pneumoniae (s. u.).

• **Klasse II**
- **Adipositas.** Insbesondere die Stammfettsucht prädisponiert – über die o.g. assoziierten Erkrankungen – zur Atherosklerose.
- **Bewegungsmangel.** Der Zusammenhang zwischen der Atherosklerose und einem Bewegungsmangel konnte eindeutig gezeigt werden. Fraglich ist, ob Patienten, die bereits adipös sind, von sportlichen Maßnahmen profitieren.
- **Streß.** Im klinischen Alltag sieht man die typischen Herzinfarktcharaktere: ehrgeizig, zwanghaft, hektisch, aggressiv – also Achtung!
- **Thrombozyten.** Den Thrombozyten wird wegen ihrer Fähigkeit zur Adhäsion und Abgabe von Zytokinen und Wachstumsfaktoren inzwischen eine zentrale Rolle in der Genese zugesprochen. Klinische Beweise existieren allerdings noch nicht.

• **Unbeeinflußbare Risikofaktoren**
- **Lebensalter.** Zwar findet man auch bei jungen Patienten und sogar bei Neugeborenen bereits Lipideinlagerung bzw. atherosklerotische Veränderungen, diese sind im allgemeinen aber klinisch (noch) nicht auffällig.
- **Geschlecht.** Frauen haben bis zur Menopause höhere HDL- und niedrigere LDL-Konzentrationen als Männer.
- **genetische Faktoren.** Neben der familiären Häufung der o.g. Risikofaktoren gibt es auch Stammbäume, die diese nicht aufweisen und dennoch wesentlich häufiger und früher erkranken.

Aufgrund von Einlassungen renommierter Fernsehzeitschriften („Ein Glas Wein am Tag ist gut gegen Herzinfarkt") und der Schlußfolgerung der Patienten („...mehrere Gläser sind noch besser") nachfolgend ein paar Worte zur **kardioprotektiven Bedeutung des Alkohols**: In einigen Studien konnte nachgewiesen werden, daß das Risiko für eine kardiovaskuläre Erkrankung bei mäßigem Alkoholkonsum (ca. 30 g/Tag) statistisch sinkt. Allerdings steigt der Blutdruck mit zunehmendem Alkoholkonsum, gleichzeitig besteht ein erhebliches Suchtpotential. Möglicherweise überwiegt der Nutzen dem Schaden in einem sehr engen Dosis-Spielraum, und man muß sich an die Worte des 103 Jahre alten Skilangläufers Herman Smith-Johannson halten, der meinte: „The secret to a long life is to stay busy, get plenty of exercise, and don't drink too much. Then again, don't drink too little" (aus Kreisberg: „A votre Santé". Arch Intern Med 152 [1992] 263–265).

Pathogenese/Morphologie

Zur Entstehung der Atherosklerose existieren unterschiedliche Theorien, die einzelnen Vorstellungen sind dabei bis auf die Frage des Initiators recht ähnlich. Abbildung 9-1 verdeutlicht die Grundzüge der Pathogenese:

• **Endothelschädigung.** Wodurch diese Läsionen direkt hervorgerufen werden, ist strittig. Vermutlich sind es mehrere Faktoren. Favorisiert wird die **Anlagerung von T-Lymphozyten**, die über Zytokine zu einer verminderten Zelladhäsion des Endothels führen. Hierdurch gelangen **Lipide** aus dem Blut in die Intima. Vorgeschädigtes Endothel wiederum ist der Angriffsort der **Thrombozyten**, die einerseits den Wachstumsfaktor PDGF (platelet derived growth factor) abgeben und andererseits Prostaglandine und Leukotriene produzieren, die die entzündliche Reaktion verstärken.

• **Schaumzellbildung. Makrophagen** und **Monozyten** versuchen nun, die eingepreßten Lipide zu phagozytieren. Es kommt zur Bildung der sog. Schaumzellen. Die aktivierten Makrophagen bilden darüber hinaus HLA-DR aus, wodurch sie den T-Lymphozyten das phagozytierte Material präsentieren. Diese wiederum bilden **TNF-α** und **Interferon-γ**, die den Entzündungsprozeß aufrecht erhalten.

• **Fibröse Plaques.** Die Wachstumsfaktoren wirken auf das Bindegewebe proliferativ. Es beginnt mit der **Bindegewebsneubildung** und Synthese von Proteoglykanen. Die irreversible Verhärtung des Gefäßes ist erreicht.

• **Atherom.** Durch die weitere Ansammlung von Lipiden und der Mediaproliferation kommt es schließlich zur Ausfällung von **Cholesterinkristallen** und Einlagerung von **Kalksalzen**.

• **Atherosklerotisches Ulkus.** Der Entzündungsprozeß führt zur Ausdünnung des Endothels und zentralen Nekrosen. Vasa vasorum können rupturieren und einbluten. Im schlimmsten Fall bricht das Endothel, was zu einem akuten Gefäßverschluß führen kann.

Die beschriebenen Veränderungen lassen sich am Präparat gut erkennen. Charakteristisch ist das fast vollständige Fehlen von Granulozyten, während Monozyten und Makrophagen sowie T-Lymphozyten vertreten sind. Das Bild entspricht dem einer chronischen Entzündung, wie es auch bei vielen Erkrankungen, wie z.B. der Lungenfibrose und der Leberzirrhose, zu sehen ist.

Chlamydia pneumoniae und Atherosklerose

Bei den Chlamydien handelt es sich um **intrazellulär wachsende Bakterien**. Neben Infektionen des Respirations- und Genitaltraktes führen sie zur gefürchteten Infektion des Auges. Serologische Bestimmungen sind u.a. aufgrund von Kreuzreaktionen zwischen den verschiedenen Typen unsicher

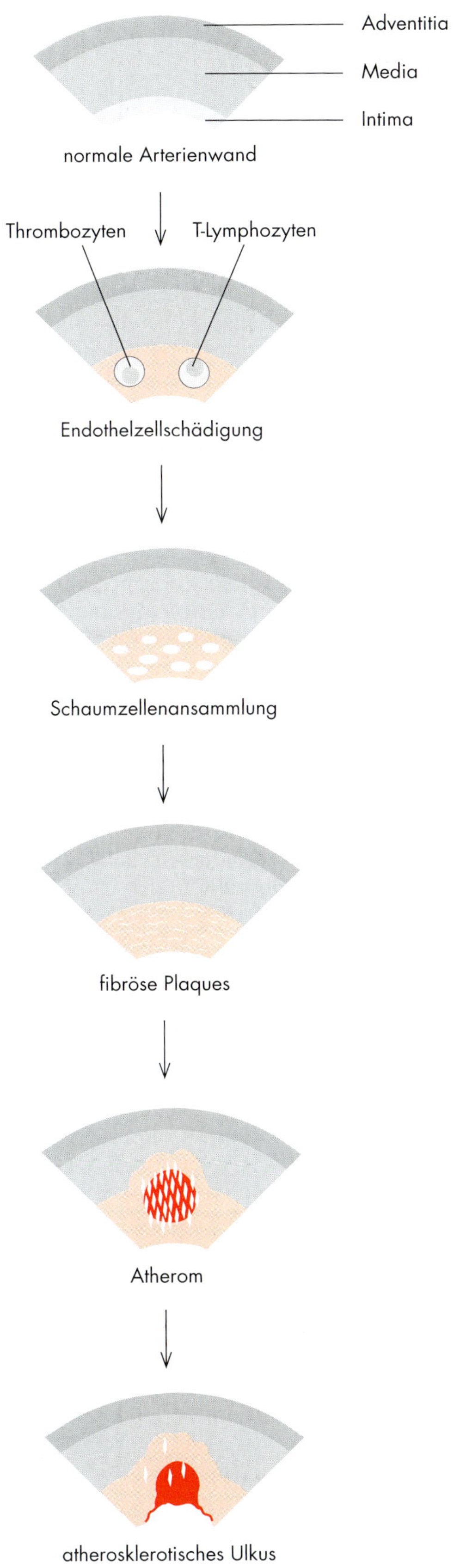

Adventitia

Media

Intima

normale Arterienwand

Thrombozyten   T-Lymphozyten

Endothelzellschädigung

Schaumzellenansammlung

fibröse Plaques

Atherom

atherosklerotisches Ulkus

Abb. 9-1 Pathogenese der Atherosklerose.

und **nur bei einem Titeranstieg** verwertbar. Der Nachweis in **Kulturen**, dem **Elektronenmikroskop** und in der **PCR** gestaltet sich ebenfalls schwierig.

Erstmals 1992 wurde von einer finnischen Arbeitsgruppe eine Korrelation zwischen einem erhöhten Antikörpertiter und einer KHK nachgewiesen. Bei Ausschluß der Raucher aus diesem Patientenkollektiv war der Unterschied nicht mehr vorhanden. Zumindest war diese Studie Anlaß für eine Reihe von Untersuchungen, die – u.a. durch die oben angeführten Probleme – widersprüchliche Ergebnisse erbrachten. Zudem stellte sich die Frage, ob die Infektion dem Atherom zuvorkam oder eine Folge hiervon ist. So hat man versucht, die Chlamydien durch eine PCR nachzuweisen, was auch nicht in allen Fällen gelang. Gleiches gilt für den kulturellen Nachweis. Vom pathogenetischen Ansatz erscheint eine chronische Infektion der Makrophagen mit den oben beschriebenen Folgen nicht abwegig. Inzwischen konnte sie auch nachgewiesen werden. Zur endgültigen Beurteilung sind also noch viele Fragen offen. Erst klinische Studien werden zeigen können, ob beispielsweise eine Eradikationstherapie (wie sie vom Helicobacter pylori bekannt ist) sinnvoll ist. Bis zu diesem Zeitpunkt bleibt nichts anderes übrig, als die beeinflußbaren Risikofaktoren zu minimieren.

Die entsprechenden Stadien lassen sich am Präparat erkennen. Abbildung 9-2 zeigt die Atherosklerose einer Koronararterie. Es ist immer zu berücksichtigen, daß nicht alle Gefäße gleichzeitig befallen sein müssen. Das heißt, ein nur geringer Befall der Bauchaorta schließt eine massive periphere Sklerose nicht aus.

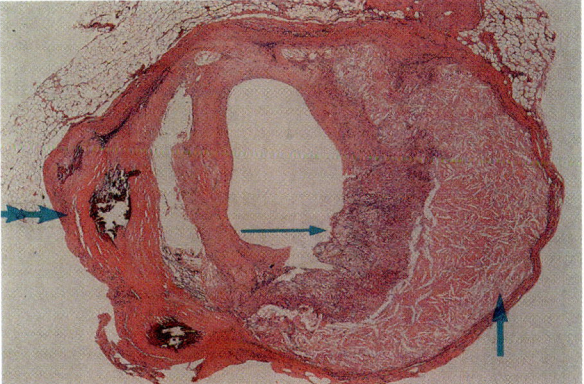

Abb. 9-2   Atherosklerose der Koronararterie.
In der Intima befinden sich Makrophagen, die Lipide aufgenommen haben und als Schaumzellen bezeichnet werden (dünner Pfeil). Am rechten Bildrand befindet sich das Atherom. Die Schlitze darin sind auf Cholesterinkristalle zurückzuführen, die während der Präparation ausgewaschen wurden (dicker Pfeil). Am linken Bildrand sieht man Verkalkungen der Adventitia und Media (Doppelpfeil). Färbung: H.E.

9.1.2 Arteriosklerose Typ MÖNCKEBERG

Bei der **Arteriosklerose Typ MÖNCKEBERG (sklerosierende Mediaverkalkung**) kommt es zur Verkalkung peripherer Arterien, insbesondere des muskulären Typs (A. femoralis).

Merke

Im Gegensatz zur Atherosklerose ist die Media isoliert betroffen.

Auffallend ist die Bildung sogenannter **Kalkspangen**, die den Arterien die Bezeichnung **Gänsegurgelarterien** eingebracht hat. Die Ursache dieser Erkrankung, die gehäuft bei Diabetikern oberhalb des 50. Lebensjahres auftritt, ist bisher ungeklärt. Eine morphologisch ähnliche Erscheinung mit Kalkablagerungen, die teilweise sogar verknöchern, findet man bei einer länger bestehenden **Hyperkalzämie** (z.B. beim Hyperparathyreoidismus).

Klinik

Stenosen kleinerer Arterien, z.B. der Extremitätenarterien, führen zur **Claudicatio intermittens** (intermittierendes Hinken, **Schaufensterkrankheit**): Die betroffene Person muß häufig stehen bleiben, um eine Reoxygenierung der unterversorgten Bezirke zu ermöglichen. Es werden nach FONTAINE vier Stadien unterschieden:
- Stadium I (75%) – Beschwerdefreiheit
- Stadium II – Claudicatio intermittens
  a) Gehstrecke > 200 m
  b) Gehstrecke < 200 m
- Stadium III – ischämischer Ruheschmerz
- Stadium IV – Nekrose/Gangrän
  a) mit Ruheschmerz (Nerven erhalten)
  b) ohne Ruheschmerz (Nerven destruiert)

Prädisponiert sind **Diabetiker** (cave: Polyneuropathie verharmlost das subjektive Empfinden) und **Raucher**. Das klinische Bild (blasser, kühler Fuß) und die Doppler-Sonographie helfen, die Diagnose zu stellen. Die Therapie liegt in der Gabe von Antikoagulantien, Gefäßdilatantien und natürlich Nikotinverbot (das nicht immer eingehalten wird!).

Die Einteilung der arteriellen Verschlußkrankheit erfolgt anhand der Lokalisation in verschiedene Typen:
- **Beckentyp.** Der Verschlußtyp im Bereich der Aorta abd. und der Aa. iliacae ist häufig und wird weiter unterteilt in
  – **Typ I.** Hier sind die Aorta sowie Segmente der Iliacae betroffen.
  – **Typ II** (**LERICHE-Syndrom**) mit Verschluß der Aortenbifurkation. Erstsymptom ist zumeist die Impotenz, später die Claudicatio intermittens.
  – **Typ III.** Verschluß der Aorta bis zu den Aa. renales.
- **Oberschenkeltyp.**
- **Unterschenkeltyp.**
- **Schultergürteltyp.**

- **Armtyp.**
- **Zerebralarterientyp.**
- **Viszeralarterientyp.** Schädigung von Niere und Darm.
- **Koronararterientyp.**

Kombinationen dieser Typen sind häufig.

9.1.3 Idiopathische Medianekrose ERDHEIM-GSELL

Bei dieser Erkrankung kommt es in der Media **elastischer Gefäße** durch Degeneration des Muskel- und Bindegewebes zur Bildung von Hohlräumen, die mit einer schleimigen Substanz aufgefüllt werden (**Pseudozysten**). Besonders häufig betroffen sind Patienten mit einer Störung der Kollagensynthese, z.B. MARFAN-Syndrom (siehe Kap. 3.5.4).

9.2 Arteriolosklerose

Definition

Bei der Arteriolosklerose kommt es zur **hyalinen Wandverdickung der Arteriolenintima** insbesondere von **Nieren**, **Milz**, **Gonaden** (physiologisch), **Uterus**, **Pankreas**, **Retina** sowie im **Gehirn**.

Ätiologie/Pathogenese

Ein kontinuierlicher Hypertonus sowie ein schlecht eingestellter Diabetes mellitus gehören zu den prädisponierenden Faktoren. Durch den besonders starken Blutdruckabfall, der insbesondere in den Arteriolen stattfindet, unterliegen diese Gefäßwände einer großen Belastung. Der erhöhte Druck preßt Plasmaproteine in die Gefäßwand. Diese Proteine durchwandern nach einiger Zeit **alle Wandschichten**. Hierdurch werden dort vorhandene **Myozyten** regelrecht **verdrängt** und degenerieren im weiteren Verlauf.

Morphologie

Histologisch zeigen sich diese Ablagerungen als hyalines Material (s.o.), das alle Wandschichten durchsetzt. Man bezeichnet diesen Vorgang auch als **Gefäßhyalinose**. In Abbildung 9-3 ist eine Arte-

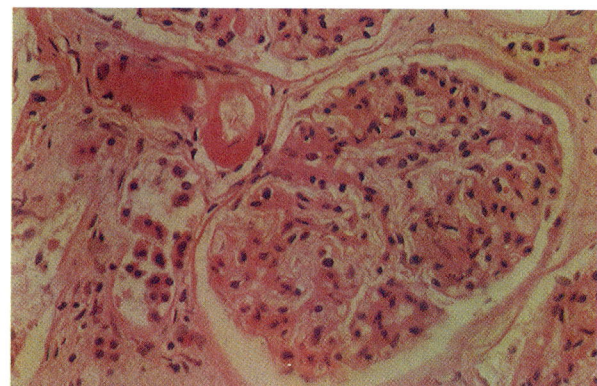

Abb. 9-3 Arteriolosklerose der Niere. In den afferenten Glomerulumgefäßen sieht man hyalines Material. Färbung: H.E.

riolosklerose der Niere dargestellt (evtl. makroskopisch als rote Granularatrophie). Im Gehirn kann es zu Mikroaneurysmen und zur intrazerebralen Massenblutung kommen.

9.3 Aneurysmen

Definition/Morphologie

Ein Aneurysma ist eine lokal begrenzte Ausweitung der arteriellen Gefäßwand. Aneurysmen lassen sich nach ihrer **Form** (Aneurysma fusiforme und Aneurysma sacciforme), nach der **Wandbeteiligung** (Aneurysma verum, Aneurysma dissecans und Aneurysma spurium) oder nach der **Ätiologie** (arteriovenöses Aneurysma) einteilen. Abbildung 9-4 gibt eine Übersicht über die verschiedenen Arten von Aneurysmen.

Ätiologie/Pathogenese

Voraussetzung für die Entstehung des Aneurysmas ist eine Wandschwäche. Diese kann angeboren oder erworben sein. Ursächlich für die erworbenen Formen sind folgende Faktoren:

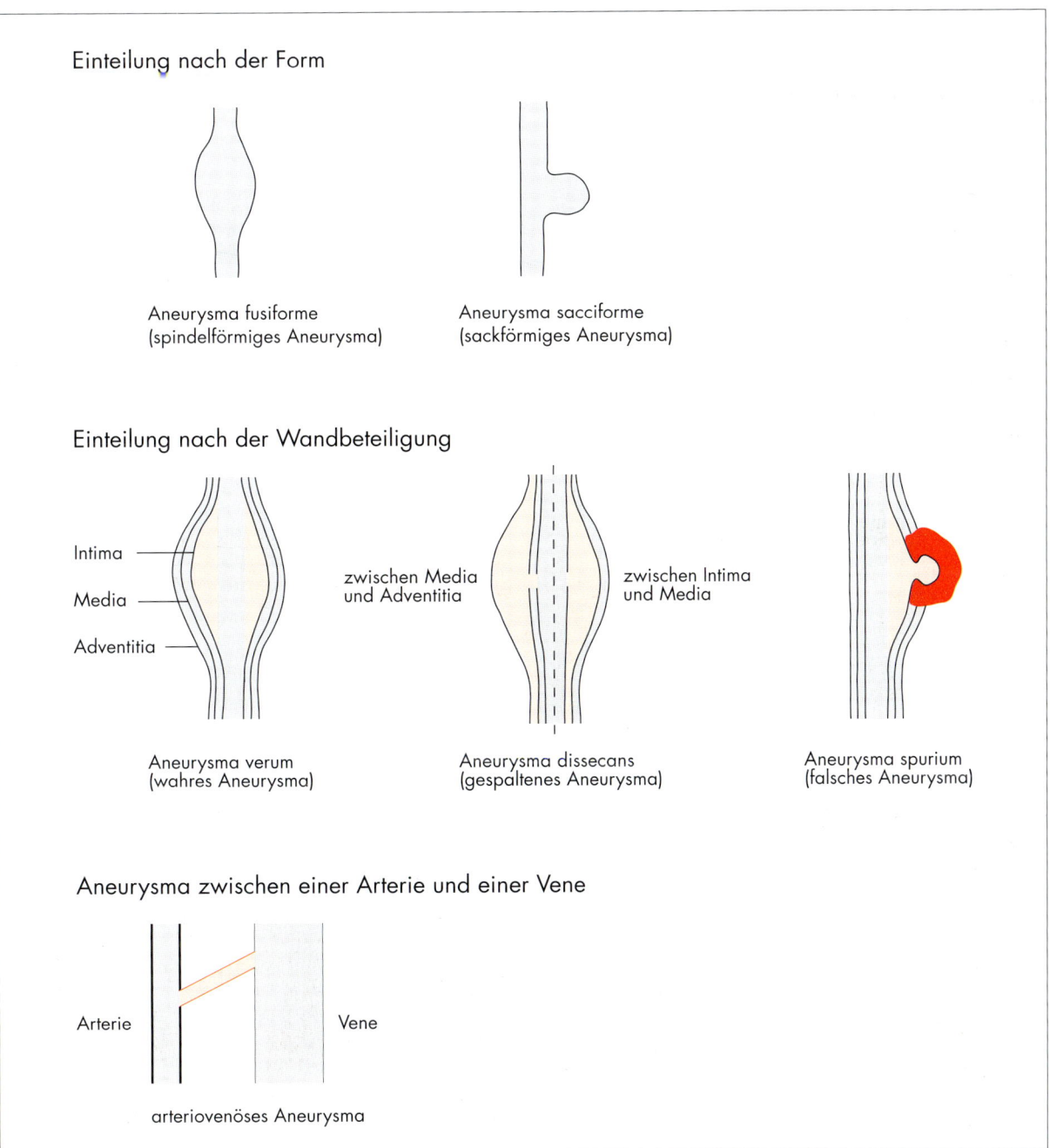

Abb. 9-4 Morphologie der Aneurysmen.

- **Atherosklerose** (80%, s.o.).
- **ERDHEIM-GSELL-Medianekrose** (idiopathische Medianekrose, 10%).
- **Lues** (4%, s.u.).
- **Trauma** (1%, z.B. Stichverletzungen).

Dabei bevorzugen die verschiedenen Erkrankungen unterschiedliche Schädigungsmuster, so daß man aufgrund der Morphologie und der Lokalisation (s.u.) häufig einen Rückschluß auf die Ätiologie ziehen kann.

Aneurysma verum

Das Aneurysma verum (wahres Aneurysma) entsteht aufgrund einer Wandschwäche, die zu der charakteristischen „Ausbeulung" führt. Es wird am häufigsten durch eine **Atherosklerose** oder eine **Lues** verursacht. Das Aneurysma verum kann kindskopfgroß werden. Betroffen sein können:

- **Aorta.** Das durch **Atherosklerose** verursachte Aneurysma findet sich in der **Aorta abdominalis.** Das **syphilitische Aneurysma** wird durch die Mesaortitis luica verursacht und ist bevorzugt in der **Aorta ascendens** lokalisiert.
- **Periphere Gefäße.** Ein mykotisches Aneurysma kann z.B. iatrogen durch eine Kanüle entstehen. Bei der Panarteriitis nodosa (s. Kap. 25.7.1) sind ebenfalls periphere Gefäße betroffen.
- **Organgefäße.** Das kongenitale Viszeralarterienaneurysma findet sich z.B. in der A. lienalis oder der A. renalis.
- **Intrakranielle Gefäße.** Am Circulus arteriosus WILLISII gibt es z.B. kongenitale kirschgroße Aneurysmen. Aneurysmen an der A. basilaris sind v.a. atherosklerotisch bedingt.

Aneurysma dissecans

Beim Aneurysma dissecans (gespaltenes Aneurysma) kommt es durch einen **Intimariß** zum Bluteinstrom zwischen die Intima und Media, in die Media oder zwischen die Media und Adventitia. Häufigste Ursachen sind die **ERDHEIM-GSELL-Medianekrose** und die **Atherosklerose,** selten die Mesaortitis luica.

Bevorzugt betroffen ist die **Aorta ascendens,** wobei sich der Einriß meist dicht oberhalb der Aortenklappen befindet. Das Aneurysma dissecans kann weiter einreißen, wenn sich das Blut zwischen die Wandschichten „wühlt". Komplikationen sind dann **Herzbeuteltamponade** (bei Wanderung in den Herzbeutel) oder ein **Hämatothorax** (z.B. bei Abriß der Interkostalarterien). Aber auch ein Durchbruch zurück in das Gefäßlumen ist möglich, wobei das Aneurysma dann meistens klinisch unauffällig bleibt und eventuell nur zufällig radiologisch entdeckt wird.

Aneurysma spurium

Das Aneurysma spurium (falsches Aneurysma) entsteht durch **Gefäßverletzungen** (z.B. Stichwunden), bei denen ein perivaskuläres Hämatom eine Verbindung zum Lumen herstellt. Bei der Organisation wird das Hämatom mit Endothel (innere Schicht der Intima) ausgekleidet.

Arteriovenöse Aneurysmen

Ein arteriovenöses Aneurysma (arteriovenöse Fistel) stellt eine Verbindung zwischen einer Arterie und einer Vene dar. Bevorzugt findet es sich an den Extremitäten. Die Mehrheit entsteht **kongenital** durch eine gestörte Trennung des embryonalen Gefäßplexus. Weitere Ursachen sind **Traumen** (z.B. Schnittverletzungen) und **Entzündungen** (z.B. Arte-

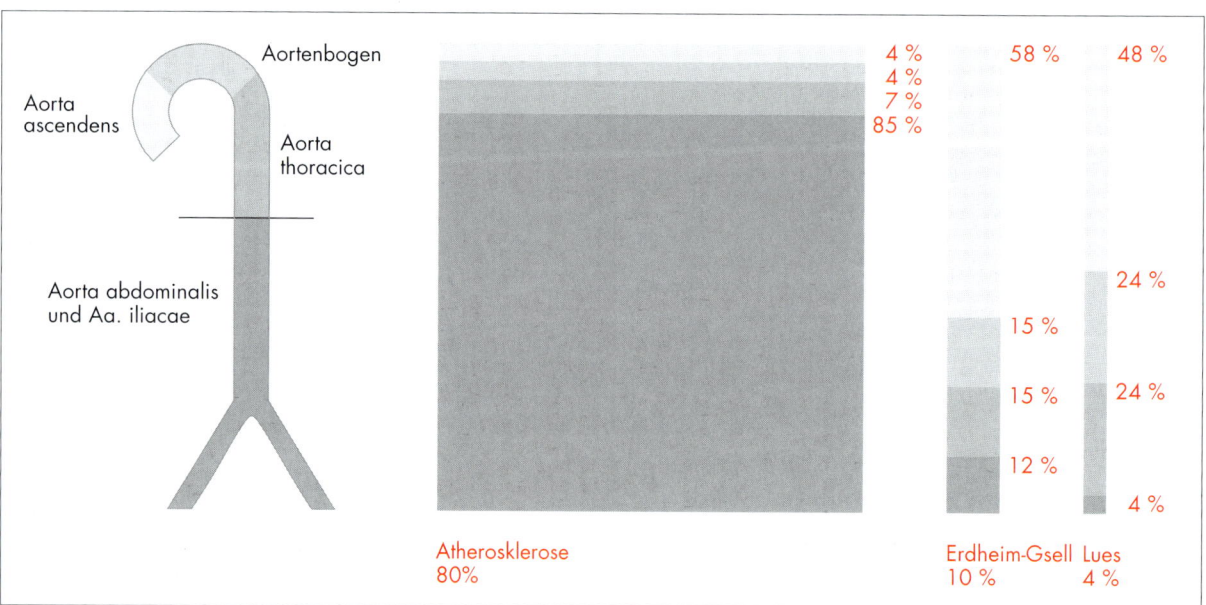

Abb. 9-5 Verteilung der Aneurysmata unterschiedlicher Genese an der Aorta.

riitis). Als Folge kommt es zu einer Volumen-belastung der Vene, deren Ausmaß von der Lokali-sation sowie der Größe des Shunts abhängt.

Die Atherosklerose ist die häufigste Ursache eines Aneurysmas. Die Medianekrose sowie das luitische Aneurysma sind wesentlich seltener. Aufgrund der pathogenetisch bedingten unterschiedlichen Vertei-lung an der Aorta (und den daraus resultierenden Verwirrungen) gehören die Aneurysmata zu den be-sonders beliebten Prüfungsinhalten. In Abbildung 9-5 sind die häufigsten Ursachen und deren Vertei-lung dargestellt.

Klinik
Klinisch äußert sich das reißende Aneurysma durch wandernde Schmerzen im Thorax, Rückenschmer-zen oder in den Hals ausstrahlende Schmerzen. Ab einer Größe von etwa 5 cm kann das Aneurysma spontan rupturieren (intrakraniell schon eher). Da-her ist eine OP, bei der das defekte Stück durch eine Prothese ersetzt wird, vorher dringend anzuraten. Allerdings ist das OP-Sterblichkeitsrisiko mit 8–20% relativ hoch. Auch die 5-Jahres-Überlebens-rate nach OP liegt bei nur 40–70%.

9.4 Koronarinsuffizienz

9.4.1 Relative Koronarinsuffizienz

Definition

Man spricht von einer relativen Koronarinsuffizienz (nicht zu verwechseln mit Herzinsuffizienz), wenn die Koronarien die notwendige Blutmenge (besser: Sauerstoffmenge) nicht mehr zur Verfügung stellen können. Dieses Mißverhältnis zwischen Sauerstoff-bedarf und verfügbarem Sauerstoff kann sich ent-weder bei Belastung oder bereits in Ruhe einstellen.

Ätiologie/Pathogenese

Ursächlich ist meistens eine atherosklerotisch be-dingte Stenose der Koronarien **(Koronarsklerose),** seltener eine **Koronariitis.** Betroffen sind v.a. die **Hauptstämme kurz nach ihrer Aufteilung.** Der Kli-niker spricht von einer koronaren Herzkrankheit (KHK). Weitere Faktoren, die zu einer Koronarin-suffizienz führen können, sind:
- **Aortenklappeninsuffizienz.**
- **Starker Blutdruckabfall.**
- **Verminderter O_2-Gehalt des Blutes** (z.B. durch Ventilationsstörung, Anämie).
- **Vermehrter O_2-Bedarf des Herzens** (z.B. wegen Hypertrophie).
- **Hypertonie** (vermehrte Druckarbeit).

Morphologie

Zunächst kommt es zu einer **intrazellulären Verfet-tung** der Herzmuskelfasern im betroffenen Gebiet. Sie imponiert als gelbe Streifung des Myokards, v.a. im Bereich der Papillarmuskeln **(Tigerherz).** Bei

rezidivierender Koronarinsuffizienz zeigen sich dis-seminierte kleine Nekrosen, die von den Makro-phagen abgetragen werden. Kleinherdige Narben **(Schwielen,** Kollagenfasern) kennzeichnen dann die abgelaufene Koronarinsuffizienz. Bedingt durch die Blutversorgung von außen nach innen, sind solche Prozesse insbesondere am **Endokard** zu finden **(In-nenschichtinfarkt,** „Prinzip der letzten Wiese"). Bei langsam zunehmender Stenosierung eines Astes wird die Ausbildung von **Kollateralen** gefördert.

Klinik
Der koronarinsuffiziente Patient hat retrosternale Schmerzen, die häufig in den Arm oder Hals aus-strahlen. Häufig wird ein Beklemmungsgefühl geäußert. Man spricht von einer **Angina pectoris.** Als Erstmaßnahme sollte ein Nitro-Spray (Nitro-glyzerin) sublingual eingesetzt werden (es führt zur Gefäßdilatation, cave: RR ↓). Die Symptome sollten daraufhin verschwinden. Tun sie es nicht, handelt es sich möglicherweise um eine absolute Koronarinsuffizienz (Herzinfarkt).

1973 stellte FRANK fest, daß Patienten mit einer sog. Ohrläppchenfalte (senkrecht hinter dem Ohrläppchen) besonders häufig Risikofaktoren für eine KHK aufweisen. Zur Diagnosestellung ist diese Koinzidenz aber nicht geeignet.

9.4.2 Absolute Koronarinsuffizienz

Definition

Die absolute Koronarinsuffizienz, der **Herzinfarkt,** entsteht durch eine **absolute** Mangelversorgung des Myokards.

Ätiologie/Pathogenese

Meistens ist eine bereits seit längerer Zeit bestehen-de Arteriosklerose mit einer Stenosierung der Koro-narien für die Ischämie verantwortlich. Häufig ver-schließt ein Thrombus akut diese stark verengten Koronarien.

Prädisponierend sind die gleichen Faktoren wie bei der Arteriosklerose (s.o.). Der Häufigkeitsgipfel liegt bei Männern um das 60. Lj., bei Frauen um das 70. Lj. („Östrogenschutz"). Beim Zusammentreffen mehrerer Risikofaktoren (z.B. Rauchen und Hyper-lipidämie) kann ein Infarkt auch schon in früheren Lebensjahren stattfinden. Protektiv wirkt eine aus-reichende sportliche Aktivität, die die Ausbildung von Kollateralen fördert.

Es gibt Prädilektionsstellen für den Verschluß der Koronarien. Die Größe des Infarktgebietes hängt allerdings vom Versorgungstyp des Herzens ab. Je nachdem, aus welchem Koronargefäß der linke Ventrikel hauptsächlich versorgt wird, unterschei-det man den Normalversorgungstyp, den Linksver-sorgungstyp und den Rechtsversorgungstyp. Abbil-dung 9-6 zeigt die drei Versorgungstypen und die Prädilektionsstellen mit ihrer prozentualen Häufig-

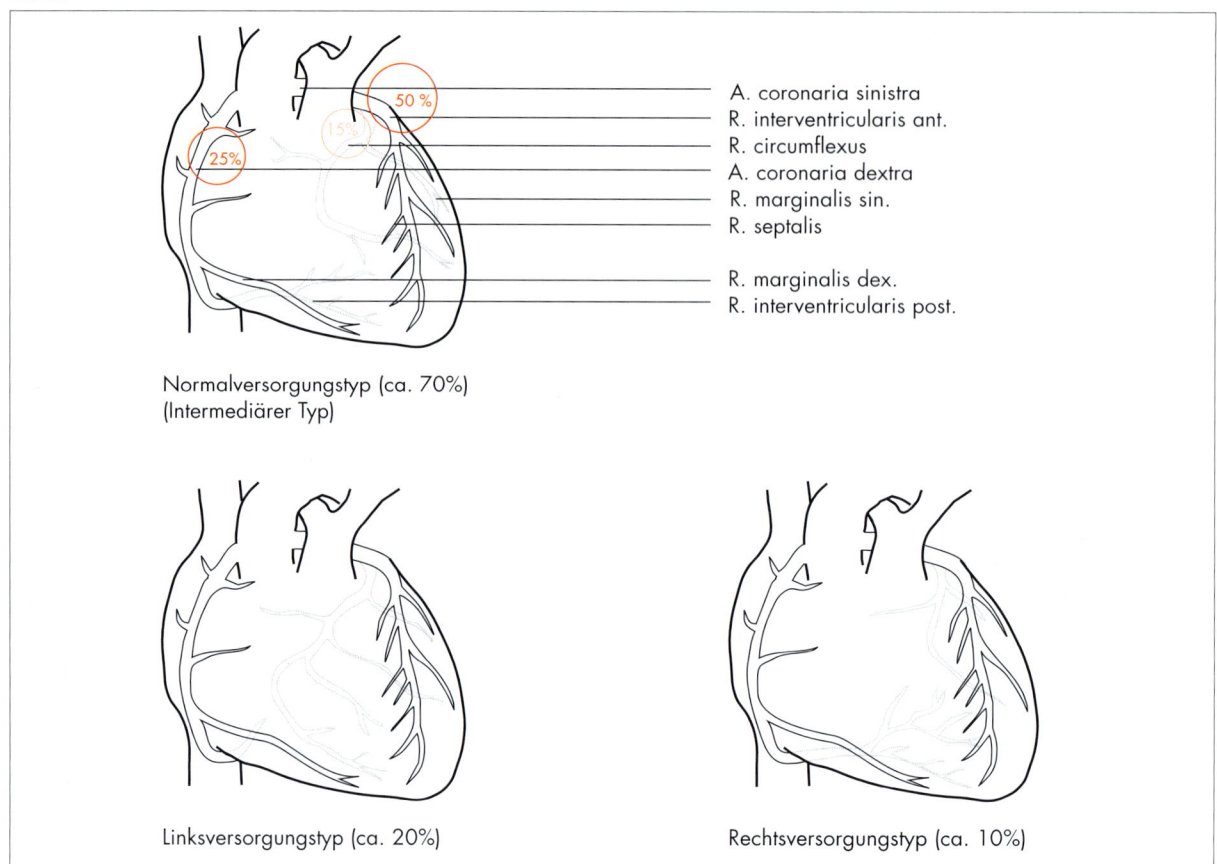

Normalversorgungstyp (ca. 70%)
(Intermediärer Typ)

- A. coronaria sinistra
- R. interventricularis ant.
- R. circumflexus
- A. coronaria dextra
- R. marginalis sin.
- R. septalis
- R. marginalis dex.
- R. interventricularis post.

Linksversorgungstyp (ca. 20%)

Rechtsversorgungstyp (ca. 10%)

Abb. 9-6   **Prädilektionsstellen des Koronararterienverschlusses und Versorgungstypen des Herzens.**

keit. Der Kliniker spricht, je nach der Anzahl der betroffenen Gefäße, von einer 1-Gefäß-, 2-Gefäß- oder
3-Gefäß-Erkrankung.

Morphologie

95% der Infarkte betreffen das **linke Herz.** Im Gegensatz zum Innenschichtinfarkt (s.o.) kommt es

Tab. 9-1	**Morphologie und Komplikationen des Herzinfarktes**			
Zeit	**Makroskopisch**	**Mikroskopisch**	**Komplikationen**	
sofort	akute Herzdilatation, **Gefäßverschluß**	vergröberte Querstreifung des Myokards	evtl. **Sekundenherztod** („Herzschlag", bei 20%)	
nach 6 h	**Abblassung** des Infarktgebietes		**Kammerflimmern**	
nach 12 h	**lehmgelbe** Farbe des Infarktgebietes (Abb. 9-7)	wellige Myokarddeformation, Eosinophilie des Zytoplasmas, neutrophile Granulozyten	**Pericarditis epistenocardica** (fibrinöse Perikarditis über Infarkt-gebiet, nach 2 Tagen bei 30%), **Endokardthrombose** (bei 50%; Abb. 9-7)	
ab 4. Tag	**lehmgelbe Nekrose, roter Randsaum** (Granulozyten)	Granulationsgewebe (Geschwindigkeit: 1mm/10d)	**Herzwandaneurysma** (10%), **Herzwandruptur** mit nachfolgender **Herzbeuteltamponade** (v.a. bei größerem Infarktgebiet durch Proteolyse der Granulozyten und Makrophagen), **Papillarmuskel-abriß/-insuffizienz**	
nach 6 Wochen	**weiße Schwiele**	viele Kollagenfasern zwischen den Myozyten (Abb. 9-7)	funktionelle Einbußen	

beim akuten (tödlichen) Herzinfarkt meist (95%) zur Infarzierung aller 3 Wandschichten. Man spricht vom **transmuralen Herzinfarkt**. Es handelt sich um eine Koagulationsnekrose.

Die sichtbaren Umbaumaßnahmen nach dem Infarkt geschehen nur am lebenden Herz. Demzufolge muß der Patient nach dem Infarkt lange genug weitergelebt haben, damit man das morphologische Korrelat nachweisen kann. Tabelle 9-1 zeigt vereinfacht die zeitliche Abfolge. In Abbildung 9-7 ist ein 18 h alter Herzinfarkt makroskopisch, in Abbildung 9-8 ein 6 Wochen alter Infarkt mikroskopisch dargestellt.

Klinik

Wie bei der relativen Koronarinsuffizienz kommt es zum Symptom der **Angina pectoris**. Im Gegensatz dazu wird die pektanginöse Symptomatik beim Herzinfarkt durch Nitro-Spray gar nicht oder nur geringfügig gebessert. Patienten sollten über die durchzuführenden Maßnahmen (Rettungsdienst und Notarzt herbeirufen) aufgeklärt werden. Die **Diagnose wird zunächst aufgrund des klinischen Bildes und des EKG's (ST-Hebung)** gestellt. Dann erfolgt eine **Sedierung** (z.B. Diazepam 5–10 mg) zur Abdämpfung des Sympathikotonus, eine **Analgesie** (z.B. Morphin 2,5–10 mg), eine **Plättchenaggregationshemmung** mit ASS

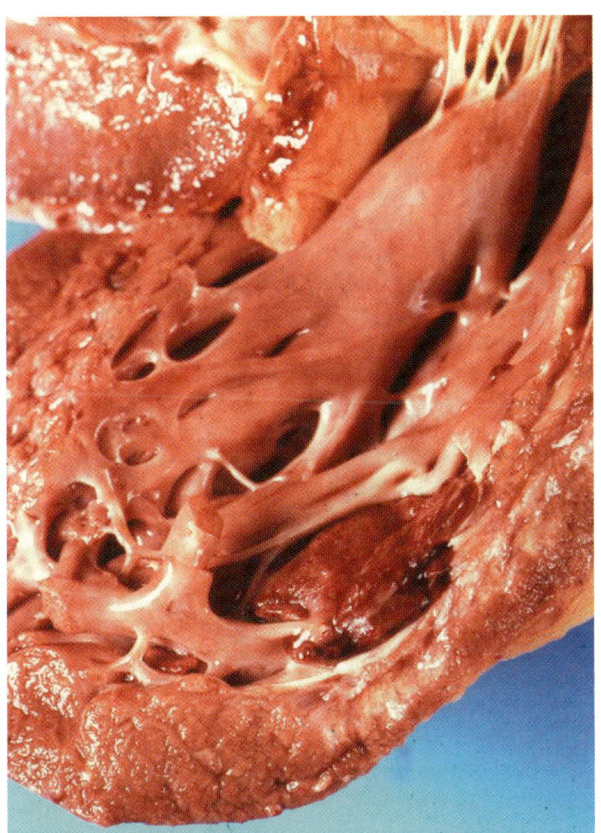

Abb. 9-7   Herzinfarkt mit Thrombus. Auf dem transmuralen Infarkt hat sich ein Abscheidungsthrombus gebildet.

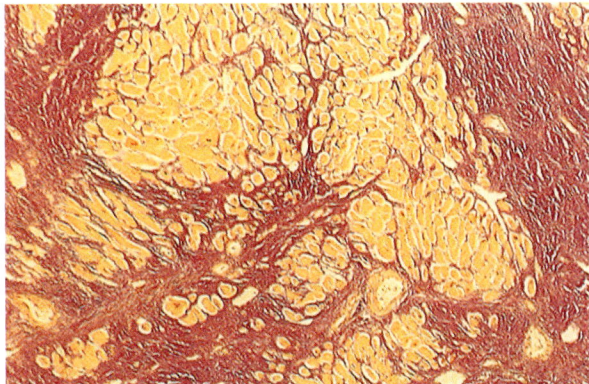

Abb. 9-8   Myokardschwiele, 6 Wochen alt – Mikroskopie. Die Kollagenfasern sind rot eingefärbt und ummanteln die gelb gefärbten Myozyten. Färbung: VAN GIESON.

500 mg sowie eine **Blutgerinnungshemmung** zur Verhinderung einer Vergrößerung des Areals mit 5000 IE Heparin. Sämtliche Medikamente werden intravenös verabreicht, **intramuskuläre Injektionen sind obsolet**, da sie eine Kontraindikation für eine spätere Lyse darstellen. Gegebenenfalls kommen zusätzlich **Diuretika** (z.B. Furosemid), **Parasympatholytika** (z.B. Atropin) und **Antiarrhythmika** (z.B. Lidocain 100 mg bei ventrikulären Extrasystolen) zum Einsatz. Der Transport hat schonend in halbsitzender Position mit O_2-Gabe und EKG-Monitoring zu erfolgen.

9.5 Hypertonie

9.5.1 Hypertonie im großen Kreislauf

Definition

Eine Hypertonie liegt vor, wenn über einen längeren Zeitraum Blutdrücke von mehr als **140 mmHg systolisch** und **90 mmHg diastolisch** gemessen werden. Werte, die bis 160/95 gehen, bezeichnet man als **Grenzwerthypertonie**. Der Blutdruck steigt im Alter physiologischerweise an, so daß bei jüngeren Patienten bereits niedrigere Werte pathologisch sind.

Ätiologie/Pathogenese

Ursache kann ein erhöhtes Volumen (V) oder ein erhöhter Widerstand (W) sein. Beide Formen führen zu einer veränderten Hämodynamik, die sich morphologisch am Herzen niederschlägt (s.u.). Die Hypertonien lassen sich nach der Ätiologie in die essentielle Hypertonie und in sekundäre Hypertonieformen einteilen.

Essentielle Hypertonie

Als essentielle Hypertonie (**primäre Hypertonie, 90%**) bezeichnet man eine Hypertonie unbekannter Ursache. Die Diagnose darf erst nach Ausschluß aller sekundären Formen gestellt werden.

Diskutiert werden **genetische Faktoren** (bei 75% familiäre Belastung; V/W), Na-K-Transportstörungen (V), Streßfaktoren (W) und Defekte des Renin-Angiotensin-Aldosteron-Systems (V).

Sekundäre Hypertonieformen

- **Renale Hypertonie (5%).** Bei einer **Nierenparenchymschrumpfung** (z.B. nach einer Glomerulonephritis mit weißer Granularatrophie) oder einer **Nierenarterienstenose** (intra- oder extrarenal) kommt es zur Ausschüttung von Renin. Dieses steigert über den Renin-Angiotensin-Aldosteron-Mechanismus die Wasserretention. Infolgedessen kommt es zu einer hypervolämischen Hypertonie (V).
- **Endokrine Hypertonie (3%).** Verschiedene Krankheiten gehen mit einer erhöhten Hormonproduktion einher. Diese Hormone erhöhen den Widerstand oder die Wasserretention. Folgende hormonelle Ursachen führen zu einem erhöhten Blutdruck:
  - Adrenogenitales Syndrom (V).
  - CONN-Syndrom (V).
  - CUSHING-Syndrom (V).
  - Schwangerschaft (Gestationshypertonus; W).
  - Phäochromozytom (W).
  - Hormonelle Kontrazeptiva (V).
- **Kardiovaskuläre Hypertonie (1%).** Durch eine (bei alten Menschen fast schon als physiologisch zu bezeichnende) Atherosklerose der Aorta wird die Windkesselfunktion eingeschränkt. Hierdurch **steigt die Blutdruckamplitude** (insbesondere der systolische Druck: Schlagvolumenhochdruck).
- **Neurogene Hypertonie (1%).** Eine Entzündung, eine Arteriosklerose und (seltener) ein Trauma führen zur Beeinträchtigung der **Barorezeptoren** im Karotissinusbereich (W).

Morphologie

Charakteristisches Merkmal der Hypertonie ist die **Hypertrophie des linken Ventrikels** (im fortgeschrittenen Stadium kann das gesamte Herz betroffen sein), die auch radiologisch nachweisbar ist. Sie entsteht durch die erhöhte Druck-/Volumenbelastung. Die weiteren hypertoniebedingten Schädigungen sind zumeist auf die Gefäßschäden zurückzuführen. Besonders beteiligt sind:
- **Atherosklerose.** Hiervon sind die meisten arteriellen Gefäße betroffen.
- **Arteriolosklerose.** Die Hypertonie kann zu einer renalen Beeinträchtigung führen (s. Kap. 29.2.1).
- **Zerebralarteriensklerose.** Die häufigste Erkrankung der Hirnarterien beginnt bei einer Hypertonie bereits im mittleren Lebensalter. Als Folge kann es zu Hirninfarkten (Apoplex) sowie subarachnoidalen Blutungen kommen.
- **Retinopathie.** Charakteristisches Zeichen der Hypertonie ist die Engstellung der Netzhautarterien.

Im weiteren Verlauf sklerosieren sie, was zum sog. GUNN-Zeichen (sanduhrartige Verengung der Venen an den Kreuzungsstellen) und zum SALUS-Zeichen (bogenförmiges Ausweichen der Venen) führt. Bei jungen Patienten sind **Cotton-wool-Flecken**, die Bereiche von kleinen Infarkten markieren, typisch.

9.5.2 Hypertonie im kleinen Kreislauf

Definition

Steigt der Pulmonalarteriendruck in Ruhe über 30/15 mmHg (normal 20/9 mmHg), spricht man von einem **Pulmonalarterienhochdruck.**

Ätiologie/Pathogenese

Es werden intrapulmonale und extrapulmonale Ursachen unterschieden.
- **Intrapulmonale Ursachen.** Sie führen zu Veränderungen in der Endstrombahn:
  - Lungenembolie.
  - Chronisch-obstruktive Lungenerkrankungen.
  - Lungenödem.
  - Lungenfibrose.
- **Extrapulmonale Ursachen.** Es kommt zum venösen Rückstau bis in die Lungenvenen:
  - Linksherzinsuffizienz. Das daraus entstehende Lungenödem schränkt wiederum die Durchblutung der Lunge ein.
  - Mitralklappenstenose.
  - Links-Rechts-Shunt des Herzens.

Morphologie

Insbesondere die Pulmonalarterie, die für nur sehr geringe Drücke angelegt ist, bietet ein morphologisches Korrelat – die **Pulmonalarteriensklerose.** Wie beim Hochdruck des großen Kreislaufes kommt es zur Herzmuskelhypertrophie, und zwar des rechten Herzens. Eine primär durch eine Lungenerkrankung verursachte Rechtsherzhypertrophie heißt **Cor pulmonale** (andernfalls spricht man von einer konsekutiven Rechtsherzhypertrophie).

> **Klinik**
> Die Rechtsherzhypertrophie führt häufig zu Veränderungen des Reizleitungssystems, die sich im EKG durch den sog. Rechtsschenkelblock (QRS-Verlängerung in V_1, V_2, aVR, III) bemerkbar machen.

9.6 Herzmuskelhypertrophie

Definition

Als Herzmuskelhypertrophie bezeichnet man die Zunahme der Herzmuskelmasse. Hiervon können alle Anteile des Herzens betroffen sein, sie ist aber in den Ventrikeln am ausgeprägtesten.

Ätiologie/Pathogenese

Es werden zwei Formen unterschieden, die zusammen auch als Mischform auftreten können:

- **Exzentrische Hypertrophie.** Durch eine **Volumenbelastung** ist ein **erhöhtes Schlagvolumen** notwendig. Gleichzeitig verbleibt ein **größeres endsystolisches Volumen** im Ventrikel. Beides führt zu einer Dilatation des Ventrikels (**Gefügedilatation**). Um unter diesen – nach STARLING sehr ungünstigen – Bedingungen dennoch den Druck aufrechtzuerhalten, hypertrophiert der Ventrikel im weiteren Verlauf (Abb. 9-9).

- **Konzentrische Hypertrophie.** Hier spielt vorerst der **erhöhte Widerstand** eine Rolle. Es kommt zu einer Hypertrophie, bei der das **Ventrikelvolumen nahezu gleich** bleibt (Abb. 9-10). Sobald aber – aufgrund der Herzgröße – eine relative Koronarinsuffizienz entsteht, kann sich der Ventrikel dehnen, und es entsteht u.U. ebenfalls eine exzentrische Hypertrophie.

> **Merke**
> Bei erfolgter Dilatation erfordert die gleiche Arbeit eine viel größere Muskelmasse.

Die Myozyten reagieren auf die erhöhte Belastung, da sie sich nicht mehr teilen können, mit einer **Zellverlängerung** bzw. **-vergrößerung**. Gleichzeitig werden mehr Myofibrillen und natürlich auch Mitochondrien eingelagert. Eine weitere Möglichkeit der Kompensation ergibt sich durch eine Hyperplasie,

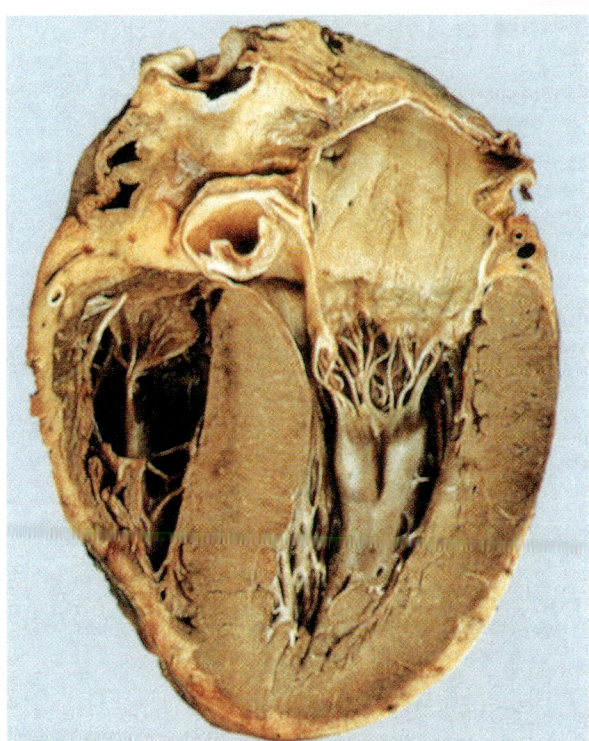

Abb. 9-10 Konzentrische Herzhypertrophie. Aufgrund einer erhöhten Druckbelastung ist der linke Ventrikel stark hypertrophiert, die Herzspitze ist rund. Der rechte Ventrikel ist (noch) normal dick.

bei der sich die Muskelfasern durch **Längsspaltung** teilen. Leider erreicht aber die Sauerstoffversorgung, die von den Koronarien gewährleistet wird, ein Maximum, und zwar, wenn das **kritische Herzgewicht** von **500 g** (Normalgewicht 250–350 g) überschritten wird, kommt es zu einer relativen Sauerstoffmangelversorgung, die Koronarien können die Sauerstoffversorgung des Myokards nicht mehr gewährleisten. Es sprießen zwar neue Kapillaren in das hypertrophe Gewebe ein, die Hauptäste können aber nicht mehr ausreichend Blut zur Verfügung stellen.

Die Normwerte für das Herzgewicht und die Ventrikelgröße hängen stark von der Körpergröße und dem Geschlecht ab. Sie betragen für **die rechte Ventrikelwand** (unterhalb der Pulmonalklappe) **3 mm**, für die Wand des **linken Ventrikels** (Hinterwand unter der Mitralklappe) **12–15 mm** und für die **Vorhöfe 2 mm.** Nur bei Sportlern kann man u.U. ein größeres Herz finden, ohne daß es zu einer gravierenden Koronarinsuffizienz kommt. Dies hängt damit zusammen, daß Sportler ihr Herz nicht 24 h/d belasten.

Morphologie

Mikroskopisch findet man verlängerte und später verdickte Muskelzellen. Elektronenmikroskopisch zeigt sich eine **Vermehrung** der Myofilamente sowie der **Mitochondrien,** der Polysomen und des **GOLGI-Apparates** und eine **Polyploidie,** bei der die Zellkerne als Zeichen der starken Proliferation den achtfachen Chromosomensatz enthalten können.

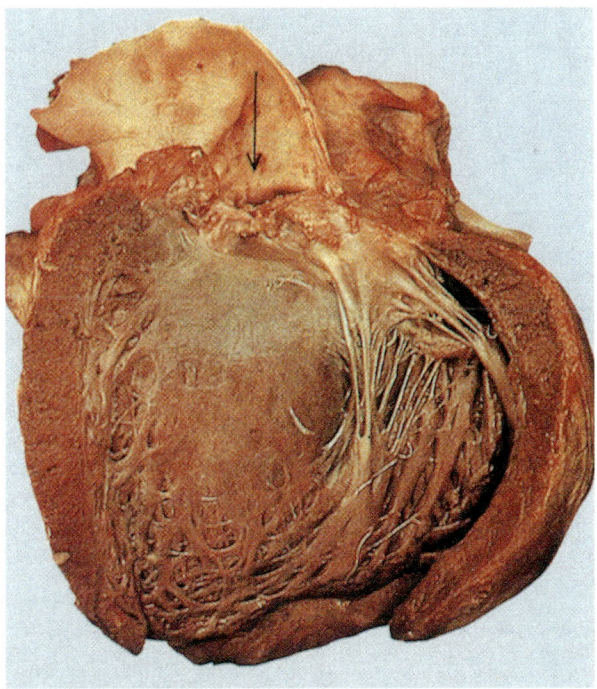

Abb. 9-9 Exzentrische Herzhypertrophie. Infolge einer postinfektiösen Aorteninsuffizienz (Pfeil) ist der linke Ventrikel massiv dilatiert und kompensatorisch hypertrophiert.

9.7 Herzinsuffizienz

Definition

Schafft das Herz es – trotz ausreichenden Blutvolumens – nicht, den **Organismus** adäquat mit Blut zu versorgen, spricht man von einer Herzinsuffizienz. Die Einteilung erfolgt entsprechend dem zeitlichen Eintritt in eine **akute** oder **chronische** Form sowie nach der Lokalisation in eine **Links-** bzw. **Rechtsherzinsuffizienz**. Eine Kombination aus Links- und Rechtsherzinsuffizienz heißt **globale Herzinsuffizienz**.

Tritt die Insuffizienz nur bei körperlicher Anstrengung auf, spricht man von einer **Belastungsinsuffizienz**, tritt sie ständig auf, von einer **Ruheinsuffizienz**.

Ätiologie/Pathogenese

> **Merke**
> Die Herzinsuffizienz ist gemeinsames Symptom verschiedener Grunderkrankungen.

Die Ursachen der akuten und chronischen Herzinsuffizienz lassen sich in mechanische (z.B. Druck- und Volumenbelastung) und biochemische (Elektrolyt- und Stoffwechselstörungen sowie Pharmaka) Ursachen einteilen, wobei eine strikte Trennung nicht immer möglich ist.

- **Mechanische Ursachen.**
  - Lungenembolie.
  - Lungenerkrankungen, die zur pulmonalen Hypertonie führen.
  - Herzinfarkt.
  - Akute oder chronische Klappeninsuffizienz oder -stenose.
  - Infusionstherapie (Volumen!).
  - Akute oder chronische Hypertonie.
  - Peri- oder Myokarditis.
  - Shunt.
  - Herzbeuteltamponade. Sie nimmt dem Herzen jegliche Bewegungsfähigkeit.
- **Biochemische Ursachen.**
  - Hyperkaliämien.
  - Störungen des Kalziumstoffwechsels.
  - Barbiturate.

Werden vorhandene Energien nicht verwertet, spricht man von einer **Utilisationsinsuffizienz**. Bei einer O_2-Unterversorgung (z.B. infolge einer kompensatorischen Hypertrophie) spricht man von einer **Mangelinsuffizienz**.

- **Akute Herzinsuffizienz.** Sie entsteht durch eine plötzlich auftretende Störung (z.B. Lungenembolie), die zu einer **Überdehnung der Muskelzellen** führt. Die Aktin-Myosin-Filamente rutschen übermäßig weit auseinander, wodurch die **Kontraktilität vermindert** ist. Der Überdehnung sind allerdings durch das Perikard Grenzen gesetzt. Es hat noch keine – die Störung möglicherweise kompensierende – Hypertrophie eingesetzt.

- **Chronische Herzinsuffizienz.** Ursache ist der langsame Eintritt einer Störung, die zu der oben angesprochenen Dilatation führt. Die Myofibrillen müssen dadurch ebenfalls in einer ungünstigeren Übersetzung arbeiten (**Kontraktilitätsverminderung**). Es resultiert eine **hohes endsystolisches Volumen**, ein **verringertes Auswurfvolumen** und ein **erhöhter Energieverbrauch**. Das Herz versucht, die größere Arbeit mit der obengenannten Hypertrophie zu kompensieren. Dadurch kann das Herzminutenvolumen zeitweise normal sein.

Die Umbaumaßnahmen, die im Rahmen einer (chronischen) Herzinsuffizienz stattfinden, sind im allgemeinen **irreversibel** und verstärken die Insuffizienz. Dieser „Teufelskreis" ist in Abbildung 9-11 dargestellt.

Morphologie

- **Linksherzinsuffizienz.** Bei der akuten Linksherzinsuffizienz findet man ein **dilatiertes linkes Herz**. Das Blut staut sich in der Lunge, was ein **akutes Lungenödem** verursacht. Handelt es sich um eine chronische Linksherzinsuffizienz, findet man häufig eine **exzentrische Hypertrophie** des Herzes (s.o.), durch Einrisse der Lungenkapillaren **Blut in den Alveolen** (Abb. 9-12) und evtl. eine **Lungenfibrose**. Die **Lungen** sind deshalb sehr **schwer** und **blutgefüllt**. Das Blut in den Alveolen wird durch Alveolarmakrophagen phagozytiert, die sich als sogenannte **Herzfehlerzellen** mit Berliner Blau anfärben lassen. Durch den Blutaufstau, der häufig bis in das rechte Herz reicht, kann es in der Folge auch zu einer Rechtsherzinsuffizienz kommen (**globale Herzinsuffizienz**).
- **Rechtsherzinsuffizienz.** Bei der akuten Rechtsherzinsuffizienz staut sich das Blut bis in die **Leber**, die **Milz** und die **Nieren** auf. Die **Organe** sind **blutreich** und **geschwollen**. Die chronische Rechtsherzinsuffizienz führt zusätzlich zu fibrotischen Umbaumaßnahmen in diesen Organen (**Stauungsinduration**): So kommt es z.B. in der Leber – neben der läppchenzentralen Stauung – zur perisinusoidalen Fibrosierung bzw. Zirrhose (s. Kap. 14). Aufgrund ihrer makroskopischen Ähnlichkeit mit einer Muskatnuß wird die Stauungsleber auch als **Muskatnußleber** bezeichnet (Abb. 9-13). Morphologisch ebenfalls verändert ist die Milz, die durch die Stauung vergrößert und durch eine Bindegewebsvermehrung verhärtet ist. Gleichzeitig bewirkt die Stauung die Ausbildung eines Aszites und begünstigt die Entstehung von Knöchelödemen.

> **Klinik**
> Da häufig eine kombinierte Herzinsuffizienz vorliegt, setzen sich die Symptome aus den Folgen einer Rechts- und einer Linksherzinsuffizienz zusammen: Das Lungenödem kann zur **Atemnot** führen. Das tagsüber in das Gewebe eingelagerte Wasser wird nachts durch die Hochlagerung – und

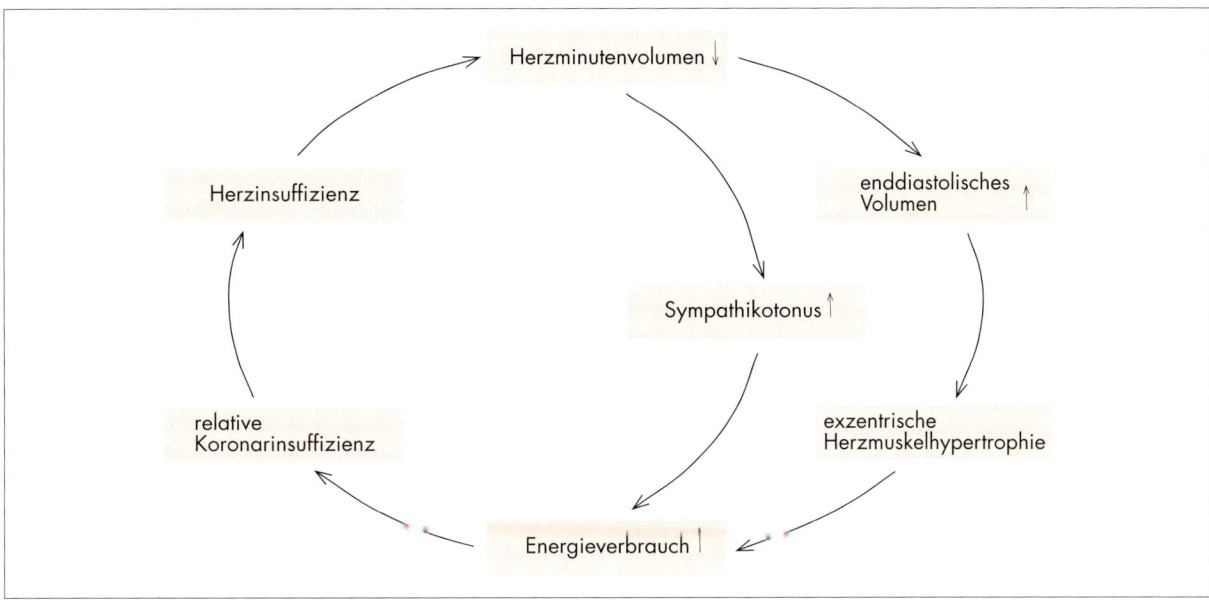

Abb. 9-11   Circulus vitiosus der Herzinsuffizienz. Stark vereinfacht ist der Zusammenhang zwischen den beteiligten Faktoren dargestellt. Der Begriff Herzinsuffizienz ist hier gleichzusetzen mit Verminderung der Kontraktilität. Die verschiedenen Faktoren, die zu einer Insuffizienz führen können, nutzen unterschiedliche „Einstiegsmöglichkeiten" in den Kreislauf. So können z.B. Diuretika durch eine Störung des Kaliumhaushaltes zu einer Verminderung der Kontraktilität führen, wodurch das Herzminutenvolumen absinkt (biochemisch bedingte Herzinsuffizienz). Gleichfalls kann eine Klappeninsuffizienz zur Volumenbelastung und damit zu einer Erhöhung des enddiastolischen Volumens führen (mechanisch bedingte Herzinsuffizienz). Selbstverständlich erlauben die komplizierten Zusammenhänge nie eine klare Trennung der Faktoren.

damit günstigere Hämodynamik – wieder ausgeschieden **(Nykturie)**. Eine **Hämoptoe** kann die oben angeführten Herzfehlerzellen zutage bringen. Bei der Untersuchung fallen evtl. gestaute **Halsvenen** auf sowie der **Aszites** und evtl. die **Anasarka**. Auskultatorisch hört man typische **Rasselgeräusche** des Lungenödems sowie häufig einen frühdiastolischen **3. Herzton**. Therapeutisch behandelt man das Grundleiden und versucht, die Hämodynamik zu verbessern.

Kasuistik
Ein 31jähriger Handballer faßt sich während des Spieles an die Brust und bricht kurz darauf bewußtlos zusammen. Reanimationsversuche seiner Kameraden sowie des Notarztes bleiben erfolglos. Die anderen Handballer berichten, daß der Verstorbene beim Umkleiden äußerte, „heute besonders schlecht in die Schuhe zu kommen" (Knöchelödeme). Die gerichtliche Obduktion ergibt einen ausgeprägten Hinterwandinfarkt.

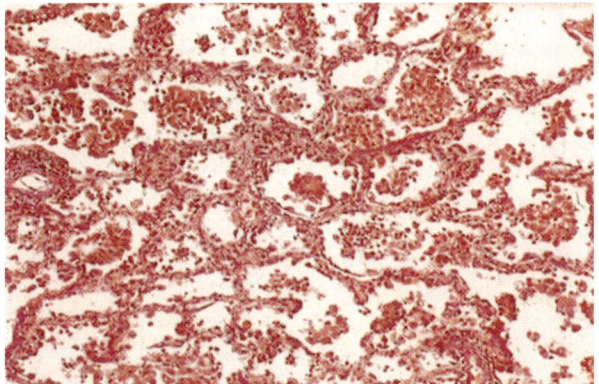

Abb. 9-12   Chronische Stauungslunge. Die Septen sind fibrotisch verdickt, in den Alveolen finden sich die sog. Herzfehlerzellen (Makrophagen, die Eisenpigment aufgenommen haben). Bei Färbung mit Berliner Blau würden sie sich blau anfärben. Färbung: H.E.

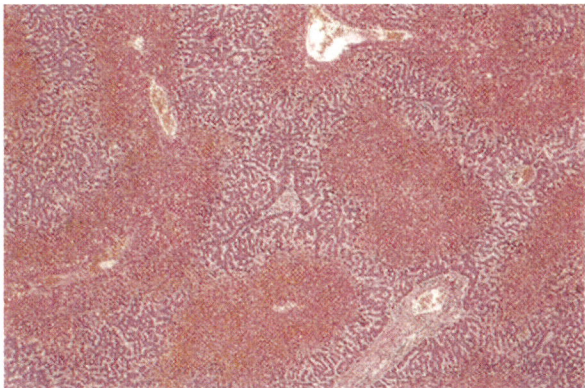

Abb. 9-13   Muskatnußleber – Mikroskopie. Infolge der kardial bedingten Stauung kommt es zu einer läppchenzentralen Hyperämie. Bei fortschreitender Stauung kommt es zur Ausbildung von Septen, ausgehend vom zentrolobulären Teil des Läppchens.

9.8 Schock und Schockorgane

Definition

Als Schock bezeichnet man ein Syndrom, das durch eine verminderte Sauerstoffversorgung lebenswichtiger Organe gekennzeichnet ist. Dabei ist es gleich, ob diese Mangelversorgung auf eine **verminderte Durchblutung,** eine **verminderte Sauerstoffabgabe** oder eine **Utilisationsstörung** zurückzuführen ist.

9.8.1 Gliederung des Schocks nach seiner Pathogenese

Ätiologie/Pathogenese

Während die Lokalisation des Schockgeschehens **immer** die Kreislaufperipherie ist, gibt es sehr unterschiedliche Ursachen:

- **Kardiovaskulärer Schock.** Bei Herzinfarkt, Herzrhythmusstörungen oder Herzbeuteltamponade kommt es zu einer verminderten Förderleistung des Herzens.
- **Hypovolämischer Schock.** Ein absoluter Volumenmangel durch vermindertes Blutvolumen kann nach einem Unfall, einer OP, Verbrennungen, einer Cholera oder durch die Polyurie beim diabetischen (hyperosmolaren oder ketoazidotischen) Koma auftreten.
- **Septisch-toxischer Schock.** Durch eine Sepsis oder Toxine werden Gefäßpermeabilität und Mikrozirkulation primär gestört. Das Herzminutenvolumen ist zur Kompensation meistens erhöht.
- **Anaphylaktischer Schock.** Aus der Freisetzung von vasoaktiven Substanzen, z.B. Histamin und Bradykinin bei der Überempfindlichkeitsreaktion vom Typ I, resultiert durch die Gefäßdilatation ein relativer Volumenmangel.
- **Neurogener Schock.** Durch die Verminderung des peripheren Gefäßtonus entsteht ein relativer Volumenmangel. Häufigste Ursache dieses seltenen Ereignisses ist die Spinal- oder Periduralanästhesie.
- **Endokriner Schock.** Er entsteht z.B. bei einem **Hyperthyreoidismus** oder durch eine Hypoglykämie. Die Hypoglykämie führt u.a. zu einer Utilisationsstörung von Sauerstoff im Gehirn, wodurch es zum **hypoglykämischen Koma** kommen kann. Im Gegensatz dazu führen die exzessiv erhöhten Glukosewerte beim **diabetischen Koma** zur Polyurie. Die hierdurch entstehende Hypovolämie ist dann der Einstieg in den Circulus vitiosus (vgl. Abb. 9-14).

Die Verminderung des Herzzeitvolumens ruft – unabhängig von der Ursache – eine erhöhte Katecholamin-Ausschüttung hervor. In der Peripherie befinden sich mehr α-Rezeptoren, am Herzen mehr β-Rezeptoren. Demzufolge kommt es in der Peripherie zu einer Vasokonstriktion der Arterien, Arteriolen und Venolen und damit zu einer **Zentralisation des Kreislaufes.** Nach kurzer Zeit (ca. 10 min) werden die Arteriolen wieder erweitert, die Venolen hingegen bleiben eng, wodurch Plasma ausgepreßt wird. Bedingt durch die periphere Mangeldurchblutung wird das Gewebe angesäuert. Das Arteriolenendothel wird beschädigt, wodurch die „Plasmaabwanderung" verstärkt wird. Da durch den Flüssigkeitsverlust die Viskosität des Blutes steigt, kommt es nun zu einer (reversiblen) Aggregation der Erythrozyten **(Sludge-Phänomen).** Durch die Beschädigung des Kapillarendothels und die daraufhin erfolgende Thrombozytenaggregation wird auch noch das **intravasale Gerinnungssystem** aktiviert. Die Umwandlung von Fibrinogen zu Fibrin nimmt zu, es kommt zur Ausbildung von **hyalinen Mikrothromben** (**d**isseminated **i**ntravascular **c**oagulation, DIC), die die Schockorgane morphologisch kennzeichnen. Die begonnene **Verbrauchskoagulopathie** führt zu Blutungen der Organe und in die Haut **(Petechien).**

Klinik

Klinisch zeigt sich der Schock durch Allgemeinsymptome (Schwindel, Bewußtseinsstörung, flacher Puls, kalte, blaße Haut: durch Zentralisation bzw. bei Anaphylaxie Versickern des Blutes in der Peripherie). Neben einer kausalen Therapie kommt der Volumensubstitution eine große Bedeutung zu (cave: kardiogener Schock). Im übrigen versucht man, pharmakologisch eine Minimaldurchblutung, insbesondere der Niere, des Herzens, der Leber, der Lunge und des Gehirns aufrechtzuerhalten, damit es nicht zu den unten aufgeführten morphologischen Veränderungen kommt.

9.8.2 Pathologie des Multiorganversagens

Wie bereits oben erwähnt, werden alle Organe bei einem Schock in das Geschehen mit einbezogen. Dieses macht sich makro- und mikroskopisch in dem entsprechenden Organ bemerkbar.

- **Schocklunge (Adult respiratory distress syndrome = ARDS).** Die zunächst erfolgende Exsudation von Fibrin in die Alveolen führt zur charakteristischen **Schmetterlingform im Röntgenbild.** Die verminderte Surfactant-Synthese aus den zerstörten Pneumozyten II führt zur Bildung hyaliner Membranen, die den Gasaustausch durch eine Verlängerung der Diffusionsstrecke beeinträchtigen. Es kommt zu **Lungenatelektasen.** Die Lunge erscheint blaurot und lederartig, das charakteristische „Knistern" fehlt. Wird die Durchblutung innerhalb 1 Woche nicht wiederhergestellt, beginnen Fibroblasten, die Lunge mit Kollagen auszukleiden. Es entsteht eine **Lungenfibrose,** die den Gasaustausch nahezu unmöglich macht und zum Tode führen kann (Tab. 9-2).

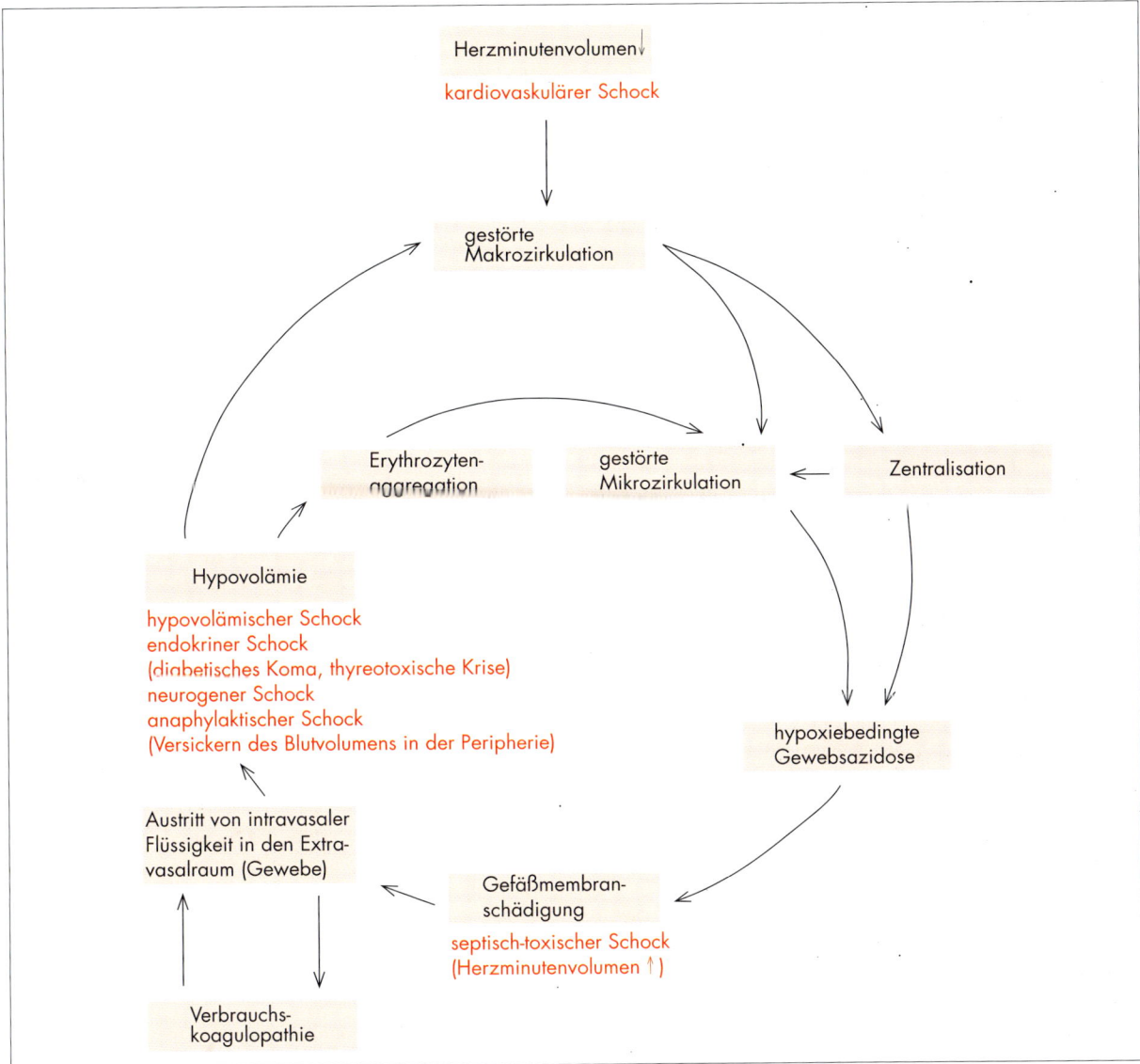

Abb. 9-14   Circulus vitiosus des Schocks und Schockgenese. In diesem Schema sind die pathophysiologischen Grundlagen und der Beginn der verschiedenen Schockformen vereinfacht dargestellt.

● **Schockniere.** Die Ausschaltung der Niere aus dem Blutkreislauf (schockbedingte Konstriktion der Nierenarterien) oder die Verstopfung der Arteriolen durch hyaline Thromben verursacht eine **Ischämie.** In beiden Fällen ist die Niere ödematös geschwollen, und es bilden sich Infarkte mit einer **Abblassung** des betroffenen Gewebes. Durch die Hämostase im Markbereich entsteht eine deutliche Grenze zwischen Rinde und Mark (**Schock-Kontrast**). Die Tubuli sind geschwollen und er-

Phase	Pathogenese	Röntgen	Auskultation
Tab. 9-2 Verlauf der Schocklunge (ARDS).			
I	Exsudation von Fibrin, interstitielles Lungenödem	perihiläre Verschattungen (Schmetterlingsform), dezente diffuse Verschattung der Peripherie	keine RG's
II	Zerstörung der Pneumozyten Typ II, Surfactant-Mangel, alveoläres Lungenödem, hyaline Membranen, Atelektasen	ubiquitäres intraalveoläres Lungenödem, evtl. Pneumonie, evtl. Pneumothorax	RG's, evtl. abgeschwächtes Atemgeräusch basal
III	Proliferation der Fibroblasten	streifige Verschattungen	

weitert **(Nephrohydrose).** Es lassen sich eventuell **hyaline Thromben** sowie Tubulusnekrosen nachweisen. Klinische Folge ist die Ausbildung einer **Niereninsuffizienz.**

- **Schockleber.** Hier findet man ebenfalls häufig Mikrothromben und zentrolobuläre Nekrosen („letzte Wiese"). Die DISSE-Räume sind erweitert.
- **Schock-Intestinaltrakt.** Er ist gekennzeichnet durch hämorrhagische Erosionen und Ulzerationen.
- **Herz.** Bei etwa 10% der Fälle lassen sich an den Schließungsrändern der Mitral- und/oder Aortenklappen wärzchenförmige Thrombozyten-aggregate im Sinne einer **Endocarditis verrucosa simplex** nachweisen. Diese entstehen vermutlich durch die Verbrauchskoagulopathie.
- **Gehirn.** Nach einem Schock findet man hier hyaline Thromben, eine Purpura cerebri, Marknekrosen und symmetrische hämorrhagische Infarkte.

Das **Pankreas,** die **Nebennieren** (z.B. WATERHOUSE-FRIDERICHSEN-Syndrom) oder die **Hypophyse** (z.B. SHEEHAN-Syndrom) können ebenfalls betroffen sein.

Klinik
Ursprünglich war es die Schockniere, die, infolge einer Urämie, zum Tode des Patienten führte. Bedingt durch die Einführung der Hämodialyse (ca. 1960) bestimmt nun – bei einer wesentlich größeren Überlebensrate – der Lungenbefund die Prognose.

9.9 Thrombose

Definition
Bei der Thrombose kommt es zu einer intravasalen Blutgerinnung, die u.U. das Gefäß vollkommen verschließen kann. Sie kann sowohl in arteriellen als auch in venösen Gefäßen auftreten. Der Thrombus besteht aus einem fibrinhaltigen Thrombozyten-aggregat und ist von den postmortalen Gerinnseln abzugrenzen.

Ätiologie/Pathogenese
Die VIRCHOW-Trias wird auch heute noch zur Beschreibung der Pathogenese herangezogen:
- **Gefäßwandläsion.** Das Endothel ist z.B. durch Traumata und Arteriosklerose geschädigt.
- **Reduzierte Strömungsgeschwindigkeit.** So können z.B. Links- oder Rechtsherzinsuffizienz, Varizen, Aneurysmen oder Bettlägerigkeit (→ frühe Mobilisation) zu einer Stase des Blutes führen.
- **Hyperkoagulabilität.** Die Viskosität des Blutes kann durch einen Flüssigkeitsverlust, bei einer Polyglobulie, einer Thrombozythämie oder einer Polycythaemia vera erhöht sein.

Die **Antiphospholipid-Antikörper (APA)** lassen sich in zwei Gruppen einteilen (Anticardiolipin-Ak

und Lupusantikoagulans) und werden häufig bei Patienten mit einem Lupus erythematodes gefunden. Insbesondere erstere gehen mit einem deutlich erhöhten Thromboserisiko einher.

Morphologie
Es lassen sich 4 verschiedene Thromben unterscheiden, die aufgrund ihrer unterschiedlichen Ätiologie eine unterschiedliche Morphologie aufweisen:
- **Abscheidungsthrombus.** Dieser befindet sich über Endothelläsionen von Arterien und Herzhöhlen, auf denen sich **Thrombozyten** abgesetzt haben **(weißer Plättchenthrombus).** Es kommt zur Einlagerung von Fibrin. In dem entstandenen Fibrinnetz verfangen sich Erythrozyten und Leukozyten, die zur Vergrößerung des Thrombus führen. Das ganze Spiel beginnt von vorne: Thrombozyten lagern sich ab, Fibrin wird eingebaut, danach wieder Erythrozyten und Leukozyten. So bilden sich **weiße und rote Schichten.** Der Thrombus ist **grau-rot** und **elastisch.**

Merke
Voraussetzung für die Entstehung eines Abscheidungsthrombus ist allerdings immer eine Blutströmung, die die Blutzellen in das „Netz" treibt.

- **Gerinnungsthrombus.** Ursache ist eine **Stagnation der Blutsäule.** Durch die Hypoxie wird aus den Thrombozyten ein Mediator freigesetzt, der die Gerinnung aktiviert. Es kommt zur Ausfällung von Fibrin – der Thrombus ist da! Entsprechend seiner Entstehungsgeschichte hat er keine ausgeprägte Verbindung zum Gefäßendothel. Dieses macht ihn auch so gefährlich, da er sehr leicht losgerissen werden kann. Im Gegensatz zum Abscheidungsthrombus ist der Gerinnungsthrombus **rot** und **brüchig.**
- **Gemischter Thrombus.** Ein Abscheidungsthrombus kann zum Gefäßverschluß führen. Hierdurch kommt es zu einer Stagnation der Blutsäule, was zu einem Gerinnungsthrombus führen kann. Dieser heftet sich an den Abscheidungsthrombus, und wir haben einen gemischten Thrombus.
- **Hyaliner Thrombus.** Er entsteht, v.a. im Rahmen einer Verbrauchskoagulopathie, aus zerfallenen Thrombozyten und Fibrin.

Merke
Die Thromben sind nicht zu verwechseln mit den prall-elastischen postmortal entstehenden **Speckhautgerinnseln (Cruor phlogisticus).**

9.9.1 Kardiale Thrombose

Definition
Unter kardialen Thromben versteht man Thromben, die im Bereich des Herzens entstehen.

Ätiologie/Pathogenese

Es handelt sich entweder um Abscheidungsthromben, die über einem **Infarktareal** (mit Endokardbeteiligung), einer Endokarditis oder einem **Herzklappendefekt** entstehen, oder um Gerinnungsthromben, die bei Herzrhythmusstörungen, z.B. **Vorhofflimmern,** oder einer Kardiomyopathie auftreten können. Eine Verschleppung des Thrombus kann dann z.B. zu einer Hirnembolie oder einer ischämischen Kolitis führen.

Im Obduktionsgut finden sich bei ca. 20% der Patienten mit einem Herzinfarkt Abscheidungsthromben über dem verletzten Endokard. Bei 10% der Fälle ist es zu einer Thrombembolie (Verschleppung des Thrombus in die Blutbahn) gekommen.

Klinik

Wegen der Gefahr einer Thrombenbildung stellt das Vorhofflimmern eine Indikation zur konsequenten Antikoagulation dar.

9.9.2 Arterielle Thrombose

Definition

Die (relativ seltenen) arteriellen Thrombosen entstehen bevorzugt in den Beckenarterien, den Arterien der oberen Extremität oder in den Karotiden.

Ätiologie/Pathogenese

Die arterielle Thrombose entsteht bevorzugt über **arteriosklerotischen Prozessen** und an **Aneurysmen.** Auch Traumen (Unfälle) sind bekannte Auslöser einer arteriellen Thrombose.

Klinik

Sofern noch eine ausreichende Perfusion des Gebietes besteht, kann therapeutisch eine Heparinisierung versucht werden. Ansonsten muß lysiert oder operiert werden.

9.9.3 Venöse Thrombose

Definition

Es handelt sich um eine Thrombose, die (akut) in den Venen entsteht (bevorzugt **Waden-** und **Beckenvenen**).

Ätiologie/Pathogenese

Ursache ist häufig eine postoperative Immobilisation. Das Risiko liegt hier in einer Verschleppung des Thrombus aus dem Operationsgebiet in andere Gefäße **(Embolie).** Auch im Rahmen einer Varikosis (Krampfader, s.a. Kap. 25.9.1) kann es zur Thrombose der oberflächlichen Venen kommen. Hier ist eine Verschleppung im allgemeinen nicht möglich. Allerdings kann die Stase zu einer Entzündung der Venenwand führen **(Phlebitis).** Diese ist – im Gegensatz zur septischen Phlebitis – immer abakteriell. Relativ selten sind Thrombosen der **Sinus durae matris** und der **inneren Hirnvenen.** Diese Thrombosen können nach einer Infektion im Gesicht (z.B. nach dem Ausdrücken eines oberhalb des Mundes lokalisierten Furunkels) oder im Rahmen einer Infarktabräumung im Bereich der Venen auftreten.

Klinik

Da bei einer tiefen Beinvenenthrombose das Risiko besteht, daß sich der Thrombus löst und eine Lungenembolie hervorruft, besteht die Soforttherapie in einer Hochlagerung des Beines und einer **liegenden Einweisung** mit dem RTW in das Krankenhaus. Im Gegensatz zur arteriellen Thrombose ist das **Bein rot** und **geschwollen.**

Da die Thromboserate im allgemeinmedizinischen Krankengut bei 30% liegt, bei Operationen im Beckenbereich bei 50–80%, ist eine Thromboseprophylaxe obligat. Medikamentös bieten sich Heparine, ASS, Kumarine und Dextrane an. Da ca. 80% der Thrombosen intraoperativ bzw. wenige Stunden nach der OP entstehen, ist die Wirkung physikalischer Maßnahmen umstritten (insbesondere der Gummistrümpfe).

9.9.4 Schicksal von Thromben

Meistens kommt es innerhalb der ersten 4 Tage zur Endothelüberhäutung, Fibrin- und Erythrozyteneinlagerung. Dieses Stadium ist noch lysefähig. Nach etwa 5–10 Tagen sprießen Kapillaren ein, Fibroblasten bilden kollagenes Bindegewebe, Makrophagen tragen das thrombotische Material ab. Dieser Vorgang heißt **Organisation.** Die Kapillaren können wieder eine Verbindung zwischen beiden Thrombusseiten herstellen **(Rekanalisation),** das Lumen kann aber auch vollständig verschlossen (obturiert) bleiben. Übriggebliebene Narbenstränge, die von einer Gefäßwand zur gegenüberliegenden Seite ziehen, verleihen der Narbe das Aussehen einer Strickleiter **(Strickleiterphänomen).**

Seltener kommt es zu einer **spontanen Thrombolyse** oder zu einer **puriformen Erweichung** (bakteriell oder abakteriell), die durch infiltrierende Granulozyten hervorgerufen wird.

Findet keine Organisation statt, kann auch eine Verkalkung **(Phlebolithen)** oder später sogar eine Verknöcherung erfolgen.

Eine weitere Möglichkeit ist die Verschleppung des Thrombus in die Blutbahn **(Embolie, s.u.).**

Postthrombotisches Syndrom

Die Spätfolgen einer Thrombose werden unter der Bezeichnung postthrombotisches Syndrom zusammengefaßt. Bedingt durch die Erhöhung der Wandspannung im Bereich eines Venenthrombus kann es zu einer **Sklerosierung** der Wand kommen. Folge ist eine Lumenerweiterung mit einer eventuellen Zerstörung der Venenklappen. Der daraus folgende Rückstau kann zu **Ödemen**, einer **Stauungsdermatitis** oder – insbesondere bei Beteiligung der oberflächlichen Beinvenen – zu einem **Ulcus cruris** führen. Der Verschluß der tiefen Beinvenen kann zur Insuffizienz der Vv. perforantes führen mit einer darauf aufbauenden **Varikose** (s. Kap. 25.8.1).

9.10 Embolie

Definition

Unter einer Embolie versteht man den Verschluß eines Gefäßes durch endogen oder exogen herangetragenes Material.

Ätiologie/Pathogenese

Verschiedene Stoffe können eine Embolie verursachen. Die Lokalisation der Embolie ist abhängig von dem Weg, den dieser Stoff nimmt („Siebeffekt"). Unter anderem sind die Druckverhältnisse dafür verantwortlich, daß die meisten Embolien das venöse System betreffen und damit die Lunge das Organ ist, das aufgrund der Filterwirkung am häufigsten geschädigt wird. Ursachen einer Embolie sind:

- **Thromben (arteriell oder venös).** Ein Thrombus, z.B. der tiefen Bein- oder Beckenvenen, kann sich ablösen und durch das rechte Herz in die Lunge geschwemmt werden (Lungenembolie). Hier führt er zum mechanischen Verschluß der Gefäße. Die Lungenembolie ist eine relativ häufige postoperative Komplikation. Prädisponierend wirken Adipositas, Wetter (Kälte, Hitze oder Wetteränderung), Geschlecht (♀ > ♂) und alle anderen Faktoren, die die Entstehung einer Thrombose begünstigen (s.o). Das Ausmaß der Schädigung ist abhängig von dem Kaliber des/der betroffenen Gefäße(s), d.h. die klinische Symptomatik erlaubt einen Rückschluß auf die Größe der Obliteration (Tab. 9-3).
Die doppelte Blutversorgung der Lunge verhindert bei leichten Embolien einen Infarkt. Bei größeren Embolien kann es unter Umständen zu einer hypoxisch bedingten Hämorrhagie kommen. Einen **hämorrhagischen Lungeninfarkt** findet man hingegen nur, wenn die Blutversorgung der Vasa privata nicht ausreicht. Dieser Mechanismus kann z.B. bei einer Linksherzinsuffizienz auftreten, nämlich dann, wenn der Druck der Vasa privata (aus dem linken Ventrikel) unter den der Vasa publica (aus dem rechten Ventrikel) absinkt. Die daraus resultierende Hypoxie führt zur Ausbildung eines keilförmigen Infarktes, in den es dann sekundär einblutet.

- **Fett.** Die Fettembolie kann **traumatisch** bedingt sein (nach Knochenbruch, Verbrennungen oder Quetschungen der Haut), oder die erhöhte Katecholamin-Ausschüttung beim **Fettemboliesyndrom** nach einem Schock führt zu einer massiven Lipolyse. Die traumatische Form hat meistens eine Lungenembolie, das Fettemboliesyndrom eine Fettembolie des Gehirns **(Purpura cerebri)** und der Nieren zur Folge.

- **Fruchtwasser.** Vermutlich durch eine zu starke Wehentätigkeit oder bei der Sectio caesarea kann es zum Übertritt von Fruchtwasser in den mütterlichen Blutkreislauf kommen. Bedingt durch die hohe Konzentration thromboplastischer und fibrinolytischer Enzyme besteht das Risiko einer schweren Koagulopathie. Durch den Übertritt von **Mekonium, Talg** oder **Lanugohaaren** kann es ebenfalls zu einer Lungenembolie kommen.

- **Gas.** Klinische Bedeutung hat die Gasembolie bei einem offenen Schädel-Hirn-Trauma: Hier kann

Tab. 9-3	**Einteilung der Lungenembolien, Klinik und Therapie**			
Schweregrad	**1**	**2**	**3**	**4**
Gefäßverschluß	peripher (< 25%)	Segmentarterie (~ 25–50%)	Pulmonalarterienast oder mehrere Lappenarterien (~ 50–80%)	Pulmonalstamm oder beide Hauptäste (> 80%)
Pulmonaler Druck	normal	normal bis leicht erhöht	erhöht (> 25 mmHg)	stark erhöht (> 30 mmHg)
Systemischer Druck	normal	normal bis leicht erniedrigt	erniedrigt	stark erniedrigt bzw. nicht vorhanden
O$_2$-Sättigung	normal	leicht erniedrigt (< 80 %)	stark erniedrigt (> 70 %)	stark erniedrigt bzw. nicht vorhanden
Klinik	evtl. Dyspnoe, Hyperventilation, Schwindel	Dyspnoe, Tachypnoe, Tachykardie, Hämoptyse, Synkopen	massive Dyspnoe, Tachykardie, Zyanose	wie Grad 3 und kardiogener Schock **(Grad 5: Herz-Kreislauf-Stillstand)**
Therapie	Heparinisierung	Heparinisierung, evtl. Fibrinolyse	Fibrinolyse	Fibrinolyse oder Embolektomie ektomie **(Grad 5: Reanimation unter Fibrinolyse)**

Luft durch die an der Dura aufgespannten Sinus in das venöse System gelangen und eine Lungenembolie hervorrufen. Ebenso besteht die Möglichkeit, daß Gase durch einen Infusionsfehler in den Blutkreislauf gelangen. Dies passiert z.B., wenn ein Jugulariskatheter nicht richtig verschlossen wird. Die kritische Menge liegt bei 30–100 ml. Neben den Lungenschäden führt das Gas zu einem „Leerschlagen" des Herzens, bei dem eine Luftblase im Ventrikel den Blutfluß behindert.

Bei Tiefseetauchern, die zu schnell auftauchen, können die im Blut physikalisch gelösten Gase (insbesondere Stickstoff mit dem höchsten Partialdruck) freigesetzt werden (Bläschenbildung) und zu einer Embolie mehrerer Organe führen (Taucherkrankheit, Caissonkrankheit).

● **Zellmaterial.** Die Verschleppung von **Bakterien** führt zu metastatischen Herden, die von **Tumorzellen** zu Metastasen. Deswegen sollte jede unnötige Manipulation am Tumor unterlassen und eine Entfernung des Tumors im Ganzen angestrebt werden.

Sonderform

Eine Sonderform der Embolien stellt die **paradoxe Embolie** dar, bei der ein venöser Thrombus vom rechten Herz durch einen Shunt (z.B. bei Vorhofseptumdefekt) direkt in das linke Herz gelangt und so z.B. eine Embolie des Gehirns auslösen kann.

Morphologie

Bei Embolien durch Thromben lassen sich im betroffenen Areal Veränderungen in Form einer (hämorrhagisch) exsudativen Reaktion nachweisen, bei den anderen Embolieformen u.U. das entsprechende Emboliematerial. Je nach Lokalisation und zeitlichem Ablauf können auch mehrere Organe betroffen sein.

Klinik

Die klinischen Symptome einer Lungenembolie sind Zyanose, Atemnot, Thoraxschmerz, Halsvenenstauung sowie Kreislaufschock. Die Luftembolie erzeugt ein sog. Mühlengeräusch über dem Herzen. Therapeutisch versucht man eine Heparinisierung, Fibrinolyse oder eine Embolektomie. Bei der Taucherkrankheit sollte der Patient sofort in eine Überdruckkammer gebracht werden.

Kasuistik

Eine 21jährige Rumänin wird in der 20. SSW (Schwangerschaftswoche) mit einem RTW in die Frauenklinik eingeliefert. Sie ist ausgesprochen kurzatmig, zyanotisch und hat Schmerzen in der Brust und im Bauch. Nach 45 Minuten verstirbt sie. Die Reanimation bleibt erfolglos. Bei der Obduktion zeigt sich ein Embolus in der A. pulmonalis sinistra, der das gesamte Lumen verschließt und damit eindeutig zum Tode geführt hat. In der Anamnese ergibt sich, daß die Patientin vor drei Tagen nach Deutschland geflüchtet war. Sie hielt sich auf sehr engem Raum versteckt. Der Thrombus hatte sich offenbar während dieses Zeitraumes in den tiefen Beckenvenen gebildet und löste sich wahrscheinlich durch die Laufbewegungen ab. Die Schwangerschaft schien prädisponierend zu wirken. Eine Rettung des Feten war aufgrund des frühen Schwangerschaftsstadiums nicht möglich.

9.11 Arterielle Durchblutungsstörungen

Ischämie

Definition

Bei einer Ischämie kommt es zu einer **Blutunterversorgung** des Gewebes.

Ätiologie/Pathogenese

Während bei der **relativen** Ischämie noch eine Grundversorgung des Gewebes gewährleistet ist (z.B. durch Kollateralen), kommt es bei einer **absoluten** Ischämie zum Zelluntergang. Es bildet sich eine **Nekrose,** die aufgrund der Ätiologie als Infarkt bezeichnet wird.

Zu den Ursachen einer Ischämie zählen:
● Thrombose.
● Embolie.
● Arteriosklerose.
● Gefäßentzündungen.
● Kompressionen von außen (z.B. durch Tumoren).
● Gefäßspasmen.
● Störungen im Gasaustausch.

Morphologie

Absolute Ischämie

In Abhängigkeit vom betroffenen Gebiet zeigen sich **Koagulations-** oder **Kolliquationsnekrosen (**s. Kap. 3.4.2). Diese können anämisch (grauweiß bis lehmgelb) mit hämorrhagischer Randzone sein oder hämorrhagisch (rotbraun), wenn durch Kollateralen, Venenrücklauf oder doppelte Blutversorgung Blut in das nekrotische Gebiet einströmt. Ist für die Ischämie eine venöse Abflußstörung verantwortlich, spricht man auch von einer **hämorrhagischen Infarzierung.**
Nachfolgend einige ausgewählte **Organinfarkte:**
● **Darminfarkt.** Er ist üblicherweise – bedingt durch die vielen Kollateralen – hämorrhagischer Natur. Aber auch eine Infarzierung ist möglich, entweder durch eine Thrombose oder wenn, z.B. bei einer Strangulation des Dünndarmes, die Venen zuerst abgeklemmt werden. Folge ist ein irreversibler Ileus.
● **Extremitäteninfarkt.** Er entsteht meist bei prädisponierten Patienten (Diabetes mellitus, Nikotinabusus). Die Auswirkungen der diabetischen Ma-

kroangiopathie werden dann durch die diabetische Mikroangiopathie (Basalmembranverbreiterung durch Einlagerung von Glykoproteinen) verstärkt. Im Gefolge kommt es zur Gangrän.

- **Milzinfarkt.** Er entsteht meist durch eine Thrombembolie. Die Oberfläche des betroffenen Gebietes wird eingezogen.
- **Nierinfarkt.** Ebenfalls häufig nach einer Thrombembolie bildet sich ein keilförmiges Infarktgebiet unter der Rinde, die auch eingezogen wird, aus. Klinische Symptome entstehen, wenn überhaupt, erst sehr spät, da die funktionellen Reserven sehr groß sind (eine Niere kann die Funktion der anderen Niere völlig übernehmen).
- **Hirninfarkt.** Er wird ausführlich in Kapitel 17.4 besprochen.

Relative Ischämie

- **Relative, chronische Ischämie.** In der Niere kann es durch chronisch-ischämische Prozesse zur Bildung kleiner Infarkte kommen. Die Infarkte äußern sich durch kleine Einziehungen, die der Niere eine feine Granulierung verleihen. Das Bild nennt man dann **rote Granularatrophie.** Weitere Beispiele sind die sog. ZAHN-Infarkte in der Leber. Sie werden durch Thrombosen der Pfortader verursacht, wenn gleichzeitig der arterielle Druck (Arteriosklerose oder Hypotonie) verringert ist: Der Blutdruck reicht nicht mehr aus, um das Blut in den venösen Schenkel zu drücken. Folge sind keilförmige hyperämische Bezirke, deren Spitze auf die V. centralis zeigt. Charakteristisch sind die erweiterten Sinusoide. Sekundär können sich Nekrosen bilden.
- **Relative, temporär akute Ischämie.** Klinisch manifestiert sich diese Ischämieform als Angina pectoris (bei Koronarinsuffizienz), Angina abdominalis (bei Stenose der Mesenterialarterie; mit postprandialen Krämpfen) oder Claudicatio intermittens („Schaufensterkrankheit"; bei Stenosen der Beinarterien).

10 Blutungen

J. Lepenies

Als Blutung bezeichnet man den Austritt von Blutbestandteilen aus dem Gefäßsystem. Die Ursachen für eine solche Blutung, verschiedene Manifestationen der Blutung sowie mögliche Folgen wie die Anämie werden in diesem Kapitel erläutert.

10.1 Blutungstypen und Organisation von Hämatomen

Blutungen werden ihrer Ätiologie nach in Blutungen durch Gefäß- (Rhexisblutung) oder Endothelschäden (Diapedeseblutung) eingeteilt.

Die Tabelle 10-1 faßt die möglichen Manifestationen einer Blutung zusammen.

10.1.1 Rhexisblutung

Definition

Unter einer Rhexisblutung versteht man eine Blutung durch den Riß eines Blutgefäßes.

Tab. 10-1 Morphologie von Blutungen	
Lokalisation der Blutung	**Morphologie**
Blutung ins Weichteilgewebe (Hämatom)	umschriebener Blutaustritt ins Gewebe (s. Kap 10.1.3)
Blutungen in Körperhöhlen Hämatothorax Hämatosalpinx Hämatotympanon Hämarthros usw.	Blutung im Pleuraraum Blutung im Eileiter Blutung in der Paukenhöhle Blutung in der Gelenkhöhle
Hautblutungen Purpura	Synonym für Hautblutung, gelegentlich deskriptiv für multiple punktförmige bis kleinfleckige Blutungen
Petechien Vibices	punktförmige Blutung streifenartig angeordnete Blutung
Sugillation	kleinfleckige (bis ca. 3 cm), diffuse Blutung
Ekchymose Suffusion	großfleckige diffuse Blutung flächenhafte, diffuse Blutung ohne scharfe Begrenzung

Ätiologie/**P**athogenese

Die Ruptur eines Blutgefäßes kann durch eine **Wandschwäche** (z.B. bei entzündlichen, sklerotischen oder nekrotischen Prozessen) begünstigt werden. Bei abnormem Wachstum der Gefäße (Hämangiom, Tumorgefäße) sind die neugebildeten Gefäße leichter verletzbar.

Auch **Arrosionsblutungen** (Durchbruch eines Tumors in ein Gefäß, Diabrosis) und **traumatische Blutungen** (Riß-, Stich-, Schnittwunden) werden zu den Rhexisblutungen gezählt. Hoher Blutdruck begünstigt die Ruptur eines vorgeschädigten Gefäßes.

10.1.2 Diapedeseblutung

Definition

Bei der Diapedeseblutung kommt es zur Durchwanderung von Blutbestandteilen durch eine weitgehend unversehrte Gefäßwand.

Ätiologie/**P**athogenese

Vor allem bei **verlangsamter Strömung** (z.B. Stauung) tritt Blut **durch geringfügige Beschädigungen des Endothels** hindurch. Mögliche Ursachen für die Beschädigung sind hypoxische (Sauerstoffmangel, z.B. bei Lungen-, Herz-, Darminfarkten), infektiöstoxische, metabolische, allergische oder entzündliche Zustände.

Klinik

Diapedeseblutungen treten z.B. nach Fettembolie des Gehirns auf oder als Blutungen bei Infektionen. Streptokokkentoxine führen beim Scharlach zur Kapillarschädigung und bewirken petechiale Blutungen, das Endotoxin von Meningokokken führt im Falle einer Sepsis (WATERHOUSE-FRIDERICHSEN-Syndrom) zur charakteristischen Purpura.

10.1.3 Organisation von Hämatomen

Als Hämatom wird ein umschriebener Blutaustritt ins Gewebe (Bluterguß) bezeichnet. Durch Granulationsgewebe aus proliferierenden Kapillaren und Fibroblasten wird das Hämatom narbig organisiert. Die Blutbestandteile werden abgebaut, dabei werden die Erythrozyten phagozytiert, das Eisen des Hämoglobins wird als **Hämosiderin** in **Siderophagen** (Makrophagen) gespeichert und kann mittels der Berliner-Blau-Färbung sichtbar gemacht werden.

Als **Hämatoidin** bezeichnet man kristallines Bilirubin, das mikroskopisch in Form von rotbraunen, rhomboiden Kristallen im Gewebe sichtbar ist. Durch den Hämoglobinabbau entsteht der charakteristische Farbwechsel des Hämatoms von Blaurot zu Grüngelb.

10.1.4 Hämarthros

Als Hämarthros bezeichnet man Blutungen in Gelenkhöhlen. Ursache sind Traumata oder angeborene Koagulopathien. Chronische Gelenkblutungen, z.B. bei der Hämophilie A („Blutergelenk"), führen zur Zerstörung des Knorpels. Folge sind Vernarbung, Deformation bis hin zur Arthrose oder Ankylose (Gelenkversteifung mit vollständigem Bewegungsverlust).

10.2 Hämorrhagische Diathese

Als hämorrhagische Diathese bezeichnet man eine übermäßige Blutungsneigung.

Mögliche Ursachen sind vaskuläre Schäden, Störungen der Thrombozyten oder der Gerinnungsfaktoren.

10.2.1 Vaskuläre Ursachen der Blutungsneigung

Vaskuläre Ursachen der Blutungsneigung können angeboren oder erworben sein:
- **Morbus OSLER-RENDU-WEBER.** Die autosomal-dominant vererbte Bindegewebsstörung führt zur Bildung von Teleangiektasien (Erweiterung kleiner Hautgefäße). Vor allem im Gesicht, unter Fingernägeln, an Schleimhäuten und im Gastrointestinaltrakt entwickeln sich etwa 2 mm große, flache bräunliche Knötchen, die teilweise erheblich bluten können.
- Beim **EHLER-DANLOS-SYNDROM** (s. Kap 3.5.4) kommt es durch den angeborenen Defekt des Kollagenstoffwechsels zu leicht verletzbaren Gefäßwänden.
- **Skorbut.** Ascorbinsäure ist für die Kollagensynthese notwendig. Bei Vitamin-C-Mangel hat dies eine vermehrte Kapillardurchlässigkeit zur Folge.

Klinik
Es kommt zu Wundheilungsstörungen, Blutungen in Haut, Schleimhaut und Gelenken. Bei Kindern tritt zusätzlich eine Bildungsstörung der Knochenmatrix mit entsprechenden Deformitäten auf. Typisch ist eine Schwellung und Entzündung der Gingiva. Insbesondere ältere, alleinlebende Menschen, Alkoholiker und Kleinkinder können auch heute noch von einem Vitamin-C-Mangel betroffen sein. Empfohlen wird die Zufuhr von 60 mg pro Tag (ca. 200 ml Orangensaft, je nach Produkt).

- **Purpura SCHOENLEIN-HENOCH.** Als Reaktion auf Allergene von Erregern (z.B. Streptokokken), Insektengifte, Medikamente oder Nahrungsmittel kommt es zur Bildung von Immunkomplexen (meist IgA). Diese lagern sich in den Kapillaren ab und führen über eine Komplementreaktion zur Schädigung der Gefäßwände. Folge der allergischen Reaktion sind Fieber, Arthralgien, eine sogenannte nichtthrombopenische Purpura vor allem an den Streckseiten der Extremitäten, Makrohämaturie (evtl. Glomerulonephritis) und abdominelle kolikartige Schmerzen. Die Erkrankung betrifft vor allem, aber nicht ausschließlich, Kinder.
- **Hämolytisch-urämisches Syndrom.** Durch eine Endothelschädigung kommt es zur Thrombozytenaktivierung mit Gefäßverschlüssen und (durch den Verbrauch) zur Thrombozytopenie. Beim HUS kommt es immer zu einer Nierenfunktionsstörung. Die **thrombotisch-thrombozytopenische Purpura** hat eine ähnliche Pathogenese, geht aber eher mit neurologischen Symptomen und weniger Nierenfunktionsstörungen einher (s.a. Kap. 34.3.1).

10.2.2 Störungen der Thrombozyten

Bei Thrombozytopathien (gestörte Plättchenfunktion) und bei Thrombozytopenien (verminderte Plättchenzahl) kann es zur Blutungsneigung kommen. Bei Absinken der Blutplättchen unter 20–50 000/mm³ ist die Blutstillung beeinträchtigt.
- **Thrombozytopathien.**
  - **GLANZMANN-NAEGELI-Syndrom (Thrombasthenie).** Bei dieser autosomal-rezessiv vererbten Erkrankung kommt es zu einer Störung der Thrombozytenfunktion. Durch ein fehlendes Membranprotein wird die Aggregation der Plättchen trotz normaler Anzahl verhindert.
  - **WISKOTT-ALDRICH-Syndrom.** Es handelt sich um eine x-chromosomal vererbte Erkrankung, die zu Störungen der Thrombozytenbildung führt. Die Plättchen sind klein und deformiert, die Anzahl ist vermindert. Daneben kommt es zu Immundefekten und Ekzemen.
  - **Iatrogene Thrombozytenfunktionshemmung.** **Acetylsalicylsäure** (Aspirin®) hemmt die Cyclooxygenase der Thrombozyten und verhindert so die Plättchenaggregation. **Ticlopidin** (Tiklyd®) hemmt die Bindung von Fibrinogen an Thrombozyten. **Abciximab** (ReoPro®) ist ein Fab-Fragment eines monoklonalen Antikörpers, das sich gegen die Gp-IIb/IIIa-Rezeptoren auf den Thrombozyten richtet, hierdurch wird die Aggregation verhindert.
- **Thrombozytopenien.**
  - **Idiopathische thrombozytopenische Purpura (Morbus WERLHOF, ITP).** Eine idiopathische oder durch Medikamente erworbene Antikörperbildung gegen Thrombozyten führt zu rezidi-

vierendem Nasenbluten, Hämatomen und Petechien (s.a. Kap. 34.3.1).

– **Medikamente.** Zytotoxische Medikamente, Alkohol und Thiazide beeinträchtigen die Funktion von Megakaryozyten, den Vorläuferzellen der Blutplättchen. Antibiotika, Carbamazepin, Chinidin und Digitoxin (um nur einige zu nennen) können zu einer immunvermittelten Zerstörung der Thrombozyten führen. Besonders erwähnt werden muß die **Heparin-induzierte Thrombopenie (HIT)** (s.a. Kap. 34.3.1).

– **Splenomegalie.** Durch die Vergrößerung der Milz verweilen die Blutzellen länger im Gefäßsystem des Organs (Poding, Hypersplenismus).

– **Andere Grunderkrankungen.** Bei Erkrankungen des Knochenmarks, z.B. Leukämien oder Markfibrosen, kommt es zur Thrombozytopenie. Ein Thrombozytenverbrauch entsteht z.B. bei der Verbrauchskoagulopathie, der thrombotisch-thrombozytopenischen Purpura oder dem hämolytisch-urämischen Syndrom (s.a. Kap. 34.3.1).

10.2.3 Defekte der Gerinnungsfaktoren

Defekte der Gerinnungsfaktoren werden auch als Koagulopathien bezeichnet. Ein Mangel an Faktoren kann zu Blutungen (z.B. Hämophilie), aber auch zu Thrombosen (z.B. Antithrombin III-, Protein-C-Mangel) führen. Die zur Thromboseneigung führenden Defekte werden im Kapitel 9.9 besprochen. An dieser Stelle sollen die zu Blutungen führenden Erkrankungen erläutert werden. Man unterteilt sie in angeborene und erworbene Formen.

Zu den **angeborenen Koagulopathien** zählen:

- **Hämophilie A.** Ein Mangel des Gerinnungsfaktors VIII führt schon bei kleinsten Traumen zu rezidivierenden Haut-, Muskel- und Gelenkblutungen. Die Erkrankung verläuft je nach Ausprägung des Faktorenmangels mehr oder weniger schwer. Der Defekt wird x-chromosomal rezessiv vererbt.

- **Hämophilie B (CHRISTMAS disease).** Der Mangel des Gerinnungsfaktors IX (CHRISTMAS-Faktor) führt zu einem ähnlichen Krankheitsbild wie die Hämophilie A und wird ebenfalls x-chromosomal rezessiv vererbt.

- **VON WILLEBRAND-JÜRGENS-Syndrom.** Der VON WILLEBRAND-Faktor fördert die Aggregation der Thrombozyten durch Verbindung des Plättchens mit dem Endothel, ferner ist es Transportprotein für den Gerinnungsfaktor VIII. Beim VON WILLEBRAND-JÜRGENS-Syndrom kommt es durch die autosomal-dominat vererbte Störung der Faktorbildung zu unterschiedlich ausgeprägter Blutungsneigung. Die Thrombozytenzahl ist normal.

Erworbene Koagulopathien sind:

- **Bildungsstörung der Gerinnungsfaktoren.** Leberfunktionsstörungen führen zur verminderten Faktorsynthese, aber auch zum verminderten Abbau aktivierter Faktoren mit daraus folgender erhöhter Blutungsneigung. Bei einem Mangel an Vitamin K (durch verminderte Zufuhr, intestinale Malabsorption oder herabgesetzte Speicherung bei Lebererkrankungen) ist die Synthese von Gerinnungsfaktoren ebenfalls herabgesetzt.

- **Verbrauchskoagulopathie.** Bei Schockzuständen, z.B. durch Trauma oder Sepsis, kommt es durch die Endotoxinwirkung oder durch eine direkte Endothelschädigung zur Aktivierung des Gerinnungssystems mit Ausbildung von Mikrothromben in der terminalen Strombahn. Dies hat einen Verbrauch der Gerinnungsfaktoren zur Folge. Nachfolgend werden die entstandenen Mikrothromben durch Fibrinolyse aufgelöst. Durch die verminderten Faktoren und die aktivierte Fibrinolyse kommt es zu teilweise lebensgefährlichen Blutungen an anderer Stelle (s.a. Kap. 9.8).

- **Iatrogene Gerinnungshemmung.** Cumarin-Derivate (Marcumar®) hemmen die Wirkung von Vitamin K. Die Gabe von Heparin hemmt die Thrombinwirkung durch Aktivierung von Antithrombin III. Fibrinolytika (z.B. Urokinase, tissue-type plasminogen activator (tPA), Streptokinase) bewirken die Auflösung von Thromben durch Aktivierung von Plasminogen.

10.3 Gastrointestinale Blutungen

Vom GK werden an dieser Stelle intrazerebrale und gastrointestinale Blutungen gefordert. Die verschiedenen intrakraniellen Blutungen werden im Kapitel 17.3.2 abgehandelt, im folgenden werden die gastrointestinalen Blutungen besprochen.

Gastrointestinale Blutungen stellen ein häufiges Problem im klinischen Alltag dar.

Je nachdem, ob die Blutung ober- oder unterhalb der Flexura duodenojejunalis liegt, unterscheidet man die obere von der unteren gastrointestinalen Blutung.

10.3.1 Obere gastrointestinale Blutung

90% der gastrointestinalen Blutungen stammen aus dem oberen Teil des Magen-Darm-Traktes.

Blutungsquellen sind der Ösophagus, Magen oder das Duodenum. In der Reihenfolge ihrer Häufigkeit können Ulcera ventriculi oder duodeni, eine erosive Gastritis, Ösophagusvarizen, Magenschleimhautrisse (MALLORY-WEISS-Syndrom) oder Tumoren Ursache der Blutung sein (s.a. Kap. 15 und 26).

Symptome der oberen gastrointestinalen Blutung sind Bluterbrechen oder Blut im Stuhl.

Als **Hämatemesis** wird das Bluterbrechen bezeichnet, das bei Kontakt des Blutes mit der Magensäure einen **kaffeesatzartigen** Aspekt aufweist. Die Farbe des Blutes ist somit abhängig von der Verweildauer im Magen, bei einer frischen Blutung kann es noch rot sein.

Das Auftreten von Blut im Stuhl wird **Melaena** genannt. Im Falle einer oberen gastrointestinalen Blutung bezeichnet man den Blutstuhl aufgrund seiner tiefschwarzen Farbe auch als **Teerstuhl**.

10.3.2 Untere gastrointestinale Blutung

Die Blutungsquellen liegen in Dünndarm (Ulkus, Divertikel, Morbus Crohn, Infarkt, Ileus), Dickdarm (zusätzl. Colitis ulcerosa), Rektum (Proktitis, Prolaps) und Analregion (Hämorrhoiden: häufigste untere GI-Blutung!, Fissuren).

Bei entsprechend langer Passagezeit des Stuhls im Darm ist auch bei einer unteren gastrointestinalen Blutung das Auftreten von Teerstuhl möglich. Bei tiefer liegenden Blutungsquellen oder massiven, akut verlaufenden Blutungen (auch höherer Abschnitte) kann dem Stuhl rötliches Blut beigemengt sein (**Hämatochezie**).

Klinik

Ein Blutverlust von mehr als 20% des Blutvolumens kann zu Hypotension, Schwindel und Synkopen führen. Bei größeren Mengen kommt es zum hypovolämischen Schock.

Okkulte Blutungen werden meist durch Neoplasien verursacht und stellen einen chronischen Blutverlust dar. Sie werden vom Patienten lange nicht bemerkt. Der Nachweis erfolgt z.B. durch den Hämoccult®-Test.

Sichtbare Verfärbungen des Stuhls können auch durch Medikamente oder Nahrungsmittel verursacht werden, z.B. Schwarzfärbung durch Eisenpräparate oder Bismut, Rotfärbung durch den Genuß roter Bete.

10.4 Anämien als Blutungsfolge

Als Anämie ("Blutarmut") bezeichnet man eine Verminderung der Erythrozytenzahl, der Hämoglobinkonzentration (Hb) oder/und des Hämatokrits unter die Norm.

Anämien entstehen durch:
- **Bildungsstörungen**. Die Entwicklung der Erythrozyten oder des Hämoglobins kann z.B. durch einen Vitamin-B_{12}- oder Eisenmangel gestört sein.
- **Hämolyse**. Eine Zerstörung der Erythrozyten findet sich z.B. bei angeborenen Erythrozytendefekten, Antikörperreaktionen oder mechanischen Schädigungen.
- **Verdrängung des blutbildenden Knochenmarks** (z.B. durch Tumoren).
- **Blutungen.**

An dieser Stelle soll dem GK nach nur auf die Blutungsanämien eingegangen werden, zur genauen Einteilung der Anämien siehe Kap. 34.1.1.

Bei Blutungen (z.B. im Gastrointestinaltrakt) kommt es durch den Eisenverlust v.a. zur Ausbildung einer **Eisenmangelanämie,** der häufigsten Anämieform.

Normalerweise wird Eisen als Fe-II aufgenommen, dies ist abhängig vom Gehalt der Säure im Magen. Es wird als Hämosiderin/Ferritin gespeichert und im Blut an Transferrin gebunden. Im Körper kommt es als essentielles Spurenelement in Enzymen, Hämoglobin, Myoglobin und im Monozyten-Makrophagen-System vor. Fehlt Eisen, so hat dies eine **gestörte Hämsynthese** und **Erythropoesestörungen** zur Folge. Die Eisenmangelanämie ist **hypochrom** (d.h. der Hb-Gehalt im einzelnen Erythrozyten ist vermindert) und **mikrozytär** (die Erythrozyten sind kleiner als normal), die Zellen sind außerdem vielgestaltig **(Poikilozytose)**. Allerdings manifestiert sich das Defizit erst, wenn die Speicher aufgebraucht sind.

Folgen der Anämie (nicht nur bei Eisenmangel) sind hypoxämische Veränderungen an den Geweben, makroskopisch sind diese **blaß**. Mikroskopisch beobachtet man **hydropische Zellschwellungen** und **Verfettung** der Gewebe. Am Herzen sieht man eine sogenannte **Tigerfellzeichnung** des Myokards, in der Leber sind v.a. zentroazinäre Zellen, in den Nieren Tubulusepithelien betroffen. Es kommt zur reaktiven Knochenmarkhyperplasie. Die Erythrozyten zeigen wegen des Eisenmangels zytoplasmatische Reifungsstörungen.

11 Grundlagen zur Pathologie des Endokriniums

K. Witt

Das endokrine System zeichnet sich dadurch aus, daß es seine Funktionen mit Hilfe von Regelkreisen selbst lenkt. Wird beispielsweise die Sekretion einer Drüse nicht mehr angemessen inhibiert, kommt es zur ungezügelten Sekretion des Hormons aus diesem Organ mit einer Überfunktionssymptomatik. So wird das Bild der Störungen in endokrinen Systemen von **Unter- und Überfunktionssyndromen** geprägt.

Das gestörte endokrine Organ und die Folgen, die es in den Regelkreisen verursacht (Veränderung der Erfolgsorgane), sowie das entstehende klinische Bild werden in diesem Kapitel beurteilt.

Beispiel
Ein Adenom der Adenohypophyse sezerniert nicht selten unreguliert ACTH. Hieraus resultiert eine Hyperplasie beider Nebennierenrinden mit gesteigerter Kortisolsynthese, die das klinische Bild eines CUSHING-Syndroms verursacht (s. Kap. 11.3.1).

- **Mechanismen für die Entstehung von Überfunktionssyndromen:**
  - **Autonome Adenome.** Sie können die Hormone ihres ursprünglichen Drüsengewebes sezernieren, z.B. Hypophysenadenom, NNR-Adenom.
  - **Antikörper.** Sie können die Rezeptoren im Drüsengewebe stimulieren, z.B. bei Morbus BASEDOW.
  - **Karzinome.** Sie können Hormone produzieren, z.B. kann das Bronchialkarzinom ein ektoper ACTH-Produzent sein.
- **Mechanismen für die Entstehung von Unterfunktionssyndromen:**
  - **Agenesie.** Eine Drüse ist nicht angelegt, z.B. Athyreose.
  - **Aplasie.** Eine angelegte Drüse ist nicht entwickelt.
  - **Destruktion durch Ischämie oder Blutungen:** z.B. SHEEHAN-Syndrom, hypophysärer Diabetes insipidus.
  - **Destruktion durch Entzündungen:** z.B. Thyreoiditis HASHIMOTO, adrenaler Morbus ADDISON.
  - **Genetisch bedingte Enzymdefekte:** z.B. adrenogenitales Syndrom.
  - **Endorganresistenz.** Ein Erfolgsorgan spricht nicht auf ein Hormon an, z.B. testikuläre Feminisierung, renaler Diabetes insipidus.
  - **Operative Entfernung eines endokrinen Organs,** z.B. Thyreoidektomie (evtl. mit Resektion der Epithelkörperchen).

Die folgende Darstellung berücksichtigt die physiologischen Regelkreise (Abb. 11-1).

11.1 Neurohypophyse (Hypophysenhinterlappen)

11.1.1 Überfunktion der Neurohypophyse

Definition
Das SCHWARTZ-BARTTER-Syndrom wird auch „Syndrom der inadäquaten Adiuretin-Sekretion" (SIADH) genannt. Die Übersekretion von ADH geht mit einer Überfunktionssymptomatik des HHL einher.

Ätiologie/Pathogenese
Intrakranielle Raumforderungen (Hirnödem, Blutungen, Tumor) können zu einer abnormen Stimulation der ADH-Bildung (Vasopressin) führen. Andere Ursachen sind:
- **Entzündungen im Hypothalamus.**
- **Psychosen und Streßzustände.**
- **Lungenerkrankungen.** Dabei können die intrapulmonalen Volumenrezeptoren eine ADH-Sekretion stimulieren.
- **Medikamente** (Phenothiazide, Antidepressiva).
- **Paraneoplastisch** (ektope Bildung von ADH, z.B. beim kleinzelligen Bronchialkarzinom oder bei Adenokarzinomen).

Morphologie
Einige Ursachen für die Übersekretion (intrakranielle Raumforderungen, Entzündungen und Lungentumoren) führen auch zu morphologischen Veränderungen in ihren Entstehungsorganen. Ein morphologisches Substrat dieser Erkrankung läßt sich an der Neurohypophyse nicht nachweisen.

Klinik
Die Klinik besteht aus einer **Hyponatriämie** mit Übelkeit und Erbrechen sowie einer hypoosmolaren Hyperhydratation (sehr selten Ödeme).

11.1.2 Unterfunktion der Neurohypophyse

Definition
Eine Unterfunktion der Neurohypophyse führt zum **Diabetes insipidus hypophysialis.** Er zeichnet sich

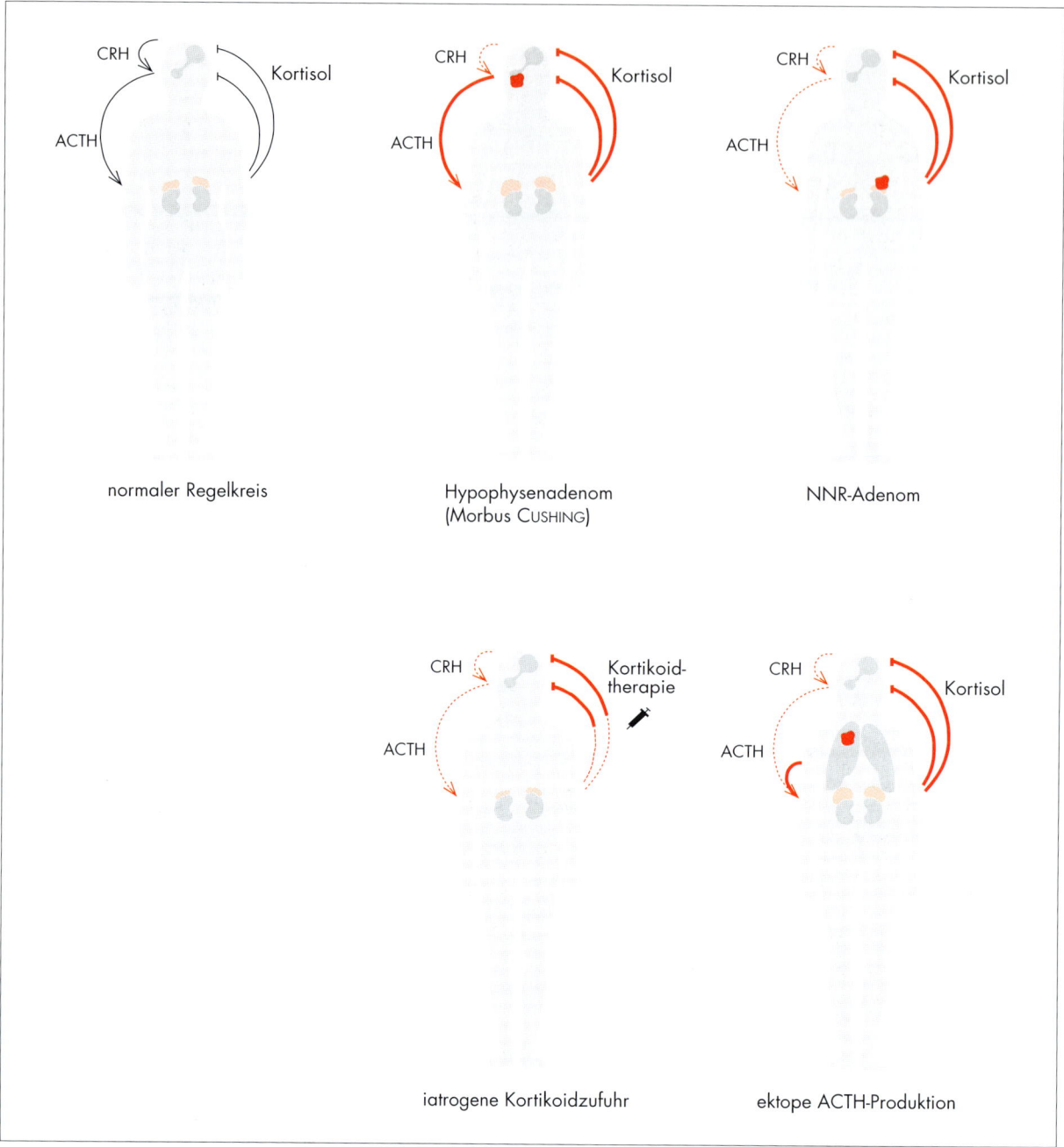

Abb. 11-1 Pathologie der Regelkreise. Die Abbildungen zeigen Mechanismen bei der Entstehung des CUSHING-Syndroms im Vergleich zum normalen Regelkreis .

durch eine **verminderte** oder **erloschene ADH-Sekretion** aus.

Ätiologie/Pathogenese

Läsionen wie z.B. ein Trauma mit **Abriß des Hypophysenstiels, Tumoren** (meist Kraniopharyngeome oder Metastasen), **Entzündungen** (epitheloidzellige Granulome im Hypothalamus-Hypophysen-Bereich bei einer Sarkoidose oder einer Tuberkulose) oder **Ischämien** sind leicht nachzuvollziehende Gründe. Die **idiopathische Form** besitzt kein morphologisches Korrelat.

Klinik
Das Fehlen von ADH verursacht eine Diurese mit täglichen Urinmengen von 12 l und mehr. Ohne entsprechende Flüssigkeitssubstitution kommt es zu starkem Durst, später zur Exsikkose, Fieber, Delirium und Kreislaufkollaps. Neben dem Diabetes insipidus entwickelt sich nach einem Hypophysenstielabriß auch ein Mangel des Prolaktin-Inhibitor-Hormons Dopamin. Die daraus resultierende Hyperprolaktinämie führt zu sekundärer Amenorrhö mit Sterilität bzw. zur Impotenz.

11.2 Adenohypophyse

Synonym für die Adenohypophyse ist Hypophysenvorderlappen (HVL).

11.2.1 Überfunktion der Adenohypophyse

Definition

Je nachdem, wo die Ursache für die Überfunktion der Adenohypophyse zu finden ist, unterscheidet man einen **primären** und einen **sekundären Hyperpituitarismus.** Beim primären Hyperpituitarismus wird die Überfunktion von der Hypophyse selbst ausgelöst (z.B. Adenome). Der sekundäre Hyperpituitarismus ist die Folge einer insuffizienten peripheren Drüse (z.B. Insuffizienz der Schilddrüse mit reaktivem Anstieg des Hypophysenhormons TSH).

Hyperplasien der Adenohypophyse

Definition

Hierbei handelt es sich um eine Hyperplasie von nur **einem Zelltyp,** da die Störung meistens nur ein System der Adenohypophyse betrifft.

Ätiologie/**P**athogenese

Eine ständige Stimulation durch hypothalamische Releasing-Faktoren führt zu Hyperplasien.
- **Hyperplasie der ACTH-Zellen** (> 60% aller Hyperplasien). Sie findet sich häufig im höheren Lebensalter und verursacht nur selten ein CUSHING-Syndrom.
- **Hyperplasie der Prolaktinzellen.** Sie ist während der Schwangerschaft und in der Stillzeit physiologisch. Pathologisch ist das Ausbleiben der dopaminergen Hemmung (z.B. nach einem Hypophysenstielabriß, s.o.). So entsteht ebenfalls eine Hyperplasie dieser Zellen.
- **Hyperplasie der TSH-produzierenden Zellen.** Sie ist die Folge einer langjährigen Hypothyreose.
- **Hyperplasie der gonadotropen Zellen (LH, FSH).** Diese Hyperplasie kann bei Frauen nach der Menopause und bei Männern oder Frauen nach einer Gonadenektomie gefunden werden.

Morphologie

Mikroskopische Untersuchungen zeigen eine diffuse oder multifokale Zellvermehrung ohne Kompression des umliegenden Hypophysengewebes.

Adenome der Adenohypophyse

Definition

Adenome der Adenohypophyse **(Hypophysenadenome)** sind gutartige Tumoren, die in 80% endokrin aktiv und in 20% endokrin inaktiv sind.

Die ältere Einteilung der Hypophysenadenome nach ihrem färberischen Verhalten, welches Rückschlüsse auf das produzierte Hormon und die sezernierte Hormonmenge erlauben sollte (azidophile Granula = STH, basophile Granula = ACTH, chromophobe Zellen = hormonell inaktiv), hat sich größtenteils als falsch erwiesen und wurde durch den **immunhistochemischen Nachweis** der Hormone in den Granula ersetzt.

Ätiologie/**P**athogenese

Die Ätiologie dieser Adenome ist ungeklärt. Sie entstehen aber nicht selten langsam aus Hyperplasien.

Die Adenome verteilen sich wie folgt auf die Zellsysteme der Adenohypophyse:
- **Prolaktinome.** 40% aller Hypophysenadenome

sind prolaktinproduzierende Adenome. Sie führen bei der Frau zu Amenorrhö, Galaktorrhö und Sterilität, bei Männern zu Hypogonadismus und Gynäkomastie.

- **ACTH-bildende Adenome.** Sie verursachen das Bild eines **Morbus CUSHING.** Die unregulierte Sekretion von ACTH regt die Kortisolsynthese an. Es kommt zur **Hyperplasie der Zona fasciculata beider Nebennierenrinden.** Den klinischen Folgezustand dieses Hyperkortisolismus bezeichnet man als CUSHING-Syndrom. Dieses Syndrom mit seinen unterschiedlichen Genesen wird bei der Pathologie der Nebennierenrinde erläutert.
- **STH-bildende Adenome.** Das sezernierte somatotrope Hormon (STH) verursacht im jugendlichen Alter einen proportionierten Riesenwuchs. Im erwachsenen Alter kommt es zum Bild der **Akromegalie** (Tab. 11-1).

Morphologie

Makroskopisch lassen sich die Adenomtypen nicht unterscheiden. Etwa ein Drittel wächst invasiv und infiltriert dabei auch den Schädelknochen. Es kann zu regressiven Veränderungen wie Nekrosen und Hämorrhagien kommen. Ein anderes Drittel wächst verdrängend und kann dabei das Chiasma opticum und den Hypothalamus komprimieren. Das letzte Drittel bleibt klein. Liegt der Durchmesser unter 10 mm, spricht man von einem **Mikroadenom.**

Klinik
Die Klinik wird durch die intrakranielle Raumforderung (Zerstörung hypothalamischer Strukturen und des Chiasma opticum) und durch die Hormontätigkeit bestimmt (siehe Tab. 11-1).

11.2.2 Unterfunktion der Adenohypophyse

Definition

Der Verlust von mindestens zwei Dritteln der Adenohypophyse geht mit einer Unterfunktion aller einzelnen Hormonsysteme dieser Drüse einher (**Panhypopituitarismus**).

Ätiologie/Pathogenese

Durchblutungsstörungen, Tumoren und Entzündungen sind Gründe für eine Unterfunktion der Adenohypophyse.

Zwei Formen werden des weiteren unterschieden:
- **SHEEHAN-Syndrom.** Postpartale Schockzustände können bei der Mutter zu **ischämischen Nekrosen** im Bereich der Hypophyse und damit zum Panhypopituitarismus führen. Dies ist die häufigste Form des Panhypopituitarismus.
- **SIMMONDS-Syndrom.** Alle anderen Ursachen für einen Panhypopituitarismus, wie z.B. Entzündungen, Tumoren oder Traumen, die mit einer Kachexie einhergehen, werden unter diesem Begriff zusammengefaßt.

Klinik
Erste Zeichen eines Panhypopituitarismus sind Libido- und Potenzverlust bzw. die Amenorrhö als Folge des Gonadotropinausfalls.

11.3 Nebennierenrinde

11.3.1 Überfunktion der Nebennierenrinde

Definition

Je nach der Ätiologie dieser Erkrankung kann die Überfunktionssymptomatik den verschiedenen Schichten der Nebennierenrinde (NNR) entspringen. Eine Überproduktion der NNR-Hormone nennt man **Hyperkortizismus.** Eine Überfunktionssymptomatik durch erhöhte Glukokortikoidsynthese nennt man **Hyperkortisolismus (CUSHING-Syndrom),** eine erhöhte Produktion der Mineralokortikoide **Hyperaldosteronismus (CONN-Syndrom).** Erhöhte Androgenwerte im Blut finden sich beim **adrenogenitalen Syndrom (AGS).**

Tab. 11-1	Klinik der Unter- und Überfunktionssymptomatik bei Erkrankungen der Adenohypophyse	
Zellsystem	**Überfunktion**	**Unterfunktion**
ACTH	CUSHING-Syndrom: Vollmondgesicht, Stammfettsucht, Muskelschwund, Osteoporose, Striae der Haut, Steroiddiabetes, arterieller Hypertonus	Morbus ADDISON: Schwäche, Hypotonie, Hypoglykämie, Lymphozytose
TSH	Hyperthyreose: Tachykardie, Hyperthermie, Tremor, Nervosität, Schlaflosigkeit	Hypothyreose: Wachstumsstörungen, Sprachstörungen, Bradykardie, Hypothermie
STH	Akromegalie: Appositionelles Wachstum an Fingern, Füßen, Stirnwülsten, Nase, Kinn Organomegalie: Herz, Leber, Nieren Diabetes mellitus	Zwergwuchs (Nanosomie)
Prolaktin	♀: Amenorrhö, Galaktorrhö, Sterilität ♂: Galaktorrhö, Libido-, Potenzverlust	eingeschränkte Laktation in der Stillperiode

Hyperkortisolismus

Als Hyperkortisolismus (CUSHING-Syndrom) bezeichnet man die Folgen einer überschießenden Kortisolproduktion. Die Funktionsstörung kann auf jeder Ebene des Regelkreises Hypothalamus – Hypophyse – NNR liegen; dies ist in der Abbildung 11-1 schematisch dargestellt. Die klinische Symptomatik ist in der Tabelle 11-1 geschildert.

Vier Entstehungsmechanismen sind für dieses Syndrom entscheidend:

* **Hypothalamisch-hypophysäres CUSHING-Syndrom (Morbus CUSHING).** Diese Form ist mit 70% der häufigste natürliche Grund für das CUSHING-Syndrom. Die ungezügelte Sekretion von ACTH im Rahmen eines Hypophysenadenoms stimuliert die Zona fasciculata und reticularis beider NNR. Die Zona fasciculata imponiert als dicke, gelbe (Fett-)Schicht oft mit Knotenentwicklungen (Abb. 11-2). Die Zona reticularis erscheint als unregelmäßig verdickte, braune Innenschicht.
* **Adrenales CUSHING-Syndrom (glukokortikoidproduzierende Adenome oder Tumoren; selten).** Diese Formen haben einen Anteil von 20% am CUSHING-Syndrom. Das von der Geschwulst gebildete Kortisol hemmt die hypophysäre ACTH-Ausschüttung. Das gesunde NNR-Gewebe wird nicht stimuliert und atrophiert. Makroskopisch findet man meistens ein solitäres NNR-Adenom, welches sehr groß werden kann. Die goldgelbe Farbe ist das Resultat von Lipidspeicherungen in den Adenomzellen. Histologisch besitzen diese Adenome meistens eine gemischt spongiozytär-kompaktzellige Architektur.
* **Paraneoplastisches CUSHING-Syndrom.** Paraneoplasien sind in 8% an der Genese des CUSHING-

Syndroms beteiligt. Viele Tumoren, die sich aus neuroendokrinen Geweben entwickeln, können sich an das Herstellen von ACTH „erinnern". Zu diesen Tumoren gehören u.a. das **kleinzellige Bronchialkarzinom** und einige **Pankreastumoren.** Beide NNR sind wie beim Morbus CUSHING verändert.
* **Iatrogenes CUSHING-Syndrom.** Es tritt als Nebenwirkung einer Glukokortikoidtherapie auf. Die Suppression der ACTH-Sekretion durch das exogen zugeführte Glukokortikoid läßt beide NNR atrophieren.

Hyperaldosteronismus

Der Hyperaldosteronismus kann von der NNR ausgehen (primär) oder durch extraadrenale Faktoren ausgelöst werden (sekundär).

* **Primärer Hyperaldosteronismus (CONN-Syndrom).**
  – **Aldosteronproduzierende Adenome.** Sie sind kleiner als die kortisolproduzierenden Adenome und haben eine lipidreiche, spongiozytäre Architektur. Da die Lipide während der histologischen Fixation ausgewaschen werden, erscheinen die Zellen histologisch klar (klarzelliges Adenom).
  – **NNR-Hyperplasie.** Die noduläre Form ist oft schwer vom Adenom abzugrenzen.
  – **Aldosteronproduzierende NNR-Karzinome.** Sie sind sehr selten.
* **Sekundärer Hyperaldosteronismus.**
  Angiotensin II, ACTH, ein erhöhter Kaliumspiegel und ein erniedrigter Natriumspiegel im Blut stimulieren die Zona glomerulosa zur Aldosteron-

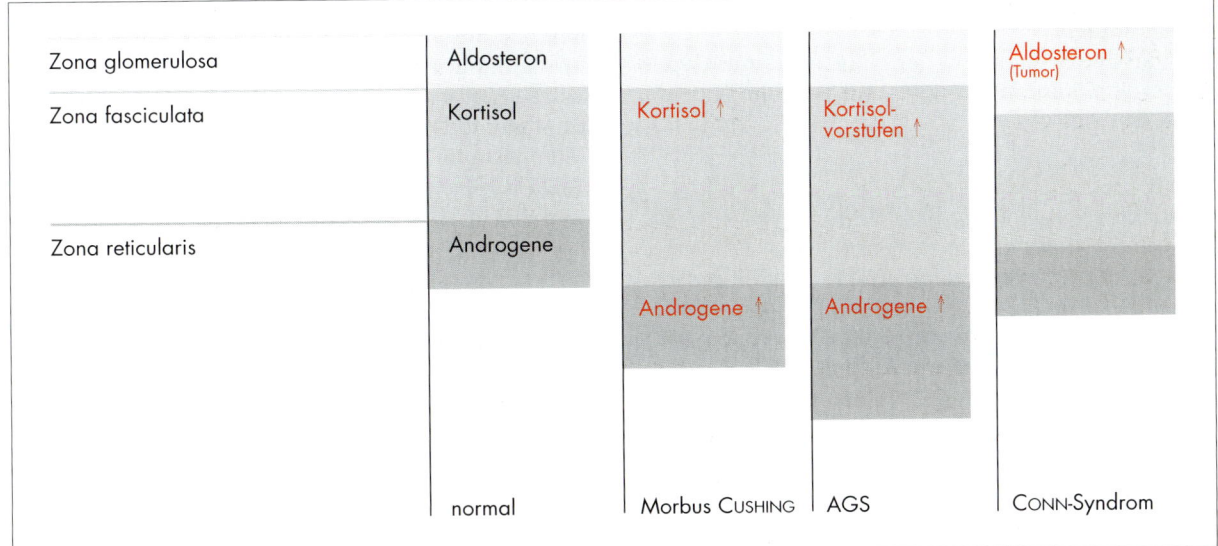

Abb. 11-2 Schemazeichnung der histologischen Veränderungen bei NNR-Erkrankungen. Die Zonae fasciculata und reticularis sind beim CUSHING-Syndrom verbreitert. Beim adrenogenitalen Syndrom wird die Zona reticularis stark stimuliert. Diese Zone ist ebenso wie die Zona fasciculata verbreitert. Das CONN-Syndrom geht mit einer Verbreiterung der Zona glomerulosa einher.

synthese. Diese Bedingungen herrschen bei einem nephrotischen Syndrom, einer Leberzirrhose, einer chronischen Herzinsuffizienz, reninproduzierenden Tumoren, dem SCHWARTZ-BARTTER-Syndrom und bei einem Diabetes insipidus.

Die funktionelle Mehrbelastung führt morphologisch zu einer diffusen Hyperplasie der Zona glomerulosa.

Klinik

Die Symptome eines Hyperaldosteronismus bestehen aus einer arteriellen Hypertonie und einer Hypokaliämie. Eine Proteinurie und eine allgemeine Schwäche können folgen. Die Diagnose wird durch die Kombination einer erhöhten Serum- und/oder Urinaldosteronkonzentration und einer verminderten Reninaktivität gefestigt. In etwa der Hälfte der Fälle findet sich beim primären Hyperaldosteronismus ein aldosteronproduzierendes NNR-Adenom.

Adrenogenitales Syndrom

Definition

Im Rahmen eines adrenogenitalen Syndroms (AGS) kommt es zur Überproduktion adrenaler Sexualhormone aufgrund eines Enzymdefektes in der Steroidhormonbiosynthese.

Ätiologie/Pathogenese

Es besteht ein Enzymdefekt (meist 21-Hydroxylase-Mangel) mit nachfolgendem Anstau von Glukokortikoidvorstufen und erhöhter Androgensynthese. Die ACTH-Sekretion wird durch die gebildeten Glukokortikoidvorstufen nicht gebremst.

Morphologie

Die massive Stimulation der NNR führt zur Hyperplasie der Zona fasciculata und reticularis beider NNR (s. Abb. 11-2).

Klinik

Mädchen entwickeln eine Klitorishypertrophie und einen männlichen Behaarungstyp. Bei Knaben kommt es zur Scheinfrühreife (Pseudopubertas praecox) mit Penishypertrophie und frühzeitiger Geschlechtsbehaarung. Die hohen Androgenspiegel können die Ausschüttung von Gonadotropinen unterdrücken. In diesem Fall bleiben die Gonaden hypoplastisch. Sowohl Jungen als auch Mädchen wachsen zuerst schneller als ihre Altersgenossen. Ab dem 10. Lebensjahr kommt es aber aufgrund des hohen Androgenspiegels zum verfrühten Epiphysenschluß mit folgendem Minderwuchs. Bei einigen Formen mit verminderter Aldosteronsekretion kommt es zum Salzverlust und zu Hyperkaliämien.

11.3.2 Unterfunktion der Nebennierenrinde

Definition

Die Verminderung des Gewebes der Nebennierenrinde (NNR) geht mit einer Unterfunktion dieses Organs einher. Das morphologische Korrelat ist die Atrophie der NNR. Es kommt zur verminderten Synthese der NNR-Hormone (**Hypokortizismus**), was klinisch als **Morbus ADDISON** (s.u.) in Erscheinung tritt.

Ätiologie/Pathogenese

- **Primäre (direkte) Schädigung der NNR.**
  - **Autoimmunadrenalitis.** Morphologisch steht eine lymphozytäre Infiltration beider NNR im Vordergrund. Nach der autoaggressiven Zerstörung bleiben atrophierte und fibrosierte NNR zurück.
  - **NNR-Tuberkulose.** Morphologisch imponiert eine granulomatöse Entzündung der NNR.
  - **Metastasen in der NNR.** Vor allem das Bronchialkarzinom metastasiert in die NNR.
  - **Hämorrhagische Infarzierung der NNR.** Im Rahmen einer Meningokokkensepsis nennt man sie WATERHOUSE-FRIDERICHSEN-Syndrom (siehe auch 6.7.2).
  - **Amyloidose.**
- **Sekundäre Schädigung der NNR.** Sie entsteht durch den Ausfall der ACTH-Sekretion im Hypothalamus-Hypophysen-Bereich. Dies ist der Fall bei:
  - **Hypophyseninsuffizienz.**
  - **Hirnfehlbildungen.**
  - **Glukokortikoidbehandlung.**

Morphologie

Makroskopisch und mikroskopisch sind bei der primären NNR-Schädigung alle **drei Schichten der NNR zerstört bzw. atrophiert.** Da die Produktion von Glukokortikoiden, Mineralokortikoiden und Androgenen ausfällt, kommt es zum klinischen Bild des primären Morbus ADDISON.

Die **Atrophie der Zona fasciculata,** in der die Glukokortikoide synthetisiert werden, prägt das morphologische Bild bei der sekundären NNR-Atrophie.

Klinik

Beim **primären Morbus ADDISON** ist das ACTH kompensatorisch erhöht. Hieraus resultiert eine gesteigerte Hautpigmentierung, weil neben dem ACTH auch das MSH (melanozytenstimulierendes Hormon) erhöht ist. Weitere Leitsymptome sind Schwäche, rasche Ermüdbarkeit, Gewichtsverlust, Dehydratation (Mineralokortikoidmangel) und niedriger arterieller Blutdruck.

Beim **sekundären Morbus ADDISON** sind das ACTH und das MSH niedrig, also sind nur die Glukokortikoide betroffen. Der Elektrolythaushalt bleibt unbeeinflußt, die Gonaden können den Androgenverlust voll ausgleichen.

11.4 Schilddrüse

11.4.1 Schilddrüsenerkrankungen mit euthyreoter Stoffwechsellage

Definition

Es handelt sich um Schilddrüsenerkrankungen mit ausreichender Hormonproduktion. Die euthyreote Struma gehört in diese Gruppe der Schilddrüsenerkrankungen.

Euthyreote Struma

Definition

Als Struma (Kropf) werden alle **Schilddrüsenvergrößerungen** bezeichnet, die **weder entzündlicher noch maligner Genese** sind. Es handelt sich um eine Hyperplasie des Schilddrüsengewebes nach stetiger hypothalamischer Stimulation mit (noch) ausreichender Hormonproduktion. Die euthyreote Struma ist die häufigste endokrine Erkrankung.

Ätiologie/Pathogenese

Auf der einen Seite kann durch einen absoluten oder einen relativen Jodmangel (z.B. in Jodmangelgebieten wie Oberbayern, Allgäu, Schwarzwald und Eifel) die Thyroxinproduktion vermindert sein und die daraus folgende TSH-Sekretion das Schilddrüsengewebe zur Hyperplasie anregen, auf der anderen Seite können Situationen, die einen Mehrbedarf an Thyroxin erfordern (Pubertät, Schwangerschaft, Klimakterium), die Entstehung einer Struma begünstigen.

Morphologie

In der ersten Phase der Entstehung sind nur wenige Follikel hyperplastisch. Mit der Zeit hypertrophieren immer mehr Follikel (angeregt durch die hypothalamische TSH-Sekretion). Dieses Follikelwachstum kann mit regressiven Veränderungen (Blutungen, Vernarbungen, Verkalkungen, Zysten) verbunden sein.

Histologisch enthalten die Follikel zu Beginn Kolloid, als Zeichen ihrer hohen Hormonsynthese. Wenn ausreichend viele Follikel aktiv sind und der Hormonbedarf gesättigt ist, atrophiert das Follikelepithel zu flachen Zellen. Der knotig-zystische Umbau zeigt sich histologisch durch Bindegewebszüge (Abb. 11-3).

11.4.2 Hyperthyreose

Definition

Bei der Hyperthyreose kommt es zur Überfunktion der Schilddrüse mit erhöhten T_3- und T_4-Konzentra-

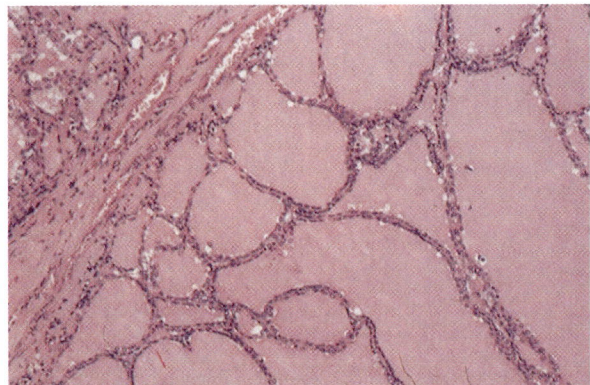

Abb. 11-3 Euthyreote Struma. Im rechten Bildteil weisen das flache Epithel und Massen von Kolloid auf die Inaktivität der Drüse hin. Am linken oberen Bildrand sieht man Bindegewebszüge als Zeichen eines knotig-zystischen Umbaus.

tionen im Blut. Die BASEDOW-Struma, Schilddrüsenadenome und die hyperthyreote Knotenstruma sind Erkrankungen mit einer Überfunktionssymptomatik.

Morbus BASEDOW

Definition

Der Morbus BASEDOW (**BASEDOW-Struma, diffuse hyperthyreote Struma, GRAVES' disease**) ist eine autoimmune Schilddrüsenerkrankung, die familiär gehäuft und bevorzugt bei Frauen auftritt.

Ätiologie/Pathogenese

Hier liegt die Pathogenese im immunologischen System. B-Zellen bilden Antikörper vom IgG-Typ, die gegen den TSH-Rezeptor der Thyreozyten gerichtet sind. Diese **Autoantikörper** (**l**ong **a**cting **t**hyroid **s**timulator, LATS) fördern, je nach Typ, die Sekretion von Schilddrüsenhormonen oder das Wachstum der Schilddrüse. Die Antikörper aktivieren auch Komplement mit opsonierender und leukotaktischer Wirkung; dies kann die Zerstörung der Schilddrüse mit daraus folgender Hypothyreose in manchen Fällen erklären.

Morphologie

Makroskopisch kommt es zu einer Vergrößerung der Schilddrüse. Sie hat eine rotbraune Farbe. Histologisch zeigt sich eine diffuse Hyperplasie der Follikel. Die Epithelzellen erscheinen kubisch (Abb. 11-4). Die Follikel sind leer, zeigen aber trotzdem Resorptionsvakuolen als Zeichen einer hyperaktiven Schilddrüse. Lymphozyteninfiltrate in der Drüse sind häufig.

Klinik

Die klinische Symptomatik Struma, Tachykardie und Exophthalmus bezeichnet man als Merseburger Trias. Die Augensymptomatik entspringt vermutlich einer eigenständigen Autoimmuner-

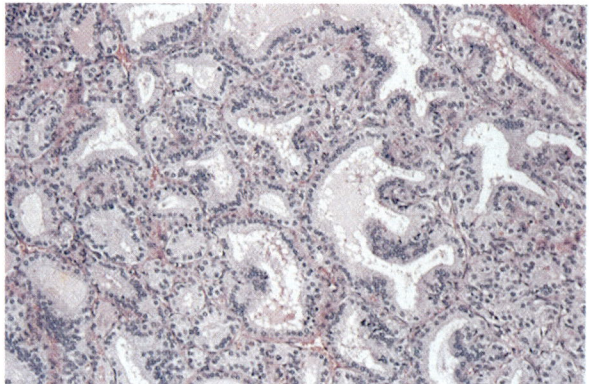

Abb. 11-4 Struma BASEDOW. Ein hohes Epithel, wenig Kolloid und Resorptionsvakuolen kennzeichnen das histologische Bild.

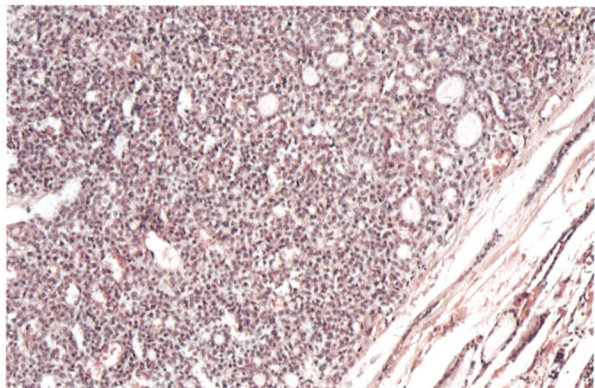

Abb. 11-5 Schilddrüsenadenom. Rechts unten erkennt man die Bindegewebskapsel des Adenoms. Die hormonaktiven Adenomzellen sind kubisch und speichern kein Kolloid.

krankung, die häufig gemeinsam mit dem Morbus BASEDOW auftritt. Dabei sollen zytotoxische Autoantikörper gegen retroorbitale Muskeln gerichtet sein. Entzündliche Schwellungen und eine folgende Fibrose lassen die Augäpfel hervortreten. Der Exophthalmus kann auch einseitig auftreten.

Schilddrüsenadenom

Definition

Das Schilddrüsenadenom ist eine Neoplasie des Follikelepithels. Frauen sind häufiger betroffen als Männer. Es ist der häufigste Schilddrüsentumor.

Ätiologie/Pathogenese

In jeder normalen Schilddrüse befinden sich autonome Areale, die TSH-unabhängig sind. Diese euthyreote Autonomie kann durch Jodzufuhr oder Entartung zum Adenom in eine Hyperthyreose übergehen.

Morphologie

Übersteigt die Hormonproduktion des Adenoms den Hormonbedarf, wird das umliegende Schilddrüsengewebe über die Hypophyse supprimiert und erscheint atrophisch. Das Adenom ist eingekapselt und besteht histologisch aus kubischem (aktivem) Epithel mit kolloidarmen Follikeln (Abb. 11-5).

Klinik

Die autonomen Adenome können bei einer Szintigraphie radiologisch markiertes Jod aufnehmen und stellen sich, je nachdem, ob sie endokrin aktiv oder nicht aktiv sind, als **„kalter"** oder als **„heißer Knoten"** dar.

Hyperthyreote Struma

Definition

Eine hyperthyreote Struma ist eine Schilddrüsenvergrößerung mit einer Überfunktionssymptomatik.

Ätiologie/Pathogenese

Die Entstehungsmechanismen sind unbekannt. Sie tritt gehäuft im Alter auf.

Morphologie

Einzelne hyperplastische Knoten liegen im Schilddrüsengewebe verteilt.

Klinik

80% der Patienten mit einer Hyperthyreose bekommen eine Struma, über der man bei guter Vaskularisation ein Schwirren hört. Tremor, Nervosität und Schlaflosigkeit gehören genauso oft zu den Symptomen wie Sinustachykardie, Gewichtsverlust („trotz 8 Brötchen zum Frühstück") und warme, feuchte Haut.

11.4.3 Hypothyreose

Definition

Schilddrüsenerkrankungen, die mit einer Unterfunktionssymptomatik einhergehen (Hypothyreose), können durch eine **Störung der Schilddrüse** (Athyreose, HASHIMOTO-Thyreoiditis, hypothyreote Struma) oder durch eine **Störung der Hypophyse** (z.B. Hypopituitarismus, s.o.) entstehen.

HASHIMOTO-Thyreoiditis

Definition

Die HASHIMOTO-Thyreoiditis ist eine **chronisch-lymphozytäre Thyreoiditis.** Sie geht mit einer fortschreitenden Zerstörung der Schilddrüse einher und wird zu den Autoimmunerkrankungen gezählt.

Frauen erkranken 10mal häufiger als Männer. Der Häufigkeitsgipfel liegt vor der Menopause. Eine genetische Disposition wurde durch die häufige Assoziation mit dem HLA-DR5 festgestellt.

Ätiologie/Pathogenese

Nach einer Störung der Immuntoleranz (Grund ?) richtet sich die Autoaggression gegen Thyreoglobulin und mikrosomale Antigene. Die in der Schilddrüse entstehenden Sekundärfollikel können zu B-Zell-Lymphomen entarten.

Morphologie

Makroskopisch erscheint die Schilddrüse vergrößert und knorpelig hart. Histologisch kommt es zur herdförmigen Bindegewebsvermehrung mit Sekundärfollikeln innerhalb der erkrankten Schilddrüsenanteile (Abb. 11-6). Als HÜRTHLE-Zellen bezeichnet man Epithel mit eosinophilem granuliertem Zytoplasma.

Hypothyreote Struma

Definition

Die hypothyreote Struma wird auch als Jodfehlverwertungsstruma bezeichnet, weil ein angeborener Enzymdefekt eine regelrechte Thyroxinbildung verhindert.

Ätiologie/Pathogenese

Von der Jodaufnahme bis zur Sezernierung des fertigen Thyroxins sind viele Hormonsynthesefehler bekannt. Alle führen zu einem Mangel an T_3 und T_4. Die Hypophyse reagiert mit einer immensen Sekretion von TSH, welches die Schilddrüse zur Hyperplasie anregt.

Morphologie

Erste Einflüsse des TSH lassen die Drüse diffus hypertrophieren, bei einer weiteren Stimulation durch TSH kommt es zur knotigen Umwandlung.

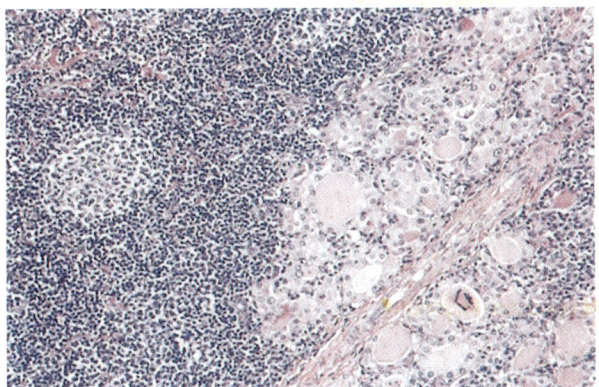

Abb. 11-6   HASHIMOTO-Thyreoiditis. Lymphozyteninfiltrate und Lymphfollikel (linke Bildseite) sind typisch bei dieser Schilddrüsenentzündung. Das Parenchym der Drüse (hier rechte Bildseite) ist zum Teil zerstört.

Histologisch sind die Thyreozyten kubisch, als Ausdruck ihrer Aktivität. Es wird wenig oder gar kein Kolloid gespeichert.

Klinik

Bei den angeborenen Hypothyreosen sind Ikterus, Trinkfaulheit, Bewegungsarmut und Obstipation typische Symptome. Um einen Wachstumsrückstand und eine schwere geistige Retardierung im Rahmen einer früh bestehenden Hypothyreose zu verhindern, werden alle Neugeborenen am 5. Lebenstag einer TSH-Bestimmung unterzogen. Wird eine Substitutionstherapie nur um wenige Wochen hinausgeschoben, kann es zu einer verzögerten Entwicklung des zentralen Nervensystems kommen. Das Vollbild der angeborenen Hypothyreose bezeichnet man als Kretinismus.

Antriebsarmut, Bradykardie, kalte Haut, schwache Muskeleigenreflexe und Obstipation sind Symptome einer Hypothyreose bei Erwachsenen.

11.5 Nebenschilddrüse

11.5.1 Überfunktion der Nebenschilddrüse

Definition

Eine Hyperplasie oder ein Adenom können zur Überfunktion der Nebenschilddrüse (Parathyreoidea) führen. Von der **Hyperplasie** sind alle vier Parathyreoideae betroffen. Sie kann primär ohne ersichtliche Ursache oder sekundär infolge einer chronischen Niereninsuffizienz (s. Kap. 2.2) entstehen.

Das **Adenom** ist ein gutartiger Tumor, der von dem Parenchym der Parathyreoidea ausgeht und in 80% aller Fälle auch Parathormon sezerniert.

Das Parathyreoideaadenom ist der häufigste Grund für einen **Hyperparathyreoidismus.**

Morphologie

Adenome sind meistens solitäre Knoten (nur in 2–5% multipel), die in den unteren Epithelkörperchen lokalisiert sind. Häufig liegen atypische Adenome retrosternal. Sie sind immer scharf begrenzt und von einer Kapsel umgeben. Histologisch hat das Präparat ein solides, trabekuläres, tubuläres und follikuläres Aussehen. Immunhistochemisch läßt sich Parathormon nachweisen. Umgebendes gesundes Drüsengewebe ist oft atrophisch.

Die Klinik ist in Kapitel 12.1.1 geschildert.

11.5.2 Unterfunktion der Nebenschilddrüse

Definition

Unterfunktionen der Parathyreoidea gehen mit einem verminderten Parathormonspiegel im Blut einher. Bei der Schilddrüsenresektion kann es zur Entfernung der Epithelkörperchen kommen.

11.6 Endokrines Pankreas

11.6.1 Überfunktion des endokrinen Pankreas

Insulinom

Definition

Insulinome sind B-Zell-Tumoren mit unregulierter Insulinsekretion. Etwa 10% sind maligne. Verhältnis ♀ : ♂ = 2 : 1.

Morphologie

Insulinome erscheinen als 1–2 cm großer, solitärer Knoten. Histologisch sieht man oft eine bindegewebige Kapselstruktur.

Klinik

Im Hungerversuch fehlt die physiologische Insulinsuppression. Folgen der Hypoglykämie sind Heißhunger, Unruhe, Schwitzen, Tachykardie und Tremor bis hin zum hypoglykämischen Koma.

Gastrinom

Definition

Das Gastrinom ist eine Neoplasie aus gastrinbildenden Zellen. 80% der Gastrinome sind Pankreastumoren, 20% entstehen aus diffusem neuroendokrinem Gewebe und sind im Duodenum lokalisiert.

Beide Typen sezernieren häufig Gastrin. Über 50% sind maligne und metastasieren früh. Sie treten gehäuft im Zusammenhang mit einer multiplen endokrinen Neoplasie Typ I auf.

Morphologie

Makroskopisch sind diese Tumoren häufig bis zu 4 cm groß.

Klinik

Gastrinome stimulieren die Säureproduktion im Magen stark. Dadurch kommt es zu multiplen Ulzera im Magen, Duodenum und sogar im Jejunum. Klinisch nennt man dieses Erscheinungsbild ZOLLINGER-ELLISON-Syndrom.

11.6.2 Unterfunktion des endokrinen Pankreas

(s. Diabetes mellitus, Kap. 12.2.2)

11.7 Diffuses endokrines Zellsystem

Hier werden alle Zellen zusammengefaßt, die verstreut in den Organsystemen des Magen-Darm-Traktes und im Bronchialsystem liegen und denen eine endo-/parakrine Funktion zukommt. Diese Zellen sind vermutlich neuroepithelialen Ursprungs und wurden früher APUD-Zellen genannt.

Karzinoid

Definition

Karzinoide sind Tumoren, deren Stammzelle dem diffusen neuroendokrinen System entspringt. Sie haben ein langsames Wachstum und sezernieren häufig Neuropeptide oder biogene Amine wie das Serotonin.

Morphologie

Karzinoide kommen in folgender Verteilung vor allem im Magen-Darm-Trakt vor: Appendix (45%), Ileum (28%), Rektum (16%), Duodenum (5%), Magen (2%), Lunge (1%).

Sie bleiben klein und sehen wie helle Knoten aus. Die lymphogenen Metastasen sind oft groß. Später kommt es auch zu hämatogenen Metastasen in der Leber und der Lunge.

Klinik

Das sezernierte Serotonin unterliegt in der Leber einem First-pass-Effekt, so daß sich die typische Karzinoid-Flushsymptomatik erst nach Metastasierung in die Leber einstellt. Diese Symptomatik besteht aus Diarrhö, Hitzewallungen, Tachykardie und Asthmaanfällen.

11.8 Unterfunktion durch Endorganresistenz

Definition

Von Endorganresistenz spricht man, wenn das Erfolgsorgan eines Hormons nicht auf den hormonellen Stimulus reagiert, obwohl das Hormon in ausreichender Konzentration vorhanden ist. Ein Rezeptor- oder ein Postrezeptordefekt wird für diese Krankheiten verantwortlich gemacht. Hierunter fallen z. B. die **testikuläre Feminisierung** und der **renale Diabetes insipidus.**

Testikuläre Feminisierung

Definition

Bei der testikuläre Feminisierung besteht ein femininer Habitus trotz eines XY-Genotyps.

Ätiologie/Pathogenese

Durch einen vollständigen Androgenrezeptordefekt entwickeln sich aus dem WOLFF-Gang und dem Sinus urogenitalis keine äußeren männlichen Genitalien.

Morphologie

Das äußere Genitale erscheint weiblich. Uterus, Tuben und Ovarien fehlen jedoch. Die Gonaden liegen in den großen Labien, inguinal oder intraabdominal und neigen zur malignen Entartung. Die Tubuli seminiferi sind atrophiert.

Renaler Diabetes insipidus

Definition

Der renale Diabetes insipidus zeichnet sich durch ein fehlendes Ansprechen der renalen Tubuli und Sammelrohre auf ADH (**a**nti**d**iuretisches **H**ormon) aus.

Ätiologie/Pathogenese

Die Ursache liegt in einem Rezeptordefekt, der genetischer, toxischer (bei akutem Nierenversagen oder chronischen Nierenerkrankungen) oder medikamentöser (Lithium, Methoxyfluran) Herkunft sein kann. Es gibt kein spezifisches morphologisches Korrelat.

12 Grundlagen zur Pathologie des Stoffwechsels

K. Witt

Im Kapitel „Pathologie wichtiger Stoffwechselkrankheiten" faßt der Gegenstandskatalog die sehr heterogenen Themen Hämochromatose, Gicht, Diabetes mellitus und wenige angeborene Speicherkrankheiten zusammen. Diese sind Schwerpunkt im vorliegenden Kapitel. Das Spektrum angeborener Stoffwechselstörungen ist äußerst vielfältig und umfaßt neben den Speichererkrankungen der Kohlenhydrate und Lipide auch viele Störungen des Protein- und Harnstoffmetabolismus sowie der mitochondialen Stoffwechselwege (z.B. der β-Oxidation). Die Veränderungen im Rahmen dieser Erkrankungen werden größtenteils organbezogen in den jeweiligen Kapiteln erläutern.

Die Störungen in der Kalziumhomöostase werden ergänzend in diesem Kapitel erläutert. So soll eine Grundlage für die Darstellung der Knochenerkrankungen im speziellem Teil geschaffen werden. Mit den wichtigsten Störungen des Proteinstoffwechsels schließt das Kapitel.

12.1 Regulationsstörungen der Metalle

12.1.1 Kalzium

Die Regulation der Kalziumhomöostase wird durch die kalzinotropen Hormone erster Ordnung (Parathormon, Vitamin D_3, Kalzitonin) und die kalzinotropen Hormone zweiter Ordnung (Hormone der Hypophyse, der Nebennierenrinde und der Keimdrüsen) realisiert.

Parathormon (PTH) und Vitamin D_3 heben, Kalzitonin senkt die Kalziumkonzentration.

Hypokalzämie

Definition

Eine Hypokalzämie ist durch eine Serumkalziumkonzentration unter 2,2 mmol/l definiert.

Ätiologie/Pathogenese

Folgende Ursachen können zu einer verminderten Kalziumkonzentration im Serum führen:
- **Hypoparathyreoidismus.** Eine Unterfunktion oder das Fehlen der Epithelkörper sind hierfür verantwortlich.
- **Pseudohypoparathyreoidismus.** Die Nebenschilddrüse ist endokrin aktiv, die Erfolgsorgane

(Osteoklasten, Enterozyten, Nierentubuli) sind parathormonresistent.
- **Malabsorptionssyndrome, Niereninsuffizienz und Vitamin-D_3-Mangel.** Sie sind Reize für die Nebenschilddrüse, ihre Sekretion zu steigern. Dadurch wird der Knochenabbau vermehrt und die Mineralisation des Knochens vermindert.

Klinik

Tetanie, Adynamie, Skelettdeformitäten und neurologisch-psychische Störungen sind Folgen einer Hypokalzämie. Kardiale Veränderungen gehen mit einer QT-Verlängerung und einer T-Verbreiterung im EKG einher.

Hyperkalzämie

Definition

Von einer Hyperkalzämie spricht man, wenn die Serumkalziumkonzentration 2,8 mmol/l übersteigt.

Ätiologie/Pathogenese

In 50% aller Hyperkalzämien finden sich Neoplasien mit Knochenmetastasen, in 20% ein primärer Hyperparathyreoidismus mit solitären oder multiplen Adenomen bzw. einem Karzinom. In weiteren 20% kommt es zu einer paraneoplastischen Osteoklastenaktivierung, weil die Tumorzellen ein parathormonähnliches Peptid (PLP, **P**TH-like **p**eptide) oder einen **o**steoklasten**a**ktivierenden **F**aktor (OAF) sezernieren.

Morphologie

Bei der systemischen Hyperkalzämie sind die Lokalisationen der Schädigungen weit verteilt:
- **Niere.** Typisch sind Nierensteine und Nephrokalzinose.
- **Knochen.** Zunächst sieht man eine diffuse Knochendemineralisierung, später lokale Osteolysen und subperiostale Usuren an den Fingerphalangen.
- **Magen.** Die durch die Hyperkalzämie gesteigerte Gastrin- und Säuresekretion kann ein peptisches Ulkus verursachen.
- **Pankreas.** Die Ausfällung von Kalziumsalzen in den Ausführungsgängen des exokrinen Pankreas führt zu einer Pankreatitis.
- **Gallenblase.** Nicht selten wird eine Cholelithiasis beobachtet.

- **Lunge.** Hier können sich metastatische Verkalkungen (Pneumokalzinose) entwickeln.

Klinik
Übelkeit, Erbrechen, Polyurie, Polydipsie, Adynamie und Hyporeflexie sind Symptome einer Hyperkalzämie.

12.1.2 Eisen

Eisenmangel

Definition

Ein Eisenmangel besteht, wenn der Gesamteisengehalt des Körpers vermindert ist. Dieser beträgt normalerweise ca. 3 g.

Ätiologie/Pathogenese

Ätiologisch sind drei Gründe wesentlich:
- **Blutverluste.** Der Verlust von 2 ml Blut bedeutet einen Eisenverlust von 1 mg.
- **Gestörte Eisenresorption.**
- **Atransferrinämie.** Aufgrund eines genetischen Defekts des Transferrins ist der Bluttransport des Eisens gestört.

Morphologie

Im Knochenmark finden sich zytoplasmaarme Normozyten, die Erythropoese ist stark vermehrt.

Klinik
Die Hämoglobinsynthese ist durch den Eisenmangel vermindert. Die aus dem Knochenmark ausgeschwemmten Erythrozyten sind klein und besitzen nur wenig Hämoglobin: **mikrozytäre, hypochrome Anämie.**

Eisenspeicherkrankheiten

Bei den Eisenspeicherkrankheiten **(Siderosen)** unterscheidet man eine primäre Form, die Hämochromatose, und eine sekundäre Form.

Hämochromatose

Definition

Die Hämochromatose (Siderophilie, primäre Siderose, idiopathische Hämochromatose) ist eine nicht bedarfsadaptierte Vermehrung der Eisenzufuhr. Es handelt sich um eine autosomal-rezessiv vererbte Erkrankung. Die Inzidenz manifest Erkrankter liegt bei etwa 1/5 000, die Homozygotenfrequenz wird mit 1:400 im Verhältnis, ♂ : ♀ = 10:1 geschätzt.

Ätiologie/Pathogenese

Die Eisenelimination über Urin und Galle ist auf 1 mg/d beschränkt. Eine „Eisensperre" in der Darmmukosa sorgt dafür, daß die Eisenresorption im Jejunum 1 mg/d nicht übersteigt. Diese „Eisensperre" wird als Mukosablock bezeichnet. Bei der Hämochromatose ist der **Mukosablock aufgehoben.** Eisen wird im Überschuß an das Blut abgegeben. Das eisengesättigte Transferrin wird vom RHS, von Hepatozyten, Myozyten und anderen Parenchymzellen aufgenommen. So kann der Gesamtkörpereisengehalt von normalerweise 3 g auf über 20 g steigen. Dieses Zuviel an Eisen ist zelltoxisch, es kommt zu Nekrosen.

Morphologie

Eisenablagerungen im Parenchym führen zu folgenden Veränderungen (Abb. 12-1):
- **Leber.** Eine dunkle Verfärbung durch die Eisenüberladung (90%), Hepatomegalie (90%), Leberzirrhose (75%) und ein erhöhtes Risiko für ein Leberzellkarzinom sind Folgeerscheinungen der Hämochromatose. Histologisch zeigt sich eine periportale Parenchymsiderose. Als Komplikation kann ein Pfortaderstau mit Bildung portokavaler Anastomosen entstehen (s.a. Kap. 14.1.3).
- **Sekundäre Kardiomyopathie.** Eisenablagerungen in den Muskelfasern liegen vor allem subepikardial und subendokardial und führen zur Myokardfibrose (15%) und zu Reizleitungsstörungen (35%).

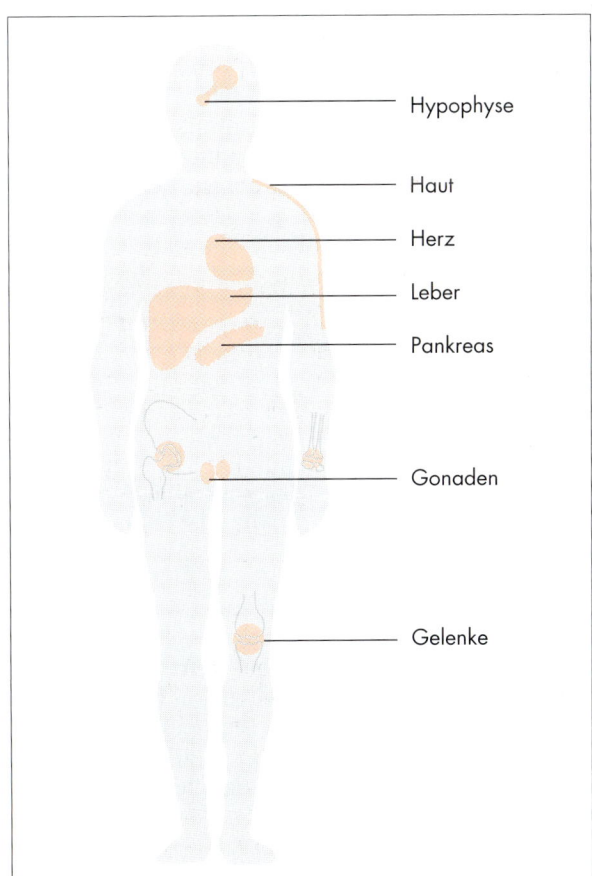

Abb. 12-1 Organschädigung bei Hämochromatose. Die dargestellten Organe sind häufig von dieser Erkrankung betroffen.

- **Pankreas.** Die Pankreasfibrose geht mit einer exokrinen Insuffizienz einher, die Störung der LANGERHANS-Inseln (60%) kann in einem Diabetes mellitus enden.
- **Haut.** Die Stimulation der Melanozyten verursacht ein braunes Hautkolorit (Hyperpigmentation bei 80%).
- **Arthropathien.** Sie kommen in ca. 30% der Fälle vor.
- **Keimdrüsen.** Die Hämochromatose führt in ca. 50% der Fälle zu einem Hypogonadismus.
- **Magen.** Die Eisenspeicherung im Epithel der Korpusdrüsen des Magens bleibt asymptomatisch.
- **Nebennierenrinde.** Eine Eisenspeicherung ist möglich.
- **Hypophyse.** Eine Insuffizienz kann resultieren.

Klinik
Die Erkrankung wird beim Mann im 3.–4. Lebensjahrzehnt manifest, bei der Frau jenseits der Menopause. Die typische Trias umfaßt eine Lebererkrankung, einen Diabetes mellitus und eine verstärkte Hautpigmentierung. Die letzten beiden Eigenschaften führten zu dem Synonym **Bronzediabetes.**

Die Diagnose Hämochromatose wird anhand einer Eisenüberladung gestellt. Dabei spielt der Transferrin-Sättigungsindex (80–100% bei Erkrankten, 22–44% bei Gesunden) eine große Rolle. Der Anstieg dieses Index ist einerseits das Resultat erhöhter Eisenresorption, andererseits einer regulatorisch fallenden Transferrin-Serumkonzentration, so daß der Gesamteisenspiegel bei Erkrankten fast normal sein kann.

Im Leberpunktat wird das gespeicherte Eisen mit der Berliner-Blau-Färbung dargestellt. Im Gegensatz zur sekundären Siderose (s.u.) findet man bei der Hämochromatose das Eisen auch in den Gallengangsepithelien.

Sekundäre Siderose
Definition
Bei der sekundären Siderose handelt es sich um eine Eisenüberladung durch einen erhöhten Erythrozytenabbau.

Ätiologie/Pathogenese
Es gibt zwei Formen:
- **Erythropoetische Form.** Eine defekte Hämoglobinsynthese oder eine ineffektive Erythropoese führen zu einer vermehrten Eiseneinlagerung.
- **Exogen induzierte Form.** Eine starke Hämolyse, z.B. bei Transfusionszwischenfällen, fördert die Eisenüberladung.

Morphologie
Wenn die Speicher des RHS gefüllt sind, wird das anfallende Eisen wie bei der Hämochromatose im Parenchym verschiedener Organe abgelagert.

Klinik
Im Gegensatz zur Hämochromatose ist der Verlauf dieser Erkrankung langsamer und milder. Da Eisen den enzymatischen Abbau von Ascorbinsäure beschleunigt, kommt es bei den Eisenspeicherkrankheiten leicht zu einem Vitamin-C-Mangel.

12.1.3 Kupfer

Morbus Wilson

Definition
Der Morbus WILSON (**hepatolentikuläre Degeneration**) ist eine autosomal-rezessiv vererbte Krankheit mit einer verminderten Ausscheidung von Kupfer und einer **pathologischen Kupferspeicherung.** Seine Inzidenz beträgt 1:100 000/Jahr.

Ätiologie/Pathogenese
Die physiologische Kupferausscheidung über die Galle ist gestört. Bei normaler enteraler Kupferresorption kommt es zur positiven Kupferbilanz mit einer Kupfereinlagerung in Leber, Gehirn, Augen und Niere.

Hohe Kupferkonzentrationen finden sich in der Leber und im Serum. Der Coeruloplasminspiegel ist meistens erniedrigt.

Morphologie
- **Leber.** Es entsteht eine chronisch-aggressive Hepatitis, deren histologische Veränderungen sich zuerst in einer Zellverfettung (Steatosis) und intrahepatischen Einschlußkörpern im Periportalfeld manifestieren. Im Verlauf kommt es zu einer massiven hepatozellulären Nekrose mit dem morphologischen Aspekt einer makronodulären Leberzirrhose.
- **Gehirn.** Die Degeneration von Ganglienzellen im Putamen, Nucleus lenticularis, Nucleus caudatus und in der Substantia nigra geht mit einer reaktiven Wucherung von Astrozyten und Kapillaren einher.
- **Augen.** Der KAYSER-FLEISCHER-Kornealring entspricht einer Kupferanreicherung in der Kornea und erscheint als goldbraun-grüne Verfärbung. Später kann eine Katarakt hinzutreten.
- **Niere.** Das Tubulusepithel verliert den Bürstensaum. Es folgt ein Rückresorptionsverlust, besonders von Glukose und Aminosäuren.

Klinik
Hepatische Symptome wie Fettleber, Hepatitis und Leberzirrhose manifestieren sich schon im frühen Kindesalter. Ab dem 10. Lebensjahr können neurologische Symptome wie Rigor, Tremor und Dysarthrie (zentrale Störung der Sprechmotorik) auftreten. Eine kupferarme Diät und Kupferchelat-

bildner wie D-Penicillamin werden therapeutisch eingesetzt. Eine Lebertransplantation ist eine effektive Therapie im fortgeschrittenen Stadium der Erkrankung.

12.2 Stoffwechselstörungen der Kohlenhydrate

12.2.1 Glykogenosen

Definition

Glykogenosen sind angeborene Stoffwechselerkrankungen mit einer **gesteigerten Glykogensynthese** oder einer **Störung des Glykogenabbaus.** Glykogen wird vermehrt **gespeichert.** Die Enzymdefekte, die mit den Glykogenosen verbunden sind, werden autosomal-rezessiv oder X-chromosomal rezessiv vererbt.

Ätiologie/Pathogenese

Bei den häufigeren Glykogenabbaustörungen wird der intrazelluläre Stoffwechsel nachhaltig geschädigt. Die resultierende anaerobe Glykolyse führt zur Laktatazidose, die wiederum die Funktion der Zelle stört.

Da die Rückgewinnung von Glukose defekt ist, wird die Lipolyse verstärkt. Dies führt zu einer Hyperlipidämie.

Insgesamt sind über 10 Glykogenosen beschrieben. Die 5 wichtigsten sind in Tabelle 12-1 aufgeführt. Abbildung 12-2 zeigt Leberzellveränderungen bei der Glykogenose Typ I.

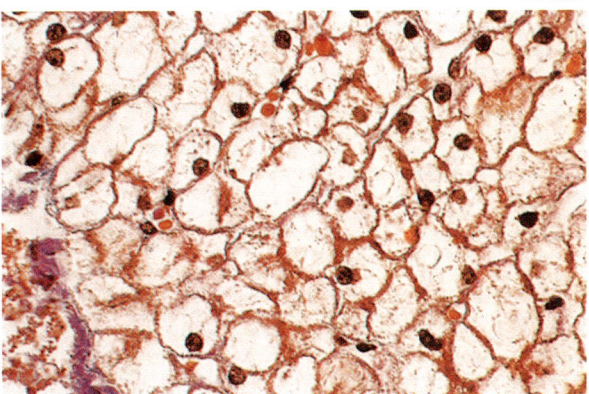

Abb. 12-2 Leberzellveränderung bei der Glykogenose Typ I. Das pathologisch gespeicherte Glykogen wurde bei der Fixation des Präparates ausgewaschen: Das Zytoplasma ist aufgehellt, die Hepatozyten erscheinen leer.

12.2.2 Diabetes mellitus

Definition

Der Diabetes mellitus ist eine Stoffwechselerkrankung im Bereich der Kohlenhydrate. Dabei führt ein relativer oder ein absoluter Insulinmangel zu Hyperglykämie und Glukosurie.

Ätiologie/Pathogenese

Man unterscheidet zwei Formen:
- **Juveniler Diabetes (IDDM, insulin-dependent diabetes mellitus).** Er macht ca. 10% aller Diabetes-mellitus-Erkrankungen aus. Eine virale oder autoimmune Genese wird diskutiert. Je nachdem, wann der Diabetes erstmals manifest wird, unter-

Tab. 12-1	Fünf wichtige Glykogenspeicherkrankheiten	
Typ	**Enzymdefekt**	**Morphologie/ Klinik**
I (von GIERKE) 37%	Glukose-6-Phosphatase	**Hepatozyten und Nierentubulusepithel** speichern Glykogen und haben eine braune Eigenfarbe. Beim Anfärben eines Präparates wird durch die histologische Fixation das Glykogen ausgewaschen, so kommt es zu Glykogenlochkernen und Zytoplasmaaufhellungen (Abb. 12-2). Schwere **Hypoglykämien** sind besonders bei diesem Typ zu erwarten.
II (POMPE) 10%	α-1,4-Glukosidase	Glykogenspeicherung in Nervenzellen und Muskulatur führt zu Herzinsuffizienz, **Muskelschwäche** und **Hyporeflexie.** Es kommt zu Kardiomegalie und **Hepatomegalie.**
III (FORBES, CORI) 26%	Amylo-1,6-Transglukosidase (debranching enzyme)	Glykogen wird in Granulozyten, Hepatozyten, Gefäßendothel, Fibroblasten und Skelettmuskelzellen gespeichert. Klinisch imponieren **Kardiomegalie, Hepatomegalie** und eine progrediente Muskelschwäche.
IV (ANDERSEN) 1%	Transglukosidase	Es findet sich eine **Hepatosplenomegalie** mit basophile Schollen in den Hepatozyten. Die progrediente Leberschädigung kann bis zur Leberzirrhose führen. Typ IV ist mit dem Leben nicht vereinbar.
V (McARDLE) 1%	Phosphorylase A	Glykogen wird in der **Skelettmuskulatur** gespeichert. Folgen sind Rhabdomyolyse und Myoglobinurie mit der Komplikation des Nierenversagens.

scheidet man eine kindliche und eine jugendliche Form.

In den Pankreasinseln findet man **lymphozytäre Infiltrate.** Das Inselgewebe kann kompensatorisch vergrößert sein, die Zahl der B-Zellen nimmt aber immer stark ab.

- **Altersdiabetes (NIDDM, non-insulin-dependent diabetes mellitus).** Die Häufigkeit beträgt ca. 90% aller Diabetes-mellitus-Erkrankungen. 4% der Bevölkerung erkranken an dieser Form des Diabetes. Dieser Typ entwickelt sich erst nach dem 25. Lebensjahr. Er beruht zum einen auf einem **verringerten Ansprechen der Insulinrezeptoren** der Erfolgsorgane, zum anderen auf einer **Störung der Insulinsekretion** aus den B-Zellen des endokrinen Pankreas. Übergewicht, höheres Lebensalter, Streß und Infektionen begünstigen den Defekt der peripheren Rezeptoren.

  Auch hier findet man eine Vergrößerung der LANGERHANS-Inseln mit einem Schwund der B-Zellen. Die Abnahme der B-Zellen ist aber nicht sehr ausgeprägt, so daß diese noch endokrin aktiv bleiben. Statt einer lymphozytären Insulitis kann es im fortgeschrittenen Stadium eher zu einer **Inselhyalinose** und zu **Amyloidablagerungen** (bei 60%) kommen.

- **Sekundärer Diabetes mellitus.** Diese Form entsteht durch einen Verlust von Pankreasgewebe (Operation, Pankreatitis) oder durch eine endokrine Störung (übermäßige Sekretion von kontrainsulinären Hormonen bei CUSHING-Syndrom, Akromegalie, Phäochromozytom).

- **Gestationsdiabetes** (s.a. Kap. 33.4.2). Im Rahmen einer Schwangerschaft kann es zu einer diabetischen Stoffwechsellage kommen. Da sich diese Form in der Regel nach der Schwangerschaft zurückbildet, gibt es keine morphologischen Folgen.

- **Maturity-onset diabetes of young people (MODY).** Diese seltene Variante des Typ-II-Diabetes manifestiert sich vor dem 25. Lebensjahr.

Morphologie

Verschiedene Organe sind von den morphologisch faßbaren Folgeerscheinungen betroffen (Abb. 12-3):

- **Diabetische Makroangiopathie.** Es entsteht eine Arteriosklerose mit den Folgezuständen einer Koronarsklerose (erhöhtes Risiko für einen Myokardinfarkt), einer Zerebralsklerose (erhöhtes Risiko für einen Hirninfarkt) und peripheren Durchblutungsstörungen.

- **Diabetische Mikroangiopathie.** Die Arteriolosklerose hat eine Retinitis proliferans (mit Mikroaneurysmen) und eine noduläre Glomerulosklerose zur Folge. In der Niere bilden sich hyaline Knötchen im Mesangium und verdickte Basalmembranen der **Kapillaren (diabetische Nephropathie KIMMELSTIEL-WILSON).** Die diabetische Katarakt und die diabetische Neuropathie gehören auch zu diesem Formenkreis.

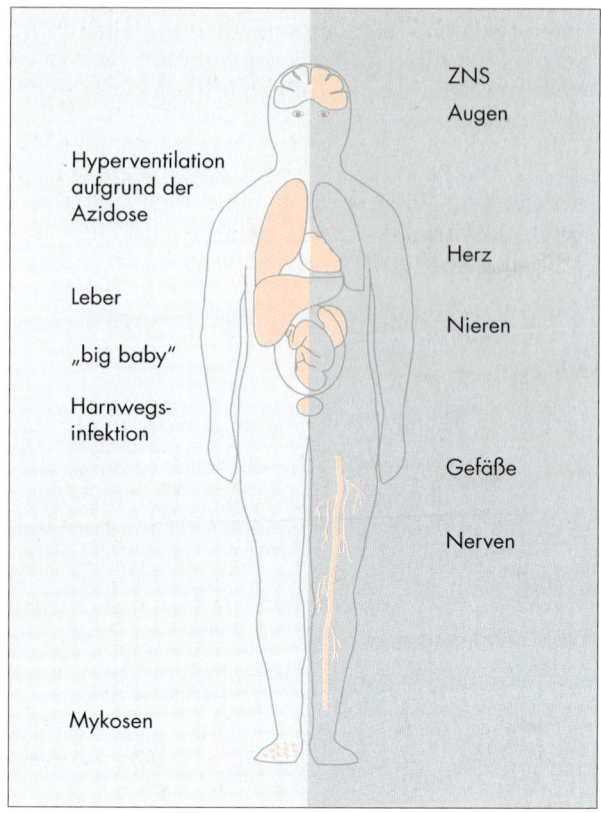

Abb. 12-3 Organbeteiligung beim Diabetes mellitus. Die linke Bildseite zeigt Organe, die vor allem durch die Stoffwechselentgleisung geschädigt werden. Auf der rechten Bildseite sind die Organe dargestellt, die v.a. durch die diabetische Angiopathie geschädigt werden.

- **Diabetische Leber.** Ähnlich den Glykogenosen kommt es zu einer vermehrten Glykogenspeicherung in den Kernen der Hepatozyten mit dem Bild von „Glykogenlochkernen". Eine Fettleber fehlt selten.

- **Diabetische Neuropathie.** Wie oben erwähnt, spielt die Mikroangiopathie durch die suboptimale Versorgung peripherer Nerven eine Rolle. Ferner kommt es zu einer Stoffwechselentgleisung in den Axonen. (Die Konzentration des Zuckeralkohols Sorbit steigt, die des Energielieferanten Myoinosit sinkt.)

- **Erhöhte Infektanfälligkeit.** Pneumonien, Pyelonephritis und Pilzinfektionen treten gehäuft auf. Eine gestörte Wundheilung begünstigt lokale Infektionen.

- **Diabetische Embryopathie.** Man beobachtet gehäuft sog. „big babies", Atemnotsyndrome und Mißbildungen (s.a. Tab. 33-2). Die B-Zellen im Pankreas des Neugeborenen sind aufgrund der erhöhten Glukosekonzentration vermehrt.

12.3 Stoffwechselstörungen der Lipide

Es gibt zahlreiche Störungen im Lipidstoffwechsel, zum Teil mit einer sehr seltenen Inzidenz. Diese Speichererkrankungen umfassen Störungen im Metabolismus lysosomaler Lipide sowie Störungen im Stoffwechsel der Sphingomyeline und sulfatierter Lipide. Im weitesten Sinne gehören auch die Hyperlipoproteinämien in diese Kategorie.

12.3.1 Speichererkrankungen der Lipide

Lysosomale Lipide

- **Morbus Gaucher.** Bei diesem autosomal-rezessiv vererbten Enzymdefekt (β-Glucocerebrosidase) fallen beim Abbau von Erythrozytenmembranen Glukozerebroside an, die nicht weiter abgebaut werden können und akkumulieren. Makroskopisch kommt es zu Hepatosplenomegalie, Lymphknotenvergrößerungen und Osteoporose. Histologisch haben die Zellen des RHS ein helles Zytoplasma, da die gespeicherten Lipide bei der Fixation des Präparates ausgewaschen werden.
- **Morbus Krabbe** (globoidzellige Leukodystrophie). Der Erbgang dieser Erkrankung ist autosomal-rezessiv. Ein Mangel an β-**Galaktosidase** führt zu einer Speicherung von **Galaktosylzeramid.** Diese Substanz zerstört das Myelin, es kommt zur Degeneration der weißen Hirnsubstanz. Eine diffuse Sklerose und eine symmetrische Entmarkung des Groß- und Kleinhirns verursachen schwere zentralnervöse Störungen. Die Funktion der β-Galaktosidase kann anhand kultivierter Fibroblasten oder auch pränatal an Zellen der Amnionflüssigkeit überprüft werden.
- **Morbus Fabry.** Ein X-chromosomal vererbter Defekt der α-**Galaktosidase** in Endothelzellen und in Fibroblasten verursacht eine pathologische Anhäufung von **Zeramiden** in diesen Zellen. Die Zeramidspeicherung findet sich v.a. im glomerulären Kapillarendothel ($\rightarrow$ Niereninsuffizienz) und im Endothel des Herzens und des ZNS.

Sphingomyeline (Sphingolipidosen)

Enzymdefekte im Sphingolipidabbau verursachen eine pathologische Speicherung von Sphingolipiden vor allem im ZNS, aber auch in den Zellen des RHS und der Hepatozyten. Beim **Morbus Niemann-Pick** wird der zur Erkrankung führende Gendefekt autosomal-rezessiv vererbt. Es folgt ein Enzymdefekt im Myelinstoffwechsel (Sphingomyelinase). Dadurch akkumuliert Sphingomyelin in Glia- und Ganglienzellen sowie in Zellen des RHS. Hepatosplenomegalie, Konsistenzerhöhung der weißen Substanz und geistige Retardierung sind die Folgen.

Sulfatierte Lipide

Bei der metachromatischen Leukodystrophie handelt es sich um einen autosomal-rezessiv vererbten Defekt der **Zerebrosidsulfatasen,** welche Zerebrosidsulfate in Lysosomen abbauen. Da diese Lipidart in den Myelinscheiden von Nervenzellen vorkommt, resultiert eine Entmarkung der Nervenfasern. Das periphere und das zentrale Nervensystem werden nachhaltig geschädigt.

Gangliosidosen

Ein gestörter lysosomaler Abbau von Gangliosiden führt zu diesen Lipidspeichererkrankungen.
- **GM$_1$-Gangliosidose.** Ein autosomal-rezessiv vererbter Enzymdefekt der β-**Galaktosidase,** welche nicht nur GM$_1$-Gangliosid, sondern auch Glykosaminoglykane und Glykoproteine spaltet, führt zur Akkumulation membranöser Lipidkörperchen in Ganglien-, Glia- und Blutzellen. Das klinische Bild richtet sich nach der Residualaktivität des gestörten Enzyms. Histologisch kommt es zum Verlust von Purkinje- und Körnerzellen im Kleinhirn ($\rightarrow$ frühzeitig Bewegungsstörungen). Weitere klinische Symptome sind Hepatosplenomegalie und Knochendeformationen.
- **GM$_2$-Gangliosidosen** (Morbus Tay-Sachs, amaurotische Idiotie). Ein autosomal-rezessiv vererbter Defekt der **Hexosaminidase,** welche Lipide der Myelinscheiden zentraler Neurone abbaut, führt zu einer Demyelinisierung in den Marklagern des ZNS und zur Makrozephalie. Histologisch sieht man ballonierte Perikaryen, die intrazellulären Organellen (Kern, Nissl-Substanz) werden von den pathologisch gespeicherten Lipiden an den Rand gedrückt.
  Klinisch zeigen sich etwa zu Beginn des 5. Lebensmonats schlaffe Paresen, später spastische Paresen. Da die Ganglienzellen der Retina an den gespeicherten Gangliosiden zugrunde gehen, scheint beim Augenspiegeln die Aderhaut rot durch (kirschroter Fleck des Augenhintergrundes); dies und der kortikale Funktionsverlust führen zur Erblindung.

12.3.2 Hyperlipoproteinämien

Da in der Pathophysiologie und in der klinischen Chemie ausführlich auf die Hyperlipoproteinämien eingegangen wird, ist hier in der Tabelle 12-2 nur kurz die Morphologie in der Einteilung nach Fredrickson dargestellt.

Tab 12-2   Hyperlipidämien in der Einteilung nach FREDRICKSON

Typ	Veränderte Konzentration der Lipoproteine im Serum	Morphologische Folgen
I	Chylomikronen ↑ (Hypertriglyzeridämie)	**Xanthome** (knötchenförmige Fettablagerungen in der Haut), Hepatosplenomegalie, rezidivierende Pankreatitiden
IIa	LDL ↑ (reine Hypercholesterinämie)	Xanthome im Jugendalter, **Arcus lipoides corneae,** schwerwiegende **Arteriosklerose,** Herzinfarktrisiko schon in der Jugend erhöht
IIb	LDL ↑ und VLDL ↑	geringeres Arteriosklerose-Risiko
III	VLDL ↑, Chylomikronen ↑	plane Xanthome und Arteriosklerose
IV	VLDL ↑	geringeres Arteriosklerose-Risiko, keine Xanthome
V	VLDL ↑ und LDL ↑	erhöhtes Arteriosklerose-Risiko, sonst ähnlich wie Typ I

12.4 Störungen im Nukleotidstoffwechsel

Hyperurikämie

Definition

Eine Hyperurikämie liegt bei einer erhöhten Harnsäurekonzentration im Blut vor (♀ > 6,0 mg/dl, ♂ > 6,4 mg/dl); Männer sind häufiger als Frauen betroffen.

Ätiologie/Pathogenese

Die Hyperurikämien werden in eine primäre und eine sekundäre Form eingeteilt. Die primäre Form umfaßt alle genetisch bedingten Störungen im Harnsäurestoffwechsel und der Harnsäureausscheidung (s. Kap. 6.9.2). Die sekundäre Hyperurikämie entsteht durch eine vermehrte Harnsäurebildung bzw. -aufnahme oder durch eine verminderte renale Harnsäureausscheidung.

Bildung und Aufnahme der Harnsäure sind erhöht durch:
- **Vermehrte Aufnahme von Purinbasen** mit der Nahrung (Wohlstandserkrankung).
- **Zytostatika- oder Strahlentherapie** bei Tumoren.
- **Erhöhter Nukleinsäuren-Turnover** bei Leukämie oder Polyzythämie.
- **Hämolytische Anämien.**

Bei folgenden Zuständen wird weniger Harnsäure renal ausgeschieden:
- **Azidosen** (Laktat-, Ketoazidosen).

- **Nierenerkrankungen.**
- **Pharmaka** (Saluretika).

Die Hyperurikämie ist ein Risikofaktor für die Entstehung einer Arteriosklerose. Diabetes mellitus und Hypertonie sind ebenfalls häufig mit der Hyperurikämie vergesellschaftet.

Unter der Gicht versteht man einen Entzündungsprozeß, der durch Uratkristalle in Gelenken beginnt. Die Uratkristalle destruieren Granulozyten, so daß deren freiwerdenden proteolytischen Enzyme die Gelenkzerstörung initiieren (s.a. Kap. 6.9.2).

Morphologie

- **Arthritis urica** (Gicht, s. Kap. 6.9.2).
- **Nephritis chronica urica.** Die Uratablagerungen führen zu einer destruktiven interstitiellen Nephritis, zu Nierenpapillennekrosen, Nephrolithiasis und Schrumpfniere.
- **Uratablagerungen in Ohrmuscheln, Sehnenscheiden und Herzklappen.**

Histologisch bestehen Fremdkörpergranulome aus einer zentralen Nekrose mit Uratkristallen, umgeben von Histiozyten, Fremdkörperriesenzellen und einem Infiltrat aus Entzündungszellen.

Klinik

Die rezidivierende Zerstörung des Gelenkknorpels führt zu einer sekundären Arthrosis deformans und zu Osteoporosen. Das gehäufte Zusammentreffen von Hyperurikämie, Adipositas, Hyperlipoproteinämie und essentieller Hypertonie wird als **metabolisches Syndrom (Syndrom X)** zusammengefaßt.

Sonderform

Eine besondere Form der Gicht ist der X-chromosomal-rezessiv vererbte Mangel an Hypoxanthin-Guanin-Phosphoribosyl-Transferase **(LESCH-NYHAN-Syndrom),** welcher mit schweren geistigen Defekten einhergeht.

12.5 Störungen im Proteinstoffwechsel

Die wichtigsten Störungen im Proteinmetabolismus betreffen das Phenylalanin und das Cystein.
- **Phenylketonurie.** Die Inzidenz dieser autosomal-rezessiv vererbten Störung liegt bei 1:10 000. Durch einen Defekt der Phenylalaninhydroxylase wird Phenylalanin vermindert zu Tyrosin umgewandelt. Neben dem Phenylalanin akkumulieren atypische Abbauprodukte, welche renal eliminiert werden und den für diese Erkrankung typischen „mäuseartigen" Geruch des Urins verursachen. Eine Demyelinisierung und eine Gliose des zerebralen Marklagers sowie eine Reduktion synaptischer Verbindungen manifestiert sich klinisch in geistiger Retardierung und zerebralen Krampfanfällen. Die übrige körperliche Entwicklung kann

im weiteren normal verlaufen. Eine phenylalaninarme Diät kann den Krankheitsverlauf entscheidend verbessern. Am 3. oder 4. postnatalen Tag wird der Guthrie-Test zur Früherkennung der Phenylketonurie eingesetzt.

- **Homocystinurie.** Bei dieser autosomal-rezessiv vererbten Erkrankung kennt man drei Formen. Häufig ist die cystathionine β-Synthetase betroffen, ein Enzym, dessen Defekt zur Akkumulation von Homocystin und Metaboliten des Methionins führt. Die klinischen Symptome bestehen aus schmalem Körperbau, Luxation der Linsen und Osteoporose. Des weiteren besteht ein erhöhtes Risiko für eine Arteriosklerose und Hirninfarkte. Die Therapie besteht aus einer Gabe von Vitamin B_6 und Folsäure.

13 Grundlagen zur Pathologie der Atmung

K. Witt

Die Atmung wird in eine **innere** und in eine **äußere Atmung** unterteilt. Unter innerer Atmung versteht man die Zellatmung, also den Weg des Sauerstoffes in der Zelle und die oxidative Phosphorylierung mit dem Ergebnis des zellulären Energieträgers ATP. Die Pathologie der inneren Atmung ist im Kapitel 4.1.8 abgehandelt. Unter äußerer Atmung versteht man den Weg der Atemgase bis in die Alveolen und den folgenden Gasaustausch (Diffusion des Sauerstoffes auf die Blutseite, Oxygenierung des Hämoglobins und Abatmung von Stoffwechselprodukten wie dem Kohlendioxid). Die Pathologie der äußeren Atmung ist Thema dieses Kapitels. Vorangestellt sind einige wichtige Begriffserklärungen.

- **Respiratorische Partialinsuffizienz.** Hierunter versteht man eine Form der unzureichenden Atmungsfunktion mit vermindertem arteriellem O_2-Partialdruck (< 70 mmHg) und normalem CO_2-Partialdruck. Ursachen sind Belüftungs-, Durchblutungs- und Gasdiffusionsstörungen der Lunge.
- **Respiratorische Globalinsuffizienz.** Ein Abfall des O_2- und ein Anstieg des CO_2-Partialdrucks (> 45 mmHg) kennzeichnen die respiratorische Globalinsuffizienz. Sie ist Ausdruck einer schweren respiratorischen Störung (z.B. einer Hypoventilation).
- **Hyperventilation.** Sie ist ein Zustand vermehrter Atmung (Anstieg der Atemfrequenz und des Atemzugvolumens) mit einer Erniedrigung des CO_2-Partialdrucks.
- **Dyspnoe.** Darunter versteht man eine erschwerte Atemtätigkeit mit subjektiver Atemnot gleich welcher Ursache.
- **Orthopnoe.** Eine Dyspnoe in Ruhe (meistens im Liegen) heißt Orthopnoe.
- **Zyanose.** Eine blaurote Färbung der Haut und der Schleimhäute infolge einer verminderten Sauerstoffsättigung des Blutes (> 50 g/l desoxygeniertes Hämoglobin) bezeichnet man als Zyanose. Der einsehbare Kapillarbereich unter den Fingernägeln verfärbt sich als erstes. Man unterscheidet eine zentrale und eine periphere Zyanose.
  - **Zentrale Zyanose.** Durch kardiale (Herzfehler mit Rechts-Links-Shunt, persistierender Ductus BOTALLI) oder pulmonale Ursachen (O_2-Diffusionsstörungen, Hypoventilation) ist die arterielle O_2-Sättigung vermindert.
  - **Periphere Zyanose.** Die arterielle O_2-Sättigung ist ausreichend, es besteht eine vergrößerte arteriovenöse Sauerstoffdifferenz (z.B. verlangsamte Blutzirkulation bei Herzinsuffizienz, Herzklappenstenosen und im Schock).
- **Cor pulmonale.** Das Cor pulmonale ist eine Reaktion des Herzens auf eine akute oder chronische Widerstandserhöhung im Lungenkreislauf durch eine Lungenerkrankung (z.B. Atelektase, Lungenembolie, Lungenemphysem). Bei chronischen Lungenerkrankungen kommt es zur **Rechtsherzhypertrophie (chronisches Cor pulmonale).** Akute Ereignisse wie eine Lungenarterienembolie können zur Rechtsherzinsuffizienz **(akutes Cor pulmonale)** mit folgender Stauung des venösen Blutes im Körperkreislauf führen. Unter Umständen kommt es zum tödlichen Rechtsherzversagen.

13.1 Störungen der Transportkapazität des Blutes

Störungen der Transportkapazität des Blutes treten auf, wenn der Sauerstoffträger (Hämoglobin) vermindert (Anämie, s. Kap. 34.1) oder verändert (Methämoglobinämie, s. Kap. 4.1.10, Hämoglobinopathien wie Thalassämie und Sichelzellanämie, s. Kap. 34.1.3) ist.

13.2 Ventilationsstörungen

Ventilationsstörungen sind Belüftungsstörungen der Lunge. Bei mangelnder Entfaltung der Lunge spricht man von einer **restriktiven Ventilationsstörung.** Diese kann durch innere (Lungenfibrose) und äußere Bewegungseinschränkungen (z.B. Zwerchfellhochstand, Kyphoskoliose, Pleuraerguß, Pneumothorax, Atelektasen) verursacht werden. **Obstruktive Ventilationsstörungen** entstehen durch eine Erhöhung des Atemwegwiderstandes, sind damit Folge von Erkrankungen, die mit einer Verengung der Luftwege im Bronchialbaum einhergehen (z.B. Bronchitis und Asthma bronchiale).

13.2.1 Atelektase

Definition

Als Atelektase bezeichnet man einen kollabierten Lungenabschnitt, der mit wenig oder gar keiner Luft gefüllt ist. Die Alveolarwände liegen einander an.

Ätiologie/Pathogenese

Je nach dem Entstehungsmechanismus gibt es verschiedene Atelektaseformen:

- **Angeborene Atelektase** (primäre Atelektase, fetale Atelektase). Die Lunge oder Lungenanteile sind nach der Geburt nicht oder unvollständig belüftet. Ursächlich kommen zentrale Atemstörungen (z. B. Schädigung des Atemzentrums durch einen erhöhten Hirndruck infolge einer subduralen Blutung), Fruchtwasseraspirationen, Lungenfehlbildungen oder Lungenunreife (Surfactant-Mangel) in Frage. Der Surfactant-Faktor wird erst ab der 35. SSW in ausreichender Menge von Pneumozyten des Typs II gebildet.
- **Erworbene Atelektasen** (sekundäre Atelektasen).
  - **Entspannungsatelektase.** Nach Verletzungen der Thoraxwand oder dem Platzen subpleuraler Emphysemblasen gelangt Luft in den Interpleuralspalt (Pneumothorax). Der Lungenflügel wird jetzt nicht mehr an der Thoraxwand gehalten und kollabiert. Die Lunge entspannt sich (Entspannungsatelektase).
  - **Kompressionsatelektase.** Prozesse im Pleuraspalt (Pleuraerguß, Tumoren der Pleura oder des Mediastinums) und Thoraxdeformitäten führen zur Kompression des Lungengewebes. Diese Abschnitte sind luft- und blutarm.
  - **Resorptionsatelektase.** Nach Verlegung eines Bronchus wird die distal gefangene Luft in kurzer Zeit resorbiert. Je nach Größe des verlegten Bronchus schrumpft ein kleinerer oder größerer Lungenanteil, der im Versorgungsgebiet des Bronchus liegt. Ursachen, die zum Bronchusverschluß führen, sind eitrige Bronchitiden (Schleimpfropf), vergrößerte Hiluslymphknoten (z. B. bei der Tuberkulose, der Sarkoidose oder Tumormetastasen), Tumoren und Fremdkörper.

Morphologie

Die nichtbelüfteten Lungenabschnitte der **angeborenen Atelektase** behalten ihr fetales Aussehen. Makroskopisch sind sie dunkelrot und haben eine fleischartige Konsistenz. Mikroskopisch dominieren kollabierte Alveolen und weite, blutgefüllte Kapillaren. Die Schwimmprobe der Lunge ist negativ, die Lunge geht unter.

Die Alveolarwände **erworbener Atelektasen** liegen eng aneinander. Alle erworbenen Atelektasen haben eine minimale Restluft in den atelektatischen Lungenabschnitten und sind prinzipiell reversibel.

Komplikationen

- **Zentrale Zyanose.** Je nach Größe der Atelektase ist die Oberfläche für den Gasaustausch verringert.
- **Cor pulmonale.** Im atelektatischen Lungenabschnitt wird die Lungenperfusion über den EULER-LILJESTRAND-Mechanismus gedrosselt. (Eine Abnahme des alveolären O_2-Partialdrucks in einem Lungenteil führt automatisch zur Konstriktion der Arteriolen in diesem Bezirk.) Dadurch nimmt der Widerstand in der Lungenstrombahn zu.
- **Pneumonien.** In den nichtbelüfteten Lungenanteilen können Pneumonien entstehen.

13.2.2 Lungenemphysem

Definition

Das Lungenemphysem ist durch einen **vermehrten Luftgehalt** der Lunge mit Erweiterung der Lufträume distal der Terminalbronchiolen und destruktiven Veränderungen der die Alveolen begrenzenden Wände definiert.

Ätiologie/Pathogenese

Nach der Ätiologie unterscheidet man ein primäres und ein sekundäres Emphysem. Abbildung 13-1 verdeutlicht den Mechanismus der Emphysementstehung.

- **Primäres Emphysem** (Altersemphysem, chronisches Emphysem). Im Alter sind die elastischen Rückstellkräfte der Bronchien vermindert. Dadurch kommt es zu Stenosierungen der Bronchiolen mit Emphysembildung.
- **Sekundäres Emphysem.** Es entsteht als Folge von

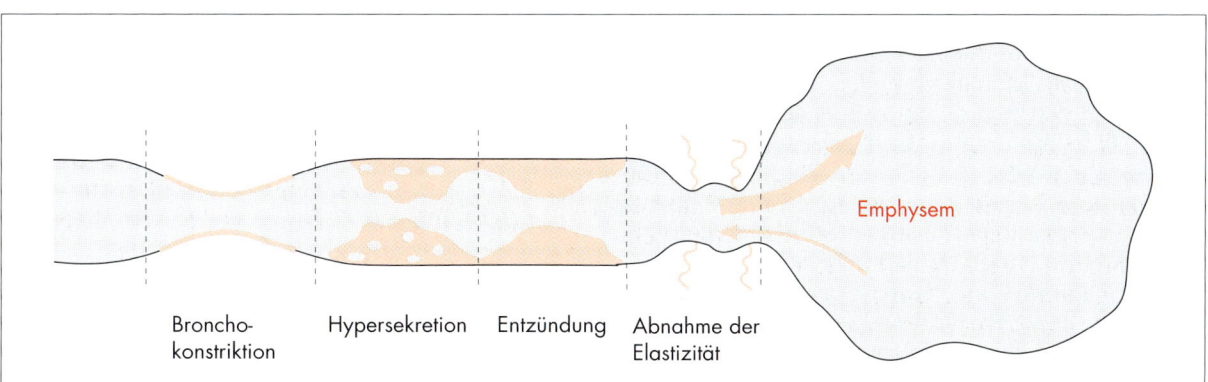

Abb. 13-1 Mechanismen der Emphysementstehung. Im Rahmen einer chronischen Bronchitis (links im Bild) und im Alter, wenn die Rückstellkräfte, welche die Bronchien offenhalten, abnehmen (rechts im Bild), ist das Ausatmen erschwert. Die Alveolenwände werden überdehnt, die Alveole dilatiert.

Lungen-, Bronchuserkrankungen oder Thorax-deformitäten. Eine **obstruktive Ventilationsstörung** führt zu einer unvollständigen Exspiration mit einem erhöhten Luftgehalt in der Lunge. Bleibt dieser Zustand über längere Zeit bestehen, werden die Alveolarwände überdehnt und zerstört. Die Obstruktion kann Folge einer Entzündung (Bronchitis), einer Hypersekretion (chronisch-eitrige Bronchitis) oder einer Bronchokonstriktion (hypertrophe Bronchitis) sein. Auch Bronchusstenosen, Lungennarben (Tbc-Spitzen-narben), interstitielle Fibrosen und Kyphoskoliosen (Wechsel von emphysematösen und atelektatischen Abschnitten) können ein sekundäres Emphysem verursachen. Die Bronchioli respiratorii kollabieren in der Exspiration und halten so die Luft im Azinus gefangen. Wegen der fortlaufenden Lungenüberblähung hypertrophieren einzelne Muskelzüge des Zwerchfells, die sich zum Teil auf der Leberoberfläche durch Impressionen abbilden. Das Zwerchfell steht tief. Die Atemhilfsmuskulatur wird verstärkt benutzt.

- **Interstitielles Emphysem.** Zerreißt das Lungenparenchym (z.B. durch ein Trauma oder infolge einer extremen Überblähung, z.B. bei maschineller Beatmung), kann sich Luft in den interstitiellen Septen oder im subpleuralen Bereich ausbreiten.
- **Emphysem beim α_1-Protease-Inhibitor-Mangel.** Auf der Lungenoberfläche jedes Menschen kommt es permanent zu einer Auseinandersetzung zwischen Mikroorganismen und dem Makroorganismus. Leukozyten bahnen sich mit Hilfe von Proteasen (Elastase) den Weg durch das Lungengewebe zu den Mikroorganismen in den Alveolen. Der α_1-Protease-Inhibitor (α_1-PI, früher α_1-Antitrypsin) ist der Hauptvertreter einer Reihe von Enzymen, welche die Proteasenaktivität der von Leukozyten sezernierten Enzyme herabsetzt und so deren destruktive Aktivität vermindert. Ein Mangel an α_1-PI führt zum panazinären Lungenemphysem (s.u.).

Eine **akute Lungenüberblähung** kann reversibel sein und durch folgende Ursachen entstehen:

- **Volumen pulmonum auctum.** Es besteht eine funktionelle Vermehrung des Luftgehaltes der Lunge in der Inspiration **und** in der Exspiration. Alle Teile des Azinus sind erweitert. Ursachen können entweder eine schwere, lang andauernde, körperliche Leistung („ergotrophe Lungenexpansion") oder eine zentral ausgelöste Hyperventilation mit einer Hyperventilationstetanie sein.
- **Akutes Emphysem.** Nach forcierter Inspiration und schwacher Exspiration kommt es zur fortlaufenden Aufblähung der Lunge. Ursachen können z.B. ein Asthma bronchiale, eine spastische Bronchitis oder der Ertrinkungstod sein.

Morphologie

- **Zentroazinäres Emphysem.** Die Dilatation und die Destruktion der proximalen Azinusanteile (respiratorische Bronchiolen, Abb. 13-2) treten meist nach dem 60. Lebensjahr auf und liegen häufig in der oberen Lungenetage. Chronische Infektion der Bronchiolen, Staubeinlagerungen oder Rauchexposition (Zigarettenrauch) begünstigen die Entstehung. Um die Bronchiolen herum findet sich ein lymphozytäres Infiltrat.
- **Panazinäres Emphysem.** Die Dilatation und die Destruktion aller Azinusanteile (Alveolen, Alveolargänge und respiratorische Bronchiolen) erfolgen häufig um das 40. Lebensjahr und sind in den unteren Lungenbereichen lokalisiert. Nach Einreißen der interalveolaren Septen konfluieren die Alveolarräume zu großen Luftblasen (Bullae). Es kommt zu wenig oder keinem entzündlichen Infiltrat. Ursache ist der o.g. α_1-PI-Mangel.
- **Narbenemphysem.** Emphysematöse Lungenveränderung im Bereich von Narben (z.B. nach Tuberkulose) erscheinen morphologisch häufig als konfluierende Riesenalveolen zwischen fibrosierten Alveolarwänden.

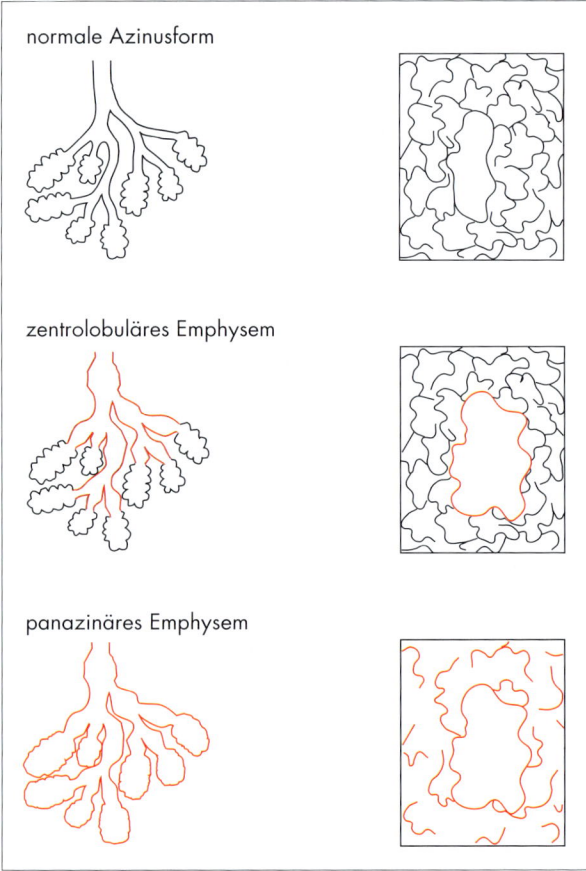

normale Azinusform

zentrolobuläres Emphysem

panazinäres Emphysem

Abb. 13-2 Morphologie des zentroazinären und des panazinären Emphysems im Längs- und Querschnitt.

Komplikationen

- **Verlust der Lungenelastizität.** Exspiratorisch kollabiert die Lunge. Der Flow ist vermindert.
- **Störung des Gasaustausches.** Zunächst fällt der pO_2 ab und später steigt der pCO_2 an (respiratorische Globalinsuffizienz).
- **Cor pulmonale.** Der Gefäßwiderstand im kleinen Kreislauf ist erhöht. Durch das Rückwärtsversagen des rechten Herzens kommt es zur peripheren Ödemneigung und zur **Stauungsgastritis.**

13.2.3 Chronische Bronchitis

Definition

Wenn in zwei aufeinanderfolgenden Jahren an den meisten Tagen während jeweils drei Monaten ein Husten mit Auswurf besteht, spricht man von einer chronischen (Tracheo-)Bronchitis.

Die chronische Bronchitis hat eine Prävalenz von 15–25 % und gehört zu den häufigsten Erkrankungen. Der Häufigkeitsgipfel liegt im 4. Lebensjahrzehnt, Verhältnis ♂ : ♀ = 3 : 1.

Ätiologie/Pathogenese

Es liegt ein multifaktorielles Geschehen vor, das man in endogene und exogene Faktoren teilen kann.

- **Endogene Faktoren.** Dazu zählen Defekte in der zellulären und humoralen Immunabwehr, Fibrosen, Sarkoidose, Mukoviszidose und die Stauungsbronchitis bei Insuffizienz der linken Herzkammer (s.u.).
- **Exogene Faktoren.** Tabakrauch v.a., aber auch allgemeine Umweltfaktoren (Luftverschmutzung, feuchtes und neblig-kaltes Klima), Industrieabgase (Schwefeldioxid), berufliche Exposition (Reizgase, Stäube, Hitze bei Stahlkochern) und häufige Infektionen der Atemwege schädigen die mukoziliäre Selbstreinigung der Atemwege.

Das Rauchen z.B. hemmt den Zilienschlag der Bronchialepithelien. Nach jahrelangem Rauchen degenerieren die Zilien (unterstützt durch eine Plattenepithelmetaplasie), und die Selbstreinigung sistiert. Muköser Schleim sammelt sich vor allem nachts in den Bronchiolen und Bronchien. Das typische Abhusten des Rauchers in den frühen Morgenstunden bringt jedoch nicht den gesamten Schleim zutage. Jetzt führt der zurückgebliebene Schleim zu Stenosierungen im Bronchialsystem. Dieses fördert die Entstehung eines Lungenemphysems, von Bronchiektasen, Atelektasen, Bronchopneumonien und Broncho- und Bronchiolostenosen. Die stetige Entzündung fördert wiederum eine Plattenepithelmetaplasie. Durch eine Widerstandserhöhung im Lungenkreislauf kann es zum chronischen Cor pulmonale kommen.

Morphologie

Morphologisch gibt es verschiedene Typen der chronischen Bronchitis.

- **Chronisch-katarrhalische Bronchitis.** Sie ist durch eine Hypertrophie der Schleimdrüsen und eine Becherzellhyperplasie gekennzeichnet (Abb. 13-3). Der muköse Schleim überfordert die mukoziliäre Clearance und bietet den Boden für eine Keimbesiedelung. Die Schleimhaut ist ödematös geschwollen. Eine granulo- und lymphozytäre Infiltration ist weniger ausgeprägt. Bronchialknorpel und Muskulatur sind normal oder durch häufiges Husten reaktiv hypertrophiert.
- **Chronisch-schleimig-eitrige Bronchitis.** Sie entsteht nach einer bakteriellen Besiedlung einer katarrhalischen Bronchitis und zeichnet sich durch eine starke granulo- und lymphozytäre Infiltration der Bronchialwand aus. Diese Wandverdickung führt zu einem polypösen und faltenähnlichen Aussehen, das auch zu dem Synonym **hypertrophische Bronchitis** geführt hat. Als Komplikation kann ein Schleimpfropf zur Verlegung eines Bronchiolus mit folgender Atelektase führen. Des weiteren kann eine chronische Bronchitis eine Plattenepithelmetaplasie verursachen (Abb. 13-4).

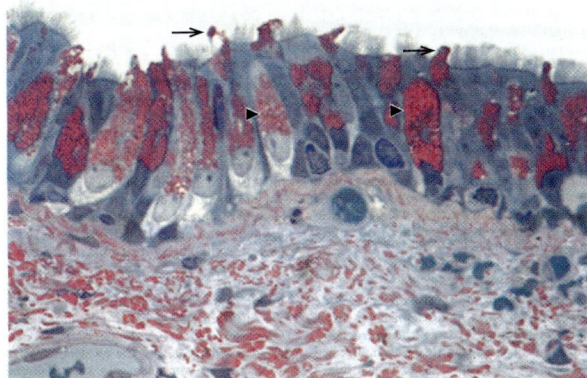

Abb. 13-3 Chronische katarrhalische Bronchitis: Hier zeigt sich eine Becherzellvermehrung. Die Becherzellen können an ihren intrazellulären Sekrettropfen (▶) erkannt werden. Diese werden in das Lumen abgegeben (→).

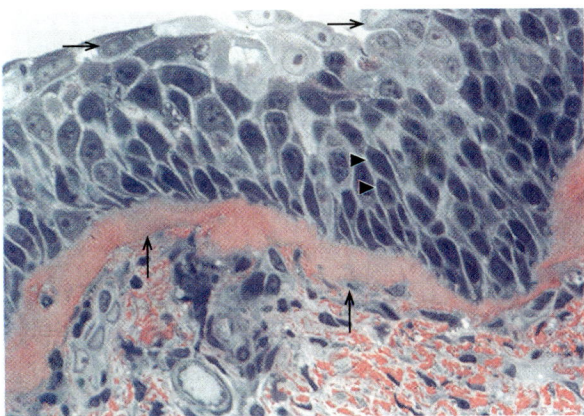

Abb. 13-4 Typische histologische Veränderungen einer chronischen Bronchitis: Die Basalmembran ist bandartig verbreitert (↑), zum anderen liegt eine Basalzellhyperplasie (▶) und eine Plattenepithelmetaplasie (→) vor.

- **Chronisch-atrophische Bronchitis.** Die chronische Entzündung kann die Schleimhaut der Bronchien zerstören. Die Mukosa atrophiert, die Submukosa fibrosiert, die Muskularis und die Knorpelspangen verdünnen sich. Die Bronchuswände sind nun schlaff und dilatieren **(Bronchiektasien).** Bei forcierter Exspiration kollabieren einzelne Bronchien.

Sonderformen

- **Stauungsbronchitis.** Sie ist die Folge einer Linksherzinsuffizienz. Der Rückstau des venösen Blutes führt zur Schleimhautverdickung und somit zur Obstruktion der luftleitenden Wege. Dies begünstigt die Entstehung von Entzündungen. Klinische Korrelate sind Dyspnoe **(Asthma cordiale)** und Auswurf.
- **Spastische Bronchitis.** Diese chronische Bronchitis hat aufgrund einer Bronchokonstriktion eine obstruktive Komponente. Die eosinophilen Granulozyten im Bronchialschleim und in der Bronchialwand weisen – ähnlich wie beim Asthma bronchiale (s.u.) – auf eine allergische Genese hin.

Klinik

Um das Kollabieren der Bronchien zu verhindern, soll der Patient die **Lippenbremse** erlernen. Wird beim Ausatmen durch den Mund die Luft durch einen engen Lippenspalt geführt, erhöht sich der Druck in den Bronchien. Diese bleiben offen, und die Atemluft kann besser abgegeben werden.

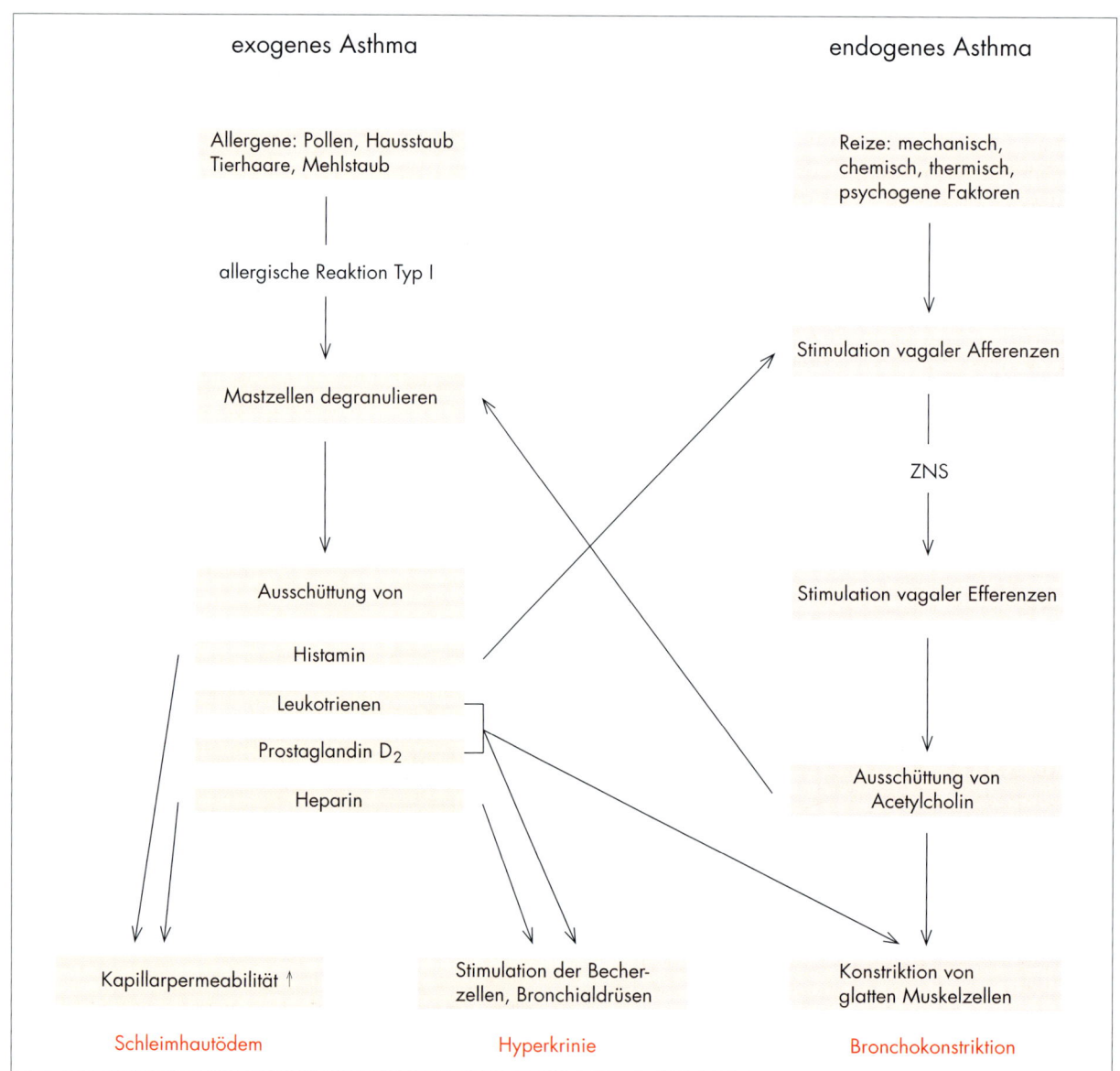

Abb. 13-5   Pathogenese des Asthma bronchiale. Die Pathogenese des exogenen Asthmas und die des endogenen Asthmas beeinflussen sich gegenseitig.

13.2.4 Asthma bronchiale

Definition

Asthma bronchiale ist der klinische Begriff für eine anfallsweise einsetzende Atemnot, hervorgerufen durch einen **Spasmus der Bronchialmuskulatur,** eine **Hypersekretion mukösen Schleims** und ein **Ödem der Bronchialschleimhaut.** Die Atemwegsobstruktion kann Tage bis Monate anhalten oder sich spontan oder nach Therapie völlig normalisieren. Die Prävalenz beträgt bei Erwachsenen 5%, bei Kindern 7–10%.

Ätiologie/Pathogenese

Im Asthmaanfall ist vor allem die Exspiration behindert. Es kommt zur Überblähung der Lungen (s.a. akutes Emphysem, Kap. 13.2.2). Je nach Stimulus, der die Asthmaattacke auslöst, werden zwei Formen unterschieden. 80% der Asthmatiker zeigen jedoch Charakteristika beider Asthmaformen (Abb. 13-5):

- **Exogenes Asthma** (immunologisch-exogenes Asthma). Diese Form ist selten und beginnt meistens im Kindes- oder frühen Erwachsenenalter. Es besteht eine familiäre Disposition. Oft sind Patienten mit einer Atopie (genetische Neigung zur allergischen Reaktion Typ I) bzw. einem Atopiesyndrom (allergisches Asthma, allergische Rhinokonjunktivitis, atopisches Ekzem, einige Urtikariaformen) betroffen.
  Der Pathomechanismus entspricht einer allergischen Reaktion Typ I. Allergene binden an IgE (bridging) auf Mastzellen in der tracheopulmonalen Mukosa. Histamin, Heparin, Prostaglandin D_2 und die Leukotriene C_4, D_4 und E_4 („slow reacting substances of anaphylaxis") werden durch die Degranulation freigesetzt. Diese Mediatoren führen zu einer Kontraktion der glatten Muskelzellen (Bronchokonstriktion besonders durch Leukotriene), zur Hypersekretion eines zähen Schleims (Dyssekretion mit weiterer Lumeneinengung) und einem Schleimhautödem (Verlegung einzelner Bronchioli). Die häufigsten verantwortlichen Allergene sind Pollen, Hausstaub (Milbenkot) und Tierhaare. Da Mehlstaub ebenfalls als Antigen in Frage kommt, wurde das „Bäckerasthma" als Berufskrankheit anerkannt.
- **Endogenes Asthma** (nichtimmunologisches, intrinsisches Asthma). Es tritt häufiger im Erwachsenenalter auf, häufiger bei Frauen als bei Männern.
  Das Bronchialsystem zeigt eine Hyperreagibilität gegenüber einigen Stimuli (z.B. Infektionen, Medikamente, Luftverschmutzung, kalte Luft, Nebel und psychogene Faktoren wie Streß und Angst, sowie bei körperlicher Anstrengung mit der daraus resultierenden Mehrventilation).
  Diese Auslöser erregen afferente Vagusfasern, reflektorisch werden vagale Efferenzen stimuliert. Der Transmitter Acetylcholin führt einerseits zur Kontraktion der glatten Bronchialmuskulatur, degranuliert andererseits aber auch Mastzellen. Die Mediatoren der Mastzellen lösen die oben beschriebene Reaktionskette aus (Schleimhautödem, Hypersekretion) und sollen zusätzlich die Hyperreagibilität des Bronchialsystems erhöhen.

Unter **Status asthmaticus** versteht man eine schwere Obstruktion, die über Stunden bis Tage anhält bzw. akut in kurzen Intervallen rezidivierend auftritt und eine lebensbedrohliche respiratorische Störung darstellt.

Morphologie

Die morphologischen Veränderungen des Asthma bronchiale (Abb. 13-6) lassen sich aus dem Pathomechanismus ableiten. Die Hypersekretion führt zu **Schleimpfröpfen.** Dieser Schleim besteht aus abgeschilfertem Epithel, welches sich zusammen mit Sekretanteilen zu Spiralen formt (**CURSCHMANN-Spiralen**).

Histologisch sieht man eine **hypertrophierte Bronchialmuskulatur** aufgrund der rezidivierenden Bronchokonstriktion, die **Schleimhaut ist ödematös geschwollen** und mit eosinophilen Granulozyten

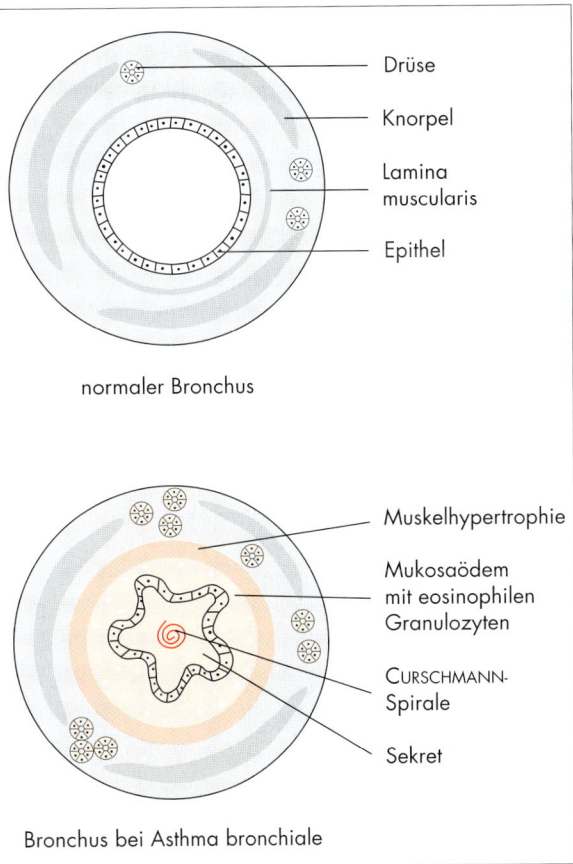

normaler Bronchus

Bronchus bei Asthma bronchiale

Abb. 13-6 Morphologische Veränderungen beim Asthma bronchiale. Der erkrankte Bronchus unterscheidet sich vom gesunden durch eine Hypertrophie der Lamina muscularis, eine Zunahme der Schleimdrüsen, ein entzündliches Infiltrat mit eosinophilen Granulozyten und das veränderte Lumen.

und Lymphozyten durchsetzt. Zugrunde gegangene eosinophile Granulozyten bilden die CHARCOT-LEYDEN-Kristalle, die sich im Sputum nachweisen lassen. Die epitheliale Basalmembran ist verdickt.

13.2.5 Aspiration

Definition

Unter Aspiration versteht man das Einatmen von flüssigen oder festen Fremdkörpern.

Ätiologie/Pathogenese

Drei Formen werden unterschieden:
- **Aspiration fester Fremdkörper.** Sie führt zur Verlegung großer oder kleiner Bronchien. Es entsteht eine **Resorptionsatelektase.** Der Fremdkörper verursacht an den Druckstellen zur Bronchialwand Nekrosen.
- **Aspiration breiiger oder flüssiger Substanzen.** Solche Fremdkörper erreichen nach der Aspiration die Bronchioli und die Alveolen. Es resultiert eine lobuläre Herdpneumonie **(Aspirationspneumonie).**
- **Aspiration von Magensaft.** Diese Sonderform der Aspiration bezeichnet man als MENDELSON-Syndrom. Bronchiolen und Alveolen nekrotisieren; es entsteht eine **peptische Pneumonie.** Diese Pneumonieform verläuft unter dem Bild einer gangränösen, eitrigen Herdpneumonie und ist eine schwere Erkrankung.

13.2.6 Extrapulmonale Ventilationsstörungen

Belüftungsstörungen der Lunge müssen nicht von der Lunge oder dem Bronchialsystem ausgehen. Extrapulmonale Ursachen einer Ventilationsstörung können sein:
- **Zwerchfellhochstand.**
  - Übermäßige Gasblähung des Magens.
  - Intraabdominelle Raumforderung (z.B. bei Schwangerschaft, Aszites, Tumoren).
  - Einseitige Phrenikusparese (z.B. durch Tumoren und Tumormetastasen oder iatrogen nach Schilddrüsenoperationen).
  - Doppelseitige Phrenikusparese (extrem selten).
- **Zentrale Atemstörung.** Pontomedulläre Neuronengruppen der Formatio reticularis regeln die Innervation der an der Atmung beteiligten Muskulatur. Mit Hilfe von Chemorezeptoren werden CO_2, O_2 und pH-Veränderungen erkannt und die Atmung einer neuen Situation angepaßt. Diese Neurone können zerstört werden durch:
  - **Viren** (bulbäre Poliomyelitis).
  - **Durchblutungsstörungen.**
  - **Hohe Querschnittslähmungen.**
  - **Untere Einklemmung.** Bei einer Hirndrucksteigerung werden Kleinhirnanteile durch das Foramen magnum gedrückt und verletzen dabei die

Medulla oblongata. Es kommt zum periodischen Wechsel von Hyperpnoe und Hypopnoe bzw. Apnoe (CHEYNE-STOKES-Atmung).
  - **Schlafapnoesyndrom** (zentrale Atemstörung?).
  - **PICKWICK-Syndrom** (benannt nach der Romanfigur „little fat Joe" aus dem Roman „Die Pickwickier" von Charles Dickens). Diese (dienzephale?) Atemstörung mit Apnoephasen, Hypoxie und Hyperkapnie findet sich vor allem bei Adipösen.
- **Gestörte Atemmechanik.**
  - Nervenerkrankungen (GUILLAIN-BARRÉ-Syndrom, Neuritiden).
  - Neurogene Übertragungsstörungen (Myasthenie, Botulismus).
  - Muskelerkrankungen (Muskeldystrophie DUCHENNE).
  - Multiple Rippenfrakturen.

13.3 Perfusionsstörungen

Definition

Unter Perfusionsstörungen der Lunge versteht man **Behinderungen der Lungendurchblutung.**

Ätiologie/Pathogenese

Perfusionsstörungen gehen mit einer Erhöhung des Widerstandes im kleinen Kreislauf einher ($\rightarrow$ Cor pulmonale). Ursachen von Perfusionsstörungen können sein:
- **Lungenarterienembolien** (s. Kap. 9.10).
- **Ventilationsstörungen** (über den EULER-LILJESTRAND-Mechanismus).
- **Emphysem.** Die Lungenkapillaren sind reduziert.
- **Kardiale Ursachen.** Bei einer Linksherzinsuffizienz, einer Mitralklappenstenose oder einem Links-Rechts-Shunt bei Ventrikelseptumdefekten und offenem Ductus BOTALLI staut sich Blut in die Lungenstrombahn zurück.

13.4 Diffusionsstörungen

Definition

Diffusionsstörungen entstehen durch einen **verlängerten Diffusionsweg** der Atemgase und durch eine **verminderte Gasaustauschfläche.**

Die Diffusionsbarriere (Blut-Luft-Schranke) ist teilweise weniger als 0,1 µm dick! Eine Verbreiterung dieser Schicht (z.B. bei Lungenödem, interstitiellem Ödem, Fibrose oder Lungenentzündung) schränkt schnell die Oxygenierung des Hämoglobins ein. Die Gasaustauschfläche schwankt je nach Alter und Körpergröße zwischen 45 und über 100 m². Durch ihre hohe Reservekapazität führt ihre Verminderung seltener zur respiratorischen Insuffizienz.

13.4.1 Lungenödem

Definition

Einen Flüssigkeitsübertritt aus dem Intravasalraum in das Interstitium der Lunge und in den Alveolarraum bezeichnet man als Lungenödem.

Ätiologie/Pathogenese

Folgende Veränderungen der Mikrozirkulation können zum Lungenödem führen:

- **Kardiale Ursachen.** Eine Linksherzinsuffizienz oder eine Mitralklappenstenose erhöhen den hydrostatischen Druck in den Pulmonalvenen. Der Rückstau setzt sich in das Kapillargebiet der Lunge fort (Stauungslunge) und führt hier zum Übertritt von Plasma in das Interstitium und in den Alveolarraum.
- **Nichtkardiale Ursachen.**
  - **Verringerter osmotischer Druck.** Ein „Überwässerungsödem" wird durch zu rasche, überreichliche Infusionen verursacht.
  - **Verminderter onkotischer Druck.** Ursache ist z.B. eine Hypoproteinämie (renaler Proteinverlust, geringe Proteinsynthese).
  - **Diffuse Alveolarschäden.** Sie erhöhen die Permeabilität alveolokapillärer Membranen. Die Alveolarepithelien werden durch inhalative Noxen wie Nitrogase, Phosgen, Dimethylphosphate, hyperbare Sauerstoffinhalation und Röntgenbestrahlung geschädigt. Die Lungenkapillaren erhöhen ihre Permeabilität durch hämatogene Noxen wie Urämiegifte und Medikamente. Es kommt zu einer serofibrinösen Exsudation (Exsudat).
  - **Komprimierte Lymphabflüsse.** Flüssigkeit der Lymphbahnen staut sich in der Lunge.

Morphologie

Lungenödeme, die durch verringerte onkotische und osmotische Druckverhältnisse verursacht wurden, entsprechen morphologisch dem Bild der akuten Stauungslunge (s.u.). Die austretende Flüssigkeit (Transsudat) lockert das Interstitium auf, überwindet die Alveolarmembran und verteilt sich homogen in den Alveolen. Normalisieren sich die Druckverhältnisse der Mikrozirkulation, fließt das Transsudat über die Lymphe ab.

Bei einem durch einen diffusen Alveolarschaden entstandenen Lungenödem zeigt sich histologisch zuerst ein **interstitielles Ödem,** dazu **Mikrothromben** in den Lungengefäßen und eine serofibrinöse Exsudation in den Alveolarraum, die sich wie Häute auf die Alveolenwände lagert. Diesen PAS-positiven „Proteinmantel" bezeichnet man als **hyaline Membranen.** Später werden die interstitiellen und alveolären Exsudate durch proliferierende Fibroblasten und Alveolarmakrophagen organisiert. Die Alveolardeckzellen gehen zugrunde und werden durch Pneumozyten vom Typ I ersetzt. Es kann sich eine interstitielle Fibrose entwickeln.

Klinik

Durch die hyalinen Membranen ist die Diffusionsstrecke für die Atemgase verlängert. Es kommt zu einer schweren Atemnot. Klinisch spricht man vom **akuten Atemnotsyndrom des Erwachsenen** (adult respiratory distress syndrome, ARDS). Dieses Syndrom findet man beim urämischen und toxischen Lungenödem, bei langfristiger Beatmung und bei einer Schocklunge.

13.4.2 Akute und chronische Stauungslunge

Definition

Bei unvollständigem Blutabfluß aus den Lungen in das linke Herz kommt es zur Blutstauung in der Lunge (Stauungslunge). Je nach der Entstehungsgeschwindigkeit unterscheidet man einen akuten und einen chronischen Verlauf.

Ätiologie/Pathogenese

- **Akute Stauungslunge.** Der hydrostatische Druck intrapulmonaler Blutgefäße übersteigt den onkotischen Druck, welcher für die Reabsorption filtrierter, interstitieller Flüssigkeit (Transsudat) verantwortlich ist. **Flüssigkeit und Erythrozyten treten in das Interstitium,** später in den Alveolarraum über (kardiales Lungenödem). Die Diffusionsbarriere für die Atemgase wird so vergrößert. Noch ist dieses Ödem reversibel.
- **Chronische Stauungslunge.** Hält der venöse Rückstau über Monate oder Jahre an, reagieren die mesenchymalen Zellen der Lunge mit der Bildung einer **irreversiblen Fibrose,** die die Transsudation in den Alveolarraum bremst.

Morphologie

- **Akute Lungenstauung.** Sie wird auch als **rote Stauungsinduration** bezeichnet: Die Lungen sind groß und schwer (bis 700 g). Beim Aufschneiden läuft ein Teil der gestauten Flüssigkeit schaumig ab. Histologisch ist das Interstitium im Bereich der Alveolen ödematös verbreitert. Die Kapillaren sind prall voll mit Blut.
- **Chronische Lungenstauung.** Bei der **braunen Stauungsinduration** sind die Lungen schwer, braun und blutreich und aufgrund der Fibrose verfestigt. Histologisch erscheinen die Alveolarsepten verdickt und fibrosiert (s. Abb. 9-12 und Abb. 13-7).

Merke

Die intraalveolar liegenden Erythrozyten werden von Makrophagen phagozytiert. Diese Makrophagen nennt man Herzfehlerzellen und erkennt sie an ihrem intrazellulär gespeicherten gelbbraunen Hämosiderin. Sie können im Sputum nachgewiesen werden.

13.4.3 Schocklunge

(s. Kap. 9.8.2 „Pathologie des Multiorganversagens")

13.4.4 Interstitielle Pneumonie

Definition

Eine interstitielle Pneumonie ist eine Lungenentzündung, die sich vor allem im Interstitium abspielt.

Ätiologie/Pathogenese

Viren (Masern-, Zytomegalie-, Herpes- und Adenoviren) replizieren sich im Epithel der Bronchioli und der Alveolen. Die nachfolgende Nekrotisierung dieser Zellen führt zur interstitiellen Entzündung und begünstigt eine bakterielle Superinfektion.

Pneumocystis carinii heftet sich an das Alveolarepithel und löst eine interstitielle Pneumonie mit leichter alveolärer Exsudation aus. Dieser Erreger führt zu einer opportunistischen Infektion bei AIDS-Erkrankung.

Morphologie

Viren verursachen häufig die Bildung von Riesenzellen und/oder intrazellulären Einschlußkörpern.

Die Entzündung geht mit einer lymphozytären Infiltration der Alveolarsepten einher.

Pneumocystis carinii verursacht eine massive Infiltration der Alveolarsepten mit Lymphozyten und Plasmazellen. Der Erreger füllt den Alveolarraum. Im Rahmen der AIDS-Erkrankung kann aufgrund der Immunschwäche die lymphozytäre Infiltration fehlen. Der Keim wird dann von dem Immunsystem nicht kompetent bekämpft und kann zur respiratorischen Globalinsuffizienz und zum Tod führen.

Klinik

Die interstitiellen Pneumonien gehen häufig mit trockenem unproduktiven Husten, Kopf-, Gliederschmerzen und einem unspezifischen Krankheitsgefühl einher. Fieber und eine Leukozytose stellen sich oft erst im Verlauf ein. Aufgrund dieser uncharakteristischen Symptome spricht man klinisch von einer atypischen Pneumonie. Bei der klassischen (Lobär-)Pneumonie kommt es in der Regel zu hohem Fieber, Schüttelfrost, produktivem Husten und zur deutlichen Leukozytose.

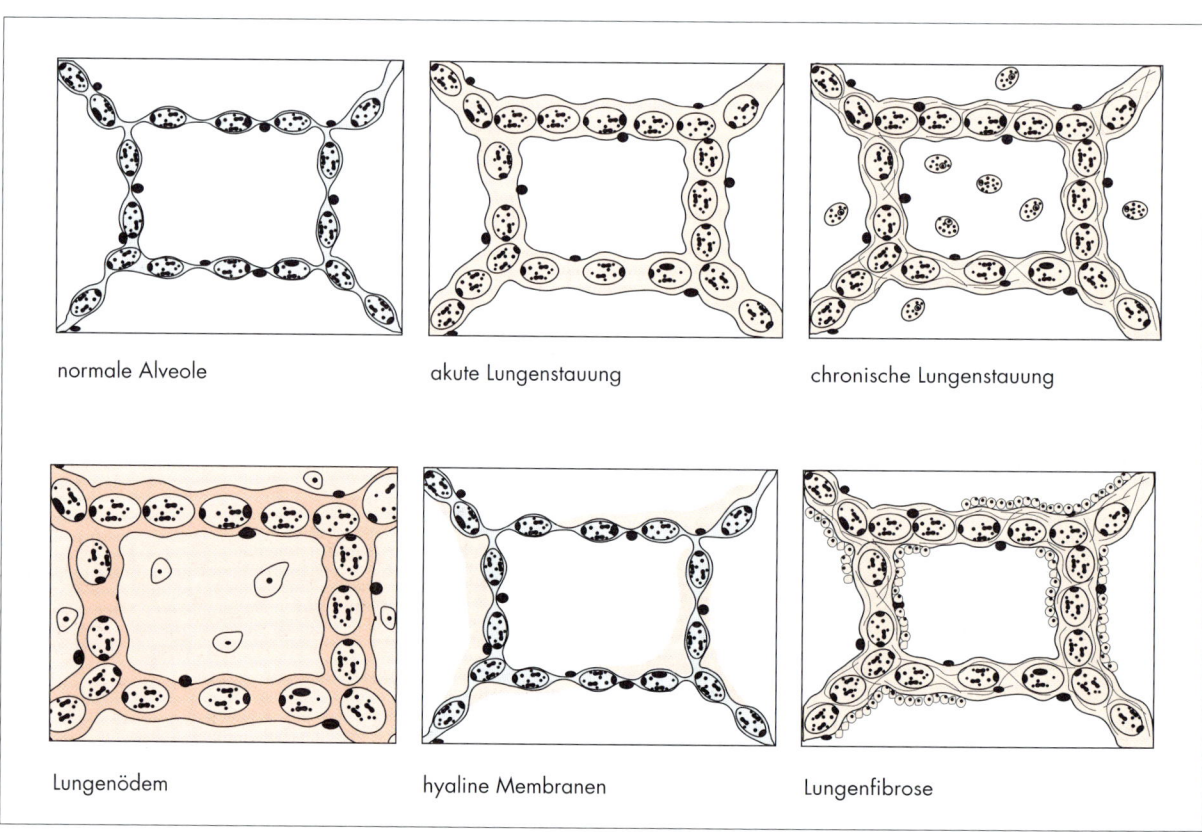

normale Alveole   akute Lungenstauung   chronische Lungenstauung

Lungenödem   hyaline Membranen   Lungenfibrose

Abb. 13-7 Schemazeichnung pathologischer Lungenveränderungen. Ödematös aufgelockertes Interstitium und erweiterte Kapillaren erscheinen im Rahmen der akuten Lungenstauung. Verdickte Alveolarsepten und intraalveoläre Herzfehlerzellen sind typisch bei der chronischen Lungenstauung. Beim Lungenödem sind viele Alveolen homogen mit Flüssigkeit ausgefüllt, die Kapillaren sind dilatiert. Abgelöste Pneumozyten liegen intraalveolär. Hyaline Membranen sind feine PAS-positive Proteinmäntel. Die Lungenfibrose geht mit einer deutlichen Fibrosierung des Interstitiums einher.

13.4.5 Interstitielle Fibrose

Definition

Ein fibrotischer Umbau, besonders zwischen den Alveolarsepten, charakterisiert die interstitielle Lungenfibrose.

Ätiologie/Pathogenese

Drei Formen der interstitiellen Fibrose sind beschrieben:

- **Idiopathische Form.** Die Pathogenese ist (definitionsgemäß) unbekannt.
- **Interstitielle Lungenfibrose als Endstadium chronischer Lungenerkrankungen.** Sie kommt nach interstitiellen Pneumonien, chronischen Lungenentzündungen, Schocklunge, chronischer Stauungslunge und Pneumokoniosen vor.
- **Interstitielle Lungenfibrose im Rahmen einer Systemerkrankung.** Man sieht sie bei der Sarkoidose, der Sklerodermie, dem Lupus erythematodes, der WEGENER-Granulomatose und beim GOODPASTURE-Syndrom.

Morphologie

Makroskopisch sind die Lungen klein und narbig. Ein kleinblasiges Emphysem liegt manchmal subpleural, was zu dem Namen „Wabenlunge" führte. Mikroskopisch erkennt man im frühen Stadium eine zellreiche Verbreiterung der Alveolarsepten. Später werden die zellarmen, fibrotischen interstitiellen Räume von kubischen Pneumozyten abgedeckt (Abb. 13-7).

Klinik

Die Rückstellkräfte der Lunge sind erhöht. Es kommt zur restriktiven Ventilationsstörung mit erhöhter Atemarbeit. Eine zunehmende Behinderung der Lungendurchblutung führt zur pulmonalen Hypertonie und zum Cor pulmonale.

13.5 Tuberkulose

Definition

Die Tuberkulose ist eine zumeist durch das **Mycobacterium tuberculosis** oder das **Mycobacterium bovis** verursachte granulomatöse Entzündung, die sich in 90% der Fälle an der **Lunge** manifestiert. Selten kommt es zum Darmbefall (Ileum) oder zur Hauttuberkulose (durch direkten Kontakt, z.B. Metzger). Die Inzidenz steigt mit sinkendem Hygienestandard. Unerfreulicherweise verzeichnet die amerikanische Gesundheitsbehörde in den letzten Jahren eine deutliche Zunahme!

Ätiologie/Pathogenese

Die Tuberkulose verläuft in zwei Stadien:

Primärstadium

Das Primärstadium der Tuberkulose tritt nach der ersten Inhalation des Erregers auf. Das Mykobakterium erreicht die Alveolen und löst erst eine exsudative, später eine granulomatöse Entzündung aus. Dieser Herd (GHON-Herd) liegt gewöhnlich subpleural in der mittleren oder oberen Lungenetage (hier ist die Ventilation am besten), kann aber überall im Lungenparenchym entstehen.

In der ersten Phase der Infektion, in der sich noch keine Immunität ausgebildet hat, überleben die von Makrophagen phagozytierten Tuberkelbazillen intrazellulär und werden via Lymphe in die zentralen Lymphknoten des Lungenhilus, zu paratrachealen und tracheopulmonalen Lymphknoten transportiert. T-Lymphozyten sezernieren den Makrophagen-Inhibitionsfaktor (MIF), wodurch eine weitere Wanderung der Makrophagen gehemmt wird. Ein anderer Mediator, der Makrophagen-Aktivierungsfaktor (MAF), bewirkt, daß weitere Makrophagen in das betroffene Gebiet einwandern und zu Epitheloidzellen fusionieren. Es entstehen **Tuberkulosegranulome.**

Der GHON-Herd und der Lymphknotenherd bilden zusammen den **Primärkomplex.** Bei guter Abwehrlage kommt es durch den Zerfall von Makrophagen und Tuberkelbakterien zur zentralen Verkäsung der Granulome und zur Ausheilung.

Morphologie

Zu Beginn der Infektion kommt es zu einer serösen Entzündung mit einer Exsudation in den Alveolarraum. Eine Pleuritis über dem Herd kann das Geschehen begleiten. Nach der **Granulombildung** kommt es zur **käsigen Nekrotisierung** (Tuberkulom) und später zur Verkalkung. Im Tuberkulom sind noch vitale Mykobakterien enthalten, die nach Aufbrechen von alten Tuberkulomen (Kavernen) die Lunge erneut infizieren (Reaktivierung).

Die hilusnahen Lymphknoten unterliegen ebenfalls einer käsigen Nekrotisierung (**käsige Lymphadenitis**).

Komplikationen

Alle Komplikationen sind maßgeblich von der Immunabwehrlage des Organismus abhängig (Abb. 13-8) und entstehen nach dem Primärkomplex (**Postprimärstadium**):

- **Sepsis tuberculosa acutissima** (Sepsis LANDOUZY). Sie entsteht durch eine fulminante hämatogene Erregeraussaat mit Absiedelung in alle Organe. Es kommt zu massiven Nekrosen ohne immunologische Reaktion. Sie endet meistens letal.
- **Miliartuberkulose.** Sie ist eine Besonderheit der hämatogenen Erregerstreuung. Als Ausdruck einer Reaktion nach dieser Tuberkulosesepsis kommt es in den betroffenen Organen (v.a. Leber, Milz, Uterus und Knochen) zu zahlreichen hirsekorngroßen Knötchen (Milium = Hirsekorn). Sie bestehen aus epitheloidzelligen Granulomen mit

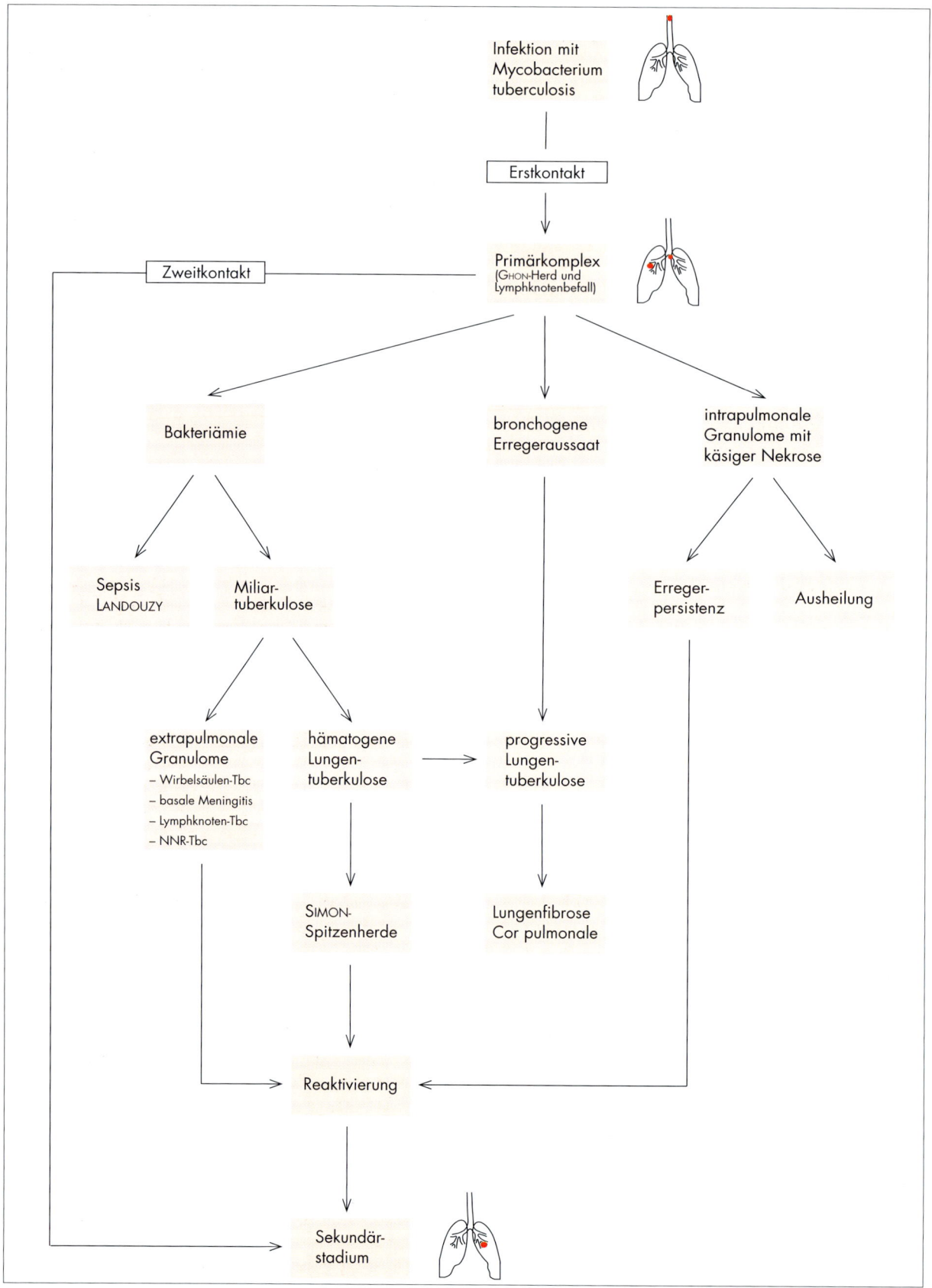

Abb. 13-8   Schema über den Verlauf der Tuberkulose. Die Tuberkulose beginnt in über 90% mit der Inhalation des My-
kobakteriums. In allen Organen kann es zu einer extrapulmonalen Manifestation der Tuberkulose kommen. Die in der
Abbildung genannten Organe sind am häufigsten betroffen. Mit Hilfe der medikamentösen Therapie wird der Weg über
die Ausheilung zur Partialimmunität angestrebt.

oder ohne Verkäsung. Unter Therapie mit Tuberkulostatika schrumpfen die Herde narbig zusammen.

Häufigste Lokalisation dieser hämatogenen Erregerausbreitung während des Primärstadiums ist aber die Lunge selbst: In den Lungenspitzen bilden sich die sog. **SIMON-Spitzenherde.** Lebensbedrohlich ist die **tuberkulöse Leptomeningitis,** welche an den basalen Hirnhäuten lokalisiert ist.

- **Azinös-nodöse Lungentuberkulose.** Sie entsteht nach unzureichendem Einschluß der Erreger am GHON-Herd. Die Bakterien gelangen bronchogen in ein Lungensegment oder sogar in einen ganzen Lungenlappen. Die folgende käsige Nekrose in dem befallenen Gebiet führt zur **progressiven Lungenphthise** (Primärherdphthise, „Lungenschwindsucht").
- **Lymphonoduläre Perforationsphthise.** Sie entsteht, wenn ein befallener Hiluslymphknoten in einen Bronchus einbricht und vitale Tuberkelbazillen aspiriert werden.

Sekundärstadium

Das Sekundärstadium der Tuberkulose entsteht durch eine **Reinfektion** großer Mengen Tuberkelbakterien oder durch eine **Reaktivierung** von persistierenden Erregern in Granulomen (auch extrapulmonal). Infolge einer Immunsuppression (hohes Alter, iatrogen) oder einer Streuung aus einer Kaverne (s.u.) kommt es zur endogenen Exazerbation der Tuberkulose (häufiger als Reinfektion). Je nach Lokalisation der überlebenden Bakterien und der Stärke des Immundefizits folgt eine hämatogene oder bronchogene Streuung, die den Komplikationen des Primärstadiums gleicht.

Morphologie

Das verkäste Granulom ist erst solide, später verflüssigt es sich und kann sich in einem Bronchus öffnen. Es entstehen die im Sektionsgut **typischen Kavernen** mit fibrös ausgekleideten Hohlräumen. Aus diesen Kavernen werden die Bakterien über den gesamten Bronchialbaum verteilt. Über den Blutweg gelangen die Erreger in alle Organe: Spätgeneralisation (s. Abb.13-8).

Klinik

Beim **Tuberkulintest** werden Tuberkuloproteine auf die Haut (nach MORO oder HAMBURGER) oder in die Haut (Tine-Test oder nach MENDEL-MANTOUX) gegeben. Nach einigen Stunden kommt es bei vorhandener Immunität (Impfung oder nach Tuberkulose!) zu einer knötchenförmigen Schwellung. Sie entspricht einer perivaskulären Infiltration mit Makrophagen und T-Lymphozyten (Hypersensibilitätsreaktion Typ IV). Im Verlauf einer Tuberkulose wird der Tine-Test erst nach ausgebildeter Sensibilität positiv (6–8 Wochen post infectionem).

Die Symptome einer Erstinfektion können sehr unspezifisch sein!

Die sekundäre Infektion macht sich durch chronischen Husten, Hämoptyse, Gewichtsverlust, subfebrile Temperaturen und Nachtschweiß bemerkbar. Der Patient ist hoch kontagiös und hustet viele Erreger ab. Das Röntgenthoraxbild zeigt typische Rundherde. Der Erregernachweis aus dem Sputum oder aus dem Magensaft ist am aussagekräftigsten. Es folgt eine ZIEHL-NEELSON-Färbung. Wegen der schnellen Resistenzbildung der Keime wird eine Kombinationstherapie mit Isoniazid (INH), Rifampicin, Pyrazinamid mit Streptomycin oder Ethambutol über mindestens 6 Monate angewendet. Die Erkrankung ist meldepflichtig.

13.6 Tumoren des Respirationstrakts

13.6.1 Tumoren der Lunge

Definition

Zu den Lungentumoren zählt man die **Bronchialkarzinome,** das **Bronchialkarzinoid** und die **mesenchymalen Lungentumoren** (z.B. Lipome und Fibrome). Das Bronchialkarzinom ist der häufigste maligne Tumor beim männlichen Geschlecht.

Ätiologie/Pathogenese

Der karzinogen wirkende **Tabakrauch** spielt bei der Ätiologie und Pathogenese der Bronchialkarzinome eine übergeordnete Rolle. Des weiteren gelten auch **radioaktive Stäube, Asbest, Arsen** und **Chromdämpfe** sowie eine **chronisch-entzündliche Reizung** als lungenkrebsfördernde Noxen.

Die in ihrer Differenzierung pluripotenten Epithelzellen können sich zu Epithelzellen, den sekretproduzierenden Becherzellen und zu neuroendokrinen APUD-Zellen (diffuses neuroendokrines System) entwickeln. Aufgrund chronischer Exposition von Noxen (Tabakrauch und andere karzinogene Gase) und/oder einer chronischen Entzündung kommt es über eine Metaplasie oder Dysplasie zu folgenden Subtypen der Bronchialkarzinome:

- **Plattenepithelkarzinom.** Über den Weg einer Plattenepithelmetaplasie kann es im Rahmen einer chronischen Bronchitis (s. Abb. 13-4) zur Karzinomentwicklung kommen. Dies ist der häufigste Bronchialtumor.
- **Adenokarzinom.** Dieser Tumor entsteht über eine Dysplasie schleimbildender Zellen des Bronchialsystems.
- **Kleinzelliges Bronchialkarzinom.** Dieser aggressive Tumor geht von den neuroendokrinen Zellen des Bronchialsystems aus und produziert daher manchmal autonom Hormone (z.B. ACTH oder ADH) und führt somit zu paraneoplastischen

Syndromen. Dieser Tumor metastasiert oft früh in Knochen, Leber, Gehirn und in die Nebennierenrinden.

Komplikation: Eine Obstruktion der Atemwege kann zur Atelektase und/oder zur poststenotischen Pneumonie führen. Eine Tumoraussaat ist auch über die Lymphwege möglich (Lymphangiosis carcinomatosa).

13.6.2 Tumoren der Pleura

Pleuramesotheliom

Definition

Das Pleuramesotheliom ist ein vom Zölomepithel ausgehender Tumor der Pleura (s.a. Kap. 8.3.3).

Ätiologie/Pathogenese

In der Entstehung des Pleuramesothelioms hat **Asbest** einen besonderen Stellenwert. Dieser Tumor wird als Berufskrankheit nach beruflicher Exposition mit Asbest- und Glasfaserstäuben anerkannt.

Auch radioaktive Strahlung und Viren werden pathogenetisch mit dem Pleuramesotheliom in Verbindung gebracht.

Morphologie

Makroskopisch sieht man diffus oder multifokal auftretende, weißlich gefärbte Verdickungen. Der Tumor wächst der Pleura folgend um die ganze Lunge, reicht in die oberflächlichen Anteile des Lungengewebes und arrodiert umliegendes Gewebe (Herzbeutel, Zwerchfell). In der Regel begleitet ein hämorrhagischer Pleuraerguß das Mesotheliom.

Histologisch sieht man dichtfaseriges Bindegewebe, welches zu Zellnestern zusammengelagert oder in parallelen Reihen angeordnet ist.

Klinik

Hustenreiz, Dyspnoe und Thoraxschmerz sind die Leitsymptome des Pleuramesothelioms. In dem blutigen Pleurapunktat können oft maligne Zellen nachgewiesen werden.

14 Grundlagen zur Pathologie der Leber

J. Lepenies und K. Witt

Die Leber hat entscheidende Bedeutung als Entgiftungsorgan und bei der Produktion zahlreicher Stoffe wie Gallensäuren, Harnstoff, Plasmaproteine. Ferner sind die KUPFFER-Sternzellen als Teil des Monozyten-Makrophagen-Systems an der Entfernung von Erregern und Immunreaktionen beteiligt. Die gesunde Leber hat eine ausgesprochen gute Fähigkeit zur Regeneration, da die Hepatozyten teilungs-fähig sind. Nach Leberteilresektionen kann das Organ wachsen, bis es wieder seine physiologische Größe erreicht.

Das morphologische Bauelement der Leber ist das Leberläppchen (Abb. 14-1). Es besteht aus einem Netzwerk von Leberzellbalken, Gallengängen und Blutkapillaren, die von den **Periportalfeldern (GLISSON-Dreiecken)** ausgehen und in Richtung der **Zen-**

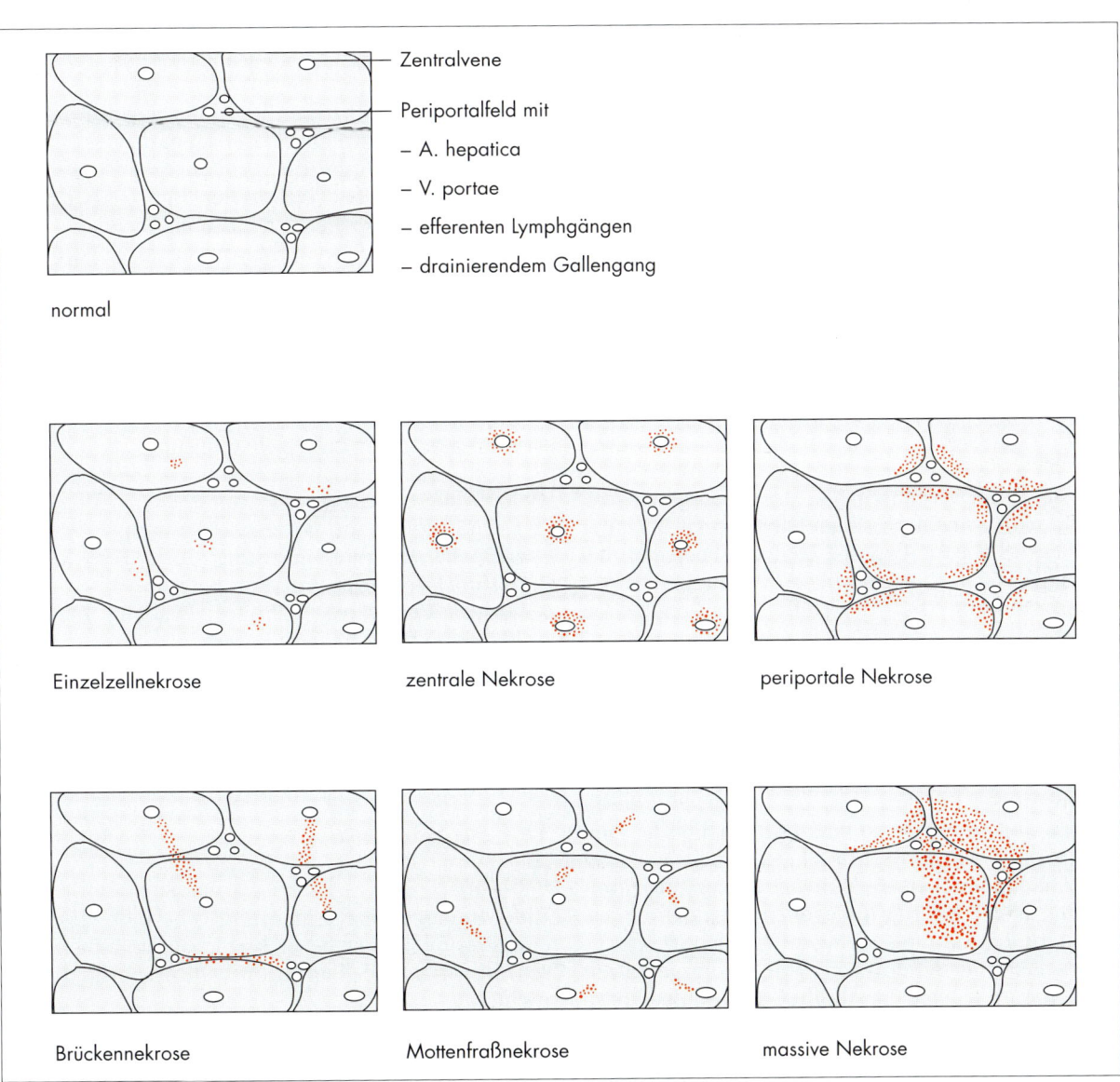

Abb. 14-1 Normales Leberläppchen und Formen der Leberzellnekrose.

tralvene verlaufen. Die Galle fließt in den Gallengängen in Richtung der Periportalfelder. Die Sinusoide werden von den KUPFFER-Sternzellen und Endothel ausgekleidet.

Wichtig für das Verständnis der pathologischen Morphologie ist der Blutfluß in der Leber: Aus der V. portae (Arbeitskreislauf) gelangt das venöse Blut des Magen-Darm-Traktes in die Vv. interlobulares. Diese gehen am Läppchenrand in die weiten Kapillaren (Lebersinusoide) über und münden in die V. centralis. Von dort erfolgt der Abfluß in die Vv. hepaticae und in die V. cava inferior. Für den Ernährungskreislauf sind die Aa. interlobulares aus der A. hepatica propria zuständig.

Nach RAPPAPORT wird die funktionelle Einheit des Leberparenchyms als **Azinus** bezeichnet. Hierbei liegen in der Mitte des Azinus (Zone 1) die Periportalfelder, die Zentralvenen an der Peripherie (Zone 3). In der Zone 1 ist das Blut reicher an Nährstoffen und z.B. Hormonen. Die in der Zone 3 liegenden Zellen sind vulnerabler gegenüber ischämischen Schäden und Nährstoffmangel.

14.1 Allgemeine Schädigungsmuster der Leber

Auf verschiedene Störungen kann die Leber gleich oder ähnlich reagieren. Verfettung, Fibrose, Zirrhose und Leberzellnekrose sind allgemeine Schädigungsmuster, die durch stetige Schädigung der Leber auch hintereinander ablaufen können.

14.1.1 Leberzellverfettung und Fettleber

Definition

Übersteigt der Fettanteil 5% des Lebergewichtes, spricht man von einer Leberzellverfettung. Bei einer Fettleber (Steatosis hepatis) liegt der Fettanteil bei 10 bis über 50%. Sie geht mit einer tröpfchenartigen Verfettung in mehr als der Hälfte aller Leberzellen einher.

Ätiologie/Pathogenese

Ätiologisch kommen mehrere Ursachen in Frage:
- **Alkohol.** Die Abbauprodukte des Alkohols (s.a. Kap. 4.1.9) werden von den Mitochondrien alternativ zu den Lipiden verstoffwechselt. Hierdurch sinkt zum einen die β-Oxidation der Lipide, zum anderen werden die Mitochondrien irreversibel geschädigt und erscheinen als Riesenmitochondrien, bevor sie zugrundegehen. Beide Prozesse fördern die Akkumulation von Lipiden in der Leberzelle. Über einen nicht vollständig geklärten Mechanismus steigert Alkohol die Lipidsynthese in den Hepatozyten. Ferner wirkt Alkohol hemmend auf die Proteinbiosynthese und damit auch auf die Entstehung der Lipoproteine, ohne die die Lipide die Hepatozyten nicht verlassen können.

- **Adipositas.** Die übermäßige Zufuhr von Nahrungsfetten führt zu einer Speicherung dieser Lipide in den Lipozyten und in den Hepatozyten. Nach einer Gewichtsreduktion normalisiert sich auch der Fettgehalt der Leber.
- **Diabetes mellitus.** Die häufige Koexistenz einer Adipositas mit dem Diabetes mellitus Typ II weist auf eine ähnliche Genese der Fettleber hin. Die Leberveränderungen sind reversibel und nach der richtigen medikamentösen Einstellung des Diabetes rückläufig.
- **Unterernährung (Kwashiorkor).** Bei extremer Fehlernährung (normokalorisch und proteinarm) kann ein Proteindefizit in der Nahrung zur verminderten Lipoproteinsynthese führen und damit der Abtransport der Lipide aus der Leber gestört sein. Fehlen Methionin oder Cholin, die im Lipidstoffwechsel der Leber essentielle Funktionen haben, wird die Entstehung einer Fettleber weiter unterstützt. Nach einer Optimierung der Nahrung ist diese Fettleber vollständig reversibel.
- **Schwangerschaft.** Die Pathogenese ist nicht geklärt.
- **Medikamente.** Insbesondere Tetrazykline (Belastung des Stoffwechsels der Hepatozyten), Zytostatika (Hemmung der Proteinbiosynthese) und Glukokortikoide (Hemmung der β-Oxidation) können zu einer Leberverfettung führen.
- **Hypoxie.** Besteht eine Stauungsleber längere Zeit, beispielsweise im Rahmen einer Rechtsherzinsuffizienz, einer Pericarditis constrictiva oder einer dekompensierten Linksherzinsuffizienz mit folgender Rechtsherzinsuffizienz, so kann sich eine Hypoxie in den läppchenzentralen Teilen der Leber bilden. Die Lipolyse wird hier gehemmt. Es kommt zu einer Leberzellverfettung.

Morphologie

Je nach Lokalisation unterscheidet man:
- **Läppchenzentrale Verfettung** (durch Hypoxie).
- **Periportale Verfettung** (Fettmast).
- **Diffuse Verfettung** (Alkohol, Diabetes mellitus, Zytostatika, Glukokortikoide).

Eine Unterteilung nach der Tropfengröße unterscheidet die klein- oder großtropfige Verfettung. Bei der Anfärbung mit **Sudan** sieht man rote Zellen mit dunklem, an den Rand gedrängtem Zellkern.

14.1.2 Leberfibrose

Definition

Eine Bindegewebsvermehrung innerhalb des Parenchyms der Leber bezeichnet man als Leberfibrose. Ein Umbau der Läppchenstruktur erfolgt hierbei nicht.

Ätiologie/Pathogenese

Leberschädigungen, die mit einer Leberzellnekrose einhergehen und längere Zeit anhalten, führen zu einer Leberfibrose. Leberzellnekrosen sind die Ursache für die Einwanderung von Granulozyten und Makrophagen in das betroffene Gebiet. Diese Zellen räumen den entstandenen Zelldetritus ab. Das von ihnen sezernierte Interleukin 1 und Zytokine des Leberparenchyms stimulieren u.a. die Kollagensynthese und bewegen die Ito-Zellen (fettspeichernde Zellen im Disse-Raum, die eine besondere Rolle im Vitamin-A-Stoffwechsel spielen) zur Umdifferenzierung in Myofibroblasten. Dieser Prozeß endet in einer ungezügelten Synthese von Kollagenen und anderen extrazellulären Matrixanteilen, welche die Fibrose der Leber ausmachen. Die Ursachen, die zur Leberfibrose führen, sind den einzelnen morphologischen Typen zugeordnet.

Morphologie

Man kann morphologisch unterschiedliche Arten der Leberfibrose unterscheiden:

- **Maschendrahtfibrose.** Die Kollagenfasern liegen eng um die läppchenzentralen Hepatozyten. Diese Fibroseform findet sich bei Schädigungen durch Alkohol.
- **Perisinusoidale Fibrose.** Nach länger anhaltender venöser Stauung kann es zu diesem Fibrosetyp kommen.
- **Periportale Fibrose** (Abb. 14-2). Hepatitiden sind Ursachen dieser Fibrose.
- **Passive Septen.** Meistens folgen die passiven Septen den Brückennekrosen (s.u.). Diese entstehen im Rahmen von chronisch-aggressiven Hepatitiden. Die fibrösen Septen liegen venovenös, venoportal oder portoportal.
- **Aktive Septen.** Fibroblasten können aus den Portalfeldern in das Läppchen im Rahmen einer Mottenfraßnekrose (s.u.) vorwandern und hier Fibrosen in Form von Septen bilden. Jetzt entstehen Shunts zwischen Pfortaderästen und Zentralvenen unter Umgehung der Sinusoide.

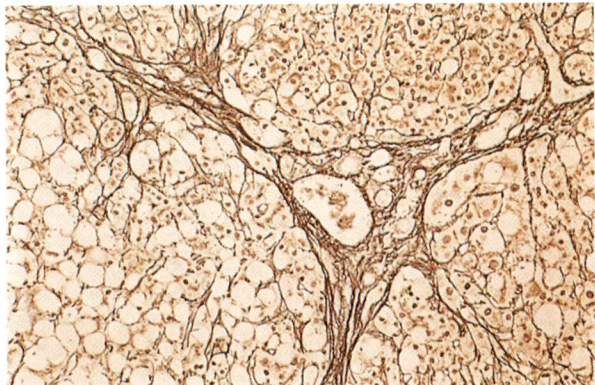

Abb. 14-2 Portale Fibrose. Neugebildete Bindegewebsfasern entstehen in der Peripherie des Läppchens und verbinden die Periportalfelder oder wachsen in das Läppchen ein. Silberfärbung.

14.1.3 Leberzirrhose

Definition

Die Leberzirrhose ist durch einen Parenchymuntergang mit reaktiver Bindegewebsvermehrung und folgendem strukturellem Umbau der Leberarchitektur gekennzeichnet. Es kommt zu einem knotigen Leberumbau, welcher mit einer Störung der Organdurchblutung und einem Leberfunktionsverlust einhergeht.

Ätiologie/Pathogenese

Die Leberzirrhose ist die Folge und das Endstadium verschiedener Lebererkrankungen. In der westlichen Welt sind 40–50% der Zirrhosen **alkoholisch** bedingt, 30% entstehen **posthepatitisch**, die restlichen sind **metabolisch** (Hämochromatose, Morbus Wilson, s.a. Kap. 12), **biliär, medikamentös** oder **toxisch** (Aflatoxine, Arsen) bedingt.

Der genaue Mechanismus der Zirrhosebildung ist nicht vollständig geklärt. Voraussetzung für die Ausbildung einer Zirrhose sind Nekrosen (toxischer oder entzündlicher Genese) des Parenchyms. Die Bindegewebsvermehrung gleicht zu Beginn des Krankheitsverlaufes der Genese der Leberfibrose. Größere nekrotische Areale werden durch fibrotische Septen ersetzt. Dieser Prozeß ist irreversibel und endet in einem knotigem Umbau der Leberstruktur.

Das verbliebene Parenchym „regeneriert", d.h., es entstehen mehrkernige Hepatozyten mit vermehrten Kernpolyploidien. Die Zellen verlieren die für ihre Funktion notwendige charakteristische Ausrichtung. Das Ergebnis sind Wucherungen des restlichen Parenchyms **(knotige Regenerate).** Durch die fibrotisch gestörte Architektur und die Regeneration der verbleibenden Zellen entstehen **Pseudolobuli.** In den Pseudolobuli befinden sich die Zentralvenen am Rand und die Periportalfelder in der Mitte.
Durch die Zerstörung der Gewebsarchitektur wird die intrahepatische Blutzirkulation gestört.

Morphologie

Makroskopisch wirkt die Leber oft verkleinert, hart und mit höckriger Oberfläche. Die Zirrhose wird anhand der Größe der Regeneratknoten als **mikronodulär** (Knoten bis 5 mm) oder **makronodulär** (Knoten > 5 mm) bezeichnet. Die Abbildungen 14-3 und 14-4 zeigen das makroskopische und das mikroskopische Bild einer mikronodulären Zirrhose mit ausgeprägter Narbenbildung.

Bei der Differentialdiagnose der Leberzirrhose ist an multiple Metastasen zu denken. Metastasen haben oft eine grauweiße Farbe und zeigen makroskopisch eine zentrale Einziehung („Krebsnabel"). Das angrenzende Leberparenchym ist oft hyperämisch, dies ist makroskopisch an einem roten Saum um die Metastase zu erkennen. Im Vergleich zur Metastasierung bietet die Leberzirrhose häufig ein regelmäßigeres Bild eines knotigen Umbaus.

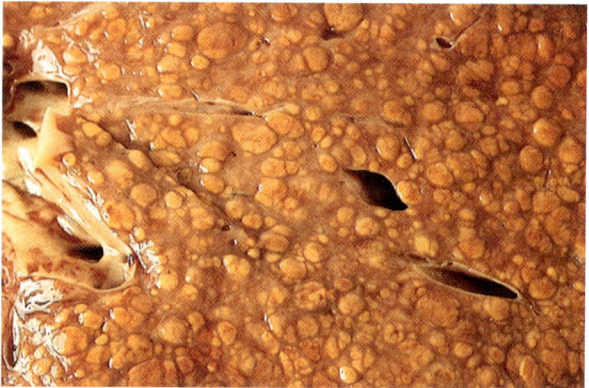

Abb. 14-3 Kleinknotige Zirrhose – Makroskopie. Das Leberparenchym zeigt zwischen dem Bindegewebe einen feinknotigen Umbau.

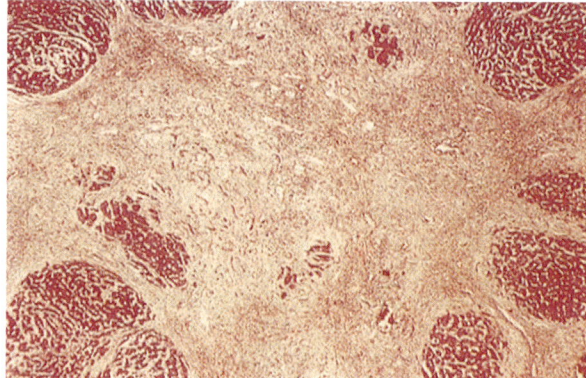

Abb. 14-4 Kleinknotige Zirrhose – Mikroskopie.

> **Merke**
> Entscheidend für die Diagnose **Leberzirrhose** sind:
> - **Nekrosen.**
> - **Knotige, pseudolobuläre Regeneratbildung.**
> - **Bindegewebige Septen mit gestörter Läppchenarchitektur und Gefäßversorgung.**

Anhand der Ätiologie werden unterschiedliche Zirrhoseformen mit z.T. charakteristischer Morphologie unterschieden:

- **Postnekrotische Zirrhose.** Sie entsteht postinfektiös oder nach toxischen Einwirkungen. Ursächlich für die Parenchymveränderungen sind massive Zellnekrosen. Makroskopisch imponiert eine grobhöckrige Leber mit weißlichen Narbenfeldern und unregelmäßiger Pseudolobulibildung. Wucherungen des Parenchyms werden zu Regeneratknoten. Dieser Typ wird auch als „ungeordnete Zirrhose" bezeichnet.
- **Posthepatitische/portale Zirrhose.** Sie tritt nach chronisch-aggressiven Virushepatitiden oder Vergiftungen auf. Typisch sind Mottenfraßnekrosen am Lobulusrand, die Portalfelder sind verbreitert und entzündlich infiltriert. Es entstehen aktive Septen und Pseudolobuli. Vereinzelt sieht man auch Gallengangsregenerate.

- **Primär biliäre Zirrhose.** Sie entsteht durch eine Autoimmunerkrankung, die sich gegen Gallengangsepithelien richtet. Bevorzugt betroffen sind Frauen. Es kommt zur Zerstörung von Gallengangsepithelien mit nachfolgender periduktulärer Fibrose. Stärkere Fibrosen, Vernarbungen und Cholestase führen dann zum Umbau des Leberparenchyms bis zur Zirrhose. Man sieht einen ringförmigen Parenchymabbau um die Gallengänge herum.
- **Sekundär biliäre Zirrhose.** Sie entsteht bei rezidivierenden Gallengangsstörungen, z.B. bei Abflußstörungen (Mukoviszidose) oder Infektionen. Das Epithel wird entzündlich verändert, die Infiltration greift auf die Portalfelder über und bewirkt eine Proliferation des umgebenden Bindegewebes. Es kommt zur Pseudolobulibildung und zur „grünen" biliären Zirrhose. Selten resultiert aus dieser Zirrhoseform eine portale Hypertonie (s.u.).
- **Pigmentzirrhose.** Sie entsteht z.B. bei einer vermehrten Eisenspeicherung infolge einer Hämochromatose.

Komplikationen
Durch das zerstörte Leberparenchym kann die Leber ihren Aufgaben nicht mehr nachkommen. Die Folgen sind:
- **Ikterus** (s. Kap. 14.2.2).
- **Endokrine Störungen** (Gynäkomastie).
- **Verminderte Syntheseleistung.** So verursacht z.B. der Mangel an Gerinnungsfaktoren Blutungen, der Mangel an Albumin erniedrigt den onkotischen Druck, der Mangel an Apoferritin führt zur Hämosiderose.
- Die Störung des intrahepatischen Blutflusses durch die Zirrhose führt zur **portalen Hypertonie.** Dadurch staut sich Blut in die Milz **(Milzstau)** und in den Gastrointestinaltrakt zurück, und es können sich Kollateralkreisläufe ausbilden, welche die portale Blutbahn umgehen (portokavale Anastomose).
  Folgen dieser Kollateralkreisläufe sind:
  – **Ösophagusvarizen.** Sie entstehen durch Kollateralenbildung über die Pfortader, den Magenfundus und Ösophagusvenen in die V. azygos und V. cava superior.
  – **Caput medusae.** Über die Vv. paraumbilicales, die in Nachbarschaft zum Lig. teres hepatis liegen, und die subkutanen Abdominalvenen kommuniziert das Pfortadersystem mit den kavalen Blutleitern (Vv. thoracicae internae, Vv. subclaviae und Vv. iliacae ext.).
  – **Hämorrhoiden.** Das Blut fließt über Mesenterialvenen in die V. rectalis superior und über den Plexus venosus rectalis in die Vv. rectales media et inferior und so in das kavale Venensystem.
  Die Zirrhose kann Ursache einer **Pfortader-** oder **Abdominalvenenthrombose** sein.
- **Aszites.** Die Transsudation seröser Flüssigkeit in die Bauchhöhle ist ein weiteres typisches Sym-

ptom der Zirrhose. Bei der Entstehung des Aszites spielt das Zusammenwirken mehrerer Faktoren eine Rolle: Die portale Hypertonie begünstigt das Austreten von Flüssigkeit aus den Gefäßen. Die Synthesestörung der Leber führt zu einer Hypalbuminämie und damit zu einem Absinken des onkotischen Druckes. Der Blutaufstau im prähepatischen Versorgungsgebiet (Darm) und die beginnende Transsudation von Flüssigkeit in die Bauchhöhle verursachen eine Hypovolämie, auf die die Niere mit einer Aktivierung des Renin-Angiotensin-Aldosteron-Systems reagiert. Es kommt zu einem sekundären Hyperaldosteronismus, der eine vermehrte Natrium- und Wasserretention in der Niere auslöst. Dieser Mechanismus verstärkt die Aszitesbildung

- **Hepatische Enzephalopathie.** Sie entsteht unter anderem durch den gestörten Abbau von Ammonium, welches normalerweise von der Leber eliminiert wird. NH_4^+-Ionen stören zum einen die Blut-Hirn-Schranke und den intrazerebralen Energie- und Aminosäurenstoffwechsel, zum anderen vermindern sie die GABA-vermittelte Inhibition an Nervenzellen. Im Endstadium kann es zum Leberkoma kommen.
  - Als **Leberausfallskoma** bezeichnet man ein Koma durch den Verlust der Fähigkeit zum Abbau toxischer Stoffe.
  - Ein **Leberzerfallskoma** entsteht durch die Ausschwemmung von Zerfallsprodukten bei massiver Zellzerstörung (Knollenblätterpilz, fulminante Virushepatitis).

Schließlich kann eine Leberzirrhose Wegbereiter für ein **primäres Leberzellkarzinom** sein (10–15% Entartungsrisiko, 80% der primären Karzinome entstehen durch eine Zirrhose).

14.1.4 Leberzellnekrose

Definition

Unter der Leberzellnekrose versteht man das Absterben der Hepatozyten durch Einwirkung von Noxen.

Morphologie

Prinzipiell unterscheidet man zwei Formen der Nekrose der Leberzellen:
- **Koagulationsnekrose.** Die Zellen schrumpfen. Es verbleiben eosinophile, runde COUNCILMAN-Körper im Zytoplasma (z.B. bei der Virushepatitis).
- **Zytolytische Nekrose.** Zunächst kommt es zur Schwellung der Zellen, dann zur Zerstörung der Zellgrenzen **(Ballonzellen)** oder zu netzartigen Zytoplasmaveränderungen durch Gallensäuren **(Netzzellen)**. Diese Zellen sind hell und eosinophil, die Kerne nicht angefärbt.

Die Nekrosen können verschiedene Ausmaße annehmen (s. Abb. 14-1):
- **Einzelzellnekrosen.** Sie manifestieren sich als disseminierte oder nur auf einen Bereich beschränkte Nekrosen einzelner Hepatozyten, z.B. periportal bei der Hepatitis A oder durch toxische Schäden.
- **Zonale Nekrosen.** Sie betreffen bestimmte Regionen des Läppchens, z.B. die zentral-lobuläre oder die periphere Region. **Zentrale** Nekrosen entstehen durch virale Hepatitiden, CCl_4-Vergiftung und Ischämie. **Periportale** Nekrosen findet man z.B. bei der Eklampsie.
- **Multilobuläre Nekrosen.** Sie betreffen mehrere Läppchen. Es kommt zur massiven Zerstörung der Läppchenarchitektur durch virale Hepatitiden oder Amanitin.
- **Brückennekrosen.** Sie reichen von einer Zone eines Läppchens in ein anderes, es kommt zur Brückenbildung zwischen den Leberläppchen vom Portalfeld zur Zentralvene, zwischen zwei Zentralvenen oder zwischen zwei Portalfeldern.
- **Mottenfraßnekrosen.** Sie liegen zwischen dem Portalfeld und dem Leberparenchym und sind durch sie umgebende lymphozytäre Infiltrate gekennzeichnet. Überlebende Hepatozyten vergrößern sich und bilden **Pseudorosetten.** Sie treten bei autoaggressiven Entzündungen oder chronisch-aggressiver Hepatitis auf.

14.2 Spezielle Lebererkrankungen

14.2.1 Stauungsleber

Definition

Als Stauungsleber bezeichnet man die Veränderungen der Leber im Rahmen eines gestörten venösen Abflusses.

Ätiologie/Pathogenese

Eine Rechtsherzinsuffizienz (durch Klappenfehler, chronische Lungenerkrankungen oder Lungenembolien) oder eine Pericarditis constrictiva (narbige Organisation eines chronischen Perikardergusses) führen zu einem venösen Rückstau in den Körperkreislauf. In der Leber staut sich das Blut zuerst in die Zentralvenen der Leberläppchen zurück und verursacht eine Minderversorgung zentraler Hepatozyten. Diese reagieren zu Beginn der Mangelversorgung mit einer Leberzellverfettung, später mit Nekrosen.

Morphologie

Je nachdem, wie lange dieser Zustand anhält, unterscheidet man die akute, die subakute und die chronische Stauungsleber (Tab. 14-1 und Abb. 9-13).

Tab. 14-1	Typen der Leberstauung	
Stauungstyp	**Makroskopie**	**Mikroskopie**
Akute Stauung	dunkelrot, vergrößert, Schnittfläche: rötliche Punkte	weite Zentralvenen und Sinusoide
Subakute Stauung (seit einigen Tagen bestehend)	Schnittfläche: **Herbstlaubleber** – rote Stauungs-straßen zwischen verfetteten Gewebsinseln	zusätzlich zentrale Ischämie und Nekrose
Chronische Stauung	geschrumpft, dunkelrot, verhärtete Konsistenz, verdickte Kapsel, Schnittfläche: **Muskatnußleber** – dunkelrote Stauungsstraßen	Stauungsinduration – v.a. zentrolobulär reaktive Vermehrung des perisinusoidalen Bindegewebes, es kommt zur Ausbildung von Septen (Cirrhose cardiaque)

14.2.2 Ikterus

Definition

Der Ikterus ist ein Symptom eines erhöhten Bilirubinspiegels (ab 2 mg/dl Gesamtbilirubin im Serum) mit gelbgrüner Verfärbung von Haut, Schleimhaut (Konjunktiven) und inneren Organen.

Ätiologie/Pathogenese

Beim Abbau von Erythrozyten entsteht aus dem Häm-Anteil des Hämoglobins Bilirubin. An Albumin gebundenes, indirektes (unkonjugiertes) Bilirubin gelangt zur Leber, wird dort aktiv in die Leberzelle aufgenommen, an ein intrazelluläres Trägerprotein gebunden, mit Glukuronsäure konjugiert und als direktes Bilirubin über die Galle ausgeschieden.

Bei jedem dieser Schritte können Störungen vorkommen, die zur unzureichenden Bilirubineliminierung und damit zu erhöhten Bilirubinkonzentrationen im Blut führen.

- **Ante-/prähepatische Störung.** Nach starken Hämolysen z.B. beim Morbus haemolyticus neonatorum, einer Sphärozytose oder bei Transfusionszwischenfällen (s.a. Kap. 34.1.3) kommt es zum Anstieg von unkonjugiertem Bilirubin (**hämolytischer Ikterus**).
- **Hepatozelluläre Störung.** Die Störung liegt in der Leberzelle. Angeborene Störungen sind die verminderte Aufnahme des Bilirubins in die Leberzelle, die Verminderung des intrazellulären Transportproteins (Morbus GILBERT-MEULENGRACHT), eine unzureichende Konjugation mit Glukuronsäure (CRIGLER-NAJJAR-Syndrom, Morbus GILBERT-MEULENGRACHT) und eine Sekretionsschwäche des konjugierten Bilirubins (DUBIN-JOHNSON-Syndrom). Beim autosomal-rezessiv vererbten ROTOR-Syndrom sind Bilirubinaufnahme und -ausscheidung gestört. Erworbene hepatozelluläre Störungen treten bei einer Hepatitis und einer fortgeschrittenen Leberzirrhose auf.
- **Posthepatische Störung.** Bei einer Abflußbehinderung der ableitenden Gallenwege, z.B. durch Steine oder Tumoren, kommt es zu einem Anstieg des direkten Bilirubins. Diese Störung wird auch als **Cholestase** bezeichnet.

Morphologie

Alle prähepatischen und viele hepatozelluläre Störungen verlaufen ohne morphologische Auffälligkeiten der Leber. Das DUBIN-JOHNSON-Syndrom geht mit dunklen Pigmentgranula in den Hepatozyten einher. Bei den posthepatischen Störungen sieht man makroskopisch eine grüne oder goldbraune Leber, mikroskopisch sind **Gallenfarbstoffe im Zytoplasma** der Hepatozyten und als **Gallezylinder** in den Gallengängen sichtbar.

Kasuistik

Die Ehefrau eines 64jährigen Mannes bemerkt eine Gelbfärbung seiner Skleren. Bis auf eine unspezifische Abgeschlagenheit und gelegentliche epigastrische Schmerzen hat der Patient keine Beschwerden. Die beim Hausarzt bestimmten Laborwerte zeigen ein direktes Bilirubin von 1 mg/dl (normal bis 0,3), erhöhte Cholestasewerte (AP 300 U/l, γGT 70 U/l). Es liegt somit ein posthepatischer, cholestatischer Ikterus vor. Die Leber ist sonographisch bis auf einen erweiterten Ductus choledochus unauffällig, der Pankreasbereich aber bei Luftüberlagerung nicht gut einsehbar. Das CT des Abdomens zeigt einen Pankreaskopftumor, der durch Kompression einen Gallenstau verursacht. Im durchgeführten Tumorstaging finden sich keine Metastasen, der Tumor wird operativ entfernt.

14.2.3 Virushepatitis

Definition

Eine Virushepatitis ist eine Entzündung des Leberparenchyms durch eine virale Infektion.

Ätiologie/Pathogenese

An dieser Stelle soll nur auf die hepatitisspezifischen Viren eingegangen werden. Andere Viren, die u.a. auch eine Hepatitis verursachen können, sind das Herpes-simplex-Virus, das Zytomegalievirus, das EPSTEIN-BARR-Virus und das Coxsackie-Virus. Andere Ursachen für Hepatitiden sind in Kapitel 26.9.4 aufgeführt.

Tab. 14-2	Einteilung der Virushepatitiden						
Hepatitis	A	B	C	D	E	F	G
Virustyp	RNA	DNA	RNA	RNA	RNA	? (Togavirus?)	RNA
Infektions-weg	fäkal-oral	parenteral, sexuell	parenteral, sexuell	parenteral, sexuell	fäkal-oral,	enteral?	parenteral?
Inkuba-tionszeit	2–5 Wochen	1–6 Monate	$^1/_2$–7 Monate	1–6 Monate	1–2 Monate	?	?
Besonder-heit	Virus selbst nicht zyto-toxisch **periportale Nekrosen**	Virus selbst nicht zyto-toxisch **Milchglas-Hepatozyten, läppchen-zentrale Nekrose**	häufigste Form der **Post-transfusions-hepatitis** vermutlich neben T-Zell-reaktion auch direkte zell-pathogene Wirkung; oft **Gallengangs-schäden**	vermutlich auch direkte zytotoxische Wirkung	Vorkommen v.a. in Asien, Afrika	bisher nur vereinzelt beschrieben, klinische Bedeutung ungewiß	oft Ko-infektion mit Hepatitis C
Verlauf	4 Wochen	4–9 Wochen, schwer	oft asympto-matisch oder milder Verlauf der Primär-infektion; häu-figer chronisch	wie B	wie A meist milder Verlauf, bei Schwangeren häufiger fulminant (20 % letal)	schwere fulminante Infektionen	ähnlich wie C ?
Impfung	aktiv und passiv	aktiv und passiv	–	–	–	–	–
Chroni-zität	–	+ (5–10 %)	++ (> 50%)	+	–	?	+
Leberzell-karzinom	–	+	+	– ?	?	?	?

Bislang kennt man 7 verschiedene Hepatitisviren. Sie werden mit den Buchstaben A–G bezeichnet (Tab. 14-2). Es wird vermutet, daß die Viren selbst nicht zytotoxisch wirken. Dagegen scheint die Re-aktion, insbesondere der zytotoxischen T-Zellen, gegen die viralen Antigene (die z.B. im Fall der He-patitis B in die Zellmembran der Leberzelle einge-baut werden), die Zellschädigung zu verursachen. Insofern ist die akute Hepatitis Ausdruck einer Ab-wehrreaktion des Körpers. Bei einer unzureichen-den Abwehrreaktion verbleiben Viren in den Hepa-tozyten und führen zu einem chronischen Infek-tionsverlauf.

Abgesehen von den exanthematischen Viruser-krankungen wie Röteln oder Masern, sind die Virushepatitiden die häufigsten Viruskrankheiten. Erkrankung sowie der Tod durch eine Virushepatitis sind bei allen Formen meldepflichtig.

Morphologie

Die akute und chronische Verlaufsform der Hepati-tis zeigen charakteristische Unterschiede.

Akute Virushepatitis

Makroskopisch ist die Leber vergrößert und häufig gelbgrün verfärbt. Mikroskopische Kennzeichen sind:
- **Ballonierte Leberzellen.** Die Hepatozyten sind hydropisch geschwollen.
- **Einzelzellnekrosen.** Eosinophile COUNCILMAN-**Körperchen** stellen apoptotische Leberzellen dar.
- **Proliferation der KUPFFER-Sternzellen.** Durch die von ihnen und den eingewanderten Makrophagen durchgeführte Abräumreaktion finden sich Zero-id- und Siderinpigmente.
- **Lymphozytäres Infiltrat.** Es findet sich insbeson-dere in den Portalfeldern.

In schwereren Fällen finden sich **Brückennekrosen** oder **Mottenfraßnekrosen**. Bei fulminanten Ver-laufsformen kann es zum rasanten Verlust des Le-berparenchyms mit Zellverfettung kommen (**gelbe Leberdystrophie**).

Chronische Virushepatitis

Einige Formen der Virushepatitiden können chroni-fizieren. 10–30% der Hepatitis-B-Infektionen kön-nen einen chronischen Verlauf haben, bei der Hepatitis C sind es sogar bis zu 80%. Die Morphologie unterscheidet sich nicht wesentlich von anderen chronischen Lebererkrankungen. Man unterscheidet eine chronisch-persistierende von einer chronisch-aktiven Form:

- **Chronisch-persistierende Hepatitis.** Man beobachtet eine Proliferation der KUPFFER-Zellen und verbreiterte Periportalfelder mit Infiltrationen. Die Läppchenarchitektur bleibt erhalten. Diese Hepatitisform kann jahrelang bestehen, die Prognose ist eher gut.
- **Chronisch-aggressive Hepatitis.** Von den Periportalfeldern gehen Infiltrationen und Nekrosen aus, die auf die angrenzenden Läppchen übergreifen **(Mottenfraßnekrosen).** Die Läppchenarchitektur ist aufgehoben. Es kann zu einem Übergang in eine Zirrhose mit Bindegewebsvermehrung kommen.

Klinik

Die Mehrzahl der Virushepatitiden verläuft asymptomatisch. Nach einem Prodromalstadium mit grippalen Symptomen, gastrointestinalen Beschwerden und Arthralgien kommt es zur Organmanifestation. In nur 1/3 der Fälle ist der Verlauf ikterisch. Mit Beginn des Ikterus fühlt sich der Patient meist besser. Die Transaminasen sind erhöht (GPT > GOT). Es gibt keine kausale Therapie. Symptomatisch wird Bettruhe verordnet, hepatotoxische Stoffe wie Alkohol und bestimmte Medikamente (z.B. Isoniazid, Phenylbutazon) sind zu vermeiden. Bei einer akuten Hepatitis C scheint die Gabe von Interferon chronische Verläufe zu verhindern. Bei einer chronisch-aktiven Hepatitis B und C kann die Therapie mit Interferon-α in einem Teil der Fälle erfolgreich sein, im Falle der Infektion mit dem Hepatitis-C-Virus kann die Therapie mit Ribavirin erweitert werden.

14.2.4 Alkoholische Hepatopathie

In der Bundesrepublik Deutschland gibt es ca. 2,5 Millionen Alkoholkranke. Die somatischen Folgen dieser Erkrankung betreffen vor allem die Leber.

Ätiologie/Pathogenese

Zwischen der täglich konsumierten Alkoholmenge und der daraus folgenden Leberschädigung besteht eine lineare Abhängigkeit: 60 g Alkohol/d, über Jahre eingenommen, bewirken die Ausbildung einer (reversiblen) **Fettleber,** >120 g/d führen zu einer **Hepatitis** und einer **Fibrose.** Frauen reagieren empfindlicher, bei ihnen wirken bereits 20 g/d über Jahre getrunken toxisch. Zur Verdeutlichung: Pro Liter enthält Bier 50 g Ethanol, Wein 120 g und Schnaps 400–600 g.

Die pathobiochemischen Prozesse sind in Kapitel 4.1.9 dargelegt. Die Theorien zur Entstehung der Fettleber sind oben (14.1.1) beschrieben. Die hier-

auf folgende Alkoholhepatitis wird auf den Zerfall einzelner Hepatozyten zurückgeführt. Sie wirken chemotaktisch gegenüber Granulozyten und Makrophagen. Die im Endstadium auftretende Leberzirrhose ist das Ergebnis des Parenchymuntergangs, der Bindegewebsproliferation im Rahmen der Hepatitis und der direkt stimulierenden Wirkung der Alkoholabbauprodukte auf kollagensynthetisierende Zellen.

Morphologie

Man unterscheidet drei Stadien der alkoholtoxischen Leberschäden: die Fettleber, die Hepatitis und die alkoholbedingte (Fett-)Zirrhose. Es besteht ein proportionaler Zusammenhang zwischen der Gesamtmenge an Alkohol und dem Grad der Schädigung.

- **Fettleber.** Beim Alkoholabusus kommt es zunächst zur vergrößerten, gelblichen Fettleber mit glatter Oberfläche **(Steatosis hepatis 1. Grades).** Mehr als 50% der Hepatozyten sind **zentrolobulär** verfettet. Bei einer kleintropfigen Verfettung spricht man von einer fettigen **Infiltration,** eine großtropfige Verfettung wird als fettige **Degeneration** bezeichnet. In den Leberzellen finden sich vereinzelt MALLORY-bodies (s.a. Abb. 3-5) und Einzelzellnekrosen.

  Andere Ursachen für eine Fettleber sind Diabetes mellitus, Fettmast, Mangelernährung (fehlende Lipoproteine transportieren das Fett nicht mehr ab), Infektionen, toxische Stoffe wie Tetrachlorkohlenstoff, Gravidität und Gestosen.
- **Alkoholhepatitis (Fettleberhepatitis).** Bei der Fettleberhepatitis **(Steatosis hepatis 2. Grades)** sind kleinere Nekrosen und läppchenzentrale Fibroseherde entzündlich infiltriert. Die Leberzellen sind zum Teil hydropisch degeneriert, im Plasma befinden sich MALLORY-bodies („alkoholtoxisches Hyalin" aus Zytokeratinaggregaten – Nachweis mit LADEWIG- und Zytokeratinfärbung). Diese sind durch Entzündungszellen rosettenartig abgegrenzt.
- **Alkoholzirrhose.** Eine irreversible Zirrhose **(Steatosis hepatis 3. Grades)** ist erreicht, wenn zusätzlich eine Maschendrahtfibrose, durch aktive Septen zergliederte Lobuli und ein Parenchymumbau vorkommen. Die Leber ist vergrößert und derb, die Oberfläche ist feinhöckrig (s.a. Abb. 14-3).

Klinik

Typische Laborwerte, die auf einen Alkoholabusus deuten, sind eine (unspezifische) Erhöhung des MCV, erhöhte γ-GT und Transaminasen sowie ein erhöhtes CDT (Carbohydrate-deficient Transferrin). Einzig wirksame Therapie ist die Alkoholabstinenz. Die Steatosis hepatis 1. und 2. Grades sind reversibel. Als ZIEVE-Syndrom bezeichnet man das gemeinsame Vorkommen von alkoholtoxischen Leberschäden, hämolytischer Anämie und Hyperlipidämien.

15 Grundlagen zur Pathologie der Verdauung

J. Lepenies

Die Verdauung kann durch unterschiedlichste Störungen der Organfunktionen beeinträchtigt werden. Es kann z.B. die Nahrungsaufnahme gestört sein, Entzündungen und Gewebsdefekte des Magens bzw. Darms vermögen die Spaltung der Nährstoffe oder deren Aufnahme aus dem Darm zu verhindern.

15.1 Pathologie der Nahrungsaufnahme

Die Nahrungsaufnahme kann durch Mißbildungen, Entzündungen oder Tumoren gestört sein. Seltenere Ursachen sind Muskelerkrankungen oder Kollagenosen.

15.1.1 Mißbildungen

- **Ösophagusatresie.** Es handelt sich um einen nicht oder unzureichend angelegten Ösophagus. In 90% der Fälle besteht gleichzeitig eine ösophagotracheale Fistel. Da die betroffenen Kinder bereits intrauterin nicht schlucken können, bildet sich ein Polyhydramnion aus. Bei der Geburt haben die Kinder Schaum vor Mund und Nase und leiden häufig unter Erstickungsanfällen. Eine routinemäßige Sondierung des Ösophagus zur Vermeidung von Aspirationen wird diskutiert. Die OP sollte vor der ersten Nahrungsgabe erfolgen!
- **Ösophagusstenosen.** Diese sind im Vergleich zur Atresie eher selten. Das Ösophaguslumen kann durch Stenosen der Wand verengt sein. Eine Kompression von außen entsteht z.B. durch einen abnormal angelegten Aortenbogen oder eine A. lusoria (atypische rechte A. subclavia, die aus der Aorta descendens abgeht und meist hinter der Speiseröhre nach oben steigt). Beide führen durch Kompression zu einer Ösophagusstenose. Klinisches Symptom ist die Dysphagie (Schluckstörung).

15.1.2 Entzündungen

- **Ösophagitis.** Eine Ursache von Entzündungen des Ösophagus ist z.B. die **Refluxkrankheit** bei unvollständigem Kardiaverschluß. Dadurch fließt Magensaft in die Speiseröhre zurück. Eine Soor-Ösophagitis entsteht bei immungeschwächten Patienten durch Candida-Infektion. Es finden sich graugelbe Beläge und Nekrosen.

15.1.3 Tumoren

- **Ösophaguskarzinom.** Es betrifft eher Männer über 45 Jahre; prädisponierend sind Nikotin- und Alkoholabusus. Hauptsächlich kommt es an physiologischen Engen (Krikoid, Bifurkation, Aortenbogen und Hiatus oesophageus des Zwerchfells) vor. Meist handelt es sich um ein Plattenepithelkarzinom (s.a. Kap. 26.4.3).
- **Mediastinaltumoren.** Lymphome des Mediastinums z.B. können von außen zur Kompression der Speiseröhre führen.

15.1.4 Schluckstörungen bei anderen Erkrankungen

- **Myasthenia gravis.** Durch eine Blockade der Azetylcholinrezeptoren ermüdet die Muskulatur schnell (s. Kap. 37.2.1).
- **Dermatomyositis.** Diese Autoimmunerkrankung ist eine seltene Ursache für eine gestörte Nahrungsaufnahme, die Muskulatur ist dabei schwach und schmerzhaft (s. Kap. 5.2.3 und 22.6.2).
- **Sklerodermie.** Durch Verhärtung des Bindegewebes kommt es zu einem starren, unflexiblen Ösophagus (s. Kap. 5.2.3).

15.2 Entzündung des Magens

Definition

Eine Entzündung der Magenschleimhaut heißt Gastritis. Es handelt sich um eine Gewebsschädigung und Infiltration der Schleimhaut mit Granulozyten (akut) oder Plasmazellen/Lymphozyten (chronisch).

Ätiologie/Pathogenese

Akutes oder chronisches Einwirken von Noxen wie **Alkohol, Nikotin, Medikamente** (ASS, Kortikoide), **Bakterien, Streß, Traumata** (Verbrennung, Verätzung) schädigt die Magenschleimhaut. Bei Immunsupprimierten kann es auch zu infektiösen, akuten Gastritiden kommen (Zytomegalie-, Herpes-simplex-Virus). Die Bedeutung der Helicobacter-pylori-(HP)-Gastritis wurde lange unterschätzt. Im folgenden soll genauer auf die Schädigung durch Helicobacter und nicht-steroidale Antiphlogistika eingegangen werden.

- **Helicobacter pylori**. Es handelt sich um ein meist bogenförmiges Bakterium mit typischen Geißeln. Das Vorkommen des Erregers ist sehr häufig, die Prävalenz liegt bei Erwachsenen um 50 %. Die Übertragung erfolgt fäkal-oral und durch Tröpfcheninfektion. Der Nachweis gelingt bereits mit der H.E.-Färbung. Durch eine Versilberung lassen sich die Keime deutlich nachweisen. Beim CLO-Test (Campylobacter-like organism, frühere Bezeichnung für H. pylori) wandelt die Urease der Bakterien einer endoskopisch gewonnenen Gewebeprobe Harnstoff zu Ammoniak um, diese Reaktion wird durch einen pH-Anstieg sichtbar gemacht. Der Harnstoff-Atemtest funktioniert ebenfalls über die Urease-Reaktion und kann als Verlaufskontrolle verwertet werden. Die schädigende Wirkung des Keims auf die Magenschleimhaut beruht auf einer möglichen Hemmung des schützenden Magenschleims, der Herstellung toxischer Produkte und der Abwehrreaktion des Immunsystems gegen den Erreger.
- **Nicht-steroidale Antiphlogistika**. Zu diesen Medikamenten gehören z.B. die Acetylsalicylsäure, Indometacin, Diclofenac. Die schädigende Wirkung entsteht z.B. über direkte aggressive Wirkung auf die Schleimhaut (z.B. durch Radikalbildung), sie hemmen aber auch schleimhautprotektive Faktoren (z.B. die Hemmung der Prostaglandinsynthese).

Man unterteilt in akute und chronische Gastritiden. Die Sydney-Klassifikation (1990) berücksichtigt ätiologische, histologische und endoskopische Kriterien. Histologische Kriterien sind die Ätiologie, Topographie und Morphologie, wobei die Aktivität der Entzündung, die Atrophie der Drüsenkörper, Metaplasien, HP-Besiedlung und die lymphoplasmazelluläre Infiltration berücksichtigt werden. Die endoskopischen Kriterien unterscheiden eine erythematöse Gastritis von einer Gastritis mit Erosionen, Atrophie, Hämorrhagie, Riesenfalten oder Reflux. Die ABC-Klassifikation unterscheidet die chronischen Gastritiden nach ätiologischen und morphologischen Gesichtspunkten (Tab. 15-1).

15.2.1 Akute Gastritis

Morphologie

Makroskopisch sichtbar sind eine **Schwellung** und eine **Rötung** der Schleimhaut. Evtl. blutet sie, oder die zerstörten oberen Schleimhautschichten sind mit Fibrin belegt **(erosive Gastritis).** Oft sieht man vergröberte Schleimhautfalten.

Mikroskopisch zeigen sich eine Schwellung der oberen Schleimhautschichten, vereinzelte Nekrosen und Infiltrationen mit Granulozyten (Abb. 15-1).

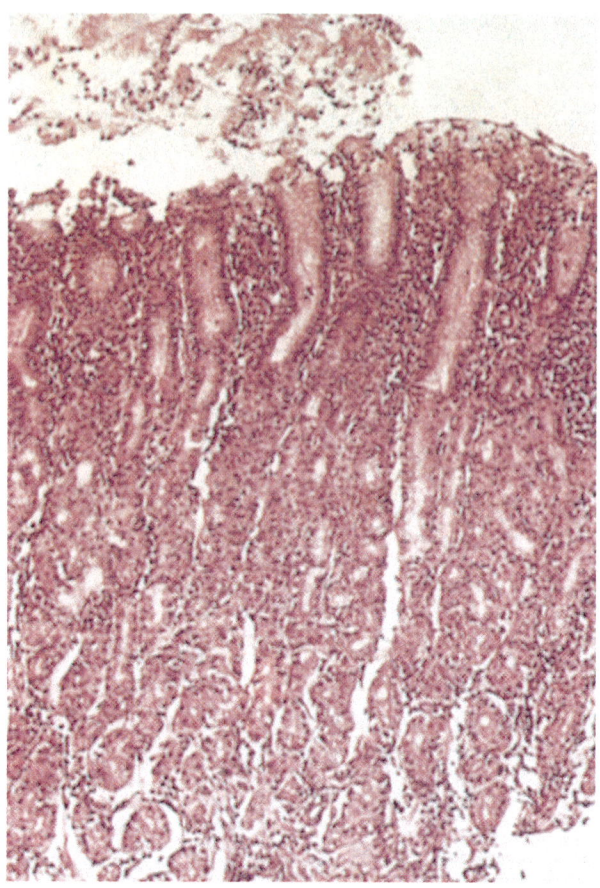

Abb. 15-1   Akute Gastritis. Man sieht dichte entzündliche Infiltrate vor allem des oberflächlichen Epithels. Kleinere Epitheldefekte der Leistenspitzen sind mit Fibrin bedeckt.

Klinik
Typische Symptome sind der epigastrische Schmerz, Übelkeit und Druckgefühl. Bei erosiver Gastritis kommt es häufig zum Bluterbrechen (Hämatemesis) oder Teerstuhl.

15.2.2 Chronische Gastritis

Die chronische Gastritis (Abb. 15-2) wird nach der ABC-Klassifikation (Tab. 15-1) eingeteilt. Dieser Klassifikation liegen ätiologische und morphologische Kriterien zugrunde.

Morphologie

Makroskopisch sieht man entweder verdickte gerötete oder atrophische, abgeflachte Falten. Die Gastritis beginnt meist im Antrum, dann dehnt sie sich auf Korpus und Fundus aus.

Mikroskopisch erfolgt eine Einteilung in unterschiedliche Schweregrade:
- **Grad 1 – Oberflächengastritis.** Das obere Schleimhautdrittel ist mit Lymphozyten und Plasmazellen infiltriert, die Epithelzellen können degenerativ verändert sein.

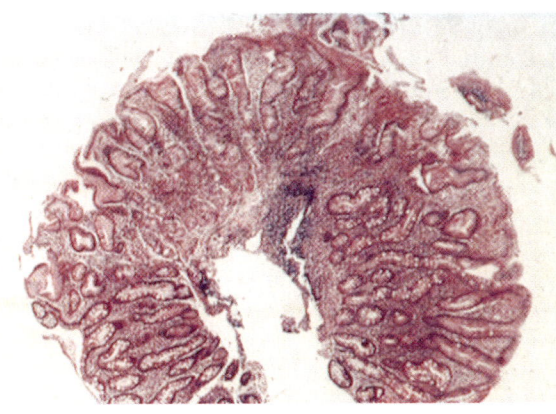

Abb. 15-2 Chronische Gastritis. Links und rechts im Bild ist die Magenschleimhaut im Sinne einer intestinalen Metaplasie umgewandelt. In der Mitte sind nur noch vereinzelt Beleg- und Hauptzellen zu sehen. Es handelt sich um eine chronisch-atrophische Gastritis mit intestinalen Metaplasien.

- **Grad 2 – chronisch-aktive Gastritis.** Typisch ist eine dichte Infiltration der Schleimhaut, zusätzlich auch mit **Granulozyten.** Die Drüsenstruktur ist noch intakt, im oberflächlichen Bereich liegen veränderte Epithelzellen. Haupt- und Belegzellen gehen verloren.
- **Grad 3 – chronisch-atrophische Gastritis.** Die Infiltration reicht bis in die Muscularis mucosae, Drüsen atrophieren. Reaktiv kommt es zur **foveolären Hyperplasie** (Vergrößerung der Foveolae und Auskleidung mit hyperplastischem Epithel).
- **Grad 4 – chronische Gastritis mit intestinalen Metaplasien.** Die Magenschleimhaut wandelt sich zu Bürstensaumepithel mit Becherzellen und PANETH-Körnerzellen (Dünndarm!) um **(intestinale Metaplasie).** Es kann zu Dysplasien kommen. Die intestinale Metaplasie ist prädisponierend für ein Magenkarzinom (Präkanzerose!).

Komplikationen

Die gestörte Magenfunktion kann zur **Maldigestion** (gestörte Verdauung) führen. Die chronisch atrophische Gastritis hat eine **Anämie** durch Vitamin-B$_{12}$-Mangel (Atrophie bewirkt mangelnde Produktion von Intrinsic-Faktor durch die Belegzellen → geringere Vitamin-B$_{12}$-Aufnahme → megaloblastäre Anämie) zur Folge.

15.3 Substanzdefekte

15.3.1 Erosion

Es handelt sich hierbei um einen Gewebsdefekt der Magenschleimhaut unter Erhaltung der Muscularis mucosae (Abb. 15-3). Ursache sind z.B. Mikrozirkulationsstörungen (Schockerosion). Komplikationen sind Blutungen und mögliche Entwicklung eines Geschwürs (Ulkus).

15.3.2 Ulcus ventriculi et duodeni

Definition

Unter einem Ulkus versteht man einen Schleimhautdefekt, bei dem die Muscularis mucosae zerstört ist.

Geschwüre des Duodenums treten eher bei Jüngeren (um 40 Jahre) auf und sind etwa dreimal so häufig wie die des Magens (betrifft eher Patienten um 60 Jahre). Die Inzidenz ist deutlich abhängig von geographischen Unterschieden. Ulcera ventriculi treten häufiger in Japan und Nordeuropa (Schweden, Norwegen) auf, Ulzera des Duodenums finden sich dagegen eher in Deutschland oder den USA. Männer sind häufiger betroffen.

Ätiologie/Pathogenese

Entscheidend ist ein **Ungleichgewicht** zwischen schleimhautaggressiven und schleimhautprotektiven Substanzen.

Tab. 15-1 ABC-Klassifikation der chronischen Gastritis

Gastritis-Typ	Pathogenese	Morphologie	Lokalisation
Typ-A-Gastritis Autoimmungastritis 5%	**Autoantikörper** gegen Belegzellen oder gegen Intrinsic-Faktor führen zur **Achlorhydrie;** assoziiert mit anderen Autoimmuerkrankungen (z.B. HASHIMOTO-Thyreoiditis); umstrittenes Karzinom-Risiko	Infiltrat mit vielen Lymphozyten und Plasmazellen; Drüsenkörperatrophie; evtl. intestinale Metaplasie	Korpus
Typ-B-Gastritis bakterielle Gastritis 85%	Infektion der Schleimhaut mit **Helicobacter pylori, Hypochlorhydrie;** Ulzera, Karzinome und MALT-Lymphome haben eine höhere Inzidenz	zusätzlich granulozytäres Infiltrat	Antrum, aszendierend
Typ-C-Gastritis chemisch-induzierte Gastritis 5–10%	Gallereflux, Medikamente, Alkohol	ödematöse Schleimhaut, deformierte Foveolae, Infiltrat auf Stroma beschränkt	Antrum (bei Gallereflux), sonst keine bevorzugte Lokalisation

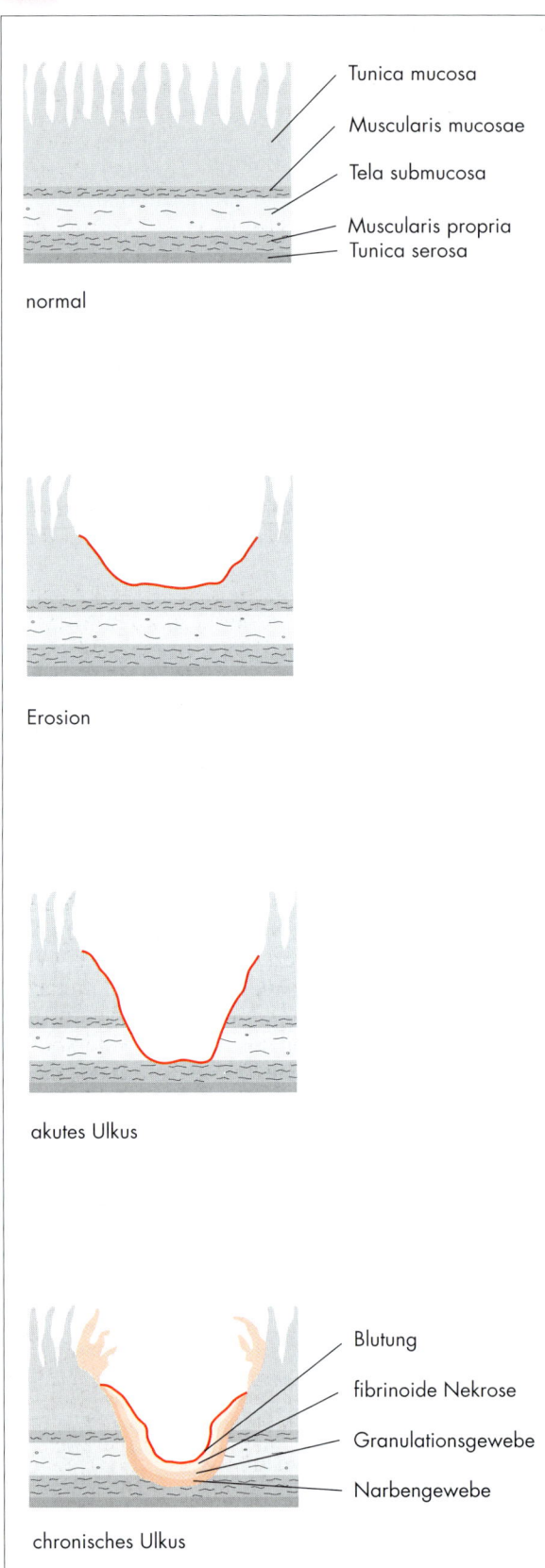

normal

Erosion

akutes Ulkus

chronisches Ulkus

Labels: Tunica mucosa, Muscularis mucosae, Tela submucosa, Muscularis propria, Tunica serosa

Labels (chronisches Ulkus): Blutung, fibrinoide Nekrose, Granulationsgewebe, Narbengewebe

Abb. 15-3 Erosion und Ulkus. Als Erosion bezeichnet man einen Substanzdefekt mit erhaltener Muscularis mucosae. Das chronische Ulkus zeigt einen charakteristischen Wandaufbau (s. Text).

Aggressive Faktoren sind z.B. HCl, Pepsin, Galle, Streß, Rauchen, Alkohol, Medikamente (ASS, nicht-steroidale Antiphlogistika) und vor allem Helicobacter pylori. Bei über 80 % der Ulcera duodeni (etwas weniger oft beim Ulcus ventriculi) findet sich eine Assoziation zur Infektion mit Helicobacter pylori.

Zusätzlich können die **schützenden körpereigenen Faktoren** beeinträchtigt sein (z.B. Störung der Schleim-Bikarbonat-Produktion, fehlerhafte Epithelregeneration und Mikrozirkulationsstörungen). Den Prostaglandinen wird eine Schlüsselrolle bei der Regulation der protektiven Mechanismen zugesprochen (Hemmung der Prostaglandinsynthese durch Azetylsalizylsäure!).

Pathogenetisch ist die **Magensaftproduktion erhöht (Hyperchlorhydrie)** und/oder die **Schleimhautbarriere gestört.** Die Stimulation mit Gastrin (wie beim ZOLLINGER-ELLISON-Syndrom) führt zur **glandulären** (Belegzell-)**Hyperplasie** der Magenschleimhaut mit vermehrter Säureproduktion. Die schädigende Wirkung durch Helicobacter und nicht-steroidale Antiphlogistika wurde bereits bei der Gastritis erläutert. Die ulzerogene Wirkung von Kortikoiden ist nicht eindeutig belegt, das Risiko einer Ulkuskrankheit steigt aber signifikant bei einer Therapie mit Kortikoiden und nicht-steroidalen Antiphlogistika. Beim Hyperparathyreoidismus kommt es durch eine gesteigerte Gastrinproduktion zur vermehrten Magensaftproduktion. Auffällig ist eine Assoziation der Ulcera duodeni mit der Blutgruppe 0.

Morphologie

Ein Ulkus des Magens findet sich am häufigsten an der kleinen Kurvatur, ein Ulkus des Duodenums am Bulbus duodeni (dort auch häufig sich gegenüberliegende Geschwüre: **kissing ulcers).**

- **Akute Ulzera.** Akute Geschwüre sind Schleimhautdefekte mit weichem Rand und präsentieren sich als Defekt mehrerer Schichten einschließlich der Muscularis mucosae.
- **Chronische Ulzera.** Makroskopisch haben chronische Geschwüre einen derben, wallartigen Rand mit strahlenförmig auf diesen zulaufenden Schleimhautfalten. Der Grund des Geschwürs kann mit einer fibrinoiden Schorfnekrose (Quellungsnekrose) oder organisiertem Granulationsgewebe belegt sein.

Mikroskopisch zeigen chronische Ulzera einen charakteristischen schichtartigen Wandaufbau (Abb. 15-3): Der Ulkusgrund wird von **Narbengewebe** bedeckt, darüber liegt z.T. organisiertes **Granulationsgewebe.** Denaturierte Kollagenfasern bilden die **fibrinoide Nekrosezone,** die von Zelltrümmern und Entzündungszellen belegt sein kann. Der Rand des Geschwürs wird von den defekten Schichten der Schleimhaut gebildet. In der oberen Schleimhaut findet sich **hyperplastisches Epithel,** das den wallartigen Rand bildet. Die Randgefäße sind verengt und entzündet **(Endangiitis obliterans).**

Komplikationen

- **Blutung.** Bei der seltenen **Exulceratio simplex** Dieulafoy befindet sich eine abnorme großkalibrige Gefäßschlinge unter der Muscularis mucosae. Sie kann nach einer Arrosion zu einer akuten, lebensgefährlichen Blutung führen. Aber auch normale Ulcera können zu starken Blutungen führen.
- **Perforation.** Ein Ulkus kann in die Bauchhöhle oder in Nachbarorgane perforieren.
- **Narben.** Sie können zu Stenosen (**Sanduhrmagen**), einer Wandschwäche (Divertikelbildung) oder zu Verwachsungen führen.
- **Penetration.** Ein Ulkus kann in andere Organe (Pankreas, Leber, Milz) penetrieren.
- **Maligne Entartung.** Sie ist beim Magengeschwür eher selten (3 %) und tritt beim Duodenalgeschwür so gut wie nicht auf. Man unterscheidet das **Karzinom im Ulkus** (Entstehung des Karzinoms im Ulkusgrund) vom **ulzerierten Karzinom.**

Klinik

Ulzera verursachen epigastrische Schmerzen und Übelkeit. Gelegentlich kann eine Besserung der Symptomatik nach dem Essen bei Duodenalgeschwüren, eine Verschlechterung bei Magengeschwüren beobachtet werden. Durch nicht-steroidale Antiphlogistika entstandene Ulzera verursachen oft keine Schmerzen und bluten häufiger.

Bei Nachweis von Helicobacter pylori ist eine Eradikationstherapie mit einem Tripleschema angezeigt: Über eine Woche gibt man Protonenpumpenhemmer + Clarithromycin + Amoxicillin oder Metronidazol.

15.4 Magentumoren

15.4.1 Magenkarzinom

Definition

Das Magenkarzinom betrifft häufiger Männer von 60–70 Jahren. Auffällig ist eine Assoziation mit der Blutgruppe A. Man findet eine geographische Häufung (Japan). Die in Japan hohe Inzidenz (65/100 000 Männer) hat dort zur Einführung von Gastroskopien als reguläre Screening-Methode (!) geführt.

Ätiologie/Pathogenese

Die **Helicobacter pylori-assoziierte Gastritis** ist der wichtigste Risikofaktor für die Entwicklung eines Magenkarzinoms. Andere Risikofaktoren sind **Polypen**, eine **chronisch-atrophische Gastritis** mit intestinaler Metaplasie (Grad IV), ein **Alkoholabusus**, **Nitrosamine** (Pökelsalz) und **Aflatoxine**. Magenteilresektionen und Anazidität prädisponieren ebenfalls. Studien an japanischen Einwanderern in den USA konnten eine abnehmende Inzidenz in den fol-

genden Generationen zeigen. Es werden also eher Umweltfaktoren als genetische Ursachen eine Rolle spielen. Eine obst- und gemüsehaltige Diät wirkt offenbar durch die Bereitstellung von Antioxidantien schützend.

Morphologie

Das Magenkarzinom ist vor allem im Antrum und Pylorus lokalisiert. Das **Magenfrühkarzinom** ist auf Mukosa oder Submukosa beschränkt, die tiefer liegenden Schichten sind nicht betroffen. Dennoch sieht man häufig lymphogene Metastasen. (Es handelt sich nicht um ein Carcinoma in situ, da es ein infiltratives Wachstum und Metastasen gibt!) Im Gegensatz zur schlechten Prognose des „richtigen" Karzinoms liegt die 5-Jahres-Überlebensrate dennoch bei 75–90%.

Das **fortgeschrittene Magenkarzinom** präsentiert sich makroskopisch als exophytischer, diffus-infiltrativer oder ulzerierender Tumor.

Mikroskopisch handelt es sich meist um **Adenokarzinome.** Je nach den vorherrschenden Strukturen unterscheidet man **papilläre** und **tubuläre** von **muzinösen** (schleimbildenden) oder **szirrhösen** (undifferenziert mit viel Bindegewebe und Narben) Karzinomen. Das **Gallertkarzinom** zeichnet sich durch massive Schleimbildung aus. Beim **Siegelringzellkarzinom** (Abb. 15-4) sind die Zellen prall mit Schleim gefüllt, die Zellkerne an den äußeren Rand gedrängt, die PAS-Reaktion zeigt eine intensive Rotfärbung des Zellinhalts.

Zunächst zeigen Magentumoren ein kontinuierliches Wachstum und lymphogene Metastasen. Oft sind die supraklavikulären Lymphknoten (**Virchow-Drüse**) betroffen. Die hämatogene Metastasierung erfolgt in die Leber, Lunge, Knochen und Nebennieren. Das Peritoneum ist durch eine **kavitäre Metastasierung** betroffen. Beim Siegelringzellkarzinom entstehende **Abtropfmetastasen** im Ovar werden als **Krukenberg-Tumor** bezeichnet.

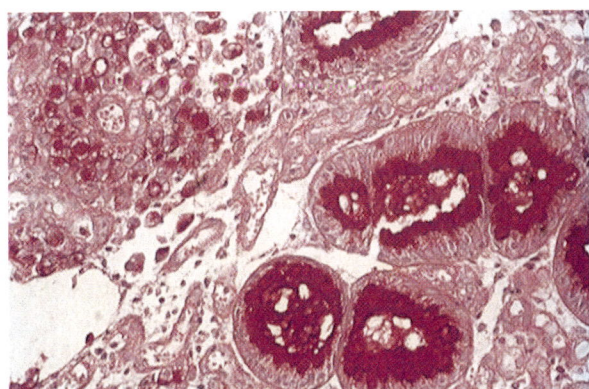

Abb. 15-4 Siegelringzellkarzinom des Magens. Im Bild sind Foveolae quer angeschnitten. Dazwischen liegen große, rundliche Zellen mit randständigem Zellkern und schaumigem Zytoplasma. In der PAS-Reaktion läßt sich der Schleim in den Zellen mit einer tiefroten Färbung sichtbar machen.

Tab. 15-2   TNM-Klassifikation des Magenkarzinoms

Tis	Carcinoma in situ
T1	Submukosa befallen (Frühkarzinom)
T2	Muscularis propria und Subserosa befallen
T3	Serosa befallen
T4	benachbarte Strukturen infiltriert
N1	perigastrische Lymphknoten
M1	Fernmetastasen

Tabelle 15-2 zeigt die TNM-Klassifikation des Magenkarzinoms.

Die modifizierte LAURÉN-Klassifikation orientiert sich am Wachstumsmuster und ist für die Ausdehnung der chirurgischen Resektion wichtig. Die ursprüngliche Einteilung unterschied intestinales vom diffusen Wachstum. Da die Zuordnung nicht immer eindeutig war (diffus wachsende Tumoren z.B. auch intestinale Merkmale zeigen können) wurde die Einteilung modifiziert.

- **Glanduläres Wachstum.** Der Tumor zeigt drüsige Strukturen und eine Schleimproduktion. Diese Form hat eine bessere Prognose. Bei expansiv wachsenden, drüsenbildenden Tumoren ist eine erhöhte Produktion von E-Cadherin nachweisbar. Dieses Glykoprotein ist für den Zellzusammenhang verantwortlich und verhindert eine Tumorinvasion. E-Cadherin-positive Magenkarzinome haben eine bessere Prognose.
- **Diffus-infiltratives Wachstum.** Undifferenzierte Strukturen sind typisch für diese Wachstumsart. Makroskopisch sind die Grenzen unscharf, die Prognose dieser Form ist schlechter.

Beide Tumorformen können **intestinale**, **gastrale** oder **Mischformen** aufweisen.

Klinik

Die Symptome sind meist unbestimmt, insgesamt ist die Anamnese der Beschwerden sehr kurz. Da die 5-Jahres-Überlebensrate beim fortgeschrittenen Karzinom nur um 35% liegt, ist die frühe Diagnose entscheidend. Für die postoperative Nachsorge können Tumormarker (CA 72-4 oder CA 19-9) eingesetzt werden.

Kasuistik

Ein 66jähriger Mann hat seit über einem halben Jahr Magenbeschwerden. Seit einigen Wochen bemerkt er eine schwarze Färbung des Stuhls. Die körperliche Untersuchung ist unauffällig. Es wird zunächst ein Ulkus vermutet und mit Antazida therapiert. Dennoch kommt es zu keiner Besserung. Eine durchgeführte Gastroskopie zeigt ein Ulkus im Antrumbereich. Im Biopsiematerial wird ein Adenokarzinom entdeckt; das daraufhin durchgeführte Staging ergibt befallene Lymphknoten im Oberbauch und Lebermetastasen.

15.4.2 MALT-Lymphom des Magens

1–3% aller Tumoren des Magens sind MALT-Lymphome (**m**ucosa-**a**ssociated **l**ymphoid-like **t**issue). Sie können aus einer Helicobacter pylori-assoziierten Gastritis hervorgehen. In einigen Studien wurde beschrieben, daß das MALT-Lymphom in der Mehrzahl der Fälle durch eine alleinige Eradikationstherapie erfolgreich behandelt werden konnte. Es handelt sich meist um niedrig-maligne B-Zell-Lymphome, die lange Zeit auf den Magen beschränkt bleiben. Gelegentlich kann es auch als gastrointestinale Manifestation eines anderen Lymphoms auftreten.

15.5 Malassimilationssyndrome

Malassimilationssyndrome umfassen die gestörte Nährstoffaufnahme durch Maldigestion und/oder Malabsorption. Eine Trennung dieser beiden Syndrome ist nicht immer möglich.

15.5.1 Maldigestion

Unter einer Maldigestion versteht man eine Störung der Verdauung. Häufigste Ursache ist eine verminderte Enzymaktivität. Diese kann z.B. durch das Fehlen der sezernierenden Zellen (nach einer Magenresektion) verursacht werden oder durch Sekretionsstörungen, wie sie u.a. bei der Mukoviszidose (s. Kap. 16.5) oder bei Gallensteinen auftreten können. In diesem Kapitel wird die Maldigestion am Beispiel der Pankreasinsuffizienz infolge einer Pankreatitis genauer besprochen.

Pankreasinsuffizienz durch eine Pankreatitis

Ätiologie/Pathogenese

Häufigste Ursachen der akuten Pankreatitis sind **Gallenwegserkrankungen** und der **Alkoholabusus**. Seltenere Ursachen sind Adipositas, Operationen, Nahrungsexzesse, Hyperkalzämie (z.B. beim primären Hyperparathyreoidismus), Hyperlipidämien und Medikamente (Kortikoide, Thiazide). Eine chronische Pankreatitis entsteht zu mehr als 80% durch Alkoholabusus.

Als pathogenetische Mechanismen spielen der Aufstau des Pankreassekretes, eine direkte Zellschädigung durch Noxen und evtl. eine Störung intrazellulärer Transportmechanismen mit vorzeitiger Enzymaktivierung eine Rolle. In jedem Fall bedeutsam ist der Anstieg der Trypsinogenkonzentration mit nachfolgender Abspaltung von Trypsin. Trypsin aktiviert Proteasen und Phospholipase A_2, die Gangepithelien werden „angedaut" (**Autodigestion**, Selbstverdauung).

Morphologie

- **Grad 1 – leichtgradige Pankreatitis.** Sie beschränkt sich auf das Pankreas. Es ist makroskopisch grau und geschwollen. Man findet kaum Parenchymne-krosen (aber einige Fettgewebsnekrosen) und ein entzündliches Infiltrat im ödematösen Stroma.

- **Grad 2 – mittelschwere Pankreatitis.** Das Pankreas ist von Nekrosen durchzogen.
- **Grad 3 – hämorrhagische Pankreatitis.** Die gesamte Drüse ist rot-schwarz mit graugelben Nekrosen. Dazwischen, sowie im übrigen Bauchraum, erkennt man sogenannte kalkspritzerartige Fettgewebsnekrosen (s.a. Abb. 3-12). Diese entstehen durch die Ausfällung von Kalziumsalzen und deren Reaktion mit Fettsäuren. Mikroskopisch sieht man schollige Nekrosen und lymphozytäre Infiltrate.

Als Komplikation können sich **Pseudozysten** (Hohlräume ohne Epithelauskleidung, die auch extrapankreatisch liegen können) oder Abszesse ausbilden.

Im Falle einer Chronifizierung kommt es zur **Pankreasfibrose,** die auf einzelne Segmente beschränkt bleiben kann oder das gesamte Organ durchsetzt. Die durch den Verlust des funktionstüchtigen Parenchyms resultierende exo- und endokrine Insuffizienz kennzeichnet die Symptome der chronischen Form, die – im Gegensatz zur akuten – sehr schleichend verläuft; charakteristisch ist die Gewichtsabnahme, die aus der mangelhaften Verdauung der Nahrung resultiert (Maldigestion). Die fettigen Stühle **(Steatorrhö)** entstehen durch das Fehlen der Pankreaslipase.

Klinik

Der akute Beginn mit heftigem, konstantem Oberbauchschmerz und Übelkeit ist recht typisch für die akute Pankreatitis. Unter Umständen nehmen die Patienten eine gebückte „Pankreas-Stellung" ein. Weitere Symptome sind Übelkeit und Erbrechen, ein diffus druckschmerzhaftes Abdomen und leise Darmgeräusche. Man sieht häufig auf die linke Seite beschränkte Pleuraergüsse und Aszites. Charakteristisch ist die Erhöhung der Lipase-Werte auf mehr als das Vierfache der Norm. Die Ausbildung von Nekrosen hat einen entscheidenden Einfluß auf die Prognose. Die Letalität beträgt etwa 10%. Die hämorrhagische Pankreatitis endet häufig tödlich durch einen schweren Kreislaufschock. Durch die Aktivierung proteolytischer Kallikreine kommt es zur Bildung von vasoaktiven Kininen, die durch eine Gefäßerweiterung und Erhöhung der Kapillardurchlässigkeit zur Schocksymptomatik führen.

Die chronische Pankreatitis ist nur im akuten Schub schmerzhaft. Symptome der Maldigestion sind: **Gewichtsabnahme** durch mangelnde Verdauung der Nahrung, **Steatorrhö** (Fettstühle) durch Fehlen der Pankreaslipase, **Diarrhö, Mangel fettlöslicher Vitamine.** In den meisten Fällen besteht auch eine endokrine Pankreasinsuffizienz, es entwickelt sich ein insulinpflichtiger **pankreatogener Diabetes mellitus.** Der Vitaminmangel kann sich z.B. als Blutungsneigung (Vitamin K), Osteomalazie oder Rachitis (Vitamin D) äußern.

15.5.2 Malabsorption

Hierunter versteht man eine Störung des Nährstofftransportes ins Blut. Als **primäre** Malabsorption bezeichnet man angeborene Störungen wie die Hartnup-Krankheit (eine gestörte Tryptophanresorption führt zu Lichtdermatose und Oligophrenie) oder die Kohlenhydratmalabsorption. **Sekundäre** Malabsorptionssyndrome entstehen bei der Divertikulose oder bei Darmtumoren, bei Zuständen mit gestörter intestinaler Durchblutung, nach einer Dünndarmresektion (Kurzdarmsyndrom), bei Laktasemangel oder bei chronisch-entzündlichen Darmerkrankungen.

Exemplarisch sollen hier die **glutensensitive Enteropathie** und der **Morbus WHIPPLE** angesprochen werden.

Klinik

Die klinische Unterscheidung zur Maldigestion ist nicht eindeutig. Bei der Malabsorption sind auch die Resorption der Kohlenhydrate und der nichtfettlöslichen Vitamine (z.B. B_{12}) gestört.

Glutensensitive Enteropathie

Definition

Bei der glutensensitiven Enteropathie handelt es sich um eine Unverträglichkeit von Gluten, die zu einer chronischen Verdauungsinsuffizienz führt. Bei Kindern bezeichnet man sie als **Zöliakie,** sind Erwachsene betroffen, spricht man von der **einheimischen Sprue.**

Im Gegensatz dazu kommt die **tropische Sprue** v.a. in Asien, im Pazifischen Raum und in Zentralamerika vor. Sie hat eine ähnliche Symptomatik, ist aber wahrscheinlich infektiöser Genese.

Ätiologie/Pathogenese

Durch die angeborene Unverträglichkeit von Gluten (Klebereiweiß in bestimmten Getreidearten, die allergische Reaktion richtet sich gegen die Gliadinfraktion) kommt es zur gestörten Resorption der Nahrungsspaltprodukte. Man vermutet einen Autoaggressionsmechanismus gegen epitheliale Verankerungsfibrillen. Die Erkrankung ist mit dem HLA-DR3 assoziiert.

Morphologie

Das Darmlumen ist dilatiert, die Schleimhaut zeigt einen **Reliefverlust** und ein Wandödem. Mikroskopisch sieht man ein degeneriertes Zottenepithel und eine herdförmige **Zottenatrophie, Lymphozyteninfiltrate,** eine **Kryptenhyperplasie** und vermehrt Becherzellen (Abb. 15-5).

Klinik

Typisch sind Diarrhö mit Steatorrhö (Fettstühle), eine Unterernährung und ein Vitaminmangel

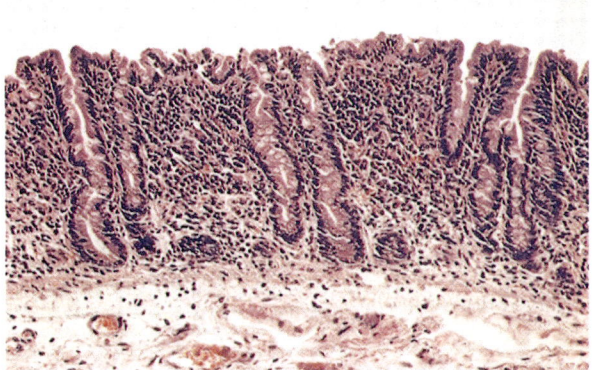

Abb. 15-5 Zöliakie. Die Abbildung zeigt deutlich die abgeflachten Zotten und die hyperplastischen Krypten. Dazwischen sieht man Infiltrationen mit Entzündungszellen.

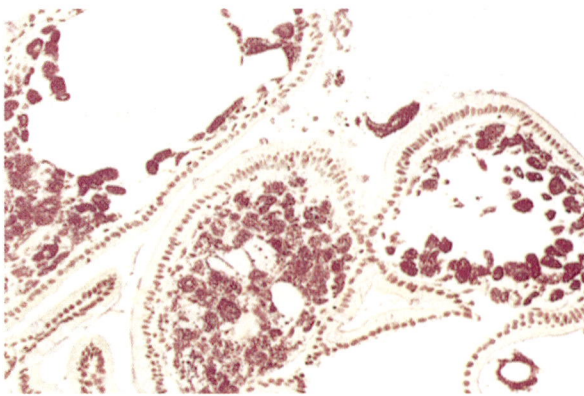

Abb. 15-6 Morbus WHIPPLE. In der PAS-Färbung sieht man deutlich Zellelemente im Stroma der Zotten, die PAS-positives Material enthalten. Die Lymphspalten sind zystisch vergrößert, das Zottenepithel ist abgeflacht.

(Anämie durch Vitamin-B$_{12}$-Mangel). Es lassen sich Antikörper gegen Antigliadin (AGA-G) nachweisen. Unter einer glutenfreien Diät (kein Weizen, kein Hafer, keine Gerste, kein Roggen) sind die Patienten beschwerdefrei. Eine seltene Spätkomplikation sind T-Zell-Lymphome des Dünndarms.

Morbus Whipple

Definition

Der Morbus WHIPPLE (**intestinale Lipodystrophie**) ist eine durch **Tropheryma whippelii** verursachte Erkrankung des Dünndarms. Bevorzugt sind Männer von 30–60 Jahren betroffen.

Ätiologie/Pathogenese

Nach Phagozytose der Bakterien durch Makrophagen bleiben diese in der Mukosa liegen und verursachen einen Lymphstau. Folge ist die Malabsorption.

Morphologie

Histologisch sieht man **verquollene Zotten, atrophisches Epithel** und weite Lymphgefäße. In der Mukosa liegen **Speicherzellen** mit Lipidtropfen und PAS-positivem Material (Bakterientrümmer) im Zytoplasma (Abb. 15-6). Elektronenmikroskopisch werden diese **sickle particle-containing cells** (SPC) sichtbar.

Klinik
Neben den typischen Malabsorptionssymptomen (Gewichtsverlust, massive, übelriechende Stühle, Muskelschwäche und Anämie) sieht man häufig extraintestinale Erscheinungen, wie Polyarthritis, Polyserositis, Fieber, Lymphknotenschwellungen und eine bräunliche Hautpigmentierung. Man vermutet, daß diese Erscheinungen auch durch erregerhaltige Makrophagen hervorgerufen werden.

Therapeutisch gibt man über mehrere Monate ein Antibiotikum (z.B. Cotrimoxazol).

15.6 Tumorartige Läsionen des Dickdarms und kolorektales Karzinom

Zu den tumorartigen Läsionen des Darms zählen vor allem die Polypen. Das kolorektale Karzinom entsteht häufig aus entarteten neoplastischen Polypen.

15.6.1 Dickdarmpolypen

Definition

Polypen sind makroskopisch erkennbare Gewebswucherungen über dem Schleimhautniveau. Bei über 60jährigen finden sich in mehr als 20% der Fälle Polypen. Es erfolgt eine Unterscheidung von **nichtneoplastischen** und **neoplastischen** Polypen.

Nichtneoplastische Polypen

Hierzu gehören die hyperplastischen, entzündlichen, lymphoiden und juvenilen Polypen.
- **Hyperplastische Polypen.** Dies ist die häufigste Form der Polypen (80%). Sie kommen v.a. im Colon sigmoideum und Rektum vor. Die Zellen sind normal differenziert. Die Polypen haben durch die aufgeworfenen Epithelfalten einen Sägeblattaspekt. Das Entartungsrisiko ist gering.
- **Entzündliche und lymphoide Polypen.** Entzündliche Polypen sind Pseudopolypen aus entzündlichem überschießendem Granulationsgewebe. Man beobachtet sie bei chronisch-entzündlichen Darmerkrankungen. Bei den lymphoiden Polypen handelt es sich um Schleimhautveränderungen durch eine **Hyperplasie des MALT** (**m**ucosa **a**ssociated **l**ymphoid **t**issue).
- **Juvenile Polypen (Retentionspolypen).** Sie treten familiär gehäuft per definitionem bei Kindern auf.

Meist finden sich multiple Polypen, die Grenze zur juvenilen Polypose ist nicht klar definiert. Die Polypen können aus den hyperplastischen Polypen hervorgehen, haben aber meist eine glatte Oberfläche und eine zystische Schnittfläche. Sie werden den Hamartomen (fehldifferenziertes Gewebe mit atypischer Zusammensetzung) zugeordnet. Die erweiterten Krypten enthalten Schleim (Retention), und das umgebende Stroma ist vermehrt und kapillarreich. Vereinzelt ist eine Entartung möglich.

- PEUTZ-JEGHERS-Syndrom (s. Kap. 26.6.5).
- CRONKHITE-CANADA-Syndrom. Dieses nichterbliche Syndrom beinhaltet eine generalisierte gastrointestinale Polypose, bräunliche Haut-, Schleimhaut- und Retinapigmentierungen, dystrophische Nagelveränderungen und Haarverlust (Alopezie). Durch therapierefraktäre Diarrhöen hat die Erkrankung eine ernste Prognose.

Neoplastische Polypen

Bei den neoplastischen Polypen handelt es sich um epitheliale Tumoren (**Adenome**). Sie sind nach den hyperplastischen Polypen die häufigste Polypenform. Die besondere Bedeutung liegt in der hohen Entartungsrate zu kolorektalen Karzinomen (Adenom-Karzinom-Sequenz, s.u.). Das Entartungsrisiko steigt mit der Größe (> 1 cm), flachem (sessilen) Wachstum und dem Adenomtyp (villös > tubulovillös > tubulär).

Alle Adenome zeigen in unterschiedlichem Maße Zellatypien und eine aufgehobene Zellarchitektur. Der Grad der Dysplasie wird mit gering, mittel oder hoch angegeben.

Nach dem histologischen Typ unterscheidet man tubuläre, villöse und tubulovillöse Formen:
- **Tubuläre Adenome (66%).** Makroskopisch sieht man eine sessile oder gestielte Form. Die Oberfläche ist glatt, mikroskopisch erkennt man drüsig-tubuläre Wucherungen der Kryptenschläuche. Das Entartungsrisiko liegt, abhängig von der Größe, zwischen 1 und 10%.
- **Villöse Adenome (8–10%).** Diese Polypen sind eher breitbasig und haben eine zottige Oberfläche. Mikroskopisch sieht man ausgestülpte, fingerartige Schleimhautzotten mit manchmal exzessiver Schleimbildung. Das Entartungsrisiko der villösen Polypen ist am höchsten und liegt bei 20–40%.
- **Tubulovillöse Adenome (22%).** Sie können aus tubulären Polypen hervorgehen und zeigen sowohl tubuläre als auch villöse Charakteristika. Sie entarten mit 20% häufiger als die rein tubulären Polypen.

Sonderformen

- **Familiäre adenomatöse Polypose**. Es handelt sich um eine autosomal-dominat vererbte Erkrankung, bei der multiple Adenome (mehr als 100, häufig bis zu 1000) auftreten. Ätiologisch ist der Verlust eines Tumorsuppressorgens APC (adenomatöse Polyposis coli) auf dem Chromosm 5q21 verantwortlich. Bei Verlust dieses Gens scheint die Zelladhäsion gestört zu sein. Meist treten tubuläre Polypen auf, die gleichmäßig über das gesamte Rektum und Kolon verteilt sind. Die Polyposis coli ist eine obligate Präkanzerose (s.u.). Die im folgenden erläuterten GARDNER- und TURCOT-Syndrome scheinen auf dem gleichen Gendefekt zu beruhen.
- **GARDNER-Syndrom**. Es handelt sich um eine autosomal-dominant vererbte Kolonadenomatose. Extrakolische Manifestationen betreffen Osteome, Epidermoidzysten, Fibrome und Zahnanlagestörungen. Es ist eine Präkanzerose.
- **TURCOT-Syndrom**. Man beobachtet eine familiäre Adenomatosis coli mit einer geringeren Anzahl an Adenomen und dazu das Auftreten von Glioblastomen oder Medulloblastomen.

15.6.2 Kolorektales Karzinom

Definition

Das kolorektale Karzinom ist die häufigste maligne Erkrankung des Gastrointestinaltraktes (25/100 000 Einwohner/Jahr, steigende Inzidenz). Es ist das zweithäufigste Karzinom beim Mann, das dritthäufigste bei der Frau. Es tritt meist bei Menschen über 50 auf, die Inzidenz verdoppelt sich bei über 40jährigen alle 10 Jahre.

Ätiologie/Pathogenese

Risikofaktoren sind **Ernährungsgewohnheiten** (hoher Fettanteil, reduzierter Ballaststoffgehalt, fleischreich) und **Präkanzerosen** (Adenome, v.a. mit Zellatypien, Colitis ulcerosa).

Verschiedene genetische Dispositionen führen zu einem kolorektalen Karzinom:
- **Familiäre adenomatöse Polypose.** Verlust des APC-Tumorsuppressorgens auf dem Chromosom 5q21 (s.o.).
- **DCC (Deleted in Colon Cancer).** Das DCC-Gen liegt auf dem Chromosom 18q21 und ist ebenfalls ein Suppressorgen, das beim Kolonkarzinom häufig inaktiviert ist.
- **Hereditäres nicht-polypöses Kolonkarzinom (HNPCC, LYNCH-Syndrom).** Es handelt sich um eine autosomal-dominant vererbte Erkrankung mit familiär gehäuftem Auftreten von Kolonkarzinomen. Es sind Mutationen von vier Genen, die für DNA-Reparaturen verantwortlich sind, betroffen (mismatch-repair genes: MSH2, MLH1, PMS1, PMS2).
- **K-ras.** Das auf dem Chromosom 12p12 liegende Gen ist ein Onkogen und bei der Mehrzahl von Kolonkarzinomen aktiviert.
- **p53.** Veränderungen des p53-Gens, das eine zentrale Rolle im Zellzyklus innehat, scheinen erst zu

einem späten Zeitpunkt der Tumorentstehung aufzutreten.

Die Entwicklung aus Adenomen wird auch als **Adenom-Karzinom-Sequenz** bezeichnet. Die molekulargenetischen Erkenntnisse haben zur Postulierung eines **Tumorprogressionsmodells** geführt. Hierbei wird angenommen, das auf dem Weg vom normalen Gewebe zum Adenom und zur malignen Entartung eine Vielzahl genetischer Veränderungen akkumulieren. Der Verlust des APC-Gens steht hier wahrscheinlich an erster Stelle, im Verlauf kommt es dann zur Aktivierung des K-ras und Verlust des DCC und p53. Die zeitliche Abfolge ist hierbei nicht entscheidend, wichtiger ist das Zusammentreffen mehrerer Defekte.

Morphologie

Die Tumoren sind zu 60% im Rektum, zu 20% im Sigma und zu 10% im Zäkum und im Colon ascendens lokalisiert.

Makroskopisch erscheinen sie als polypös wuchernde, ulzerierende oder diffus-infiltrativ in der Darmwand wachsende Karzinome.

Mikroskopisch liegen zu 95% **Adenokarzinome,** seltener auch Gallert- oder szirrhöse Karzinome vor. Die Gallertkarzinome haben eine besonders schlechte Prognose.

Die Ausbreitung erfolgt kontinuierlich, lymphogen oder hämatogen in die Leber (Pfortader-Typ), sekundär in die Lunge Eine Ausnahme bildet das tiefsitzende Rektumkarzinom. Es metastasiert primär in die Lunge (Cava-Typ). Die lymphogene Ausbreitung verläuft über drei Metastasierungswege in Abhängigkeit von der Lokalisation des Tumors. **Hochsitzende** (8–16 cm von der Anokutanlinie) Karzinome metastasieren in paraaortale Lymphknoten, Tumoren der **mittleren** Etage (4–8 cm von der Anokutanlinie) betreffen zusätzlich die Beckenwand, **tiefsitzende Tumoren** (0–4 cm von der Anokutanlinie) befallen außerdem die inguinalen Lymphknoten.

Die Einteilung der kolorektalen Karzinome kann nach der TNM-Klassifikation oder nach der DUKES-Klassifikation erfolgen (Tab. 15-3).

Tab. 15-3   TNM-Klassifikation und Klassifikation nach Dukes

TNM-Klassifikation		Klassifikation nach Dukes
Tis	Carcinoma in situ	–
T1	Muscularis propria nicht befallen	A
T2	Muscularis propria befallen	
T3	Subserosa befallen (alle Wandschichten)	B
T4	Befall angrenzender Organe	
N1–2	angrenzende Lymphknoten befallen	C
N3	entferntere (paraaortale) Lymphknoten befallen	
M1	Fernmetastasen	D

Klinik

Häufig ist der Tumormarker CEA erhöht. Er eignet sich aber nur zur Verlaufskontrolle/Nachsorge. Komplikationen sind Blutungen (häufig okkult!), Stenosen, Fistelbildung und Perforation. Bis zu 30% der Tumoren sind digital palpabel, 75% sind durch Rektosigmoidoskopie erfaßbar. Bei früher Diagnosestellung ist die Prognose recht gut. Ist der Tumor auf Mukosa, Submukosa und Muscularis propria beschränkt, liegt die 5-Jahres-Überlebensrate bei 90%.

Kasuistik

Eine 68jährige Frau wird wegen eines entgleisten Diabetes mellitus stationär aufgenommen. Während der Einstellung des Blutzuckers wird in den Routine-Laborparametern eine geringe Anämie festgestellt und im Stuhl okkultes Blut nachgewiesen. Noch vor der geplanten Rekto-/Koloskopie kommt es zu einem Ileus – der bei der Laparotomie gefundene Tumor, polypös im oberen Rektum wachsend, hatte das Lumen akut stenosiert.

16 Grundlagen zur Pathologie der Ausscheidung und der Nieren

K. J. Bühling

In diesem Kapitel werden die Ausscheidungsstörungen des Gastrointestinaltraktes, der Nieren und der ableitenden Harnwege sowie die Glomerulonephritiden besprochen. Ebenfalls in diesem Kapitel findet sich die Mukoviszidose als Störung der Ausscheidung, die keinem Organkapitel eindeutig zugeordnet werden kann.

Die Entwicklung der Niere erfolgt ab dem 14. Tag post conceptionem aus dem intermediären Mesoderm. Sie erfolgt über das Stadium der **Vor-** und **Urniere** – letztere bildet zusammen mit den Gonadenanlagen die **Urogenitalleiste**. Die **Ureterknospe** (aus dem WOLFF-Gang) bildet Verzweigungen, die in die Urniere einwachsen und die **Nephrone** bilden. Nun bezeichnet man die Niere als **Nachniere**, die schließlich an ihre endgültige Position wandert.

Die Niere besteht aus etwa **1,2 Millionen Nierenkörperchen** (Glomerulum und BOWMAN-Kapsel) und entsprechend vielen Haupt- und Mittelstücken. Während sich die Glomerula in der Nierenrinde befinden, ziehen die Hauptstücke in das Nierenmark, gehen über in die HENLE-Schleife und ziehen als Mittelstück wieder nach oben, wo sie in die Sammelrohre münden. Die Sammelrohre leiten den Endharn in die Nierenpapillen des Nierenbeckens.

Die Funktion der Nieren besteht in der **glomerulären Filtration** (Rückhalt höhermolekularer Stoffe), bei der der Primärharn entsteht, der **tubulären Rückresorption** von verschiedenen kleinmolekularen Stoffen (z.B. Natrium), wobei 99% des Primärharns wieder rückresorbiert werden, und der **aktiven tubulären Sekretion,** bei der Stoffe ausgeschieden werden (z.B. Harnsäure). So ist es leicht verständlich, daß bei Störung eines der angeführten Mechanismen Stoffe im Urin auftauchen können, die dort eigentlich nicht erscheinen sollten (z.B. Glukose), oder daß Stoffe, deren Ausscheidungsmechanismus gestört ist, sich im Blut ansammeln (z.B. Harnsäure). Des weiteren werden in der Niere **Hormone** gebildet (z.B. Erythropoetin, Renin).

16.1 Störungen des Mundspeichelflusses

Zu den Störungen des Mundspeichelflusses zählen:
- **Dyschylie.** Bei der Dyschylie handelt es sich um eine Sekretionsstörung, die auf eine gestörte Sekretion der Drüse (z.B. Störung der Speichelzusammensetzung) oder eine Störung des Speicheltransportes zurückzuführen ist.
- **Sialorrhö** (Hypersalivation, Ptyalismus). Eine erhöhte Speichelsekretion findet man am häufigsten im Zusammenhang mit Entzündungen, ferner bei der Dentition sowie bei psychischen und neurologischen Grunderkrankungen (z.B. Morbus PARKINSON, Epilepsie).
- **Xerostomie.** Etwa 10% der Bevölkerung klagen über gelegentliche Mundtrockenheit. Die Ursache hierfür ist vermutlich in zentralen Regulationsstörungen zu sehen. Seltenere Ursachen sind das SJÖGREN-Syndrom, chronische Entzündungen und Medikamente. Als weitere Ursache kommen Speichelsteine in Betracht.
- **Sicca-Syndrom.** Der Begriff Sicca-Syndrom wird uneinheitlich gebraucht. Meist bezeichnet er das gleichzeitige Austrocknen der Schleimhäute von Mund, Nase und Augen.
- **Sialolithiasis.** Die recht häufig anzutreffenden Speichelsteine sind meist in der Glandula submandibularis zu finden. Männer sind häufiger als Frauen betroffen. Die Steine enthalten fast immer **Kalziumphosphat.** Ursache ist häufig eine Dyschylie. Als Komplikation kann es zur Sialadenitis und zur Xerostomie kommen. Die Sialolithiasis macht sich klinisch durch Schwellung und Schmerzen, vor allem während des Essens, bemerkbar. Die Steine können exstirpiert werden, neuerdings kommen auch Stoßwellen therapeutisch zum Einsatz.
- **Sialadenose** (Sialose). Diese nichtentzündliche, schmerzlose Schwellung der Speicheldrüse (meist Glandula parotis) hat endokrine (z.B. Diabetes mellitus, Hyperthyreose), neurogene (z.B. medikamentös durch β-Blocker) oder dystrophisch-metabolische (z.B. Mangelernährung, Alkoholabusus) Ursachen. Histologisch sieht man eine Schwellung der Azini, die auch der Grund für die häufige Xerostomie ist.
- **Sialadenitis.** Auch hier erfolgt eine Einteilung in eine eitrige und mehrere nichteitrige Formen der Entzündung:
  - **Eitrige Sialadenitis.** Iatrogene Manipulationen, Speichelsteine oder Dyschylie können zur kanalikulären oder hämatogenen Einwanderung von Staphylo- oder Streptokokken führen. Makroskopisch zeigt sich eine Drüsenvergrößerung, mikroskopisch sieht man die charakteri-

stischen Granulozyteninfiltrate. Eine Chronifizierung ist möglich, weswegen eine konsequente Therapie (Anregung der Speichelsekretion) durchgeführt werden sollte.

- **Virale Sialadenitis.** Eine **Zytomegalievirusinfektion** der Glandula parotis ist im Kindesalter recht häufig. Histologisch sieht man die typischen **Eulenaugenzellen.**

Die Impfung gegen **Mumps** (Parotitis epidemica, Ziegenpeter) hat diese Erkrankung zu einem seltenen Ereignis in der Sprechstunde des Pädiaters gemacht. Während die Parotitis selbst von allein abheilt, ist diese Erkrankung eher wegen der möglichen Komplikationen (z.B. Orchitis, Enzephalitis) gefürchtet. Das histologische Bild ist durch lymphozytäre Infiltrate geprägt.

- **Autoimmunologische Sialadenitis.** Beim Sjögren-**Syndrom** kommt es wahrscheinlich zur Reaktion von Autoantikörpern mit Gangepithelien der Parotiden und Tränendrüsen. Die mangelnde Sekretproduktion führt zu **Xerostomie, Keratoconjunctivitis sicca** (Horn- und Bindehautentzündung), **Dakryoadenitis** (Tränendrüsenentzündung). Daneben tritt eine **chronische Polyarthritis** auf. Betroffen sind meist Frauen in der Menopause. Man beobachtet zunächst eine Schwellung der Drüse, die später in eine Atrophie übergeht. Die Diagnose dieser Erkrankung wird – neben den klinischen Befunden – über eine Biopsie der Lippenschleimhaut gestellt. Histologisch findet man lymphozytäre Infiltrate, Gangektasien und eine interstitielle Fibrosierung. Das Risiko, an einem Non-Hodgkin-Lymphom der Glandula parotis zu erkranken, ist erhöht!

- **Sialadenitiden bei Systemerkrankungen.** Als Heerfordt-**Syndrom** bezeichnet man eine besondere Manifestation der Sarkoidose, bei der die Glandula parotis und die Glandula lacrimalis befallen sind. Das Mikulicz-**Syndrom** zeigt einen symmetrischen Befall von Tränen- und Mundspeicheldrüsen und gilt als paraneoplastisches Syndrom bei Lymphomen.

16.2 Störungen der Gallensekretion

- **Cholestase.** Hierunter versteht man den mangelnden Abfluß von Galle aus dem intra- und extrahepatischen Gewebe. Die intrahepatische Cholestase wird durch Sekretionsstörungen der Leber verursacht (siehe Kap. 14). Als extrahepatische Ursachen kommen alle Faktoren in Betracht, die die ableitenden Wege stenosieren können, wie Gallensteine und Tumoren (z.B. Gallengangstumoren, Pankreaskopftumoren). Als Folge dieses Aufstaus, insbesondere bei Chronifizierung, zeigen sich charakteristische morphologische Merkmale in der Leber: Zunächst kommt es zu einer **läppchenzentralen Ablagerung von Gallensäuren**

und Bilirubin (das physiologischerweise über die Gallenflüssigkeit in den Darm gelangt), später dehnen sich die Ablagerungen nach peripher aus und führen zu Nekrosen.

> **Klinik**
> Etwa drei Tage nach einem kompletten Gangverschluß kommt es zu einem Anstieg des konjugierten Bilirubins im Blut. Bereits laborchemisch können differentialdiagnostische Überlegungen angestellt werden. So müssen bei einem hämolytisch bedingten Ikterus Haptoglobin und freies Hämoglobin verändert sein, bei einer Cholestase γ-GT und die alkalische Phosphatase und bei einer Lebererkrankung GOT und GPT.

- **Chole(docho)lithiasis.** Gallensteinleiden sind sehr häufige Erkrankungen in Deutschland. Man findet bei etwa 20% aller Obduktionen Gallensteine, die aber zu Lebzeiten meistens symptomarm waren. Es werden zwei Steinarten unterschiedlicher Ätiologie differenziert:
  - **Cholesterinsteine** (80%). Die Bildung dieser sehr harten Steine ist auf eine Verschiebung des Gleichgewichtes zwischen **Cholesterin, Gallensäuren** und **Phospholipiden** zugunsten des Cholesterins zurückzuführen. Ferner „nukleationsfördernd" wirken das in dem Muzin vorkommende Kalzium und einige Glykoproteinfraktionen sowie eine Störung der Gallenblasenmotilität.

> **Klinik**
> Die Risikofaktoren der Cholesterinsteine werden in der 5-F-Regel zusammengefaßt: **fat, forty, female, fertile (fruchtbar), fair (blond).**

  - **Pigmentsteine** (20%). Sie enthalten einen hohen Anteil an Bilirubin. Ursachen sind insbesondere Hämolysen (z.B. Sichelzellanämie, Thalassämie) sowie die Leberzirrhose, ferner parasitäre Entzündungen der Gallengänge. Die Steine sind schwarz bis braun. Die braunen (höherer Bilirubinanteil) haben eine eher bröckelige Konsistenz, während die schwarzen eher hart sind.

- **Cholezystitis.** Die Entzündung der Gallenblase ist eine häufige Folge der Gallensteine. Sekundär kann es zur Superinfektion mit E. coli, Proteus und Klebsiellen kommen. Ein Übergang in eine chronische Form ist möglich. Die Gallenblase ist in der akuten Phase vergrößert und zeigt eine gerötete Serosa. Die Wand ist dünn. Bei bestehender Abflußstörung entsteht ein Gallenblasenhydrops. Nach Jahren kommt es zur Schrumpfung und Verkalkung der Wand (Porzellangallenblase). Mögliche Komplikationen sind die Entstehung eines Empyems, einer Sepsis sowie die Perforation in die Bauchhöhle mit nachfolgender Peritonitis.

- **Cholangitis.** Die Entzündung der Gallenwege entsteht ebenfalls durch Besiedlung mit Keimen (E. coli, Enterokokken), besonders häufig ist sie nach einer ERCP mit Papillotomie.

16.3 Störungen des Harnabflusses

Die Harnabflußstörungen können in der Niere, in den Nierenbecken, in den Ureteren, in der Harnblase oder in der Urethra lokalisiert sein.

Einerseits kann eine Entzündung Ursache einer Oligurie sein, andererseits kann die Stase, die z.B. durch eine Ureterstenose entsteht, zu einer Entzündung z.B. des Nierenbeckens (Pyelonephritis, s.u.) führen. Der chronische Harnaufstau – gleich welcher Ursache – führt zu einer irreversiblen Ausweitung des Nierenbeckens und der Nierenkelche, man spricht von einer **Hydronephrose (Wassersackniere).** Liegt das Abflußhindernis in der Urethra oder im Blasenhals (z.B. durch eine **Prostatahyperplasie** oder eine **Urethrastenose**), kommt es infolge des höheren Miktionsdruckes zu einer Hypertrophie der inneren Schicht der Blasenmuskulatur. Es bildet sich eine sogenannte **Trabekel-** oder **Balkenblase.** Aufgrund der Mulden, die zwischen den Muskulaturanteilen entstehen, spricht man auch von einer **Pseudodivertikelblase.**

16.3.1 Fehlbildungen der ableitenden Harnwege

Eine der wichtigsten Fehlbildungen der ableitenden Harnwege ist die **Harnblasenekstrophie,** bei der die Harnblase eine direkte Verbindung nach außen besitzt. Weibliche Neugeborene sind häufiger als männliche betroffen. Ferner gibt es **kongenitale Klappenbildungen** im Ureter (Harnblase wird evtl. nur durch eine Niere gefüllt) oder, insbesondere bei männlichen Neugeborenen, in der Urethra. Der (pränatal sonographisch sichtbare) Harnaufstau kann schließlich zu dem sog. **Prune-Belly-Defekt** führen. Hierbei bildet sich eine Riesenharnblase, die zu einer maximalen Überdehnung und muskulären Dysplasie der fetalen Bauchdecken führt. Postnatal bzw. bei einer Entlastungspunktion fallen diese wiederum ein (prune = Backpflaume). Gleichzeitig bilden sich Hydroureter und beidseitig zystische Nierendysplasien aus.

Ferner gibt es die **Epi-** und **Hypospadie** (oberer und unterer Harnröhrenspalt), bei der eine Verbindung der Harnröhre nach außen auftritt, **Blasenhalsstenosen, neurogene Blasenentleerungstörungen, Blasen-Nabel-Fisteln** ("nässender Nabel"), **Ureterostiumstenosen** oder Erweiterungen (Golfloch-Ostium mit Reflux) und **ektope Harnleitereinmündungen** (in Vulva, Urethra, Kolon, Vagina).

Klinik

Fehlbildungen der ableitenden Harnwege sind recht häufig. Ihre klinische Relevanz hängt nicht selten von einer frühzeitigen pränatalen Diagnostik und Therapie ab. Während die Nierenaplasie und -agenesie infaust verlaufen, können bei den obstruktiven Harnabflußstörungen pränatal Shunts eingelegt werden. So ist in Fällen mit einer deutlichen Erweiterung der Harnblase, des Ureters (Megaureter) und des Nierenbeckenkelchsystems (Hydronephrose) u.U. eine Entlastungspunktion sinnvoll, um eine sekundäre Schädigung der Niere zu verhindern (siehe Abb. 16-1).

16.3.2 Entzündungen der ableitenden Harnwege

Definition

Entzündungen der ableitenden Harnwege können die Urethra **(Urethritis),** die Blase **(Zystitis),** die Ureteren **(Ureteritis)** oder die Nierenbecken bzw. Nieren **(Pyelonephritis,** s.u.) betreffen. Bei einer Entzündung der Urethra und der Blase spricht man von einer **Urozystitis** (auch untere Harnwegsinfektion).

Die Differenzierung zwischen den betroffenen Kompartimenten ist aber klinisch schwierig, da hierfür fraktionierte Urinproben entnommen werden müßten. Zu unterscheiden ist die Entzündung von der **Bakteriurie.** Hierbei können im Urin mikrobiologisch Bakterien nachgewiesen werden. Bei etwa 5% aller Frauen läßt sich eine asymptomatische Bakteriurie nachweisen. Dies wirft die Frage auf, ab welcher Keimzahl die Bakteriurie pathologisch ist. Eine sog. **signifikante Bakteriurie** liegt vor, wenn die Keimzahl $> 10^5$/ml Urin beträgt. Bei einer niedrigeren Keimzahl und gleichzeitig bestehender Symptomatik muß allerdings ebenfalls von einer Infektion ausgegangen werden.

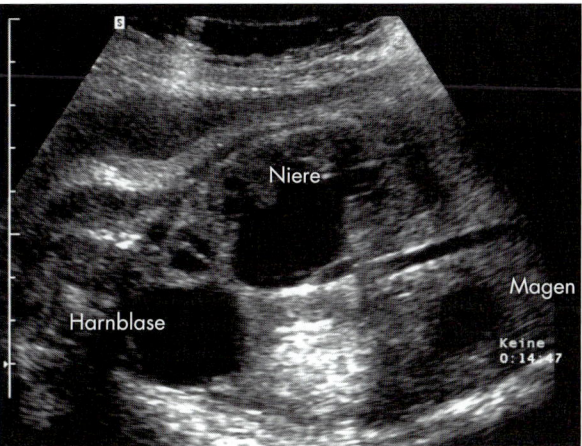

Abb. 16-1 Hydronephrose. Diese fetale Erkrankung zeigte sich bei einem routinemäßigen pränatalen Ultraschall. Als wahrscheinlichste Ursache kommen Harnröhrenklappen in Frage.

Ätiologie/Pathogenese

Die meisten Infektionen entstehen durch eine **Keimaszension** durch die Urethra nach oben. Begünstigende Faktoren sind **Harnstau, Katheterisierung, Harnblasenentleerungsstörungen, schlechte Genitalhygiene** und **Glukosurie.** Aber auch eine Erregerdeszension aus der Niere oder dem Nierenbecken ist möglich, z.B. bei einer Pyelonephritis. Die Aszension wird bei Frauen durch ihre wesentlich kürzere Urethra (ca. 3–5 cm) begünstigt. Deshalb erkranken – insbesondere junge – Frauen etwa 10 mal häufiger als Männer. Im Alter ändert sich diese Verteilung, da die Prostatahyperplasie begünstigend wirkt.

Die unterschiedlichen Lokalisationen weisen wesentliche ätiologische Besonderheiten auf:

- **Urethritis.** Häufige Erreger sind die **Gonokokken, Chlamydien** und **Ureaplasmen.** Es besteht das Risiko einer Keimaszension.
- **Zystitis.** Hier besteht das Erregerspektrum überwiegend aus den **Fäkalkeimen,** wie z.B. **E. coli, Klebsiellen, Proteus, Pseudomonas, Enterokokken** und **Staphylokokken.** Es kann ebenfalls zu einer Keimaszension kommen.
- **Ureteritis.** Sie entsteht häufig aus einer Zystitis oder einer Pyelonephritis. Auch ein instrumenteller Eingriff kann zu einer Entzündung des Harnleiters führen. Es kommt zu einer charakteristischen Uretererweiterung sowie zur Zystenbildung am Urothel **(Ureteritis cystica).**

Eine Chronifizierung der Entzündungen ist generell möglich.

Morphologie

Da sich in allen Abschnitten Urothel befindet, ist die Histologie bei verschiedenen Lokalisationen – bis auf erregerspezifische Besonderheiten (z.B. serös-gelblicher Ausfluß bei der Gonorrhö) – recht ähnlich. Die Schleimhaut zeigt entsprechend der Dauer der Entzündung **Rötung** und **Schwellung** sowie **granulozytäre** (bei akutem Geschehen) bzw. **lymphozytäre** (bei Chronifizierung) **Infiltrate.**

Klinik

Die **Urethritis** äußert sich durch (eitrigen) Ausfluß, Juckreiz und Brennen beim Wasserlassen. Die Symptome der **Urozystitis** bestehen aus einem häufigen Harndrang **(Pollakisurie),** wobei die Miktion mit Schmerzen verbunden ist **(Algurie).** Eventuell besteht eine Hämaturie. Da der Urin normalerweise steril ist, stützt sich die Therapie auf einen **Erreger-** und **Erregerresistenznachweis im Urin,** der entweder durch Blasenpunktion, Blasenkatheterisierung oder als Mittelstrahlurin gewonnen werden kann.

Die antibiotische Therapie besteht in der Gabe von Amoxicillin oder Trimethoprim + Sulfamethoxazol, wobei letzteres das größte Keimspektrum erfaßt. Bei der unkomplizierten, erstmalig auftretenden Harnwegsinfektion wird heutzutage zumeist eine Einmaltherapie (z.B. Amoxicillin 3 g) empfohlen.

Die **Ureteritis** verläuft häufig symptomlos. Das morphologische Korrelat (Erweiterung) ist dann ein Zufallsbefund bei einer Röntgen- oder Ultraschalluntersuchung.

Komplikationen

Bei Männern kann die Entzündung auf Hoden und Nebenhoden übergreifen (vgl. Kap. 31.2.3) und zur **Sterilität** führen.

16.3.3 Nephrolithiasis und Urolithiasis

Übersteigt die Konzentration eines Stoffes im Urin ein stoffspezifisches (pH-abhängiges!) Maximum, kommt es zur Ausfällung. Hierbei bilden sich „Steine", die je nach Zusammensetzung einen Rückschluß auf die Grunderkrankung erlauben.

Bei Obduktionen werden diese Steine in der Niere und im Nierenbecken **(Nephrolithiasis)** und den ableitenden Harnwegen **(Urolithiasis),** hier insbesondere in der Blase, häufig gefunden. Das lifetimerisk beträgt ca. 10–20%. Die Steine haben in der Regel einen Durchmesser von 0,5–1 cm. Es werden etwa 10 Steintypen unterschieden. Reine Steine findet man in etwa 40% der Fälle, **in 60% handelt es sich um Mischsteine** aus zwei bis drei Komponenten. Nachfolgend sind die 5 häufigsten Steintypen aufgeführt:

- **(Kalzium-)Oxalatsteine (Whewellite:** Kalziumoxalatmonohydrat und **Weddellite:** Kalziumoxalatdihydrat, 70% aller Steine). Sie treten z.B. nach Genuß oxalsäurehaltiger Nahrungsmittel auf, sind **dunkel** und **sehr hart** und haben eine **himbeerartige Oberfläche.**
- **Uratsteine** (15% aller Steine). Sie finden sich bei jedem vierten Gichtpatienten (begünstigend wirkt ein **niedriger pH**). Die Steine sind **gelb-braun** mit **glatter Oberfläche.**
- **Magnesium-Ammonium-Phosphat-Steine (Struvit,** 5% aller Steine). Sie entstehen durch den pH-Anstieg bei Harnwegsinfektionen. Sie sind **gelblich** mit einer **bröckeligen Konsistenz** und einer **rauhen Oberfläche.**
- **(Kalzium-)Phosphatsteine (Apatit,** 4% aller Steine). Man findet sie z.B. beim Hyperparathyreoidismus. Sie sind **grau** und haben eine **bimsstein-artige Konsistenz.**
- **Zystinsteine** (<1% aller Steine). Diese **wachsartig-weichen** und ebenfalls **gelblichen** Steine sieht man bei der Zystinurie.

Während eine Harnstauung die Steinentstehung begünstigt, führen die Steine selbst wiederum zur Harnstauung. Die Stenose kann ihrerseits zu Infektionen führen. Durch mechanische Reizung der Harnwegschleimhaut entstehen **Strikturen.**

Klinik

Die kalziumhaltigen Steine lassen sich direkt röntgenologisch darstellen, während die anderen Steinarten nur indirekt, d.h. bei Kontrastmittelgabe an der Kontrastmittelaussparung oder dem Harnaufstau, nachgewiesen werden können. Therapeutisch kann man u.U. die Grunderkrankung behandeln, ansonsten gewinnt die **Lithotripsie** eine immer größer werdende Bedeutung. Prophylaktisch läßt sich durch eine erhöhte Flüssigkeitszufuhr die Stoffkonzentration im Urin senken.

Eine Differenzierung der Steinart kann über die Infrarotspektroskopie oder die Polarisationsmikroskopie erfolgen.

16.3.4 Andere Störungen des Harnabflusses

- **Refluxnephropathie.** Die Harnleitermündung ist physiologischerweise während der Miktionskontraktion durch die Blasenmuskulatur verschlossen. Durch eine Entzündung, eine Ostiumfehlanlage oder eine Blasenhalsstenose kann dieser Mechanismus gestört sein. Dadurch wird der Urin retrograd in den Ureter gepreßt. Durch das entstehende Pendelvolumen kommt es zum **Megaureter** und/oder zur **Hydronephrose**. Weil die **Aszension von Infektionen** begünstigt wird, ist eine chronische Harnwegsinfektion häufig das erste Symptom eines Refluxes.
- **Blasenentleerungsstörungen.** Alle Blasenentleerungsstörungen (z.B. durch Steine, Muskelatonie, Sphinktersklerose, Prostatahyperplasie) erhöhen das Risiko einer Entzündung sowie der Steinbildung.
- **Prostatahyperplasie.** Der mechanische Druck, den die hyperplastische Prostata (s. Kap. 31.1.2) auf die Harnröhre ausübt, behindert den Harnabfluß.
- **Retroperitoneale Fibrose.** Eine retroperitoneale Fibrosierung (z.B. durch Entzündung, Tumoren oder als idiopathische Form – Morbus ORMOND) kann einen oder beide Ureteren komprimieren.
- **Tumoren der ableitenden Harnwege.** In den Nierenbecken, den Harnleitern und der Harnblase finden sich gelegentlich **Papillome** (dem Epithel aufsitzende Urothelwucherungen). **Primäre Karzinome** sind Raritäten. Auch können Tumoren der umliegenden Organe (z.B. infiltrierendes Zervixkarzinom) zu einer Stenosierung führen.

16.4 Nierenerkrankungen

16.4.1 Destruierende interstitielle Nephritis

Definition

Die destruierende interstitielle Nephritis (**Pyelonephritis**) ist eine **bakterielle Entzündung** des **Nierenbeckenkelchsystems** und des **Niereninterstitiums.** Frauen sind wegen ihrer kürzeren Harnröhre wesentlich häufiger betroffen.

Ätiologie/Pathogenese

Die Infektion erfolgt in der Regel aufsteigend über die Harnwege (s.o.), seltener hämatogen oder lymphogen, und breitet sich dann im Nierenbecken und in der Niere (**interstitielle Nephritis**) aus. Bei der aszendierenden Form sind eine oder beide Nieren betroffen, während die deszendierende Form (z.B. hämatogen) meist beide Nieren befällt. Erreger sind v.a. **E. coli, Klebsiella, Proteus** und **Enterokokken.**

Disponierende Faktoren sind Harnwegsobstruktionen (z.B. Prostatahyperplasie), Harnwegsinfektionen (Risikofaktoren s.o.), Stoffwechselkrankheiten (z.B. Diabetes mellitus → Glukosurie!), Abwehrschwäche (z.B. bei Tumorkranken oder HIV) und Schwangerschaft.

Man unterscheidet die **akute** von der **chronischen Pyelonephritis** (Abb. 16-2). Die chronische Form geht häufig aus einer rezidivierenden akuten hervor.

Morphologie

- **Akute Pyelonephritis (akute destruierende interstitielle Nephritis).** Die Morphologie ist abhängig vom Infektionsweg. Bei der aszendierenden Form gelangen die Erreger über das Nierenbecken in die Tubuli, von wo aus sie das Interstitium infiltrieren und die Bildung von **disseminierten Mikroabszessen** (kleine gelbliche Pünktchen) mit **hämorrhagischem Randsaum** auf der Oberfläche bewirken. Diese sogenannten **Abszeßstraßen** lassen sich histologisch als **streifenförmige Granulozyteninfiltrate**, die bis in das Nierenmark reichen, darstellen. Die Tubuli und Glomerula sind ebenfalls von Granulozyten durchsetzt. Einige Tubuli enthalten Granulozytenzylinder, durch die sie massiv dilatiert sein können. Typisch ist auch eine **vakuoläre Degeneration der Tubulusepithelien.** Bei der deszendierenden Form sind häufig primär die Glomerula (Filterwirkung) entzündet. Anschließend wandern die Erreger in das Interstitium ein. Kommt es zur Abheilung, wird das in den Abszessen eingeschmolzene Gewebe **narbig** ersetzt. Dies führt bei den rezidivierenden Pyelonephritiden zum Bild der **Schrumpfnieren** (s.u.). Häufiger allerdings ist der Übergang in die chronische Pyelonephritis.
- **Chronische Pyelonephritis (chronische destruierende interstitielle Nephritis).** Makroskopisch imponieren v.a. die **narbigen Einziehungen** auf der Nierenoberfläche, die mit Deformierungen der Nierenkelche kombiniert sein können. Die Entzündungs- und Umbaubezirke sind **herdförmig** gegliedert: Neben den akuten Entzündungsherden finden sich solche mit gefäßreichem **Granulationsgewebe**, das die Abszesse ersetzt. Mikroskopisch fallen die **Tubulusatrophien** sowie die **Tubulus- und Glomerulumfibrosen** auf. Dane-

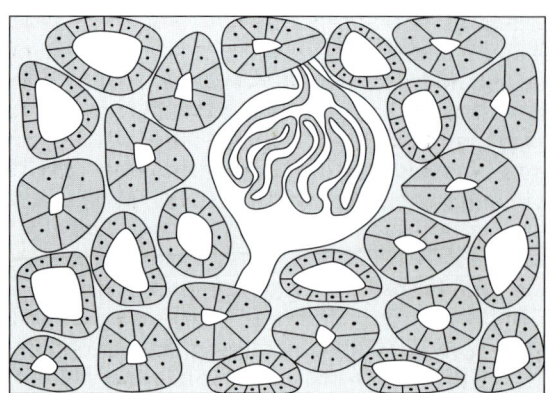

normal

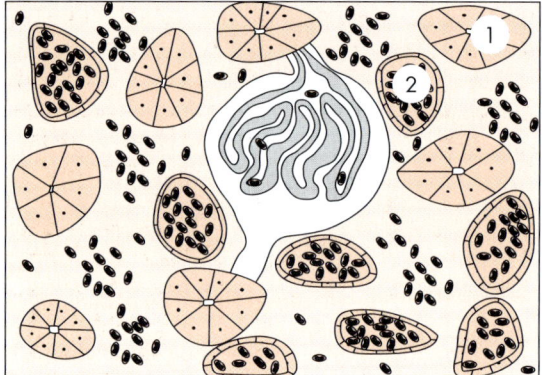

akute Pyelonephritis

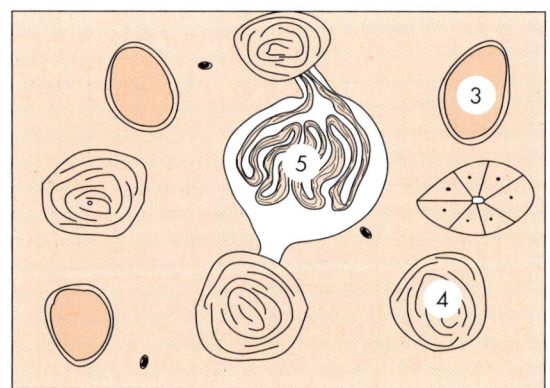

chronische Pyelonephritis

Abb. 16-2 Akute und chronische Pyelonephritis. Bei der akuten Pyelonephritis zeigt sich ein Nebeneinander geschwollener (vakuoläre Degeneration, 1) und – durch Eiter – massiv dilatierter (2) Haupt- und Mittelstücke. Bei der chronischen Form findet man ebenfalls dilatierte Tubuli (3), diese enthalten aber ein homogen-eosinophiles Material. Gleichzeitig sieht man fibrosierte Tubuli (4) sowie fibrosierte Glomerula (5).

ben finden sich erhaltene Harnkanälchen, deren Epithel jedoch niedrig und undifferenziert aussieht und die in den Lumina oft **kolloidartiges Material** als Stauungszeichen enthalten. Diese Veränderungen geben dem Gewebe ein **schilddrüsenartiges Aussehen**. Wie bei anderen chronischen Entzündungen sieht man **Lymphozyten**.

Komplikationen

- **Niereninsuffizienz.** Der chronische Entzündungsprozeß führt zu einer zunehmenden Nierenfunktionseinschränkung.
- **Nierenpapillennekrose.** Hierbei nekrotisieren während der chronischen Entzündung die Nierenpapillen. Der Nekrosebereich wird durch einen breiten leukozytären Randsaum demarkiert. Im weiteren Verlauf kann er als **Sequester** abgestoßen werden oder, blande abgekapselt, nekrotisieren.
- **Schrumpfniere.** Sie stellt ein bis auf 30 g verkleinertes, komplett narbig umgebautes Organ dar, das (häufig) funktionell komplett ausfällt. Mikroskopisch findet sich ein ungeordnetes, fibröses Bindegewebe mit Resten schilddrüsenartig umgewandelter Nephrone.
- **Paranephritischer Abszeß.** Die Entzündungsherde können die Nierenkapsel durchbrechen und sich auf Nachbarorgane ausbreiten. Kommt es bei einer Entzündung mit gramnegativen Erregern zur Bakteriämie, besteht das Risiko einer Sepsis, die aufgrund ihrer Herkunft als **Urosepsis** bezeichnet wird.

16.4.2 Nichtdestruierende interstitielle Nephritis

Definition

Diese Form ist eine **nichtdestruierende** Entzündung des **Niereninterstitiums** unterschiedlicher, aber **abakterieller Genese.** Es sind immer beide Nieren betroffen.

Ätiologie/Pathogenese

Die Einteilung erfolgt in eine akute und eine chronische nichtdestruierende interstitielle Nephritis. Ätiologie und Pathogenese der beiden Formen sind unterschiedlich. Generell gelangen die Noxen aber hämatogen in die Niere und befallen deswegen zuerst das Interstitium.

- **Akute nichtdestruierende interstitielle Nephritis.** Diese Erkrankung wird häufig nach verschiedenen **Infektionskrankheiten** und/oder **allergischen Reaktionen** beobachtet: Man findet sie gehäuft nach Röteln, Scharlach, Q-Fieber und Typhus sowie nach Gabe von Penizillin, Tetrazyklinen, Sulfonamiden und Metamizol (Novalgin®), wobei unklar ist, ob es sich um eine Hypersensitivitätsreaktion oder um direkte Schädigungsmechanismen handelt. Ferner wird eine **idiopathische Form** beschrieben.

- **Chronische, nichtdestruierende interstitielle Nephritis.** Die häufigste Ursache dieser Form liegt in der Einnahme großer Mengen von **Phenacetin** oder seiner Derivate mit einer direkten Schädigung des Interstitiums. Seltenere Ursachen dieser chronischen Nephritis sind **Grunderkrankungen** (z.B. Lupus erythematodes) oder **chronische Vergiftungen** (z.B. Blei).

Morphologie

- **Akute nichtdestruierende interstitielle Nephritis.** Die Nieren sind **vergrößert,** die Schnittfläche ist blaß. Mikroskopisch zeigt sich eine **ödematöse Aufquellung des Interstitiums,** in dem sich Lymphozyten und Plasmazellen befinden. Bei allergischer Genese sieht man viele eosinophile Granulozyten. Häufig ist das Mesangium proliferiert.
- **Chronische nichtdestruierende interstitielle Nephritis.** Die Nieren sind normal groß bis **geschrumpft.** Das Interstitium und die Kapillaren sklerosieren. Eventuell kommt es zu **Papillennekrosen** und **Einziehungen auf der Nierenoberfläche.** Charakteristisches Merkmal der **Phenacetin-Nieren** sind die **Lipofuszingranula** in den atrophischen Tubuli. Ebenfalls in diese Gruppe einzuordnen ist eine interstitielle Fibrose unklarer Ätiologie, die bisher nur bei Einwohnern des Länderdreiecks Serbien/Bulgarien/Rumänien nachgewiesen wurde. Sie wird als **Balkannephropathie** bezeichnet.

Klinik

Eine milde Hämaturie und Proteinurie kann neben Fieber und Arthralgien auf eine nichtdestruierende interstitielle Nephritis hinweisen. Bei allergischer Genese zeigt sich zudem eine Eosinophilie. Therapeutisch versucht man, die Noxe auszuschalten und mittels Kortikoiden eine überschießende entzündliche Reaktion zu unterdrücken.

16.4.3 Glomerulonephritis

Definition

Bei den Glomerulonephritiden (GN) handelt sich um eine – meist immunologisch bedingte – Gruppe von **Entzündungen der Glomerula.** Unter Umständen ist das Interstitium ebenfalls einbezogen. Fast immer sind **beide Nieren** betroffen. Die Glomerulonephritiden lassen sich nach ihrem klinischen Verlauf in drei Gruppen einordnen (Tab. 16-1).

Merke

Die Glomerulosklerose KIMMELSTIEL-WILSON und die renale Amyloidose verursachen ebenfalls ein nephrotisches Syndrom, gehören aber zu den **nicht**entzündlichen Glomerulopathien.

GN mit nephrotischem Syndrom

- **Minimal-change-Glomerulonephritis (Lipoidnephrose).** Eine vermutlich T-Zell-assoziierte Autoimmunreaktion führt insbesondere bei Kindern zur **Reduktion der Podozytenfüßchenzahl** (nur im Elektronenmikroskop nachweisbar). Da diese für die Aufrechterhaltung der **Ionenbarriere** („Proteinfilter") der Basalmembran wichtig sind, gelangt u.a. Albumin in den Primärharn (selektive Proteinurie). Die Tubulusepithelien resorbieren das Albumin, sind aber mit dessen Abbau überfordert. Dies führt zur fettvakuolenartigen Überladung der Tubulusepithelzellen, der **Lipoidnephrose.** Die Glomerula selbst sind lichtmikroskopisch unauffällig, manchmal sind geringe Mesangiumproliferationen nachweisbar („minimal changes").

Klinik

Die Minimal-change-GN heilt im allgemeinen spontan. Therapeutisch gibt man Glukokortikoide, bei Rezidiven Zytostatika.

- **Membranöse GN (perimembranöse GN, epimembranöse GN).** Sie ist häufig idiopathisch, aber auch infolge von Entzündungen (z.B. Hepatitis)

Tab. 16-1	Einteilung der Glomerulonephritiden nach klinischem Verlauf und Morphologie
Klinischer Verlauf	**Morphologischer Glomerulonephritis-Typ**
Nephrotisches Syndrom Proteinurie (> 3 g/d), Dysproteinämie, Ödeme, Hyperlipidämie, Lipidurie	• Minimal-change-GN (Lipoidnephrose) • Membranöse GN (perimembranöse = epimembranöse GN) • Membranoproliferative GN (mesangiokapilläre GN)
Nephritisches Syndrom Hämaturie, leichte Proteinurie (< 3 g/d), eingeschränkte glomeruläre Filtrationsrate, Ödeme, evtl. Hypertonie	• Endokapilläre GN (exsudativ-proliferative GN = Poststreptokokken-GN) • Mesangioproliferative GN
Rapid-progressiver Verlauf rascher Verlauf mit Niereninsuffizienz innerhalb von 6 Monaten	• Diffuse Halbmond-GN • GN bei Systemerkrankungen (z.B. GOODPASTURE-Syndrom, Lupus erythematodes, WEGENER-Granulomatose, Purpura SCHOENLEIN-HENOCH)

oder nach Therapie mit Penicillamin kommt es zur Zirkulation von **Antigen-Antikörper-Komplexen:**

– **Stadium I.** Die Antigen-Antikörper-Komplexe lagern sich an der Basalmembranaußenseite der Glomerulumkapillaren **(subepithelial)** ab und sind elektronenmikroskopisch unter den Podozytenfüßchen zu erkennen.
– **Stadium II (Frühstadium).** Zwischen den Immunkomplexen kommt es zu einer reaktiven Verdickung der Basalmembran, den **Spikes** (Abb. 16-3).
– **Stadium III (Spätstadium).** Schließlich werden die Immunkomplexe vakuolenartig von der Basalmembran überwachsen. Die **Membran** ist dadurch insgesamt **verdickt (PAS-positiv)** und **blasig-vakuolig** aufgelockert (Abb. 16-3).
– **Stadium IV.** Im Falle einer Abheilung verschwinden die Ablagerungen wieder.
– **Stadium V.** Unter Umständen kommt es zur Verödung der Glomerula.

Klinik

Wie bereits angeführt, wachsen die Antigen-Antikörper-Komplexe bei Entzug des toxischen Agens aus der Basalmembran heraus, und die Prognose ist, sofern nicht zu viele Glomerula zerstört worden sind, sehr gut. Beginnt die Therapie allerdings erst im Stadium III, beträgt die 15-Jahres-Überlebensrate 14%.

- **Membranoproliferative GN (mesangiokapilläre GN).** Es werden zwei Typen unterschieden:
  – **Typ I.** Zirkulierende **Immunkomplexe** lagern sich **subendothelial** ab, binden dort Komple-

ment, welches chemotaktisch die **Proliferation der Mesangiumzellen** verursacht.
  – **Typ II.** Bei dieser Autoimmunerkrankung wird ein **IgG-Autoantikörper** gegen die Komplement-C3-Konvertase **(„nephrotic factor")** gebildet. Dieser erhöht die Aktivität der Konvertase. Dadurch wird C3 ständig abgebaut und als (elektronenmikroskopisch sichtbare) elektronendichte Ablagerungen **(dense deposits)** in die Außen- und Innenseite der Basalmembran eingelagert. Es findet ebenfalls eine Proliferation der Mesangiumzellen statt.

Morphologie

Bei allen Typen sieht man **Mesangiumzellproliferationen** und eine **Verdickung der Basalmembran.** Insbesondere beim Typ I erscheint die Basalmembran lichtmikroskopisch **doppelt konturiert.** Beim Typ II zeigen sich elektronenmikroskopisch die oben erwähnten „dense deposits", die durch die Immunfluoreszenz als C3 verifiziert werden können (Abb. 16-4).

Klinik

Typ I und II führen zur Proteinurie mit oder ohne Hämaturie; in 60 % der Fälle entwickelt sich ein nephrotisches Syndrom. Mehr als die Hälfte der Patienten werden innerhalb von 5 Jahren niereninsuffizient. Eine Steroidtherapie zeigt relativ gute Erfolge.

GN mit nephritischem Syndrom

- **Endokapilläre GN (Poststreptokokken-GN, akute postinfektiöse GN).** Sie tritt am häufigsten nach

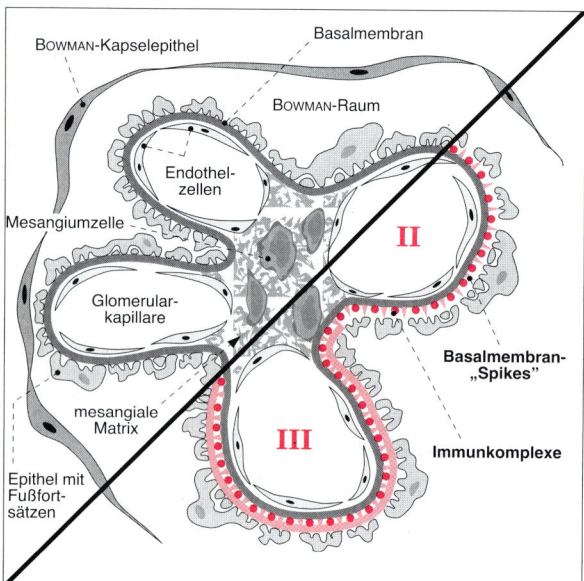

Abb. 16-3 Membranöse Glomerulonephritis. Spezifisch sind die subepithelialen Ablagerungen, die im Frühstadium zur Bildung von Spikes führen (II). Im Spätstadium imponiert die komplett verdickte Basalmembran (III).

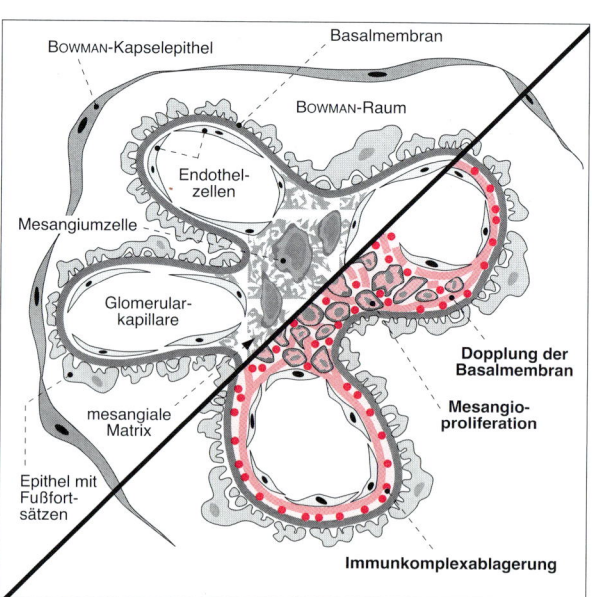

Abb. 16-4 Membranoproliferative Glomerulonephritis. Hier dargestellt sind die Mesangioproliferation, die Doppelbrechung der Basalmembran sowie die Typ-I-spezifischen Immunkomplexablagerungen.

einer Streptokokkeninfektion auf. Zirkulierende **Antigen-Antikörper-Komplexe** lagern sich an die Kapillarinnen- und -außenwand **(humps)** sowie im Mesangium ab. Granulozyten werden angelockt und das Komplementsystem aktiviert **(exsudative Phase).** Später schwellen dann die Kapillarwände in den Glomerula durch **Endothel(!)- und Mesangiumproliferationen** an. Das Gefäßlumen wird stark eingeengt. Ein Übergang in die mesangioproliferative GN (s.u.) ist möglich. Bei Beseitigung des Infektherdes ist die Prognose gut.

Merke
Die Antikörperanlagerung ist nur in der Immunfluoreszenz, die „humps" sind nur im Elektronenmikroskop nachweisbar!

- **Mesangioproliferative GN.** Mit 50% aller GN stellt sie die **häufigste Form** dar. Ätiologisch ist zwischen der chronisch-endokapillären GN (s.o.) und der allergischen GN (z.B. IgA-Nephritis beim M. BERGER) zu unterscheiden (Abb. 16-5):
  - **IgA-Nephritis.** Nach Exposition mit Nahrungsmittelallergenen (z.B. Gluten) oder postinfektiös (Nasen-Rachen-Raum) bilden sich große IgA-Immunkomplexe, die sich im Mesangiumbereich einlagern (immunhistochemischer Nachweis) und dort zu **sklerosierender Matrixvermehrung** und (geringer) Mesangiumproliferation führen. Die Prognose ist aber gut.
  - **Chronisch-endokapilläre GN.** Bei ähnlichen Ablagerungen steht hier die **Mesangiumzellproliferation** im Vordergrund. Der Krankheitsverlauf ist schleichend und kann zu Schrumpfnieren führen (selten).

Klinik
Oft haben die Patienten mit mesangioproliferativer GN nur wenige oder milde Beschwerden. Regelmäßige Kontrollen der Nierenfunktion sind aber unbedingt erforderlich!

GN mit rapid-progressivem Verlauf

- **Diffuse Halbmond-GN.** Bei der diffusen Halbmond-GN kommt es zum Austritt von **Makrophagen** und **Fibrin** in den BOWMAN-Kapselraum. Vermutlich bewirken einerseits die Epitheloidzellen, die sich aus den Makrophagen bilden, andererseits das proliferierende Kapselepithel eine massive Einengung des BOWMAN-Raumes. Histologisch stellt sich diese Proliferation als **diffuse Halbmondbildung** dar. Weitere histologische Merkmale (Abb. 16-6) sind die **Endothel-und Mesangiumproliferationen** sowie **Granulozyteninfiltrate** (wobei bei letzteren auch an eine endokapilläre GN zu denken ist). Die halbmondförmigen Zellvermehrungen im Kapselraum können den Harnpol verschließen und damit zum Nierenversagen führen.
  Immunhistochemische Untersuchungen lassen zwei ätiologische Unterformen erkennen:
  - **Granuläre Form.** Zirkulierende Immunkomplexe lagern sich in der glomerulären Basalmembran ab.
  - **Lineare Form.** Antibasalmembran-Autoantikörper lagern sich an.

Die Halbmonde können sich allerdings auch bei anderen GN sowie im Zusammenhang mit bestimmten Grunderkrankungen bilden (s.u.).

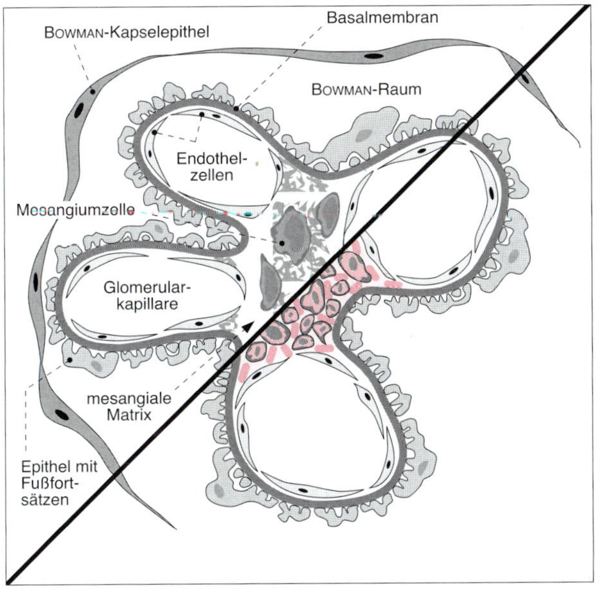

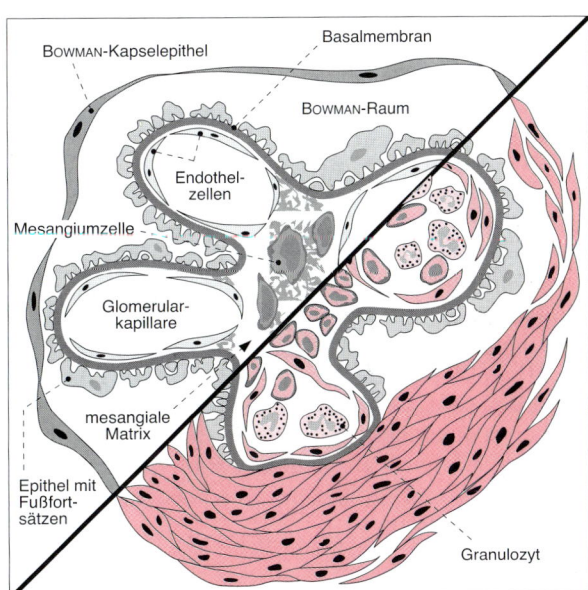

Abb. 16-5 Mesangioproliferative Glomerulonephritis. Je nach der Ätiologie steht die Mesangioproliferation oder die Matrixvermehrung im Vordergrund.

Abb. 16-6 Rapid-progressive Glomerulonephritis. Deutlich sieht man die Proliferation der BOWMAN-Kapsel, die Granulozyten und die Proliferation der Endothel- und Mesangiumzellen.

Als Komplikation kann die BOWMAN-Kapsel rupturieren, Fibrin und Leukozyten gelangen in den periglomerulären Raum **(Periglomerulitis)**. 90% der Patienten werden in kurzer Zeit dialysepflichtig. Je mehr Glomerula befallen sind, desto schlechter ist die Prognose.

- **(Halbmond-)GN bei Systemerkrankungen.** Das Bild und der Verlauf der Halbmond-GN werden auch (aber nicht immer!) durch den systemischen Lupus erythematodes, das GOODPASTURE-Syndrom, die WEGENER-Granulomatose und die Purpura SCHOENLEIN-HENOCH ausgelöst.
  - **Systemischer Lupus erythematodes.** Autoantikörper gegen Zellkern- und Zellmembranantigene lösen unter Komplementbeteiligung multiple Zytolysen aus. Bei 70–90% der SLE-Patienten kommt es zum Nierenbefall. In der Niere kann eine mesangioproliferative GN entstehen, bei der die Bildung von Halbmonden **(granuläre Form)** nicht selten ist. Aber auch der Übergang in eine membranoproliferative oder membranöse Form ist möglich. Da die Übergänge fließend sind, kann eine exakte Einordnung nicht immer vorgenommen werden.
  - **GOODPASTURE-Syndrom.** Es finden sich v.a. bei jüngeren Männern humorale Autoantikörper gegen Anteile des Kollagens Typ IV der Lungenalveolar- und Glomerulumbasalmembranen (Allergie vom Typ II). Die Ätiologie dieser Erkrankung ist noch nicht geklärt. Eine Assoziation mit Kohlenwasserstoffinhalationen, vorangegangener Viruserkrankung und Einnahme bestimmter Medikamente (z.B. Penicillamin) ist aber nachgewiesen. In der Niere kommt es zur Halbmond-GN **(lineare Form).**
  - **WEGENER-Granulomatose** (s. Kap. 6.8.4). Es kommt zu **granulomatösen Neubildungen** im Bereich der BOWMAN-Kapsel, die in das Interstitium durchbrechen können. Folge ist dann eine schwere **herdförmige Periglomerulitis,** die – wie die Erkrankung selbst – in Schüben verläuft. Fast immer findet man die **Halbmonde.**
  - **Purpura SCHOENLEIN-HENOCH.** Die Erkrankung tritt häufig bei Kindern nach Infektionen der oberen Atemwege sowie im Rahmen von Allergien auf. Ursache ist eine **Immunreaktion vom Typ III.** Als Folge kommt es zur Ablagerung von Immunkomplexen in den kleinen Gefäßen der Haut, den Gelenken und den Nieren. Leitsymptom sind demzufolge flohstichartige Blutungen **(Petechien),** Gelenk- und Bauchschmerzen. Häufig kommt es zu einer Glomerulonephritis, bei der morphologisch verschiedene Formen ablaufen können.

Merke

Im Endstadium der GN ist die mikroskopische Differentialdiagnose oft nicht mehr möglich, da der narbige Umbau zu weit fortgeschritten

---

ist. Makroskopisch finden sich dann sekundäre Schrumpfnieren (< 90 g Organgewicht) mit blasser, granulierter Oberfläche **(weiße Granularatrophie).**

16.5 Mukoviszidose

Definition

Die Mukoviszidose **(zystische Fibrose)** ist eine autosomal-rezessiv erbliche Erkrankung, die sich meist im Säuglings- und Kleinkindalter manifestiert. (1 : 2500 Geburten, 4% der Bevölkerung sind heterogene Träger.) Es besteht eine grundlegende Sekretionsstörung aller exkretorischen Drüsen, wobei die Viskosität des mukösen Schleims erhöht ist.

Ätiologie/**P**athogenese

Erst seit 1989 ist die Lokalisation des Gendefektes dieser Erkrankung bekannt. Bei der Schädigung handelt es sich in den meisten Fällen um eine Deletion von drei Basenpaaren (Phenylalanin) auf dem Chromosom 7. An dieser Stelle ist das **cystic fibrosis transmembrane regulator protein (CFTR),** ein Chlorid-Transportprotein, kodiert. Der resultierende Proteindefekt führt zu einer gestörten Cloridsekretion, die sich als Überkonzentration von Chlorid auf der Haut äußert („Syndrom des salzigen Kindes"). In anderen Drüsen wird vermindert seröse Flüssigkeit (muköses Sekret) freigesetzt, wodurch der Grundstein für die vielfältigen Komplikationen gelegt ist.

Morphologie

Die morphologischen Veränderungen sind insbesondere im Darm (Mekoniumileus), in der Lunge, in der Leber und im Pankreas nachzuweisen. In 90% der Fälle bestimmen die Lungenveränderungen das klinische Bild und die Prognose.

- **Lunge.** Es finden sich Atelektasen, rezidivierende Bronchopneumonien, (sackförmige) Bronchiektasien, ein Emphysem und eine Lungenfibrose mit nachfolgender chronischer Rechtsherzbelastung.
- **Leber.** Durch die Cholestase kann sich eine fokale biliäre Leberzirrhose entwickeln.
- **Pankreas.** In 80% der Fälle kommt es zur **zystischen Pankreasfibrose** mit intraduktulären, PAS-positiven Mukus-Akkumulationen und zystischen Gangerweiterungen. Das exkretorische Pankreas wird durch Fettgewebe ersetzt. Bei 2% der Fälle verursacht der Verlust der LANGERHANS-Inseln einen Diabetes mellitus. Der Lipasemangel führt zu E-, D-, K-, A-Hypovitaminosen.
- **Dünndarm.** Er enthält zystisch erweiterte, schleimbildende Drüsen.

Klinik

Erstsymptom bei Neugeborenen kann ein **Mekoniumileus** sein, der aber nur bei etwa 10% der Kinder auftritt. In vielen Kliniken hat sich der Mekoniumtest etabliert, bei dem mittels eines Teststreifens nach erhöhten Albuminwerten gesucht wird. Letztlich weisen Bronchitiden, die etwa ab dem 3. Lebensmonat rezidivierend auftreten, den Pädiater auf die Verdachtsdiagnose. Über den **Schweißtest** wird die Diagnose gesichert. Neben der Gabe von Pankreasenzymen, Vitaminen, Acetylcysteinsäure und gegebenenfalls Antibiotika erfolgt eine physiotherapeutische Unterstützung der Lungenarbeit. Gentherapeutische Ansätze sind Gegenstand intensiver Forschung.

17 Grundlagen zur Pathologie des Zentralnervensystems

K. Witt

Besonderheiten des Nervengewebes

Die Nervenzellen stellen das eigentliche Parenchym des Nervengewebes dar, deren Zellkörper in der grauen Substanz (Großhirnwindungen, Kleinhirnwindungen, Basalganglien, graue Substanz des Rückenmarks) liegen. Eine Reduktion der Afferenzen zu einer Nervenzelle führt zur Inaktivitätsatrophie. Die Gliazellen umgeben die Nervenzellen. Man unterteilt sie wie folgt:

- **Astrogliazellen (Makroglia).** Sie besitzen sternförmig fein auslaufende Fortsätze, welche die Ganglienzellen, das Ependym und die Hirnkapillaren vollständig umschließen. Sie halten das Wasser- und Ionenmilieu konstant und bilden die Blut-Hirn-Schranke.
- **Oligodendrogliazellen.** Sie bilden die Markscheiden der Nerven in dem Marklager und haben somit elektrophysiologische Bedeutung.
- **Mesoglia (Mikroglia).** Die sog. HORTEGA-Zellen stellen eingewanderte Makrophagen dar und werden nach der Phagozytose von Fett als Lipophagen und nach der Phagozytose von Blutbestandteilen als Siderophagen bezeichnet.

17.1 Fehlbildungen und Geburtstraumen

In der Determinationsphase des ZNS können teratogene Noxen die Entwicklung des Nervensystems nachhaltig stören, da die Blut-Hirn-Schranke in dieser Phase noch nicht vollständig ausgebildet ist. Folgende Faktoren führen zu Schäden:

- **Chemische Noxen.** Vor allem Alkohol, Zytostatika, Antikonvulsiva, Drogenmißbrauch.
- **Infektiöse Noxen.** Röteln, Zytomegalie, Toxoplasmose.
- **Physikalische Noxen.** Ionisierende Strahlen.
- **Metabolische Noxen.** Mütterlicher Diabetes mellitus, Hypothyreose.
- **Genetische Faktoren.** Chromosomenanomalien wie das DOWN-, das PÄTAU- oder das EDWARDS-Syndrom.
- **Hypoxie.** Intrauterine Perfusionsstörung und perinatale Komplikationen.

17.1.1 Folgeschäden

- **Porenzephalie.** Ein Hohlraum im Hirngewebe, der mit dem Liquorraum in Verbindung steht, ist oft die Folge einer schweren Hypoxie. Der Defekt wird nicht durch eine gliöse Narbe gedeckt.
- **Status marmoratus.** Es handelt sich um eine Narbenbildung, v.a. der Stammganglien, aufgrund einer hypoxischen Schädigung. Makroskopisch bietet diese Region ein marmoriertes Erscheinungsbild, klinisch resultiert oftmals eine Athetose (Störung im Bewegungsablauf).
- **Ulegyrie.** Sie bezeichnet eine gliöse, narbige Rindenschrumpfung nach einer prä- oder perinatalen Ischämie.
- **Lobäre Sklerose.** Nach einer prä- oder perinatalen Ischämie ist ein ganzer Lappen oder eine ganze Hemisphäre geschrumpft.
- **Hydranenzephalie** (Blasenhirn). Es besteht eine Nekrose beider Großhirnhemisphären, von Teilen der Basalganglien, des Thalamus und des Hypothalamus nach doppelseitigem Karotisverschluß und erhaltener Arteria basilaris.
- **LITTLE-Syndrom (infantile Zerebralparese).** Dieses Syndrom besteht aus meist doppelseitigen Spasmen der Extemitäten und ist das klinische Korrelat schwerer prä- oder perinataler Ischämien. Makroskopisch können eine Porenzephalie, Ulegyrie, ein Status marmoratus und eine Hemisphärenatrophie vorliegen.

Fehlbildungen des Nervensystems sind häufig mit Mißbildungen anderer Organe verbunden.

17.1.2 Dysrhaphische Fehlbildungen

Die häufigsten Fehlbildungen des Nervensystems sind **Verschlußstörungen des Neuralrohres.** Aus diesen Schließungsstörungen des Neuralrohres am kaudalen oder am rostralen Ende entwickeln sich ganz unterschiedliche Defekte. Ätiologisch werden genetische und exogene Faktoren (Vitaminmangel?) diskutiert.

Anenzephalie

Definition

Als Anenzephalie bezeichnet man das teilweise oder vollständige Fehlen des Großhirns und der Schädelkalotte.

Morphologie

Das äußere Erscheinungsbild wird oft als „Krötenkopf" bezeichnet. Während der Gesichtsschädel normal ausgebildet sein kann, bilden die Augen den höchsten Punkt des Kopfes. Mittelhirn und Pons sind angelegt. Zerebellum, Hypothalamus und Neurohypophyse bleiben unterentwickelt. Das Großhirn fehlt meist teilweise.

Klinik

Abnorme Bewegungsmuster des Embryos, im Ultraschall darstellbare mangelhafte Ausbildung der Kalotte und erhöhte Werte von α-Fetoprotein in der Amnionflüssigkeit erleichtern die Diagnose. Da der Schluckreflex dieser Embryonen oft nicht entwickelt ist und die Elimination des Fruchtwassers zu einem großen Teil über das Abtrinken durch den Embryo erfolgt, leiden die Schwangeren oft an einem **Hydramnion** (erhöhte Fruchtwassermenge). Die Lebenserwartung einer Lebendgeburt beträgt Wochen.

Kranioschisis

Definition

Unter einer Kranioschisis versteht man eine Verschlußstörung des Schädelknochens in einem begrenzten Bezirk. Eine umschriebene Vorwölbung enthält entweder Hirnhäute **(Meningozele)**, Hirnhäute und Gehirn **(Meningoenzephalozele)** oder Gehirn mit Liquorräumen **(Enzephalozystozele, Exenzephalie)** und ist nur mit Haut bedeckt. Bei der **Kraniorhachischisis** liegt eine Spaltbildung am Schädel und an der Wirbelsäule vor.

Morphologie

Die Kranioschisis befindet sich meistens in der Medianlinie am okzipitalen Pol, seltener frontal. Schwere Entwicklungsstörungen des Gehirns begleiten oft diese Störung. Die Kraniorhachischisis ist meistens am kraniozervikalen Übergang lokalisiert.

Klinik

Nach Klärung der topographischen Verhältnisse mit Hilfe der Computertomographie und der Kernspintomographie ist eine operative Therapie möglich. Die Prognose ist natürlich abhängig vom Grad der Mißbildung und der Kombination mit anderen Fehlentwicklungen.

Spina bifida

Definition

Bei der Spina bifida liegt die Verschlußstörung im Bereich der Wirbelsäule. Je nach Ausmaß der Störung unterscheidet man:
- **Spina bifida occulta.** Die hinteren Wirbelbögen haben sich unvollständig geschlossen.
- **Spina bifida cystica.** Neben einem hinteren Wirbelspalt besteht ein Vorfall des Rückenmarks und seiner Häute:
  - **Meningozele.** Der Bruch wird nur von Rückenmarkshäuten ausgekleidet.
  - **Myelomeningozele.** Es kommt zu einem Hydrops von Rückenmark und Rückenmarkshäuten in die Zyste.
  - **Myelozystozele.** Das geschlossene Rückenmark ist aufgetrieben und in den Bruch ausgelagert, Pia und Arachnoidea sind ebenfalls geschlossen. Diese Zystozele kann durch Wasseransammlung im Zentralkanal entstehen.
  - **Myelozystomeningozele.** Hier liegt nicht nur eine Liquoransammlung im Zentralkanal vor, sondern auch in den Hirnhäuten. Mark und Rückenmarkshäute verlagern sich in die zystische Ausstülpung.

Klinik

Die häufigste Lokalisation der Spina bifida ist der Lumbalbereich. Eine umschriebene Hypertrichose, Hyperpigmentierungen oder Teleangiektasien können auf eine dysrhaphische Störung hinweisen. Die Haut über dem Wirbelbogenspalt kann normal, eingesunken oder durch eine begleitende Geschwulst (Lipom, Dermoid) vorgewölbt werden. 1–2 von 1000 Neugeborenen sind betroffen.

17.2 Pathologie der Liquorräume

17.2.1 Hydrozephalus

Definition

Bei einem Hydrozephalus sind entweder die inneren Liquorräume **(Hydrocephalus internus),** die äußeren Liquorräume **(Hydrocephalus externus)** oder beide Räume zugleich **(Hydrocephalus communicans)** erweitert. Der echte Hydrozephalus entsteht durch eine Verkleinerung des Gehirn-Liquor-Quotienten. Eine Erweiterung des Zentralkanals wird als **Hydromyelie** bezeichnet.

Ätiologie/Pathogenese

- **Hydrocephalus internus.** Die physiologischen Ventrikelengen (Foramina und Aquädukt) sind nach einer Verlegung (Mißbildung, Tumor) oder nach Verklebungen (Blutung, Entzündung) verschlossen.
- **Hydrocephalus externus.** Man findet eine Hirnatrophie z.B. bei einem Morbus ALZHEIMER oder einem Morbus PICK. Das Verhältnis Gehirn zu Liquor ist aufgrund des „Gehirnverlustes" verändert („falscher" Hydrozephalus).
- **Hydrocephalus communicans.** Je nach Ursache gibt es drei Formen:
  - **Hydrocephalus hypersecretorius.** Er resultiert aus einer Überproduktion von Liquor durch ein Plexuspapillom oder eine entzündliche Reizung des Plexus choroideus.

– **Hydrocephalus aresorptivus.** Die Resorption des Liquors ist durch verklebte Resorptionsorte (PACCHIONI-Granulationen) nach Blutungen und Entzündungen (Haubenmeningitis) vermindert.

– **Hydrocephalus e vacuo.** Eine fokale (z.B. nach Infarkten) oder eine generalisierte Hirnschrumpfung (z.B. senile Hirnatrophie) rechnet man mit zu den Hydrozephali, obwohl hier nicht primär die Ventrikelräume erweitert sind, sondern das Nervengewebe geschrumpft ist.

Morphologie

Wenn die Schädelnähte noch nicht geschlossen sind, kann der Liquorraum anschwellen und der Kopfumfang rapide zunehmen. (Der normale Kopfumfang beträgt bei Geburt 35 cm, im 1. Jahr 45 cm, im 20. Lebensjahr 55 cm.) Nach dem Schluß der Schädelnähte kommt es je nach Verschlußtyp zur Erweiterung verschiedener Kompartimente der Liquorräume.

Klinik

Die Kontrolle des Schädelwachstums ist ein wichtiger Bestandteil pädiatrischer Vorsorgeuntersuchungen. Der akute Hydrozephalus im Erwachsenenalter birgt die Gefahr einer lebensbedrohlichen intrakraniellen Drucksteigerung mit Hirndruckzeichen: (bifrontaler) Kopfschmerz, (morgendliches) Erbrechen, Stauungspapille mit Fundusblutungen. Mit einer Ventrikeldrainage kann ein Shunt vom Liquorraum zum rechten Vorhof oder in den Peritonealsack gelegt werden, welcher einen Abfluß des Liquors ermöglicht.

17.3 Intrakranielle Raumforderungen

Da das Gehirn in einer knöchernen Struktur liegt, sind raumfordernde Prozesse oft mit einem Druckanstieg verbunden, sobald der intrakranielle Reserveraum (nur 5% des gesamten intrakraniellen Raums) verbraucht ist.

Blutungen, Tumoren und Traumata sind mit einer intrakraniellen Raumforderung verbunden. Ein Hirnödem, welches diese pathologischen Prozesse begleitet, trägt zu einer weiteren Raumforderung bei. Im Abschnitt 17.3.4 sind die Folgen der intrakraniellen Raumforderungen beschrieben.

17.3.1 Hirnödem

Definition

Ein Hirnödem ist eine Flüssigkeitszunahme im Hirngewebe.

Ätiologie/Pathogenese

Hirnödeme begleiten fast jeden pathologischen intrazerebralen Prozeß. Nach pathogenetischen Ge-

sichtspunkten kann man die Hirnödeme in drei verschiedene Formen einteilen:

• **Vasogenes Hirnödem.** Es entsteht durch eine erhöhte Permeabilität der Blut-Hirn-Schranke. Das einströmende Wasser verteilt sich in dem Extrazellularraum. Dies führt zu einer Erweiterung perivaskulärer und perizellulärer Räume. Die Flüssigkeit wird von den Astrozyten aufgenommen **(Astrozytenschwellung)** und kann sich später über größere Teile des Gehirns ausbreiten. Es kommt vor bei:
 – Hirntumoren.
 – Abszeß, eitriger Meningitis, Enzephalitiden.
 – Blutungen.
 – Zerebralen Ischämien und Kontusionen.

• **Zytotoxisches Hirnödem.** Es entsteht nach einer toxischen Schädigung der Gliazellen, wobei die Na-K-ATPase versagt und deshalb Flüssigkeit in die Zellen einströmt. Man findet es bei:
 – Akuter Hypoxie.
 – Urämie.
 – Metabolischer Enzephalopathie.

• **Interstitielles Hirnödem.** Es bildet sich als Folge einer Behinderung innerer oder äußerer Liquorräume v.a. im Interstitium, das an das Ependym angrenzt. Vorkommen:
 – Hydrocephalus internus.
 – Hydrocephalus communicans.

Morphologie

Morphologisch sind die Hirnwindungen abgeflacht und die Furchen verstrichen. Die Mark-Rinden-Grenze ist verwaschen. Einseitige Hirnödeme verschieben die Mittellinienstrukturen zur gesunden Seite. Histologisch erscheint die weiße Substanz aufgelockert, und das Präparat wirkt aufgrund der Flüssigkeitseinlagerung heller. In der grauen Substanz sieht man geschwollene Gliazellen und Axone, was ein schwammiges Aussehen hinterläßt **(Status spongiosus).** Rezidivierende Hirnödeme können zu Entmarkungen führen. Des weiteren kann eine Gliatosenbildung und/oder eine Nekrose der Gliazellen beobachtet werden.

17.3.2 Intrakranielle Blutungen

Abbildung 17-1 zeigt einen Überblick über die verschiedenen intrakraniellen Blutungstypen.

Epidurale Blutung

Definition

Bei der epiduralen Blutung liegt ein Hämatom zwischen dem Schädelknochen und der Dura mater.

Ätiologie/Pathogenese

Nach einem Schädel-Hirn-Trauma mit Frakturen des Schädelknochens in der Temporo-Parietal-Region blutet es überwiegend aus der **A. meningea media,** selten aus der **A. ethmoidalis.** Das Blut

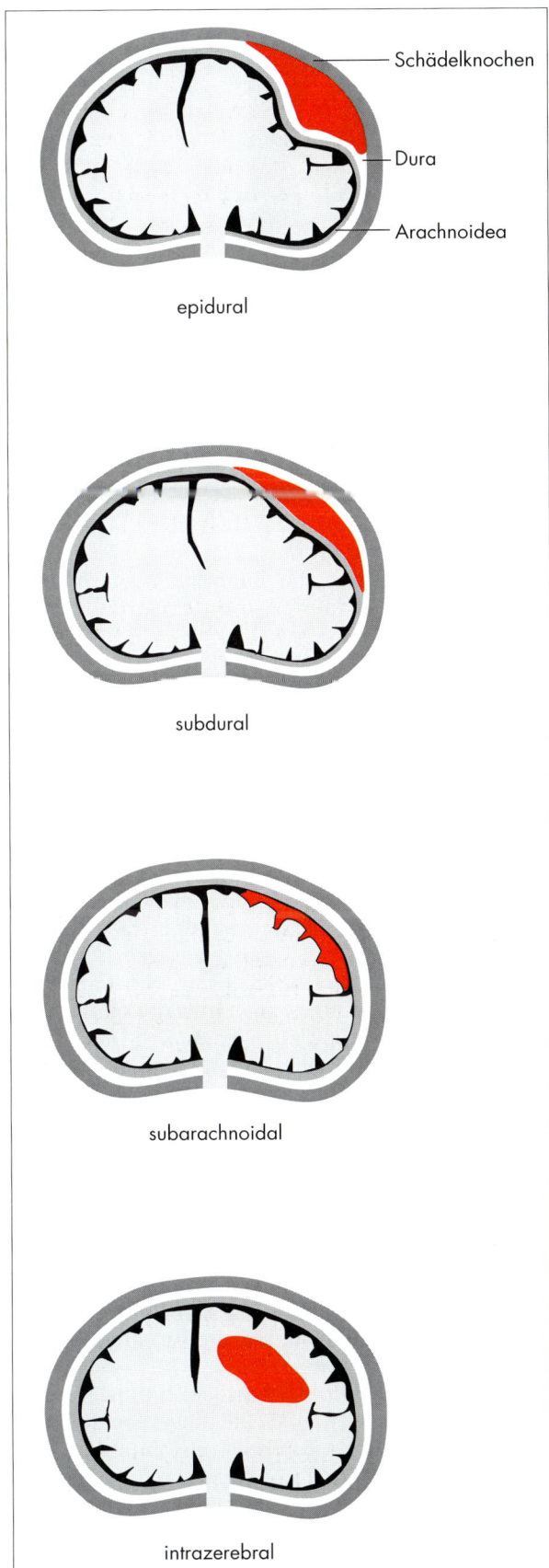

epidural

subdural

subarachnoidal

intrazerebral

Schädelknochen

Dura

Arachnoidea

Abb. 17-1 Intrakranielle Blutungen. Schematische Darstellung der Blutungslokalisationen.

„gräbt" sich rasch zwischen Dura und Knochen, bis die Duranähte (Durabefestigung an den Knochenschuppenrändern) die Blutung örtlich begrenzen.

Morphologie

Man findet eine epidurale Blutansammlung, meistens zwischen 80 und 180 ml in parietaler Lokalisation.

Klinik

Die zunehmende Raumforderung führt bei einer gedeckten Hirnverletzung zur raschen Bewußtseinseintrübung. Bestand primär keine Bewußtlosigkeit, tritt die Bewußtseinseintrübung meist in den ersten Stunden auf. Da das verdrängte Hirngewebe den Nervus oculomotorius an der Klivuskante abdrückt, kommt es zur Pupillenerweiterung auf der betroffenen Seite (**Klivuskantensyndrom**).

Im CT stellt sich diese Blutung als **bikonvexes, hyperdenses** Areal dar (Abb. 17-2). Die Sterblichkeit liegt zwischen 20 und 40 %. Neben dem Ausmaß der Raumforderung ist die Dauer bis zur druckentlastenden Operation für das Überleben entscheidend.

Subdurale Blutung

Definition

Bei der subduralen Blutung findet sich eine Blutansammlung zwischen der Dura und der Arachnoidea.

Ätiologie/Pathogenese

Es blutet aus zerrissenen Brückenvenen, aus Sinus- oder Arterieneinrissen der Pia und der inneren Dura nach einem Schädel-Hirn-Trauma.

Das **akute subdurale Hämatom** führt zu einer intrakraniellen Drucksteigerung. Beim **chronischen subduralen Hämatom** kommt es nach vorangegangener Blutung zur Organisation des Blutes mit Bildung eines kapillarreichen Granulationsgewebes, aus dem heraus es wiederholt kleine Blutungen geben kann, die erneut kapillarreich organisiert werden. Nach einigen Wiederholungen dieses Zyklus entsteht ein dickes chronisches subdurales Hämatom, welches das Nervengewebe komprimieren kann.

Morphologie

Das akute subdurale Hämatom liegt meistens einseitig. Die chronischen subduralen Hämatome sind häufiger doppelseitig.

Circa 1 Woche nach der Entstehung eines subduralen Hämatoms lassen sich histologisch Siderophagen nachweisen. Fibroblasten wandern von der Dura aus in den Defekt ein. Nach Wochen ist die Blutung bindegewebig organisiert.

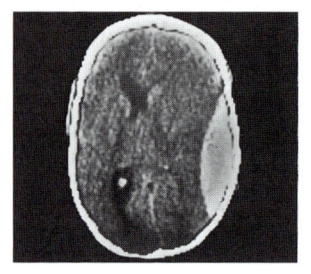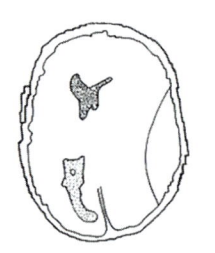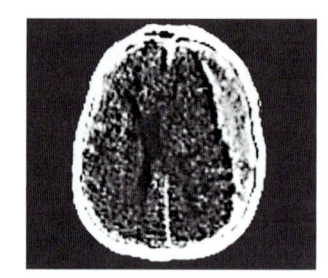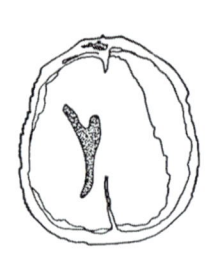

Abb. 17-2 und 17-3   Computertomogramme einer epiduralen und einer subduralen Blutung. Die hyperdense Fläche des Schädelinneren wird durch die Blutung erzeugt. Linke Seite: Das Epiduralhämatom drückt die Dura mater in das Schädelinnere. Es hat eine typisch konvexe Form. Rechte Seite: Ein Subduralhämatom legt sich der harten Hirnhaut an und erhält deshalb eine konkave Form.

Klinik

In der Akutsituation besteht kein Unterschied zwischen einem epiduralen und einem subduralen Hämatom. Das Intervall zwischen Blutung und klinischer Symptomatik kann beim subduralen Hämatom jedoch viele Stunden betragen. Im CT stellt sich eine subdurale Blutung als **hyperdenses Areal** dar (Abb. 17-3).

Subarachnoidale Blutung

Definition

Die subarachnoidale Blutung (SAB) ist eine Blutung in das Cavum subarachnoidale zwischen der Pia und der Arachnoidea.

Ätiologie/Pathogenese

Subarachnoidalblutungen entstehen durch:
- Platzen von basalen Aneurysmen.
- Blutungen aus Angiomen.
- Rhexisblutungen (Abrißblutung) nach Traumen (Contusio cerebri).

Morphologie

Meistens liegen die Subarachnoidalblutungen in den basalen Teilen des Frontal- oder Temporallappens. Die Hirnoberfläche ist dunkelrot-braun. Histologisch sieht man blutgefüllte Sulci. Granulozyten wandern innerhalb des ersten Tages in die Blutung ein. Nach drei Tagen kommen Makrophagen hinzu, welche die Erythrozyten phagozytieren. Meistens gelingt der Nachweis dieser Makrophagen (Siderophagen) nach einer Woche. Etwa drei Wochen später stellt sich eine **Leptomeningealfibrose** ein, Fibroblasten und Astrozytenwucherungen decken den Defekt.

Klinik

Typisch ist ein blitzartiger, starker Kopfschmerz, der von Übelkeit und Erbrechen begleitet ist. Die Lokalisation der Kopfschmerzen gibt gelegentlich Hinweise auf die Lokalisation der Blutung. Es

kommt zu einem Meningismus. Abbauprodukte der Blutung können einen Vasospasmus intrazerebraler Gefäße auslösen und zerebrale Ischämien nach sich ziehen. Bei einem Zehntel der Patienten mit SAB verkleben die liquorleitenden Arachnoidalräume und führen so zu einem Hydrozephalus.

Intrazerebrale Blutung

Definition

Bei der intrazerebralen Blutung kommt es zu einer Einblutung in das Hirngewebe.

Ätiologie/Pathogenese

Folgende Ursachen können zu einer intrazerebralen Blutung führen:
- **Intrazerebrale Massenblutungen.** Sie entstehen durch Rhexisblutungen aus Hirnarterien im Rahmen einer arteriellen Hypertonie. Am häufigsten ist die A. striolenticularis in ihrem Verlauf durch die Stammganglienregion betroffen. Bei ausgeprägten Blutungen kommt es zum Einbruch des Blutes in die Ventrikel. Um die Blutung entwickelt sich rasch ein **perifokales Hirnödem.** In der Blutungshöhle entsteht ein großes Blutkoagel, das mit destruiertem Hirngewebe durchsetzt ist. Es wird im Laufe der nächsten 8–10 Wochen phagozytiert und abgeräumt. **Astrogliaproliferationen** leiten das Narbenstadium ein. Der Endzustand ist durch eine **Pseudozyste** mit randständiger Fasergliose gekennzeichnet.
- **Purpura cerebri.** Flohstichartige Blutungen in der Umgebung von kleinen Gefäßen werden als Ringblutungen (Purpura cerebri) bezeichnet. Sie entstehen nach Fett- und Luftembolien der Hirnarterien, einer (schockbedingten) disseminierten intravasalen Gerinnung oder einer hämorrhagischen Diathese. Eine postinfektiöse und eine postvakzinale Enzephalitis führen ebenfalls zu einer Purpura cerebri. Man sieht disseminierte, petechiale Einblutungen im Gehirn (Abb. 17-4).

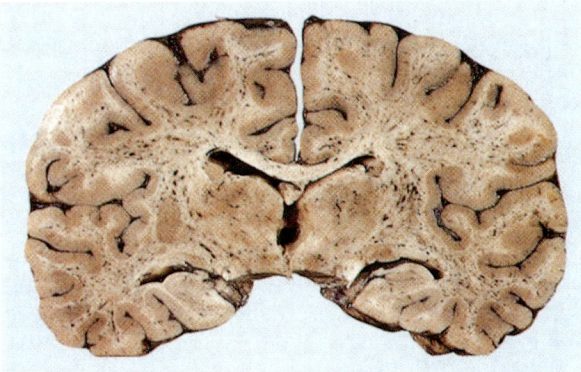

Abb. 17-4 Purpura cerebri. Eine Fettembolie nach multiplen Knochenbrüchen war hier die Ursache für die Purpura cerebri. Die punktförmigen Blutaustritte liegen vor allem in der weißen Substanz. Des weiteren stellen sich typische Hirndruckzeichen dar: Die Hirnwindungen sind platt, die Furchen und die Ventrikel sind eingeengt.

Tab. 17-1 Differenzierung der Hirntumoren nach ihrem Ursprungsgewebe. Der WHO-Grad des Tumors ist in Klammern zugefügt.	
Ursprungsgewebe	**Tumoren**
Neuroepithel	Astrozytom (I–II, selten III, sehr selten IV), Oligodendrogliom (II, selten III), Ependymom (III)
Mesenchym	Meningeom (I, selten anaplastisches Meningeom III), Sarkom, Gefäßtumoren
Ektoderm	Hypophysentumoren, Kraniopharyngeom
unklarer (embryonaler?) Herkunft	Glioblastom (IV), Medulloblastom (IV)

- **Blutungen aus Angiomen.** Diese Gefäßfehlbildungen sind intrazerebral oder in den Leptomeningen lokalisiert. Blutungen erfolgen subarachnoidal und/oder intrazerebral.
- **Aneurysmablutung.** Nach der Ruptur eines Hirnarterienaneurysmas kommt es zu einer Subarachnoidalblutung. Heftige Aneurysmablutungen dringen aber auch in das Hirngewebe ein.
- **Hirnvenen- und Sinusthrombose.** Der Verschluß venöser Gefäße kann hämorrhagische Infarzierungen verursachen. Da diese Blutungen selten zu Hirndruck führen, werden sie separat in Abschnitt 17.4.5 besprochen.

Andere Ursachen für eine intrakranielle Blutung sind **Schädel-Hirn-Traumata, Gerinnungsstörungen** (auch iatrogen durch Cumarin) und **Vaskulitiden.**

Klinik

Bei Lokalisation der Blutung in den Stammganglien kommt es zur typischen Halbseitenlähmung. Im CT zeigt sich die frische Massenblutung sofort als hyperdense (helle) Zone. Ein altes Hämatom (> 2–3 Monate) und ein ischämischer Infarkt sind hypodens. Typische Symptome sind eine akute Bewußtseinsstörung und Herdsymptome. Bei einem Ventrikeleinbruch ist der Liquor blutig. Die Prognose ist meist sehr schlecht.

17.3.3 Hirntumoren

Unter den Hirntumoren werden alle intrakraniellen Neoplasien zusammengefaßt. In Tabelle 17-1 werden diese Tumoren nach ihrem Ursprungsgewebe eingeteilt. Eine in der klinischen Praxis häufig genutzte Einteilung ist die WHO-Klassifikation der Hirntumoren: Die Hirntumoren werden in vier Malignitätsgrade eingeteilt. Diese Grade geben über

das „klinisch-biologische" Verhalten Auskunft (Mitosenzahl, destruierendes Wachstum, Nekrosen) und können somit eine Einschätzung des Wachstumsverhaltens und der Prognose erleichtern. Einige Tumoren haben einen festen WHO-Grad, hier ist die Diagnose und der WHO-Grad identisch. Bei anderen Tumoren kann der WHO-Grad wechseln, diese Tumoren zeigen somit kein einheitliches Wachstum. Die WHO-Grade sind in der Tabelle 17-1 berücksichtigt.

Manche Hirntumoren metastasieren auf dem Liquorweg. Hämatogene Metastasen dieser Tumoren sind Ausnahmen.

Astrozytom

Definition

Das Astrozytom leitet sich von den Astrozyten ab und kann im gesamten Gehirn vorkommen. Es ist ein Tumor des mittleren Lebensalters und macht 7% aller Hirntumoren aus.

Morphologie

Je nach der Malignität werden vier Grade unterschieden. **Grad I und II** (häufig) zeigen makroskopisch eine speckige Schnittfläche und haben mikroskopisch eine geringe Zelldichte, nur vereinzelt Mitosen, wenig Gefäße und viel Fasermasse. **Grad III und IV** weisen **Zysten, Nekrosen, Blutungen** und **Verkalkungen** auf. Mikroskopisch erkennt man zahlreiche Mitosen, pathologische Gefäße mit Pseudorosetten und Riesenzellen mit Zellpolymorphie.

Pilozytische Astrozytome (WHO I) sind benigne Wucherungen vorwiegend im Bereich der Mittellinie mit großer Neigung zur Verschleimung. Histologisch sieht man ROSENTHAL-Fasern: zugrunde gegangene Gliafilamente liegen in Astrozyten oder nach deren Zerfall auch extrazellulär und erscheinen als lange Fibrillen. Es sind Tumoren des Kindes- und Jugendalters mit besserer Prognose, die im Großhirn und im Rückenmark intramedullär wachsen.

Oligodendrogliome

Definition

Das Oligodendrogliom ist ein Tumor aus Oligoden-droglia, der bevorzugt in der Hirnrinde liegt und langsam wächst. Ein Häufigkeitsgipfel findet sich im 40.–50. Lebensjahr. Der Anteil an allen Hirntumo-ren beträgt etwa 10%. Epileptische Anfälle sind ein typisches Erstsymptom.

Morphologie

Makroskopisch sieht man einen zystischen Zerfall, Nekrosen, Blutungen, Verfettungen und **Verkalkun-gen** (in der Computertomographie).

Histologisch typisch ist die **Honigwabenstruktur:** Ein rundlicher Zellkern wird von einem hellen Zy-toplasmasaum umgeben (Abb. 17-5). Histologisch entsprechen Oligodendrogliome dem Grad II der WHO.

Glioblastom

Definition

Das Glioblastom ist ein **hoch maligner Tumor**, des-sen Zellursprung nicht sicher nachzuvollziehen ist.

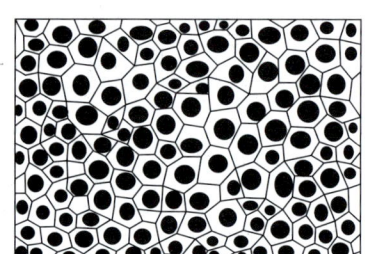

Oligoden-drogliom

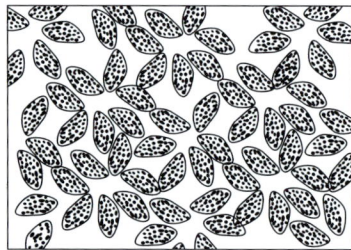

Medulloblastom

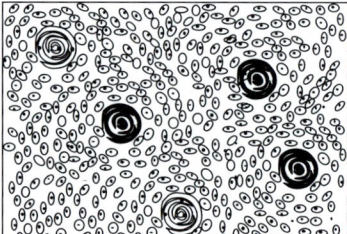

Meningeom

Abb. 17-5 Schemazeichnung zur Histologie der Hirntumo-ren. Die histologischen Charakteristika des Oligodendro-glioms, des Medulloblastoms und des Meningeoms sind dargestellt.

Bevorzugt tritt es im 50.–60. Lebensjahr auf, mehr Männer als Frauen sind betroffen. Es macht 13% aller intrakraniellen Tumoren aus. Wegen seines schnellen Wachstums ist die Prognose schlecht.

Morphologie

Das Glioblastom liegt oft frontotemporal, es beginnt auf einer Seite und kann sich über den Balken zur anderen Hemisphäre ausbreiten **(Schmetterlings-gliom).** Makroskopisch bietet es ein **buntes Bild** mit Blutungen, Nekrosen, Verkalkungen, Verfettungen und einem perifokalen Ödem.

Histologisch ist es zellreich mit Zellpolymorphien bis hin zu Riesenzellen. Es finden sich viele Mitosen und ausgeprägte Gefäßneubildungen, die nicht sel-ten glomerulumähnliche Knäuel bilden und für das perifokale Hirnödem verantwortlich sind.

Medulloblastom

Definition

Das Medulloblastom ist der häufigste intrakranielle Tumor im Kindes- und Jugendalter mit einem Gipfel vom 8.–12. Lebensjahr. Medulloblastome enthalten neuroektodermale, undifferenzierte mesenchymale und neuronale Anteile. Sie entstehen fast aus-schließlich im Kleinhirn. Ihre Häufigkeit beträgt 5% aller Hirntumoren. Männliches Geschlecht über-wiegend betroffen.

Morphologie

Der infiltrativ wachsende Tumor breitet sich raum-fordernd in der hinteren Schädelgrube aus und ver-legt dabei oft den Aquädukt mit der Folge eines Hydrozephalus. Bei einem Drittel aller Fälle findet man **Liquormetastasen.** Histologisch sind **Pseudo-rosetten,** eine hohe Zelldichte und zahlreiche Mito-sen kennzeichnend (s. Abb. 17-5).

Meningeom

Definition

Meningeome leiten sich aus den Zellen der Arach-noidea ab. Es handelt sich um den häufigsten intra-kraniellen Tumor (15%) des Erwachsenenalters. Das Meningeom wächst langsam und verdrängend unter der Dura mater. Ein multiples Auftreten ist charakteristisch für die Neurofibromatose (Morbus von RECKLINGHAUSEN). Der Häufigkeitsgipfel liegt im 5. Lebensjahrzehnt, Frauen sind häufiger betrof-fen.

Morphologie

Meningeome befinden sich oft an der Falx, am Keil-beinflügel, an der Olfaktoriusrinne und kommen auch im Spinalkanal vor. Die Schnittfläche ist grau und körnig, sie kann Zysten und Verkalkungen auf-weisen. Je nach Typ ist das histologische Bild endo-theliomatös, fibromatös, transitionell oder psammomatös. Beim psammomatösen Typ neigen die Tumorzellen zu einer **Zwiebelschalenformation.** Verkalken diese, werden sie „Psammomkörper" genannt. Dieser Typ ist besonders charakteristisch für die Meningeome (s. Abb. 17-5).

Kasuistik

Ein 54jähriger Mann kommt in Begleitung mit seiner Ehefrau in eine neurologische Poliklinik. Der Patient beklagt einen holozephalen Kopfschmerz von mittlerer Intensität, welcher seit ca. einem Vierteljahr bestünde. Die Ehefrau berichtet von einer Verhaltensveränderung seit ca. einem halben Jahr: Er habe „sich nicht mehr unter Kontrolle", verhalte sich zunehmend aggressiv. Viele Freunde, die er seit Jahren gut kenne, hätten ihm daher „die Freundschaft gekündigt", und auf der Arbeit erledige er seine Aufgaben nicht mehr gewissenhaft, wie es seine Kollegen sonst von ihm gewohnt waren. Zuhause zeige er eine Adynamie, sitze oft stundenlang teilnahmslos vor dem Fernseher und zeige kein Interesse mehr an seinen Hobbys.

Bei der neurologischen und internistischen körperlichen Untersuchung gibt es keine Auffälligkeiten. Im Gespräch zeigt sich ein etwas verlangsamter Patient, der immer wieder Schwierigkeiten hat, auf ein neues Gesprächsthema einzugehen, und somit eine eingeschränkte kognitive Flexibilität aufweist. Gedächtnisstörungen liegen nicht vor, bei der Prüfung der Wortflüssigkeit zeigt sich jedoch ein deutliches Defizit: Als der Patient gebeten wird, innerhalb einer Minute möglichst viele Tiere aufzuzählen, fallen ihm 7 Tiere ein. Ein Gesunder sollte mindestens 20 innerhalb einer Minute aufzählen können. Da keine Gedächtnisstörungen vorliegen, kann dieses Ergebnis auf eine frontale Funktionsstörung hinweisen. Die durchgeführte kranielle Computertomographie zeigt im Nativbild rechts frontal verstrichene Furchen und eine leichte Signalanhebung. Nach Kontrastmittelgabe zeichnet sich parasagittal rechts deutlich eine Raumforderung ab (Abb. 17-6a und b). Die Lage und die Gestalt des Tumors im CT-Bild sprechen für ein Falxmeningeom. Zwei Wochen später wird der Patient operiert. Die histologische Untersuchung (Abb. 17-7) zeigt die für ein Meningeom typische Zwiebelschalenformationen. Die in der Eingangsuntersuchung beobachteten Auffälligkeiten bessern sich postoperativ gut.

Kraniopharyngeom

Definition

Das Kraniopharyngeom entwickelt sich aus rudimentären Anteilen der RATHKE-Tasche und befindet sich meistens am Hypophysenstiel. Es wächst hier supra- oder intrasellär. Knapp die Hälfte aller Kraniopharyngeome manifestieren sich bis zum 20. Lebensjahr.

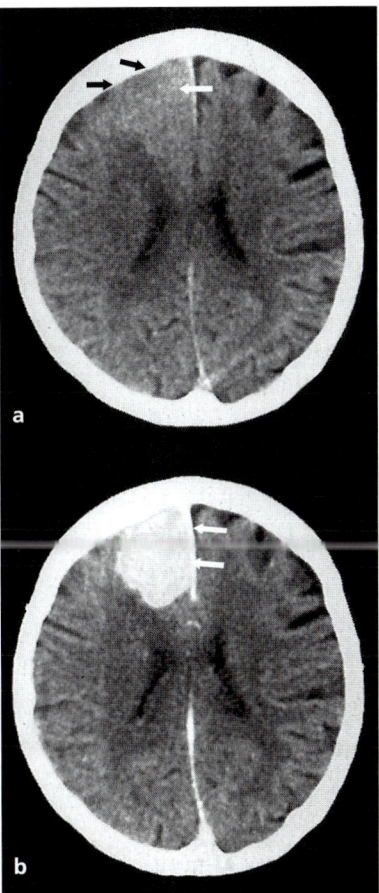

Abb 17-6 Axiale kranielle Computertomographie ohne (19-6a) und mit (19-6b) Kontrastmittel. Im Nativbild sind rechts frontal die Furchen verstrichen (schwarzer Pfeil, →), neben der Falx ist die Dichte leicht angehoben (weißer Pfeil, ←). Nach Kontrastmittelgabe nimmt der Tumor stark Kontrastmittel auf. Der Tumor scheint von der Falx (weiße Pfeile) auszugehen.

Morphologie

Der Tumor ist zur Hirnbasis abgekapselt, manchmal mit Zysten und Verkalkungen durchsetzt und wächst langsam. Histologisch ist ein retikuläres Zellmuster typisch. Es können jedoch mehrere Varianten unterschieden werden.

Klinik

Treten Kraniopharyngeome vor oder in der Pubertät auf, wird durch die Verdrängung des Hypophysenstiels die STH-Sekretion vermindert. Es resultiert ein hypophysärer Minderwuchs. Supraselläre Kraniopharyngeome führen schneller zur Schädigung des Chiasma opticum und damit zur bitemporalen Hemianopsie.

Metastatische Hirntumoren

Bei einem Fünftel aller Neoplasien kommt es zu einer Metastasierung in das Gehirn. Der Primär-

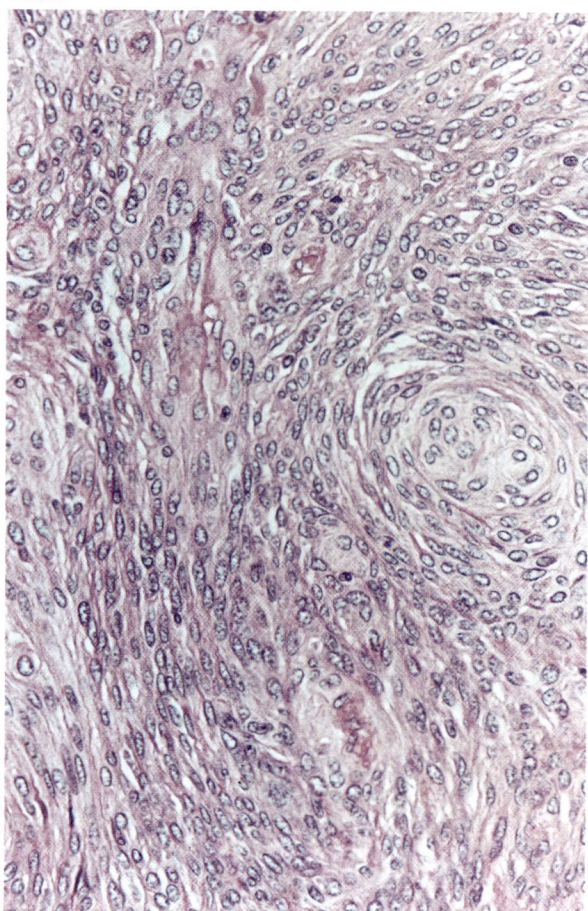

Abb 17-7 Das histologische Präparat (HE) zeigt die typischen Veränderungen für ein Meningeom: Zahlreiche spindelförmige Zellen liegen in einer Zwiebelschalenformation.

tumor ist zu über 50% ein Bronchialkarzinom, zu etwa 30% ein Mammakarzinom, zu ca. 15% ein Hautmelanom.

Leukämien neigen zu einem Befall der Meningen **(Meningeosis leucaemica).**

17.3.4 Folgen intrakranieller Raumforderungen

Bei intrakraniellen Raumforderungen werden zunächst die **intrakraniellen Reserveräume** aufgebraucht: Die Ventrikel werden zusammengedrückt, der Subarachnoidalraum verringert sich. Weiter fortschreitende Raumforderungen, die im Hemisphärenbereich liegen, führen zu einer **Mittellinienverlagerung,** wobei der mediale Hemisphärenanteil weiter zur Gegenseite gegen die Falx gedrückt wird. Später kommt es zu einer **Verschiebung nach kaudal:** Der Uncus parahippocampalis wird gegen den Tentoriumschlitz gedrückt und hinterläßt die typische **„Unkusfurche".** Schreitet die Raumforderung weiter fort, werden die Kleinhirntonsillen durch das Foramen magnum gedrückt, was mit einer lebensbeendenden **Einklemmung der Hirnstammstruktu-**

ren (Atemzentrum) einhergehen kann. Bei solch einer Herniation des Kleinhirns findet man während der Sektion einen **Kleinhirndruckkonus.** Infratentorielle Raumforderungen drücken oft den Aquädukt ab, es entsteht dann ein Hydrocephalus internus.

Diese Auswirkungen (Abb. 17-8) werden wesentlich von der Entstehungsgeschwindigkeit der Raumforderung beeinflußt. Ein langsam wachsender Prozeß (Tumor) führt später zu klinischen Bildern als ein rasch entstehender Prozeß (epidurale Blutung).

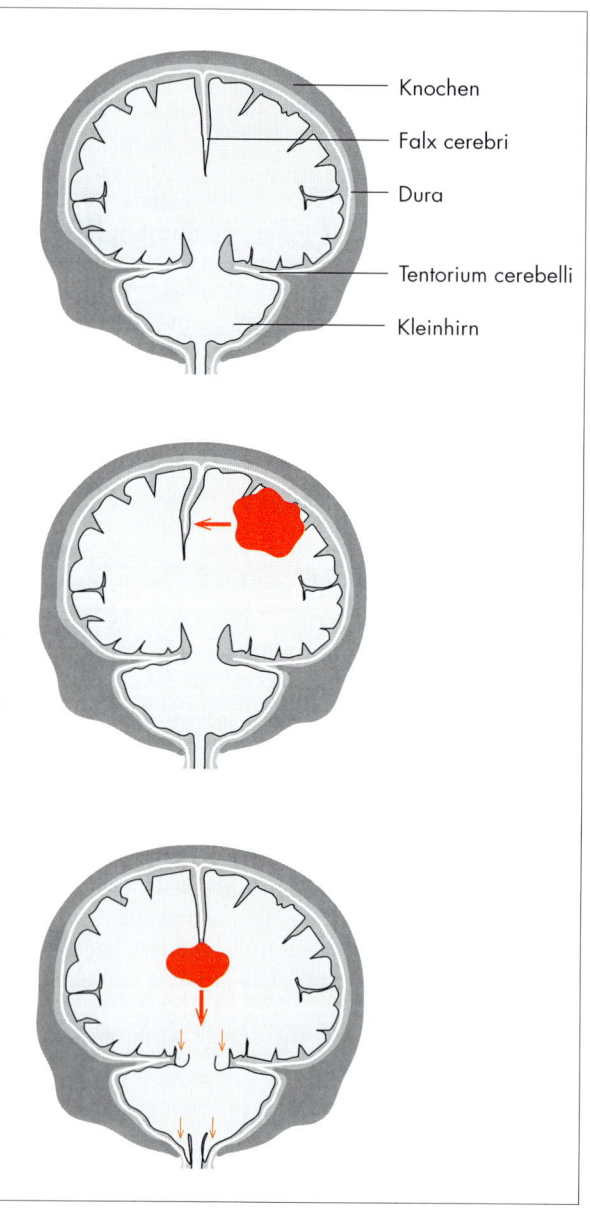

Knochen

Falx cerebri

Dura

Tentorium cerebelli

Kleinhirn

Abb. 17-8 Folgen der intrakraniellen Raumforderung. Abgebildet sind die Mittellinienverlagerung, das Herabtreten des Temporallappens am Tentoriumschlitz und die Herniation des Kleinhirns am Foramen magnum.

17.4 Intrazerebrale Gefäßerkrankungen und Hirninfarkte

17.4.1 Hirnarterienaneurysma

Definition

Hirnarterienaneurysmen sind Gefäßaussackungen an den Hirnarterien. 5% der Bevölkerung haben ein Hirnarterienaneurysma, das größer als 2 mm ist.

Ätiologie/Pathogenese

Nach ihrer Genese unterscheidet man:

- **Kongenitale Aneurysmen.** Sie sind häufig und beruhen auf einer angeborenen Gefäßwandschwäche. Diese Aneurysmen liegen meistens im Be-
reich der A. cerebri anterior, der A. communicans anterior oder der A. cerebri media.
- **Arteriosklerotische Aneurysmen.** Sie liegen bevorzugt im Bereich der A. basilaris.
- **Aneurysmen entzündlicher Genese.** Man findet sie nach Meningitiden.

Die Häufigkeitsverteilung der Hirnarterienaneurysmen ist in Abbildung 17-9 aufgezeigt.

Klinik

Die meisten Aneurysmen bleiben stumm. Wenn sie aber reißen, bluten sie oft heftig in den Subarachnoidalraum und in das umliegende Hirngewebe (Letalität fast 50%). Manchmal „wühlt" sich das Blut bis in die Ventrikel vor.

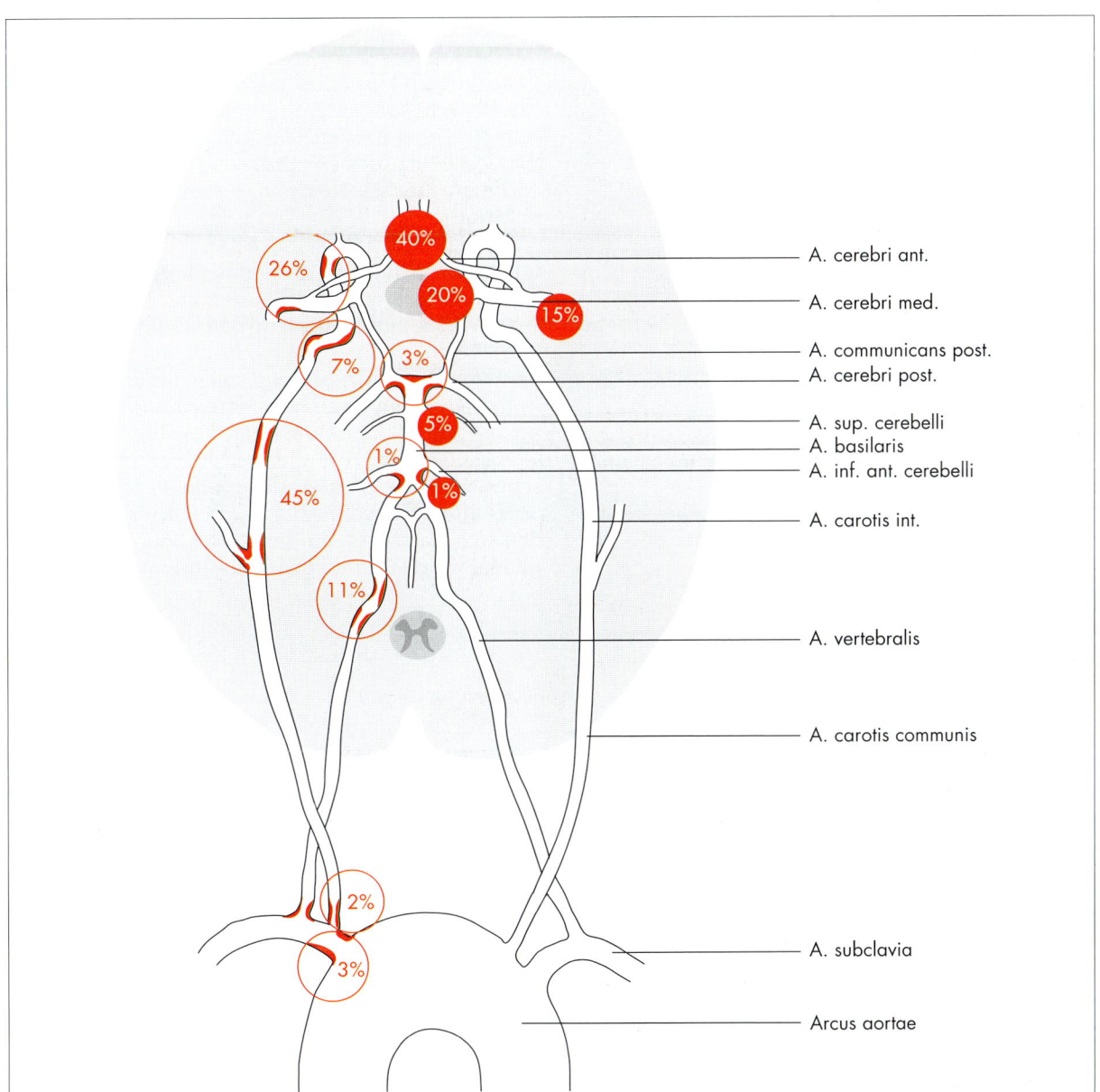

Abb. 17-9   Prädilektionsstellen arteriosklerotischer Gefäßwandveränderungen und Hirnarterienaneurysmen. Auf der linken Seite sind häufige Lokalisationen von Gefäßstenosen aufgrund der Hirnarteriosklerose dargestellt. Die rechte Seite zeigt die Häufigkeitsverteilung von Hirnarterienaneurysmen.

17.4.2 Arteriosklerose der Hirnarterien

Ätiologie/Pathogenese

Die Arteriosklerose ist die häufigste Erkrankung der Hirnarterien. Sie stellt sich Jahre nach den arteriosklerotischen Veränderungen der Aorta oder anderer Arterien ein und entwickelt sich bei normalem Blutdruck nach dem 6. Lebensjahrzehnt, bei einer Hypertonie jedoch schon im mittleren Lebensalter. Es gelten die gleichen Risikofaktoren (Stoffwechselstörungen, ♂, Hypertonie) wie bei der Arteriosklerose anderer Arterien (s. Kap. 9.1). Die Arteriosklerose ist ein wichtiger Faktor bei der Entstehung eines Hirninfarktes.

Morphologie

Rund 45% aller arteriosklerotischen Veränderungen liegen im extrakraniellen Teil der A. carotis interna, etwa 26% in der A. cerebri media und rund 11% in der A. vertebralis (Abb. 17-9). Mikroskopisch unterscheidet sich die Arteriosklerose der Hirnarterien nicht von der anderer Arterien.

17.4.3 Anämischer Hirninfarkt

Definition

Ein anämischer (ischämischer) Hirninfarkt wird auch **weiße Enzephalomalazie** genannt. Er entsteht auf dem Boden einer Ischämie, die Prävalenz beträgt 3–5/1000.

Ätiologie/Pathogenese

Folgende Ursachen kommen in Frage:
- **Thromboembolien.** Die Thromben stammen meist aus dem Herzen.
- **Arteriosklerose der Hirngefäße.**
- **Blutdruckabfall.** Hierdurch entsteht der sog. Nichtobstruktionsinfarkt.

Morphologie

Für die Lokalisation von Hirninfarkten sind die Versorgungsgebiete der Hirnarterien entscheidend (Abb. 17-10).

Etwa **20 sec** nach dem Perfusionsstopp sind die Sauerstoffreserven aufgebraucht, und die Nervenzellen können ihren Energiebedarf noch **6–8 min** mit der anaeroben Glykolyse decken, bevor sie absterben. Nervenzellen in den subkortikalen Hirnkernen reagieren dabei empfindlicher auf einen Sauerstoffmangel als Nervenzellen des Kortex oder des Rückenmarks. Die Nervenzellen des Hippocampus weisen die größte Empfindlichkeit bei einer Hypoxie auf. Nach etwa **4 h** manifestiert sich die irreversible Schädigung histologisch durch eine **eosinophile Zellnekrose**: Die NISSL-Schollen der Nervenzellen zerfallen, das Zytoplasma ist eosinophil, die Zellkerne werden erst randständig und dann pyknotisch. Ein Hirnödem begleitet den Prozeß. Wenn die Reperfusion nach 8 min wieder einsetzt, sind nur die Nervenzellen von der Ischämie betroffen, die Gliazellen bleiben erhalten.

Diesen Zustand nennt man **elektive Parenchymnekrose.**

Eine vollständige Nekrose von Nervenzellen und Gliazellen ist nach 60 min Ischämie erreicht: Es entsteht eine **Kolliquationsnekrose.**

Vom 1. bis zum 3. Tag wird das nekrotische Gebiet aufgeweicht und vergrößert. Nach dem 2. Tag wandern vom Rand aus Makrophagen aus der Blutbahn in das Areal ein und phagozytieren das lipidhaltige nekrotische Material. Dieser Vorgang dauert ca. 12 Tage. Die Makrophagen erscheinen im histologischen Bild als **„Fettkörnchenzellen"**. Im nächsten Stadium der Organisation eines Hirninfarktes bilden sich Kapillaren um den Defekt herum, und das phagozytierte Material wird abgeräumt. Die Nekro-

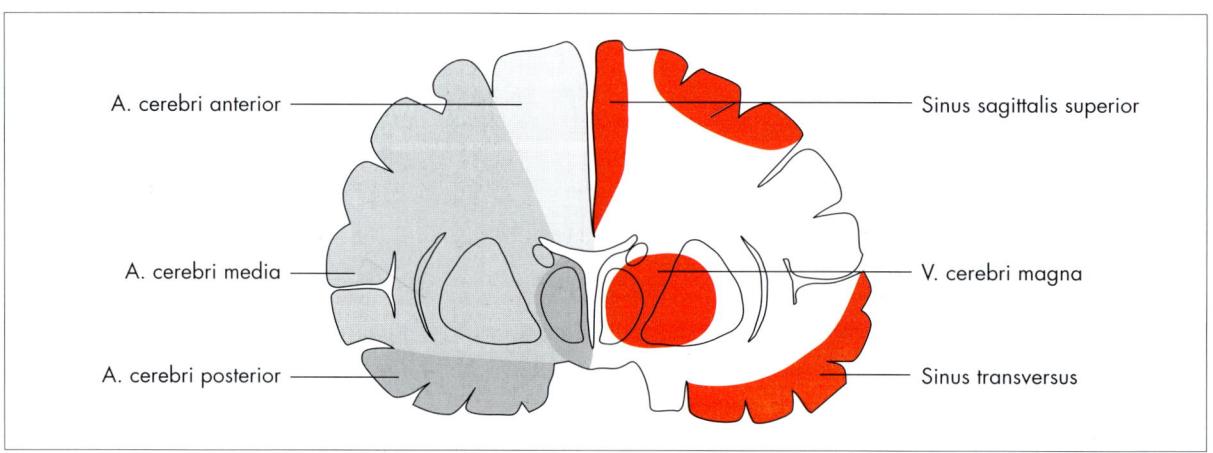

Abb. 17-10   Versorgungsgebiete der großen Hirnarterien und Lokalisation venöser Stauungen. Linke Bildseite: Versorgungsgebiet der A. cerebri ant., der A. cerebri med. und der A. cerebri post. Die Übergangsregionen der Hirnarterienversorgungsgebiete werden von den großen Hirnarterien als „letzte Wiese" erreicht. Hier können Grenzlinieninfarkte liegen. Rechte Bildseite: Die Hirnregionen, die nach Sinus- und Hirnvenenthrombose eine hämorrhagische Infarzierung zeigen, sind rot dargestellt. Nach dem Verschluß der V. cerebri magna kommt es zur beidseitigen Blutung in die Thalamus-Stammganglien-Region (hier nicht berücksichtigt).

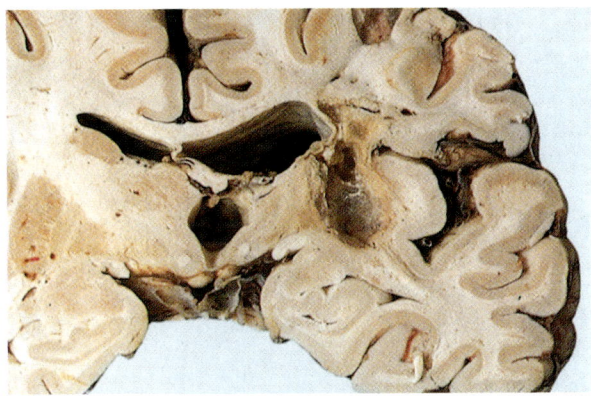

Abb. 17-11 Organisierter Hirninfarkt. Das nekrotische Hirngewebe im Bereich der rechten Stammganglien wurde phagozytiert und abgeräumt. Gliasepten durchziehen jetzt die Zyste. Der Substanzdefekt schrumpft, und die Ventrikel erscheinen deshalb rechtsseitig erweitert.

sebezirke werden nicht durch eine Gliawucherung gedeckt. Es bilden sich Pseudozysten, die durch Faserstränge gekammert sein können. Bis zu diesem Endstadium dauert es etwa 2 Monate (Abb. 17-11).

Merke

Unter **Status lacunaris** versteht man die morphologischen Folgen von **Mikroinfarkten** durch eine Vaskulopathie (z.B Arteriosklerose und/oder starke arterielle Hypertonie).

Makroskopisch erscheint das Hirngewebe vor allem im subkortikalen Marklager und/oder im Stammganglienbereich durch kleine Zysten aufgelockert. Mikroskopisch erkennt man Pseudozysten.

Eine Besonderheit der anämischen Infarkte ist der **Grenzzoneninfarkt.** Nach einem starken Blutdruckabfall, bei einer Oligämie oder bei Stenosierungen hirnversorgender Arterien werden die letzten Versorgungsgebiete einer Arterie nicht mehr ausreichend perfundiert. Nekrosen ziehen sich streifenförmig über weite Bereiche der „letzten Wiese".

Kasuistik

Eine 57jährige Frau wird in Begleitung ihres Mannes mit dem Notarzt gebracht, da sie am Morgen erwachte und ihre rechte Körperhälfte nicht mehr bewegen konnte. In der Fremdanamnese ist eine arterielle Hypertonie, ein ausgiebiger Zigarettenkonsum und ein Diabetes mellitus zu eruieren. Bei der klinischen Untersuchung fällt neben einer rückläufigen Hemiparese eine nicht flüssige Aphasie (zentrale Sprachstörung) auf: Die Patientin wiederholt immer wieder die gleichen Redewendungen wie „Guten Tag" oder „verflixt auch". Sie kann nur einfachen Aufforderungen nachkommen. Das Sprachverständnis erscheint gestört. Die hierauf veranlaßte Kernspintomographie zeigt einen Infarkt im Mediagebiet links

(Abb. 17-12). Das EKG ist rhythmisch und in der Dopplersonographie der hirnversorgenden Gefäße fällt eine ausgeprägte Arteriosklerose (Makroangiopathie) der Karotiden mit einer deutlichen Linksbetonung auf. Die Echokardiographie zeigt eine leichte Linksherzhypertrophie.

Die arteriosklerotischen Veränderungen der Gefäßwand der Arteria carotis interna werden für eine arterio-arterielle Embolisierung verantwortlich sein. Dies erklärt den Hirninfarkt. In der Anamnese finden sich die Risikofaktoren für die Arteriosklerose wieder.

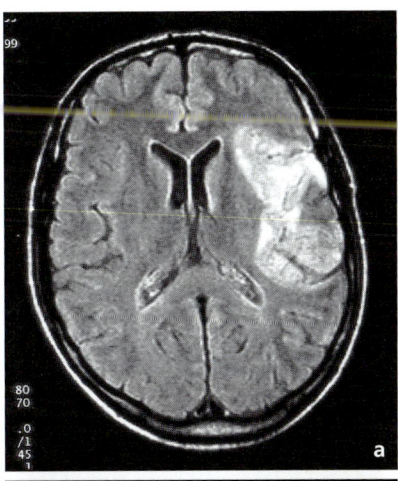

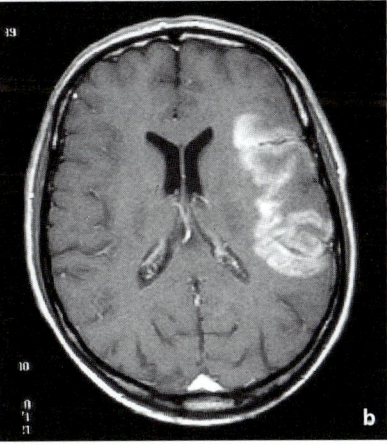

Abb. 17-12a und b Die kranielle Kernspintomographie zeigt einen ausgedehnten Infarkt im Versorgungsgebiet der A. cerebri media links. Nach Kontrastmittelgabe (Abb. 17-12b) zeigt sich im Infarktgebiet eine pathologische Kontrastmittelaufnahme, welche auf eine Störung der Blut-Hirn-Schranke hindeutet.

17.4.4 Hämorrhagischer Hirninfarkt

Definition

Blutet es in einen primär anämischen Infarktbezirk ein, entsteht ein hämorrhagischer Hirninfarkt (**rote Enzephalomalazie**).

Ätiologie/Pathogenese

Ein Infarkt mit sekundärer Einblutung kann z.B. durch eine Reperfusion des Infarktgebietes oder durch eine Kollateralversorgung des nekrotischen Gebietes entstehen.

Morphologie

Das betroffene Gewebe ist blutig durchtränkt und somit rotbraun verfärbt. Der Organisations- und Abräumvorgang ist mit dem anämischen Infarkt vergleichbar. Neben den Lipophagen findet man auch noch mit Hämosiderin beladene Makrophagen (Siderophagen), die den älteren hämorrhagischen Infarkten ihre bräunlich-gelbe Verfärbung geben. Im Gegensatz zum anämischen Infarkt entsteht hier häufiger eine bindegewebige Narbe aus Astrozyten (Astrogliose); Pseudozysten sind auch möglich (s. Abb. 17-11).

17.4.5 Venöse Stauung

Ätiologie/Pathogenese

Ein thrombotischer Verschluß von Hirnvenen und/oder Sinus führt zur venösen Stauung. Die Ätiologie entspricht der der Thrombosen in extrakraniellen Venen (s. Kap. 9.9). Zusätzlich entstehen venöse Stauungen durch **Sinuskompressionen** (Tumoren) und **septische Sinusvenenthrombosen** durch fortgeleitete Entzündungen (Zahnabszeß, Furunkel, Mastoiditis, Meningitis).

Pathophysiologisch kommt es zum Druckanstieg im Gefäßbett der gestauten Vene. Der Druckanstieg setzt sich bis in den arteriellen Schenkel fort und verursacht eine Diapedeseblutung.

Morphologie

Das Hirngewebe im Drainagegebiet der abflußgestörten Vene ist hämorrhagisch infarziert; hier wird von einem primär hämorrhagischen Hirninfarkt gesprochen (s. Abb. 17-10):

- **Thrombose des Sinus sagittalis superior.** Sie führt zur hämorrhagischen Infarzierung der Mantelkante und von Teilen des Parietallappens.
- **Thrombose des Sinus transversus.** Die laterale Temporallappenkante wird hämorrhagisch infarziert.
- **Thrombose der Vena cerebri magna.** Es resultiert eine beidseitige hämorrhagische Infarzierung der Stammganglien.

Histologisch kommt es zum Bild der roten Enzephalomalazie (s.o.).

17.5 Traumatische Schädel-Hirn-Verletzungen

17.5.1 Geschlossene Hirnverletzungen

Definition

Geschlossene Hirnverletzungen zeichnen sich durch eine **intakte Dura** aus. Hier wird das ZNS durch eine stumpfe Gewalt geschädigt. Klinisch unterscheidet man zwischen der Gehirnerschütterung **(Commotio cerebri)** und der Hirnprellung **(Contusio cerebri)**.

Ätiologie/Pathogenese

Nach einem frontalen Aufprall bewegt sich das Großhirn weiter in Stoßrichtung, dabei kann das Hirngewebe an die Dura stoßen **(Kontusionsherd, Rindenprellungsherd, Coup).** Am gegenüberliegenden Pol entsteht durch die Bewegung des Gehirns nach vorn ein Sog, der das Nervengewebe hier oft stärker schädigt als am Kontusionsherd. Dieser Gegenstoßherd wird als **Contre-coup** bezeichnet. Der gleiche Mechanismus gilt bei schräg einwirkender Gewalt (z.B. temporal oder parietal).

Morphologie

Die Commotio cerebri bleibt ohne Gewebsschaden. Sie ist also eine reine Hirnfunktionsstörung. Bei der Contusio cerebri kommt es zu kleinen **Gefäßrissen** auf den Kuppen der Gyri, die zu leichten **intrazerebralen und subarachnoidalen Blutungen** führen. Prädelektionsstellen sind die Pole des Frontal- und Temporallappens. Nach einer schweren Hirnprellung können Rindenblutungen **bis in das subkortikale Marklager** reichen. Das hämorrhagisch durchsetzte Gewebe geht zugrunde und wird abgebaut. Im späteren Stadium kommt es hier zu **Gewebseinschmelzungen** mit folgenden kraterartigen Gewebsverlusten.

Im Rahmen eines Schädel-Hirn-Traumas kann es zu einer (traumatischen) Karotis-Sinus-cavernosus-Fistel kommen. Durch die venöse Abflußstörung des Auges kommt es zur ziliären Injektion, zum Bindehautödem (Chemosis) und zur Protusio bulbi sowie zu einem pulssynchronen Ohrgeräusch.

17.5.2 Offene Hirnverletzungen

Definition

Offene Hirnverletzungen sind durch eine **Kontinuitätsunterbrechung** von Haut, Knochen und **Dura** definiert.

Ätiologie/Pathogenese

Durch die Gewalteinwirkung kommt es immer zu einer Gefäßverletzung mit nachfolgender Blutung, meist einer Subarachnoidalblutung. Die Verbindung zwischen Außenwelt und Gehirn birgt eine Infektionsgefahr. Lebensbedrohliche Komplikationen sind die Luftembolie durch Gaseintritt in die venösen Blutleiter, die Massenblutung, die Massenverschiebung aufgrund einer raschen Hirnvolumenzunahme (Hirnödem) und die Zerstörung von lebenswichtigen Zentren des ZNS (Atemlähmung). Verwachsungen zwischen Dura und Hirngewebe können Ausgangspunkt für epileptische Krampfanfälle sein.

Morphologie

Makroskopisch stehen der Knochenbruch und die Blutung im Vordergrund. Histologisch findet man folglich „Fettkörnerzellen" und Siderophagen als Ausdruck von resorbiertem Fett und Blut.

17.6 Degenerative Prozesse

Als **einfache Atrophie** bezeichnet man Hirnatrophien, die physiologischerweise im Alter vorkommen. Intrazellulär wird oft Lipofuszin eingelagert. Die Atrophie befindet sich in allen Arealen und führt zu einer Zunahme von äußeren und inneren Liquorräumen (Hydrocephalus e vacuo). Histologisch gleichen die Hirnveränderungen im hohen Alter denen der ALZHEIMER-Krankheit (s.u.).

Die degenerativen Hirnerkrankungen unterteilt man in die **Erkrankungen der Großhirnrinde** (ALZHEIMER-Krankheit und Morbus PICK) und in die **degenerativen Systemerkrankungen** (Tab. 17-2).

Die Ätiologie der degenerativen Erkrankungen ist nur unvollständig bekannt.

17.6.1 Degenerative Erkrankungen der Großhirnrinde

Morbus ALZHEIMER

Definition

Der Morbus ALZHEIMER ist eine langsam fortschreitende, v.a. frontotemporoparietal lokalisierte Hirnatrophie. Tritt der Morbus ALZHEIMER zwischen dem 40.–60. Lebensjahr auf, spricht man von einer **präsenilen Demenz vom ALZHEIMER-Typ,** eine Krankheitsmanifestation nach dem 60. Lebensjahr bezeichnet man als **senile Demenz vom ALZHEIMER-Typ.**

Ätiologie/Pathogenese

Die genaue Ätiologie der Erkrankung ist unbekannt. In der Pathogenese des Morbus Alzheimer scheint das Lipid-Transportprotein E (ApoE), das auch im ZNS gebildet werden kann, eine übergeordnete Rolle zu spielen. Dieses Protein ApoE existiert in seiner Hauptform als ApoE 3 in zwei Allelen. Darüber hinaus gibt es die selteneren Varianten 2 und 4. Beim Vorliegen einer ApoE-4-Allele steigt das Erkrankungsrisiko etwa um das Dreifache. Derzeit wird vermutet, daß diese Variante des ApoE zur Bildung von Amyloidplaques beiträgt. Diese Proteinkonglomerate können vom Körper nicht abgebaut werden und bleiben daher als Drusen intraze-

rebral liegen. Als weitere Mechanismen der Krankheitsentstehung sind ein gestörter nervaler Metabolismus mit oxidativem Streß und die Apoptose der Nervenzellen zu nennen.

Morphologie

Makroskopisch zeigt sich eine **diffuse Hirnatrophie**, welche die frontotemporalen und parietalen Areale bevorzugt. Histologisch kommt es zu Zellverdichtungen in den Perikaryen **(ALZHEIMER-Fibrillen),** die aus Zytoskelettveränderungen (argyrophile Filamente) und extrazellulären Ablagerungen **(senile Plaques, Drusen),** die dem Amyloid ähnlich sind, bestehen. Besonders im Ammonshorn, aber auch in der grauen und weißen Substanz kommt es zu Nervenzelluntergängen. Diese Nervenzellen werden phagozytiert. Makroskopisch atrophiert die Hirnrinde.

Klinik

Klinisch imponieren mnestische (das Gedächnis betreffende) Störungen und Orientierungsstörungen.

Morbus PICK

Definition

Der Morbus PICK ist eine ätiologisch noch ungeklärte Erkrankung, die mit umschriebenen Hirnatrophien einhergeht.

Morphologie

Ausgeprägte Atrophien im Bereich des Stirn- und Schläfenlappens kennzeichnen diese Erkrankung. Die betroffenen Windungen sind sehr stark verschmälert, die Furchen sind breit. Histologisch erscheint die Rinde gliös verändert, die Rindenarchitektur ist weitestgehend aufgehoben. Um den Nervenzellkern liegen **PICK-Körper** (argyrophile Vakuolen).

Klinik

Das Manifestationsalter liegt zwischen dem 40. und 60. Lebensjahr. Das Sozialverhalten wird durch die fortschreitende Demenz, den Persönlichkeitsverlust und die Enthemmung verändert.

17.6.2 Degenerative Systemerkrankungen

Unter degenerativen Systemerkrankungen faßt man die Erkrankungen zusammen, bei denen ein ganzer Verband von Neuronen, welche funktionell zusammengehören, atrophiert. Ätiologisch handelt es sich vermutlich um genetisch fixierte Stoffwechselstörungen dieser Neurone. Histologisch findet man Nervenzelluntergänge, die von einer gliösen Reaktion (Astrozytenwucherung und Fasergliose) begleitet werden. Nimmt die Nervenzahl schnell ab,

Tab. 17-2 Überblick über die wichtigsten degenerativen Systemerkrankungen

Degenerative Erkrankung	Lokalisation/Morphologie	Klinik
Morbus PARKINSON Paralysis agitans	Degeneration **dopaminerger Zellsysteme** in der **Substantia nigra,** Abblassung dieser Struktur, eosinophile Einschlußkörperchen (LEWY-Körperchen)	Folgen des Dopaminmangels im Putamen: Hypokinese, Tremor, Rigor
Chorea HUNTINGTON	Degeneration von Nervenzellen im **Nucleus caudatus, Putamen und Pallidum,** Atrophie des Nucleus caudatus und Lipofuszinose, Erweiterung der Seitenventrikel, autosomal dominanter Erbgang, Gendefekt auf Chromosom 4	Hyperkinese, Muskelhypotonie
Chorea SYDENHAM	nach Streptokokkeninfektion, Entzündungs- und Degenerationsherde im **Striatum,** keine ausgeprägten Atrophien	Hyperkinese, Muskelhypotonie, häufig im Kindesalter
Amyotrophische Lateralsklerose (ALS)	zunächst Degeneration des **ersten Motoneurons** (vordere Zentralwindung, Pyramidenbahnen) später Atrophie der **motorischen Vorderhornzellen** der Hirnnervenkerne und der grauen Substanz des Spinalkanals, sektorförmige Muskelatrophie	Muskelschwäche, Muskelatrophie, Faszikulationen (Zuckungen einzelner Muskelanteile) und lebhafte Reflexe
FRIEDREICH-Ataxie	Degeneration der **sensiblen Hinterstränge des Rückenmarks,** manchmal mit Atrophien der Kleinhirnrinde kombiniert	Ataxie, Dysmetrie, Fußschiefstand

kommt es zu einer spongiformen Gewebsauflockerung.

Die einzelnen degenerativen Systemerkrankungen sind in der Tabelle 17-2 aufgeführt.

17.7 Entzündliche Erkrankungen des Nervengewebes und der Hirnhäute

17.7.1 Hirnabszeß

Definition

Ein Hirnabszeß ist eine umschriebene, später abgekapselte, infektiöse Entzündung des Nervengewebes.

Ätiologie/Pathogenese

- **Frühabszeß.** Er kann wenige Tage nach einer offenen Schädel-Hirn-Verletzung entstehen und ist häufig durch Staphylokokken, Streptokokken oder E. coli verursacht.
- **Spätabszeß.** Er entwickelt sich Monate oder Jahre nach einer offenen Schädel-Hirn-Verletzung.
- **Fortgeleiteter Abszeß.** Man findet ihn bei Entzündungen der Nasennebenhöhlen oder einer Mittelohrentzündung.
- **Metastatischer Abszeß.** Er ist die Folge einer hämatogenen Streuung, meist aus Lungenherden (Bronchitis mit Bronchiektasien, Pneumonien), aus Tonsilliditen, Zahngranulomen oder Endokarditiden.

Morphologie

Ausgehend von dem Ort der Infektion/Absiedlung kommt es zur **phlegmonösen Einschmelzung,** begleitet von einem Hirnödem. Im frühen Stadium

wandern Granulozyten, Makrophagen und Lymphozyten in den Entzündungsherd ein. Wenig später wird die Entzündung durch ein kapillarreiches Granulationsgewebe demarkiert. Aus dieser **Abszeßmembran** wird schon nach Wochen eine **Abszeßkapsel,** die den eitrigen Inhalt fest umschließt.

17.7.2 Enzephalitis

Definition

Als Enzephalitis bezeichnet man eine Entzündung des Hirngewebes. Sie kann die graue und/oder die weiße Hirnsubstanz betreffen.
- **Entzündungen der grauen Hirnsubstanz.**
  - **Polioenzephalitis und Poliomyelitis.** Polio-Viren befallen v.a. die am motorischen System beteiligten Nervenzellen wie Vorderhornzellen des Rückenmarks, Hirnnervenkerne und den motorischen Kortex. Am Beginn einer Infektion stehen Infiltrate, an denen sich Granulozyten, Lymphozyten und Plasmazellen beteiligen. Die geschädigten Nervenzellen werden von Mikroglia phagozytiert. Diesen Vorgang nennt man **Neuronophagie.** Gliawucherungen treten begleitend auf (**Gliaknötchen**). Aufgrund der topographischen Nähe zu den Meningen kann die Entzündung auf diese übergreifen (**Enzephalomeningitis**).
  - **Herpes-simplex-Enzephalitis.** Sie ist häufig, die Viren erreichen über den Bulbus olfactorius oder über trigeminale Nerven meist temporobasale Gehirnanteile. In diesen Bereichen sind lymphozytäre Infiltrationen neben fleckförmigen nekrotisierenden Arealen typisch. Einschlußkörperchen (COWDRY-A-Körper) in den

Kernen der Nervenzellen sind für die Diagnose entscheidend.

- **Entzündung der weißen Hirnsubstanz (Leukoenzephalitis).**
  - **Postinfektiöse und paravakzinale Enzephalitiden.** Nach Masern, Windpocken und Röteln oder nach Pockenimpfungen liegt keine Infektion des ZNS mit den Erregern vor. Als Ursache werden Autoimmunprozesse mit Kreuzantigenität zwischen Virus oder Virusprodukten und den Markscheiden diskutiert. Morphologisch kommt es zu paravenösen entzündlichen Infiltrationen mit gliösen Wucherungen. Eine (seltene) hämorrhagische Komplikation verläuft oft letal.
- **Entzündung der grauen und der weißen Hirnsubstanz (Panenzephalitis).**
  Rickettsia prowazeki (Fleckfieber) z.B. befällt die graue und die weiße Hirnsubstanz.

17.7.3 Multiple Sklerose

Definition

Die Multiple Sklerose **(Enzephalomyelitis disseminata, MS)** ist eine entzündliche Hirnerkrankung ungeklärter Ätiologie. Sie verläuft schubförmig oder chronisch-progredient und weist multiple, herdförmige, entzündliche Entmarkungsherde in den Marklagern des ZNS auf. Die Krankheit beginnt zwischen dem 20. und 40. Lebensjahr im Verhältnis ♀ : ♂ = 2 : 1, die Inzidenz beträgt 50/100 000.

Ätiologie/Pathogenese

Hypothetische Vorstellungen gehen davon aus, daß genetische Faktoren, Virusinfektionen und eine Fehlregulation des Immunsystems ein Autoimmungeschehen auslösen, welches sich gegen myeloblastische Proteine richtet. Die **Demyelinisierung** hinterläßt „nackte" Nervenzellen, die ihre Funktion ohne Glia nicht mehr vollständig erfüllen können. Später proliferieren die faserbildenden Astrozyten, die den Schaden mit einer Fasergliose (Sklerose) decken.

Morphologie

Initial kommt es zu einer unscharf begrenzten, lymphozytären Entzündung an den Rändern des Ventrikelsystems, des Sehnervs, in der Rinden-Mark-Grenze des Großhirns, um den Aquädukt und in der Brückenregion. Das zerfallende Myelin wird phagozytiert (Fettkörnerzellen). Die folgende Fasergliose ist scharf abgegrenzt **(„Sklerose-Plaque").** Perivenöse Lymphozyteninfiltrate findet man inner- und außerhalb dieser grauweißen Sklerosierungen (Abb. 17-13).

Klinik

Typisch ist die CHARCOT-Trias mit **Nystagmus, skandierender Sprache** und **Tremor.** Häufige Erstsymptome sind asymmetrische, spastische Pare-

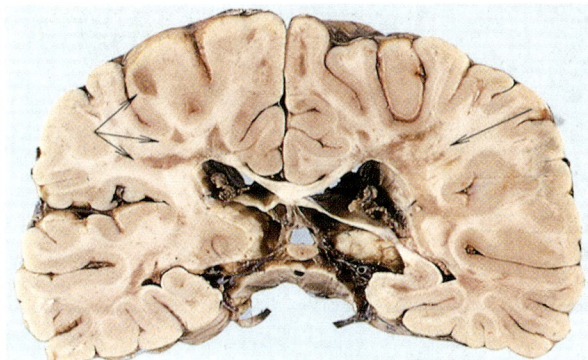

Abb. 17-13   Multiple Sklerose. Entmarkungsherde (siehe Pfeile) liegen an den typischen Lokalisationen periventrikulär, im Marklager und an der Rinden-Mark-Grenze (links oben).

sen mit allen Zeichen einer zentralen Läsion (z.B. gesteigerte kloniforme Reflexe, positives BABINSKI-Phänomen), sensible Symptome wie Kribbelparästhesien und Störungen im visuellen System (Optikusneuritis). Die Diagnose wird nach einer akribischen Anamnese, einer genauen klinischen Untersuchung, einer Liquoruntersuchung (IgG-Erhöhung im Liquor), visuell evozierten Potentialen und einer Kernspintomographie gestellt.

17.7.4 Meningitis

Definition

Die Meningitis ist eine Entzündung der Hirnhäute.

- **Eitrige Meningitis.** Sie entwickelt sich nach einer bakteriellen Infektion. Die Erreger erreichen per continuitatem z.B. über eine Otitis media die Hirnhäute. Eine offene Schädel-Hirn-Verletzung ist eine weitere Möglichkeit für eine Meningitis. Infolge einer Sepsis können sich ebenfalls Bakterien auf den Hirnhäuten absiedeln. Streptokokken oder Staphylokokken, Meningo-, Pneumokokken und E. coli sind die häufigsten Erreger. Sie verursachen eine granulozytäre Infiltration der hirnkonvexen Häute **(Haubenmeningitis).**
- **Tuberkulöse Meningitis.** Sie entsteht bei einer Miliartuberkulose, befällt die **basalen Hirnhäute** und führt zu den typischen tuberkulosen Granulomen. Lues und Sarkoidose können ebenfalls eine granulomatöse Entzündung der Hirnhäute verursachen. Mögliche Komplikation ist ein Hydrozephalus.
- **Lymphozytäre Meningitis.** Sie bildet sich bei einem viralen Befall der Hirnhäute aus. Vor allem nach einer Polio- oder Influenzainfektion kommt es zu einer lymphozytären Infiltration.

Eine Meningitis kann auf das mit Ependymzellen ausgekleidete Ventrikelsystem übergreifen **(Ependymitis).** Weitere Komplikationen sind **Thrombosen der Brückenvenen,** ein **Hydrozephalus internus occlusus** und eine **Fibrose der Leptomeningen** sowie **Hirninfarkte** im Rahmen einer begleitenden Vaskulitis.

Die Muskulatur umfaßt über 400 Muskeln, die mit dem peripheren Nerv eine Einheit bilden. Ein Motoneuron innerviert zwischen 10 und 1000 Muskelfasern.

Ein wichtiges histologisches Unterscheidungskriterium zwischen neurogenen und myogenen Läsionen ist die Verteilung einer Muskelatrophie: Ein Verlust von peripheren Nervengewebe geht mit einer felderförmigen Atrophie der Muskulatur einher, Erkrankungen der Muskulatur halten sich nur selten an neuronale Innervationsgebiete und geht daher mit einem irregulären Parenchymuntergang einher.

Bei einer Nervenbiopsie wird in der Regel der **Nervus suralis** biopsiert. Das hieraus resultierende neurologische Defizit besteht aus einem tauben Hautareal am lateralen Fußrücken, das bis zum Malleolus lateralis reicht. Eine Sensibilitätsstörung ist an der unteren Extremität leichter als im Bereich der oberen Extremität zu akzeptieren. Eine **Muskelbiopsie** sollte aus einem Muskel erfolgen, der eine mittelschwere klinische Beteiligung aufweist. Bei stark fortgeschrittenen Muskelerkrankungen kann bei einem schwer betroffenen Muskel gelegentlich nur noch das Endstadium des fibrotischen Umbaus erkannt werden. Da meist vor der Muskelbiopsie eine elektromyographische Untersuchung durchgeführt wird, ist darauf zu achten, das nicht der myographierte Muskel biopsiert wird, da histologisch hier Artefakte der zuvor durchgeführten Untersuchung gefunden werden können.

18.1 Erkrankungen der Muskulatur

18.1.1 Muskeldystrophien

Die **Muskeldystrophien** sind eine Gruppe **genetisch fixierter Erkrankungen**, die mit einem progredienten Muskelfaserzerfall einhergehen. Die Muskeldystrophien DUCHENNE **und** BECKER sowie die **Muskeldystrophien vom Gliedergürteltyp** und **vom fazioskapulohumeralen Typ** unterscheiden sich hinsichtlich des Erbgangs, des klinischen Manifestationsalters, des klinischen Verlaufs und des Schweregrads der Behinderung.

Progressive Muskeldystrophie Typ DUCHENNE

Definition

Der Typ DUCHENNE wird X-chromosomal-rezessiv vererbt, ein Drittel der Erkrankungen entstehen jedoch als Spontanmutation. Nach der zystischen Fibrose ist die Muskeldystrophie vom Typ DUCHENNE die häufigste Erbkrankheit mit malignem Verlauf.

Ätiologie/Pathogenese

Eine Genanomalie auf dem kurzen Arm des X-Chromosoms führt zu einer verminderten Expression des physiologischen **Dystrophieproteins.** Diesem Protein wird eine stabilisierende Funktion zwischen dem Zytoskelett und der Muskelmembran zugeschrieben. Ein Defekt des Dystrophieproteins geht mit einem Zelluntergang einher. Kreatinkinase (CK) entweicht, und Kalzium strömt in die Zellen ein. Es kommt zum **disseminierten Untergang von Muskelzellen,** welche sekundär von Makrophagen abgeräumt werden. Fettgewebe und kollagenes Bindegewebe gleichen den Verlust aus. Die Herzmuskelzellen sind ebenfalls in diesen Prozeß involviert. Eine folgende Herzdilatation mit späterer Herzinsuffizienz limitiert die Lebenserwartung.

Nicht in allen Fällen dieser Erkrankung konnte eine Veränderung oder Verminderung des Dystrophieproteins gefunden werden. Dies läßt auf eine kompliziertere Genese schließen, in der die Störung anderer Proteine eine Rolle spielen könnte.

Morphologie

Im Verlauf zeigen sich regressive Veränderungen wie Nekrosen und Myophagozytose. Der fortschreitende Parenchymuntergang geht mit einer Proliferation der interstitiellen Fettzellen und der kollagenen Bindegewebsmatrix einher, was die betroffene Muskelpartie (z.B. die Wadenmuskulatur) manchmal dicker erscheinen läßt **(pseudohypertrophische Muskeldystrophie).** Im histologischen Bild liegen die **Zellkerne der degenerierenden Zellen zentral.** Eine entzündliche Infiltration kann die Zellyse begleiten. Die Kaliber der Muskelzellen schwanken, die untergehenden Muskelzellen liegen unregelmäßig verteilt (Abb. 18-1).

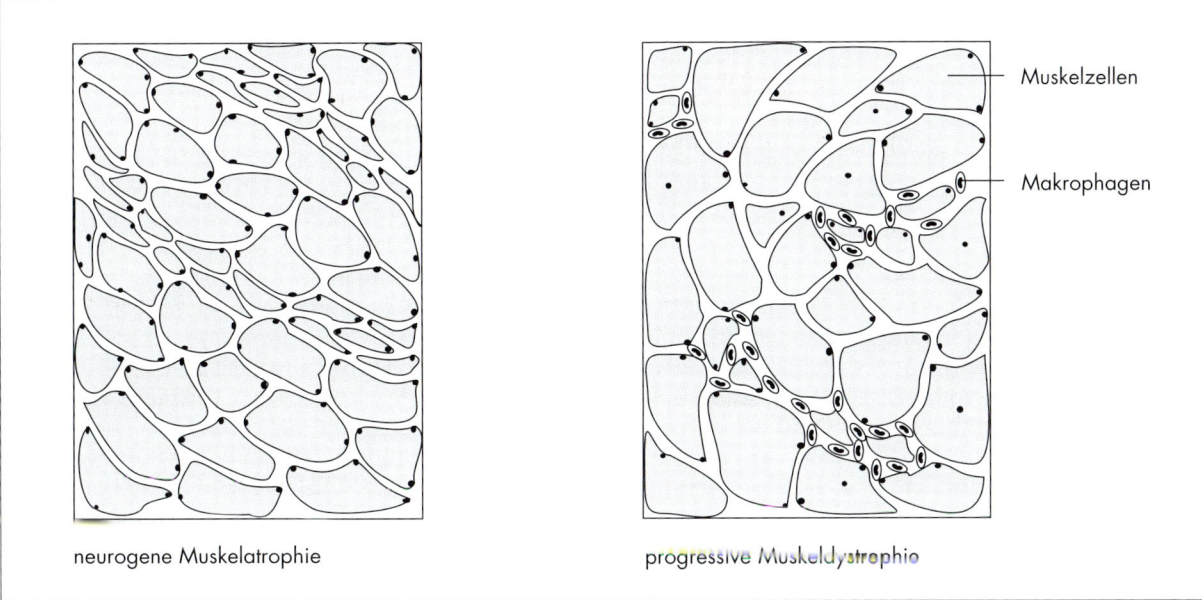

Muskelzellen

Makrophagen

neurogene Muskelatrophie

progressive Muskeldystrophie

Abb. 18-1   Schematische Darstellung einer progressiven Muskeldystrophie und einer neurogenen Muskelatrophie. Links: Im Rahmen einer neurogenen Muskelatrophie schrumpfen die Muskelfasern, die von dem geschädigten Nerven innerviert wurden. Beachte die gruppenförmige Verteilung normaler und atrophierter Muskelzellen. **Rechts:** Das histologische Bild der progressiven Muskeldystrophie zeigt keine Abhängigkeit von der Innervation. Einige Zellkerne stehen zentral, degenerierte Muskelzellen werden von Makrophagen umgeben.

Klinik

Die Serum-CK ist schon im Säuglingsalter erhöht. Klinische Symptome treten spätestens im 5. Lebensjahr auf: Das Aufrichten vom Boden ist ohne Hilfe der Arme unmöglich (GOWERS-Zeichen). Nach dem 10. Lebensjahr setzt eine Fibrosierung dieser Muskelgruppen ein. Kontrakturen und Muskelatrophie zwingen diese Jungen in den Rollstuhl.

Muskeldystrophie Typ BECKER-KIENER

Sie wird X-chromosomal-rezessiv vererbt und ist quasi die Zeitlupenvariante des Typs DUCHENNE mit einer späteren Erstmanifestation (nach dem 7. Lebensjahr) und einem langsameren, weniger aggressiven Verlauf.

Muskeldystrophie vom Gliedergürteltyp

Unter diesem Krankheitsbild werden Muskeldystrophien mit einer betonten Schwäche des Beckengürtels und/oder des Schultergürtels zusammengefaßt. Mittlerweile sind 9 Formen mit unterschiedlichen Gendefekten (autosomal-dominanter oder rezessiver Erbgang) beschrieben. Das Ausmaß der Muskelschwäche variiert sehr stark.

Muskeldystrophie vom Fazioskapulohumeraltyp

Diese autosomal-dominat vererbte Form manifestiert sich klinisch im 2. oder 3. Lebensjahrzehnt mit einer chronisch-progredienten Schwäche der Gesichts- und Schultermuskulatur. Die Paresen können sich im weiteren Verlauf auch auf den Beckengürtel ausbreiten.

18.1.2 Myositis

Ätiologie/Pathogenese

Entzündungen der Skelettmuskulatur können durch Mikroorganismen (z.B. Clostridium perfringens, Mycobacterium leprae) verursacht werden **(infektiöse Myositis).** Kollagenosen wie der systemische Lupus erythematodes und die Dermatomyositis verursachen nichtinfektiöse Myositiden **(Autoimmunmyositiden).**

Morphologie

Je nach Erreger kommt es bei den infektiösen Myositiden zu unterschiedlichen Bildern: **Clostridien** verursachen eine **nekrotisierende Myositis,** welche makroskopisch schwarz und „wie verbrannt" aussieht. Histologisch erkennt man eine Koagulationsnekrose, die nur am Rand von Granulozyten demarkiert wird. Im histologischen Bild der **Lepramyositis** sind die für die Krankheit typischen **Granulome** zu finden.

Die Autoimmunmyositiden zeichnen sich im histologischen Bild durch lymphozytäre Infiltrate aus (s. a. Kap. 37.5.2).

18.1.3 Muskelatrophien bei neurogenen Erkrankungen

Definition

Eine Erkrankung des zweiten Motoneurons kann in einer Muskelatrophie enden (neurogene Muskelatrophie).

Ätiologie/**P**athogenese

Degenerative Erkrankungen des Nervensystems, Traumata, Entzündungen und metabolische Störungen des peripheren Nervensystems oder ihre Tumoren können zur Schädigung des peripheren Nervensystems führen und somit in einer Muskelatrophie enden. Folgende Erkrankungen sind hervorzuheben:

- **Spinale Muskelatrophien.** Dies ist eine heterogene Gruppe genetisch fixierter Erkrankungen, die mit dem Untergang des 2. motorischen Neurons einhergehen. Klinisch manifestieren sie sich an der Muskulatur. Unter den spinalen Muskelatrophien unterscheidet man u.a. die Form WERDNIG-HOFFMANN, die im ersten Lebensjahr mit einer Muskelschwäche einhergeht (rasch progredienter Verlauf; „floppy infant"), von der Form WOHLFAHRT-KUGELBERG-WELANDER, deren klinische Manifestation im höheren Kindesalter liegt und einen langsamen chronischen Verlauf einnimmt.
- **Amyotrophe Lateralsklerose.** Sie geht mit einer Degeneration des ersten und des zweiten Motoneurons einher und führt daher ebenfalls zu einer neurogenen Muskelatrophie.
- **Polyneuropathien** und **Polyneuritiden.** Eine Läsion des Axons oder der Myelinscheiden tritt bei den Polyneuropathien auf. Alkoholabusus, Diabetes mellitus oder eine Nierenschädigung sind die häufigsten Ursachen hierfür.

Morphologie

Nach dem Funktionsverlust einer Nervenfaser degenerieren die von diesem Nerven versorgten Muskelzellen. Makroskopisch atrophiert der betroffene Muskel.

Merke
Im Gegensatz zu den **Myopathien,** bei denen die Muskelzellen disseminiert zugrunde gehen, atrophieren bei den **neurogenen Muskelatrophien** die nicht mehr innervierten Muskelzellgruppen felderförmig (s. Abb. 18-1).

18.2 Erkrankungen des peripheren Nervensystems

18.2.1 WALLER-Degeneration und Neurom

Definition

Nach einer Läsion mit Kontinuitätsunterbrechung des peripheren Nerven bezeichnet man den Untergang des distalen Axons als WALLER-Degeneration (s.a. Kap. 7.1.1), ein kolbenartig aufgetriebenes proximales Ende des Axons als Neurom.

Pathogenese/**M**orphologie

Die WALLER-Degeneration wird an einem Motoneuron erklärt, gilt jedoch für periphere Nerven jeder Art. Die erste Reaktion des Nerven nach seiner Durchtrennung besteht aus typischen histologischen Veränderungen am Zellkörper. Es kommt zu einer Zytoplasmaschwellung, Zerfall der NISSL-Substanz **(zentrale Chromatolyse)** mit einer Abblassung des Nerven und einer Kernverlagerung aus dem Zentrum des Zellkörpers **(primäre Reizung).** Am Läsionsort schwillt das Axon. Das gesamte distale Axonende einschließlich vieler SCHWANN-Zellen stirbt ab **(WALLER-Degeneration).** Auf hämatogenem Weg gelangen Monozyten in diesen Bereich, die, zu Makrophagen differenziert, das distal degenerierte Axon mit Teilen seiner Myelinscheide abräumen (WALLER-Phagozytose). Die übriggebliebenen SCHWANN-Zellen bilden nach ca. 2 Wochen neue Myelinscheiden am ursprünglichen Nervenverlauf und dienen dem proximal auswachsenden Axon als Leitstruktur (HANKEN-BÜNGNER-Band). Der Nerv wächst mit einer Regenerationsgeschwindigkeit von 1–4,5 mm/d und kann nach Erreichen der Muskulatur seine regelrechte Innervation wieder aufnehmen.

Wenn der aussprossende Nervenstumpf seine Leitstruktur nicht wiederfindet oder keine mehr vorhanden ist (z.B. nach Amputationen), wächst er in das umliegende Gewebe und bildet hier ein **Neurom** („Knäuel" des Nervenaxons) bzw. ein Amputationsneurom. Das Neurom ist ein kolbenartig aufgetriebenes Nervenende, das aus SCHWANN-Zellen, Fibroblasten und Kollagen besteht. Bei unverletztem Epineurium liegt das Neurom im Perineurium. Ist das Perineurium durchtrennt, sind immer mehrere Nervenfasern durchtrennt. In diesem Fall wächst das Neurom neben dem Nerven **(faszikuläres Neurom).**

Klinik
Wenn ein peripherer Nerv mit vielen sympathischen Fasern (z.B. N. medianus, N. ulnaris und N. tibialis) verletzt wird, kann es zu abnormen Verbindungen (sog. emphatischen Verbindungen) zwischen sympathikoefferenten und somatosensiblen afferenten Nerven kommen. Hier kann spontan, nach Berührung oder vegetativer Reizung ein **qualvoller, stark brennender Schmerz** entstehen, der durch die betroffene Extremität zieht. Diesen Schmerz nennt man **Kausalgie.**

Nach Amputationen bilden sich oft Neurome am Amputationsstumpf. Diese verursachen hier einen **Phantomschmerz.** Der Patient hat den Eindruck, daß seine Schmerzen aus der amputierten Extremität stammen.

18.2.2 Neurinom

Definition

Ein Neurinom **(Schwannom, Neurilemmom)** ist ein gutartiger Tumor, der von den SCHWANN-Zellen ausgeht. Dieser Tumor entsteht an den Hirnnerven und an den peripheren Nerven. Bevorzugte Lokalisationen sind der Kleinhirnbrückenwinkel **(Akustikusneurinom)** oder die sensiblen Nervenwurzeln des Rückenmarks.

Morphologie

Neurinome sind bindegewebig eingekapselte Tumoren mit heller Schnittfläche. Im histologischen Bild erscheinen die Tumorzellen als längliche, dünne Zellen, deren Kerne zu einer Reihenformation zusammengeschoben sind **(Palisadenstellung).** Retikuläre Gewebsmuster kommen auch vor.

Klinik

Wenn der Tumor im Kleinhirnbrückenwinkel liegt, komprimiert er die Hirnnerven V und VII. Neurinome im Spinalkanal komprimieren nicht selten die sensible Wurzel des benachbarten Segments. Der Patient klagt über Schmerzen im zugehörigen Dermatom. Einige dieser Tumoren neigen dazu, die Foramina intervertebralia zu durchwachsen. Wegen ihrer Form wird diese Neoplasie **Sanduhrneurinom** genannt.

Merke

Ein **Neurinom** ist ein Tumor, der von den SCHWANN-Zellen ausgeht. Ein **Neurom** ist ein Nervenknäuel, das nach einer Nervendurchtrennung entstehen kann.

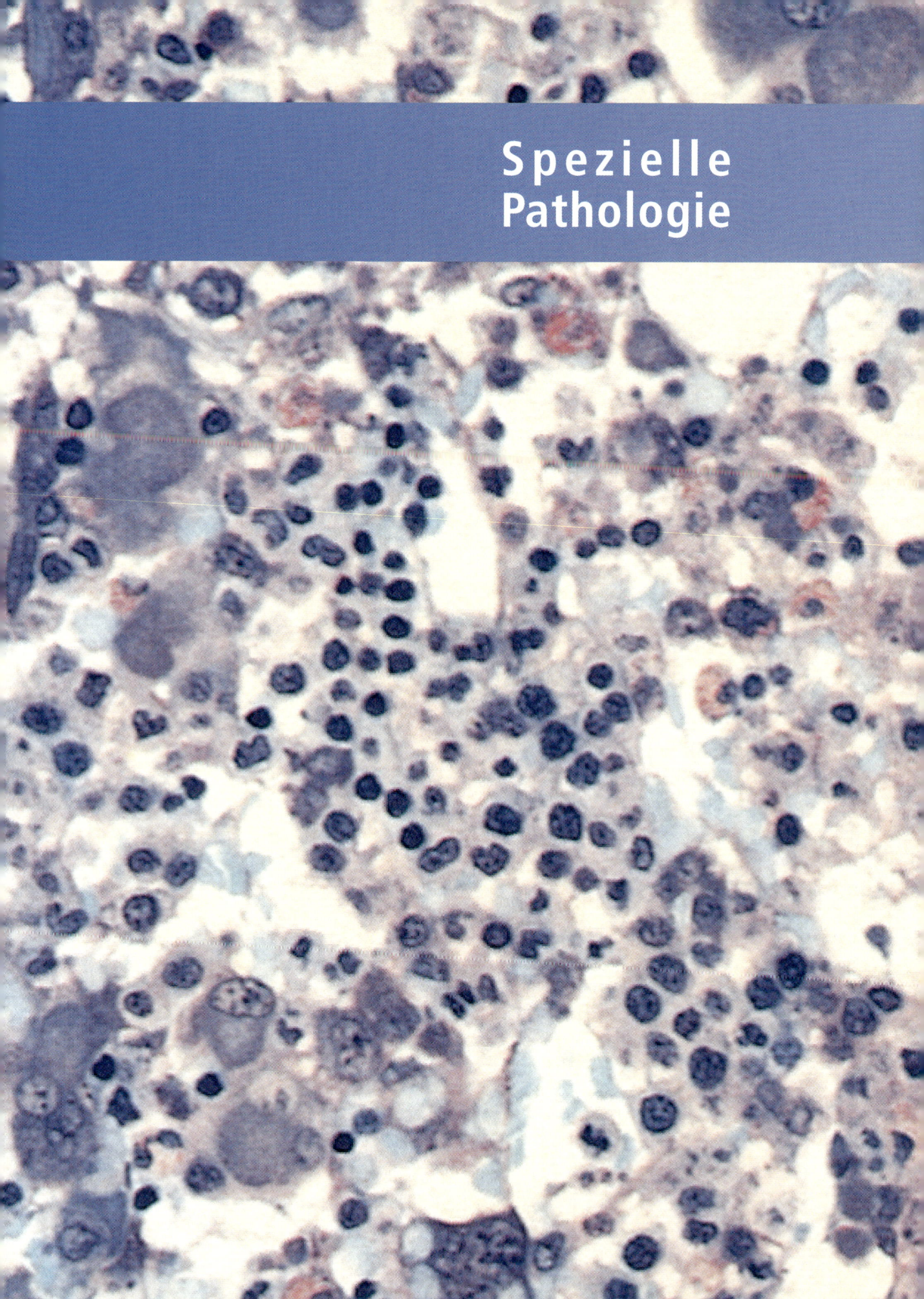

19 Zentralnervensystem

K. Witt

Kenntnisse der Organisation und der Funktion des gesunden Nervensystems sowie seiner Schädigungsmuster sind Grundvoraussetzungen für die Neurologie. Kapitel 17 und 19 vermitteln ein Grundverständnis pathologischer Vorgänge im Zentralnervensystem.

Die klinische Symptomatik neurologischer Erkrankungen ist wesentlich abhängig von der Entstehungsgeschwindigkeit und der Lokalisation der Störung sowie dem Entwicklungsstand des betroffenen Nervensystems. Die vollständige Ausreifung der etwa 10 Milliarden Nervenzellen, die bis zu 200 000 synaptische Verbindungen pro Zelle eingehen, ist spätestens mit dem 16. Lebensjahr abgeschlossen.

Im weiteren Verlauf ist ein Zellverlust von über 1000 Nervenzellen pro Tag normal. Die Gliazellen sind weiterhin einem ständigen Umbau unterworfen.

Die **zerebrovaskulären Erkrankungen** und die **traumatischen Hirnschädigungen** werden in Kapitel 17.4 und 17.5 abgehandelt, **Alterungsprozesse** und **degenerative Erkrankungen** in Kapitel 17.6.1.

19.1 Entwicklungsstörungen

Einige Entwicklungsstörungen (s.a. Kap. 17.1) und die **dysrhaphischen Störungen** (s. Kap. 17.1.2) werden im allgemeinen Teil besprochen.

19.1.1 ARNOLD-CHIARI-Syndrom

Definition

Beim ARNOLD-CHIARI-Syndrom ist die hintere Schädelgrube hypoplastisch und das **Kleinhirn** (Kleinhirnwurm und Teile der Kleinhirntonsillenpole) durch das erweiterte Foramen magnum in den zervikalen Spinalkanal **abwärts verlagert.** Es tritt gehäuft mit einer Spina bifida, einem Hydrocephalus internus und einer Syringomyelie (intramedulläre Höhlenbildung des Rückenmarks, s.u.) auf.

Ätiologie

Als Ursache wird ein Folsäuremangel diskutiert.

Morphologie

Im Medianschnitt sieht man, wie Teile des Kleinhirns mit dem IV. Ventrikel und dem Plexus choroideus nach kaudal verzogen sind.

Klinik

Je nach Schweregrad der Fehlbildung variiert die klinische Symptomatik. Sind nur kleine Teile des Kleinhirns in den Wirbelkanal verschoben, kann die Mißbildung symptomlos bleiben. Das Spektrum klinischer Symptome umfaßt okzipitale Kopfschmerzen, kaudale Hirnnervenausfälle und zerebelläre Zeichen.

19.1.2 DANDY-WALKER-Syndrom

Definition

Beim DANDY-WALKER-Syndrom handelt es sich um eine **Fehlanlage des Kleinhirnwurmes** mit einer Erweiterung des IV. Ventrikels.

Ätiologisch wird ein Gendefekt auf Chromosom 3 diskutiert. Pathogenetisch soll der Verschluß des Foramen MAGENDII eine Rolle spielen.

Morphologie

Durch eine gestörte Liquorzirkulation kommt es zu einem **Hydrocephalus internus**. Das Tentorium steht hoch. Ein Balkenmangel, Lipome und Migrationsstörungen (s.u.) begleiten dieses Syndrom in bis zu 70% der Fälle.

19.1.3 Syringomyelie und Hydromyelie

Definition

Eine **Syringomyelie** ist eine intramedulläre Höhlenbildung, die meist neben dem Zentralkanal des Rückenmarks verläuft und mit diesem auch kommunizieren kann. Die einfache Erweiterung des Zentralkanals nennt man **Hydromyelie**.

Ätiologie/Pathogenese

Eine gestörte Liquordynamik wird für die mit dem Zentralkanal kommunizierende Form der Syringomyelie verantwortlich gemacht. Ein verminderter Abfluß des Liquors in den subarachnoidalen Raum (idiopathisch oder symptomatisch im Rahmen von Tumoren und Blutungen) könnte zu einer intermittierenden Drucksteigerung im Zentralkanal führen und mit einer Größenzunahme der Höhlen einhergehen. Folgende Formen der Syringomyelie werden diskutiert:

- **Kommunizierende Syringomyelien (ca. 40%).** Sie werden vor allem bei der ARNOLD-CHIARI-Malformation beobachtet.

- **Posttraumatische Syringomyelien (ca. 30%).**
- **Syringomyelien im Rahmen von Tumorerkrankungen (ca. 15%).**
- **Idiopathische Syringomyelien (ca. 15%).**

Morphologie

Makroskopisch erkennt man eine Erweiterung des Zentralkanals meistens im zervikothorakalen Bereich über eine Länge von 5–9 Wirbelhöhen. Syrinxbildungen im Bereich der Pons nennt man **Syringobulbie**. Um eine Syringomyelie von der Hydromyelie zu unterscheiden, bedarf es histologischer Präparate. Die intramedullär liegende Syringomyelie wird oft von faserreichem Gliagewebe umrandet, während die Hydromyelie von Ependymzellen ausgekleidet wird.

> **Klinik**
>
> Obwohl manche Syringomyelien schon von Geburt an bestehen, werden sie oft erst zwischen dem 30. und dem 50. Lebensjahr klinisch symptomatisch. Eine dissoziierte Sensibilitätstörung (Einschränkung des Temperatur- und Schmerzempfindens bei ungestörtem Berührungsempfinden) ist besonders typisch.

19.1.4 Migrationsstörungen

Definition

Migrationsstörungen sind Störungen der Wanderung neuroektodermaler Zellen.

Ätiologie/Pathogenese

Aus einer Matrixzone inmitten des sich entwickelnden Großhirns wandern neuroektodermale Zellen nach außen. Sie bilden später die Nervenzellen der grauen Substanz. Vollzieht sich diese Wanderung unvollständig, verbleiben Nervenzellen im subkortikalen Marklager.

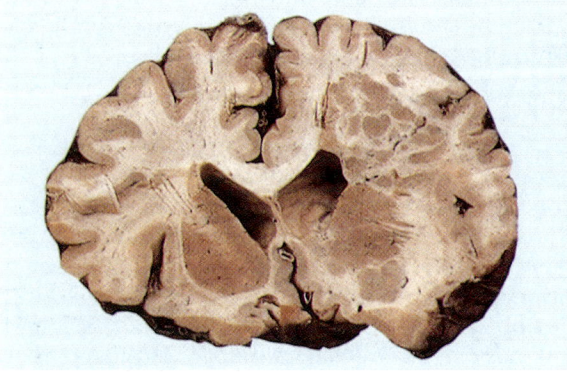

Abb. 19-1 Heterotopie im subkortikalen Marklager.
Die vollständige Wanderung embryonaler Nervenzellen in die Hirnoberfläche blieb hier aus, und es entwickelten sich Heterotopien. Der darüberliegende Kortex weist eine mangelnde Gyrierung auf.

Morphologie

Die Morphologie richtet sich nach dem Ausmaß der ausbleibenden Wanderung der Nervenzellen und wird folgendermaßen unterteilt:

- **Mikrodysgenesien.** Lichtmikroskopisch findet man vereinzelt Nervenzellen im Marklager.
- **Heterotopien.** Die versprengten Nervenzellen lassen sich häufig makroskopisch erkennen (Abb. 19-1). Gliazellen umgeben diese Nervenzellinseln im Marklager. Wenige Heterotopien beeinflussen die Entwicklung der Hirnoberfläche nicht.

Komplikationen

Schwere Heterotopien werden durch eine Hemmung oder eine Fehlregulation der Großhirnentwicklung kompliziert. Eine mangelhafte Gyrierung bezeichnet man als **Pachygyrie**, ein vollständiges Fehlen aller Gyri als **Agyrie** oder **Lissenzephalie**. Das Auftreten vieler, kleiner Furchen bezeichnet man als **Mikropolygyrie**.

19.1.5 Telenzephale Entwicklungsstörungen

Definition

Zu den telenzephalen Entwicklungsstörungen zählt man den **Balkenmangel** (verringerte Anzahl von großen Kommissurenfasern) und die seltene **Holoprosenzephalie** (unvollständige Ausbildung des Großhirns).

Ätiologie/Pathogenese

Die Ursachen der telenzephalen Entwicklungsstörungen sind ungeklärt. Sie finden sich häufiger bei Chromosomenanomalien.

Morphologie

Beim **Balkenmangel** findet sich ein schmales Corpus callosum.

Bei der **Holoprosenzephalie** gibt es Störungen verschiedensten Ausmaßes: Die Großhirnhemisphären können miteinander verschmolzen sein. Im Hirninneren liegt ein großer Ventrikel, die Stammganglien sind undifferenziert. Meistens verschmälert sich der Abstand der Orbitae mit dem Ausmaß der Fehlbildung, so daß im schlimmsten Fall nur eine Augenhöhle vorhanden ist **(Zyklopie)**. Bei leichteren Formen ist der Interhemisphärenspalt vorhanden. Die Bulbi olfactorii können jedoch fehlen (Arhinenzephalopathie).

19.1.6 Fehlbildungen bei Chromosomenanomalien

Vor allem die Trisomien 13, 18 und 21 gehen mit Veränderungen des ZNS einher:

- **Down-Syndrom.** Bei der Trisomie 21 sind makroskopisch gelegentlich eine Pachygyrie und eine Polymikrogyrie zu sehen. Histologisch ist eine verminderte synaptische Verschaltung festgestellt worden. Mit zunehmendem Alter können histologisch die Eigenschaften der ALZHEIMER-Krankheit auftreten (Neurofibrillen, Drusen).

- **Pätau-Syndrom.** Die Trisomie 13 geht häufig mit einer Holoprosenzephalie, einer Agyrie und einer Mikrozephalie einher.
- **Edwards-Syndrom.** Fehlbildungen im Bereich des Temporallappens (Mikropolygyrie) und des Ammonshorns sowie Fehlbildungen im Balkenbereich sind typische morphologische Veränderungen bei der Trisomie 18.

19.1.7 Alkoholembryopathie

Definition

Circa 35% der Kinder von Alkoholikerinnen entwickeln eine Alkoholembryopathie. Etwa 2 von 1000 Neugeborenen sind durch Alkohol geschädigt!

Ätiologie/Pathogenese

Neben der direkten toxischen Wirkung des Alkohols, der die Plazenta durchdringen kann, führt man einen Teil der Störungen auf den Vitaminmangel zurück, der häufig bei Alkoholikern zu finden ist. Ein Alkoholabusus kann sowohl zur **Embryopathie** mit einer gestörten Organogenese als auch zu einer **Fetopathie** mit Abort, Frühgeburt und Dysmorphie führen.

Morphologie

Es kann zu Gesichtsfehlbildungen (kurze, enge Lidspalten, kurzer Nasenrücken und fehlendes oder flaches Grübchen der Oberlippe), Mikrozephalie, Heterotopien mit folgender Fehldifferenzierung des Kortex (z.B. Mikropolygyrien) und einem Balkenmangel kommen.

Klinik
Eine verzögerte psychomotorische Entwicklung, Hyperaktivität, mentale Retardierung und Wachstumsstörungen sind typische klinische Manifestationen der Alkoholembryopathie.

19.2 Perinatale Störungen

19.2.1 Geburtstraumatische Schädigungen

Ätiologie

Perinatale Schädigungen können durch eine Hypoxie, mechanische Alterationen (enger Geburtskanal, Zangengriff, Beckenendlage) oder eine Kreislaufstörung mit Perfusionsstörung verursacht werden.

Morphologie

- **Blutungen.** Sie liegen häufig subdural und finden sich in den meisten Fällen doppelseitig. Zerrissene Brückenvenen und durch die Geburtsmechanik lädierte Gefäße der Falx und des Tentoriums sind die Ursache.

Intrazerebrale Blutungen finden sich vor allem subependymal im Marklager. 25% aller Neugeborenen mit einem Geburtsgewicht unter 2000 g erleiden peri- oder intraventrikuläre Hämorrhagien.

- **Hypoxieschäden.** Folgeerscheinungen wie Porenzephalie, Status marmoratus, Morbus LITTLE und Hydranenzephalie sind in Kapitel 17.1.1 genauer beschrieben.

Hier soll auf die **Ammonshornsklerose** eingegangen werden. Nach Geburtsasphyxie sterben die Nervenzellen des Ammonshorns ab (elektive Parenchymnekrose). Diese „Lücken" werden durch eine gliöse Wucherung ersetzt. Eine Ammonshornsklerose wurde auch **bei Patienten mit epileptischen Anfällen** gefunden, sie kommt demnach als Folge oder als Ursache mancher Epilepsien in Betracht.

Unreife Neugeborene reagieren auf Hypoxie mit periventrikulären Infarkten und Blutungen. Verbrauchskoagulopathien und Hirnvenenthrombosen führen zum sekundären Einbluten in das Hirngewebe.

19.2.2 Infektionen

Die verschiedenen Infektionen des kindlichen ZNS werden in Kapitel 33.1.4 genauer abgehandelt. Hier soll nur allgemein auf ihre Ätiologie und Morphologie eingegangen werden.

Ätiologie/Pathogenese

Perinatal kann es zu Meningitiden und Enzephalitiden kommen. Die häufigsten Erreger sind (TORCH): **T**oxoplasma gondii, **R**ubella-Viren, **C**ytomegalie und **H**erpes-simplex-Viren. Darüber hinaus können Treponema pallidum, Varizella zoster, Choriomeningitis-Viren und HIV zu einer Infektion des ZNS führen. Zwei Infektionswege sind möglich:

- **Diaplazentare Infektion** (vor allem bei Viren und Toxoplasmose).
- **Infektion durch aszendierende Keime.** Aszendierende Keime oder die Geburt durch einen kontaminierten Geburtskanal können zu einer perinatalen Infektion des Kindes führen. Nach einem vorzeitigen Blasensprung ist die Frucht direkt den aszendierenden Keimen ausgesetzt (v.a. E. coli, Proteus, B-Streptokokken, Chlamydien, Gonokokken und Candida albicans).

Morphologie

Eine bakterielle Infektion der Hirnhäute geht mit einem eitrigen Exsudat auf den Meningen einher, virale Infektionen führen zu lymphozytären Infiltraten. Auch das Hirngewebe ist von der Infektion häufig betroffen. Begleitvaskulitiden und septische Thrombosen führen zu ischämischem bzw. hämorrhagisch infarziertem Hirngewebe, meist im Marklager. Nach der Organisation des Defekts können Pseudozysten übrig bleiben, deren Morphologie nichts über den Erreger verrät.

Komplikationen

Der Verschluß des Aquäduktes verursacht einen Hydrocephalus internus.

Klinik

Säuglinge mit einer Enzephalitis sind müde, erbrechen häufig und sind hypotherm. Zerebrale Krampfanfälle und gespannte Fontanellen sind klinische Spätzeichen.

19.2.3 Kernikterus

Die Leber der Neugeborenen und Säuglinge ist physiologischerweise noch unreif, so daß das anfallende direkte Bilirubin nicht effektiv konjugiert werden kann. Wenn diese Unreife postnatal eine längere Zeit anhält, wird die Bindungskapazität von Albumin überschritten, und das Bilirubin liegt frei im Blut vor. Aufgrund seiner Lipophilie passiert es die (noch nicht vollständig ausgebildete) Blut-Hirn-Schranke, reichert sich in Nervenzellen an und führt zu einer grüngelben Verfärbung des Nervengewebes (Kernikterus). Das Bilirubin stört den mitochondrialen Stoffwechsel der Nervenzellen, sie degenerieren. Die Basalganglien, die Hirnnervenkerne und die graue Substanz sind als erste betroffen.

19.3 Stoffwechselstörungen, Intoxikationen und Mangelzustände

Mitochondriopathien und der **Karnitinmangel** werden in Kapitel 37.3.4 bei den Myopathien besprochen.

19.3.1 Lipidspeicherkrankheiten

Einige angeborene Lipidstoffwechselstörungen (Morbus TAY-SACHS, Morbus GAUCHER, Morbus KRABBE) mit ihrem Enzymdefekt im Lipidabbau werden in Kapitel 12.5 besprochen.

Ihre Einteilung ist vielfältig und verwirrend, weil es zum einen unzählig viele, oft sehr seltene Störungen gibt, zum anderen die Einteilung nach dem Namen des Erstbeschreibers, dem Ort der Enzymstörung oder nach anatomisch-morphopathologischen Kriterien erfolgt. Auf die ebenfalls im Kapitel 12.3.1 genannte Leukodystrophie (LD) soll hier näher eingegangen werden.

Leukodystrophie

Definition

Bei Leukodystrophien handelt es sich um angeborene Stoffwechselstörungen mit folgender pathologischer Speicherung von Lipiden. Dies führt zu einer progredienten Degeneration der weißen Substanz des Marklagers.

Ätiologie

Enzymdefekte der Zerebrosidsulfatasen verursachen Störungen im Auf- und Umbau der Markscheiden.

Je nach Färbeverhalten werden diese Dystrophien in eine **metachromatische Leukodystrophie** (Lipidmaterial färbt sich nach Kresylviolett braun) und in eine **orthochromatische Leukodystrophie** (Lipide färben sich mit Sudan rotorange) eingeteilt.

Pathogenese

- **Metachromatische Leukodystrophie.** Die Anhäufung von Abbauprodukten (Zerebroschwefelsäuren) des Lipidstoffwechsels wie beim Morbus KRABBE führt zu Entmarkungen und Hirnatrophie. Zerebrosidsulfatid kann in Gliazellen, SCHWANN-Zellen und im Nierengewebe nachgewiesen werden.
- **Orthochromatische Leukodystrophie.** Entmarkungen entstehen durch die Anhäufung von Neutralfetten.

Morphologie

Bei beiden Typen kommt es zu diffusen Entmarkungen im Marklager des Groß- und Kleinhirns.

Klinik

Metachromatische Leukodystrophien werden mit Hilfe von metachromatischen Granula und einer erhöhten Sulfatausscheidung im Harnsediment nachgewiesen. Bei orthochromatischen Leukodystrophien gelingt der Nachweis von überlangkettigen Fettsäuren in Leukozyten oder in Biopsiematerial. Eine pränatale Diagnostik ist möglich.

19.3.2 Leberinsuffizienz

Ätiologie/Pathogenese

Bei portokavalen Anastomosen oder nach akuter oder chronischer Leberinsuffizienz reichern sich neurotoxische „Abfallprodukte" des Stoffwechsels an, wie z.B. Ammoniak und Bilirubin (nur direktes Bilirubin). Ammoniak hemmt vermutlich Chloridkanäle.

Morphologie

Morphologisches Korrelat sind spongiöse Gewebsauflockerungen an unterschiedlichen Lokalisationen, Störungen der Blut-Hirn-Schranke, partielle Nekrosen in den Stammganglien, in der Hirnrinde und im Marklager.

19.3.3 Niereninsuffizienz

Akutes Nierenversagen und chronische Niereninsuffizienz rufen unterschiedliche zerebrale Schädigungsmuster hervor: die urämische bzw. die nephrogene Enzephalopathie.

Urämische Enzephalopathie

Ätiologie/Pathogenese

Die beim **akuten Nierenversagen** gestörte zerebrale Kalziumhomöostase ist ein wichtiger Auslöser der urämischen Enzephalopathie.

Morphologie

Es bilden sich ein Hirnödem und eine Purpura cerebri (Diapedeseblutungen) aus.

> **Klinik**
> Die zerebrale Manifestation erfolgt erst nach den gastrointestinalen und den kardiovaskulären Symptomen. Persönlichkeitsveränderungen, Verlangsamung, Konzentrations- und Orientierungsstörungen, Stupor bis hin zum Coma uraemicum lautet die Reihenfolge der Symptome.

Nephrogene Enzephalopathie

Ätiologie/Pathogenese

Bei der **chronischen Niereninsuffizienz** steigt durch den renalen Hochdruck das Hirninfarktrisiko, inkonstante Elektrolytkonzentrationen schädigen das Nervengewebe.

Morphologie

Morphologische Korrelate sind ein intermittierendes Hirnödem, die Hochdruckangiopathie, eventuelle Massenblutungen, perivaskuläre Nekrosen und Demyelinisierungen.

> **Klinik**
> Die neurologischen Befunde, wie Reflexübererregbarkeit, Tremor, manchmal meningeale Reizung, sind bei der Niereninsuffizienz sehr variabel.

19.3.4 Intoxikationen

Verschiedene Stoffklassen können das ZNS schädigen:

- **Schwermetalle. Blei, Quecksilber** und **Thallium** verursachen Hirnödeme verschiedensten Ausmaßes und petechiale Blutungen. Chronische Vergiftungen bewirken eher Nervenzelldegenerationen und spongiforme Gewebsauflockerungen in Hirnarealen mit hohem Sauerstoffumsatz. **Manganintoxikationen** gehen mit einem Nervenzellschwund in der Substantia nigra (Parkinsonismus) einher.
- **Kohlenmonoxid.** Durch die Bildung von CO-Hämoglobin kommt es zur hypoxämischen Hypoxie mit Nekrosen in Bereichen mit hohem Sauerstoffbedarf (Basalganglien, graue Substanz der Groß- und Kleinhirnrinde).
Man unterscheidet:

  - **Akute Vergiftung.** Das Gehirn ist hellrotorange mit einer Hyperämie und petechialen Einblutungen in die Marklager. Wird die Vergiftung überlebt, kommt es zu typischen Pallidumnekrosen auf beiden Seiten (diese Region ist besonders vulnerabel bei O_2-Mangel).
  - **Chronische Vergiftung.** Es entsteht ein Marklagerödem mit folgender Entmarkung und Fasergliose (CO-Leukoenzephalopathie). Bei chronischer Intoxikation scheint der Globus pallidus besonders vulnerabel zu sein.
- **Blausäure (Zyanide, HCN).** Sie hemmt die oxidative Phosphorylierung durch Bindung von Zyaniden an die Zytochromoxidase. So entsteht eine zytotoxische Hypoxie, die rasch zum Tod führt. Hierbei findet man ein Hirnödem. Überlebte Vergiftungen führen häufig zu Nekrosen in den Basalganglien.
- **Alkohol.** Etwa 3% der Bundesbürger sind alkoholkrank (körperlich oder psychisch abhängig). Zwischen 10 und über 30% der Gesamtklientel der Krankenhäuser gehören zu der Gruppe der Alkoholiker. Deshalb werden die Folgen des chronischen Alkoholismus auf das ZNS ausführlicher dargestellt.
Das morphologische Korrelat einer **akuten Alkoholvergiftung** ist unspezifisch und zum Teil auf eine Störung der Blut-Hirn-Schranke zurückzuführen: Eine Hyperämie und ein Hirnödem sind mögliche Folgen.
Während die Hirnatrophie eine direkte Folge der **chronischen Alkoholkrankheit** sein soll, sind die WERNICKE-Enzephalopathie, die zentrale pontine Myelinolyse und die spongiforme Gewebsauflockerung indirekte Folgen des Alkohols. Sie beruhen wahrscheinlich nicht allein auf der Noxe Alkohol, sondern werden auch durch den Vitamin- und Proteinmangel, der im Rahmen der Alkoholkrankheit besteht, ausgelöst. Diese Enzephalopathien finden sich auch bei anderen Erkrankungen.
  - **Hirnatrophie.** Bei fast 40% verstorbener Alkoholiker findet sich eine Kleinhirnatrophie. Eine Großhirnatrophie ist etwas seltener.
  - **WERNICKE-Enzephalopathie.** Sie tritt v.a. bei Avitaminosen (Malabsorptionssyndrom) auf. Sie wird bei ca. 15% verstorbener Alkoholiker gefunden. Pathogenetisch führt der Vitamin-B_1-Mangel (Thiamin) zu Störungen im Kohlenhydratstoffwechsel mit einem Versagen der energiereichen Phosphorylierung. Es kommt zu ödematösen Schwellungen, später auch zu Einblutungen und Kapillareinsprossungen an den folgenden Prädilektionsorten: Corpora mamillaria, Kerngebiet um den III. Ventrikel, Lamina tecti und periaquäduktales Grau. Es folgt eine Atrophie dieser Strukturen. Die Abbildung 19-2 zeigt die makroskopischen Veränderungen im Rahmen der WERNICKE-Enzephalopathie.
  - **Zentrale pontine Myelinolyse.** Ein zu rascher

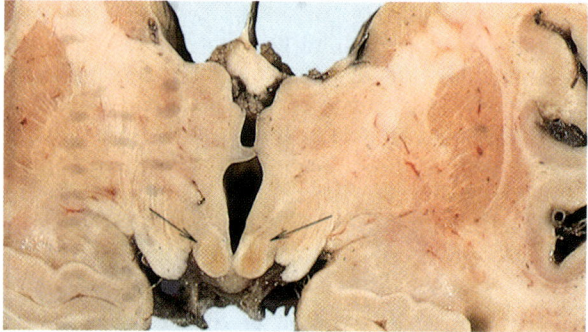

Abb. 19-2 Gehirnveränderungen bei der WERNICKE-Enzephalopathie. Alkoholismus führte hier zu den typischen Veränderungen: Multiple Einblutungen in die Corpora mamillaria verursachten eine Schrumpfung und eine bräunliche Verfärbung dieser Struktur. Der III. Ventrikel ist mäßig vergrößert.

Ausgleich einer Hyponatriämie und Heroinintoxikationen sind weitere mögliche Ursachen der pontinen Myelinolyse. Morphologisch erkennt man eine Zellschwellung und eine Astrozytenproliferation sowie eine **Entmarkung**, die **im Pons beginnt** und auf die benachbarten Strukturen, Medulla und Kleinhirn, übergreift.

– **Spongiforme Gewebsauflockerung.** Dazu kommt es im Rahmen eines chronischen Alkoholmißbrauchs, einer Zytostatikabehandlung, bei Vitamin-B_{12}-Mangel und paraneoplastisch. Die Lokalisation ist sehr heterogen und bei jeder Ursache verschieden.

Klinik

Die Läsionsorte der WERNICKE-Enzephalopathie bestimmen die Klinik: Augenmuskellähmungen, Desorientiertheit und Gedächtnisstörungen (Corpora mamillaria) sowie vegetative Dysregulationen mit Hypotonie und Hypothermie. Bei der zentralen pontinen Myelinolyse kommt es zu einem Ausfall der entsprechenden Strukturen: Pyramidenbahnläsionen führen zu Tetraparese, Hirnnervenkernausfälle meist zu Fazialisparese und Augenmuskellähmungen.

Kasuistik

Ein drei Jahre alter Junge mit einer akuten lymphatischen Leukämie wird mit einer Polychemotherapie behandelt. Innerhalb des ersten halben Jahres unter Therapie kommt es zur Remission der Tumorerkrankung. Im Rahmen dieser Behandlung treten heftiges Erbrechen und starke Diarrhöen auf, die zur stationären Aufnahme führen und eine parenterale Ernährung nötig machen. Drei Wochen nach der Klinikaufnahme kommt es zu unkonjugierten Augenbewegungen. Drei Tage später stirbt das Kind. Der Pathologe findet in der Obduktion alle Zeichen einer WERNICKE-Enzephalopathie. Die Kombination aus Chemothera-

pie, Erbrechen und Durchfall verursachte ein schweres Thiamindefizit, das hier zum Tode führte. Eine Vitaminsubstitution sollte bei Kindern mit Neoplasien durchgeführt werden.

19.3.5 Avitaminosen

Folgende Avitaminosen verursachen Hirnveränderungen:

- **Vitamin-B_1-Mangel.** Ein Thiamindefizit führt zur WERNICKE-Enzephalopathie und zur Polyneuropathie (s.o.).
- **Vitamin-B_2-Mangel.** Er geht mit Nervendegenerationen im Großhirn, Hirnstamm und Rückenmark einher.
- **Vitamin-B_{12}-Mangel.** Der Kobalaminmangel verursacht eine Entmarkung der Hinterstränge (funikuläre Myelose), später der Pyramidenbahnen mit einer spongiformen Gewebsauflockerung.

19.4 Entzündungen des ZNS

Entzündungen des ZNS können das Großhirn **(Enzephalitis)** und/oder das Rückenmark **(Myelitis)** betreffen. Dabei unterscheidet man, ob die Entzündung durch einen Erreger verursacht wird oder ob sie durch eine „allergische Fehlleistung" des Immunsystems ohne Erreger zustande kommt.

Nicht erregerbedingte Enzephalitiden sind die **Multiple Sklerose (Enzephalopathia disseminata,** s. Kap. 17.7.3) und die **postvakzinalen und parainfektiösen Enzephalomyelitiden** (s. Kap. 17.7.2).

Erreger haben folgende vier Möglichkeiten, das von Knochen und Dura gut geschützte Gehirn zu erreichen:

- **Direktes Eindringen.** Dies geschieht im Rahmen einer offenen Hirnverletzung.
- **Penetration der Erreger aus Entzündungsherden.** Entzündungen, die in Nachbarschaft zum ZNS liegen (z.B. Mastoiditis, Sinusitis, Otitis, Osteomyelitis des Schädelknochens), können auf den intrakraniellen Raum übergreifen.
- **Retrogrades Aufsteigen.** Einige Viren können **in den Axonen** von Hirn- und Rückenmarksnerven zum ZNS aufsteigen.
- **Hämatogene Ausbreitung.** Dies geschieht im Rahmen einer Bakteriämie oder einer Virämie.

19.4.1 Bakterielle Entzündungen des ZNS

Der **Hirnabszeß** wurde bereits im Kapitel 17.7.1 besprochen.

Eitrig-metastatische Herdenzephalitis

Definition

Eine eitrige-metastatische Herdenzephalitis ist durch multiple eitrige Entzündungsherde in der grauen und weißen Substanz gekennzeichnet.

Ätiologie/Pathogenese

Das Gehirn wird durch eine intakte Blut-Hirn-Schranke vor einer Infektion im Rahmen einer Bakteriämie meistens geschützt. Kommt es jedoch zu einer hämatogenen Ausbreitung **kleiner septischer Emboli,** z.B. bei einer **bakteriellen Endokarditis,** können die Emboli einen Endothelschaden setzen und so die Blut-Hirn-Schranke zerstören. Die Erreger dringen in diesem Fall in das umliegende Nervengewebe ein.

Die fokalen Entzündungen an den Arterien können zu kleinen Aneurysmen führen, die nach Riß eine intrazerebrale oder subarachnoidale Blutung verursachen.

Morphologie

Die einzelnen Herde sind schon mit bloßem Auge zu erkennen, vor allem, wenn die Gefäßläsion zur hämorrhagischen Infarzierung um den Embolus geführt hat. Des weiteren kommt es zu einem ausgeprägten **Hirnödem** (verstrichene Furchen, platte Windungen, schmale Ventrikel). Histologisch sieht man zuerst Granulozyten, zerfallene Zellen und Bakterien, später kommt es zu kleinen Abszessen.

Tuberkulose des ZNS

Definition

Neben dem häufigeren Befall der basalen Meningen kann es fortgeleitet auch zur Infektion des ZNS kommen **(Meningoenzephalitis).**

Morphologie

Es finden sich typische scharf begrenzte **Granulome mit zentraler Verkäsung,** bevorzugt in Hypothalamus, Kleinhirn, Hirnstamm und Hypophyse.

Neurolues

Treponema pallidum schädigt das ZNS vor allem im Tertiärstadium der Erkrankung:
- **Lues cerebrospinalis.** Im Rahmen einer basalen Meningitis sind Enzephalitiden entlang den Arterien möglich **(Meningoenzephalitis syphilitica).** Die Hirngefäßentzündung liegt meist in basalen Regionen und mündet manchmal in eine obliterierende Endarteriitis (HEUBNER-Endarteriitis) mit Infarkten, Aneurysmen oder intrakraniellen Blutungen **(meningovaskuläre Lues).**
- **Progressive Paralyse.** Sie ist eine Spätmanifestation meistens nach über 10jähriger Lueserkrankung. Es kommt zu einer chronischen Enzephalitis in frontalen und temporalen Hirnregionen mit direktem Spirochätenbefall. Morphologisch dominiert die Hirnatrophie mit Verschmälerung frontaler Windungen und vergrößerten Ventrikelräumen. Histologisch sind Mikrogliavermehrungen und Eisenpigmentablagerungen in der Großhirnrinde auffällig.

- **Tabes dorsalis.** Hierunter versteht man eine Rückenmarksschädigung unklarer Pathogenese nach einer längeren Manifestationszeit. Histologisch sieht man eine Entmarkung der Hinterstänge, beginnend am Fasciculus gracilis, wie sie in der Abbildung 19-3 gezeigt ist.

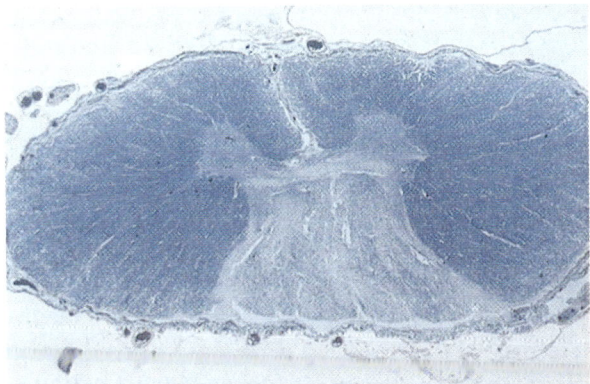

Abb. 19-3   Tabes dorsalis bei der Lueserkrankung. Die isolierte Entmarkung der Hinterstränge des Rückenmarks ist hell dargestellt.

19.4.2 Mykosen des ZNS

Ätiologie/Pathogenese

Starke Immunsuppression, Immundefekte (insbesondere AIDS) und Langzeitantibiose sind neben den offenen Hirnverletzungen Voraussetzungen für eine mykotische Enzephalitis bzw. Meningoenzephalitis. **Candida albicans, Cryptococcus neoformans** und **Aspergillus** sind die häufigsten Erreger. Sie erreichen das Gehirn in der Regel hämatogen aus dem Respirationstrakt, selten von der Haut oder vom Darm aus.

Morphologie

Zu Beginn verschließt häufig ein mykotischer Thrombus eine kleine Arterie. Es folgt ein hämorrhagischer Infarkt. Später tritt eine **granulomatöse Entzündung der Hirnhäute und der Hirnsubstanz** auf, nach Gewebseinschmelzungen entstehen Abszesse.

Klinik

In fortgeschrittenen AIDS-Stadien kann das Immunsystem so geschwächt sein, daß keine Immunantwort auf die ZNS-Mykose folgt. Die im abpunktierten Liquor gefundenen Kryptokokken können mit Lymphozyten verwechselt werden. Sie sind im Gegensatz zu den Lymphozyten aber osmotisch stabil (Aqua-dest.-Test). Ein Tuschepräparat des Liquorsediments ist sofort eindeutig.

19.4.3 Parasitäre Infektionen des ZNS

Es gibt viele verschiedene parasitäre Infektionen des ZNS. Hier folgt eine Auswahl:

- **Toxoplasmose. Intrauterine/diaplazentare Infektionen** führen je nach Entwicklungsphase des Gehirns zu unterschiedlichen Störungen. Im 1. Trimenon steigt das Abortrisiko, im 2.–3. Trimenon kommt es häufig zu Frühgeburten mit ZNS-Mißbildungen (mit und ohne Augenbeteiligung in Form einer Chorioretinitis).

  Die erworbene Form im späteren Leben betrifft meist Abwehrgeschwächte (Immundefektzustände, AIDS).

  Morphologisch zeigen sich erregerhaltige Pseudozysten mit umliegender granulomatöser und lymphoplasmazellulärer Entzündung. Subependymales Hirngewebe ist bevorzugt betroffen. Es nekrotisiert und verkalkt. Die Hirnhäute können mit entzündet sein. Eine mögliche Komplikation ist der Hydrozephalus.

- **Malaria.** Plasmodium falciparum, ein Malariaerreger, verursacht multiple nekrotisierende Herde und oft Einblutungen in die Marklager.

- **Zystizerkose und Echinokokkose.** Finnen des Schweinebandwurms Taenia solium und der Echinococcus granulosus bilden Zysten in den Leptomeningen oder direkt im ZNS. Beide Parasiten können in ihren Zysten absterben und die Zysten verkalken.

- **Trichinose.** Trichinella spiralis führt zu einer Granulomenzephalitis und zu einer Meningitis.

19.4.4 Virale Infektionen des ZNS

Eine Reihe von Viren können akute, subakute und chronische Enzephalitiden auslösen und **Entzündungsprozesse, Entmarkungen** und **Nervenzelldegenerationen** verursachen. In der Regel sind die Eintrittspforten neurogen oder hämatogen. Das morphologische Bild ist von der Virulenz der Erreger und den körpereigenen Abwehrmechanismen abhängig.

Im allgemeinen Teil sind die **Poliomyelitis** (s. Kap. 17.7.2) und die **Herpes-simplex-Enzephalitis** (s. Kap. 17.7.2) bereits dargestellt worden.

Arbovirusenzephalitis

Ätiologie/Pathogenese

Der Begriff Arboviren steht für arthropod-borne viruses, also Viren, die durch Gliederfüßer verbreitet werden. Diese Viren gehören zu den Togaviren. In unserer Region ist die **Zeckenenzephalitis** (**F**rüh**s**ommer-**M**eningo**e**nzephalitis, FSME) von Bedeutung, die nach der Herpes-simplex-Enzephalitis die häufigste virale Hirnentzündung ist.

Das natürliche Erregerreservoir sind Waldtiere, der Vektor ist die Waldzecke. Über eine Virämie erreicht der Erreger das ZNS.

Morphologie

Eine lymphozytäre Leptomeningitis steht am Anfang der ZNS-Beteiligung. Des weiteren kommt es

zu lymphozytären Infiltraten im Bereich der Vorderhörner des zervikothorakalen Rückenmarks. Die Infektion kann aszendieren und auch das Großhirn erreichen. Hier stehen perivenöse Entzündungen in der grauen Substanz im Vordergrund (Abb. 19-4). Stellenweise kommt es zu Gliaknötchen und zu Neuronophagien, die durch den zytopathischen Effekt der Viren auf Ganglienzellen ausgelöst werden.

Tollwutenzephalitis

Ätiologie/Pathogenese

Lyssaviren werden durch **Bißwunden infizierter Tiere** (v.a. Füchse) übertragen und wandern in peripheren Nerven **axonal-retrograd** zum ZNS. Hier replizieren sie sich und gelangen über periphere Nerven zu den Speicheldrüsen. Der Speichel ist infektiös.

Die schwere Entzündung im Hirnstamm ist für die äußerst schlechte Prognose verantwortlich.

Morphologie

Zuerst kommt es zur leukozytären Infiltration in dem Rückenmarkssegment der Bißwunde. Später treten eine aszendierende Polioenzephalitis und perivaskuläre, lymphozytäre Infiltrate hinzu. Basophile Einschlußkörperchen der Lyssaviren nennt man NEGRI-Körper.

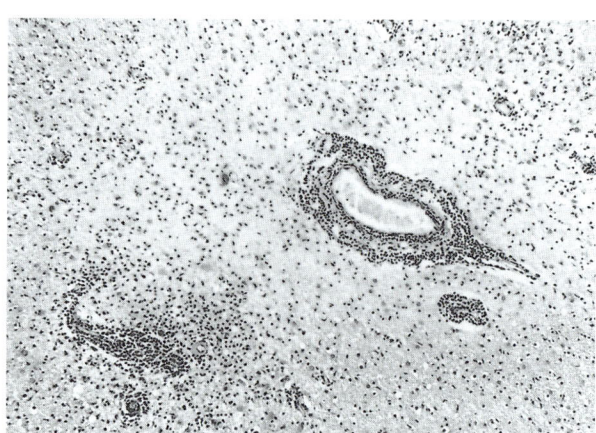

Abb. 19-4   Perivaskuläre lymphozytäre Infiltrate.
Im Anfangsstadium verschiedener viraler ZNS-Infektionen (Lyssa-, Toga-, Papovaviren) zeigen sich lymphozytäre Infiltrate um Hirngefäße.

Progressive multifokale Leukoenzephalopathie

Definition

Bei der **p**rogressiven **m**ultifokalen **L**eukoenzephalopathie (PML) kommt es im Rahmen **stark immunsupprimierter Zustände** (lympho- und myeloproliferative Erkrankungen, Malignome, AIDS, immunsuppressive Behandlung) zu multifokalen Entmarkungsherden.

Ätiologie/Pathogenese

Papovaviren, welche latent im Körper liegen, gelangen in das ZNS und infizieren Oligodendrogliazellen. Diese sterben ab und entmarken dabei Nervenaxone. Die PML ist die einzige Hirnerkrankung, bei der nachweislich Viren für den Entmarkungsprozeß verantwortlich sind.

Morphologie

Die Entmarkungsherde (der Myelinverlust geht mit einer Graufärbung einher) liegen subkortikal, selten in der Rinde, im Dienzephalon oder im Kleinhirn. Histologisch sieht man zentral im Entmarkungsherd zugrunde gegangene Oligodendrogliazellen (mit Lipophagen), peripher Oligodendrozyten mit intranukleären Einschlüssen und neoplastisch (reaktiv?) veränderte Astrozyten. Perivaskuläre, lymphozytäre Infiltrate sind in 50% der Fälle nur spärlich vorhanden, beim Rest fehlen sie.

AIDS-Enzephalopathie

Definition

Die HIV-Infektion kann sich in Form einer chronisch entzündlichen Erkrankung des ZNS äußern. Diese HIV-Komplikation tritt auch ohne opportunistische Infektionen, die aufgrund der Immunschwäche im ZNS entstehen können, auf. Der Virusnachweis gelingt in Makrophagen des ZNS, Gliazellen und Riesenzellen (s.u.).

Morphologie

Perivaskulär entstehen Infiltrate, die vor allem aus Makrophagen bestehen, welche zu Riesenzellen fusionieren können. Demyelinisierungen und eine Fasergliose in der weißen Substanz sind ebenfalls typisch. Des weiteren finden sich Zellknötchen aus Makro- und Mikrogliazellen sowie Lymphozyten und PAS-positive Makrophagen.

Klinik
Etwa 90% der AIDS-Erkrankten entwickeln eine AIDS-Enzephalopathie mit schleichend beginnenden Symptomen wie Lethargie, mnestischen Störungen bis zur Demenz. Im Rahmen der opportunistischen Infektionen des ZNS sind Toxoplasma gondii, Zytomegalieviren, Kryptokokken und Papovaviren (PML) häufig. Die sonst sehr seltenen primären Non-Hodgkin-Lymphome des ZNS treten im Rahmen einer HIV-Infektion deutlich häufiger auf.

Subakute sklerosierende Panenzephalitis

Definition

Bei der subakuten sklerosierenden Panenzephalitis (SSPE) handelt es sich um eine tödlich verlaufende Entmarkungsenzephalitis. Die Inzidenz in einer gegen Masern geimpften Population liegt bei 0,14/100 000 im Jahr. Ohne Masernschutz steigt das Auftreten um den Faktor 28. Das mittlere Erkrankungsalter liegt bei 8 Jahren, Verhältnis $\male : \female = 3 : 1$.

Ätiologie/Pathogenese

Die unterschiedlichen Inzidenzen mit und ohne Masernimpfung weisen auf einen Zusammenhang mit dem Paramyxovirus hin. Hypothetisch ist die Annahme, daß Kleinkinder im ersten Lebensjahr mit Masernviren infiziert werden und das Virus im Körper persistiert. Nach einer Mutation im Virusgenom wird die rasche Ausbreitung der Mikroorganismen behindert. Jetzt schließt sich ein subakut verlaufender Prozeß an, der mit einer entzündlichen Zerstörung der grauen und weißen Substanz einhergeht.

Morphologie

Makroskopisch erscheint das Großhirn atrophisch mit tiefen Windungen und einem großen Ventrikelsystem. Histologisch sind Entmarkungsherde mit einer Fasergliose in der weißen Substanz erkennbar. In der Hirnrinde sind lymphozytäre Infiltrationen und Gliaproliferationen (Gliaknötchen) typisch. Eosinophile intranukleäre Einschlußkörper (COWDRY-Körper) treten bei dieser Erkrankung und bei der subakuten Masernenzephalitis auf, die sich nach Erstkontakt mit dem Masernvirus bei schweren immunologischen Defekten entwickeln kann.

Klinik
Die klinischen Erstmanifestationen sind Merkfähigkeits- und Gedächtnisstörungen sowie Persönlichkeitsveränderungen wie Gleichgültigkeit oder unangemessene Reizbarkeit. Wochen später kommen Muskeltonuserhöhungen und rhythmische Hyperkinesen hinzu. Die Erkrankung endet in der Regel nach einem Verlauf von einem halben bis drei Jahren mit einem apallischen Syndrom (Verlust der Funktion des Hirnmantels).

Subakut spongiforme Enzephalopathien

Die CREUTZFELDT-JAKOB-Krankheit, Kuru und die letale familiäre Insomnie sind subakute spongiforme Enzephalopathien.

Folgende Merkmale definieren diese Erkrankungen:
- In keinem Fall gelang bisher ein Erregernachweis.
- Es handelt sich um übertragbare Erkrankungen.
- Sie besitzen eine Latenzzeit von Jahren bis Jahrzehnten.
- Es fehlt in den Hirnen der Infizierten jegliche Immun- und Entzündungsantwort.
- Beide Erkrankungen gehen mit dem morphologischen Bild einer spongiformen Gewebsauflockerung einher.
- Sie ähneln klinisch den degenerativen Hirn-

erkrankungen und haben somit einen progredienten Verlauf.

- Etablierte Desinfektionsverfahren unterbrechen die Infektionskette nicht.

Ätiologie/Pathogenese

Über den Erreger wird viel spekuliert. Hypothetisch ist die Annahme, ein infektiöses Protein (Prion) sei für die Erkrankung verantwortlich.

Die CREUTZFELDT-JAKOB-Krankheit kann bei **neurochirurgischen Operationen, Hornhauttransplantationen** und **Injektionen humaner Wachstumshormone** übertragen werden. Andere Übertragungswege sind unbekannt. Kuru, eine Erkrankung, die ausschließlich bei wenigen Volksstämmen Neuguineas vorkommt, ist mit dem rituellen Kannibalismus (Hirn ist eine Delikatesse) verbunden.

Morphologie

Die CREUTZFELDT-JAKOB-Krankheit zeigt eine Hirnatrophie mit Ventrikelerweiterungen. Histologisch führt der Neuronenuntergang zu einer **Gewebsauflockerung** in der grauen Substanz (spongiforme Enzephalopathie). Astrozytenproliferationen steigern sich bis zu einer **Fasergliose.** Bei einer Variante dieser Erkrankung, dem GERSTMANN-STRÄUSSLER-SCHEINKER-Syndrom, kommt es auch zu **Amyloidplaques.**

Bei der Kuruerkrankung sind neben einer Kleinhirnatrophie Amyloidablagerungen (Kuru-Plaques) typisch.

Klinik

Erst erscheinen leichte neurologische Ausfälle wie Ataxie, Aphasie, später zentrale Paresen, ein hirnorganisches Psychosyndrom und Demenz.

Aus dem Tierreich sind vier weitere Slow-virus-Erkrankungen bekannt (die bovine spongiforme Enzephalopathie bei Rindern, Scrapie bei Schafen und Ziegen, die Nerzenzephalopathie und die chronic wasting disease bei Rehen und Elchen). Die Übertragung dieser Erkrankungen auf den Menschen wird kontrovers diskutiert. Zum einen gibt es die weitverbreitete Meinung, daß Menschen von den Erkrankungen nicht heimgesucht werden, da bisher keine Beziehung zwischen den Inzidenzen humaner und tierischer spongiformer Enzephalopathien besteht und der Mensch möglicherweise als Endwirt dieser Erkrankungen ausscheidet. Zum anderen gibt es die Auffassung, das Risiko für den Menschen sei unabschätzbar, da orale, konjunktivale und iatrogene Übertragungswege sogar zwischen verschiedenen Tierspezies existieren und die Inkubationszeit Jahrzehnte betragen kann. Zwischen 1986 und 1989 gelangten vor allem in England „BSE-infizierte Produkte" in die Nahrungskette des Menschen. 10 Jahre später trat in England eine neue Variante der CREUTZFELD-JAKOB-Erkrankung auf, die sich im Verlauf, in der kraniellen Kernspintomographie und auch

neuropathologisch von der bisherigen Form unterscheidet. Ein Zusammenhang zwischen BSE und dieser neuen Variante konnte nicht lückenlos hergestellt werden. Dennoch lassen epidemiologische Daten (40 Erkrankte in England und nur ein Erkrankter auf dem europäischen Festland) sowie Übertragungsmodelle Parallelen zwischen BSE und der neuen Variante beim Menschen aufzeigen (Gewebsübertragungen von BSE und der neuen Variante der Creutzfeld-Jacob-Erkrankung auf Mäuse führen zu Erkrankungen, die sich hinsichtlich Verlauf und neuropathologischen Veränderungen ähneln).

19.5 Tumoren

Die häufigsten Hirntumoren (Astrozytom, Oligodendrogliom, Glioblastom, Medulloblastom und Meningeom) sind in Kapitel 17.3.3 beschrieben.

19.5.1 Ependymom

Definition

Das Ependymom entsteht aus den ventrikelauskleidenden Ependymzellen und macht etwa 4% der Hirntumoren aus. Das infratentorielle Ependymom kommt gehäuft im Kindesalter vor.

Morphologie

Der Tumor wächst exophytisch verdrängend in die Hirnkammern hinein und metastasiert auf dem Liquorweg. Histologisch findet man kernfreie Höfe um Gefäße herum (periventrikuläre Rosetten).

19.5.2 Plexuspapillom

Definition

Das Plexuspapillom nimmt seinen Ausgang von den Plexus-choroideus-Zellen und ist auf die Ventrikel beschränkt. Dieser Tumor produziert häufig Liquor, so daß ein Hydrozephalus folgen kann, betrifft häufiger Männer und entspricht ca. 2% aller Hirntumoren.

Morphologie

Makroskopisch besitzt der Tumor ein blumenkohlartiges Aussehen. Er kann den gesamten Ventrikelraum ausfüllen. Verkalkungen in Form von Psammomkörpern sind möglich.

19.5.3 Gangliogliom, Ganglioneuroblastom, Neuroblastom

Definition

Diese drei Tumoren leiten sich alle von den Nervenzellen ab. Ihre Malignität nimmt in der Reihenfolge ihrer Aufzählung zu. Das **Sympathikusneuroblastom** gehört auch in diese Klasse, kommt aber im

Gegensatz zu den anderen Tumoren häufig extrakranial vor (meist nahe der Sympathikusganglien im Mediastinum und im Abdomen). Sympathikusneuroblastome sind im Kindesalter häufig (s. Kap. 28.3.2).

Morphologie

Es handelt sich um einen grauroten, weichen Tumor mit regressiven Veränderungen wie Blutungen, Verkalkungen und Nekrosen. Bevorzugte Lage ist der Boden des III. Ventrikels, das Kleinhirn und die Medulla. Histologisch zeigt er sich mit oder ohne Rosettenbildungen.

19.5.4 Melanom

In der Ontogenese verteilen sich die melaninhaltigen Zellen auf die Haut (s.a. Kap. 22.9.4), die Pigmenthaut des Auges und die Meningen. Also kann der intrakranielle Raum Ausgangspunkt eines Melanoms oder Ort für eine Metastasenabsiedlung sein. Metastasen gelangen schnell in den Liquorraum.

19.5.5 Pinealistumoren

Definition

Tumoren in der Pinealisregion sind **Germinome, Teratome** (Keimzelltumoren) oder **Pineozytome** (Geschwülste der Glandula pinealis). Sie machen etwa 2% aller Hirntumoren aus.

Morphologie

Histologisch bestehen sie aus einem lockeren Gewebsverband.

19.5.6 Dermoid und Lipom

Definition

Das Dermoid (Dermoidzyste) ist ein aus allen drei Keimblättern aufgebauter Tumor, der meist am Kleinhirnbrückenwinkel, an den Seitenventrikeln oder an der Vierhügelplatte liegt. Das Lipom ist eine mesenchymale Geschwulst aus Fettgewebszellen.

Morphologie

Häufig bildet eine Epidermis die Kapsel, Zysten und Degenerationen liegen innerhalb des Dermoids.

Während die Dermoidzyste vor allem Hautanhangsgebilde enthält, besteht das Lipom aus Fett. Dermoid und Lipom sind seltene Tumoren.

19.6 Paraneoplastische Syndrome

Definition

Bei ca. 5% aller epithelialen Tumoren wie z.B. Bronchus-, Mamma-, Ovarial-, Magen-, Rektumkarzinomen treten nichtmetastatische Auswirkungen auf das ZNS auf.

Ätiologie/Pathogenese

Die Ursache ist unbekannt. In einigen Fällen wurden Antikörper, die gegen Proteine der Nervenzellwand gerichtet sind, gefunden.

Morphologie

Die Morphologie variiert stark:
- Multifokale Leukoenzephalopathie (Entmarkung).
- Kleinhirndegeneration (Atrophie).
- Knötchenenzephalitis (Gliawucherung).
- Systemdegeneration im motorischen System.
- Nekrotisierende Myelopathie.
- Hinterstrangdegeneration.

19.7 Phakomatosen

Definition

Phakomatosen ist der Oberbegriff für alle genetisch bedingten neuroektodermalen Dysplasien. Abkömmlinge des Ektoderms (Haut und ZNS) sind bevorzugt betroffen. Mesenchymale Anteile können mitbeteiligt sein. Im Rahmen einer Phakomatose treten häufig gutartige oder bösartige Tumoren auf. Zu den Phakomatosen zählen folgende Krankheiten:

- **Tuberöse Sklerose (Morbus BOURNEVILLE-PRINGLE).** Sie ist zu 50% autosomal-dominant mit einer Genmutation auf dem Chromosom 9 und 16, zu 50% durch eine Neumutation verursacht und hat eine Inzidenz von 1/30 000. Typische morphologische Korrelate sind:
  - **Haut.** Unter ultraviolettem Licht sieht man sog. „white spots". Angiofibrome im Kinn- und Wangenbereich werden als **Adenoma sebaceum** bezeichnet.
  - **ZNS.** Es finden sich periventrikuläre Gliome (pilozytische Astrozytome) und Gliawucherungen in einzelnen Hirnwindungen.
  - **Herz.** Hamartome und Rhabdomyome entstehen in der Herzmuskulatur.
  - **Nieren.** Auch hier finden sich Hamartome. Lipome und Angiomyolipome.
- **Neurofibromatose.** 50% sind Neumutationen, 50% weisen einen autosomal-dominanten Erbgang auf. Das verantwortliche Gen der Neurofibromatose Typ I (VON RECKLINGHAUSEN) befindet sich auf dem Chromosom 17, das Gen der Neurofibromatose Typ II (mit intrakraniellen Tumoren) ist auf Chromosom 22 lokalisiert. **Multiple Neurofibrome** (in der Haut, in inneren Organen, Knochen und im Gehirn) und **Café-au-lait-Flecken** (Hauthyperpigmentierungen) kennzeichnen das Krankheitsbild (Abb. 19-5). Hirntumoren treten bei diesem Leiden ebenfalls auf.
- **Angioma capillare et venosum calcificans (STURGE-WEBER-Krankheit).** Typisch ist ein meist unilateraler Naevus flammeus im Ausbreitungsgebiet

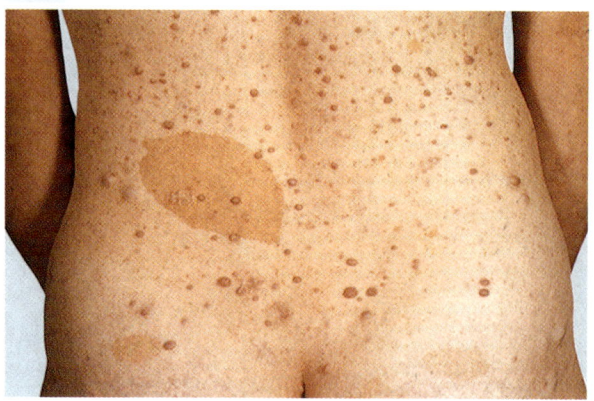

Abb. 19-5   Multiple Neurofibrome beim Morbus VON RECKLINGHAUSEN. Neben den Neurofibromen sind auch die typischen Hauthyperpigmentierungen (Café-au-lait-Flecken) zu erkennen.

des N. trigeminus. Auf derselben Seite findet sich ein kalzifiziertes kapilläres und venöses Angiom der Meningen.

- **Ataxia teleangiectatica (LOUIS-BAR-SYNDROM).** Typische Manifestationen dieses Syndroms sind eine zerebelläre Ataxie, eine Demenz und Dyskinesien. Das Immunsystem weist einen Mangel an IgA und IgE auf. An den Konjunktiven finden sich Teleangiektasien. Häufig treten Lymphome und Leukämien auf.
- **Angiomatosis retinae et cerebelli (VON HIPPEL-LINDAU-SYNDROM).** Kavernöse Hämangiome an der Retina und an den Leptomeningen sind typisch für dieses Krankheitsbild.

20 Peripheres Nervensystem

K. Witt

Der Aufbau der peripheren Nerven folgt einem einheitlichen Prinzip:

- **Epineurium.** Diese äußerste Schicht besteht aus lockerem Bindegewebe und Fettzellen und umschließt das Perineurium. Sie geht unscharf in das umliegende Bindegewebe über. Diese Ummantelung gewährleistet die verschiebliche Verankerung des Nerven in seiner Umgebung und schützt ihn vor Überdehnung. Hier laufen die Blutgefäße, die den Nerven versorgen.
- **Perineurium.** Es besteht aus festgefügtem Bindegewebe, welches Gruppen aus mehreren hundert Nerven zusammenfaßt. Dies ermöglicht eine leichte Verschiebung der Nervenstränge bei Bewegung, sorgt für Stabilität und bildet eine Diffusionsbarriere zur Nervenfaser.
- **Endoneurium.** Zarte Retikulinfasern umgeben die SCHWANN-Zellen. In diesen Fasern verlaufen Blutkapillaren. Diese Schicht bildet die Endoneuralscheide, welche das fragile Axon und die SCHWANN-Zellen umgibt.
- **SCHWANN-Zellen.** Sie bilden die Myelinscheide um das Axon. Die Myelinscheide kann unterschiedlich dick sein und wird durch RANVIER-Schnürringe unterbrochen.
- **Axon.** Der lange Fortsatz der Nervenzelle ermöglicht den afferenten und efferenten Impulsstrom. Die Dicke der Myelinscheide und die Entfernung zwischen zwei RANVIER-Schnürringen (Internodium) bestimmen die Leitungsgeschwindigkeit, die zwischen 0,6 m/sec (marklose Fasern zur Temperatur- und Schmerzwahrnehmung) und 80 m/sec (Motoneuron) liegt.
Die zentrale Steuerung, das periphere Neuron und das Erfolgsorgan (z.B. das Skelettmuskelgewebe) bilden eine funktionelle Einheit und werden in der Klinik im Zusammenhang beurteilt.

20.1 Hereditäre Neuropathien

Definition

Unter den hereditären Neuropathien faßt man die angeborenen Nervenerkrankungen zusammen. Dabei können einerseits **angeborene Stoffwechseldefekte** die peripheren Nerven schädigen, andererseits gibt es eine Reihe von angeborenen Neuropathien, bei denen keine Stoffwechselstörung bekannt ist. Diese werden je nach klinischem Bild in **sensomotorische** und **sensibel-autonome Neuropathien** eingeteilt.

20.1.1 Neuropathien bei angeborenem Stoffwechseldefekt

Leukodystrophien (s. Kap. 19.3.1), der Morbus KRABBE (s. Kap. 12.3.1), die NIEMANN-PICK-Krankheit (s. Kap. 12.3.1), die GM_2-Gangliosidose (s. Kap. 12.3.1) und die Glykogenose Typ II (Morbus POMPE, s. Tab. 12-1) führen zu Veränderungen der Myelinscheiden oder zu Schädigungen der Nervenzellen.

20.1.2 Hereditäre Neuropathien ohne bekannten Stoffwechseldefekt

Diese Neuropathien betreffen häufig ausschließlich das periphere Nervensystem. Bei wenigen Neuropathien dieser Gruppe sind auch andere Organsysteme (z.B. die Retina) beteiligt. Klinisch stehen die motorischen Ausfälle meist im Vordergrund. Die Ursache ist unbekannt, der Vererbungsmodus sehr unterschiedlich.

- **Hereditäre motorisch und sensible Neuropathien (HMSN I–VII).** Sie zeichnen sich durch einen progressiven Muskelschwund und durch Sensibilitätsstörungen aus.
  - **HMSN I (CHARCOT-MARIE-TOOTH).** Bei dieser bekanntesten Variante wechseln sich Demyelinisierungen und Remyelinisierungen ab. Es kommt zu einem zwiebelschalenähnlichen Aussehen der Myelinscheiden um den Nerven.
  - **HMSN II und III.** Hier findet sich dieselbe Morphologie wie bei HMSN I.
  - **HMSN IV (Morbus REFSUM).** Vermutlich führt ein Stoffwechseldefekt zur vermehrten Bildung von Phytansäure und dadurch zu Neuropathien mit Augensymptomatik (Retinodegeneration).
  - **HMSN V–VII.** Die Veränderungen betreffen sowohl das periphere Nervensystem als auch das Auge (Retinopathia pigmentosa oder Optikusatrophie).
- **Hereditäre sensible und autonome Neuropathien (HSAN I–IV).** Sie betreffen die sensiblen (Sensibilitätsstörungen) und die vegetativen Nervenfasern (trophische Störungen, Ulzera und Hypohydrose). Im histologischen Bild dominiert der Verlust markloser und schwach myelinisierter Nervenfasern.
- **Hereditäre Neuropathie mit der Neigung zu Druckläsionen.** Ein genetischer Defekt auf dem Chro-

mosom 17 führt zu dieser Neuropathie, die gehäuft mit Druckläsionen peripherer Nerven einhergeht.

20.2 Erworbene periphere Neuropathien

Definition

Periphere Neuropathien ist ein Sammelbegriff für alle nichtentzündlichen Erkrankungen des peripheren Nerven.

Ätiologie/Pathogenese

Intoxikationen (Blei, Arsen, Alkohol, Urämiegifte), Pharmaka (INH, Cholchicin), Stoffwechselstörungen (Diabetes mellitus), Ischämien und paraneoplastische Prozesse schädigen die Nerven auf unterschiedliche Weise.

Klinik

Bevor eine bioptische Untersuchung eines peripheren Nerven zur diagnostischen Klärung einer Neuropathie herangezogen wird, sollten die wesentlichen nichtinvasiven Untersuchungsmethoden (elektroneurographische und elektromyographische Untersuchungen, somatosensorisch evozierte Potentiale) durchgeführt werden.

Zur **Biopsie** eignet sich besonders der N. suralis, da er chirurgisch leicht zu erreichen ist. Bei ca. 10% aller Nervenbiopsien bleibt die Reinnervation dauerhaft aus. Die Patienten klagen über Parästhesien und Schmerzen. Der mit der Suralisbiopsie verbundene Sensibilitätsausfall am lateralen Fußrand und an der lateralen Fersenseite ist eher zu akzeptieren als ein Sensibilitätsausfall an den oberen Extremitäten.

Kasuistik

Eine 69jährige Frau berichtet, daß ihr Gangbild innerhalb der letzten 2 Monate unsicherer geworden wäre. Insbesondere im Dunkeln müsse sie sich festhalten, um auf den Beinen zu bleiben. In der Anamnese berichtet Sie von einer peripheren arteriellen Verschlußkrankheit, als Risikofaktor hierfür ist ein starker Zigarettenkonsum zu nennen, keine regelmäßige Alkohol- oder Medikamenteneinnahme. Die klinische Untersuchung zeigt eine schlanke Frau mit strumpfförmigen Hypästhesien im Bereich der unteren Extremitäten. Die Kraft ist hier gut erhalten, das Lageempfinden und das Vibrationsempfingen sind hingegen deutlich vermindert, nebenbefundlich läßt sich eine periphere Verschlußkrankheit diagnostizieren, die Gehstrecke beträgt 400 Meter, die Fußpulse lassen sich nicht tasten.

Das Labor zeigt leicht erhöhte Tumormarker (NSE häufig bei Rauchern erhöht). Das EMG weist auf eine axonale Läsion vorwiegend sensi-

bler Nerven im Bereich der unteren Extremitäten hin. Ergebnisse der weiteren Diagnostik wie klinisches Labor mit Nierenretentionswerten (Niereninsuffizienz?) und Leberfermenten (Alkoholismus?), Blutzucker-Tagesprofil und HBA1c (Diabetes mellitus?), Vitaminspiegel (Vitaminmangel?), Röntgen-Thorax (Lungenneoplasma?), Urin (Leichtketten, Paraproteine?), Abdomen-Sonographie (Neoplasma der Oberbauchorgane?), gynäkologische Untersuchung (Neoplasma?), Rektumbiopsie (Amyloidose?) bleiben komplett unauffällig. Eine hieraufhin veranlaßte Nervenbiopsie zeigt eine deutliche axonale Schädigung des Nervens. Die Ursache der Polyneuropathie konnte nicht gefunden werden, die Patientin wurde entlassen.

8 Monate später kommt es zu Hämoptyse und einer Lungenentzündung. In der Röntgen-Thoraxaufnahme zeigt sich nun ein hilusnaher Rundherd sowie eine poststenotische Pneumonie. Die Punktion des Rundherds ergibt die Diagnose eines kleinzelligen Bronchialkarzinoms.

Retrospektiv ist die Polyneuropathie als Erstmanifestation des Karzinoms zu werten und somit die Diagnose einer paraneoplastischen Polyneuropathie zu stellen. Diese Läsion peripherer Nerven kann Monate vor der Diagnose des Tumors bestehen und sollte daher immer an die Suche eines Karzinoms in regelmäßigen Abständen denken lassen.

20.2.1 Neuronale Neuropathie

Definition

Bei der neuronalen Neuropathie handelt es sich um eine Schädigung des **Zellkörpers** der Nervenzelle.

Ätiologie

Zytostatika (Adriamycin, Vincristin), Quecksilber, Kadmium und Aluminium schädigen das Perikaryon der Nervenzellen.

Morphologie

Der anterograde Stofftransport ist gestört, und der Nerv stirbt nach distal fortschreitend ab.

20.2.2 Axonale Neuropathie

Definition

Die axonale Neuropathie ist die häufigste Form der Neuropathien, das **Nervenaxon** wird geschädigt.

Ätiologie

Ursachen sind eine **traumatische** Durchtrennung eines Axons mit folgender WALLER-Degeneration (s. Kap. 18.2) oder eine **nichttraumatische** Schädigung z.B. bei Diabetes mellitus, Alkoholintoxikation, Urämie, Colchicin, Zytostatika und Vitamin-B_1- und -B_6-Mangel.

Morphologie

Das Axon wird entweder nur distal oder über seine ganze Länge geschädigt. Es kommt zur axonalen Degeneration, **distal beginnend und retrograd fortschreitend** („dying back neuropathy"). Die Markscheiden sterben ebenfalls ab.

20.2.3 Demyelinisierende Neuropathie

Definition

Die Schädigung der SCHWANN-Zellen führt zur demyelinisierenden Neuropathie.

Ätiologie

Blei, Diphtherietoxin, Isoniazid, und Lipidstoffwechselstörungen schädigen die SCHWANN-Zellen oder die Markscheiden.

Morphologie

Die Demyelinisierung beginnt im Bereich der RANVIER-Schnürringe. Nach einer Demyelinisierung proliferieren häufig gesunde SCHWANN-Zellen und ermöglichen dadurch eine Remyelinisierung. Wiederholt sich dieser Prozeß häufiger, so kann es zu einer überschießenden Proliferation der Myelinscheiden kommen, die Markscheiden liegen dann wie Zwiebelscheiben um das Axon herum **(hypertrophische Neuropathie).**

20.2.4 Interstitielle Neuropathie

Definition

Sind Epi-, Peri- und Endoneurium geschädigt, spricht man von einer interstitiellen Neuropathie.

Ätiologie

Die diabetische Mikroangiopathie, Amyloidosen, Dysglobulinämien und fast alle gefäßentzündlichen Prozesse (z.B. Panarteriitis nodosa, Lupus erythematodes und Lues) verursachen ischämische Zustände im Epi-, Peri- und Endoneurium.

Morphologie

Die Nervenfasern degenerieren, und das interstitielle Bindegewebe vernarbt.

20.3 Neuritis

Neuritiden können durch Mikroorganismen ausgelöst werden (erregerbedingte Neuritis) oder als immunassoziierte Polyneuritis durch eine Fehlregulation im Immunsystem (nicht erregerbedingte Neuritis) auftreten.

20.3.1 Erregerbedingte Neuritis

Ätiologie

Varicella-zoster-Viren (Herpes zoster), Coxsackie-Viren und Mycobacterium leprae sind die häufigsten Erreger einer Neuritis. Der Herpes zoster kommt besonders häufig vor, deshalb wird diese Neuritisform genauer beschrieben.

Pathogenese

Nach einer Varizellenerkrankung persistiert das Virus in den Spinalganglien sensibler Neurone. Immunsuppression, Kachexie und noch nicht genauer charakterisierte Stimuli (Hormone, Sonneneinstrahlung) führen zur Virusreplikation und Neurolyse mit folgender Entzündung der Nerven.

Morphologie

Man findet **lymphoplasmazelluläre Infiltrate um die Ganglienzellen** und Nekrosen der infizierten Zellen mit Degeneration der Markscheiden. Am distalen Ende der betroffenen Nerven (Areal des sensiblen Dermatoms) kommt es zu einer **vesikulösen Dermatitis.**

> **Klinik**
> Bei 10% der Patienten kommt es v.a. nach Abheilung des Herpes zu einem heftig brennenden Schmerz im befallenen Dermatom **(postherpetische Neuralgie)**, der sich nur schwer therapieren läßt.

20.3.2 Immunassoziierte Polyneuritis

Unter immunassoziierter Polyneuritis werden entzündliche Erkrankungen des peripheren Nervensystems zusammengefaßt, die durch eine hyperergische Reaktion des Immunsystems hervorgerufen werden. Mikroorganismen sollen ursächlich nicht an diesen Erkrankungen beteiligt sein (nicht erregerbedingte Neuritis). Die beiden wichtigsten Vertreter sind die Neuritis bei Gammopathien und das GUILLAIN-BARRÉ-Syndrom.

Neuritis bei Gammopathien

Ätiologie

Eine Neuritis kann im Rahmen eines multiplen Myeloms entstehen.

Ätiologie/Pathogenese

Zwei Mechanismen sind für diese Neuritis wesentlich:
- **Amyloidablagerungen.** Sie liegen perivaskulär und endoneural und schädigen marklose und großkalibrige, myelinisierte Nervenzellen.
- **IgM-Ablagerungen.** Sie richten sich gegen myelinassoziierte Glykoproteine und zerstören periphere Nerven.

GUILLAIN-BARRÉ-Syndrom

Definition

Das GUILLAIN-BARRÉ-Syndrom (GBS, LANDRY-Parese, Polyradikulitis, Polyradikuloneuritis) ist eine akut oder subakut verlaufende symmetrische Entzündung der peripheren Nerven. Es beginnt distal und schreitet nach proximal fort.

Ätiologie/Pathogenese

Die Entstehung ist weitgehend ungeklärt, unterschiedliche Ursachen werden diskutiert.

In den meisten Fällen ist eine Infektionskrankheit (Zytomegalievirus, EPSTEIN-BARR-Virus, Mykoplasmenpneumonien) dem GBS vorausgegangen. Auch nach Impfungen, Serumgaben und sog. Frischzellkuren kann es zum GBS kommen. Bei 30% aller Krankheitsverläufe läßt sich kein Auslöser finden.

Morphologie

Mikroskopisch dominieren ein **perivenöses, mononukleäres Zellinfiltrat** (Lymphozyten und Makrophagen) und eine Entmarkung im gesamten peripheren Nervensystem.

Klinik

Initiale Parästhesien und ein rascher Verlust der groben Kraft sind erste Hinweise auf diese Krankheit. Die Lähmungen beginnen distal an den unteren Extremitäten und aszendieren. Der zeitliche Verlauf und das Ausmaß der Lähmungen sind sehr unterschiedlich: Bei 70% der Patienten kommt es zu einer Tetraparese, 50% haben Arrhythmien und 20% werden ateminsuffizient. Der Liquor zeigt typischerweise eine Eiweißerhöhung ohne wesentliche Zellzahlerhöhung.

20.4 Traumatische Läsionen

Die Veränderungen der peripheren Nerven im Rahmen traumatischer Schädigungen (**WALLER-Degeneration** und **Neurom**) sind in Kapitel 18.2 erklärt.

20.5 Tumoren

Das **Neurinom** (s. Kap. 18.2.2) und die **Neurofibromatose** (s. Kap. 19.7) werden im allgemeinen Teil besprochen, das **Neuroblastom** (s. Kap. 28.3.2) wird bei den Tumoren des Nebennierenmarks im speziellen Teil abgehandelt werden.

Neurofibrom

Definition

Neurofibrome nehmen ihren Ursprung von Perineuralzellen peripherer Nervenscheiden und sind häufig um Tastkörperchen lokalisiert. Es sind benigne Tumoren, die multipel in Kombination mit Meningeomen und Hauthyperpigmentierungen bei der Neurofibromatose VON RECKLINGHAUSEN auftreten.

Morphologie

Makroskopisch kann es zu regressiven Veränderungen (Zysten, schleimige Degeneration, Nekrosen) kommen. Im Gegensatz zu den verwandten Neurinomen, die im histologischen Bild eine Palisadenstellung der Zellkerne aufweisen, haben die Neurofibromzellen eine plumpere Struktur und können Axone mantelartig umschließen.

21 Sinnesorgane

K. Witt

Der Gegenstandskatalog faßt die Erkrankungen der Ohren und des Auges in dem Kapitel 21 der speziellen Pathologie zusammen. Der im GK geforderte Umfang im Bereich Pathologie der Sinnesorgane und die seltenen Fragen zu diesem Thema in den Staatsexamina spiegeln die zentrale Bedeutung dieser Organe im Leben nicht wider.

21.1 Ohr

21.1.1 Äußeres Ohr

Fehlbildungen und traumatische Schädigungen

Von den zahlreichen Fehlbildungen des äußeren Ohres sind folgende wesentlich:
- **Fisteln.** Sie sind Verschlußstörungen der ersten Kiemenspalte und können Verbindungen vom äußeren Ohr zum Hals herstellen. Meistens sind sie aber nur 1 cm lang und enden blind. Ihre Öffnung liegt oft dicht vor dem Tragus.
- **Dysplasien der Ohrmuschel.** Sie entstehen durch Noxen im 2. und 3. Schwangerschaftsmonat und kommen familiär gehäuft vor.
- **Aurikularanhänge.** Diese Fehlbildungen liegen meist vor dem Tragus.

Traumatische Schädigungen können ebenfalls zu zahlreichen Veränderungen am äußeren Ohr führen. Zwei typische Folgen werden im weiteren erläutert:
- **Otohämatom.** Es entsteht nach tangentialer Gewalteinwirkung. Die Haut mit dem Perichondralgewebe kann sich von dem Ohrknorpel lösen, und ein Hämatom entwickelt sich zwischen diesen Schichten.
- **Keloide.** Sie sind Wucherungen aus Narbengewebe und entwickeln sich gelegentlich nach einer Ohrringlochung im Bereich der Ohrläppchen. Morphologisch erscheinen sie als hellrote bis hautfarbene Verdickungen. Histologisch stehen eosinophile kollagene Fasern in einem zellarmen Gewebe im Vordergrund.

> **Klinik**
> Da der bradytrophe Knorpel vom Perichondrium aus versorgt wird, kommt es nach versäumter Behandlung eines Otohämatoms oft zu Knorpelnekrosen.

Entzündungen des äußeren Ohres

Folgende Entzündungen sind für das äußere Ohr typisch:
- **Otitis externa circumscripta** (Ohrfurunkel). Ein Haarbalgfollikel ist entzündet.
- **Otitis externa diffusa** (Ohrmuschelerysipel). Die bakteriell oder viral bedingte Entzündung nimmt manchmal auch einen phlegmonösen Verlauf.
- **Otitis externa maligna.** Diese nekrotisierende Otitis wird durch Pseudomonas aeruginosa ausgelöst und greift rasch auf den benachbarten Knochen über (Osteomyelitis der Pars tympanica des Schläfenbeins). Zu Beginn kommt es zu starken Schmerzen, Eiterung und zur Bildung von Granulationsgewebe. Im weiteren Verlauf verursacht die Osteomyelitis Ausfälle basaler Hirnnerven.

Tumoren und tumorartige Veränderungen des äußeren Ohres

Folgende Neoplasien können am äußeren Ohr lokalisiert sein:
- **Gutartige Tumoren.** Es finden sich Atherome, Keratome, Lipome, Chondrome und Zeruminome. **Zeruminome** sind langsam wachsende Neoplasien, die von den apokrinen Schweißdrüsen des Gehörgangs ausgehen.
- **Bösartige Tumoren.** Plattenepithelkarzinome (60%) sitzen oft an der Ohrmuschel, Basalzellkarzinome machen 30% der bösartigen Tumoren aus.

21.1.2 Mittelohr

Hereditäre Erkrankungen des Mittelohres

- **Otosklerose.** Sie ist eine vermutlich autosomal-dominant vererbte Störung im Knochenstoffwechsel mit unvollständiger Penetranz. Es kommt zum osteoklastischen Abbau an der enchondralen Schicht der Labyrinthkapsel. Nach dem Knochenabbau entsteht ein fibrillenarmes Gewebe, welches meist zwischen dem 20. und 40. Lebensjahr durch Anlagerung von Lamellenknochen ersetzt wird. Prädilektionsstelle ist der Bereich um das ovale Fenster (Schalleitungsschwerhörigkeit). Im späteren Verlauf kommt es zur Sklerose des Labyrinthes (Innenohrschwerhörigkeit). Die Otosklerose findet sich bei 10% im Sektionsmaterial und führt bei 1% zur Schwerhörigkeit.

Entzündungen des Mittelohres

- **Akute Otitis media.** Sie wird durch Eitererreger (Streptococcus pyogenes, Pneumokokken, Haemophilus influenzae) verursacht, die meistens vom Nasen-Rachen-Raum durch die Tuba auditiva oder selten auf hämatogenem Weg in das Mittelohr eindringen. Es kommt zu typischen Entzündungszeichen wie hyperämische, ödematöse Schwellung, entzündliche Infiltrate und eitrige Exsudation. Durch eine Druckerhöhung im Mittelohr wölbt sich das Trommelfell nach außen und perforiert in manchen Fällen.
Komplikationen sind eine **Mastoiditis** mit fortgeleitetem **epiduralen Abszeß** und einer **Leptomeningitis** oder gar ein otogener **Hirnabszeß, Petrositis** (mit Beteiligung der Hirnnerven IV, VI, VII), **septische Sinusthrombose** und **Labyrinthitis. Narbenresiduen** können zu Schalleitungsstörungen führen. Die Entzündung kann auch einen chronischen Verlauf nehmen.
- **Chronische Otitis media.** Sie entwickelt sich aus rezidivierenden akuten Mittelohrentzündungen oder bei einer anhaltend schlechten Tubenfunktion. Morphologisch weist ein längere Zeit bestehender Trommelfelldefekt auf diese Erkrankung. Nach der Lokalisation der Trommelfellperforation werden zwei Typen der chronischen Otitis media unterschieden:
  - **Chronische mesotympanale Otitis media.** Hier liegt die **Trommelfellperforation zentral.** Die Otitis wird durch rezidivierende Infektionen des Mittelohres durch die Tube (bei Schnupfen) oder durch den Gehörgang (z.B. Badewasser) unterhalten.
  - **Chronische epitympanale Otitis media.** Bei dieser Form liegt ein **randständiger Trommelfelldefekt** vor. Es kann zu einer entzündlichen Beteiligung des Knochens kommen, die oft mit einer Versteifung der Gehörknöchelchen (Schalleitungsschwerhörigkeit) einhergeht.
  Eine weitere Komplikation der chronischen epitympanalen Otitis media ist das **Cholesteatom.** Durch das randständige Trommelfelloch wächst vom äußeren Gehörgang Plattenepithel in das Mittelohr. Die oberflächlich abgeschilferten Hornlamellen bleiben im Mittelohr gefangen und akkumulieren hier. Entzündung und Cholesteatomdruck führen zu einer **Druckatrophie des Knochens** und zerstören die Gehörknöchel und das umliegende Knochengewebe. Sie können in das Labyrinth, in den Sinus sigmoideus (Sinusthrombose) oder gar in den intrakraniellen Raum (Meningitis, Hirnabszeß) einbrechen.

Tumoren und tumorartige Veränderungen des Mittelohres

Tumoren verschiedener Malignität können in dieser Region auftreten:

- **Cholesteatome.** Sie können auch ohne Trommelfellperforation (s.o.) entstehen. In der Embryogenese wird Plattenepithel in das Mittelohr versprengt.
- **Plattenepithelkarzinome.** Sie kommen nur nach einer Plattenepithelmetaplasie infolge einer chronischen Entzündung vor und sind sehr selten.
- **Paragangliome.** Sie entstehen aus dem Glomusgewebe (Glomus caroticum). Dieses Gewebe findet man oft auch in der Nähe des Mittelohrs. Tumoren dieser Herkunft sind gefäßreich und fallen dem Patienten als pulssynchroner Tinnitus (Ohrgeräusch) auf.

21.1.3 Innenohr

Kongenitale Innenohrerkrankungen

Im Rahmen einer Rötelnembryopathie, einer Trisomie 21 und des ALPORT-Syndroms (chronische Nephritis, Innenohrschwerhörigkeit und Augenfehlbildungen) kann es zu Innenohrdeformationen mit Innenohrschwerhörigkeit kommen (s.a. Kap. 29.6.2).

Akustikusneurinom

(s. Kap. 18.2.2)

21.2 Auge

21.2.1 Augenhöhle

Entwicklungsstörungen sind meistens kraniofaziale Dysplasien mit Störungen in der Genese des ersten Kiemenbogens.
Ein **Exophthalmus** ist häufig das gemeinsame Symptom verschiedener Erkrankungen der Orbita:
- **Enzephalozelen** und **Myelozelen.** Sie liegen bei frontaler Lokalisation meistens im medialen Augenwinkel.
- **Schädelfehlbildungen.** Eine vorzeitige Synostose (Verschluß) der Kranz- und Pfeilnaht kann einen Exophthalmus zur Folge haben.
- **Zirkulationsstörungen** und **Blutungen.** Karotis-Kavernosus-Fisteln, Sinus-cavernosus-Thrombose, intraorbitale Blutungen nach Traumen oder Hämophilie führen zum Exophthalmus.
- **Orbitaphlegmone.** Sie entsteht nach einer Sinusitis oder einer Thrombophlebitis beim Gesichtsfurunkel. Eine Sonderstellung nimmt der **inflammatorische Pseudotumor** (chronisch-entzündlicher idiopathischer Pseudotumor orbitae) ein. Seine Ätiologie ist ungeklärt. Histologisch handelt es sich um eine chronische, unspezifische, manchmal granulomatöse Entzündung.
- **Endokrine Orbitopathie.** Sie kommt in zwei Formen vor, als **endokriner Exophthalmus** im Rahmen einer Hyperthyreose beim Morbus BASEDOW und als **maligner Exophthalmus**, der unabhängig von der Stoffwechsellage der Schilddrüse auftritt.

In beiden Fällen kommt es zu einer Vermehrung von Mukopolysacchariden und zu einer Wassereinlagerung im retroorbitalen Gewebe. Lymphozyteninfiltrate und eine Lipomatose der äußeren Augenmuskeln verstärken den Exophthalmus.

- **Tumoren der Orbita.** Sie können von allen Gewebsstrukturen ausgehen. Vaskuläre Tumoren (kapilläre und kavernöse Hämangiome) sind die häufigsten benignen Tumoren, **Tränendrüsenkarzinome** die häufigsten malignen Tumoren im Erwachsenenalter. Das **Rhabdomyosarkom** ist der häufigste maligne Orbitatumor im Kindesalter. Er metastasiert bevorzugt ins Gehirn und in die Lunge. Optikusgliome (Astrozytome des Sehnervs) sind im Rahmen der Neurofibromatose VON RECKLINGHAUSEN möglich.

21.2.2 Augenlider und Tränenapparat

Entzündungen der Augenlider und des Tränenapparates

Entzündungen im Lidapparat sind häufig:
- **Hordeolum (Gerstenkorn).** Diese eitrige Entzündung der ZEISS- oder MOLL-Drüsen imponiert als schmerzhafte rote Vorwölbung an der Lidkante.
- **Chalazion (Hagelkorn).** Hier liegt eine chronische, granulomatöse Entzündung der MEIBOM-Drüsen vor. Riesenzellen umschließen Lipidstrukturen der Talgdrüse. Klinisch sind sie durch einen schmerzlosen derben Knoten im Lid gekennzeichnet.
- **SJÖGREN-Syndrom.** Die häufigste entzündliche Veränderung der Tränendrüse findet man beim SJÖGREN-Syndrom (generalisierte Hyposekretion der serösen Drüsen von Mund, Auge und Nase). Die Ätiologie ist ungeklärt. Pathogenetisch steht eine Autoimmunreaktion im Vordergrund, welche die Drüsen zerstört. Folge ist eine **Conjunctivitis sicca** (s. Kap. 5.2.3).

Tumoren der Augenlider und des Tränenapparates

- **Xanthelasmen.** Sie sind kleine, gelbe, leicht erhabene Hautverdickungen im Bereich der medialen Lidwinkel. Es handelt sich nicht um Neoplasien, sondern um tumorartige Veränderungen. Histologisch sieht man fettbeladene Schaumzellen in der Subkutis. In jungem Alter bilden sie sich bei Hyperlipidämien (Typ II); im Alter haben sie keine pathologische Bedeutung.
- **Basaliom und Plattenepithelkarzinom.** Sie sind maligne Neoplasien, die am Lid lokalisiert sein können.

21.2.3 Bindehaut

Entzündungen der Bindehaut

- **Exogene Konjunktivitis.** Sie entsteht durch Infektionen der Bindehaut mit pathogenen Viren oder Bakterien, z.B. Conjunctivitis gonorrhoica (Go-nokokken), Trachom (Chlamydia trachomatis) und Keratoconjunctivitis epidemica (Adenoviren). Bei der allergischen Konjunktivitis finden sich im Bindehautabstrich vermehrt eosinophile Granulozyten.
- **Endogene Konjunktivitis.** Es handelt sich um eine Entzündung der Bindehaut als Teil oder als Folge einer Allgemeinerkrankung, z.B. Masern, Röteln, REITER-Syndrom (Konjunktivitis, Urethritis, Arthritis) und SJÖGREN-Syndrom (s.o.).

Tumoren der Bindehaut

Benigne Tumoren der Konjunktiven sind Dermoide, Hämangiome und Nävi. Maligne Tumoren in diesem Bereich sind das maligne Melanom und das Plattenepithelkarzinom.

21.2.4 Hornhaut

Entwicklungsstörungen der Hornhaut

Ein **Vitamin-A-Mangel** führt zu einer Austrocknung und Hyperkeratose der Binde- und Hornhautoberfläche. Anschließend kann sich ein Korneageschwür bilden, welches perforieren kann.

Hornhautdystrophie

Ätiologie/Pathogenese

Hyaline Ablagerungen führen zu einer Verdichtung im Hornhautstroma. Einem Teil der Hornhautdystrophien liegt eine Amyloidablagerung zugrunde, die eigentliche Ursache ist noch nicht bekannt.

Morphologie

Je nach Typ der intrakornealen Ablagerung findet man eine bröcklige, fleckige oder gitterförmige Trübung der Hornhaut.

Klinik

In den meisten Fällen ist eine operative Entfernung der Hornhaut mit nachfolgendem Ersatz durch eine Keratoplastik unumgänglich.

Degenerative Erkrankungen der Hornhaut

Definition

Eine degenerative Erkrankung bezieht die Hornhaut erst sekundär in das Krankheitsgeschehen mit ein und ist weder vererblich noch angeboren.

Ätiologie/Pathogenese

Ein chronisches Glaukom, eine chronische Entzündung der Regenbogenhaut, Hyperkalzämien und eine Anheftung des Glaskörpers an die Hinterseite der Hornhaut können zu degenerativen Veränderungen führen.

Morphologie

Nach Läsionen des Hornhautendothels kommt es zur Schwellung und Trübung der Hornhaut und zur Abhebung des Hornhautepithels.

Entzündungen der Hornhaut

Ätiologie/Pathogenese

Man unterscheidet zwischen verschiedenen Ursachen der Keratitis:
- **Traumatisch.** Die Keratitis entsteht nach Epitheldefekten.
- **Bakteriell.** Häufige Erreger sind Pneumokokken und Staphylokokken. Tuberkulose, Lues oder Lepra können eine interstitielle Keratitis verursachen.
- **Viral.** Nicht selten führt das Herpes-simplex-Virus I zu einer Keratitis.
- **Neurogen.** Läsionen des 1. Trigeminusastes können für eine Keratitis verantwortlich sein.

In Tabelle 21-1 sind die wichtigsten exogenen Hornhautentzündungen im Überblick dargestellt.

Morphologie

Zunächst wandern Leukozyten in die gefäßlose Kornea ein, später sprießen Gefäße aus dem Bereich des Limbus ein.

21.2.5 Linse

Entwicklungsstörungen der Linse

Die **Ectopia lentis** ist eine Lageveränderung der Linse. Im Rahmen eines MARFAN-Syndroms (s.a. Kap. 3.5.4) kann es z.B. zur Linsenluxation kommen.

Katarakt

Definition

Unter einer Katarakt (grauer Star) versteht man eine Linsentrübung.

Ätiologie/Pathogenese

Die Linse reagiert auf alle pathogenen Vorgänge mit einer Trübung. Man unterscheidet zwei Formen der Katarakt:
- **Angeborene Katarakt.** Sie tritt als erbliche Variante oder bei einer intrauterinen Infektion (z.B. Rötelnembryopathie) auf.
- **Erworbene Katarakt.** Sie entsteht durch exogene Faktoren (Hitze, Strahlen, Traumen), infolge von Allgemeinerkrankungen (Diabetes, Galaktosämie, Hypokalzämie), Medikamentenintoxikationen (Kortikosteroide, Barbiturate) oder als Alterskatarakt (Linsentrübung nach dem 50. Lebensjahr).

Morphologie

Die Trübung beginnt an unterschiedlichen Lokalisationen. Meistens sind die Linsenfasern betroffen. Die Linsenkapsel und der Linsenkern bleiben häufig von der Trübung ausgenommen.

21.2.6 Lederhaut

Anomalien der Lederhaut

Bei der **Osteogenesis imperfecta** sind die Skleren (Lederhaut) verdünnt, die Aderhaut scheint bläulich durch.

Entzündungen der Lederhaut

Eine **Skleritis** bildet sich nach einer fokalen Infektion, einer Tuberkulose, einer Lues sowie bei nichtinfektiösen Erkrankungen wie Gicht und rheumatischen Erkrankungen.

Komplikation

Eine schwere Komplikation der chronische Skleritis ist das **Sklerastaphylom.** Die Sklera atrophiert, kann an der Entzündungsstelle dem intraokulären Druck nicht standhalten und wölbt sich in einem umschriebenen Areal vor. Die gefäßreiche Uvea scheint hier bläulich durch.

Tab. 21-1   Überblick über die exogenen Hornhautentzündungen

Hornhautentzündung	Ätiologie/Pathogenese	Morphologie
Keratitis dendritica	Herpes-simplex-Virus	zuerst Bläschen, nach ihrer Ruptur bäumchenartige Ulzerationen im Hornhautepithel
Keratoconjunctivitis epidemica	Adenoviren	zunächst Konjunktivitis, nach 2 Wochen stecknadelkopfgroße, gräuliche subepitheliale Infiltrate in der Kornea
Ulcus serpens	Fremdkörperverletzung und Superinfektion eines Hornhautepitheldefektes, meist mit Pneumokokken, Staphylokokken und Pseudomonas	zentraler Hornhautdefekt, Eiteransammlung in der vorderen Augenkammer (Hypopyon)
Ringabszeß	Superinfektion eines Hornhautdefektes mit virulenten Erregern wie Pseudomonas und Proteus	ringförmige eitrige Infiltration der Kornea, Hypopyon

21.2.7 Aderhaut

Entwicklungsstörungen der Aderhaut

Die häufigsten Entwicklungsstörungen im Bereich der Aderhaut (Uvea, Choroidea) sind Verschlußstörungen der Augenbecherspalte. Meistens bleiben Spalten der Iris und des Ziliarkörpers bestehen, diese imponieren als nasal gerichtete, ovale Substanzdefekte **(Iriskolobom)**. Verschlußstörungen im Bereich der Aderhaut erscheinen im Fundusbild als runder bis ovaler, scharf begrenzter Aderhautverlust **(Aderhautkolobom)**.

Kreislaufstörungen der Aderhaut

Eine maligne Hypertonie führt zu Intima- und Mediaverdickungen, bevor die Netzhautgefäße geschädigt werden. Als Komplikationen treten kleine Nekrosen der Aderhaut und Netzhautablösungen auf.

Tumoren der Aderhaut

Angiome, Neurofibrome und Neurinome sind benigne Tumoren, die von der Uvea ausgehen.
Das maligne Melanom **(Melanoblastom)** ist der häufigste bösartige Tumor der Aderhaut. Dieser Tumor liegt meist am hinteren Bulbuspol und wächst knotig in das Augeninnere vor. Bezieht der Tumor die Makula mit ein, kommt es zur Sehverschlechterung. Ebenso wie die malignen Melanome der Haut metastasiert es in die Leber, das Gehirn, das Rückenmark und in die Knochen.

21.2.8 Netzhaut

Degenerative Veränderungen der Netzhaut

- **Retinopathia pigmentosa.** Es gibt dominant, rezessiv und X-chromosomal vererbte Formen dieser hereditären Netzhauterkrankung. Die Phagozytosetätigkeit des Pigmentepithels, welches physiologischerweise den Detritus der Netzhaut entsorgt, ist vermindert.
  Die typische klinische Trias besteht aus Nachtblindheit, Gesichtsfeldeinengung und dem charakteristischen Fundusbild: Es zeigt eine wachsgelbe Papille, wandverdickte und enge Arterien und ein retikuläres Durchscheinen der Aderhaut.
- **Netzhautdegeneration bei Stoffwechselstörungen.** Bei einigen Lipidosen kommt es zur Einlagerung von Lipiden, die entweder die Bildung einer funktionsfähigen Retina stören (Morbus TAY-SACHS) oder die Retina im Alter schädigen (Morbus NIEMANN-PICK, Morbus GAUCHER).

Gefäßerkrankungen der Netzhaut

- **Zentralarterienverschluß.** Ein Embolus oder eine arteriosklerotische Vorerkrankung können Ursachen eines Verschlusses der Arteria centralis re-

tinae sein. Dieses plötzliche Geschehen führt zu einer anämischen Infarzierung der Retina, gefolgt von einer trüben Schwellung. Im Bereich der Makula ist die Retina so dünn, daß die Aderhaut hier durchscheint (kirschroter Fleck).
- **Zentralvenenthrombose.** Blutverteilungs- und Gerinnungsstörungen, Hypertonie, Gefäßsklerose und Diabetes mellitus kommen als Auslöser in Frage. Eine hämorrhagisch verfärbte Retina und gestaute, geschlängelte Gefäße sind Hinweise auf diese Erkrankung.
- **Diabetische Retinopathie.** Nach 20 Jahren diabetischer Erkrankung entwickeln ca. 75% der Patienten eine diabetische Retinopathie. Mikroaneurysmen, Gefäßhyalinose der Netzhautarteriolen, „harte Exsudate" (proteinreiche, intraretinale Ablagerungen) und „weiche Exsudate" („Cottonwool-Herde", kleine anämische Infarkte der Netzhaut) kennzeichnen das Bild des Fundus (Abb. 21-1).
- **Arteriitis temporalis.** Bei etwa der Hälfte der Erkrankten kommt es zm Verschluß der Netzhautarterien mit der Gefahr einer Erblindung.

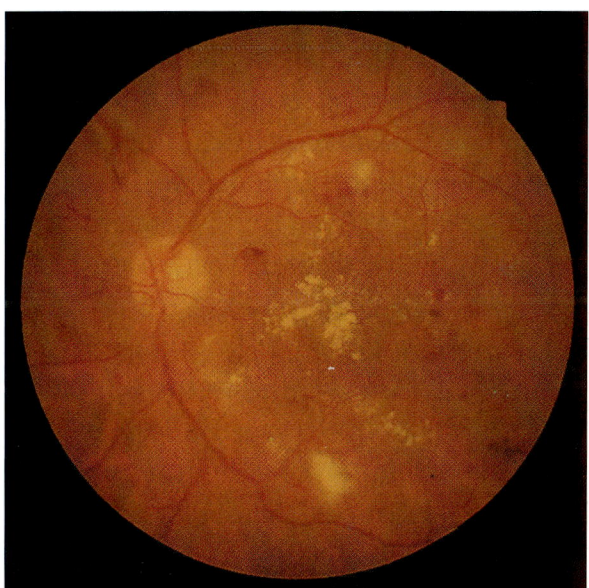

Abb. 21-1 Augenfundusbild bei einer diabetischen Retinopathie. Man sieht Cotton-wool-Herde, intraretinale Mikroangiopathien und Blutungen.

Tumoren der Netzhaut

Das **Retinoblastom** ist der häufigste maligne, intraokuläre Tumor des Kindesalters und entsteht aus embryonalen Netzhautzellen. 95% treten sporadisch auf, 5% in autosomal-dominantem Erbgang (hier kommt es zu einer homozygoten Deletion eines Tumorsuppressorgens auf dem Chromosom 13) mit geringer Penetranz, bei 80% multizentrisches Auftreten. Morbidität: 1:20 000, Manifestationsalter 1.–2. Lebensjahr.

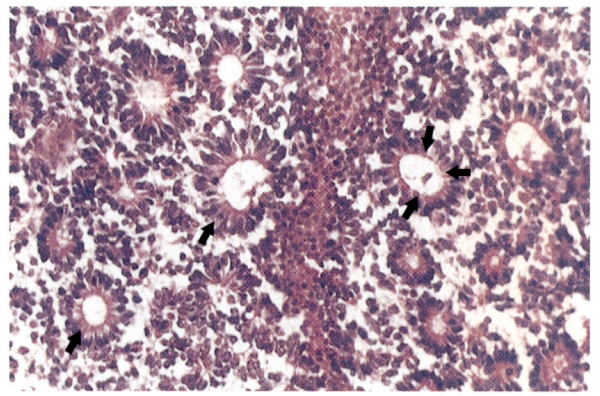

Abb. 21-2   Retinoblastom. Die Tumorzellen bilden eine Rosettenformation (↗) und haben chromatinreiche, polymorphe Zellkerne.

Morphologisch sieht man Nekrosen und Verkalkungen, polymorphe Zellen mit wenig Zytoplasma. Differenzierte Retinoblastome zeigen ein Rosettenmuster um eine zentral liegende Basalmembran (Abb. 21-2). Dieser Tumor hat eine bessere Prognose als die undifferenzierte Form ohne Rosetten. Für die undifferenzierte Form sind DNA-Kalzium-Komplexe charakteristisch. Der Tumor wächst infiltrativ in die angrenzenden Strukturen: Orbita, Nasennebenhöhlen und Epipharynx. Hämatogene Metastasen treten früh auf und bevorzugen Schädel- und Röhrenknochen, die Muskulatur und den Gastrointestinaltrakt.

22 Haut

K. Seiffert

Viele Diagnosen in der Dermatologie bedürfen histologischer Klärung. In diesem Kapitel sollen die GK-relevanten Themen erwähnt werden, bei tiefergehendem Interesse muß auf Lehrbücher der Dermatologie verwiesen werden.

22.1 Aufbau der Haut

Die Haut besteht aus den drei Schichten: Epidermis, Dermis und Subkutis (Abb. 22-1). Bezogen auf die Fläche ist sie das größte Organ des Menschen, beim Erwachsenen beträgt die Oberfläche etwa 2 m². Ihr Gewicht beträgt ohne Fettgewebe etwa 3 kg, die Dicke schwankt je nach Lokalisation zwischen 1–4 mm.

- **Epidermis.** Die äußerste Schicht der Haut wird durch Keratinozyten gebildet. Diese unterliegen einem kontinuierlichen Differenzierungsprozeß, wobei sie von der Basalmembran nach außen wandern. Die dabei stattfindenden morphologischen Veränderungen erlauben eine Einteilung in vier Schichten (von außen nach innen):
  - **Stratum corneum** (kernlose Hornzellen). Das darunter gelegene **Stratum lucidum** ist als Zwischenschicht an den Handflächen und den Fußsohlen sichtbar.
  - **Stratum granulosum** (Körnerzellen).
  - **Stratum spinosum** (Stachelzellen).
  - **Stratum basale** (Basalzellen).

Die **Basalmembran** bildet die untere Begrenzung der Epidermis und besteht aus den zwei Hauptschichten **Lamina lucida** und **Lamina densa.**

Aufgrund verschiedener pathologischer Prozesse kann es zu einer Verbreiterung der epidermalen Schichten kommen. Je nachdem, welche Schicht verbreitert ist, spricht man von einer **Hyperkeratose** (Stratum corneum), einer **Hypergranulose** (Stratum granulosum) oder einer **Akanthose** (Stratum spinosum).

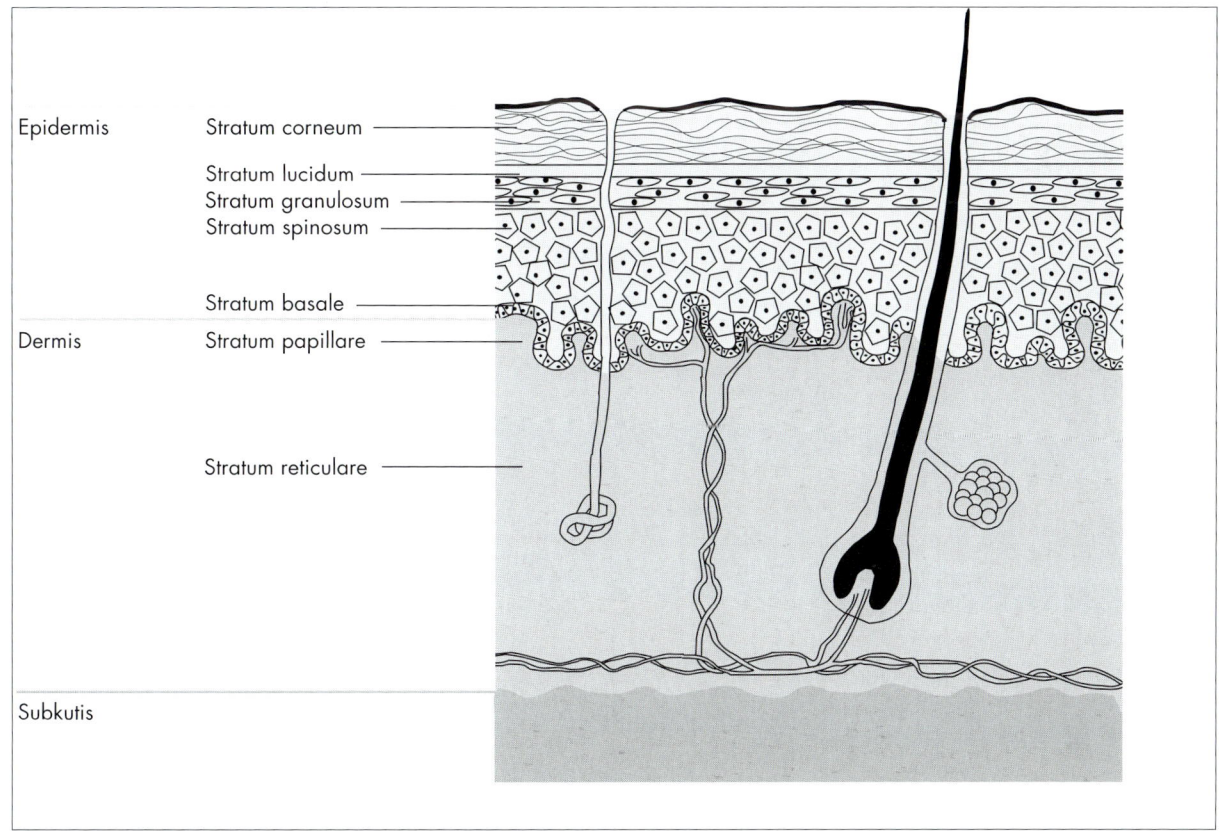

Epidermis
Stratum corneum
Stratum lucidum
Stratum granulosum
Stratum spinosum
Stratum basale

Dermis
Stratum papillare
Stratum reticulare

Subkutis

Abb. 22-1 Aufbau der Haut.

- **Dermis (Korium).** Sie ist das zwischen Basalmembran und Subkutis gelegene Bindegewebe.
  - **Stratum papillare.** Es bildet den oberen Anteil der Dermis und enthält überwiegend Matrix, Zellen und Kapillaren.
  - **Stratum reticulare.** Der untere Teil der Dermis besteht überwiegend aus kollagenen und elastischen Fasern. Er enthält Schweißdrüsen, Blutgefäße und Haarfollikel.
- **Subkutis.** Sie enthält vor allem Fettgewebe.

22.2 Effloreszenzen und Substanzdefekte der Haut

Zur Beschreibung der verschiedenen Hautläsionen werden folgende Begriffe verwendet (Abb. 22-2):

- **Makula (Fleck).** Ein umschriebenes Hautareal weist eine reine Farb-, nicht aber eine Konsistenz- oder Niveauänderung auf.
- **Urtika (Quaddel).** Die flüchtige Schwellung ist unscharf begrenzt, über das Hautniveau erhaben und durch ein Ödem der oberen Dermis verursacht.
- **Papula (Knötchen).** Durch eine Volumenzunahme der Epidermis (z.B. Warze) oder der Dermis (z.B. Dermatofibrom) entsteht eine umschriebene Substanzvermehrung (< 5 mm).
- **Nodus (Knoten).** Diese umschriebene Substanzvermehrung ist größer als 5 mm (s. Papula).
- **Vesikula (Bläschen).** Es handelt sich um eine Ansammlung seröser Flüssigkeit (< 5 mm), die intra- oder subepidermal (zwischen Epidermis und Dermis) liegen kann. Ursachen des Bläschens können sein:

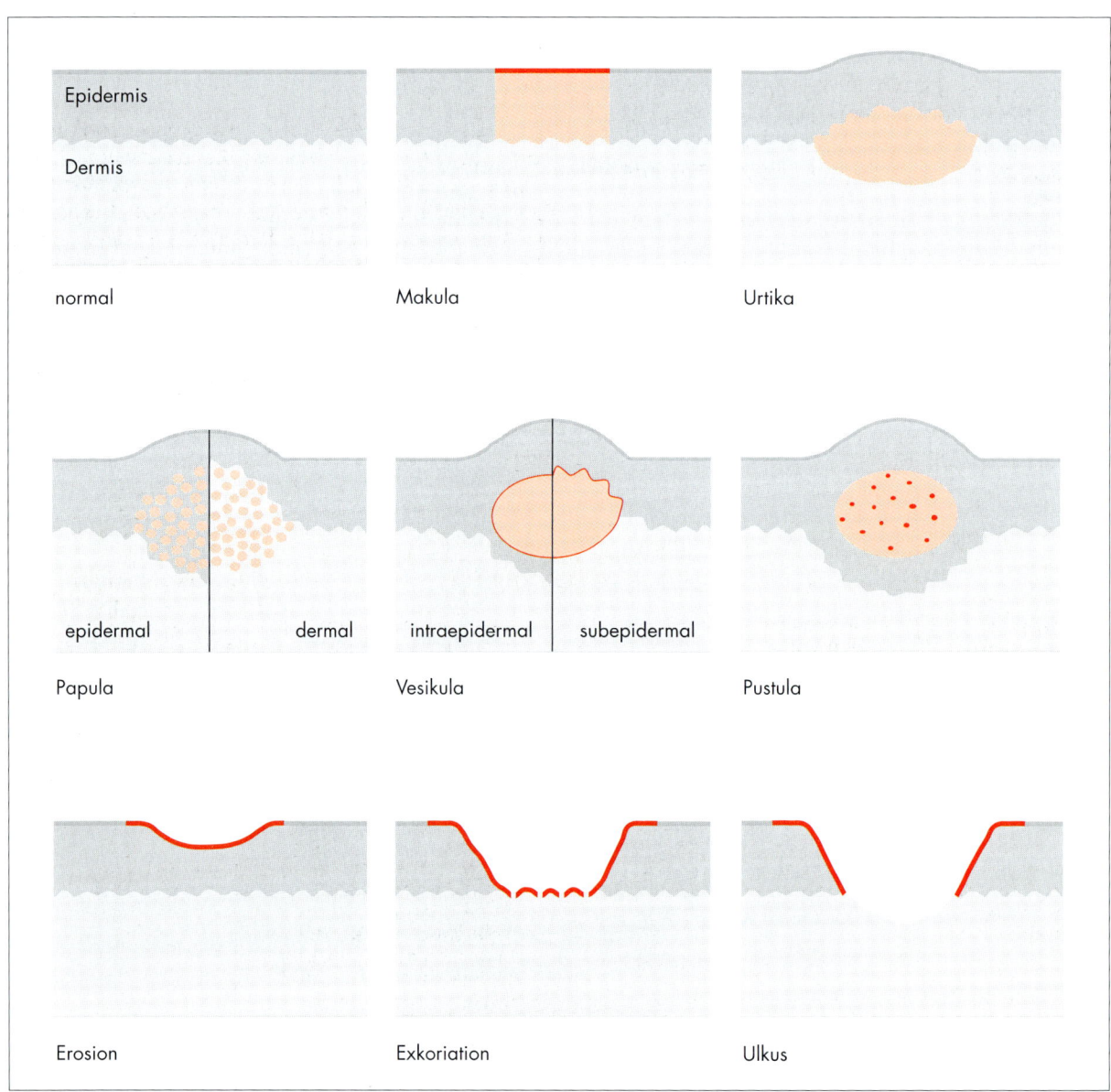

Abb. 22-2 Effloreszenzen. Erklärung im Text.

- **Spongiose.** Ein Ödem zwischen den Keratinozyten kann z.B. beim akuten Kontaktekzem entstehen.
- **Ballonierung.** Die Keratinozyten quellen auf und fließen zusammen, z.B. bei einem Virusbefall.
- **Akantholyse.** Die interzelluläre Haftung im Bereich der Stachelzellschicht geht z.B. bei Autoimmunerkrankungen verloren.
- **Bulla (Blase).** Diese Ansammlung seröser Flüssigkeit ist größer als 5 mm und liegt in der Regel subepidermal (s. Vesikula).
- **Pustula (Pustel).** Ein Bläschen oder eine Blase ist mit Eiter gefüllt.
- **Squama (Schuppe).** Die Ablösung von Teilen der Hornschicht ist makroskopisch sichtbar.
- **Crusta (Kruste).** Darunter versteht man auf der Hautoberfläche eingetrocknetes Sekret, das serös, blutig oder eitrig sein kann.

Die Substanzdefekte werden je nach ihrer Tiefe eingeteilt:
- **Erosion.** Sie ist auf die Epidermis beschränkt.
- **Exkoriation.** Sie reicht bis ins Stratum papillare.
- **Ulkus.** Es reicht bis in die tiefere Dermis.
- **Rhagade.** Sie ist ein spaltförmiger, tiefgehender Defekt.

22.3 Hereditäre Erkrankungen der Haut

22.3.1 Ichthyose

Definition

Ichthyosen sind diffuse Verhornungsstörungen (**Hyperkeratosen**) mit Schuppenbildung und trockener Haut (Tab. 22-1).

22.3.2 Epidermolysis bullosa

Es handelt sich um eine heterogene Krankheitsgruppe mit lokalisierter oder generalisierter **Blasenbildung der Haut nach geringfügigen Traumen** mit teilweise starker Vernarbung. Mindestens 23 klinische Varianten werden unterteilt in 3 Hauptgruppen:
- **Epidermolysis bullosa simplex.** Spaltbildung innerhalb der Epidermis (z.B. Typ WEBER-COCKAYNE mit lokalisierter Blasenbildung an Händen und Füßen)
- **Epidermolysis bullosa dystrophica.** Spaltbildung direkt unterhalb der Lamina densa (anchoring fibrils)
- **Epidermolysis bullosa junctionalis.** Spaltbildung innerhalb der Lamina lucida

22.3.3 Dyskeratosis follicularis

Definition

Die Dyskeratosis follicularis (Morbus DARIER) ist eine seltene autosomal rezessiv vererbte **Verhornungsstörung** mit wechselndem Verlauf.

Morphologie

Man sieht keratotische, stecknadelkopfgroße, schmutzigbraune Knötchen, die überwiegend follikulär gebunden sind. Kennzeichnend ist eine Neigung zu Mazeration und Superinfektion, besonders an Intertrigostellen (Hautfalten, z.B. submammär). Die Superinfektion führt oft zu charakteristischem Malodor.

Histologische Zeichen sind **Dyskeratose** (vorzeitige Einzelzellverhornung innerhalb des epidermalen Zellverbandes) und suprabasale Spaltbildung durch **Akantholyse** mit charakteristischen „corps ronds" und „grains" (akantholytische, dyskeratotische Epithelzellen).

Tab. 22-1   Ichthyosen

	Erbgang	Erstmanifestation	Morphologie	Charakteristika
Ichthyosis vulgaris (Fischschuppenkrankheit)	autosomal-dominant	Kindheit	zentral haftende Hornplättchen, v.a. an den Extremitäten-Streckseiten; Stratum granulosum ↓↓	vergrößertes Handlinienmuster **(Ichthyosishand)**, Aussparung der Beugen, Keratosis pilaris
Geschlechtsgebundene Ichthyose	X-chromosomal-rezessiv	bei Geburt und in früher Kindheit	stärkere Schuppenbildung, keine follikuläre Hyperkeratose; Stratum granulosum normal bis ↓↓	Beugen teils befallen, Hand- und Fußsohlen normal
Nichtbullöse Erythrodermia congenitalis ichthyosiformis	autosomal-rezessiv	bei Geburt	hochgradige groblamelläre Schuppung; Erythrodermie; palmoplantares Keratoderm; Stratum granulosum normal bis ↑↑	bei Geburt sog. **„Kollodiumbaby"**
Bullöse Erythrodermia congenitalis ichthyosiformis	unregelmäßig autosomal-dominant	bei Geburt	im Verlauf Trockenheit ↑, Blasenbildung ↓ Vakuolisierung des Stratum granulosum und spinosum	bei Geburt sog. **„verbrühtes Kind"** (blasige Epidermisablösung auf intensiv gerötetem Grund)

22.4 Infektionskrankheiten der Haut

22.4.1 Virale Erkrankungen

Herpes simplex

Definition

Die Herpes-simplex-Erkrankung ist der häufigste Ausdruck einer Sekundärinfektion durch das Herpes-simplex-Virus bei Immundefiziten. Die Durchseuchung beträgt bei Erwachsenen über 90%.

Morphologie

Charakteristisch sind stecknadelkopf- bis reiskerngroße, teils konfluierende Bläschen auf gerötetem Grund.

Mikroskopisch ist eine **ballonierende Degeneration** mit großen, hyperchromatischen Zellkernen und nukleären Einschlußkörperchen erkennbar. Es kommt zur Ausbildung mehrkerniger Riesenzellen.

Klinik

Das Herpes-simplex-Virus (HSV) Typ 1 kommt v.a. extragenital, hier am häufigsten perioral (Herpes labialis) vor, das HSV Typ 2 v.a. genital (Herpes genitalis). Beim Primärinfekt ist der Befall möglicherweise massiver und geht mit einer regionären Lymphadenopathie sowie einer ausgedehnten Aphthosis der Schleimhaut einher. Die Aphthosis äußert sich als Gingivostomatitis aphthosa oder als Vulvovaginitis aphthosa. Das **Eczema herpeticatum** tritt auch als Erstmanifestation bei atopischer Dermatitis auf.

Verruca vulgaris

Definition

Die Verruca vulgaris (Warze) ist ein benignes Papillom nach einer Infektion mit humanen Papilloma-Viren vom Typ 1, 2, 4 oder 7.

Morphologie

Es bilden sich Knötchen unterschiedlicher Größe mit rauher, zerklüfteter Oberfläche (Hyperkeratose). Ballonierte Zellen mit basophilen Kerneinschlüssen sind histologisch erkennbar (Abb. 22-3).

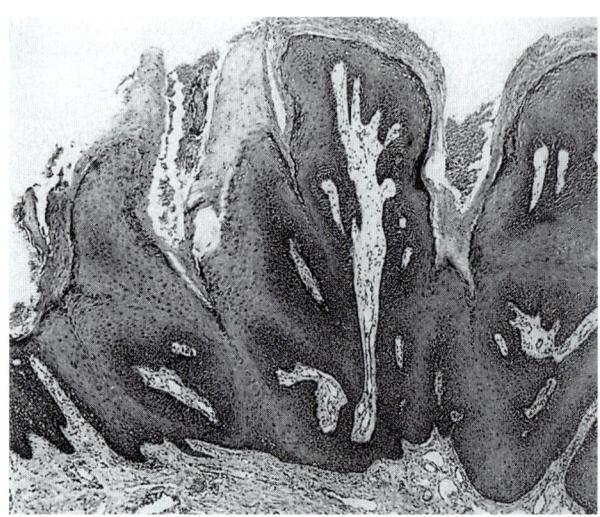

Abb. 22-3   Verruca vulgaris. Papillomatose, Akanthose (Verbreiterung des Stratum spinosum) und Parakeratose (Verhornungsanomalie der Epidermis).

Tab. 22-2 Infektionskrankheiten der Haut	
Erkrankungsart	**Erreger**
Virale Erkrankungen	
Herpes simplex	HSV (Herpes-simplex-Virus 1 + 2)
Zoster	HZV (Varizella-zoster-Virus), morphologisch dem HSV ähnlich
Verruca vulgaris	HPV (Human-papilloma-Virus 1, 2, 4 und 7)
Condylomata acuminata	HPV (Human-papilloma-Viren 6 + 11 oder 16 + 18)
Molluscum contagiosum	Viren der Pockengruppe (Poxvirus mollusci)
Bakterielle Erkrankungen	
Impetigo contagiosa	Streptococcus (kleinblasig), Staphylococcus (großblasig)
SSSS (staphylococcal scalded skin syndrome)	Staphylococcus aureus
Follikulitis, Furunkel, Karbunkel	In 25% Staphylokokken, oft Mischinfektion
Ekthyma	β-hämolysierende Strepto- oder Staphylokokken
Erysipel	β-hämolysierende Streptokokken
Phlegmone	β-hämolysierende Strepto- oder Staphylokokken
Borreliose	Borrelia burgdorferi
Erythrasma	Corynebacterium minutissimum
Lepra, TBC	Mycobacterium leprae bzw. tuberculosis
Mykosen	
Tinea/Pityriasis versicolor	Pityrosporum ovale (= Malassezia furfur)

Condylomata acuminata

Definition

Eine Infektion durch HPV (Human-Papillom-Viren Typ 6, 11, vereinzelt auch 16, 18) verursacht Condylomata acuminata (**Feigwarzen**). Sie liegen bevorzugt in der Genital- und Analregion.

> **Merke**
> HPV-Typ 16 und 18 sind mit Dysplasie (bowenoide Papulose) und maligner Transformation (Zervix-, Peniskarzinom) assoziiert.

Morphologie

Makroskopisch erkennt man beerenartig exophytisch wachsende, weiche Papeln. Entstehungsvoraussetzungen sind Mazerationen, ein feuchtes Milieu und Epithelläsionen. Histologisch charakteristisch sind Akanthose, Hyper- und Parakeratose sowie Vakuolisierung oberflächlicher Keratozyten (Koilozytose).

Molluscum contagiosum

Definition

Epidermotrope Viren der Pockengruppe (Poxvirus mollusci), die durch Schmierinfektion übertragen werden, verursachen die meist rasche Aussaat kleiner tumorartiger Knötchen. Sie treten besonders häufig bei Kindern (mit Neigung zu atopischer Dermatitis = Eczema molluscatum) und bei immunsupprimierten Patienten auf.

Morphologie

Es finden sich weißliche, derbe, zentral eingedellte Papeln („Dellwarzen") mit gelatinös gefüllten Hohlräumen. Histologisch typisch sind eosinophile, zytoplasmatische Einschlußkörperchen, die den Kern an den Rand drängen (Molluscum-Körperchen).

Prädilektionsstellen sind Gesicht, Hals, Oberkörper und Arme, selten die Perigenitalregion.

> **Klinik**
> Durch seitlichen Druck auf die Papel lassen sich **Molluscum-Körperchen** (Epidermiszellen voller Viren, kontagiös!) exprimieren. Durch Kratzartefakte kommt es zum Auftreten weiterer Mollusken (= Autoinokulation).

22.4.2 Bakterielle Erkrankungen

Impetigo contagiosa

Definition

Es handelt sich um eine vorwiegend im Kindesalter auftretende oberflächliche Hautinfektion durch **β-hämolysierende Streptokokken** (kleinblasig) o. Sta-phylococcus aureus (großblasig). Die Ausbreitung erfolgt vorwiegend vom Nasen-Mund-Bereich durch Schmierinfektion.

Morphologie

Schnell platzende Bläschen und Pusteln auf erythematösen Grund führen zu charakteristischen honiggelben Krusten.

SSSS (staphylococcal scalded skin syndrome)

Syn. staphylogene toxische Epidermolyse, staphylogenes Lyell-Syndrom, Morbus Ritter von Rittershain

Definition

Das SSSS ist eine durch Staphylokokken, die mit Exotoxin von Phagentyp 71 infiziert sind, hervorgerufene, generalisierte, oft lebensbedrohliche blasige Ablösung der Haut

Morphologie

Zu Beginn zeigt sich ein scarlatiniformes Exanthem, dann kommt es zur Bildung großer Blasen (Blaseninhalt steril), später findet eine flächenhafte Ablösung der Haut durch eine suprabasale, akantholytische Spaltbildung der Haut statt.

> **Merke**
> Die vermutlich medikamentös induzierte **TEN (toxische epidermale Nekrolyse; medikamentöses Lyell-Syndrom)** zeigt eine Blasenbildung durch subepidermale Epidermolyse und Schleimhautbeteiligung.

Aktinomykose

Es handelt sich um eine granulomatös abszedierende Entzündung durch Aktinomyzeten (Bakterien, keine Pilze!). Der histologische Nachweis von typischen **Drusen** (strahlenförmig angeordnete Bakterienhaufen, die von Hyalin und Granulozyten umgeben sind) ist möglich.

Follikulitis, Furunkel, Karbunkel

Die **Follikulitis** ist eine bakterielle Entzündung des Haarfollikelapparates. Ein tiefliegender Abzeß des Haarfollikels mit Follikelnekrose wird **Furunkel** genannt; Erreger sind i.d.R. Staphylokokken. Ein Konglomerat aus mehreren Furunkeln bildet einen **Karbunkel**.

> **Merke**
> Eine vom Gesichtsbereich in den Sinus cavernosus verschleppte Infektion kann zu bedrohlichen Komplikationen (Sinusthrombose, Meningitis) führen.

Ecthyma

Ein Ecthyma ist eine umschriebene, **ulzerierende Pyodermie** durch kleine Verletzungen oder Stichreaktionen. Co-Faktoren können Immundefizite, ein reduzierter AZ und schlechte Hygiene sein.

Erreger sind meist **β-hämolysierende Streptokokken,** seltener Staphylokokken. Die Infektion penetriert durch die Epidermis und liegt tiefer als bei der Impetigo (daher das verwirrende Synonym ulzerierende Impetigo). Cave:

- **Ecthyma contagiosum.** Verursacher ist das Parapoxvirus.
- **Ecthyma gangraenosum.** Erreger ist meist Pseudomonas aeruginosa.

Erysipel, Phlegmone

Das **Erysipel** ist eine **nicht-eitrige Entzündung** der Haut mit Beteiligung der Lymphbahnen (Lymphangitis) durch **β-hämolysierende Streptokokken der Serogruppe A,** seltener wird es durch eine Mischinfektion hervorgerufen. Klinisch ist ein scharf begrenztes Erythem mit Überwärmung und Schwellung sowie Fieber typisch. Als **Phlegmone** wird ein tieferliegender Defekt der Weichteile bezeichnet (Erreger meist Staphylokokken; sie bilden Hyaluronidase und Fibrinolysin), sie tritt vielfach im Rahmen einer Mischinfektion auf.

Borreliose

Definition

Eine Infektion mit **Borrelia burgdorferi** nach einem Zeckenstich verursacht diese systemische Erkrankung mit kutanen, neurologischen, kardialen und arthritischen Symptomen.

Klinik
Typisch ist ein Verlauf in drei Stadien:
- **Frühstadium.** Tage bis Wochen nach der Infektion breitet sich von der Einstichstelle langsam ein Erythem zentrifugal aus und verblaßt zentral **(Erythema chronicum migrans).** Es kann sich auch eine Lymphadenosis cutis benigna finden.
- **Spätstadium.** Mehrere Wochen bis Monate nach der Infektion kommt es zur Organmanifestation.
- **Chronisches Stadium.** Monate bis Jahrzehnte nach der Infektion entstehen an den Gelenken und den Extremitäten-Streckseiten entzündliche Hautveränderungen. Die Haut ist zunächst ödematös verdickt, später zunehmend atrophisch **(Akrodermatitis chronica atrophicans HERXHEIMER).**

Erythrasma

Mit Erythrasma wird eine scharf begrenzte, braunrote, schuppende Läsion in intertriginösen Arealen (Leiste, Axilla) bezeichnet, die durch eine Infektion mit **Corynebacterium minutissimum** entsteht. Im **Wood-Licht** zeigt sich eine typische **karminrote Färbung.**

Hauttuberkulose

Eine Infektion mit **Mycobacterium tuberculosis** kann sich an der Haut als tuberkulöser **Primärkomplex** (Knötchenbildung an der Eintrittsstelle) oder als **Tuberkuloid** (Mitreaktion bei Organtuberkulose) manifestieren. Beim Zweitkontakt mit Tuberkelbakterien kann es zur **Tuberculosis verrucosa cutis** (warzenähnlich) oder häufiger zum **Lupus vulgaris** (manchmal schuppende, später ulzerierende Hautveränderungen) kommen.

Lepra

Die Krankheit wird durch eine Infektion mit dem **Mycobacterium leprae** hervorgerufen. Je nach Immunitätslage kommt es entweder zur **lepromatösen** (Makrophageninfiltrat, hohe Bakterienzahl, negativer Lepromintest) oder **tuberkuloiden** (Verkäsung, Granulome, niedrige Bakterienzahl, positiver Lepromintest) **Reaktion.**

22.4.3 Mykosen

Tinea/Pityriasis versicolor

Definition

Die Pityriasis versicolor ist eine oberflächliche, **nichtentzündliche Pilzinfektion** der Haut, die durch **Pityrosporum ovale (= Malassezia furfur)** verursacht wird und besonders an oberem Rumpf, Schulter und Hals auftritt.

Klinik
Die anfänglich runden bis ovalen Flecken mit kleieförmiger Schuppung führen oft zu fleckiger De- oder Hyperpigmentierung (abhängig vom Hauttyp). Im **Wood-Licht** zeigt sich eine schwach **gelbgrüne Fluoreszenz.** Die Erreger können im Nativpräparat (Tesafilm-Abriß) der betroffenen Haut identifiziert werden (rundovale Sporen und leicht gekrümmte Hyphen → „Spaghetti mit Fleischklößchen-Bild").

22.5 Allergische Hauterkrankungen

Tabelle 22-3 führt Beispiele allergischer Hauterkrankungen auf.

Tab. 22-3	Beispiele allergischer Hauterkrankungen		
	Immunreaktion	**Histologie**	**Klinik**
Urtikaria	Typ I (IgE-vermittelt, v.a. Histamin)	erweiterte Gefäße, Ödem des oberen Koriums	flüchtige, juckende Quaddeln am gesamten Integument; systemische Mitreaktion möglich
QUINCKE-Ödem	Typ I	Ödem des subkutanen Binde- und Fettgewebes	v.a. Gesicht (Lider und Lippen) befallen, eher Spannungsgefühl als Juckreiz, bei Befall der oberen Luftwege (Larynxödem) Erstickungsgefahr
Allergische (leukozyto-klastische) Vaskulitis	Typ III/ARTHUS-Reaktion	Immunkomplexablagerungen an kleinen umd mittleren Gefäßen führen zu extra-vasalen Blutaustritten	Petechien v.a. an Unterschenkeln (palpable Purpura), zum Stamm hin abnehmend, Mitbeteiligung innerer Organe (z.B. Niere), Gelenkschmerzen und Fieber möglich

22.6 Autoimmunerkrankungen der Haut

Grundlagen und Organmanifestationen der Autoimmunerkrankungen sind im Kapitel 5.2.3 besprochen.

22.6.1 Lupus erythematodes

Man unterscheidet drei klinisch und therapeutisch differente Formen:
- **Chronisch-diskoider Lupus erythematodes (CDLE).** Bei dieser Hautmanifestation ohne systemische Beteiligung sieht man scharf begrenzte, erythematöse Herde mit festhaftender Schuppung (follikuläre Hyperkeratose, **Tapeziernagelphänomen).** Die Epidermis ist atrophisch. In 95% finden sich granuläre IgG- und Komplement-C3-Ablagerungen entlang der Basalmembran der befallenen Haut **(Lupusband).** Typisch ist die hydropische Degeneration der basalen Keratinozyten.
- **Subakut-kutaner Lupus erythematodes (SCLE).** Die Hautläsionen zeigen eine feinere Schuppung, keine follikulären Veränderungen und eine geringere Atrophie. Es finden sich **milde Systemzeichen** und charakteristische Antigen-Antikörper-Nachweise. Das Lupusband ist in 50% der Fälle nachweisbar, in 25% auch an unbefallener Haut (besonders an lichtexponierten Stellen).
- **Systemischer Lupus erythematodes (SLE).** Es finden sich nur uncharakteristische dermatologische, dafür aber multiple Organsymptome und typische Laborbefunde. Charakteristisch ist das **Schmetterlingserythem** (schmetterlingsförmiges makulöses bis urtikarielles Exanthem auf der Nase und den Wangen).

22.6.2 Dermatomyositis

Für die Dermatomyositis **(Lilakrankheit)** typisch sind fliederfarbene Erytheme, besonders auf dem Nasenrücken, die anfangs ödematös, später plaqueartig erscheinen. Das histologische Bild ist anfangs dem Lupus erythematodes ähnlich, später überwiegen Sklerose und Fibrose des dermalen Bindegewebes.

Klinik
Überdurchschnittlich häufig zeigt sich eine Koinzidenz mit bösartigen gastrointestinalen Tumoren (möglicherweise kreuzreagierende Antikörper?).

22.6.3 Sklerodermie

Die kutane Manifestation der Sklerodermie durchläuft drei Stadien: diffuse Schwellung, Induration und schließlich straffe Atrophie mit Pigmentverschiebung. Es kann zu **massiver Hautsklerosierung** bis hin zur rattenbißähnlichen peripheren Gangrän der Akren kommen.

Die **Morphea** (zirkumskripte Sklerodermie) ist eine auf die Haut beschränkte Form ohne systemische Manifestation. Die anfangs unscharf begrenzten, ödematösen Herde verfärben sich später elfenbeinfarben und werden zunehmend atrophisch. Eine verbleibende ringartige, aktive Randzone **(Lilacring)** bildet ein wichtiges differentialdiagnostisches Merkmal.

22.6.4 Blasenbildende Erkrankungen

- **Pemphigus vulgaris.** Es handelt sich um eine blasenbildende, ohne Behandlung letal verlaufende Dermatose. Autoantikörper bewirken eine massive **Akantholyse** (zelluläre Trennung und suprabasale Spaltbildung), die im TZANCK-Test nachgewiesen werden kann. Der Pemphigus vulgaris ist durch eine schlaffe, **intraepidermal** gelegene Blase gekennzeichnet, die sich durch seitlichen Druck von der Unterlage abstreifen läßt **(NIKOLSKI-Phänomen).** Immunhistologisch finden sich Ablagerungen von IgG und/oder Komplement C3 im Interzellularraum. Differentialdiagnostisch kommen insbesondere das bullöse Pemphigoid sowie die Dermatitis herpetiformis in Frage (Abb. 22-4).

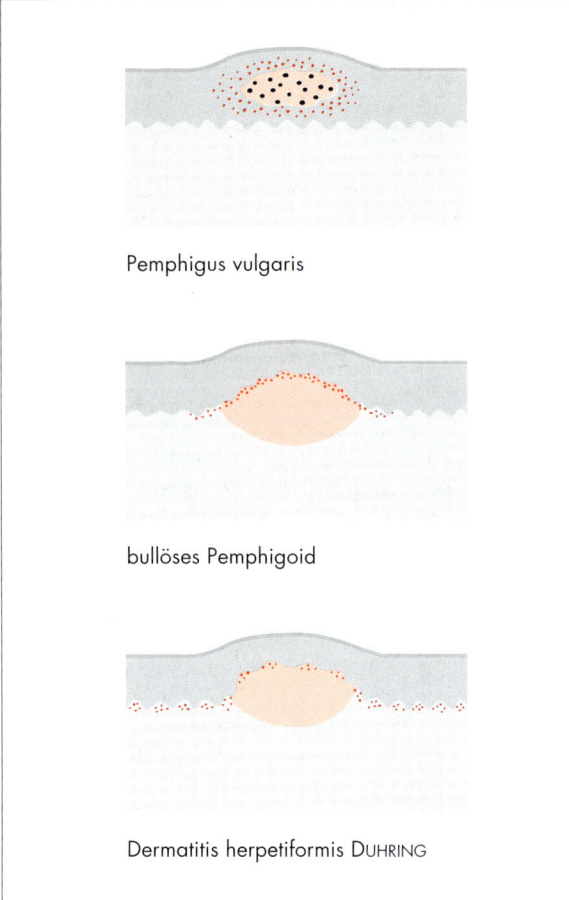

Abb. 22-4 Blasenbildende Erkrankungen. Die Blasen liegen beim Pemphigus vulgaris intraepidermal und erscheinen äußerlich schlaff. Beim bullösen Pemphigoid und bei der Dermatitis herpetiformis DUHRING finden sich straffe subepidermale Blasen. Die roten Punkte stellen schematisch die unterschiedliche Lage der Ig-Ablagerungen dar, die schwarzen akantholytische Zellen (Pemphiguszellen) im Blasenlumen beim Pemphigus vulgaris.

- **Bullöses Pemphigoid.** Es ist durch eine straffe, **subepidermal** gelegene Blase gekennzeichnet. Immunhistologisch finden sich lineare Ablagerungen von IgG und Komplement C3 entlang der Basalmembran.
- **Herpes gestationis.** Diese blasenbildende Erkrankung der Schwangerschaft ist histologisch nicht vom bullösen Pemphigoid zu unterscheiden. Der sog. **HG-Faktor** (IgG-Antibasalmembran-Antikörper) kann diaplazentar übertragen werden, ein erhöhtes Frühgeburts- und Sterblichkeitsrisiko ist jedoch umstritten.
- **Dermatitis herpetiformis DUHRING.** Sie ist durch kleine straffe, **subepidermale** Blasen gekennzeichnet. Immunhistologisch finden sich granuläre IgA-Ablagerungen an den Spitzen der dermalen Papillen sowie neutrophile Granulozyten. Man findet ein gehäuftes Vorkommen der Dermatitis herpetiformis DUHRING bei Patienten mit einheimischer Sprue.

22.7 Pigmentstörungen

22.7.1 Vitiligo

Definition

Die Vitiligo ist ein erworbener, gelegentlich reversibler Pigmentschwund der Haut bei sonst erhaltener Struktur und Funktion. Die Ätiologie ist unbekannt.

Morphologie

Man sieht multiple depigmentierte Areale unterschiedlicher Größe mit schubweise progredienter Ausbreitungstendenz.

Klinik

Es kommt häufig zu weißen Strähnen der Haare **(Poliosis).** Wegen des fehlenden Pigmentschutzes besteht die Gefahr von lichtinduzierten Spätveränderungen. Gelegentlich tritt die Erkrankung im Rahmen von Autoimmunerkrankungen und Tumoren auf.

22.7.2 Chloasma uterinum

Beim Chloasma uterinum **(Melasma)** handelt es sich um großfleckige, meist symmetrische Hyperpigmentierungen des Gesichtes während der Schwangerschaft, nach Einnahme hormonaler Kontrazeptiva (Melanozytenstimulation durch hohe Östrogendosen) oder häufiger Applikation bestimmter Kosmetika.

22.8 Erkrankungen der Haut unklarer Ätiologie

22.8.1 Lichen ruber planus

Definition

Der Lichen ruber planus ist eine stark juckende Dermatose mit flachen, livid-roten, polygonalen Papeln. Prädilektionsstellen sind Handgelenke und Handrücken. Die Effloreszenzen lassen sich durch mechanische Einflüsse induzieren (**KÖBNER-Phänomen**). Die Hautveränderungen am gesamten Integument und an den Schleimhäuten können ein feines, netzförmiges, weißliches Muster (**WICKHAM-Streifen**) aufweisen.

Morphologie

Histologische Zeichen sind **Akanthose, Orthohyperkeratose,** ein bandförmiges lymphohistiozytäres Infiltrat subepithelial und degenerierte Basalzellen in Form zytoider (kolloider) Körperchen (**CIVATTE-Körperchen**).

22.8.2 Erythema nodosum

Beim Erythema nodosum finden sich schmerzhafte, gerötete subkutane Knoten von teigiger Konsistenz.

Sie kommen symmetrisch, besonders an den Streckseiten der Unterschenkel vor. Die Hautveränderungen sind Ausdruck einer Entzündung des Fettgewebes **(Pannikulitis)**. Sie kann als **hyperergische Reaktion** auf z.B. bakterielle Infekte oder Arzneimittel sowie als **Begleitsymptom einer Sarkoidose** (LÖFGREN-Syndrom) auftreten.

22.8.3 Psoriasis vulgaris

Definition

Die Psoriasis vulgaris (Schuppenflechte) ist eine häufige, gutartige, chronisch-rezidivierende Hauterkrankung unbekannter Ätiologie (polygene Vererbung bekannt) mit typischen silberglänzenden schuppenden Plaques. Die Inzidenz beträgt in der mitteleuropäischen Bevölkerung etwa 1–2% (!).

Morphologie

Es finden sich scharf begrenzte erythematöse Plaques mit **silberweißer Schuppung** in unterschiedlicher Größe und Verteilung. Prädilektionsstellen sind die Streckseiten der Extremitäten, die Iliosakralregion sowie die behaarte Kopfhaut.

Mikroskopisch sieht man eine hochgradig **überstürzte Proliferation der Epidermiszellen** (verkürzter Zellzyklus). Diese führt zu einer Verbreiterung

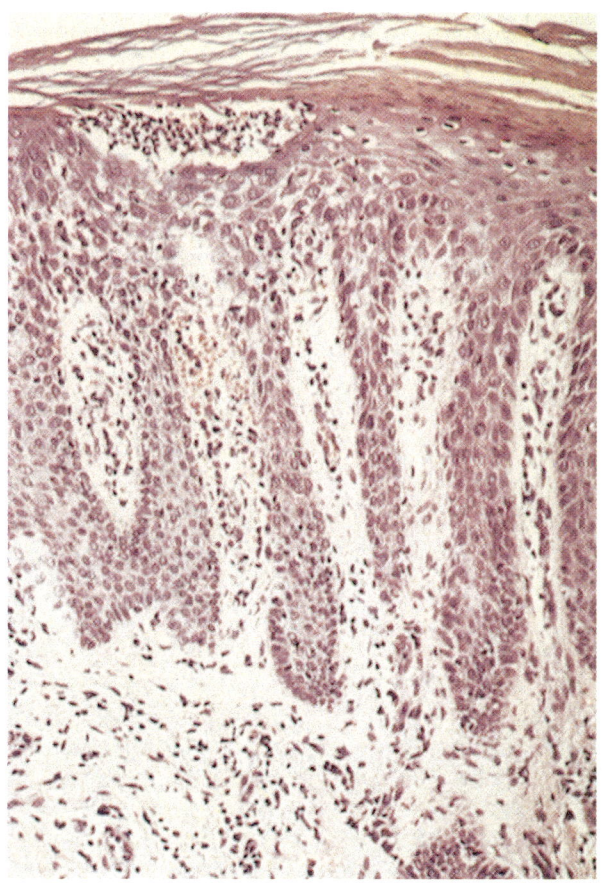

der Epidermis **(Akanthose)**, die tief zwischen die ausgezogenen Papillen reicht **(Papillomatose)**. Typisch ist die verdickte Hornschicht **(Hyperkeratose)**. Im Stratum corneum findet sich eine fehlerhafte Verhornung mit erhaltenen, pyknotischen Zellkernen **(Parakeratose)**. Herdförmige subkorneale Ansammlungen neutrophiler Granulozyten werden als **MUNRO-Mikroabszesse** bezeichnet (Abb. 22-5).

22.8.4 Atopische Dermatitis

Definition

Die atopische Dermatitis (endogenes Ekzem, Neurodermitis) ist eine chronisch-rezidivierende Hauterkrankung mit den Leitsymptomen **Juckreiz** und **trockene Haut,** häufig in Verbindung mit **atopischen Erkrankungen** (z.B. Asthma, allergische Rhinitis) in der Eigen- oder Familienanamnese. Bei deutlicher Häufigkeitszunahme in den Industrieländern liegt die Inzidenz bei Kindern um 3%!

Ätiologie/Pathogenese

Die Ätiologie ist unbekannt. Man geht von einer erblichen Disposition aus, die sich durch verschiedene Provokationsfaktoren (z.B. Klima, Infektionen, Allergenexposition, Nahrungsmittel, emotionale Faktoren) manifestieren kann.

Morphologie

Man unterscheidet zwischen einer kindlichen Form (ekzemähnlich, papulovesikulös) und einer Form der älteren Kinder und Erwachsenen mit **Lichenifikation** (verdickte, trockene Haut mit stellenweise vergröbertem Hautrelief) und juckenden Papeln. Prädilektionsstellen sind die Beugeseiten der Extremitäten, der Nacken, der Hals sowie Hand- und Fußrücken. Da die Histologie nur unspezifische ekzematoide Veränderungen zeigt (verdickte Epidermis, Hyperkeratose, perivaskuläres Infiltrat im Korium), wird die Diagnose klinisch und anamnestisch gestellt.

22.8.5 Granuloma anulare

Das Granuloma anulare ist eine gutartige, spontan ausheilende, knötchenförmige Hautentzündung unklarer Genese. Es bestehen kleine, schmerzlose Papeln, die meist akral in Form eines 1–2 cm großen Ringes angeordnet sind.

Histologisch charakteristisch sind dermale **Palisadengranulome** (degeneriertes Kollagen, umgeben von radial angeordneten Lymphozyten, Histiozyten und Fibroblasten). Bei der diffusen Form dominieren umschriebene Ablagerungen saurer Mukopolysaccharide.

Betroffen sind v.a. Kinder, Jugendliche und junge Erwachsene.

Abb. 22-5 Psoriasis vulgaris. Erläuterung im Text.

Spezielle Pathologie

22.9 Tumoren der Haut

22.9.1 Gutartige Tumoren der Haut

- **Verruca seborrhoica (seborrhoische Keratose).** Es handelt sich um häufige, im Alter zunehmend vorkommende, hellbraune bis schwarze, breitbasige Akanthosen (Basalzellpapillome) mit histologisch typischen „Hornzysten" (intraepidermale, keratingefüllte Räume). Sie sind **scharf begrenzt** und haben eine sich **fettig** anfühlende Oberfläche. Die Hautveränderungen sind harmlos und nur kosmetisch störend.
- **Papillome.** Sie sind umschriebene, breitbasige Epithelgeschwülste (Proliferation der Reteleisten und dermalen Papillen) mit einem fingerförmig verästelten Stroma. Im Hautbereich kommen sie meist virusinduziert als Warzen oder Kondylome vor.
- **Keratoakanthom.** Es handelt sich um einen schnell wachsenden, selbstheilenden epithelialen Tumor an UV-exponierten Hautstellen älterer Menschen. Man sieht einen **halbkugeligen Knoten** mit kraterförmiger Einsenkung der Oberfläche und **zentralem Hornpfropf.** Das Keratoakanthom ist histologisch einem Spinaliom sehr ähnlich und sollte deshalb immer im Ganzen beurteilt werden. Es hat keine Metastasierungstendenz.
- **Milien.** Diese stecknadelkopfgroßen, weißlichen Hornzystchen treten am häufigsten bei jungen Frauen periorbital und auf den Wangen auf. Sie entwickeln sich entweder spontan (z.B. aus interfollikulärer Epidermis) oder entstehen sekundär auch in anderer Lokalisation. Man findet sie posttraumatisch (z.B. nach einer Dermabrasio), nach Abheilung bullöser Dermatosen mit subepidermaler Spaltbildung (z.B. bullöses Pemphigoid, Porphyria cutanea tarda) oder granulomatöser Entzündungen (z.B. Sarkoidose).
- **Histiozytom (Dermatofibrom).** Dieser umschriebene, nicht abgekapselte, zellreiche Tumor (bräunlicher, kaum erhabener Nodulus) entsteht aus Histiozyten endothelialen Ursprungs. Später geht er meist in ein faserreiches Fibrom über.
- **Xanthom.** Es handelt sich um eine Speicherung von Lipoproteinen durch Perizyten und Makrophagen der Haut (häufig bei Fettstoffwechselstörungen). Charakteristisch ist die Bildung mehrkerniger Touton-Riesenzellen.
- **Hämangiom (Blutschwämmchen).** Diese umschriebene kapilläre Gefäßneubildung kann unterschiedlich groß sein. Meist ist schon bei Geburt eine blaß- bis schwarzblaue, flache bis kugelige, weiche Geschwulst sichtbar. Hämangiome haben meist eine Rückbildungstendenz im Schulalter.

22.9.2 Präkanzerosen und semimaligne Tumoren der Haut

Aktinische Keratose

Definition

Die aktinische Keratose **(solare oder senile Keratose)** ist eine Verhornungsstörung auf chronisch lichtgeschädigter Haut.

Morphologie

Zunächst sind erythematöse, atrophische Herde erkennbar, die später bräunlich werden und in ein Hauthorn **(Cornu cutaneum)** übergehen können. Der Ersatz der aktinisch geschädigten Keratinozyten durch atypisch proliferierende Zellen führt zu Verlust der natürlichen Maturierung. In der oberen Dermis findet sich ein entzündliches Infiltrat aus Lymphozyten und Plasmazellen.

Klinik

In 25% der Fälle entwickelt sich ein Plattenepithelkarzinom.

Morbus Bowen

Definition

Der Morbus Bowen ist ein Carcinoma in situ der Epidermis, das z.B. durch UV-Licht oder Arsen verursacht sein kann. Es geht obligat in ein Plattenepithelkarzinom über.

Morphologie

Man sieht solitäre, scharf begrenzte, schuppende Herde, die häufig auch an **nicht** sonnenexponierten Körperarealen auftreten. Ist der Morbus Bowen durch die Basalmembran durchgebrochen, spricht man vom **Bowen-Karzinom.**

Merke

Bei der durch HPV 16 und 18 verursachten **bowenoiden Papulose** („high risk HPV") wachsen multiple Papeln in der Genitalregion. Diese sind histologisch dem Morbus Bowen sehr ähnlich; Kernatypien, gehäufte Mitosen, Tendenz zu Spontanregression, aber auch der Übergang in ein Plattenepithelkarzinom sind beschrieben.

Basaliom

Definition

Das Basaliom **(Basalzellkarzinom)** ist ein von den basalen Epidermiszellschichten ausgehender, langsam invasiv und destruierend wachsender, jedoch **nicht metastasierender** Tumor (semimaligne). Zu den Risikofaktoren zählen neben genetischer Disposition UV-Exposition, Bestrahlung und Arsentherapie.

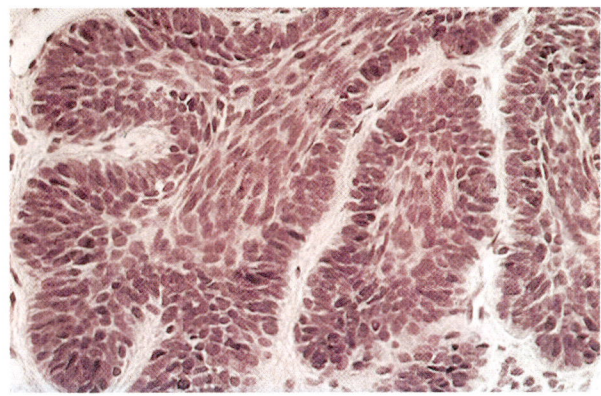

Abb. 22-6 Basaliom. Man sieht dicht gelagerte, von Basalzellen ausgehende Tumorzellen mit einer charakteristischen Palisadenstruktur im Randbereich.

Morphologie

Man sieht besonders häufig im Gesichtsbereich ein derbes, hautfarbenes Knötchen oder eine Induration mit randständigen Teleangiektasien und perlschnurartigem Randwall. Über Monate bis Jahre kommt es zur Entwicklung eines glasigen, zentral atrophierenden Tumors. Mikroskopisch weisen die basalzellähnlichen Tumorzellen eine charakteristische **Palisadenstruktur** auf (Abb. 22-6).

22.9.3 Maligne Tumoren der Haut

Spinaliom

Definition

Das Spinaliom **(verhornendes Plattenepithelkarzinom, spinozelluläres Karzinom)** ist ein von den Keratinozyten ausgehender Tumor mit früher lymphogener Metastasierung. Die Morbidität liegt in Mitteleuropa bei 6(♀)–12(♂)/100 000 Einwohner, in sonnenreichen Ländern wesentlich höher (z.B. Australien 50/100 000).

Ätiologie/Pathogenese

Risikofaktoren sind z.B. UV-Schädigung, ionisierende Strahlung, Noxen (z.B. Arsen, Teer), der Morbus BOWEN, seltener chronische Entzündungen.

Morphologie

Typischerweise sieht man einen unscharf begrenzten, derben, teils oberflächlich ulzerierenden Tumor. Es kommt zum Verlust der typischen Epithelarchitektur. Zum Teil finden sich sog. „Hornperlen" (konzentrisch geschichtete Spinaliomzellen mit zentraler Verhornung). Je differenzierter das Spinaliom ist, desto stärker ist auch die Neigung zur Verhornung.

KAPOSI-Sarkom

Definition

Das KAPOSI-Sarkom ist eine maligne, vaskuläre Neoplasie der Haut mit charakteristischen Läsionen. Zunehmende Bedeutung hat das KAPOSI-Sarkom als maligne AIDS-Manifestation (hier auch disseminiert) erlangt.

Morphologie

Zu Beginn bilden sich meist zuerst an den Extremitäten braunrote bis bläuliche Plaques. Diese können konfluieren und in derbe, schmerzhafte Knoten übergehen. Histologisch ist dieses **Hämangiosarkom** durch angiomatöse oder spindelzellige Tumorzellaggregate gekennzeichnet. In den frühen Läsionen finden sich besonders entzündliche Veränderungen, während die späten meist ausgeprägte Hämorrhagien und Nekrosen zeigen.

Mycosis fungoides

Definition

Die Mycosis fungoides ist ein chronisch verlaufendes, primär kutanes T-Zell-Lymphom (CD4-positiv) von niedriger Malignität.

Morphologie

Das anfänglich ekzematoide Bild **(prämykosides Stadium I)** geht über die Entwicklung von bräunlich-roten Infiltraten **(Plaquestadium II)** später in halbkugelige, teilweise ulzerierende Tumoren mit schwammartiger (mukoider) Konsistenz über **(Tumorstadium III)**.

Die Diagnose ist in den Stadien II und III sicher histologisch zu stellen: Es finden sich ein bandförmiges, polymorphes Zellinfiltrat im oberen Korium und fokale Ansammlungen atypischer Lymphozyten **(PAUTRIER-Mikroabszesse).**

Sonderform

Das SÉZARY-Syndrom ist eine seltene, primär leukämische Form der Mycosis fungoides mit charakteristischen SÉZARY-Zellen (funktionell meist T-Helferzellen) im Blutausstrich.

> **Merke**
> T-Zell-Lymphome zeigen meist einen charakteristischen **Epidermotropismus** (die Lymphomzellen durchsetzen diffus die Epidermis). Bei B-Zell-Lymphomen finden sich eher dichte Infiltrate in der tieferen Dermis und Subkutis.

22.9.4 Melanozytäre Tumoren der Haut

Nävuszellnävus

Definition

Der Nävuszellnävus (**Muttermal**) ist ein gutartiger Tumor aus Nävuszellen (in Nestern angeordnete Zellen mit melanozytärer Differenzierung), der Melaninpigment enthalten kann.

Ätiologie/Pathogenese

Ansammlungen von Nävuszellen können schon bei der Geburt vorhanden sein, sich aber auch später entwickeln. Die Nävuszellnävi machen einen typischen Lebenszyklus mit Pigmentverlust und Volumenzunahme durch. Nach der sog. „Abtropfungstheorie" wandern die Nävuszellen im Laufe der Zeit in tiefere Zonen der Haut.

Morphologie

Die Einteilung erfolgt nach Lage der Nävuszellen:
- **Junktionaler Nävus.** Die Zellen befinden sich oberhalb der Basallamina.
- **Compound-Nävus.** Die Zellen liegen an der dermoepidermalen Grenze und im Korium.
- **Dermaler Nävus.** Die Zellen sind nur im Korium lokalisiert.

Man sieht unterschiedliche Hautveränderungen, die hautfarben oder pigmentiert sein können und in der Form von fleckförmig über papulös bis zu papillomatös variieren.

> **Merke**
> Der **Naevus flammeus (Feuermal) ist kein Pigmentzellnävus,** sondern eine lokal begrenzte Hyperämie aufgrund einer Gefäßmißbildung. Deswegen kann er mit einem Glasspatel weggedrückt werden.

Blauer Nävus

Definition

Der blaue Nävus (**Naevus coeruleus**) ist ein gutartiger Tumor aus in der Dermis angehäuften pigmentbildenden Melanozyten.

Morphologie

Kleine, feste, glatte Knötchen mit einem blau- oder grauschwarzen Farbton (tiefer gelegenes Melaninpigment schimmert durch die Epidermis hindurch) kommen meist vereinzelt vor. Prädilektionsstellen sind der Kopf und die distalen Extremitäten. Histologisch unterscheidet man den einfachen, den kombinierten und den zellulären Typ. Äußerst selten entwickelt sich aus einem blauen Nävus ein malignes Melanom, vermutlich hat der zelluläre Typ ein etwas höheres Entartungsrisiko.

Lentigo maligna

Definition

Die Lentigo maligna ist eine intraepidermale, präkanzeröse Proliferation atypischer Melanozyten (Melanoma in situ). Sie hat die Tendenz, in ein **Lentigo-maligna-Melanom** überzugehen.

Ätiologie

Ursache ist eine chronische Lichtschädigung der Haut (langjährige UV-Exposition).

Morphologie

Man sieht einen unscharf begrenzten, scheckig hyperpigmentierten, planen Fleck.

Malignes Melanom

Definition

Das maligne Melanom ist ein hochgradig maligner Tumor der Melanozyten mit frühzeitiger lympho- und hämatogener Metastasierung (häufig „Satellitenmetastasen", d.h. kleine Hautmetastasen in der Umgebung des Primärtumors). Es zeigt eine zunehmende Inzidenz mit ca. 10 Neuerkrankungen/ 100 000 Einwohnern pro Jahr in Mitteleuropa und 30–45/100 000 in Ländern mit hoher Inzidenz wie Australien oder den Südstaaten der USA.

Ätiologie/Pathogenese

Das maligne Melanom kann auf einer Lentigo maligna (20%), einem Nävuszellnävus (60%) oder auf bisher ungeschädigter Haut entstehen. Die Ursache ist noch unklar. Gesichert ist die genetische Disposition mit erniedrigter UV-Toleranz (heller Hautpigmentierungstyp). Vermutlich spielen auch die humorale und die zelluläre Immunität eine Rolle.

Morphologie

Die Läsionen zeigen ein polymorphes Bild: Sie sind flach oder halbkugelig, leicht traumatisierbar, meist braun bis schwarz, inhomogen pigmentiert, unscharf begrenzt, asymmetrisch.
Man unterscheidet drei prognostisch differente Wachstumsformen:
- **Lentigo-maligna-Melanom (10%).** Es wächst primär horizontal und ist zu 90% im Gesicht lokalisiert. Die normalerweise im Stratum basale der Epidermis liegenden dysplastischen Melanozyten haben die Basalmembran durchbrochen.
- **Oberflächlich (superfiziell) spreitendes Melanom (SSM, 60%).** Diese häufigste Form wächst primär horizontal. Flache Anteile finden sich neben exophytischen Knoten (Abb. 22-7).
- **Noduläres Melanom (20%).** Diese aggressivste Form hat primär eine vertikale Wachstumsrichtung. Der scharf begrenzte Knoten neigt zur Ulzeration.

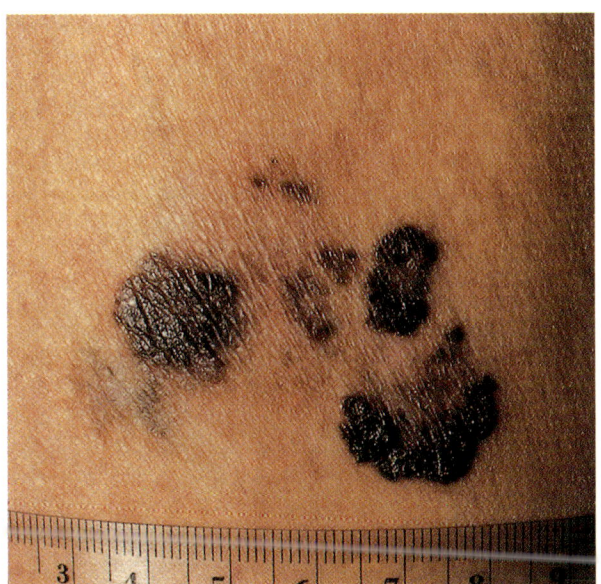

Abb. 22-7 Superfiziell spreitendes malignes Melanom.
Man sieht eine etwa 5 × 3 cm große, unregelmäßig und teils unscharf begrenzte, inhomogen pigmentierte, teilweise papulöse Hautläsion am äußeren linken Oberschenkel.

Ferner gibt es das **akrolentiginöse Melanom (ALM, 5%)** und Sonderformen (5%) wie z.B. das **amelanotische Melanom,** dem die Fähigkeit zur Pigmentbildung fehlt (deshalb ist die Diagnosestellung letztlich nur histologisch möglich).

Klinik
Die Verdachtsdiagnose wird aufgrund von Anamnese und Herdbefund **(ABCD-Regel)** gestellt:

A = Asymmetrie
B = Begrenzung (unregelmäßig)
C = Colorit (innerhalb der Läsion variierend)
D= Durchmesser (> 5 mm)

Kriterien zur Prognose und Therapie liefern die Stadieneinteilung (TNM), die Tumordicke (nach BRESLOW) und die Eindringtiefe (nach CLARK), weiterhin auch der histologische Typ (ungünstig: primär noduläre Melanome), das Geschlecht (schlechtere Prognose für Männer) und die Tumorlokalisation (ungünstig: oberer Stamm, Oberarme, Hals, behaarter Kopf). Der Pigmentgehalt des Tumors ist kein Prognosekriterium.

23 Respirationstrakt

K. Witt

Zunächst werden die anatomischen Grundlagen (Aufbau und Funktion des Respirationstraktes) kurz rekapituliert.

- **Bronchialsystem.** Die Konduktion der Luft, ihre Erwärmung und Säuberung sind die wesentlichen Aufgaben des Bronchialsystems. Die Aufteilung der Bronchien richtet sich nach dem Lappenaufbau und erfolgt zweiteilig in 12 bis 18 Generationen bis zu den knorpellosen Bronchioli. Nach 3–4 weiteren Aufteilungen finden die letzten Äste des Bronchialsystems, die Bronchioli terminales, Anschluß an die Alveolen. Der Wandaufbau im Bronchialsystem gliedert sich von innen nach außen in:
  - **Tunica mucosa.** Das respiratorische Epithel besteht aus Flimmerzellen, Becherzellen, Ausgängen der Glandulae bronchiales und endokrinen Zellen. Darunter liegt eine schmale Lamina propria.
  - **Tunica muscularis.** Glatte Muskelzellen sind netzförmig angeordnet, mit Hilfe elastischer Fasern greifen sie in die nächste Schicht.
  - **Tunica fibromusculocartilaginea.** Knorpel verhindert das Kollabieren der Bronchien.

  Im Bereich der Bronchien, der Segmentbronchien und der Subsegmentbronchien liegen in der Tunica mucosa **Becherzellen**, die einen zähen Schleim abgeben. Zahlreiche Bronchialdrüsen produzieren ein gemischt seromuköses Sekret. Diese Drüsen nehmen in Richtung der Azini ab. In den Bronchioli liegen die CLARA-Zellen, die eine apokrin-sekretorische Funktion haben.
- **Raum des Gasaustausches.** Die ca. 300 Millionen Alveolen sind der Ort des Gasaustausches und werden von folgenden Zellen gebildet:
  - **Pneumozyten Typ I.** Sie sind die Deckzellen des Alveolarraums.
  - **Pneumozyten Typ II.** Aus diesen Stammzellen entstehen die Pneumozyten Typ I. Pneumozyten Typ II produzieren den Anti-Atelektasefaktor (Surfactant).
  - **Endothel der Kapillaren.**
  - **Alveolarmakrophagen, Perizyten der Kapillaren, Fibroblasten.**
- **Pulmonale Gefäße.** Die Vasa publica der Lungen bilden zusammen mit dem Vorhof des rechten Herzens, den Aa. und Vv. pulmonales den kleinen Kreislauf. Im physiologischen Zusammenhang werden sie als Niederdrucksystem des Kreislaufes bezeichnet. Ihre Aufgabe liegt im Transport des am Gasaustausch beteiligten Blutes.
- **Bronchiale Gefäße.** Die Rami bronchiales, die der thorakalen Aorta entspringen, teilen sich den Bronchien folgend auf und bilden die Vasa privata, die das Lungengewebe ernähren.
- **Bindegewebszellen.** Das Bindegewebe umschließt zum einen Bronchien und Arterien, zum anderen bildet es die Septen zwischen den Segmenten der Lungen- und Segmentlappen. Das subpleurale Bindegewebe stabilisiert das Lungengewebe an der Pleura.
- **Lymphe.** Ein Lymphgefäßsystem verläuft peribronchial. Die ersten Lymphknotenstationen liegen auf der Aufteilungsebene der Lappen- in die Segmentbronchien (Nodi bronchopulmonales). Die weiteren Lymphknotenstationen liegen an den Hauptbronchien (Nodi tracheobronchiales). Der Kliniker faßt alle genannten Lymphknoten als Hiluslymphknoten zusammen.

  Das zweite Lymphgefäßsystem verläuft in den interlobulären und intersegmentalen Bindegewebssepten und schließt sich auf der Höhe der tracheobronchialen Lymphknoten dem ersten Lymphgefäßsystem an.

23.1 Nase und Nasennebenhöhlen

23.1.1 Entzündungen der Nase und der Nasennebenhöhlen

Akute Rhinitis

Definition

Eine akute Rhinitis ist eine akute Entzündung der Nasenschleimhaut.

Ätiologie/Pathogenese

Nach der Morphologie werden folgende Rhinitisformen unterschieden:
- **Katarrhalische Rhinitis.** Diese häufigste Erkrankung wird in 90% der Fälle durch Viren ausgelöst. Morphologisch kommt es zu einer Schleimhautschwellung und zu einer serös-schleimigen Exsudation (s.a. Kap. 6.5.2).
- **Infektiöse Rhinitis.** Sie wird auch durch Viren ausgelöst und erscheint im Anfangsstadium als katarrhalische Rhinitis. Später kommt es zur bakteriellen Superinfektion und damit zur granulozytären Durchsetzung der Schleimhaut mit einem eitrigen Sekret.

- **Allergische Rhinitis.** Sie unterscheidet sich in der Entstehung nicht vom Asthma bronchiale (s. Kap. 13.2.4). Ein starkes Schleimhautödem, eine sero-muköse Sekretion und eine Eosinophilie kennzeichnen das morphologische Bild.
- **Pseudomembranöse Rhinitis.** Sie tritt v.a. bei Neugeborenen auf, die sich mit dem Corynebacterium diphtheriae infiziert haben. Neben einer serös-eitrigen und einer ulzerösen Komponente entstehen Pseudomembranen.

Klinik
Feuchtigkeit und Kälte sollen die Vulnerabilität der Nasenschleimhaut erhöhen, so daß sich Virusinfektionen leichter ausbreiten. Dieser Zusammenhang spiegelt sich im Begriff „Erkältungskrankheit" wider.

Chronische Rhinitis

Definition
Eine chronische Rhinitis ist eine chronische Entzündung der Nasenschleimhaut.

Ätiologie/Pathogenese
Folgende Faktoren begünstigen die Entstehung einer chronischen Rhinitis:
- **Rezidivierende akut-infektiöse Rhinitiden.**
- **Anatomische Veränderungen.** Eine Septumdeviation oder große Rachenmandeln führen z.B. zu Belüftungsstörungen.
- **Chronische Sinusitiden.** Sie sind oft der Fokus einer neuen Entzündung.
- **Lang anhaltende chemische oder physikalische Reizung.** Gase, Kälte oder Stäube können die Nasenschleimhäute schädigen (z.B. Kokainschnupfen).
- **Allergische Rhinitiden.** Sie nehmen häufig einen chronischen Verlauf.

Morphologie
Das Endstadium einer chronischen Rhinitis kann sich in zwei Richtungen entwickeln:
- **Chronisch-atrophische Rhinitis.** Sie entsteht nach wiederholter chemischer oder physikalischer Reizung. Morphologisch stehen die **Schleimhautatrophie und der Drüsenschwund** in der Schleimhaut im Vordergrund. Es kann zu Ulzerationen kommen.
- **Chronisch-hyperplastische Rhinitis.** Sie ist häufig die Folge einer allergischen oder chronisch-infektiösen Rhinitis. Es kommt zu einem **chronischen Schleimhautödem,** welches langsam fibrosiert. Eosinophilie und Basalmembranverdickungen sieht man bei der allergischen Form. Lymphoplasmazelluläre Infiltrate und Lymphfollikel der Schleimhaut sind Zeichen einer chronisch-infektiösen Rhinitis.

Beide chronischen Rhinitisformen können mit einer **Plattenepithelmetaplasie** einhergehen.

Granulomatöse Rhinitis

Definition
Die granulomatöse Rhinitis ist eine chronisch-granulomatöse Entzündung der Nasenschleimhaut.

Ätiologie/Pathogenese
Tuberkulose (hämatogene Streuung), **Lues, Lepra** und **Sarkoidose** sind Erkrankungen, die zu einer granulomatösen Entzündung im Bereich der Nase führen können.

Morphologie
Häufig wird das Septum zerstört. Histologisch entwickelt sich je nach Ätiologie der typische Granulomtyp.

Sonderform
Die WEGENER-Granulomatose (s.a. Kap. 6.8.4) beginnt in zwei Drittel aller Krankheitsfälle im oberen Atemtrakt, seltener in der Lunge. Im Krankheitsverlauf kommt es zur Bildung von meist nekrotisierenden, v.a. perivaskulär liegenden Granulomen, später zur (u.U. rapid-progressiv verlaufenden) **Glomerulonephritis** und zur **generalisierten** und **herdförmig nekrotisierenden Vaskulitis.**

Sinusitis

Definition
Die Sinusitis ist eine Entzündung der Nasennebenhöhlen.

Ätiologie/Pathogenese
Die Nasennebenhöhlen werden über ihre Ostien von den Mikroorganismen des Nasen-Rachen-Raums infiziert. Bei einer akuten Rhinitis kommt es häufig zur Schleimhautschwellung und damit zur Verlegung dieser Öffnungen. Die fehlende Belüftung und Reinigung der Nasennebenhöhlen unterstützen den Entzündungsprozeß. Selten kommt es zur Sinusitis infolge einer dentogenen oder hämatogenen Erregerausbreitung.

Morphologie
Histologisch gleicht der Schleimhautaufbau in den Nasennebenhöhlen dem der Regio respiratorii der Nase (mehrreihiges Flimmerepithel). Die pathomorphologischen Veränderungen sind deshalb dieselben. Im Rahmen von chronischen Nasennebenhöhlenentzündungen und allergischen Rhinitiden kommt es häufiger zu **entzündlichen, hyperplastischen Polypen,** welche durch die Öffnungen der Nasennebenhöhlen in den mittleren Nasengang hineinreichen können. Sie haben eine glasig-blaßgraue Farbe. Im histologischen Bild liegen im ödematösen Bindegewebe reichlich Entzündungszellen. Eine Sonderform ist der **Choanalpolyp,** der gestielt aus einer der Kieferhöhlen bis in den Nasen-Rachen-Raum reichen kann. Plattenepithelmetaplasien sind möglich.

Komplikationen

Die Sinusitiden sind komplikationsreich:

- **Empyeme.** Sie entstehen, wenn das Sekret aus den Nasennebenhöhlen nicht abfließen kann und eindickt.
- **Osteomyelitiden.** Die Entzündung kann sich durch die Schleimhaut fortsetzen und den Knochen erreichen.
- **Abszesse und Phlegmonen.** Penetriert die Entzündung den Knochen, kommt es zu epi- und subduralen Abszessen, einer **Leptomeningitis,** einer **Orbitalphlegmone** bzw. einem **Orbitalabszeß** oder einer **Weichteilphlegmone.** Auch eine **Fistelbildung** ist möglich.

23.1.2 Tumoren der Nase und der Nasennebenhöhlen

- **Juveniles Nasen-Rachen-Fibrom** (juveniles Angiofibrom). Dieser **benigne Tumor** befällt (wahrscheinlich ausschließlich) Jungen und Männer zwischen dem 10. und 25. Lebensjahr. Diese Disposition läßt eine hormonelle Ursache vermuten. Der Tumor entspringt dem Periost knöcherner Anteile des Nasen-Rachen-Raumes. Nasengänge, Oropharynx und Nebenhöhlen können durch sein verdrängendes Wachstum ausgefüllt werden. Durchbrüche in die Schädelhöhle und die Orbita sind möglich (→ Gesichtsdeformation). Histologisch erscheint ein **gut vaskularisierter** (sinusartige Gefäße), **fibromatöser Tumor.**
- **Papillom.** Dieser **gutartige fibroepitheliale Tumor** tritt v.a. im 5.–6. Lebensjahrzehnt auf. Ätiologisch sind Papillomaviren (Typ 6 und 11) beteiligt. In einigen Fällen destruiert der Tumor den Gesichtsknochen. Der Tumor trägt ein **Platten-** oder **Flimmerepithel,** welches sich in das Stroma der Schleimhaut faltig einstülpt.
- **Karzinome.** 1–2% aller malignen Tumoren sind Karzinome der Nasenregion. Die Karzinome infolge beruflicher Nickel- oder Holzstaubexposition sind als Berufskrankheit anerkannt. Folgende Karzinome sind wichtig:
  - **Plattenepithelkarzinome.** Sie treten häufig nach einer Nickelexposition auf. Diese Karzinome wachsen oft stark verhornend und deshalb noch differenziert.
  - **Adenokarzinome.** Diese seltene Tumoren der Nasenregion finden sich nach einer Holzstaubexposition (Eiche, Buche). Sie leiten sich vom Epithel der Schleimhautdrüsen ab. Eine besondere Form ist das **adenoid-zystische Karzinom (Zylindrom)** (s.a. Abb. 26-3). Diese Variante ist ein bösartiger Tumor, welcher meistens in den Kieferhöhlen entsteht. Makroskopisch erscheint er wie ein Polyp, histologisch sind **Tumorschichten mit Plattenepithelüberzug und hyalinem Stroma** charakteristisch.
- **Mesenchymale Tumoren.** Beispielsweise Chondrome, Hämangiome, Fibrome oder Osteome sind selten.
- **Maligne Lymphome.** Zu den malignen Lymphomen, die in der Nase und den Nasennebenhöhlen lokalisiert sind, zählt das BURKITT-Lymphom, ein Tumor des Kindesalters.

23.2 Kehlkopf

23.2.1 Larynxödem

Definition

Die ödematöse Schwellung der Schleimhaut im Bereich des Larynx kann bis zur vollständigen Verlegung der oberen luftleitenden Wege führen.

Ätiologie/Pathogenese

Die Genese des Larynxödems kann unterschiedlich sein.

- **Entzündliches Ödem** (s.u.).
- **Angioneurotisches Ödem** (QUINCKE-Ödem). Ursache des Ödems ist entweder eine **allergische Reaktion des Typs I** mit Degranulation von Mastzellen und darauf folgender Kapillarpermeabilitätserhöhung oder ein **kongenitaler Mangel/Defekt des C1-Inhibitors** (Enzym, welches die spontane und überschießende Aktivierung des Komplementsystems verhindert). Die vermehrte Aktivierung von C1-Komplement führt zu Spaltprodukten, die die Kapillarpermeabilität heraufsetzen.

Morphologie

Neben der Larynxschleimhaut können sich beim angioneurotischen Ödem auch Augenlider, Lippen oder Genitale ödematös verändern. Histologisch findet man eine ödematöse Auflockerung der Submukosa.

23.2.2 Laryngitis

Definition

Die Laryngitis ist eine entzündliche Veränderung der Larynxschleimhaut als Reaktion auf unterschiedliche Noxen. Die Larynxschleimhaut ist besonders schwellfähig und somit in der Lage, die oberen Atemwege zu verlegen. Häufig sind die Bronchien, die Trachea oder der Pharynx ebenfalls entzündet (Laryngotracheobronchitis).

Ätiologie/Pathogenese

Noxen, die zu einer Laryngitis führen:

- **Infektionen.** Bakterien (Streptokokken, Staphylokokken, Diphtherie, Scharlach) lösen v.a. eine eitrige oder eine exsudative Entzündung aus. Viren verursachen eine exsudative oder eine hämorrhagisch-nekrotisierende Entzündung.
- **Physikalische Noxen** (Hitze, Strahlen). Es überwiegt eine exsudative Entzündung.

- **Chemische Noxen.** (Zigarettenrauch, Umweltgase, Urämietoxine). Sie verursachen auch eine exsudative Entzündung.
- **Allergische Reaktion vom Typ I.**

Akute Laryngitis

- **Laryngitis hypo-/epiglottica (Pseudokrupp).** Bei dieser Schleimhautentzündung mit einem Glottisödem ist ein vollständiger Tracheaverschluß möglich! Die Ätiologie ist nicht bekannt (Viren?).

Klinik

Die betroffenen Kinder sind oft noch nicht 3 Jahre alt und haben einen bellenden Husten. Im Gegensatz zum echten Krupp (s.u.) akzeptieren diese Kinder Getränke. Kühle, feuchte Luft, z.B. durch einen aufgespannten Regenschirm unter der laufenden Dusche, hilft in vielen Fällen.

- **Laryngitis diphtherica (Krupp).** Eine Infektion mit Corynebacterium diphtheriae verursacht weißliche/gelbliche membranartige Beläge auf der Schleimhaut, die nach Abziehen die epithellose Schleimhaut blutig zurücklassen.
- **Akute phlegmonöse Epiglottitis.** Diese lebensgefährliche Entzündung des Kehlkopfeinganges wird durch Haemophilus influenzae Typ b hervorgerufen. Sie betrifft v.a. Kinder im Kindergartenalter. Eine rasche Verlegung der Atemwege führt nicht selten zur Erstickung.

Klinik

Die betroffenen Kinder sind meistens älter als 3 Jahre und haben einen rasch progredienten Krankheitsverlauf über wenige Stunden. Die zunehmende Schwellung führt erst zu einer kloßigen Stimme, später zum inspiratorischen Stridor und zur Dyspnoe. Die Racheninspektion sollte mit äußerster Vorsicht und nur unter Intubationsbereitschaft vorgenommen werden, da die Schleimhaut weiter anschwellen und die Atemwege vollständig verlegen kann.

Chronische Laryngitis

Ätiologie

Die fehlende Ausheilung einer akuten Laryngitis, z.B. durch hohe Virulenz der Erreger oder ununterbrochene Exposition von Noxen (Zigarettenrauch), führt zu einer Chronifizierung der Entzündung.

Morphologie

- **Chronisch-katarrhalische Laryngitis.** Ein warzenförmiger Polyp auf den Stimmlippen zeigt histologisch eine seröse Exsudation mit lymphozytärer Infiltration.
- **Chronisch-hyperplastische Laryngitis.** Verdickte Epithelien können in der Region der Taschenfalten fibrosieren oder verhornen (Leukoplakie).

- **Laryngitis tuberculosa.** Charakteristisch sind verkäsende Nekrosen mit einer manchmal enormen Wucherung von Granulationsgewebe.

23.2.3 Tumoren des Kehlkopfes

Larynxpapillom des Kindes

Definition

Das Larynxpapillom des Kindes ist eine solitäre oder multiple, benigne fibroepitheliale Neoplasie des Larynx. Manchmal reicht es bis in das Bronchialsystem. Eine maligne Entartung ist sehr selten (keine Präkanzerose). Häufig treten Rezidive auf. Sie neigen in der Pubertät zur Regression.

Ätiologie/Pathogenese

Ursache ist eine Infektion mit dem Papillomavirus (Typ 11 und 16).

Morphologie

Der breitbasig aufsitzende oder gestielt abstehende Tumor zeigt histologisch hyperplastisches, **mehrschichtiges Plattenepithel,** das **nicht verhornt.**

Larynxpapillom des Erwachsenen

Definition

Das Larynxpapillom des Erwachsenen kommt meist solitär an oder um die Stimmbänder vor, **20% entarten maligne.**

Ätiologie/Pathogenese

Eine Infektion mit dem Papillomavirus verursacht diese Erkrankung.

Morphologie

Der breitbasig aufsitzende Tumor wächst blumenkohlartig und **neigt zur Verhornung.**

Larynxkarzinom

Definition

95% der Larynxkarzinome sind Plattenepithelkarzinome, selten handelt es sich um Adenokarzinome. Der Häufigkeitsgipfel liegt im 6. Lebensjahrzehnt, Verhältnis $\male : \female = 10 : 1$!

Ätiologie/Pathogenese

Eine chronisch-hyperplastische Entzündung, die mit einer Leukoplakie einhergeht, entartet vermehrt. Karzinogene des Tabakrauchs und eine chronische Staubbelastung (Chrom-, Nickel-, Silberstäube) begünstigen die Entstehung des Tumors.

Morphologie

10–15% sind Epiglottistumoren, 60–70% sind Glottiskarzinome (Stimmbandtumoren), selten finden sich Tumoren im Bereich der Subglottis.

Makroskopisch dominiert ein **ulzerös-endophyti-**

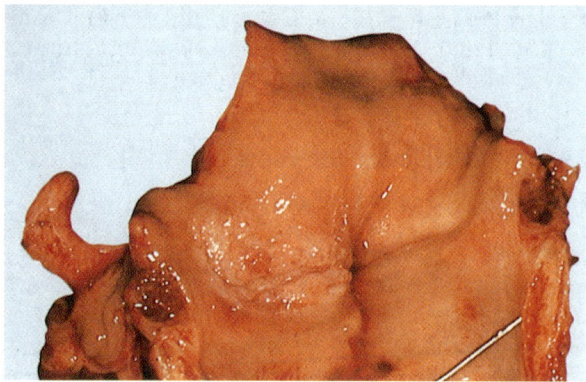

Abb. 23-1 Kehlkopfkarzinom. Das Operationspräparat zeigt ein ulzerös-endophytisch wachsendes Karzinom der linken Stimmlippe, welches auf die Subglottis übergreift.

sches Wachstum (Abb. 23-1), selten findet sich ein exophytisches Wachstum.

Histologisch handelt es sich um **Plattenepithelkarzinome.** Die seltenen spindelzelligen Plattenepithelkarzinome haben eine schlechtere Prognose. Die Metastasierungswege sind in Tabelle 23-1 beschrieben.

23.3 Trachea

23.3.1 Stenosen der Trachea

- **Kompressionsstenosen.** Sie engen das Trachealumen von außen ein. Vergrößerte Organe, welche die Trachea umgeben (Knotenstruma, Mediastinaltumoren, paratracheale Lymphknotenmetastasen und vergrößerte Hiluslymphknoten) komprimieren die Trachea. Ständiger Druck auf die Knorpelspangen führt zu deren Erweichung **(Tracheomalazie).** Weil ein Stück der Luftröhre plattgedrückt ist, nennt man sie partielle Säbelscheidentrachea.
- **Deformationsstenosen.** Sie entstehen durch formverändernde Reaktionen der Tracheawand: Entzündungen, Narben, autoaggressive Chondritis mit Antikörperbildung gegen Knorpelgewebe und degenerative Erkrankungen, welche die Knorpelspangen betreffen. Letztere treten erst im höheren Lebensalter auf und führen zum Kollaps langer Tracheateile (totale Säbelscheidentrachea).

- **Intratrachealstenosen.** Sie gehen von der Trachealwand aus (exophytisch wachsender Trachealtumor) oder entstehen durch aspirierte Fremdkörper.

Klinik

Bei Einengungen der Trachea über 50 % des Lumens kommt es zu einem inspiratorischen **und** exspiratorischen Stridor.

Endotrachealtuben dürfen bis zum 7. Lebensjahr nicht geblockt werden, da bei Kindern bis zu diesem Alter die Blockung schwere Tracheomalazien verursacht.

23.3.2 Entzündungen der Trachea

Akute Tracheitis und akute Tracheobronchitis

Ätiologie/Pathogenese

Isolierte Entzündungen des Larynx oder der Trachea sind selten. Die akuten Schleimhautentzündungen beginnen meistens im Rachenraum und deszendieren zu den tieferen Anteilen des Respirationssystems. In 80–90 % sind die Erreger Viren (Rhino-, ECHO-, Coxsackie-, Adeno- und Influenzaviren). Sie können durch einen Epithelschaden an der Schleimhaut den Weg für Bakterien (Pneumokokken, Haemophilus influenzae, seltener Staphylococcus aureus) bahnen. Bakterien bleiben meistens in der Trachea und den proximalen Bronchien, Viren deszendieren weiter und können auf das Lungengewebe übergreifen.

Aggressive chemische Noxen (Schwefeldioxid, Ammoniakgas) können ebenfalls zu akuten Entzündungen führen.

Eine **akute Bronchiolitis** betrifft v.a. Kleinkinder und wird häufig durch Respiratory-syncytial(RS)-Viren ausgelöst. Hierbei kann es zu einer exspiratorischen Dyspnoe kommen.

Morphologie

Makroskopisch ist die Schleimhaut gerötet und geschwollen. Es gibt verschiedene morphologische Erscheinungsformen:

- **Akut-katarrhalische Tracheobronchitis.** Makroskopisch ist die Schleimhaut fleckig gerötet, histologisch ist sie ödematös geschwollen und von wenigen Leukozyten durchsetzt. Es findet sich

Tab. 23-1	Metastasierungswege des Kehlkopfkarzinoms		
Tumorlokalisation	**Metastasierungswege**	**Klinik**	**Prognose**
Epiglottis	spät zervikale und prälaryngeale Lymphknotenmetastasen	lange symptomlos	schlecht
Glottis	spät laterozervikale Lymphknotenmetastasen	Heiserkeit	90 % Heilung durch eine Operation
Subglottis	früh prä- und paratracheale Lymphknotenmetastasen	Druckgefühl im Kehlkopf	schlecht

reichlich dünnflüssiges, schleimiges, gelbliches Sekret.

- **Eitrige Bronchitis.** Die granulozytäre Entzündung ist meist Folge einer bakteriellen Infektion. Das zäh-schleimige Exsudat enthält viele Granulozyten.
- **Pseudomembranös-nekrotisierende Tracheobronchitis.** Nach einer viralen Infektion kommt es erst zu einer lymphozytären Infiltration der Schleimhaut. Die oberflächlichen Schichten nekrotisieren und lösen sich als Pseudomembranen ab. Nach 2–3 Wochen reepithelisiert sich dieser Oberflächendefekt, oder er mündet bei tieferen Nekrosen in eine ulzeröse Tracheobronchitis.
- **Ulzeröse Tracheobronchitis.** Größere Ulzerationen werden durch ein Granulationsgewebe gedeckt und heilen nicht selten mit stenosierenden Narben aus, die zu Ventilationsstörungen führen. Die gleiche Pathogenese liegt der **Bronchiolitis obliterans** zugrunde, die durch Streptokokken oder Masernviren verursacht wird und zum Verschluß der Bronchioli führen kann.
- **Hämorrhagische Tracheobronchitis.** Influenzaviren verursachen in seltenen Fällen hämorrhagische Veränderungen der Luftwege („echte Grippe"). Eine schwere Komplikation ist das Deszendieren des Erregers mit nachfolgender interstitieller Pneumonie und Superinfektion.

Klinik

Alte Menschen und Kleinkinder leiden häufig an Infektionen der oberen Atemwege. Akute Tracheobronchitiden beginnen mit Husten und retrosternalen Schmerzen. Ein Schnupfen geht dieser Infektionskrankheit häufig voraus. Persistiert ein unklarer Husten länger als 2 Wochen, sollte bei Patienten mit einer Risikoanamnese (z.B. Raucher) eine Röntgenuntersuchung veranlaßt werden, um ein Malignom auszuschließen.

23.4 Bronchien

Die Entzündungen der Bronchien, **Bronchitis** und **Bronchiolitis** werden in den Kapiteln 13.2.3 und 23.3.2 abgehandelt. Die **Mukoviszidose** findet sich im Kapitel 16.5 und das **Asthma bronchiale** im Kapitel 13.2.4.

23.4.1 Bronchostenose

Ätiologie und Pathogenese der Bronchostenosen unterscheiden sich nicht von denen der Trachea (s.o.). Häufig ist die Bronchostenose durch Schleim verursacht, der im Rahmen einer chronischen Bronchitis entsteht.

Von der Pathogenese der Trachealstenosierung weicht die der **Bronchitis deformans** ab: Silikosen oder eine Tuberkulose können in der Nachbarschaft zu den Bronchien chronifizieren und die Luftleiter in Mitleidenschaft ziehen. Bronchusdestruktionen und Bronchostenosen sind die Folge.

23.4.2 Bronchiektasien

Definition

Irreversible Erweiterungen der Bronchiallumina mittlerer und kleinerer Bronchialäste bezeichnet man als Bronchiektasien.

Ätiologie/Pathogenese

Man unterscheidet angeborene von erworbenen Bronchiektasien:

- **Angeborene Bronchiektasien.** Diese seltene Mißbildung führt zu sackförmigen Ausbuchtungen der Bronchien.
- **Erworbene Bronchiektasien.** Sie können folgende Ursachen haben:
  - **Chronische Bronchitis.** Die Bronchialwände können im Rahmen der Entzündung zerstört werden.
  - **Frühkindliche Infekte** (Masernbronchitis). Sie sind an der Pathogenese der Ektasien kleiner Bronchien und Bronchiolen beteiligt.
  - **Mukoviszidose.** Das zähe Bronchialsekret fördert bakterielle Infektionen, die später auf die Bronchialwände übergehen und zu Knorpeldestruktionen führen.
  - **Poststenotische Entzündungen.** Sie können z.B. distal eines Bronchialkarzinoms entstehen.

Morphologie

Morphologisch kann man zwischen zwei Typen unterscheiden:

- **Zylindrische Bronchiektasien.** Häufig sind nach chronischen Entzündungen und lang anhaltenden Bronchostenosen die unteren distalen Bronchien erweitert. Diese Bronchiektasien lassen sich bis unter die Pleura verfolgen (Abb. 23-2) und sind oft mit schleimigem Sekret ausgefüllt (Eiterstraßen bis an die Pleura). Histologisch imponiert eine chronisch-atrophische oder entzündlich-hyperplastische Schleimhautveränderung.
- **Sackförmige Bronchiektasien.** Sie kommen v.a. bei angeborenen Bronchiektasien und bei der Mukoviszidose vor. Sie liegen auf der Ebene der Subsegmentbronchien und können blind enden. Der distale Lungenabschnitt ist oft atelektatisch. Histologisch zeigt sich eine dünne, nach Entzündungen destruierte Bronchialwand. Plattenepithelmetaplasien sind häufig.

Komplikationen

Bronchiektasien sind komplikationsreich:

- **Sepsis.** Sie geht häufig von Bronchiektasien aus.
- **Rezidivierende Bronchopneumonien.** Bakterien werden peribronchial und bronchial fortgeleitet.
- **Amyloidose.** Sie entwickelt sich aus chronischen Entzündungen.

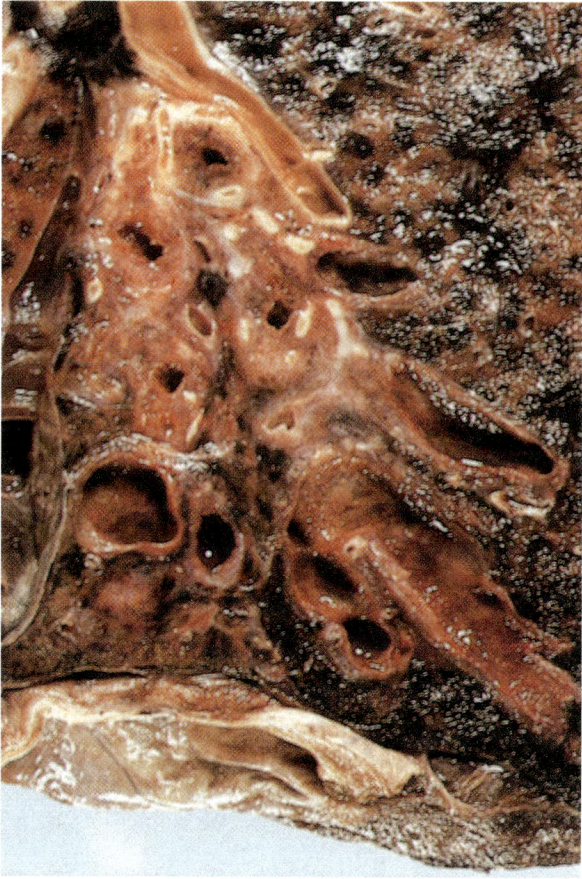

Abb. 23-2 Zylindrische Bronchiektasien. Im aufgeschnittenen Lungenlappen erkennt man ausgeweitete Bronchien, die bis zur Pleura reichen.

- **Karzinom.** Es kann sich in seltenen Fällen aus Plattenepithelmetaplasien entwickeln und zur Stenosierung der Bronchien führen.
- **Lungenatelektasen.** Die darauffolgende pulmonale Hypertonie endet möglicherweise in einem Cor pulmonale.

23.5 Lunge

Im allgemeinen Teil sind folgende Erkrankungen der Lunge beschrieben: **Atelektase** (s. Kap. 13.2.1), **Lungenemphysem** (s. Kap. 13.2.2), **Lungenembolie** (s. Kap. 9.10), **Diffusionsstörungen der Lunge** wie das Lungenödem und die Stauungslunge (s. Kap. 13.4.2), **interstitielle Fibrose** (s. Kap. 13.4.5), **Sarkoidose** (s. Kap. 6.8.3), **Pneumokoniosen** wie Silikose, Anthrakose, Asbestose (s. Kap. 4.1.5).

23.5.1 Pneumonie

Obwohl die Lungenentzündungen (Pneumonien) im allgemeinen Teil schon erläutert wurden, **Lobärpneumonie** (s. Kap. 6.5.4), **Herdpneumonie** (s. Kap. 6.5.5) und **interstitielle Pneumonie** (s. Kap. 13.4.4),

sollen sie wegen der Wichtigkeit des Stoffes noch einmal im Zusammenhang dargestellt werden. Die Morphologie im einzelnen ist den Kapiteln des allgemeinen Teils zu entnehmen. Zusätzlich werden hier die einzelnen Herdpneumonien besprochen.

Definition

- **Pneumonie.** Darunter versteht der Kliniker eine mikrobiell ausgelöste Lungenentzündung.
- **Pneumonitis. Physikalisch-chemische** Reizungen (z.B. durch β- und γ-Strahlung, Gase, Dämpfe, Stäube) können zu einer interstitiellen Pneumonie führen. Hier sind die Grenzen zu den Pneumokoniosen (s. Kap. 4.1.5) fließend.
- **Alveolitis.** Unter einer Alveolitis versteht man eine **allergisch-toxisch** induzierte Lungenentzündung. Allergene (meist organische Stäube, die Pilzsporen oder Tierproteine enthalten) verursachen nach Sensibilisierung eine allergische Reaktion vom Typ III oder IV. Das histologische Bild ist von einer granulomatösen interstitiellen Entzündung geprägt.

Ätiologie

Je nach der Entstehung gibt es eine **primäre** (ohne Vorschädigung der Lunge) oder **sekundäre Pneumonie** (Lungenentzündung, die durch eine Virusinfektion oder durch Lungenstauung vorgeschädigte Lunge befällt).

Morphologie

Die folgende morphologische Klassifikation der Lungenentzündungen unterscheidet eine **alveoläre** (Entzündung in den Lufträumen) und eine **interstitielle** Form (Entzündung im Interstitium). Zu den alveolären Pneumonien zählen die Lobär- und die Bronchopneumonie. Viren, **Pneumocystis carinii** (s. Kap. 13.4.4), allergische Reaktionen und physikalisch-chemische Noxen verursachen Entzündungen, die sich im Interstitium abspielen. Überschneidungen beider Formen sind möglich.

Während die infektiösen interstitiellen Pneumonien einen akuten Verlauf nehmen, neigen allergische und physikalisch-chemische Pneumonien zu einem chronischen Krankheitsgeschehen, welches in einer **Wabenlunge** (Lungenfibrose, s.a. Kap. 13.4.5, fibrotischer Umbau besonders zwischen den Alveolarsepten) enden kann.

Lobärpneumonie

Definition

Die Lobärpneumonie, eine intraalveoläre (auf einen oder mehrere Lobi beschränkte) Entzündung, entsteht vor allem nach der Inhalation folgender Erreger: Pneumokokken, Staphylokokken, Klebsiellen, Pseudomonas oder Proteus. Die Lungenentzündung verläuft in 4 typischen Stadien (s. Kap. 6.5.4).

Komplikationen

- **Störung der Ventilation und Lungenperfusion.** Sie resultieren aus der reduzierten Gasaustauschfläche und den veränderten Durchblutungsverhältnissen. Wenn beide Lungenflügel betroffen sind, kommt es zur respiratorischen Insuffizienz.
- **Pleuritis.** Eine Pleuritis fibrinosa und ein Begleiterguß sind die Regel. Seltener chronifiziert die Pleuraentzündung mit der Folge eines Pleuraempyems.
- **Chronische Pneumonie.** Bleibt bei Immunschwäche die Lyse-Phase aus, so kommt es zur bindegewebigen Organisation des intraalveolären Exsudates. Dieses Areal erhält eine fleischartige Beschaffenheit (Karnifikation).
- **Lungenabszeß.** Virulente Pneumokokkenstämme des Typs III oder eine Abwehrschwäche (Alkoholiker, Diabetiker) verursachen nekrotisierende Einschmelzungen im Lungengewebe.
- **Perikarditis.** Das Perikard kann nach einer lymphogenen Fortleitung beteiligt sein.
- **Bakteriämie und Sepsis.** Eine hämatogene Streuung kann zu einer Leptomeningitis oder einer ulzerösen Endokarditis führen.

Bronchopneumonie

Definition

Die Bronchopneumonie (Herdpneumonie) ist eine deszendierende Entzündung der Bronchioli, die auf den Intraalveolarraum übergreift.

Morphologie

Die Morphologie ist unterschiedlich: Zum einen existieren verschiedene Entzündungsstadien nebeneinander, zum anderen wird die Morphologie von dem Erreger und dem Immunstatus des Erkrankten mitbestimmt:

- **Pneumokokken.** Sie verursachen häufiger eine Bronchopneumonie als eine Lobärpneumonie. Histologisch existieren mehrere Stadien der Lobärpneumonie nebeneinander.
- **Staphylokokken.** Die bronchogene Infektion deszendiert und bildet eine perilobuläre Entzündung aus. Es kommt zu **Nekrosen,** die zu **Abszessen** werden können. Hämatogene Infektionen (bei Dekubitus oder einer Thrombophlebitis) verursachen Mikroabszesse.
  Im Rahmen von sekundären Pneumonien können Staphylokokken eine **hämorrhagische Bronchopneumonie** auslösen: Bakterientoxine zerstören Gefäße, aus denen es später blutet. Das entzündete Gewebe ist hämorrhagisch durchsetzt. Staphylokokken sind gefürchtete Hospitalkeime, die zu Pneumonien mit einer hohen Letalität führen.
- **Streptokokken.** Sie führen v.a. zu bronchogen deszendierenden Infektionen. Die bakterieneigenen Enzyme Hyaluronidase, Streptokinase und Fibrinolysin erklären den dünnflüssigen Eiter **(eitrige Herdpneumonie),** der Bronchiolen verlegt und zu Atelektasen führt. Eine Pleuritis oder ein Pleuraempyem sind typische Komplikationen.

- **Klebsiellen.** Klebsiella pneumoniae ist ein Schleimhautsaprophyt, der bei Immunsuppression auf dem Blutweg zur Lunge gelangt und die FRIEDLÄNDER-Pneumonie verursacht. Die Morphologie ähnelt der einer Pneumokokkenpneumonie. Charakteristisch ist die schleimig-fadenziehende Schnittfläche bei der Sektion. Pleuraempyeme sind häufig.
- **Legionellen.** Legionella pneumoniae betrifft Patienten mit immunsuppressiver Therapie und ältere Menschen. Das morphologische Bild ist durch konfluierende Pneumonieherde und Mikroabszesse geprägt.
- **Anaerobier.** Sie gelangen meist durch Aspiration (Alkoholintoxikation, Narkose) in die Lunge. Die morphologischen Befunde sind unspezifisch und gleichen denen einer **eitrig-nekrotisierenden Entzündung.**
- **Actinomyces (Strahlenpilz) israelii** ist ein grampositives Bakterium, das die Aktinomykose verursacht. Der Keim ist Teil der physiologischen Mundflora und kann bronchogen deszendieren. Histologisch sind grampositive Myzelien mit einer Stäbchen- und einer Kugelgestalt auffällig, diese werden von Granulozyten und Histozyten kreisförmig umschlossen.
- **Mischinfektion.** Aspirationspneumonien sind Mischinfektionen aus aeroben und anaeroben Keimen. Eine Sonderform der Aspiration bezeichnet man als MENDELSON-Syndrom. Hier kommt es zur **Aspiration von Magensaft.** Bronchiolen und Alveolen nekrotisieren. Es entsteht eine **peptische Pneumonie.** Diese schwere Pneumonie verläuft unter dem Bild einer **gangränösen, eitrigen Herdpneumonie.**

> **Klinik**
> Der Erreger ist nur in 50% aller infektiösen Pneumonien ermittelbar. Superinfektionen und eine Antibiotikatherapie können schnell zu einem Erregerwechsel führen. In 10–15% der Fälle kommt es im Rahmen einer Pneumonie zu einer Bakteriämie und zu extrapulmonalen Komplikationen.

Viruspneumonien

Ätiologie/Pathogenese

Viren (Masern-, Zytomegalie- und Adenoviren) replizieren sich im Epithel der Bronchioli und der Alveolen. Die nachfolgende Nekrotisierung dieser Zellen führt zur interstitiellen Entzündung und begünstigt eine bakterielle Superinfektion.

Morphologie

Je nach Pneumonieerreger variiert das morphologische Bild:

- **Adenoviren.** Die häufigsten Erreger von Atemwegsinfektionen können im Bronchialsystem weiter deszendieren und eine „leichte" Pneumonie verursachen. Das Bronchialepithel ist nekrotisch, peribronchiolär und in den Alveolarsepten finden sich lymphoplasmazelluläre Infiltrate. **Riesenzellen** werden gebildet.
- **Masernviren** (Paramyxoviren). Kinder mit einem geschädigten Immunsystem und ältere Menschen sind gefährdet. Die **lymphoplasmazelluläre** Entzündung mit **Riesenzellbildung** beginnt peribronchiolär und greift auf die Alveolarsepten über.
- **Grippeviren** (Orthomyxoviren, Influenzaviren). Diese Viren sind die Erreger der „echten Grippe". Die Lungenbeteiligung führt häufig zur bakteriellen Superinfektion: Neben den virusbedingten **Epithelnekrosen** dominiert eine Herdpneumonie das morphologische Bild.
  Die pulmonale Beteiligung ist gefürchtet, da sie einen **hämorrhagisch nekrotisierenden Verlauf** nehmen und perakut innerhalb von 1–2 Tagen tödlich enden kann (s.a. Kap. 6.5.6).
  Der toxische Kapillarschaden bewirkt ausgedehnte Blutungen in die Lunge. Ein **interstitieller Verlauf** beginnt peribronchiolär, verläuft ohne Blutungen und hat eine bessere Prognose.
- **Zytomegalieviren.** Infektionen im frühen Kindesalter verlaufen meist ohne schwere Lungenbeteiligung. Zytomegaliepneumonien im Erwachsenenalter entstehen bei starker Immunsuppression, z.B. im Rahmen einer Organtransplantation, weniger bei AIDS. Typisch sind peribronchioläre und interstitielle lymphozytäre Infiltrate und die Bildung von **„Eulenaugenzellen".**

23.5.2 Pneumomykosen

Definition

Ein Pilzbefall der Lunge heißt Pneumomykose.

Ätiologie/Pathogenese

Pilze gelangen v.a. über die Atemwege aus dem Mund-Rachen-Raum in die Lunge, seltener ist der hämatogene Infektionsweg. In Europa werden Lungenmykosen von den Pilzen der Candida-, Aspergillus- und Kryptokokkenfamilie verursacht.
- **Candidapneumonie (Soorpneumonie).** Immunsuppressive Therapie, lang anhaltende Antibiose und Zytostatikagabe setzen die natürliche Resistenz des Organismus herab. Dadurch kann der Saprophyt Candida albicans zum **Soor** und deszendierend zur **Candidabronchitis** und zur **Lungenmykose** führen. Morphologisches Korrelat sind Mikroabszesse und Nekrosen, die zuerst peribronchiolär, später in der Lunge auftreten.
- **Aspergilluspneumonie.** Wenn eine Vorerkrankung (Leukämie) besteht oder ein Gesunder besonders viele Pilzsporen einatmet, kann Aspergillus fumigatus eine Lungenmykose verursachen. Je

nachdem, wie lange die Mykose besteht und welchen Teil der Lunge sie befallen hat, unterscheidet man drei Formen:
- **Allergische bronchopulmonale Aspergillose.** Nach einer Sensibilisierung gegen Aspergillusantigene kann ein wiederholter Pilzkontakt zu Beschwerden und Veränderungen führen, die dem Asthma bronchiale ähneln.
- **Aspergilluspneumonie.** Wie bei der Tuberkulose bildet sich eine zentrale Nekrose mit einem epitheloidzelligen Randsaum.
- **Aspergillom.** Nach längerer Krankheitsdauer können präformierte Hohlräume (z.B. Emphysemblasen, Kavernen) von dem Pilz ausgefüllt werden.
- **Kryptokokkenmykose.** Cryptococcus neoformans ist im Vogelkot enthalten und verursacht nur bei verminderter Immunabwehr eine Erkrankung. Die intraalveolär wachsenden Pilzkolonien gehen mit Granulomen einher.

23.5.3 Tumoren der Lunge

Lungentumoren werden unterteilt in die Bronchialkarzinome (kleinzelliges Bronchialkarzinom, Plattenepithelkarzinom, Adenokarzinom, großzelliges Bronchialkarzinom), das Bronchialkarzinoid, die mesenchymalen Lungentumoren (z.B. Lipome, Fibrome, Neurofibrome, Leiomyome oder Angiome) und die Lungenmetastasen.

Bronchialkarzinom

Definition

Das Bronchialkarzinom ist eine maligne Entartung des Epithels der Bronchien oder Bronchiolen oder der Zellen des APUD-Zellsystems (diffuses neuroendokrines System). Je nach Zelltyp unterscheidet man das Plattenepithelkarzinom, das Adenokarzinom, das klein- und das großzellige Bronchialkarzinom. Das Bronchialkarzinom ist der zweithäufigster Tumor überhaupt mit einer Inzidenz von 60/100 000 im Verhältnis $\male : \female = 5:1$, der Manifestationsgipfel liegt um das 60. Lebensjahr, die 5-Jahres-Überlebensrate beträgt 5%.

Ätiologie

Eine besondere Rolle in der Entstehung dieses Tumorleidens spielt der **Tabakrauch.**
  Er enthält ca. 2000 Stoffe, von denen mindestens 100 kanzerogen sind. Nach 20 Packungsjahren (ein Packungsjahr = 20 Zigaretten/Tag über 1 Jahr) ist das Risiko für ein Bronchialkarzinom 30fach, nach 40 Packungsjahren ca. 60fach höher als bei einem lebenslangen Nichtraucher.
  Neben dem Tabakrauch gelten **radioaktive Stäube, Asbest, Arsen, Chromdämpfe, Chlorkohlenwasserstoffe** und **chronisch-entzündliche Reizungen** als lungenkrebsfördernde Noxen.

Pathogenese

Die Pathogenese der Bronchialkarzinome ist sehr komplex und größtenteils unverstanden. Vereinfacht gilt folgendes:

Die auf der Basalmembran stehenden Reservezelltypen des Bronchialsystems sind pluripotent. Sie „erinnern" sich an den Bau von Plattenepithelien, Becherzellen, CLARA-Zellen (schleimproduzierende Zellen der Bronchiolen) und neuroendokrinen Zellen. Nach chronisch-entzündlicher Reizung und der Einwirkung von Kanzerogenen kann das Epithel mit einer Plattenepithelmetaplasie, einer Becherzellhyperplasie oder einer Entartung neuroendokriner Zellen reagieren; so entstehen die Subtypen des Bronchialkarzinoms.

Die Abbildung 23-3 zeigt die Lageverteilung der Bronchialkarzinome.

- **Plattenepithelkarzinom (40%).** Dieser Tumor entsteht nach chronischer Schleimhautreizung aus einer Plattenepitheldysplasie, häufig an den Aufzweigungen der Subsegmentbronchien. Er wächst langsam und metastasiert früh in die regionären Lymphknoten.
  Makroskopisch hat dieser exophytische Tumor eine grauweiße Farbe. Ulzerationen, Nekrosen, Blutungen und Zysten sind häufig. Histologisch unterscheidet man einen **verhornenden Typ** (differenzierter, also bessere Prognose) von einem **nichtverhornenden Typ** (entdifferenziert, also schlechtere Prognose).
- **Adenokarzinom (25%).** Es entwickelt sich bevorzugt in Narbengewebe (alte Tuberkulose) und entspringt den schleimproduzierenden Zellen. Es metastasiert früh lymphogen und hämatogen (Gehirn, Leber, NNR).
  Dieser schleimproduzierende Tumor liegt meist peripher. Histologisch sieht man häufig Drüsenformationen mit azinären und tubulären Anteilen.

- **Kleinzelliges Bronchialkarzinom (Haferzellkarzinom, oat-cell carcinoma, 15%).** Dieses Karzinom geht von den neuroendokrinen APUD-Zellen aus und liegt oft zentral. Charakteristisch sind sein sehr rasches Wachstum und frühe lymphogene und hämatogene Metastasierung (Knochen, Leber, Gehirn, NNR). Der Tumor hat in der Regel schon vor der Entdeckung hämatogen metastasiert. Ein infiltratives Wachstum in das Lungengewebe und nekrotische Tumorareale sind typisch für sein makroskopisches Bild. Histologisch zeigen die Tumorzellen einen großen Zellkern und wenig Zytoplasma, die Zellformation kann in Reihen, in Rosetten oder tubulär angeordnet sein (Abb. 23-4).
- **Großzelliges Bronchialkarzinom (16%).** Alle Bronchialkarzinome, die nicht in die oben aufgeführten Klassen eingeordnet werden können und großzellige Anteile besitzen, werden darunter zusammengefaßt. Sie metastasieren rasch hämatogen in Leber, Gehirn und Knochen.

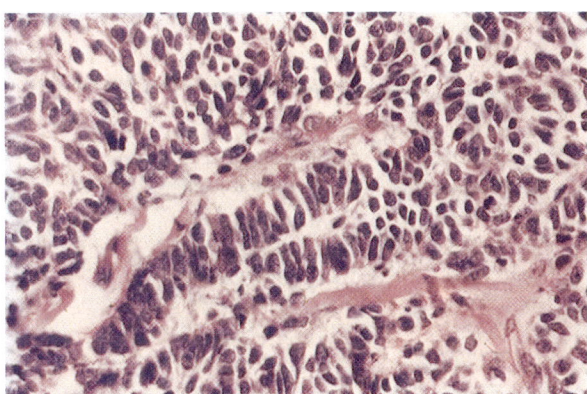

Abb. 23-4 Histologisches Bild eines kleinzelligen Bronchialkarzinoms. Erklärung im Text.

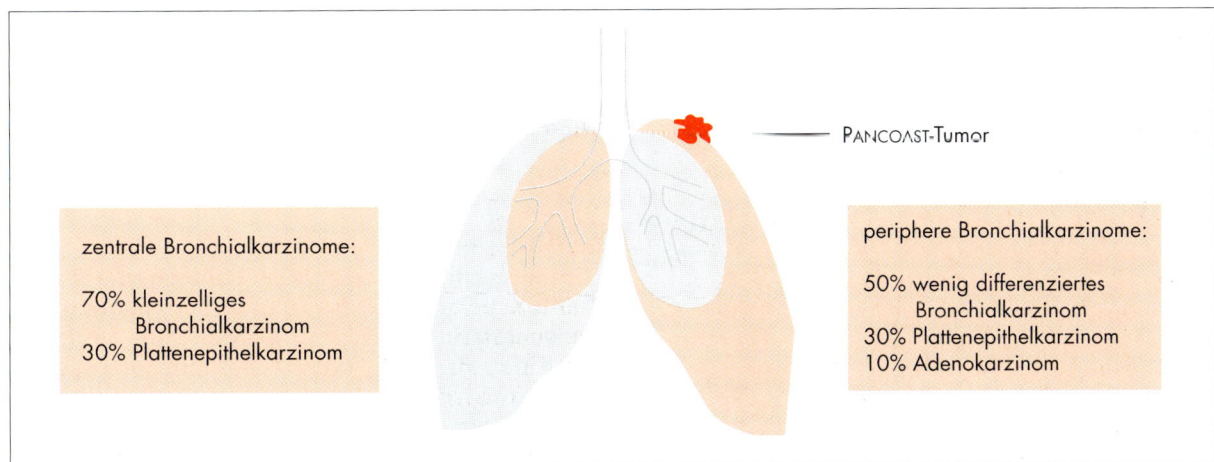

PANCOAST-Tumor

zentrale Bronchialkarzinome:

70% kleinzelliges
   Bronchialkarzinom
30% Plattenepithelkarzinom

periphere Bronchialkarzinome:

50% wenig differenziertes
   Bronchialkarzinom
30% Plattenepithelkarzinom
10% Adenokarzinom

Abb. 23-3 Schema zur Lageverteilung der Bronchialkarzinome. Die meisten Bronchialkarzinome haben eine zentrale Lage (linke Seite). Die Lagehäufigkeit der einzelnen Subtypen ist in der Zeichnung vermerkt. Als PANCOAST-Tumor bezeichnet man einen Lungentumor mit apikaler Lokalisation, der die Pleura durchwächst und in die Schulter-Hals-Region einbricht.

Klinik

In der Regel ist die Symptomatik im Frühstadium sehr gering. Wichtig ist, in der Anamnese eines Rauchers gezielt nach Änderungen von Husten, Auswurf, Gewicht und Leistungsvermögen zu fragen. Klassische Symptome wie Hämoptyse, obere Einflußstauung, Heiserkeit, Schmerzen oder Dyspnoe treten häufig erst in späten Stadien auf.

Aufgrund ihres neuroendokrinen Ursprungs können die Zellen des kleinzelligen Bronchialkarzinoms Hormone sezernieren und als ektoper Hormonproduzent den Gesamtorganismus stören (z.B. führt die Produktion von ACTH zum CUSHING-Syndrom, von ADH zum SCHWARTZ-BARTTER-Syndrom, von Kalzitonin zu Hypokalzämien).

Endokrin aktive Bronchialkarzinome unterscheiden sich histologisch nicht von den endokrin inaktiven. Wegen ihrer frühen Metastasierung wird häufig eine palliative Chemo- und Strahlentherapie eingesetzt. Die vorläufige gute Remission im Rahmen der Therapie ist leider meist nur von kurzer Dauer.

Bronchuskarzinoid

Das Bronchuskarzinoid entsteht wie das kleinzellige Bronchialkarzinom aus neuroendokrinen Zellen, ist jedoch nicht so maligne. 1% aller Karzinoide liegen im Bronchialsystem (s.a. Kap. 11.7). Sie unterscheiden sich nicht von denen im Gastrointestinaltrakt. Sie bleiben klein und sehen wie helle Knoten aus. Die lymphogenen Metastasen sind oft groß. Später kommt es auch zur hämatogenen Metastasierung in die Leber.

Klinik

Die Karzinoid-Symptomatik besteht aus Diarrhö, Hitzewallungen, Tachykardie und Asthmaanfällen.

Lungenmetastasen

Die Lunge ist häufig Absiedlungsort für Metastasen:
- **Lymphogene Metastasen.** Sie stammen v.a. vom Mammakarzinom oder vom Magenkarzinom.
- **Hämatogene Metastasen.** Sie sind meist Metastasen vom Kava-Typ (Adenokarzinom der Niere, Chorionkarzinom, follikuläres Schilddrüsenkarzinom, Knochentumoren). Auch tumoröse Systemerkrankungen wie Leukämien oder maligne Lymphome metastasieren in die Lunge.
- **Aspirationsmetastasen.** Sie treten bei der Larynxpapillomatose auf.

23.6 Pleura

23.6.1 Entzündungen der Pleura

Definition

Die Entzündung des Lungenfells (**Pleuritis**) wird je nach Ausmaß des Begleitergusses in eine Pleuritis sicca oder in eine Pleuritis exsudativa unterteilt.

Pleuritis sicca

Definition

Die Pleuritis sicca (**Pleuritis fibrinosa**) ist eine Entzündung des Lungenfells ohne oder mit einem geringen Begleiterguß.

Ätiologie/Pathogenese

Die Pleuritis sicca entsteht begleitend zu einer **Pneumonie,** infolge einer **Urämie** oder bei einem **Lungeninfarkt.**

Sie stellt oft ein Durchgangsstadium zur exsudativen Pleuritis dar. Eine veränderte Kapillarpermeabilität führt zur Fibrinabscheidung, die auf ein Areal begrenzt sein kann (über einem Lungeninfarkt) oder diffus über die Pleura verteilt ist (Urämie).

Morphologie

Die sonst spiegelnd glatte Pleura ist trüb und stumpf. Fibroblasten produzieren Kollagen, welches sich zusammen mit dem Fibrin zu einer **Pleuraschwarte** über der viszeralen Pleura organisiert oder als umschriebene Verdickung (**Pleuraplaque**) auf der Pleura zurückbleibt.

Klinik

Die Fibrinausschwitzungen der eng aneinanderliegenden Pleurablätter reiben bei jedem Atemzug gegeneinander, so daß der Patient atemabhängige Schmerzen hat.

Pleuritis exsudativa

Definition

Die Pleuritis exsudativa (**Pleuritis serofibrinosa**) ist eine Entzündung des Lungenfells mit einem Begleiterguß.

Ätiologie/Pathogenese

Diese Pleuritisform entsteht im Rahmen einer **Pneumonie** (auch einer Tuberkulose), bei **Tumoren,** bei **Lungeninfarkten** oder einer **Urämie.**

Nach der physiologischen Resorption oder einem therapeutischen Absaugen des Ergusses kommt es zur bindegewebigen Durchsetzung der Pleura. Dies kann zur Verwachsung beider Pleurablätter führen. Eine folgende Pleuritis sicca unterstützt diesen Prozeß.

Morphologie

Im floriden Stadium überwiegt die Exsudation. Der Erguß ist proteinreich. Eine Pleuraschwarte entwickelt sich auch bei dieser Pleuritis.

Klinik
Da hier die beiden Pleurablätter durch einen Erguß voneinander getrennt sind, hat der Patient im Anfangsstadium keine atemabhängigen Schmerzen.

23.6.2 Pathologische Prozesse im Pleuraspalt

Pleuraempyem

Definition

Ein Pleuraempyem ist eine massive Eiteransammlung im Pleuraspalt.

Ätiologie/Pathogenese

Nach einer Pneumonie oder nach einem Thoraxtrauma können Eitererreger (v.a. Streptokokken) in den Pleuraspalt eindringen und hier ein ideales Milieu zur Vermehrung finden. Ein Erguß begleitet die Erkrankung. Der Resorptionsprozeß hält oft Wochen bis Monate an. Nach unvollständiger Resorption wird das Empyem abgekapselt.

Morphologie

Es kommt zu ausgedehnten Pleuraverwachsungen. Nach Monaten entwickelt sich infolge wiederholter Exsudationen eine **Pleuraschwarte**.

Pneumothorax

Definition

Als Pneumothorax bezeichnet man eine Gasansammlung im Pleuraspalt.

Ätiologie/Pathogenese

- **Traumatischer Pneumothorax.** Traumatische Thoraxverletzungen können zu einer Verbindung des Pleuraspaltes zur Außenwelt führen.
- **Spontanpneumothorax.** Durch das Platzen von Emphysemblasen reißt die viszerale Pleura.

Morphologie

Der Pneumothorax wird meistens von einer exsudativen Pleuritis begleitet.

Klinik
Fehlende Atemgeräusche und ein abgeschwächter bis aufgehobener Stimmfremitus sind typische Befunde. Da sich in der Inspiration die beiden Pleurablätter enger aneinanderlegen, und so ein Pneumothorax übersehen werden kann, werden die Röntgenaufnahmen bei dem Verdacht auf einen Pneumothorax in der Exspiration angefertigt.

Hydrothorax

Definition

Eine Flüssigkeitszunahme im Pleuraspalt über 200 ml heißt Hydrothorax (**Pleuraerguß**).

Ätiologie/Pathogenese

Ursachen für die Flüssigkeitszunahme können sein:
- **Pleuritis.** Durch eine erhöhte Kapillarpermeabilität dringt vermehrt seröse Flüssigkeit in den Pleuraspalt.
- **Pneumonien.** Sie können sowohl die Kapillarpermeabilität erhöhen als auch eine ADH-Fehlregulation mit erhöhter Natrium- und Wasserrückresorption auslösen (SCHWARTZ-BARTTER-Syndrom).
- **Lungentumoren.** Sie komprimieren oft Lymphgefäße, so daß sich die Lymphe in den Pleuraspalt zurückstaut.
- **Pleurakarzinome.** Sie können die Kapillarpermeabilität erhöhen oder Lymphgefäße abdrücken.
- **Dekompensierte Herzinsuffizienz.** Eine Linksherzinsuffizienz erhöht durch einen Rückstau von Blut in den kleinen Kreislauf den Filtrationsdruck in den Lungenkapillaren. Da der Druck im rechten Pleuraspalt niedriger ist als im linken, entsteht oft zuerst ein rechtsseitiger Erguß.
- **Hypoproteinämien.** Sie verursachen durch eine Verminderung des onkotischen Drucks einen Erguß im Pleuraspalt.
- **Pankreatitis.** Dabei kann es ebenfalls zu einem Pleuraerguß kommen.
- **Erkrankungen aus dem rheumatischen Formenkreis.** Die primär chronische Polyarthritis und der systemische Lupus erythematodes können mit einem Pleuraerguß einhergehen.

Morphologie

Das Punktat ist ein Exsudat oder Transsudat.

Klinik
Für die Differentialdiagnose eines Ergusses spielt die Untersuchung des Pleurapunktates die wesentliche Rolle: Ein **Transsudat** (Gesamteiweiß < 30 g/l) entsteht durch verminderten onkotischen Druck in den Gefäßen (Leberzirrhose, nephrotisches Syndrom) oder bei erhöhtem intravasalen Druck im Rahmen eines venösen Rückstaus (Herzinsuffizienz). Ein **Exsudat** (Gesamtprotein > 30 g/l) entsteht durch eine erhöhte Durchlässigkeit der Gefäße (bei bakteriellen Infektionen, malignen Erkrankungen, Pankreatitis oder iatrogen durch eine Strahlentherapie oder Medikamente). Die **zytologische Untersuchung** gibt Hinweise auf maligne Erkrankungen (Nachweis von Tumorzellen) oder Tuberkulose (lymphozytenreiches Exsudat). Schließlich kann das Punktat noch auf Bakterien und Tumormarker untersucht sowie die Glukosekonzentration und der pH-Wert ermittelt werden. (Die beiden letzten Parameter sind beim Empyem erniedrigt.)

Hämatothorax

Definition

Beim Hämatothorax sind dem Pleuraerguß größere Mengen Blut beigemischt.

Ätiologie/Pathogenese

Eine Gefäßverletzung mit Einblutungen in den Pleuraspalt kann folgende Ursachen haben:
- **Traumatische Ursache.**
- **Lungen- oder Pleuratumoren.**
- **Lungenembolie.**
- **Lungentuberkulose.**

Chylothorax

Definition

Ein Pleuraerguß mit milchig-fettigem Anteil heißt Chylothorax.

Ätiologie/Pathogenese

Durch eine Stenosierung oder Verletzung des Ductus thoracicus (Tumor, Trauma) kommt es zum Rückfluß des Chylus, u.a. in den Pleuraspalt.

23.6.3 Tumoren der Pleura

Pleuramesotheliom (siehe 13.6.2)

Tumormetastasen

Auf hämatogenem Weg können viele maligne Tumoren in die Pleura metastasieren. Eine von Metastasen multipel durchsetzte Pleura nennt man **Pleurakarzinose.** Auf lymphogenem Weg können Metastasen eines Bronchial-, Magen- oder Mammakarzinoms die Pleura erreichen. Insgesamt kommt es nur selten zu diesen **sekundären Pleuratumoren.**

24 Mediastinum

J. Lepenies

Als Mediastinum wird der Raum zwischen den Brustwirbelkörpern und dem Brustbein, seitlich begrenzt durch die mediastinale Pleura, bezeichnet. Man unterscheidet ein **oberes** und ein **unteres Mediastinum.** Das obere Mediastinum befindet sich oberhalb des Herzens und beinhaltet den Thymus, die Trachea mit der Bifurkation und den oberen Ösophagus. Das untere Mediastinum wird weiter in ein vorderes, ein mittleres und ein hinteres Mediastinum eingeteilt. Das **vordere Mediastinum** liegt vor einer durch die Trachealbifurkation und das vordere Perikard gezogenen Linie. Das **mittlere Mediastinum** enthält das Herz mit Herzbeutel, die Aorta ascendens, die Pulmonalgefäße und die Nn. phrenici. Das **hintere Mediastinum** zwischen der Herzbeutelhinterwand und der Wirbelsäule enthält den unteren Ösophagus, die Nn. vagi, die Aorta thoracica, V. azygos/hemiazygos und den Ductus thoracicus.

24.1 Mediastinitis

Definition

Eine Entzündung des Bindegewebes des Mediastinums wird als Mediastinitis bezeichnet. Anhand des zeitlichen Verlaufs unterscheidet man eine akute von einer chronischen Form.

Ätiologie

Die **akute eitrige Mediastinitis** entsteht nach iatrogenen Eingriffen (Bronchoskopie, Ösophagoskopie), geschlossenen oder offenen Thoraxtraumen, deszendierenden Entzündungen der Mundhöhle oder des Oropharynx sowie durch Perforationen von Fremdkörpern oder Tumoren. Sie wird durch Bakterien hervorgerufen und kann lebensbedrohlich sein.

Die **chronische Mediastinitis** entsteht als Folge von chronischen Infektionen (Tbc) oder durch Bestrahlung. Der Entzündungsprozeß bleibt lokalisiert. Sie verläuft symptomarm mit günstigerer Prognose.

Klinik

Klinische Symptome der akuten Mediastinitis sind allgemeine Entzündungszeichen (Fieber, Tachykardie, Tachypnoe, retrosternale Schmerzen), Husten, Schluckbeschwerden, evtl. ein Mediastinal- oder Hautemphysem. Die Patienten sind schwer krank. Röntgenologisch beobachtet man eine Mediastinalverbreiterung.

Die meist als **phlegmonöse Mediastinitis** verlaufende Erkrankung ist prognostisch ungünstig, da es zur diffusen Ausbreitung der Entzündung kommen kann.

24.2 Mediastinalzysten und Tumoren

Zysten und Tumoren des Mediastinums haben unterschiedliche, charakteristische Lokalisationen (Abb. 24-1).

Etwa 40% sind zystische Geschwülste, deren Ätiologie meist unbekannt ist.

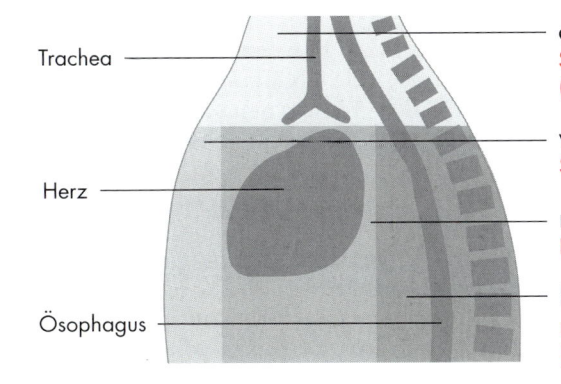

Trachea

Herz

Ösophagus

oberes Mediastinum: Thymus, Trachea, Ösophagus
Schilddrüsenveränderungen, Thymom, Lymphom
(selten Lipom, Sarkom, Teratom)

vorderes Mediastinum: Bindegewebsraum
Schilddrüsenveränderungen, Perikardzyste, Lipom, Teratom, Thymom

mittleres Mediastinum: Herz, Herzbeutel, N. phrenicus
Lymphome, Granulome, bronchogene Zysten, Perikardzyste

hinteres Mediastinum: Ösophagus, Leitungsbahnen
neurogene Tumoren, Ösophagusdivertikel
(selten Chondrom, gastrointestinale Zysten)

Abb. 24-1 Vorkommen von Tumoren und Zysten im Mediastinum. Die Abbildung zeigt die Einteilung des Mediastinums und die in den Räumen liegenden physiologischen und pathologischen Strukturen.

Man unterscheidet:

- **Bronchialzysten.** Sie entstehen aus der Bronchial-schleimhaut und sind mit Flimmerepithel ausge-kleidet.
- **Perikardzysten.** Diese Fehlbildungen liegen be-vorzugt im vorderen unteren Mediastinum. Häu-fig findet man unterschiedliche Gewebsanteile.
- **Gastroenterogene Zysten.** Diese mit Darm-schleimhaut ausgekleideten Zysten produzieren evtl. Magensäure. Sie liegen eher im hinteren Me-diastinum.
- **Neurogene Tumoren.** Sie gehen vom vegetativen Nervensystem oder von Interkostalnerven aus. Es entstehen Neurinome, Neuroblastome oder Sym-pathikusblastome. Diese häufigste Form der Me-diastinaltumoren ist bevorzugt im hinteren Me-diastinum anzutreffen.
- **Teratome.** Sie entstehen aus pluripotenten Stammzellen (s.a. Kap. 8.3.1) und finden sich bevorzugt im vorderen und oberen Mediastinum.
- **Thymom.** Dieser Tumor des Thymusgewebes (s.u.) befindet sich ebenfalls meist im vorderen und obe-ren Mediastinum.
- **Lymphome.** Es handelt sich dabei um in allen Tei-len des Mediastinums vorkommende Tumoren des lymphatischen Gewebes (s.a. Kap. 35.3).

24.3 Mediastinale Lymphknoten

Die zahlreichen Lymphknoten des Mediastinums sind häufig Ausgangsort für tumoröse Prozesse des lymphatischen Gewebes (Lymphome). Ebenso sind sie natürlich bei anderen Primärtumoren Ort einer Metastasenabsiedlung.

Die **Lymphome** werden im Kapitel 35.3 genauer besprochen, der **Morbus HODGKIN** im Kapitel 8.3.4. An dieser Stelle soll nur auf das benigne Lymphom (angiofollikuläre Dysplasie) eingegangen werden.

Benignes Lymphom

Die Ätiologie des benignen Lymphoms (CASTLE-MAN-Tumor, angiofollikuläre Lymphknotenhyper-plasie) ist unbekannt.

Histologisch werden zwei Arten unterschieden:

Der **häufigere Typ (90%)** imponiert mit hyalini-sierten Gefäßen in follikelähnlichen Strukturen und manifestiert sich v.a. im Mediastinum. Symptome treten meist nur bei großen Tumoren auf, die dann verdrängend auf benachbarte Strukturen wirken.

Der **seltenere Typ (10%)** ist gekennzeichnet durch stärker hyperplastische Lymphfollikel mit gerin-gerer Vaskularisation und mit vielen Plasmazellen. Er kann lokal im Mediastinum oder multifokal auf-treten.

24.4 Thymus

24.4.1 Aufbau und Funktion des Thymus

Der Thymus entsteht während der Embryonalent-wicklung aus dem Epithel der 3. (und weniger der 4.) Schlundtasche. Er liegt normalerweise im vorde-ren Mediastinum. Das Wachstum erfolgt vor allem im Kindesalter. In der Pubertät kommt es zur **phy-siologischen Involution** (Rückbildung) und Um-wandlung zu Fettgewebe. Beim Erwachsenen findet sich nur noch ein retrosternaler Fettkörper.

Das Organ wird in Läppchen gegliedert. Das Grundgerüst besteht aus epithelialen Zellen (diese bilden zwiebelschalenförmige HASSALL-Körper-chen). In die Rinde eingelagert finden sich Lympho-zyten **(Thymozyten)**, im Mark Mastzellen und eosi-nophile Granulozyten.

Der Thymus ist für die **Ausreifung von T-Lympho-zyten** verantwortlich, hat also eine zentrale Funkti-on als Immunorgan bei der Entwicklung der zell-vermittelten Immunität. Ferner besteht ein Einfluß auf das Körperwachstum und den Knochenstoff-wechsel.

24.4.2 Hypo- und Aplasie des Thymus

Eine fehlerhafte Thymusentwicklung kann von einem kompletten Fehlen (Agenesie) über eine Aplasie bis zur Hypoplasie, bei der ein zu kleiner, aber normal strukturierter Thymus vorliegt, reichen. Neben der oben erwähnten physiologischen Thy-musinvolution (Hypo- bzw. Atrophie) gibt es auch erworbene pathologische Formen der Involution:

So kann es durch Infekte, Intoxikationen oder Unterernährung im Kindesalter zur vorzeitigen In-volution **(akzidentelle Involution)** kommen. Dabei können Lymphozytennekrosen auftreten. Bei Neugeborenen können Streßsituationen (Infekte, Asphyxie, Blutung), wahrscheinlich begünstigt durch die immunsuppressive Wirkung von Kortiko-steroiden, eine Thymusinvolution auslösen.

Verschiedene Syndrome, bei denen die Entwick-lung des Thymus gestört ist, wurden schon bei den primären Immundefekten im Kapitel 5.3.1 abgehan-delt.

Dazu zählen das **DIGEORGE-Syndrom**, das **NE-ZELOF-Syndrom**, die **Agammaglobulinämie (Typ SCHWEIZER)**, das **WISKOTT-ALDRICH-Syndrom** und die **Ataxia teleangiectatica (LOUIS-BAR-Syndrom)**.

24.4.3 Thymushyperplasie und Thymitis

Eine Thymushyperplasie kommt nach schweren Er-krankungen, endokrinen Störungen (u.a. Morbus ADDISON, Morbus BASEDOW) und idiopathisch vor. Meist sind Säuglinge betroffen. Hier zeigt der Thy-mus eine **Zunahme von Gewicht und Volumen**. Eine spontane Rückbildung ist möglich.

Bei manchen Thymushyperplasien gibt es allerdings keine Vergrößerung des Organs, sondern eine **Hyperplasie der Lymphfollikel** mit großen Keimzentren im Mark, die überwiegend aus B-Lymphozyten bestehen. Diese Form wird auch als **chronische** oder **lymphofollikuläre Thymitis** bezeichnet. Sie ist mit unterschiedlichen Autoimmunerkrankungen (z.B. Lupus erythematodes, Myasthenia gravis) assoziiert. Die Myasthenia gravis geht in zwei Drittel mit einer Thymushyperplasie, in 10–15 % mit einem Thymom (s.u.) einher.

24.4.4 Thymom

Definition

Das Thymom ist ein Tumor des epithelialen Thymusgewebes und tritt unabhängig von der Anzahl der dort vorhandenen Lymphozyten auf. Es tritt v.a. im Erwachsenenalter auf, findet sich meist im vorderen Mediastinum und ist in 80% der Fälle benigne.

Morphologie

Makroskopisch ist der Tumor fest, gelbgräulich und durch Septen unterteilt. Große Thymome zeigen häufig Zysten, Nekrosen und Hämorrhagien.

Mikroskopisch erfolgt eine Einteilung nach dem dominierendem Zelltyp in **lymphoepitheliale** (mit Lymphozyten und diffuser Epithelzellproliferation, häufigste Form), **spindelzellige** (mit fusiformen Zellen) oder **epitheliale** (entartete Epithelzellen) Thymome.

Maligne Thymome können ein lokal-aggressives Wachstum mit geringen Zellatypien (Typ I) oder starke Zellatypien mit hochgradiger Metastasierung (Typ II) zeigen.

Komplikationen

Der Tumor kann Druck auf die Trachea und die V. cava ausüben. Dies führt zu Stridor, Dyspnoe und Dysphagie.

Häufig ist eine Assoziation mit Autoimmunerkrankungen (30–50% der Patienten mit Thymom entwickeln eine Myasthenia gravis), endokrinen paraneoplastischen Syndromen (Morbus CUSHING, SCHWARTZ-BARTTER-Syndrom), der aplastischen Anämie oder einer Hypogammaglobulinämie.

25 Herz und Gefäße

K. J. Bühling

Folgende Erkrankungen des Herzens und der Gefäße wurden im Kapitel 9 der allgemeinen Pathologie besprochen: **Atherosklerose, Aneurysmen, Koronarinsuffizienz, Hypertonie, Herzinsuffizienz, Schock, Thrombose, Embolie, arterielle Durchblutungsstörungen.**

Dieses Kapitel beinhaltet neben den Veränderungen des Endo-, Myo- und Perikards insbesondere die Gefäßerkrankungen. Die Gefäßtumoren folgen im Kapitel 38.

Die Kenntnis der embryonalen Herzentwicklung erleichtert die Vorstellung von der Entstehung eines Herzfehlers:

Das Herz entsteht aus einer schlauchförmigen Anlage, die sich durch Umstülpungen und Septierung zur Herzform ausbildet. Während der Embryonalentwicklung ist es wichtig, daß die Organe des Embryos kontinuierlich mit Sauerstoff versorgt werden. Hierzu durchläuft das Herz eine Mehrschrittseptierung.

Das **Vorhofseptum** entsteht in zwei Stufen: Vom Dach des Vorhofes wächst das Septum primum herunter und trennt den rechten und den linken Vorhof fast vollständig. Das verbleibende Loch, das **Foramen primum (Ostium primum),** wird schließlich durch das **Septum primum** verschlossen. Kurz vor dem vollständigen Verschluß reißt das Septum primum oben ein, um das Blut aus der V. cava weiterhin direkt in den linken Vorhof passieren zu lassen (Umgehungskreislauf). Dieses zweite Loch, das **Foramen secundum (Ostium secundum),** wird daraufhin vom **Septum secundum** verschlossen, das ebenfalls vom Dach herunterwächst. Ein kleiner Spalt, das **Foramen ovale,** bleibt bestehen. Nach der Geburt steigt der Blutdruck im linken Vorhof, wodurch das Septum primum gegen das Septum secundum gepreßt und dadurch das Foramen ovale verschlossen wird.

Das **Ventrikelseptum** entsteht etwa am 30. Tag durch ein ungleich starkes Wachstum der Außen- und Innenwand der Ventrikel. Die Außenwände umwachsen förmlich die Innenwände, wodurch letztere sich aneinanderlegen und miteinander verschmelzen.

Das **Septum zwischen Truncus pulmonalis und Aorta ascendens** entwickelt sich etwa zur gleichen Zeit. Bedingt durch eine spiralige Verwirbelung des Blutes im rechten und linken Ventrikel, entwickelt sich das spiralig gedrehte Septum.

25.1 Herzfehlbildungen

Definition

Unter einer Herzfehlbildung versteht man eine angeborene, makroskopisch sichtbare Strukturanomalie des Herzens bzw. der angrenzenden Gefäße. Die Möglichkeiten der Fehlbildungen sind äußerst vielfältig, allerdings sind 85% aller Herzfehlbildungen auf 8 verschiedene Variationen zurückzuführen.

> **Merke**
> 1 von 100 Neugeborenen hat einen Herzfehler!

Ätiologie/Pathogenese

Neben chromosomalen Aberrationen (z.B. Trisomie 18 und 21) kommen auch Noxen wie der Alkohol, Pharmaka (Phenytoin, Kumarine, Lithium) und Infektionen (z.B. Röteln) als Ursache einer Herzfehlbildung in Betracht. Häufig treten Herzfehler im Zusammenhang mit anderen Fehlbildungen (z.B. im Urogenitaltrakt) auf. Die Ursache läßt sich häufig nicht ermitteln.

Morphologie

Die jeweilige Morphologie wird bei den einzelnen Fehlbildungen erläutert.

> **Klinik**
> Die klinischen Symptome sind v.a. Folge der hämodynamischen Auswirkungen und machen sich je nach Ausprägung sofort, nach Jahren oder gar nicht bemerkbar.
>
> Entscheidende Prognosekriterien sind einerseits die Größe des Shunts, andererseits die hämodynamischen Auswirkungen. Nach der Hämodynamik erfolgt auch die Einteilung:

> **Merke**
> Herzvitien mit **Links-Rechts-Shunt** gehen primär mit einer **Volumen- und Widerstandsbelastung** einher, Vitien mit **Rechts-Links-Shunt** mit einer **Zyanose,** da das Blut nicht ausreichend mit Sauerstoff aufgesättigt wird.

25.1.1 Herzvitien mit Links-Rechts-Shunt

Alle Links-Rechts-Shunts erscheinen primär **azyanotisch**. Infolge einer Erhöhung des pulmonalen Blutdruckes (pulmonale Hypertonie) sinkt die Blutdruckdifferenz zwischen kleinem und großem Kreislauf. Folge ist ein Pendelshunt, bei dem es zu einer intermittierenden Richtungsumkehr des Blutflusses kommt. Bei fortbestehender pulmonaler Hypertonie kann sich die Blutflußrichtung schließlich konstant umkehren, aus einem Links-Rechts-Shunt entsteht so ein Rechts-Links-Shunt (EISENMENGER-**Reaktion**). Dadurch oder durch eine Begleitfehlbildung kann es zu einer Zyanose kommen.

Persistierender Ductus arteriosus BOTALLI

Während der Embryonal- und Fetalzeit fließen ca. 60% des Blutes über den Ductus arteriosus BOTALLI, der den Truncus pulmonalis mit der Aorta verbindet. Post partum verschließt sich der Ductus funktionell binnen 24 Stunden, anatomisch bis zur 12. Lebenswoche. Bei einigen Neugeborenen verschließt er sich nicht **(persistierender Ductus arteriosus BOTALLI, PDA; Ductus arteriosus apertus)**. Mädchen sind 3mal häufiger betroffen als Jungen. Da post partum der Druck in der Aorta höher ist als im Lungenkreislauf, bildet sich ein **Links-Rechts-Shunt** aus. Bei sehr großem Shuntvolumen kann es infolge einer pulmonalen Hypertonie wiederum zur Shuntumkehr (EISENMENGER-Reaktion) kommen.

> **Klinik**
> Die Kinder fallen durch eine Belastungsdyspnoe sowie rasche Ermüdbarkeit auf. Auffällig ist die große Blutdruckamplitude und ein kontinuierliches „**Maschinengeräusch**" mit Punctum maximum im 2. ICR links. Bei pulmonaler Drucksteigerung wird das Geräusch leiser. Der persistierende Ductus arteriosus sollte, sofern er sich nicht von allein verschließt, pharmakologisch (z.B. durch die Gabe von Prostaglandinsynthesehemmern) oder chirurgisch verschlossen werden.

Vorhofseptumdefekt

Etwa 25% aller Erwachsenen haben ein anatomisch offenes Foramen ovale, das aber durch den höheren Druck im linken Vorhof funktionell geschlossen ist. Dagegen haben **0,1% der Neugeborenen** einen funktionell offenen **Vorhofseptumdefekt (Atriumseptumdefekt, ASD)**. Dieser ist auf eine Fehlentwicklung bei der Septenbildung zurückzuführen. Bei 85% dieser Fälle handelt es sich um einen **Ostium-secundum-Defekt (ASD II)**, der im zentralen Vorhofseptumbereich lokalisiert ist. Der seltenere **Ostium-primum-Defekt (ASD I)** befindet sich am unteren Rand des Vorhofseptums. Beide Defekte führen, aufgrund des höheren Druckes im linken Ventrikel, zu einem Links-Rechts-Shunt und

können unter Umständen in eine EISENMENGER-Reaktion übergehen.

> **Merke**
> Der Ostium-secundum-Defekt befindet sich im zentralen Vorhofseptumbereich.

> **Klinik**
> Auskultatorisch hört man ein **Systolikum im 2. ICR links parasternal** sowie einen gespaltenen 2. Herzton. Die Symptomatik sowie die Therapie richten sich nach der Größe des Shunts. Übersteigt das Shuntvolumen 30%, wird eine operative Korrektur angestrebt.

Ventrikelseptumdefekt

Der Ventrikelseptumdefekt **(VSD)** ist mit einem **25%igen** Anteil an allen Herzvitien **(0,25% aller Neugeborenen)** der **häufigste Herzfehler**. Die Lokalisation am Septum variiert. Die Einteilung erfolgt nach der Größe in einen kleinen, symptomarmen VSD (< 0,5 cm), einen mittelgroßen VSD (< 1,5 cm) mit gering erhöhtem Pulmonalisdruck und einen großen VSD (>1,5 cm) mit stark erhöhtem Pulmo-

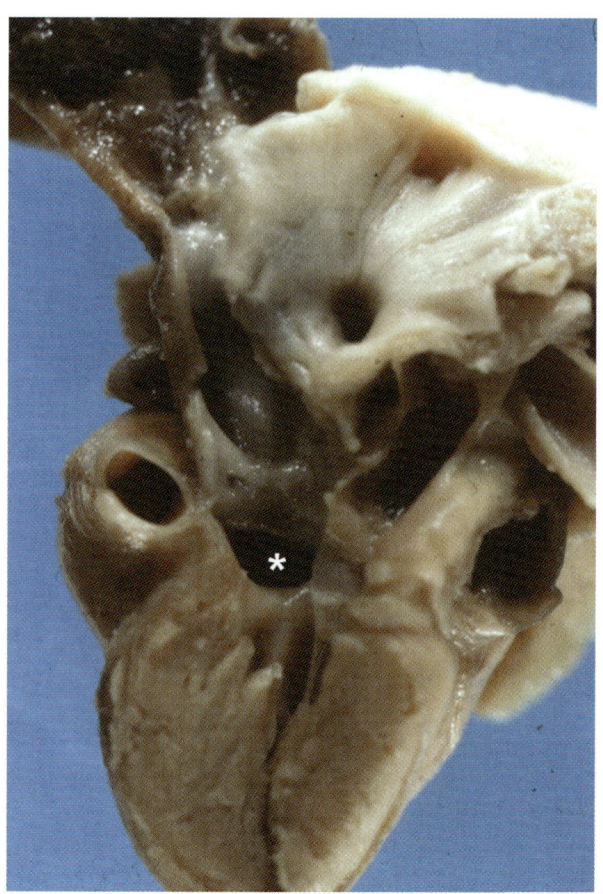

Abb. 25-1   Ventrikelseptumdefekt (*).

nalisdruck. Bei letzterem kann es durch den hohen Pulmonalisdruck zu der o.g. EISENMENGER-Reaktion kommen (Abb. 25-1).

Klinik
Während sich der kleine VSD häufig spontan schließt, strebt man beim mittelgroßen und großen VSD eine Operation an. Ist bereits die Strömungsumkehr eingetreten, ist der VSD inoperabel! Vor der Strömungsumkehr hört man ein **Systolikum mit Punctum maximum im 4. ICR links parasternal.** Der 2. Herzton ist manchmal gespalten.

Morphologie

Die Links-Rechts-Shunts sind durch die morphologischen Kennzeichen einer **Volumenbelastung des linken** und einer **Druckbelastung des rechten Herzens** gekennzeichnet (s. Kap. 9.7). Die Volumenbelastung resultiert aus der kompensatorisch erhöhten Blutdruckamplitude. Im weiteren Verlauf entsteht ein pulmonaler Hochdruck, der wiederum zur Druckbelastung des rechten Herzens führt. Die Ausprägung der morphologischen Folgen ist stark von der Hämodynamik abhängig. So machen sich die kleineren VSD morphologisch nicht so extrem bemerkbar, da die Volumenbelastung überwiegend in der Systole erfolgt und das direkt in den rechten Ventrikel einströmende Blut diesen gleich wieder über die A. pulmonalis verläßt.

25.1.2 Herzvitien mit Rechts-Links-Shunt

Wie bereits angesprochen, imponieren die Vitien mit Rechts-Links-Shunt durch eine mehr oder minder ausgeprägte **Zyanose**, da das Blut – aufgrund der Umgehung des Lungenkreislaufes – nicht ausreichend mit Sauerstoff gesättigt wird.

FALLOT-Tetralogie

Die FALLOT-Tetralogie ist der **häufigste Herzfehler mit Rechts-Links-Shunt.** Sie ist gekennzeichnet durch:
- **Pulmonalstenose.**
- **Rechtsherzhypertrophie.**
- **Ventrikelseptumdefekt.**
- **Über dem Defekt „reitende" Aorta.**

Klinik
Das Neugeborene kann zunächst unauffällig sein. Die Belastungs-, im weiteren Verlauf auch Ruhezyanose macht sich meist erst nach dem 1. Lebensmonat bemerkbar. Später kommt es zu hypoxämischen Anfällen, die bis zur Bewußtlosigkeit führen können. Die Leistungsfähigkeit ist stark eingeschränkt. Ältere Kinder versuchen häufig, durch Einnahme der **Hockstellung (Squatting)** den systemischen Widerstand zu erhöhen und damit den venösen Rückfluß zu vermindern. Dies bewirkt einen Anstieg der Sauerstoffsättigung im großen Kreislauf. Auskultatorisch hört man ein **lautes Systolikum im 3.–4. ICR links** parasternal und einen **abgeschwächten 2. Herzton.**

- **Fallot-Trilogie.** Kombination von:
  - Pulmonalstenose.
  - Rechtsherzhypertrophie.
  - Vorhofseptumdefekt.
- **Fallot-Pentalogie.** Kombination von:
  - FALLOT-Tetralogie.
  - Vorhofseptumdefekt/offenes Foramen ovale.

Transposition der großen Gefäße

Bei der Transposition (Umstellung) der beiden großen Gefäße **(TGA)** kommt die Aorta aus der rechten und die Pulmonalis aus der linken Herzkammer. So gelangt das venöse Blut über die V. cava und das rechte Herz wieder direkt in den Körperkreislauf, das linke Herz hält einen nahezu geschlossenen kleinen Kreislauf aufrecht. Eine Sauerstoffversorgung des Kindes ist nur bei einem offenen Ductus arteriosus BOTALLI oder einem offenen Foramen ovale möglich. Männliche Neugeborene sind doppelt so häufig betroffen wie weibliche.

Klinik
Das Neugeborene hat vom 1. Lebenstag an eine Zyanose, die sich auch unter O_2-Zufuhr nicht bessert. Da sich die beiden lebenswichtigen Shunts physiologischerweise schließen, dilatiert man mit einem Ballonkatheter umgehend das Foramen ovale, wodurch den Kindern ein Überleben bis zur operativen Korrektur (ca. im 6. Monat) ermöglicht wird. Auskultatorisch hört man uncharakteristische Herzgeräusche.

Truncus arteriosus communis

Der Truncus arteriosus communis (persistens) ist eine sehr seltene Mißbildung. Es fehlt die Trennwand zwischen der Pulmonalis und der Aorta, die Taschenklappe besteht meist aus 4 Segeln. Die Klinik ähnelt der des großen VSD. Eine risikoreiche Operation ist möglich.

Trikuspidalatresie

Die Trikuspidalatresie ist ebenfalls eine sehr seltene Erkrankung. Ein minimaler Lungenkreislauf sichert die Oxygenierung, das restliche Blutvolumen gelangt durch das persistierende Foramen ovale direkt in den großen Kreislauf (Rechts-Links-Shunt).

25.1.3 Sonstige Herzvitien

Pulmonalstenose

Die Pulmonalstenose ist mit 10% Anteil an allen Vitien die häufigste Gefäßmißbildung. In 90% der Fälle handelt es sich um eine Stenose der Klappen (90%), seltener des Bereiches unter- (subvalvulär, ≈10%) oder oberhalb (supravalvulär, sehr selten) der Klappen. Der rechte Ventrikel ist durch die erhöhte Druckbelastung hypertrophiert. Nach Dekompensation des rechten Ventrikels zeigen die Patienten eine Zyanose. Eine Dilatation ist bei einer Druckdifferenz von mehr als 60 mmHg dringend indiziert.

Klinik

Auskultatorisch hört man ein lautes systolisches Spindelgeräusch im 2. ICR links parasternal. Der 2. Herzton ist abgeschwächt.

Aortenstenose

Die Aortenstenose ist etwas seltener als die Pulmonalstenose. Analog kann sie ebenfalls an, unter- oder oberhalb der Klappe auftreten. Bei der supravalvulären Form sind auch die Koronararterien dem hohen Druck ausgesetzt! Die valvuläre Form ist die häufigste. Der linke Ventrikel hypertrophiert. Die Patienten, die häufig erst im Erwachsenenalter Symptome verspüren, dürfen keinesfalls Leistungssport betreiben. Bei einem Druckgradienten von mehr als 60 mmHg sollte auch hier eine Dilatation vorgenommen werden.

Klinik

Man hört einen **systolischen Klick** kurz nach dem 1. Herzton und ein **holosystolisches Austreibungsgeräusch** mit Punctum maximum über dem 2. ICR rechts parasternal.

Hypoplastisches Linksherzsyndrom

Unter dem seltenen hypoplastischen Linksherzsyndrom (1% aller Herzvitien) versteht man eine ausgeprägte Hypotrophie des linken Herzens, die eine Insuffizienz bzw. eine Stenose der Mitral- und/oder Aortenklappe nach sich zieht. Die Neugeborenen überleben selten das 1. Lebensjahr. Operative Verfahren sind noch im Versuchsstadium, letztlich kann nur eine Herztransplantation das Leben retten.

Kasuistik

Ein eutrophes reifes Neugeborenes entwickelt am 2. Tag post partum eine ausgeprägte Zyanose bei einem pH von 7,14. Die Werte verschlechtern sich, das Neugeborene verstirbt am 3. Tag post partum. Die Obduktion ergibt ein hypoplastisches Linksherzsyndrom, ein extrem dilatiertes rechtes Herz, einen aufgeweiteten Ductus arteriosus BOTALLI sowie eine Aortenisthmusstenose. Als Todesursache wird eine Herzinsuffizienz verantwortlich gemacht.

AV-Kanal

Beim AV-Kanal **(Endokardkissendefekt, kompletter Atrioventrikularkanal)** fehlen zumindest partiell die Vorhof- und Ventrikelwand (Abb. 25-2, 25-3). Der

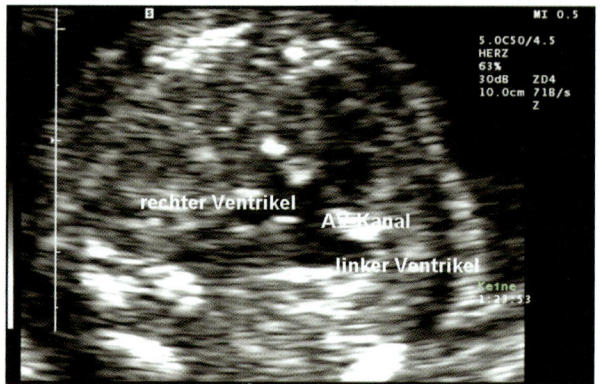

Abb. 25-2   AV-Kanal in der pränatalen Sonographie.

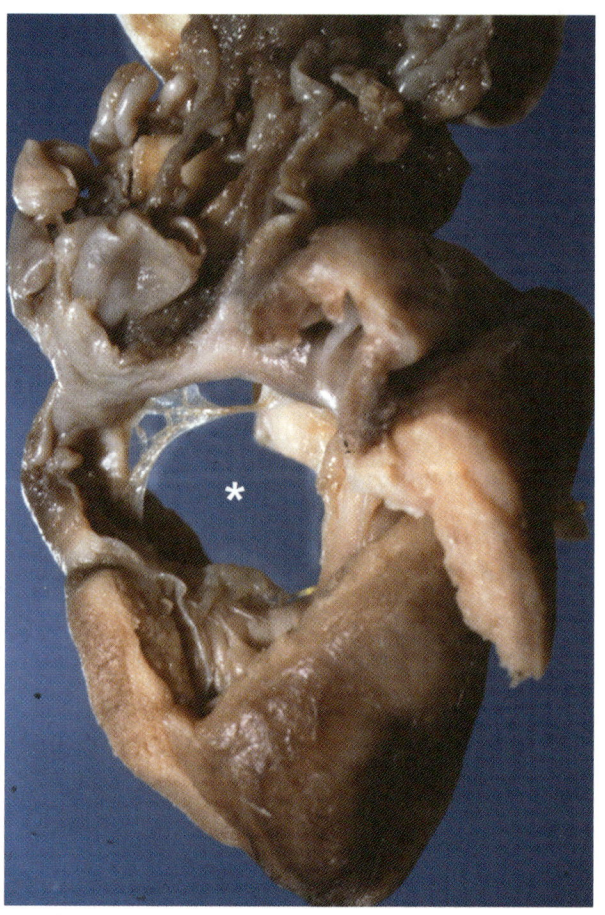

Abb. 25-3   AV-Kanal (*). Makroskopisches Bild.

AV-Kanal ist zwar selten, gleichzeitig aber die häufigste Mißbildung, die mit der Trisomie 21 vergesellschaftet ist. In nur 2% der Fälle tritt ein AV-Kanal ohne Trisomie 21 auf. Die Prognose ist schlecht.

Aortenisthmusstenose

Bei der Aortenisthmusstenose handelt es sich um eine Stenose hinter dem Abgang der linken A. subclavia. Die Stenose liegt entweder vor (95%) oder hinter (5%) der Einmündung des Ductus arteriosus BOTALLI. Bei der **präduktalen Form (infantile Form)** wird die obere Körperhälfte durch das linke Herz versorgt, die untere über den Ductus arteriosus BOTALLI (sauerstoffarmes Blut). Klinisch zeigt sich eine deutliche Blutdruckdifferenz zwischen Armen und Beinen, zudem ist die untere Köperhälfte zyanotisch. Die **postduktale Form (adulte Form)** verläuft weniger akut und wird deshalb häufig erst im Erwachsenenalter entdeckt. Durch druckbedingte Kollateralkreisläufe über die Interkostalarterien kann es nach einiger Zeit zur Bildung von **Rippenusuren** kommen (Abb. 25-4). Die Aortenisthmusstenose kann operativ versorgt werden.

Tabelle 25-1 zeigt eine Übersicht über die Häufigkeit, Hämodynamik und Operationsletalität der acht häufigsten Herzvitien.

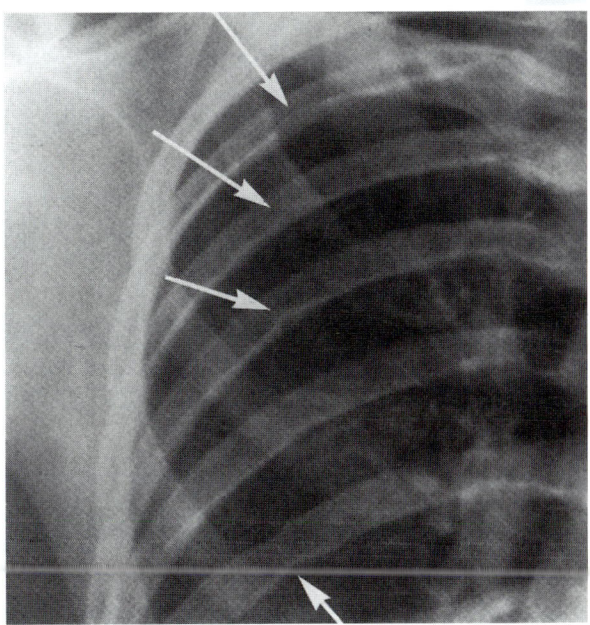

Abb. 25-4 Rippenusuren im Röntgenbild. Wegen eines auffälligen Herzgeräusches wurde von diesem jungen Mann ein Röntgenbild angefertigt. Die Rippenusuren erhärten den Verdacht einer Aortenisthmusstenose.

25.1.4 Gefäßfehlbildungen

Dysphagia lusoria

Die Dysphagia lusoria ist eine seltene Erkrankung. Durch die Kompression des Ösophagus durch eine abnorm entspringende A. subclavia kommt es zu Schluckstörungen.

Fibromuskuläre Dysplasie

Bei der fibromuskulären Dysplasie ist der Gefäßwandaufbau gestört, die Gefäßwand fibrosiert (nicht zu verwechseln mit atherosklerotischen Veränderungen!). Nach der Wandbeteiligung werden die Fibrodysplasien eingeteilt:

- **Intimafibrodysplasie.** Die Bindegewebsproliferation, die ausschließlich die Intima betrifft, führt zur Stenosierung der kleinen Gefäße, wodurch ischämische Folgeveränderungen auftreten können.
- **Mediafibrodysplasie (90%).** Bei dieser Form, an der fast nur Frauen erkranken, kommt es zur isolierten Bindegewebsbildung der Media. Die Progredienz ist unterschiedlich. Als Folge kann es zu Durchblutungsstörungen der Nieren (→ Hypertonus), der Extremitäten und der Zerebralarterien

Herzvitium	Relative Häufigkeit	Hämodynamik	Operations-letalität
Persistierender Ductus arteriosus BOTALLI **(PDA)**	10%	Links-Rechts-Shunt (EISENMENGER-Reaktion möglich!)	2%
Atriumseptumdefekt (ASD)	10%	Links-Rechts-Shunt (EISENMENGER-Reaktion möglich!)	1%
Ventrikelseptumdefekt (VSD)	25%	Links-Rechts-Shunt (EISENMENGER-Reaktion möglich!)	10%
FALLOT-Tetralogie (FT)	10%	Rechts-Links-Shunt (Zyanose)	15%
Transposition der großen Gefäße (TGA)	5%	Rechts-Links-Shunt (Zyanose)	5%
Pulmonalstenose	10%	Druckbelastung des rechten Ventrikels	5%
Aortenstenose	7%	Druckbelastung (primär) des linken Ventrikels	5%
Aortenisthmusstenose	5%	Druckbelastung (primär) des linken Ventrikels, Rippenusuren	3%

Tab. 25-1 Häufigkeit, Hämodynamik und Operabilität der häufigsten Herzvitien

sowie zur Bildung von dissezierenden Aneurysmen kommen.

- **Adventitiafibrodysplasie.** Die Adventitiafibrose kann ebenfalls zu Stenosen führen.

25.2 Adaptive und regressive Herzveränderungen

Die adaptiven Veränderungen des Herzens bei **Hypertonie** (s. Kap. 9.5), Begriffe wie **kritisches Herzgewicht, Cor pulmonale, konzentrische und exzentrische Hypertrophie** (s. Kap. 9.6) und die **Herzinsuffizienz** (s. Kap. 9.7) sind im allgemeinen Teil abgehandelt.

Als **metabolische Herzveränderungen** kann man die Einlagerung verschiedener Stoffwechselprodukte (z.B. Eisen, Glykogen) bezeichnen. Sie werden in den Kapiteln 12.2.2 und 12.4.1 besprochen und können zu einer Kardiomyopathie (s.u.) führen.

25.2.1 Herzatrophie und Altersherz

Definition

Das Herzgewicht steigt bis zum 25. Lebensjahr exponentiell (v.a. wegen des Körperwachstums) und vom 25.–90. Lebensjahr linear (ca. 0,5–3 g/Jahr, v.a. wegen des Blutdruckanstiegs) an. Eine Verminderung der Muskelmasse bei einem sich primär regelrecht entwickelnden Herz wird als Herzatrophie bezeichnet, die Veränderungen, die in typischem Zusammenhang mit dem Alter stehen, als Altersherz.

Nach LINZBACH (1973) handelt es sich nur in seltenen Fällen um eine echte Atrophie. Bei der Mehrzahl ist das Alterswachstum des Herzens vermindert, weswegen man eigentlich von einer Wachstumsretardierung sprechen müßte.

Ätiologie/Pathogenese

Eine **Herzatrophie,** bei der das Herzgewicht unter die Normwerte absinkt, entsteht insbesondere durch Kachexie (z.B. durch maligne Tumoren) und Marasmus (z.B. durch Unterernährung). Hiervon unterschieden wird das **Altersherz,** bei dem die chronisch-ischämischen Schädigungen im Vordergrund stehen.

Morphologie

Während die Herzatrophie durch ein (isoliertes) extremes Absinken des Herzgewichtes auf Werte unter 200 g gekennzeichnet ist, findet man bei dem Altersherz eine Summation verschiedener Veränderungen. Es kommt zu degenerativen und sklerotischen Veränderungen des Klappenapparates sowie zur Myokardfibrose. Die Fibrose kann – bei Einbe-

ziehung des Reizleitungssystems – für Rhythmusstörungen verantwortlich sein. Die Myokard- und Klappenveränderungen bewirken die Entstehung weiterer morphologischer Merkmale, wie z.B. einer (Links-)Herzhypertrophie. Häufig zeigen sich Atrophien einzelner Muskelgruppen, während andere – offenbar kompensatorisch – hypertrophieren. Typisch ist auch die Einlagerung von **Amyloid** (AS-Typ), das zur Kardiomyopathie (s.u.) führen kann, sowie die Einlagerung von **Lipofuszin** (braune Atrophie, s. Abb. 3-7). Der meist vorhandene Hypertonus führt zu einer Linksherzhypertrophie.

25.3 Myokard

Auf die Bedeutung der **ischämischen Myokardschäden** wurde bereits im Kapitel 9.4 eingegangen. Der Herzinfarkt ist in Abbildung 9-7 makroskopisch und in Abbildung 9-8 mikroskopisch dargestellt.

25.3.1 Myokarditis

Definition

Eine Myokarditis ist eine Entzündung der Herzmuskulatur.

Ätiologie

Nach ihrer Genese unterscheidet man infektiöse (viral, bakteriell, mykotisch oder parasitär), infektiöstoxische (z.B. Diphtherie), metabolische (z.B. Sarkoidose), allergisch-hyperergische (z.B. pharmakologisch), immunologische (z.B. bei rheumatischem Fieber) und idiopathische (z.B. FIEDLER-Myokarditis) Myokarditiden sowie Myokarditiden anderer Genese.

Morphologie

Das morphologische Korrelat der Myokarditiden besteht einerseits aus erregerspezifischen (mikro- und makroskopischen) Veränderungen, andererseits sind zumeist auch allgemeine, kompensatorische Veränderungen (z.B. Dilatation, Hypertrophie, Narbengewebe) sichtbar. Folgende Formen werden unterschieden:

- **Virusmyokarditis.** Sie stellt mit 50% die häufigste Form dar. Zumeist erfolgt sie nach einer Infektion der oberen Atemwege mit kardiotropen Viren (z.B. Coxsackie-B-Viren [45%], ECHO-, Influenza-, Röteln- oder Masernviren). Typisch sind **interstitielle lymphozytäre Infiltrate** (Abb. 25-5), beim Säugling granulozytäre Infiltrate. Der Verlauf kann zwar sehr heftig sein, die Prognose ist jedoch recht gut.
- **Bakterielle Myokarditis.** Die Einschwemmung (bei Septikopyämie) oder Einwanderung per continuitatem (bei Perikarditis) von Bakterien (z.B. Staphylo-, Pneumo- und Meningokokken) führt zur Bildung **multipler interstitieller Abszesse.** Streptokokken führen eher zu streifenförmigen Ei-

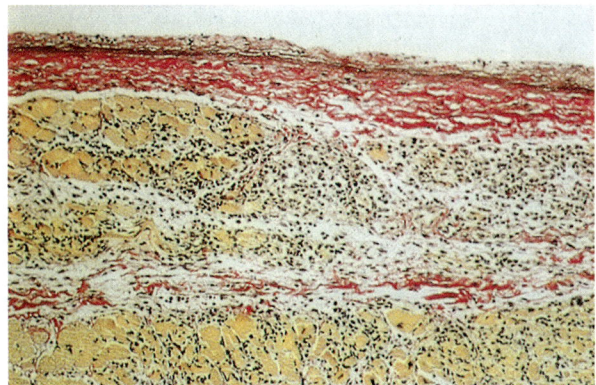

Abb. 25-5   Virusmyokarditis. Typischerweise findet man reichlich lymphozytäre (ferner granulozytäre) Infiltrate im Interstitium des Myokards (unten) und Endokards (oben). Die junge Frau starb an einem AV-Block, der durch das Übergreifen der Entzündung auf das Erregungsleitungssystem hervorgerufen wurde.

terstraßen. Die Einwanderung von Granulozyten, später Lymphozyten und Makrophagen, kennzeichnet diese Entzündung, deren Letalität sehr hoch ist. Bei 80% der Patienten sind auch **Abszesse in anderen Organen** (z.B. Niere) nachweisbar.

- **Mykotische Myokarditis.** Diese Form ist selten, sie betrifft meist immunsupprimierte Patienten und ist häufig auf eine Candidasepsis zurückzuführen. Typisch sind auch hier die **disseminierten Mikroabszesse.**
- **Protozoische Myokarditis.** Die häufigste Form wird durch Trypanosoma cruzi hervorgerufen (CHAGAS-Myokarditis). Neben **disseminierten Muskelnekrosen** kommt es zur **fibrotischen Zerstörung von Nervenzellen** und damit zur Störung des Reizleitungssystems.
- **Infektiös-toxische Myokarditis.** Diese wird durch die Toxine von Corynebacterium diphtheriae (diphtherische Myokarditis) oder Streptokokken der Gruppe A (Scharlach) hervorgerufen. Charakteristisch sind die **herdförmigen, großen Nekrosezonen,** die, wenn nicht ohnehin der akute Herztod eintritt, zu einer Herzinsuffizienz führen können. Ebenso kann es über eine **Nervenzellzerstörung** zu Reizleitungsstörungen kommen.

Merke
Die Erreger sind bei der infektiös-toxischen Form im allgemeinen nicht nachweisbar.

- **Metabolische Myokarditis.** Im Rahmen der Sarkoidose, selten der WEGENER-Granulomatose, kann es zur Bildung der typischen Granulome (s. Kap. 6.5.8) im Herzen kommen. Durch das Auftreten von myogenen Riesenzellen ist die Differentialdiagnose zur idiopathischen Riesenzellmyokarditis (s.u.) nicht ganz einfach.
- **Allergisch-hyperergische Myokarditis.** Pharmaka verschiedenster Gruppen (z.B. Sulfonamide) kön-

nen eine Überempfindlichkeitsreaktion vom verzögerten Typ (Typ IV) hervorrufen. Folge ist ein **eosinophiles Infiltrat.** Das Auftreten von Muskelzellnekrosen ist umstritten.

- **Immunologische Myokarditis.** Das morphologische Korrelat des rheumatischen Fiebers (s. Kap. 6.9.1) sind die ASCHOFF-GEIPEL-Knötchen (s. Abb. 6-7).
- **Idiopathische Myokarditis (FIEDLER-Myokarditis, idiopathische Riesenzellmyokarditis).** Bei der erstmalig 1899 von FIEDLER beschriebenen Erkrankung handelt es sich um eine plötzlich auftretende, letal verlaufende Myokarditis, deren Ursache bis heute nicht geklärt ist. Morphologisch zeigen sich **lymphozytäre Infiltrate** und **myogene Riesenzellen.**
- **Myokarditiden anderer Genese.** Sie werden gehäuft bei folgenden Erkrankungen gefunden: rheumatoide Arthritis, Panarteriitis nodosa, Sklerodermie, systemischer Lupus erythematodes, Morbus BECHTEREW.

Klinik
Die isolierte Myokarditis zeigt sehr variable Verlaufsformen. So sind akute Formen mit letalem Verlauf möglich, ebenso milde Formen mit einer sehr **unspezifischen Symptomatik** (z.B. Abgeschlagenheit, Tachykardie, subfebrile Temperaturen). Manchmal zeigen sich EKG-Veränderungen (ST-Senkung, T-Negativierung) und eine kompensatorische Herzvergrößerung im Röntgen oder Echo. Laborchemisch zeigen sich eine **CK-** und **CK-MB-Erhöhung** sowie erhöhte Entzündungsparameter. Die Therapie erfolgt einerseits kausal (z.B. antibiotisch, Antitoxingabe), andererseits symptomatisch (Bettruhe!). Anhand der bioptisch erhobenen Befunde über die Zusammensetzung der Infiltrate (z.B. Virus-RNS, Entzündungszellen) und Reparationsvorgänge (Nekrose, Fibrose) sowie des klinischen Verlaufs erfolgt die Einteilung nach der **Dallas-Klassifikation** (1984).

25.3.2 Kardiomyopathie

Definition

Als Kardiomyopathie **(KMP, CM)** werden alle Erkrankungen des Myokards bezeichnet, die nicht durch Koronarsklerose, Hypertonus und Herzfehlbildungen verursacht werden. Die Einteilung erfolgt in eine **primäre** und eine **sekundäre Kardiomyopathie.** Bei letzterer ist im Gegensatz zur ersteren die Ätiologie bekannt. Die primären Formen werden deshalb nach ihrem morphologischen Bild eingeteilt.

Primäre Kardiomyopathien

- **Hypertrophische Kardiomyopathie (HCM).** Es handelt sich um die fortschreitende Hypertrophie einzelner oder aller drei Wandschichten. Zwei

Formen werden unterschieden: Die **hypertrophisch-obstruktive** Form **(HOCM)**, bei der die hypertrophe Ventrikelwand eine Obstruktion der Ausflußbahnen hervorruft (Abb. 25-6) und die **hypertrophisch-nichtobstruktive** Form **(HNCM)**. Meist ist der linke Ventrikel und hier insbesondere das Septum betroffen **(asymmetrische Septumhypertrophie)**. Bei Einengung der aortalen Ausflußbahn spricht man von einer **Subaortenstenose**. Bei der Hälfte der Fälle kann ein autosomal-dominanter Erbgang nachgewiesen werden. Durch eine Störung in der Myofibrillenbildung lagern sich die stark verzweigten Myofibrillen sehr unregelmäßig (und nicht parallel) aneinander. Die Hypertrophie scheint sich als Kompensationsmechanismus dieser uneffektiven Anordnung zu entwickeln.

Komplikationen

Als Komplikation dieser Kardiomyopathie treten insbesondere mechanische Probleme auf: einerseits die Obstruktion, andererseits die Verdrängung der Klappen, die dadurch nicht mehr richtig schließen können.

- **Dilatative Kardiomyopathie (DCM).** Bei der häufigeren Form, der dilatativen (früher: kongestiven) Kardiomyopathie, imponiert die massive **Dilatation aller Herzhöhlen** mit konsekutiver exzentrischer Hypertrophie **(Cor bovinum)**. Die Anordnung der Myofibrillen ist – im Gegensatz zur HCM – kaum verändert, allerdings fallen die **uneinheitlichen Kaliberschwankungen der Myozyten** auf. Es kommt zur starken Vermehrung der Mitochondrien. Inzwischen hat man bei vielen Patienten Antikörper gegen das myokardiale Sarkolemm nachgewiesen. Auch eine X-chromosomal erbliche Form wird beschrieben.
- **Restriktive bzw. obliterative Kardiomyopathie (RCM).** In diese Gruppe gehören die **Fibrosen des Endo- und Myokards** (s.u.), die zu einer Verklei-

nerung des Ventrikellumens und damit einer verringerten diastolische Füllung führen.
- **Rechtsventrikuläre Dysplasie (Morbus UHL).** Bei dieser seltenen Kardiomyopathie kommt es zur **Verdünnung des rechtsventrikulären Myokards** bei gleichzeitiger Vermehrung der Fettzellen. Folge ist eine Rechtsherzinsuffizienz, die durch Arrhythmien kompliziert wird.

Sekundäre Kardiomyopathien

Zu den sekundären Kardiomyopathien gehören sämtliche anderen Formen, deren Ursache geklärt ist, z.B. die Schädigungen durch eine Myokarditis (s.o.), Schädigungen bei Grunderkrankungen (z.B. Kollagenosen, Stoffwechselerkrankungen), Noxeneinwirkungen (z.B. ionisierende Strahlen) sowie die Spätfolgen eines Herzinfarktes (s. Kap. 9.4.2).

Die häufigste Form ist die **metabolisch-toxische Kardiomyopathie** (Alkoholkardiomyopathie). Sie entsteht bei etwa 10–20% der Alkoholiker. Morphologisch zeigen sich die gleichen Veränderungen wie bei der dilatativen Kardiomyopathie. Vermutlich kommt der **toxischen Wirkung des Alkohols** (Störung der Proteinbiosynthese) und seiner Zusatzstoffe die größte Bedeutung zu. Ferner werden **Ernährungsstörungen** (Protein- und Vitaminmangel) sowie **Störungen des Stoffwechsels** (z.B. Hypoglykämien) diskutiert.

Klinik

Die meisten Patienten mit einer Kardiomyopathie sind primär symptomlos. Sie fallen erst durch eine plötzlich eintretende, massive Herzinsuffizienz oder Rhythmusstörungen auf. Die Therapie gestaltet sich schwierig: Neben der Behandlung des Grundleidens (bei sekundärer KMP) kommen bei der hypertrophischen KMP Kalziumantagonisten (Verapamiltyp), bei der dilatativen KMP Digitalis, Diuretika sowie ACE-Hemmer und bei der restriktiven KMP Glukokortikoide therapeutisch zum Einsatz.

25.4 Endokard

Vergleichbar mit der Intima der Arterien wird das Herz vom Endokard ausgekleidet. Man unterscheidet nach der Lokalisation das valvuläre Endokard (auf den Klappen) vom parietalen Endokard (auf den Wänden).

25.4.1 Klappenanomalien und Fehlbildungen

Die **kongenitale Aortenstenose** sowie die **Pulmonalstenose** wurden bereits bei den Herzvitien (s.o.) besprochen.

Erworbene Klappenfehler des rechten Herzens entstehen meist durch mechanische Überbeanspru-

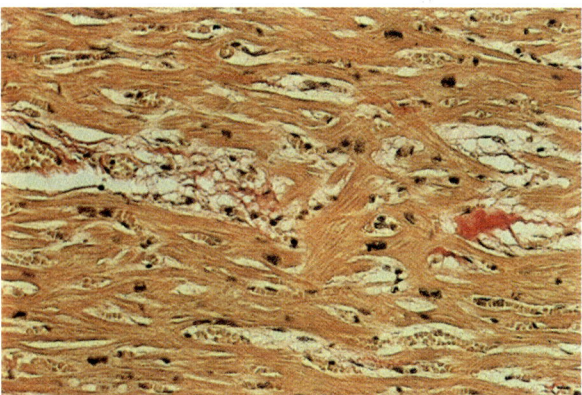

Abb. 25-6 Hypertrophische (obstruktive) Kardiomyopathie. Deutlich sieht man die teilweise wirbelig angeordneten Fibrillen sowie die interstitielle Fibrose. Färbung: Elastica, van Gieson.

chung. So kann beispielsweise ein pulmonaler Hochdruck zu einer **Pulmonalklappeninsuffizienz** führen, oder eine rechtsventrikuläre Dilatation kann eine **Trikuspidalklappeninsuffizienz** nach sich ziehen. Selten liegt die Ursache in einer Endokarditis (allerdings häufige Erscheinung bei i.v.-Drogensüchtigen). Morphologisch imponiert die exzentrische Hypertrophie des rechten Ventrikels bzw. Vorhofes.

Die **Klappen des linken Ventrikels** sind wegen der größeren Beanspruchung weitaus häufiger von Anomalien und Fehlbildungen betroffen als die des rechten.

> **Merke**
> Bei den Insuffizienzen kommt es im allgemeinen zu einer Volumenbelastung, bei den Stenosen zu einer Druckbelastung. Die Volumenbelastung ist prognostisch günstiger.

- **Aortenklappenstenose.** Ursache einer **erworbenen** Aortenklappenstenose (45% aller erworbenen Klappenfehler) ist am häufigsten die Verkalkung (insbesondere im Alter) oder eine rheumatische oder bakterielle Endokarditis (s.u.). Aufgrund der Druckbelastung kommt es zu einer **konzentrischen Hypertrophie des linken Ventrikels.**
- **Aortenklappeninsuffizienz.** Bei diesem zweithäufigsten Klappenfehler (etwa 25%) hypertrophiert der linke Ventrikel infolge der Volumenbelastung **exzentrisch.** Die Aortenklappeninsuffizienz entsteht ebenfalls nach einer rheumatischen oder bakteriellen Endokarditis.

70% der erworbenen Klappenfehler betreffen die **Mitralklappe.** Auch hier handelt es sich entweder um eine Stenose (etwas häufiger) oder eine Insuffizienz. Beide Variationen werden am häufigsten durch eine zurückliegende rheumatische Endokarditis hervorgerufen (seltener bakterielle Endokarditis oder Nekrosen nach Herzinfarkt). 30% der Mitralklappenfehler sind eine Kombination aus Stenose und Insuffizienz. Ebenfalls 30% treten zusammen mit Aortenklappenfehlern auf.

- **Mitralklappenstenose.** Dieser **häufigste erworbene Herzfehler** führt zu einer Druckerhöhung im linken Vorhof (→ **konzentrische Hypertrophie mit ausgeprägter dilatativer Komponente**) und kann später zu einem Aufstau bis in den großen Kreislauf führt (s. Kap. 9.6). Durch die Dilatation steigt das Risiko der Thrombenbildung im Vorhof sowie der Ausbildung von Arrhythmien. Im Röntgen sieht man die Vorhofhypertrophie als prominentes „Herzohr".
- **Mitralklappeninsuffizienz.** Die Volumenbelastung des linken Vorhofes und des linken Ventrikels führt zu einer **exzentrischen Hypertrophie von Vorhof und Kammer.** Später kommt es ebenfalls zu einem Druckaufstau im kleinen Kreislauf mit der Folge eines Lungenödems und nachfol-

gender Rechtsherzinsuffizienz. Röntgenologisch findet sich neben der Vorhofvergrößerung eine Ventrikelvergrößerung.
- **Mitralklappenprolaps (BARLOW-Syndrom, Klicksyndrom).** Er betrifft etwa 7% der Bevölkerung. Während der Systole kommt es zum Einschlagen eines oder beider Segel in den linken Vorhof. Ursachen sind entweder eine ischämische Papillarmuskelschädigung oder Bindegewebserkrankungen (z.B. MARFAN-Syndrom). Makroskopisch sieht man eine knotig-gelatinöse Deformation der Klappen, die mikroskopisch auf mukoide Auflockerungen im Klappenstroma zurückzuführen sind.

> **Klinik**
> Klinisch zeigen sich selten pektanginöse Beschwerden oder Zeichen einer Mitralinsuffizienz. Das Einschlagen verursacht ein auskultatorisch hörbares systolisches Klicken. Bei einer Insuffizienz ist zusätzlich ein spätsystolisches Strömungsgeräusch zu hören.

25.4.2 Nichtentzündliche Endokardveränderungen

Die nichtentzündlichen Endokardveränderungen sind auf fibrotische Umbauvorgänge, deren Ursachen bisher noch nicht geklärt sind, zurückzuführen.
- **Endokardfibroelastose (EFE, Endokardsklerose).** Es handelt sich um eine seltene Erkrankung des **Kindesalters,** bei der es zu einer drastischen Vermehrung der **kollagenen und elastischen Fasern** im Endokard aller Herzhöhlen kommt. Im Gegensatz zur Endokardfibrose beim Karzinoid (s.u.) ist das **linke Herz** fast immer mit einbezogen. Das Endokard ist von einer **porzellanartigen Schicht** überzogen, die die Bewegung des Herzens stark einschränkt. Mikroskopisch sieht man eine deutliche **Verbreiterung des Endothels,** das normalerweise aus nur 2–3 Zellschichten besteht. Die Ursache ist noch ungeklärt; entsprechende Theorien reichen von viralen (intrauterinen) Infektionen über autosomal-dominant vererbliche Gendefekte bis zum übermäßigen Genuß von Bananen (enthalten **Hydroxyindolessigsäure,** ein Abbauprodukt des Serotonins, das beim Karzinoid vermehrt gebildet wird).
- **Endomyokardfibrose (EMF).** Diese häufig in Afrika und Indien auftretende Fibrose des Myokards geht mit einer Verdickung des Endokards einher. Autoimmunologische Faktoren scheinen eine Rolle zu spielen. Im Gegensatz zur Endokardfibroelastose sind häufiger **Erwachsene** betroffen.
- **Endokardfibrose beim Karzinoidsyndrom.** Angeregt durch die Serotoninproduktion eines Karzinoids kann es im **rechten Ventrikel** zur Endokardfibrose kommen.

Auf die Bedeutung der **Klappensklerosen** und **Klappenverkalkungen** wurde bereits eingegangen (s. Kap. 25.2.1).

25.4.3 Valvuläre und parietale Endokarditis

Definition

Die Endokarditis ist eine bakterielle oder abakterielle Entzündung des Endokards. Fast immer ist das valvuläre Endokard betroffen.
Entsprechend der Ursache erfolgt eine Einteilung in nichtinfektiöse und infektiöse (mit Bakteriämie bzw. Fungämie) Formen.

Nichtinfektiöse Endokarditiden

- **Endocarditis verrucosa rheumatica (rheumatische abakterielle Endokarditis).** Bei dieser abakteriellen Entzündung handelt es sich um eine Manifestation des rheumatischen Fiebers (s. Kap. 6.9.1 und Abb. 25-7). Die kreuzreagierenden Antikörper lagern sich recht fest am Klappenrand (Mitral- oder Aortenklappe) ab. Durch Organisation kommt es zur Bildung **wärzchenförmiger 1–3 mm großer, grau-glasiger Ablagerungen.** Histologisches Kennzeichen ist ein **fibrinöses Ödem der Klappenbasis** sowie die Ansammlung von **Histio- und Lymphozyten.** Die Komplikationen dieser Erkrankung sind die Ausbildung von Stenosen oder Insuffizienzen der betroffenen Klappen. Eine Ausbreitung, z.B. in die Papillarmuskelsehnen, ist möglich.
- **Endocarditis verrucosa simplex (nichtrheumatische abakterielle Endokarditis).** Bei dieser Form bilden sich ebenfalls wärzchenförmige Wucherungen an den Klappenrändern der **Aorten-** und **Mitralklappe,** seltener der Trikuspidalklappe. Sie sind durchschnittlich größer als die des rheumatischen Fiebers. Die Histio- und Lymphozyten als Zeichen einer rheumatischen Beteiligung fehlen – die Wucherungen bestehen v.a. aus Fibrin

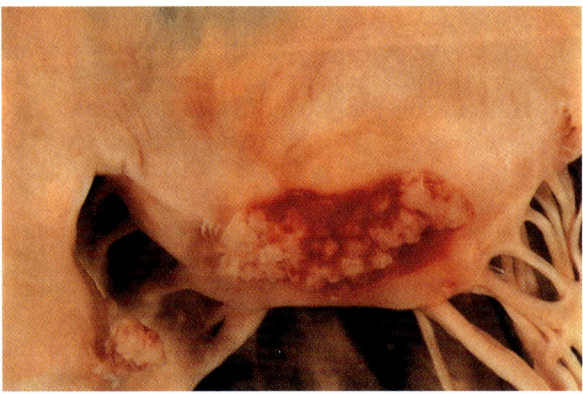

Abb. 25-7 Endocarditis verrucosa rheumatica. Auf der Mitralklappe befinden sich die charakteristischen wärzchenförmigen, grau-glasigen Ablagerungen. Sie sind von einem frischen Blutgerinnsel umgeben.

und Thrombozyten. Ursache ist eine Störung des Gerinnungssystems, die häufig bei Tumor- und Schockpatienten sowie beim Marasmus senilis **(Endocarditis marantica)** auftritt.
- **Endocarditis LIBMAN-SACKS.** Als kardiale Manifestation des systemischen Lupus erythematodes kommt es bevorzugt auf den AV-Klappen zur Bildung von 2–5 mm großen thrombotischen Ablagerungen.
- **Endocarditis parietalis fibroplastica LÖFFLER.** Im Gegensatz zu allen anderen Endokarditiden wird bei der Endokarditis LÖFFLER bevorzugt das **parietale Endokard** am **Apex des linken Ventrikels** befallen. Die **eosinophile Infiltration** aller Wandschichten führt zur Fibrose, die dadurch eine Differentialdiagnose zu den Endomyokardfibrosen darstellt. Es sind bevorzugt Männer betroffen. Als Besonderheit ist die **enorme Eosinophilie** im Blut zu erwähnen.

Klinik

Patienten mit Endokardveränderungen oder Herzfehlern haben ein deutlich erhöhtes Risiko, an einer bakteriellen Endokarditis zu erkranken. Daher wird bei chirurgischen Eingriffen, die mit einem 3–90%igen Risiko einer Bakteriämie einhergehen (z.B. Geburt, Endoskopie, Tonsillektomie, Katheterisierung, Laparoskopie) die prophylaktische Gabe eines Antibiotikums (Amoxicillin, Ampicillin) empfohlen. Hiervon sollte man sich auch nicht durch die Tatsache, daß bereits Zähneputzen in 20-30% der Fälle zu einer Bakteriämie führt, von der **Endokarditisprophylaxe** abbringen lassen, da selbstverständlich die Virulenz des Erregers eine wichtige Rolle spielt.

Infektiöse Endokarditiden

Bei der infektiösen Endokarditis kommt es zur Absiedlung von Bakterien, Viren oder Pilzen bevorzugt am valvulären Endokard. Voraussetzung der bakteriellen Endokarditis ist eine **Bakteriämie, Virämie** oder **Fungämie.** Als weitere prädisponierende Faktoren sind **Vorschädigungen der Klappen,** wie z.B. nach einem rheumatischen Fieber (s. Kap. 6.9.1), oder Fehlbildungen zu betrachten. Gleiches gilt natürlich auch für eine Immunsuppression des Patienten.

Anhand des klinischen Verlaufs, der stark von der Virulenz des Erregers abhängig ist, unterscheidet man eine akute von einer subakuten Form:
- **Endocarditis (ulcerosa) acuta.** Die akute Form wird bevorzugt durch **Staphylokokken** (80%) sowie **Strepto- und Gonokokken** (20%) hervorgerufen. Selten sind Pilze beteiligt. Makroskopisch sieht man **kleine gelbbraune Vegetationen** im Bereich des Klappenschließungsrandes, wobei die Mitral- oder die Aortenklappe (oder beide zusammen) am häufigsten betroffen ist (s.o.). Häufig

kommt es zu Nekrosen, von denen nach Einschmelzung kleine **rötliche Ulzerationen** (Endocarditis ulcerosa) übrigbleiben. Mikroskopisch sieht man ein Nebeneinander von **Erregernestern, Granulozyten** und **Ulzerationen,** die u.U. von Thromben (Emboliegefahr!) bedeckt sind. Als Komplikation kann es zu einer Wanderung der Entzündung auf die Papillarsehnen kommen: Eine Zerstörung der Papillarsehne kann dann zur Klappeninsuffizienz führen.

- **Endocarditis lenta (subakute bakterielle Endokarditis).** Bei 70–80% der Fälle sind als Erreger die weniger virulenten, vergrünend wachsenden **Streptokokken** (v.a. Streptococcus sanguis und Streptococcus mutans) auszumachen. In 10% der Fälle sind die Erreger Enterokokken. Makroskopisch sieht man **kleine Vegetationen,** die sich über den gesamten vorgeschädigten Raum ausdehnen. Im Gegensatz zur akuten Form kommt es seltener zur Bildung von Ulzerationen. Häufig findet man allerdings **polypöse Thrombuswucherungen (Endocarditis polyposa).** Mikroskopisch sieht man ein Nebeneinander von Erregernestern, vielen **Granulo- und Lymphozyten** sowie Makrophagen. Beschädigte Areale werden durch **Granulationsgewebe** aufgefüllt (Thrombenbildung mit Emboliegefahr). Als Komplikation kann es ebenfalls zu einer Klappeninsuffizienz oder Embolie kommen. Für ein Rezidiv ist im allgemeinen ein anderer Subtyp der α-hämolysierenden Streptokokken verantwortlich. Man spricht von einer rezidivierenden Endokarditis.

> **Merke**
> **Endocarditis verrucosa rheumatica:** Kreuzreaktion gegen β-hämolysierende Streptokokken der Gruppe A (z.B. nach Streptokokkenangina).
> **Endocarditis lenta:** Direkte Besiedlung mit α-hämolysierenden (vergrünend hämowachsenden) Streptokokken (ohne LANCEFIELD-Klassifikation).

> **Klinik**
> Eine erhöhte Körpertemperatur (auch primär unklarer Genese) sowie Allgemeinsymptome wie z.B. Abgeschlagenheit und Nachtschweiß werden häufig als Erstsymptome beobachtet. Auskultatorisch können Geräusche auftreten. Bei der Hälfte der an einer Endokarditis Erkrankten zeigt sich sonographisch eine Milzvergrößerung. Die Diagnose wird über die Anamnese, die angeführten Befunde und den Nachweis des Erregers in einer Blutkultur gestellt. Die Therapie beider Formen besteht in einer langfristigen Antibiose.

25.5 Perikard

Das Perikard ist die äußerste Schicht des Herzens. Es besteht aus einem viszeralen (Perikard i.e.S.) und einem parietalen Blatt (Epikard i.e.S.). In dem Raum zwischen den beiden Blättern befinden sich etwa 20 ml einer bernsteinfarbenen Flüssigkeit, die den Reibungswiderstand verringert.

25.5.1 Fehlbildungen des Perikards

Die nachfolgenden Fehlbildungen des Perikards sind sehr selten:

- **Perikarddefekte.** Sie erstrecken sich von kleineren „Löchern" bis zur kompletten Agenesie und sind häufig mit anderen Herzfehlern vergesellschaftet. Ein isolierter Defekt ist klinisch unbedeutend.
- **Perikardzysten.** Die meist einkammerigen Perikardzysten sind auf eine Entwicklungsstörung des Zöloms zurückzuführen. Klinisch können sie einerseits die mechanische Ausdehnung beeinträchtigen, andererseits zu elektrischen Irritationen führen.

25.5.2 Ergüsse und Blutungen des Perikards

Perikardergüsse bzw. Perikardblutungen führen zu einer mechanischen Beeinträchtigung des Herzens. Sofern sie langsam entstehen, wie z.B. bei der Rechtsherzinsuffizienz (erhöhter Venendruck) oder der Hypalbuminämie (bei Leberzirrhose, nephrotischem Syndrom, Marasmus), kann der Herzbeutel aufgedehnt werden und auf diese Weise bis zu zwei Liter (!) Transsudat enthalten, ohne daß es zu einer klinischen Störung kommt **(Hydroperikard).** Entsteht ein Erguß oder eine Blutung aber schnell, wie es bei einer Einblutung durch rupturierte Gefäße (Aortenaneurysma) oder einer Herzwandruptur der Fall ist **(Hämatoperikard),** führt die mechanische Beeinträchtigung **(Herzbeuteltamponade)** üblicherweise schnell zum Tod. Die einzige therapeutische Möglichkeit besteht dann in einer Perikardpunktion, bei der sogar unter optimalen Bedingungen (Durchleuchtung) in 5% der Fälle schwere Komplikationen eintreten.

> **Kasuistik**
> Es wird beobachtet, wie ein 25jähriger Mann beim Surfen ins Wasser fällt und nicht wieder auftaucht. Die sofort eingeleiteten Rettungsversuche sind vergeblich, der Mann kann nur tot geborgen werden. Die anfängliche Verdachtsdiagnose „atypischer Ertrinkungstod" (z.B durch vestibuläre Reflexe bei Trommelfellperforation) wird bei der Obduktion widerlegt. Im Perikardbeutel befindet sich ein Blutvolumen von 340 ml. Die Ursache dieser Herzbeuteltamponade war die Ruptur eines dissezierenden Aortenaneurysmas.

25.5.3 Perikarditis

Definition

Die Perikarditis ist eine Entzündung des Herzbeutels, bei der üblicherweise beide Blätter (Peri- und Epikard) betroffen sind.

Ätiologie/Pathogenese

Anhand der Ätiologie unterscheidet man die **primären Perikarditiden** (z.B. durch bakterielle oder virale Infektion) von den **sekundären Perikarditiden,** die als Begleiterscheinung auftreten (z.B. bei Stoffwechselkrankheiten, Myokardinfarkt, Strahlenbelastung).

Im Entzündungsverlauf kommt es zur **Exsudation von Flüssigkeit** in den Perikardbeutel (serös, serofibrinös, hämorrhagisch oder purulent). Häufig kann anhand des Exsudates ein Rückschluß auf die Ätiologie gezogen werden, wie es in Tabelle 25-2 dargestellt ist. Bei leichten Formen ist eine **vollständige Rückbildung** möglich, meist findet jedoch eine **Organisation des Exsudates** statt.

Morphologie

Die exsudat- und verlaufspezifische Morphologie ist der Tabelle 25-2 zu entnehmen.

Sonderform

Bei der **tuberkulösen Perikarditis,** einer seltenen Komplikation der Tuberkulose, kommt es zu einem charakteristischen Verlauf, der eine Einteilung in drei Stadien ermöglicht:
1. fibrinöses Stadium
2. serofibrinöses Stadium
3. absorptives Stadium mit Verkalkungen (bei ca. 50%)

Unter dem Fibrin finden sich die spezifischen Granulome. Die tuberkulöse Perikarditis ist mit einer hohen Mortalität behaftet (ca. 30%).

Komplikationen

Bei starker Exsudation besteht das Risiko einer **Herzbeuteltamponade.** Durch die bindegewebige Vernarbung kann es zur Verwachsung der Perikardblätter kommen. Man spricht von einer **Pericarditis constrictiva.** Unter Umständen bildet sich eine Schwielenplatte, die zur Herzkompression führt **(Concretio pericardii).** Kommt es im weiteren Verlauf zur Einlagerung von Kalk, der das Herz ummantelt, spricht man von einem **Panzerherz.** Bei sehr schweren Verläufen kann es zur Verwachsung des Perikards mit der Pleura, der **Accretio pericardii,** kommen.

Tab. 25-2   Klassifikation der Perikarditiden nach der Entzündungsform. Aufgrund der fließenden Übergänge zwischen den Formen ist eine exakte Zuordnung nicht immer möglich.

Entzündungs-form	Ätiologie	Makroskopie (im frühen Stadium immer Hyperämie)	Mikroskopie	Verlauf
seröse Perikarditis	(serös und serofibrinös)	seröses Exsudat	seröses Exsudat	Rückbildung
serofibrinöse Perikarditis	• Virusinfekte (häufig z.B. Coxsackie-, ECHO-, Influenzaviren) • idiopathisch • rheumatisches Fieber • Tuberkulose • Lupus erythematodes • Sklerodermie • posttraumatisch (nach Perikardiotomie)	gelblich-weiße Fibrinfäden (im Frühstadium abstreifbar) verleihen dem Herz ein zottenartiges Aussehen (Cor villosum)	fibrinöses Exsudat, evtl. Lymphozyten, evtl. Kapillareinsprossungen	Rückbildung oder Organisation
fibrinöse Perikarditis ↓	• Myokardinfarkt (Pericarditis epistenocardica, Postmyokardinfarktsyndrom = Dressler-Syndrom) • Urämie ↓	↓	↓	↓
hämorrhagische Perikarditis ↑	• Entstehung aus fast allen anderen Formen durch Einblutungen aus (eingesprossenen) Gefäßen (insbes. aber nach Urämie) • Tumoren ↑	+ Einblutungen ↑	+ Erythrozyten ↑	Organisation ↑
eitrige Perikarditis (selten)	• Bakterien (Mykobakterien, Staphylo- und Streptokokken, E. coli, Haemophilus influenzae) • Pilze	gelblich-grünliches rahmiges Exsudat	Granulozyten, Kapillareinsprossungen, fibrinöses Exsudat	Organisation

Klinik

Der retrosternale Schmerz bei der Perikarditis läßt schnell an einen Herzinfarkt denken. Meist kommt es allerdings zur Verstärkung des Schmerzgefühls beim tiefen Einatmen und Husten. Bei Myokardbeteiligung (Perimyokarditis) zeigen sich zusätzlich eine Tachykardie und Rhythmusstörungen. Der auskultatorische Befund richtet sich nach dem Exsudattyp: Die fibrinöse Perikarditis erzeugt ein lederartiges Knarren **(trockene Perikarditis),** während es bei den anderen Formen (feuchte Perikarditis) sowie beim Perikarderguß (!) eher zur Abdämpfung der Herzgeräusche kommt. Anhand von EKG und Ultraschall läßt sich dann die Diagnose stellen. Die Therapie richtet sich nach der Grunderkrankung: Ein Erguß kann u.U. konservativ behandelt werden, beim Auftreten von klinischen Symptomen (Herzbeuteltamponade) muß eine Entlastungspunktion vorgenommen werden.

25.6 Tumoren des Herzens

Primäre Herztumoren

Die Häufigkeit der primären Herztumoren liegt bei etwa 3–10/100 000. Sie sind somit recht selten.

- **Rhabdomyom.** Es ist der **häufigste Herztumor des Kindesalters.** Da es in 90% der Fälle multipel auftritt, ist seine Behandlung trotz der Benignität schwierig. Mikroskopisch zeigen sich **große vakuoläre (Glykogen-)Zellen** mit zentralem Kern.
- **Myxom.** Dieser **häufigste gutartige Herztumor des Erwachsenenalters** betrifft bevorzugt Frauen im mittleren Lebensalter, aber auch Männer und Neugeborene können daran erkranken. Es ist ca. 4–10 cm groß und häufig **gestielt** auf dem Endokard befestigt. Das Myxom befindet sich meist in den Vorhöfen, kann aber in allen Herzhöhlen auftreten. Es entsteht aus undifferenzierten endokardialen Mesenchymzellen und ähnelt histologisch einem organisierten Thrombus.

Kasuistik

Eine 47jährige Frau wird wegen einer seit 3 Tagen bestehender Dyspnoe, retrosternalem Schmerz und Hämoptoe in ein Krankenhaus eingewiesen. Sämtliche Laborparameter sind normal, lediglich die LDH ist leicht erhöht. Sonographisch zeigt sich eine 5 × 8 cm große schalldichte Struktur im rechten Vorhof. Die postoperativ durchgeführte pathologische Untersuchung des Tumors zeigt, daß es sich um ein Myxom handelt. Die Symptomatik resultierte aus den strömungsbedingt entstandenen Mikroembolien.

- **Sarkom.** Der **häufigste maligne Herztumor des Erwachsenenalters** tritt meist im rechten Herzen

auf. Durch Infiltration des Perikards kann es zu einem hämorrhagischen Erguß kommen.
- **Mesotheliom.** Der häufigste Perikardtumor ist das Mesotheliom. Es kann das Perikard diffus, plattenartig oder polypös umwachsen. Da es selten zur Metastasierung kommt, hängt die Prognose von der Wachstumsgeschwindigkeit ab. Bei vorhandener Asbestose und entsprechender Anamnese kann es u.U. als Berufskrankheit anerkannt werden.

Sekundäre Herztumoren

Die sekundären Herztumoren sind wesentlich häufiger als die primären. Mit jeweils 25–40% Herzbeteiligung stehen die malignen Lymphome, das Melanom, die Leukämien und das Mammakarzinom an der Spitze.

25.7 Arterienerkrankungen

Folgende Themen finden sich im allgemeinen Teil: **Arteriosklerose** (s. Kap. 9.1 und Abb. 9-2), **Arteriolosklerose** (s. Kap. 9.2 und Abb. 9-3), **Aneurysmen der Arterien** (s. Kap. 9.3), **Koronarsklerose und -thrombose** (s. Kap. 9.4 bzw. 9.5 sowie Abb. 9-2).

25.7.1 Arteriitis

Definition

Unter einer Arteriitis versteht man die Entzündung der Arterienwand. Nach der Beteiligung der Wandschichten richtet sich die Nomenklatur:
- **Endarteriitis** (Intima).
- **Mesarteriitis** (Media).
- **Periarteriitis** (Adventitia).
- **Panarteriitis** (alle Schichten).

Ätiologie/Pathogenese

Die Arteriitiden können durch verschiedene Ursachen hervorgerufen werden (z.B. infektiös, physikalisch, autoimmunologisch), wobei es in Abhängigkeit von der Ursache häufig zu einer typischen Lokalisation und Wandbeteiligung kommt. Die bekannteste Arteriitis ist die **Atherosklerose,** bei der eine physikalische Wandschädigung den Entzündungsprozeß einleitet. Nachfolgend ist eine Auswahl der wichtigsten Arteriitiden aufgeführt.

Luische Arteriitis

Das Tertiärstadium der Syphilis (vgl. Kap. 4.3.2) ist – neben dem Auftreten von Gummen – durch den Gefäßbefall gekennzeichnet. Bevorzugt betroffen ist die Intima kleinerer bis mittelgroßer Arterien. Die entstehenden Intimadefekte werden durch Intimafibrosen ausgeglichen, wodurch es zur Lumeneinengung kommt **(Endarteriitis obliterans).** Die Lumeneinengung bewirkt nun wiederum Ischämien, z.B. beim Befall der Zerebralarterien (**Endarteriitis syphilitica** HEUBNER). Histologisch zeigen sich **Lymphozyten, Plasmazellen** und natürlich die **Intimafibrose.** Eine besondere Bedeutung hat die Endarteriitis syphilitica der Vasa vasorum aortae: Die rezidivierenden Ischämien führen zu Nekrosen, insbesondere der Media der thorakalen Aorta. Hieraus resultiert eine Atherosklerose sowie Einziehungen der Intima, die der Aorta makroskopisch einen baumrindenartigen Aspekt verleihen (**Mesaortitis luica**). Ein weiteres Problem entsteht durch die Gefäßwandschwäche, da sich hierdurch **Aneurysmen** (Aneurysma verum und Aneurysma dissecans) ausbilden können.

Panarteriitis nodosa

Definition

Die Panarteriitis nodosa (Polyarteriitis nodosa) ist eine **Gefäßwandentzündung** der mittelgroßen und kleinen Organ- und Extremitätenarterien mit Bildung **knötchenartiger Verdickungen.**

Ätiologie/Pathogenese

Die Ätiologie ist zwar ungeklärt, dennoch werden verschiedene Faktoren diskutiert: Zum einen findet man eine Assoziation mit dem Auftreten des Hepatitis-B$_S$-Antigens, zum anderen wurde ein häufiges postinfektiöses Auftreten nach Erkrankungen des Atemtraktes sowie nach Einnahme bestimmter Arzneimittel beschrieben. Man vermutet daher, daß pathogenetisch die Ablagerung von Immunkomplexen eine Rolle spielt.

Morphologie

Die **Organgefäßveränderungen** sind am häufigsten an den Nieren, am Herzen (Abb. 25-8), an der Leber und im Gastrointestinaltrakt lokalisiert. Die **peripheren Gefäßveränderungen** findet man häufig am Unterarm und an der Wade.

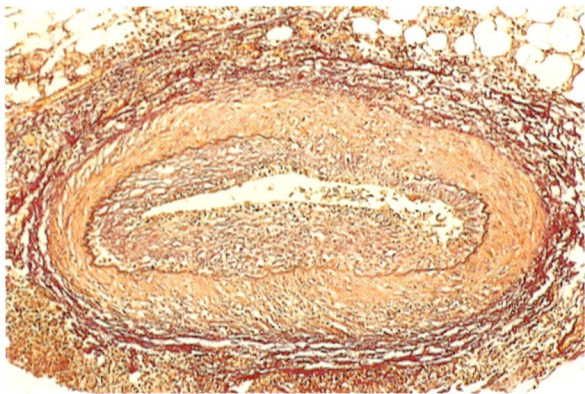

Abb. 25-8 Panarteriitis nodosa einer Koronararterie.
Charakteristisch ist die ausgeprägte Intimaproliferation, die zu einer Lumeneinengung führt. Im oberen Bereich ist die Trennung zwischen Intima und Media zerstört. Die gesamte Gefäßwand ist mit Granulozyten durchsetzt. Färbung: VAN GIESON-Elastika.

Makroskopisch zeigen sich **kleine weißliche Knötchen,** die häufig **perlschnurartig** an der Gefäßwand aufgereiht sind. Mikroskopisch lassen sich drei Stadien unterscheiden, die meist parallel zu beobachten sind:

1. **Fibrinoide Nekrose der Intima und der Media** mit Granulozyteninfiltrat.
2. Granulationsstadium durch **Intimaproliferation** mit Fibrozyten.
3. **Vernarbung.**

Klinik

Neben unspezifischen Allgemeinsymptomen erschweren die unterschiedlichen Lokalisationen – und damit die unterschiedlichen Symptome (z.B. Koliken, renaler Hypertonus, Muskel- und Gelenkschmerzen) – die Diagnose der Panarteriitis nodosa. Eine Muskelbiopsie kann diagnostisch sehr hilfreich sein. Die Therapie erfolgt mit Kortikoiden und Zytostatika. Prognostisch entscheidend ist das Ausmaß des Organbefalls, insbesondere bei Nierenbeteiligung.

CHURG-STRAUSS-Syndrom

Definition

Als CHURG-STRAUSS-Syndrom (**allergische granulomatöse Angiitis**) bezeichnet man ein Syndrom, das sich aus der Trias **nekrotisierende granulomatöse Vaskulitis, periphere Eosinophilie** und **Asthma** zusammensetzt.

Ätiologie/Pathogenese

Das (häufig frühzeitige) Auftreten der asthmatischen Komponente im Zusammenhang mit einer nekrotisierenden granulomatösen Vaskulitis hat zu der Abgrenzung dieser Erkrankung von der WEGENER-Granulomatose (s. Kap. 6.8.4) und der Panarteriitis nodosa (keine Granulombildung, Befall aller Organe) geführt. Die Ätiologie ist unbekannt, ein häufigeres Auftreten dieser Erkrankung nach einer Hyposensibilisierung wird beschrieben. Für eine atopische Pathogenese spricht auch die massive Ansammlung eosinophiler Granulozyten im Entzündungsgebiet und der Nachweis von IgE-Antikörpern. Vermutlich sind es zytotoxische Proteine der eosinophilen Granulozyten (z.B. major basic protein), die zu einer Schädigung der Gewebe mit nachfolgender Granulomentstehung führen.

Morphologie

Von der nekrotisierenden granulomatösen Vaskulitis besonders betroffen sind die Lunge, das Herz, die Milz, die Leber und der Gastrointestinaltrakt sowie das periphere und das zentrale Nervensystem. Typisch sind die dichte eosinophile Infiltration und die perivaskulär gelegenen Granulome, die teilweise eine zentrale eosinophile Nekrose aufweisen.

Klinik

Die primär bestehenden asthmatischen Beschwerden führen dazu, daß das CHURG-STRAUSS-Syndrom häufig verkannt wird. Meist sind es erst die abdominellen Symptome und Arthralgien, die einen Hinweis auf diese Erkrankung geben. Über den Nachweis der Eosinophilie und einer Erhöhung der IgE-Antikörper läßt sich die Diagnose erhärten. Seit Einführung der Glukokortikoide ist die 5-Jahres-Überlebensrate von nahezu 0% auf 60–75% angestiegen.

Hypersensitivitätsvaskulitis

Definition

Bei der Überempfindlichkeitsvaskulitis (**Hypersensitivitätsangiitis**, **leukoklastische Vaskulitis**, **allergische Vaskulitis**) handelt es sich um eine Vaskulitis bevorzugt der Venolen, seltener der Arteriolen.

Ätiologie/Pathogenese

Die Erkrankung ist häufig und auf verschiedene ätiologische Faktoren endogener und exogener Herkunft zurückzuführen (Tab. 25-3).

Morphologie

Mikroskopisch lassen sich **Immunkomplexe** und **Leukozytenfragmente** in den nekrotisierenden Gefäßwänden v.a. der Venolen nachweisen.

Riesenzellarteriitis

Die Riesenzellarteriitiden sind durch die Ansammlung von Riesenzellen (z.B. Histiozyten) charakterisiert. Nach der Gefäßbeteiligung werden zwei Arten unterschieden:

- **Arteriitis temporalis HORTON.** Bei der Arteriitis temporalis kommt es zu einer Gefäßentzündung der Karotiden, die sich in die Temporalarterie oder in die A. ophthalmica bzw. A. centralis retinal fortsetzt. Frauen sind etwas häufiger betroffen als Männer. Das **Erkrankungsrisiko steigt mit dem Alter.** Immunhistochemisch nachweisbare Immunkomplexablagerungen lassen auf eine immunologische Genese schließen, die höhere Inzi-

denz bei der „nordischen" weißen Bevölkerung möglicherweise auf eine Beteiligung von UV-Strahlung. Mikroskopisch zeigt sich neben der **Intimaproliferation** ($\rightarrow$ Stenose) eine Entzündung der Media. Die **zerstörte Elastika** wird durch die **mehrkernigen Riesenzellen** markiert.

Klinik

Die mit Schläfenkopfschmerz und Fieber einhergehende Symptomatik führt den Patienten zum Arzt. Dieser versucht, durch die Gabe von Glukokortikosteroiden die Symptomatik zu mildern und der schlimmsten Komplikation, der Erblindung (bei Befall der A. ophthalmica), entgegenzuwirken.

- **TAKAYASU-Arteriitis.** Bei dieser seltenen Gefäßentzündung kommt es zum Befall der Aorta (seltener der Pulmonalarterie) insbesondere **junger Frauen.** Wiederum vermutet man eine (auto)immunologische Genese. **Von der Adventitia ausgehend** (Vasa vasorum) kommt es zu einer unspezifischen Entzündung der Media. Bei Progredienz ist die Intima häufig fibrotisch verdickt, wodurch eine Stenose entstehen kann. Unter Umständen kommt es zu einer **Granulombildung** (Tuberkulose-Typ).

Merke

Arteriitis temporalis HORTON – alte Frauen: A. temporalis
TAKAYASU-Arteriitis – junge Frauen: Aorta

Kawasaki-Syndrom

Das Kawasaki-Syndrom (**mukokutanes Lymphknotensyndrom**) betrifft zwar bevorzugt japanische Kinder, die Inzidenz in Deutschland ist aber steigend. Die Ätiologie dieser Vaskulitis ist noch nicht geklärt, autoimmunologische und virale Faktoren werden diskutiert. Es kommt zu einer **ausgeprägten Intimaproliferation** mit **fibrinoider Nekrose**. Die Veränderungen betreffen hauptsächlich die **Koronararterien**, die daraufhin Aneurysmen ausbilden können.

Klinik

Das Kawasaki-Syndrom beginnt mit **therapieresistentem Fieber** und geht häufig mit einem Exanthem, Gelenkschmerzen, einer Stomatitis mit erdbeer- oder **kirschroten Lippen,** einer Konjunktivitis und Lymphknotenschwellungen einher. Während der Rückbildung kommt es häufig zu **groblamellären Hautschuppen.** Therapeutisch werden hochdosiert Gammaglobuline eingesetzt. Etwa 1% der Kinder sterben an einem Herzinfarkt!

Thrombangiitis obliterans

Die Thrombangiitis obliterans (**Morbus WINIWARTER-BUERGER**) befällt die mittleren bis kleinen Extre-

Tab. 25-3 Ätiologie der Hypersensitivitätsvaskulitis	
Endogene Auslöser	**Exogene Auslöser**
– Serumkrankheit – GOODPASTURE-Syndrom (s. Kap. 16.4.3) – Colitis ulcerosa – systemischer Lupus erythematodes – chronische Polyarthritis – essentielle Kryoglobulinämie – Plasmozytom	– Arzneimittel (z.B. Penizillin, Sulfonamide) – postinfektiös (Herpes, Streptococcus viridans) – Purpura SCHOENLEIN-HENOCH (s. Kap. 16.4.3)

mitätenarterien jüngerer Patienten. In den Gefäßen sind unterschiedlich ausgeprägte entzündliche Reaktionen nachweisbar, die häufig in eine Sklerosierung übergehen. Das Lumen ist meistens durch einen Thrombus verlegt. Fast alle Patienten sind **starke Raucher.**

Koronariitis

Ursache der Koronariitis kann u.a. die Panarteriitis nodosa, die Arteriitis luica sowie das Kawasaki-Syndrom sein. Das Risiko besteht in einer Stenosierung mit nachfolgender Koronarinsuffizienz und den damit verbundenen Risiken (s. Kap. 9.4).

25.7.2 Anomalien der Koronararterien

Kasuistik

Ein 8jähriges, sehr kleines Mädchen fällt durch wiederholte Synkopen bei körperlicher Anstrengung auf. Nach verschiedenen Untersuchungen (EKG, Röntgen, SCHELLONG-Test) vermutet man als Ursache eine hypotone Kreislaufregulationsstörung. Nach 2 Jahren verstirbt das Mädchen während des Schulsports. Die Obduktion ergibt eine Anomalie der linken Koronararterie: Sie entspringt am rechten Sinus VALSALVAE und durchläuft tangential die gesamte Aortenwand, um diese an der linken Seite zu verlassen. Die Blutdrucksteigerung bei körperlicher Belastung bewirkte eine Koronarinsuffizienz, die zu einer akuten Senkung des Herzminutenvolumens führte (→ Synkope). Sport war demnach absolut kontraindiziert.

Weitere Anomalien sind denkbar: So kann es zur Anlage einer **singulären Koronararterie** kommen, wobei die vorhandene die Versorgung des ganzen Herzens übernimmt. Beim BLAND-WHITE-GARLAND-**Syndrom** entspringt eine oder beide Koronararterien aus der A. pulmonalis, es führt unbehandelt meist schnell zum Tod.

25.7.3 Aneurysmen der Koronararterien

Aneurysmen der Koronararterien sind sehr selten. Meistens entstehen sie im Zusammenhang mit einer Atherosklerose, der Lues oder der Panarteriitis nodosa. Auch das Kawasaki-Syndrom kann die Ursache eines Koronararterienaneurysmas sein.

25.8 Venen

Die Venen transportieren das Blut aus der Peripherie zum Herzen zurück. Hierfür bedienen sie sich zweier Mechanismen: Die **Muskelpumpe** bewirkt durch die Kompression eine Bewegung der Blut-

säule, die **Venenklappen** verhindern ein Zurückfließen des Blutes. Bedingt durch den hydrostatischen Druck kommen den Beinvenen eine besondere Bedeutung zu, da sich Insuffizienzen bevorzugt hier abspielen. Im Bein unterscheidet man die tiefen Venen von den oberflächlichen Venen. Beide sind durch die Vv. perforantes miteinander verbunden. Alle drei Formen enthalten Venenklappen.

25.8.1 Varizen und Phlebektasien

Definition

Varizen sind knoten- bzw. säckchenförmige Erweiterungen der Venen. Diffuse Erweiterungen werden als Phlebektasien (Venektasien) bezeichnet.

Varizen können überall vorkommen, besonders häufig befinden sie sich aber an den Unterschenkeln, dem Ösophagus und den periumbilikalen Venen. Die Varikozele wird in Kapitel 31.2.5 besprochen. Die anderen Varizen (z.B. Ösophagusvarizen, Caput medusae) werden im allgemeinen Teil abgehandelt.

Ätiologie

Da bei über der Hälfte aller Personen über 30 Jahren Beinvenenvarizen nachweisbar sind und ca. 4% der Bevölkerung durch diese Varizen stark beeinträchtigt werden, kommt der Ätiologie, der Pathogenese und Behandlung der Varikosis eine besondere Bedeutung zu.

Es wird die primäre von der sekundären Varikosis unterschieden:

- **Primäre Varikosis.** Sie ist auf eine angeborene Texturstörung (genetische Prädisposition!), Venenklappenfunktionsstörungen oder schwangerschaftsbedingte Gewebsauflockerungen (Östrogenwirkung) zurückzuführen.
- **Sekundäre Varikosis.** Sie entsteht als Folge anderer Venenerkrankungen (z.B. Z.n. Venenthrombose, Kompression der Beckenvenen [z.B. durch Tumoren]).

In Abbildung 25-9 sind die verschiedenen Möglichkeiten der Entstehung von Beinvenenvarizen dargestellt.

Pathogenese

Angeborene Venenklappendefekte, Venenwandschwächen oder Entzündungen können zur Änderung der Blutflußrichtung führen. Ausschlaggebend für die Entstehung von Varizen ist immer der **hydrostatische Druck,** der in den Beinen am größten ist. Die Venenveränderungen enden häufig in einem Circulus vitiosus, wenn nämlich aufgrund von reaktiv einsetzenden sklerotischen Wandveränderung **(Varikosklerose)** durch die Verdrängung der Myozyten eine Venenwandschwäche herbeigeführt wird. Aufgrund der Stase kann es zu einer Thrombose kommen **(Varikothrombose),** die wiederum ein ätiologischer Faktor ist.

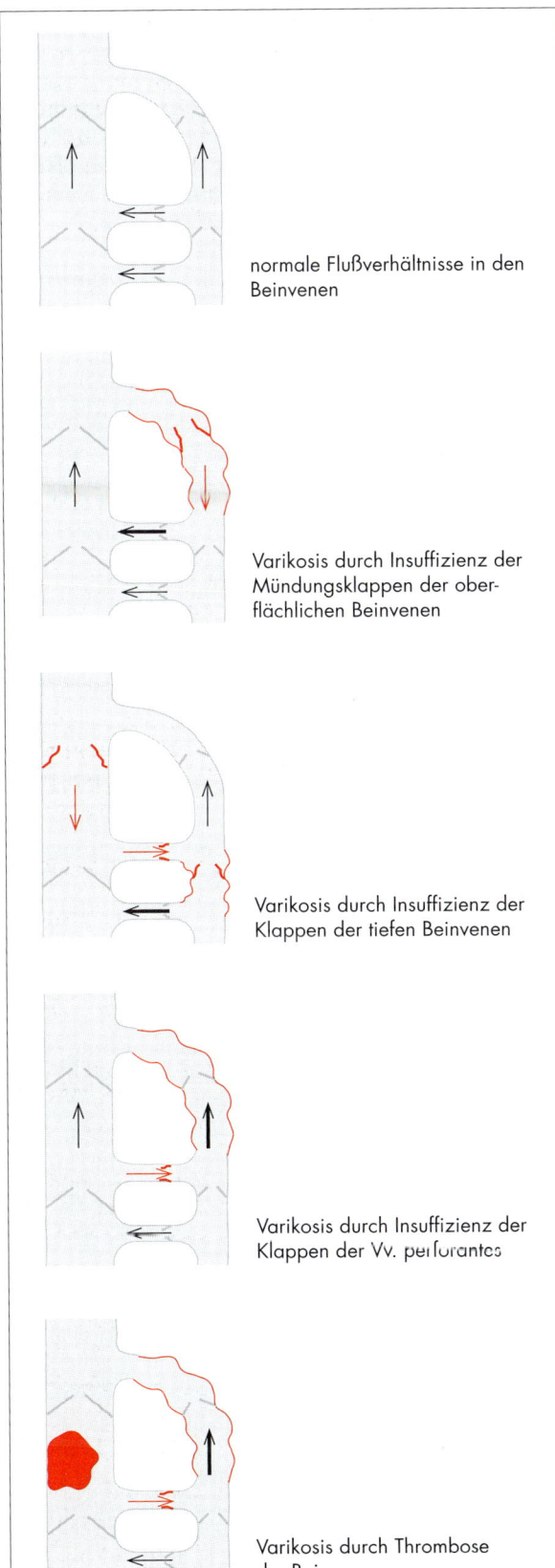

normale Flußverhältnisse in den Beinvenen

Varikosis durch Insuffizienz der Mündungsklappen der oberflächlichen Beinvenen

Varikosis durch Insuffizienz der Klappen der tiefen Beinvenen

Varikosis durch Insuffizienz der Klappen der Vv. perforantes

Varikosis durch Thrombose der Beinvenen

Abb. 25-9 Entstehung der Varizen. Mögliche Ursachen sind ein Klappendefekt der tiefen Venenklappen, eine tiefe Beinvenenthrombose oder Defekte der oberflächlichen Venenklappen.

Klinik

Typische Symptome der Varizen sind neben dem von außen sichtbaren makroskopischen Bild Schmerzen, manchmal eine Beinschwellung.

Durch den TRENDELENBURG-Test wird die Klappeninsuffizienz klinisch geprüft: Am liegenden Patienten werden durch Hochlagerung des Beins die Venen geleert und die Mündungsstelle der V. saphena magna komprimiert. Nach dem Aufstehen löst man die Blutsperre von der V. saphena magna und beurteilt die Blutfüllungsrichtung: von unten nach oben ist normal, die direkte „horizontale" schnelle Füllung entsteht durch eine Insuffizienz der Klappen der V. saphena magna oder der Vv. perforantes.

Mit Hilfe des MAHORNER-OCHSNER-Versuchs, bei dem zwei Stauschläuche angelegt werden, wird die Höhe der Insuffizienz lokalisiert. Der PERTHES-Versuch, bei dem ein Stauschlauch beim stehenden Patienten angelegt wird, prüft die Durchgängigkeit der tiefen Beinvenen: Sind diese nämlich verschlossen, füllen sich die Beine zunehmend mit Blut.

Neben konservativen Maßnahmen (Stützstrümpfe) ist die operative Entfernung der betroffenen Venen das Mittel der Wahl, sofern die tiefen Beinvenen nicht betroffen sind.

25.8.2 Varikothrombose und Phlebothrombose

Eine Varikothrombose ist eine Thrombose der oberflächlichen Beinvenen, eine Phlebothrombose (s. Kap. 9.9.3) betrifft die tiefen Beinvenen. Als Faktoren, die eine Thrombose begünstigen, ist die VIRCHOW-Trias (s. Kap. 9.9) anzuführen, also Störungen des Gerinnungssystems, Endothelschäden und die Stase, die im Rahmen einer Varikosis entsteht (s.o.). Die Organisation einer Thrombose ist im Kapitel 9.9.4 dargestellt. Strenggenommen entspricht der Organisationsprozeß ansich bereits einer abakteriellen Entzündung. Als Komplikation kann es zur bakteriellen Infektion kommen.

25.8.3 Phlebitis und Thrombophlebitis

Als Phlebitis wird jede Entzündung der Venen bezeichnet, als Thrombophlebitis die Formen, die mit einer Thrombose einhergehen. Hierbei ist es gleichgültig, ob die Thrombose oder die Phlebitis zuerst aufgetreten ist. Entscheidend aber ist die Lokalisation: Während die (Thrombo-)Phlebitis der oberflächlichen (Bein-)Venen, die meistens im Rahmen einer Varikosis auftritt, ungefährlich ist, kann eine Thrombophlebitis der tiefen Beinvenen ernsthafte Folgen (Thrombose mit Embolie) nach sich ziehen (s. Kap. 9.9.3). Meist handelt es sich um eine abakterielle Entzündung, selten sind Bakterien (z.B. Campylobacter fetus) am Entzündungsgeschehen beteiligt.

Eine Sonderform stellt die **Phlebitis chronicum migrans** dar, bei der es rezidivierend zur Entzündung eines Venenstranges kommt. Diese Erkrankung tritt im Zusammenhang mit anderen Grundkrankheiten (z.B. Thrombangiitis obliterans) oder Karzinomen auf. Mikroskopisch zeigt sich eine Panphlebitis.

Merke

Im klinischen Sprachgebrauch haben sich folgende Begriffe durchgesetzt:

Thrombophlebitis: Entzündung/Thrombose der oberflächlichen Beinvenen

Phlebothrombose: Thrombose der tiefen Beinvenen (Emboliegefahr!)

25.9 Herz- und Gefäßveränderungen nach diagnostischen und therapeutischen Eingriffen

Die Einführung neuer diagnostischer (z.B. Angiokardiographie) oder therapeutischer Verfahren (z.B. Herzklappentransplantation) hat auch eine Reihe von Komplikationen mit sich gebracht. Die typischen morphologischen Veränderungen bei Komplikationen sollen im folgenden angesprochen werden:

- **Komplikationen nach Angioplastie (PTCA, perkutane transluminale koronare Angioplastie).** Mittels eines peripher eingeführten Ballonkatheters wird das stenosierte Gefäß aufgedehnt (Arbeit des Internisten). Als Komplikation kann es zu Nachblutungen, Thrombusbildung mit Embolisation sowie Perforationen (z.B. Dissektion der Intima) kommen. In 30% der Fälle macht eine erneute Stenosierung eine Redilatation oder einen Bypass notwendig.
- **Komplikationen nach aortokoronarem Bypass.** Bei der aortokoronaren Bypass-Operation wird ein körpereigenes Gefäß (z.B. A. mammaria interna, V. saphena magna) zwischen Aorta ascendens und Koronararterie (distal der Stenose) eingepflanzt (Arbeit des Chirurgen). Der Erfolg des Verfahrens ist – neben den allgemeinen Operationsrisiken (OP-Letalität 2,6%) – insbesondere durch eine Stenosierung (20–50% der Fälle) des transplantierten Gefäßes eingeschränkt.

Kasuistik

Ein 43jähriger Mann, dem wegen einer 3-Gefäß-Erkrankung ein zweifacher Bypass (RIVA und RCA) gelegt wurde, bricht einen Monat nach seiner Entlassung aus dem Krankenhaus bei der Gartenarbeit zusammen. Trotz eines dreiviertelstündigen Reanimationsversuches gelingt die Wiederbelebung nicht. Bei der Obduktion findet sich eine ausgeprägte Stenose des RCA-Bypasses und eine nahezu vollständige Stenose des RIVA-Bypasses.

Die gesamte Vorderwand des linken Ventrikels ist – durch die Ischämie – stark abgeblaßt.

- **Komplikationen nach Schrittmacherimplantation.** Vielen Patienten mit Herzrhythmusstörungen kann durch die Implantation eines Herzschrittmachers geholfen werden. Hierzu wird unter Durchleuchtung eine Elektrode in den Vorhof und/oder den Ventrikel des linken oder rechten Herzens gelegt. Der eigentliche Herzschrittmacher wird meistens subfaszial im Bereich des Pektoralis implantiert. Bei Unterschreitung einer vorgegebenen Herzfrequenz bzw. bei Arrhythmien setzt der Herzschrittmacher über die Elektrode elektrische Reize, die eine rhythmische Mindestfrequenz aufrechterhalten sollen. Als seltene Komplikationen sind die Septikopyämien, die Herzwandperforationen und durch Herzschrittmacher induzierte Arrhythmien, z.B. durch eine Elektrodendislokation zu nennen.
- **Komplikationen nach Herzkatheterisierung.** Mittels der Herzkatheterisierung lassen sich Druckverhältnisse (direkte Messung), Shunts (Angiokardiographie), Herzminutenvolumen (Farbstoffverdünnungsmethode) u.a. messen. Aber auch hier gibt es Komplikationen, wie z.B. Rhythmusstörungen oder Herzwandruptur.
- **Komplikationen nach extrathorakaler Herzmassage.** Mit der extrathorakalen Herzmassage schafft man es, durch mechanische Kompression des Herzens und der Lungengefäße zwischen Sternum und Wirbelsäule einen Minimalkreislauf (20–60% vom Ruhezeitvolumen) herzustellen. Dieses Verfahren kann – kombiniert mit einer künstlichen Beatmung – bei einem Kreislaufstillstand lebensrettend sein. Gleichzeitig ist es aber mit einer hohen Sekundärverletzungsrate verknüpft: Sternum- oder Rippenfrakturen sind häufig, seltener kommt es zu Druckverletzungen der Lunge und des Herzens (→ Blutungen). Bei falscher Druckpunktwahl können Verletzungen der Bauchorgane auftreten. Derartige Fehler bei der Herzdruckmassage lassen sich weitestgehend durch Übung an einer Puppe vermeiden!
- **Komplikationen nach Implantation/Transplantation einer Herzklappenprothese.** Stark insuffiziente oder stenotische Klappen machen die Implantation einer neuen Herzklappe notwendig. Man hat die Wahl zwischen einer künstlichen (lebenslange Antikoagulation ist notwendig), einer Schweine- oder Rinderklappe (begrenzte Haltbarkeit durch ungünstigere Hämodynamik und Sklerose) und einer menschlichen Herzklappe (iso- oder allogene Transplantation). Diese wird insbesondere jüngeren Patienten eingesetzt. Neben den hämodynamischen Schwierigkeiten können Nahtlösungen und Abstoßungsreaktionen auftreten.
- **Komplikationen nach Herztransplantation.** Die einzige Möglichkeit, einem Patienten mit einer

terminalen Herzerkrankung zu helfen, besteht in einer Herz- oder Herz-Lungen-Transplantation (letztere insbesondere bei Patienten mit Störung der Ausflußbahnen oder Lungenerkrankungen, die zu einer Herzinsuffizienz geführt haben). Trotz Einhaltung der transplantationsmedizinischen Anforderungen und der Therapie mit Ciclosporin A®, kann es zur Abstoßung des Transplantats kommen. Diese manifestiert sich entweder als chronisch-milde Form durch das Auftreten eines interstitiellen Ödems oder als chronisch-mittelschwere Form durch ein perivaskuläres und interstitielles lymphozytäres Infiltrat. Häufig kommt es zu einer Stenosierung der Koronarien (auch bei jungen Patienten!), die dann zu einer ausgeprägten koronaren Herzkrankheit führt. Bei der akuten Form kommt es zu einer ausgeprägten hämorrhagischen Entzündung aller Wandschichten sowie zu Myokardzellnekrosen.

25.10 Lymphgefäße

Von den 20 l Plasma, die täglich das Kapillarsystem verlassen, werden 18 l von den Venolen wieder aufgenommen, 2 l gelangen über das Lymphsystem zurück ins Blut.

25.10.1 Lymphangiitis und Obliteration von Lymphgefäßen

Hautverletzungen können eine Keiminvasion in die Lymphgefäße ermöglichen. Insbesondere Staphylo- und Streptokokken führen dann zu einer **akuten bakteriellen Lymphangiitis.** Die entzündeten Lymphgefäße zeigen sich als rötliche Streifen, was im Volksmund auch als **Blutvergiftung** bezeichnet wird.

Einige Parasiten, z.B. Filarien (Fadenwürmer), gelangen über Mückenstiche in die Haut. Sie können sich in den Lymphgefäßen einnisten und dort reifen. Bei ihrer Ausschwemmung kommt es zur entzündlichen Reaktion mit Fibrinexsudation und Intimaproliferation. Als Folge der direkten Verlegung einerseits und der entzündlichen Reaktion andererseits können die **Lymphgefäße obliterieren.** Die Abflußstörung kann zu einer massiven, ödematösen Aufschwemmung der Extremität, einer **Elephantiasis,** führen. Je nach Erreger wird diese Erkrankung z.B. als **Wuchereriasis** (Wuchereria bancrofti), **Onchozerkose** (Onchocerca volvulus) oder als **Loa-loa-Filariose** (Filaria oculi, Loa loa) bezeichnet.

Die Entfernung einiger Lymphgefäße (z.B. beim Mammakarzinom) kann ebenfalls zur Elephantiasis führen.

Klinik
Therapeutisch kommen ggf. die Erregerausschaltung (Antibiose) sowie die physikalische Entstauungstherapie zur Anwendung.

26 Verdauungstrakt

J. Lepenies

In diesem Kapitel sollen pathologische Veränderungen von Mundhöhle, Pharynx, Tonsillen, Ösophagus, Magen, Intestinum, Pankreas, Leber und Galle besprochen werden. Bei Überschneidungen mit dem Gegenstandskatalog der allgemeinen Pathologie sind die entsprechenden Themen im allgemeinen Teil abgehandelt worden.

26.1 Mundhöhle

Die **primäre Mundhöhle** wird durch zwei Gaumenleisten in einen oberen und unteren Teil getrennt, der obere entwickelt sich zur Nasen-, der untere zur Mundhöhle. Auf die Vereinigungsstelle der Leisten wächst die Nasenscheidewand von oben herab und trennt so die beiden Nasenhöhlen.

26.1.1 Fehlbildungen der Mundhöhle

Gesichtsspalten

Ätiologie/Pathogenese

Gesichtsspalten entstehen, wenn Stirn- und Oberkieferfortsatz im 1.–2. Embryonalmonat nicht miteinander verschmelzen. Ihre Häufigkeit beträgt 1 : 1000.

Sie können beidseitig auftreten, werden aber links häufiger beobachtet. Die Ursachen sind wahrscheinlich multifaktoriell: Erbschäden, Intoxikationen, pränatale Hypoxie, Virusinfektionen u.a. Gesichtsspalten finden sich häufig als Teilsymptom anderer Fehlbildungssyndrome.

Die Einteilung der Gesichtsspalten erfolgt in:
- **Spalten des vorderen embryonalen Gaumens.**
  - **Lippenspalte (Cheiloschisis, „Hasenscharte").** Die Oberlippe ist seitlich der Mittellinie nicht verbunden. Je nach Ausprägungen ist z.B. auch nur eine leichte Furchung möglich. Häufig ist die Lippenspalte mit anderen Spalten kombiniert.
  - **Kieferspalte (Gnathoschisis).** Diese Spaltung des Ober- oder Unterkiefers tritt immer in Kombination mit einer Lippenspalte auf. Der Spalt verläuft zwischen den seitlichen Schneide- und den Eckzähnen.
- **Spalten des hinteren embryonalen Gaumens.**
  - **Gaumenspalte (Palatoschisis).** Die Gaumenleisten verwachsen nicht, und es verbleibt eine Spalte im harten Gaumen zwischen Mund- und Nasenhöhle. Sie kann schmal oder breit ausgeprägt sein.

  - **Uvula bifida (doppeltes Zäpfchen).** Das Zäpfchen weist eine unterschiedlich starke Spaltung auf. Bei größerem Defekt liegt dann ein Velumspalt vor.
- **Spalten des vorderen und hinteren embryonalen Gaumens.**
  - **Lippen-Kiefer-Gaumenspalte (Cheilognathopalatoschisis, „Wolfsrachen").** Diese Kombination einer beidseitigen Lippen-Kieferspalte mit einer Gaumenspalte ist mit anderen Spaltbildungen, z.B. der Wirbelsäule oder des Brustbeins, assoziiert.

Klinik

Es kommt zur Beeinträchtigung des Saug- und Schluckaktes und zur Gefahr der Aspiration, später zur Beeinträchtigung der Sprachentwicklung. Die Lippenspalte kann ab dem 6. Monat mit meist sehr guten kosmetischen Ergebnissen operativ verschlossen werden. Der weiche Gaumen kann ab dem 2. Lebensjahr, der harte Gaumen sollte bis zur Einschulung verschlossen werden.

Halszysten

- **Laterale Halszysten und -fisteln.** Normalerweise bilden sich die Kiemengänge der Embryonalzeit vollständig zurück. Der 2. Gang kann jedoch persistieren und unvollständig als laterale Halszyste oder -fistel verbleiben. Die äußere Öffnung des **Fistelgangs** befindet sich am Vorderrand des M. sternocleidomastoideus. Er mündet nach Verlauf durch die Karotisgabel über der Gaumenmandel (Recessus supratonsillaris) in den Rachen. Die lateralen **Halszysten** liegen meist im vorderen Halsdreieck, sind mit respiratorischem Flimmerepithel oder metaplastisch mit Plattenepithel ausgekleidet und können auch durch einen Fistelgang mit der Hautoberfläche oder dem Rachen in Verbindung stehen. Die Fisteln und Zysten enthalten in der Wand lymphatisches Gewebe.
- **Mediane Halszysten.** Bei der Wanderung der Schilddrüse von der Mitte der Mundhöhle (Foramen caecum) zu ihrer späteren Lage entsteht ein (normalerweise obliterierender) Gang, der **Ductus thyreoglossus.** Aus dem Gang können Zysten entstehen, die u.U. vom Zungenbein bis zum Jugulum reichen. Sie sind mit Zylinderepithel ausgekleidet.

26.1.2 Entzündungen der Mundhöhle

Zu den Entzündungen im Bereich der Mundhöhle gehören die **Stomatitis**, die als eine diffuse Entzündung der Mundschleimhaut definiert ist, und lokale Entzündungen wie die **Gingivitis** (Zahnfleischentzündung), die **Glossitis** (Zungenentzündung), **Pareiitis** (Entzündung der Wange) und die **Cheilitis** (Lippenentzündung). Im folgenden Abschnitt soll auf die Stomatitis und einige Formen der Glossitis eingegangen werden.

Stomatitis

Man unterscheidet die verschiedenen Entzündungen der Mundschleimhaut aufgrund ihrer Ätiologie und Morphologie.

- **Stomatitis catarrhalis.** Diese Entzündung wird durch Viren, Bakterien, Noxen (Hitze), Medikamente oder Alkohol hervorgerufen. Man sieht eine gerötete und ödematöse Schleimhaut mit abgeschilfertem Epithel (Belag). Bei der **Masernstomatitis** beobachtet man weißliche Flecken der Wangenschleimhäute mit einem hyperämischen Rand (KOPLIK-Flecken). Sie liegen den Backenzähnen gegenüber und treten gegen Ende des Prodromalstadiums auf.
- **Stomatitis vesiculosa (bullosa).** Diese Form der Stomatitis kann bei Infektionen mit Herpesviren (z.B. Herpes-zoster-Viren mit Befall des N. trigeminus), mit Coxsackie-Viren (Herpangina), bei chronisch-rezidivierenden Aphthen und beim Morbus BEHÇET auftreten.
  Als Erstinfektion mit dem Herpes-simplex-Virus Typ I im Kindesalter wird die Mundschleimhautentzündung auch **Gingivostomatitis herpetica** (sog. Mundfäule) genannt. Herpes-simplex-Infektionen im Erwachsenenalter, die häufig schubweise auftreten, manifestieren sich als **Herpes labialis** (Entzündung der Lippen) oder als **Stomatitis aphthosa.** Es kommt zur intraepithelialen Bläschenbildung. Nach deren Aufbrechen sieht man kleine Schleimhautdefekte mit weißlich-gelben Fibrinbelägen.
- **Stomatitis ulcerosa (necroticans).** Einen Übergang in die ulzeröse Form der Stomatitis findet man z.B. bei der Agranulozytose, bei Immun-

defekten oder bei Sepsis. Verantwortlich ist oft eine bakterielle Mischinfektion. Man beobachtet geschwürig zerfallende, übelriechende Defekte der Schleimhaut und des angrenzenden Bindegewebes. Die Angina PLAUT-VINCENT (s.u.) kann auch auf die Mundhöhle übergreifen oder primär dort entstehen.
  Eine Sonderform ist die **Noma** (auch Wasserkrebs oder Wangenbrand genannt), bei der die nekrotisierende Entzündung vom Zahnfleisch auf die gesamte Mundschleimhaut übergreift. Der Verlauf ist nicht selten tödlich.
- **Stomatitis mycotica.** Dies ist eine Form der **serofibrinösen Stomatitis.** Candida-Spezies kommen relativ häufig als Standortflora auf der Schleimhaut vor. Bei immuninkompetenten Patienten oder durch eine längere Antibiotikatherapie kann es zur Candidiasis (Soor) kommen. Es finden sich abstreifbare, weißliche Beläge auf den Wangen, dem Gaumen und der Zunge und grauweiße Flecken auf dem Zungenrücken und in den Mundwinkeln.

Glossitis

Ätiologie

Eine Entzündung der Zungenschleimhaut kann durch mechanische Irritationen, Infektionen, Vitaminmangel (v.a. A, B, C) und Anämien (s.u.) entstehen.

Morphologie

Die Zungenoberfläche ist gerötet, und man beobachtet Flecken und Streifen sowie vergrößerte Papillen. In späteren Stadien kommt es zur Schleimhautatrophie. Je nach Ursache variieren die morphologischen Veränderungen:

- **Scharlach-Glossitis.** Die Zunge ist anfangs weiß und wird am 3.–4.Tag der Erkrankung durch Epithelabschilferung und Papillenverdickung rot (typische Himbeer- oder Erdbeerzunge). Daneben besteht ein Enanthem im Rachen.
- **MÖLLER-HUNTER-Glossitis.** Es handelt sich um eine chronische Glossitis mit Atrophie und Entzündung der Schleimhaut bei perniziöser Anämie.
- **PLUMMER-VINSON-Syndrom.** Bei einer hypochromen (Eisenmangel-) Anämie verursacht die Schleimhautatrophie im Bereich von Mund, Rachen und Ösophagus Schluckbeschwerden. Ferner kommt es zu einer Cheilitis und einer Glossitis superficialis.

26.1.3 Tumoren oder tumorartige Läsionen der Mundhöhle

Gutartige Tumoren und tumorartige Veränderungen

- **Zungengrundstruma.** Heterotopes Schilddrüsengewebe verursacht eine Verdickung des Zungengrundes.
- **Ranula (Retentionsmukozele).** Der Verschluß des Speicheldrüsenausführungsganges verursacht eine Schleimretention. Man sieht eine mit Schleim gefüllte Zyste als Erhebung im Bereich des Mundbodens.
- **Pseudofibrom.** Diese tumorähnliche Veränderung wird durch lang anhaltende Reizungen und Irritationen (Prothese) hervorgerufen. Der Tumor aus Kollagenfasergewebe sitzt der Schleimhaut auf und ist von Epithel bedeckt. Eventuell finden sich Ulzerationen.
- **Granuloma pyogenicum.** Nach Verletzung der Mundschleimhaut kann, v.a. im Gingivabereich, eine **überschießende Bildung von Granulationsgewebe** auftreten. Sie imponiert als rötliches Knötchen mit weicher, ulzerierter Oberfläche ohne Epithelüberzug. Mikroskopisch besteht der Knoten aus stark vaskularisiertem Granulationsgewebe mit verschiedenen Stadien der akuten und chronischen Entzündung. Ähnliche Läsionen sind an der Vulva beschrieben und dort als Hämangiome klassifiziert worden. Manche Autoren bezeichnen dieses Granulom auch als **Granuloma teleangiectaticum.**
- **Epulis (Granularzelltumor, Myoblastenmyom, ABRIKOSSOFF-Tumor).** Dieses entzündlich-reaktiv wachsende Granulom sitzt dem Alveolarfortsatz auf. Es handelt sich **nicht** um eine Neoplasie. Histologisch erfolgt eine Unterscheidung in die folgenden Formen:
  - **Epulis granulomatosa.** Der weiche Zahnfleischpolyp besteht aus gefäßreichem Granulationsgewebe und findet sich meist am Oberkiefer.
  - **Epulis gigantocellularis** (peripheres Riesenzellgranulom). Typisch sind Riesenzellen, Makrophagen und eine mögliche Knochenresorption durch den Osteoklastenreichtum.
  - **Epulis fibromatosa.** Sie besteht aus faserreichem Bindegewebe, ist von derber Konsistenz und blasser Farbe.
  - **Epulis connata.** Sie tritt v.a. bei neugeborenen Mädchen am Oberkiefer auf.

Präkanzerosen

- **Leukoplakie.** Unter Leukoplakie versteht man einen **nicht abwischbaren weißen Fleck der Mundschleimhaut**, der keiner definierten Krankheit zuzuordnen ist (Abgrenzung von Hautkrankheiten mit Manifestation in der Mundhöhle, wie z.B. Lichen ruber planus, Lupus erythematodes). Tabak, Alkohol, Prothesen, UV-Licht, Vitaminmangel und Infektionen können Ursachen sein. Morpho-

logisch liegt eine abnorme Verhornung (Hyper- und Dyskeratose), meistens auf der Wangenschleimhaut, der Zunge und am Zungengrund, vor. Die Plaques können einzeln oder multipel sein und in der Größe zwischen kleinen Punkten und großen Flecken variieren. Die Oberfläche kann glatt, rauh oder auch zottig sein. Für die Beurteilung der Leukoplakie sollte eine Einteilung nach dem Grad der Dysplasie (keine/geringe, mittelgradige, hochgradige) erfolgen. Läsionen am Mundboden, an den Lippen oder der oberen Zunge entarten häufiger (s. Kap. 7.3).
- **Papillome.** Sie treten meist am weichen Gaumen, an der Zunge oder im Bereich der Tonsillen mit begleitender Entzündungsreaktion auf und sind meist gestielt und blumenkohlartig geformt. Diese Hyperplasie des Plattenepithels ist benigne, muß aber als fakultative Präkanzerose angesehen werden.

Andere obligate Präkanzerosen sind der **Morbus BOWEN** (intraepidermales Carcinoma in situ) oder die **Lentigo maligna** (maligne Pigmentstörung).

Karzinome

Ätiologie/Pathogenese

Karzinome der Mundhöhle kommen bevorzugt an der Zunge, der Lippe, dem Zungengrund, im unteren Teil der Mundhöhle und an der Wangenschleimhaut vor. Prädisponierend für ihre Entstehung sind Tabak, Teer, Betelnußkauen, Prothesen und eine schlechte Mundhygiene. Männer zwischen 50 und 70 Jahren sind besonders häufig betroffen.

Morphologie

Meist handelt es sich um Plattenepithelkarzinome, die nach dem Differenzierungsgrad und der TNM-Klassifikation eingeteilt werden. Die Tumoren wachsen überwiegend **ulzerös** (wenig differenziert, schnellere Metastasierung), seltener **verrukös** (exophytisch, langsames Wachstum, aus Papillomen entstehend). Eine Metastasierung erfolgt überwiegend per continuitatem oder lymphogen in submentale und submandibuläre Lymphknoten.

26.1.4 Zähne

Eine umfassende Darstellung der Pathologie der Zähne kann in diesem Rahmen nicht erfolgen, daher nur eine kurze Zusammenstellung wichtiger Begriffe:

- **Karies.** Der Begriff Karies bezeichnet einen Abbau der Mineralsalze, später auch der organischen Zahnbestandteile. Bakterien besiedeln den Zahn und bauen Kohlenhydrate (Zucker!) zu Säuren ab. Die Säuren wirken entkalkend, und eine Demineralisierung des Schmelzes ist die Folge. Durch eine Gefügeauflockerung und eine Ablösung der Schmelzoberfläche wird das Dentin freigelegt und zerstört.

- **Plaque (Zahnbelag) und Zahnstein.** Plaque ist ein schmieriger Belag aus Bakterien und Nahrung, der durch einen Wasserstrahl nicht abgespült werden kann. Zahnstein ist eine harte Ablagerung von Kalziumsalzen (aus dem Speichel), Nahrungsresten und Mikroorganismen. Er kommt v.a. an der lingualen Fläche der unteren Frontzähne oder der bukkalen Fläche der oberen Molaren (Ausführungsgänge der Speicheldrüsen) vor. Der Zahnstein bewirkt durch seine rauhe Oberfläche eine Besiedlung mit Bakterien. Beide Formen begünstigen also die Kariesentstehung.
- **Pulpitis.** Durch Karies, chemisch-toxische oder thermische Einwirkungen kann es zur **Entzündung des Zahnmarkes** (Pulpa) kommen. Sie wird in eine offene und eine geschlossene Form eingeteilt. Die Entzündung verursacht heftige Schmerzen, kann nekrotisieren und auf das Parodontium (Zahnhalteapparat) übergreifen.
- **Parodontitis.** Es handelt sich um eine **Entzündung** der Zahnfleischtasche und der Wurzelspitze **(Zahnhalteapparat).** Die entzündliche Reaktion bewirkt eine Lockerung des Zahns. Es kann zu Abszessen, Granulomen oder einem Übergriff auf den Knochen (Osteomyelitis) kommen.
- **Parodontose.** Dieser veraltete Begriff für eine **Degeneration** (keine Entzündung) der Zahnfleischtasche wird meist als Sammelbezeichnung für Zahnbetterkrankungen verwendet. Am Zahnfleischrand kommt es zu fibrösen Veränderungen.
- **Gingivahyperplasie.** Dieser Begriff kennzeichnet eine Zahnfleischverdickung, z.B. durch Medikamente (Ciclosporin A, Nifedipin, Phenytoin) oder Hormone.
- **Odontogene Zysten.** Hohlräume im Kieferknochen sind fehldifferenzierte Reste der Kiefer- oder Zahnanlage. Häufig gibt es eine Verbindung zur Zahnwurzel (radikuläre Zysten).
- **Ameloblastom.** Dieser Tumor entsteht aus dem inneren Schmelzepithel und wächst benigne, aber invasiv. Im Röntgenbild ist er als zystische (seifenblasenartige) Kieferaufhellung erkennbar. Selten gibt es metastasierende Wachstumsformen.
- **Dentinom.** Es besteht aus odontogenem Epithel und bildet atypisches Dentin.
- **Odontom.** Diese harmlose Fehlbildung besteht aus ungeordnetem Zahngewebe (Schmelz, Dentin, Zement) und hat einen hohen Bindegewebsanteil.
- **Odontosarkom.** Im Gegensatz zum Odontom ist es bösartig.
- **Zementom.** Es ist eine benigne Veränderung der Wurzelspitze von Prämolaren/Molaren.

Andere Tumoren sind **Fibrome, Myxome** und **intraossäre Karzinome.**

26.2 Pharynx und Tonsillen

Der Rachen besteht aus drei Etagen: dem **Nasopharynx** (mit der Tubenöffnung), dem **Oropharynx** (von der Uvula bis zur Epiglottis, er enthält die Gaumenmandeln) und dem **Hypopharynx** (von der Epiglottis bis zum Ösophagusanfang). Als **lymphatischen Rachenring** WALDEYER bezeichnet man das lymphatische Gewebe der Rachenmandel **(Tonsilla pharyngealis),** der paarig angelegten Gaumenmandeln **(Tonsillae palatinae),** der Zungenmandeln **(Tonsillae linguales),** der Tubenmandeln **(Tonsillae tubariae)** und vereinzelte Lymphfollikel der Schleimhaut. Die Krypten der Mandeln vergrößern die Oberfläche der Schleimhaut, die mit Erregern in Kontakt kommt. Die Informationen werden über Lymphozyten weitergegeben. Vor allem in den ersten Lebensjahren sind insbesondere die Tonsillen als immunaktive Organe aufzufassen. Im folgenden Abschnitt sollen die Entzündungen des Rachenraums besprochen werden.

26.2.1 Entzündungen von Pharynx und Tonsillen

Definition

Man unterscheidet die Entzündung der Rachenschleimhaut **(Pharyngitis)** von der der Mandeln **(Tonsillitis,** wobei v.a. die Gaumenmandeln gemeint sind). Als **Angina tonsillaris** bezeichnet man eine Entzündung des lymphatischen Rachenrings (Tonsillitis und Angina werden allerdings meist als synonyme Begriffe verwendet).

Entzündung der Rachenschleimhaut

Ätiologie

Eine akute Entzündung der Rachenschleimhaut (Pharyngitis) entsteht meist durch virale Infekte. Chronische Pharyngitiden entstehen durch Reizwirkung von Stäuben, Noxen oder Nikotin.

Morphologie

Die Schleimhaut ist gerötet und ödematös geschwollen und weist bei bakterieller Besiedlung Schleimauflagerungen auf. Man unterscheidet eine **atrophische** von einer **hyperplastischen** (mit vergrößerten Lymphfollikeln) Pharyngitis.

> **Klinik**
> Eine Hyperplasie der Rachenmandeln tritt v.a. bei Kindern auf und wird im Volksmund als „Polyp" bezeichnet. Klinische Symptome sind eine behinderte Nasenatmung mit rezidivierenden Otitiden, Schnarchen, schlechter Schlaf und dadurch resultierende mäßige schulische Leistungen.

Entzündung des lymphatischen Rachenrings

Ätiologie/Pathogenese

Eine akute Angina (Entzündung des lymphatischen Rachenrings) wird meist durch β-hämolysierende Streptokokken der Serogruppe A (Streptococcus pyogenes) hervorgerufen. Die Infektion erfolgt aerogen oder über Schleimhautkontakt.

Morphologie

Die Angina verläuft charakterischerweise in unterschiedlichen Stadien:

- **Angina catarrhalis.** Im ersten Stadium der Streptokokkenangina beobachtet man eine **Schwellung und Rötung** der Gaumenmandeln. Mikroskopisch sieht man hyperplastische Lymphfollikel und entzündliche Infiltrationen. Die Angina catarrhalis kann abheilen oder in die Angina follicularis oder die Angina lacunaris übergehen.
- **Angina follicularis und Angina lacunaris.** Durch das entzündliche Ödem können abgeschilferte Epithelien, Leukozyten und Bakterien nicht aus den Krypten abfließen, es entstehen **Eiterpfröpfe.** Man sieht gelbliche Stippchen auf den Krypten (Angina lacunaris) oder den Lymphfollikeln (Angina follicularis) der Tonsillen.
- **Chronische Tonsillitis.** Die Gaumenmandeln können hypertrophiert oder atrophiert sein. Die Krypten sind mit Detritus gefüllt, im Gewebe sieht man Narben und entzündliche Infiltrate.

Komplikationen

Komplikationen sind insbesondere intra-, peri- oder retrotonsilläre **Abszesse.** Diese können zu **Phlegmonen** werden und eine **Sepsis** verursachen. Folgeerscheinungen des Streptokokkeninfekts können infektiös-allergische Reaktionen sein, die etwa 2 Wochen später auftreten: **rheumatisches Fieber, Immunkomplex-Nephritis, Endokarditis.**

Klinik

Die **Streptokokkenangina** verursacht eine fiebrige Infektion mit Allgemeinsymptomen. Die Patienten klagen über Schluckbeschwerden. Therapeutisch helfen Penizillin und Analgetika. Ein **Peritonsillarabszeß** verursacht einseitige Schluckbeschwerden und eine Kieferklemme. Bei der Inspektion ist der vordere Gaumenbogen auf einer Seite vorgewölbt und gerötet. Ein Abszeß muß inzidiert werden. Als **Tonsillektomie** bezeichnet man die Ausschälung der Gaumenmandeln bei chronisch-rezidivierenden Tonsillitiden. Eine Abtragung der Rachenmandeln mit dem BECKMANN-Ringmesser nennt man auch **Adenotomie.** Diese Operation wird bei hyperplastischen Rachenmandeln vorgenommen.

Sonderformen

Differentialdiagnostisch abklären sollte man folgende Erkrankungen der Rachenschleimhaut:

- **Angina necroticans (Angina PLAUT-VINCENT).** Diese bakterielle Mischinfektion (Borrelia vincentii und Fusobacterium fusiforme) tritt meist nach nekrosebedingten Durchblutungsstörungen auf. Sie imponiert als grünlich-schmieriges Geschwür, das meist auf dem oberen Tonsillenpol sitzt. Häufig ist nur **eine** Tonsille betroffen, jedoch kann die Entzündung sich ausbreiten.

- **Herpangina.** Die Entzündung wird durch das Coxsackie-A-Virus hervorgerufen. Man beobachtet hochrote Gaumenbögen mit Bläschen und hohes Fieber.
- **Monozytenangina (infektiöse Mononukleose, PFEIFFER-Drüsenfieber).** Eine Infektion mit dem EPSTEIN-BARR-Virus (s.a. Kap. 4.3.1) verursacht vergrößerte Tonsillen mit grauen Belägen. Mikroskopisch beobachtet man eine nekrotisierende Angina mit bunter Pulpahyperplasie (Verbreiterung der Parakortikalzone des Lymphknotens durch Hyperplasie der Pulpa, s.a. Kap. 35.2.3). Eine „Therapie" mit Ampicillin (wie bei der Streptokokkenangina) führt bei der infektiösen Mononukleose häufig zu einem **allergischen Exanthem** am ganzen Körper und ist deshalb kontraindiziert.
- **Rachendiphtherie (echter Krupp, nekrotisierende Laryngitis).** Erreger der Rachendiphtherie ist das Corynebacterium diphtheriae. Dessen Toxin zerstört die Schleimhaut, und die nachfolgende Exsudation imponiert als graugrünliche Pseudomembran. Diese reicht bis auf die Submukosa und ist nicht abstreifbar. Die Pseudomembran und das entstehende Ödem können die Atemwege verlegen oder einengen und dadurch eine akute Atemnot verursachen. Weitere Komplikationen entstehen durch die toxische Wirkung des Diphtherietoxins auf den Herzmuskel (Myokarditis mit der Gefahr eines plötzlichen Herztodes) und auf periphere Nerven (Polyneuritis). Der Verdacht auf Diphtherie sollte die sofortige Gabe eines Antiserums nach sich ziehen.

26.2.2 Tumoren von Pharynx und Tonsillen

Gutartige Tumoren

Als gutartiger Tumor von Pharynx und Tonsillen ist das **juvenile Nasenrachenfibrom** zu erwähnen. Es handelt sich um ein Angiofibrom, das zu Nasenbluten, verlegter Nasenatmung und Kopfschmerzen führt und hauptsächlich bei Jungen zu finden ist. In einigen Fällen kann es spontan zur Rückbildung kommen.

Bösartige Tumoren

Maligne Tumoren von Pharynx und Tonsillen sind überwiegend **undifferenzierte anaplastische Nasopharynxkarzinome, lymphoepitheliale Karzinome** (früher: SCHMINCKE-Tumor, ausgehend vom tonsillären Kryptenepithel), seltener verhornende oder nichtverhornende **Plattenepithelkarzinome, maligne Lymphome** und **Sarkome.** Das Nasopharynxkarzinom kommt gehäuft in Afrika und Ostasien vor und zeigt eine Assoziation zu EPSTEIN-BARR-Virusinfektionen. Da es erst spät Symptome zeigt und schon früh metastasiert, ist die Prognose schlecht.

26.3 Speicheldrüsen

Die Gl. parotis liegt in der Fossa mandibularis, auf dem M. masseter. Der Ausführungsgang mündet gegenüber dem zweiten oberen Molaren. Der N. facialis teilt sich in der Drüse in seine Äste auf.

Die Gl. sublingualis liegt im Mundboden, und die Gl. submandibularis liegt auf dem M. mylohyoideus und auf dem M. digastricus. Mehrere kleine Speicheldrüsen befinden sich in der Mund- und Lippenschleimhaut. Die Drüsen produzieren pro Tag etwa 1500 ml Speichel.

Erkrankungen der Speicheldrüsen wie **Sialolithiasis, Sialadenose** und **Sialadenitis** sind bei den Störungen des Mundspeichelflusses in Kapitel 16.1 abgehandelt.

26.3.1 Benigne Tumoren der Speicheldrüsen

Benigne Tumoren der Speicheldrüsen betreffen in 80% der Fälle die Parotis. Die genaue Ätiologie ist unklar. Die Tumoren zeichnen sich durch **Verschieblichkeit** und **langsames Wachstum** aus.

- **Adenom.** Dieser primär benigne Tumor kann rezidivieren oder entarten, meist ist er epithelialen Ursprungs.
- **Pleomorphes Adenom (Speicheldrüsenmischtumor).** Dieser häufigste Tumor der Speicheldrüsen (65% aller Parotisgeschwülste) befällt bevorzugt Frauen. In 5% der Fälle findet sich eine Entartung, nach Operationen in 10% ein Rezidiv. Makroskopisch hat der meist gekapselte Tumor eine knotige, zystische und schleimige Schnittfläche. Mikroskopisch sieht man ein **sehr buntes Bild** mit soliden/tubulären epithelialen und mesenchymalen (mukoiden, fibrösen, hyalinen, chondroiden) Strukturen (Abb. 26-1).
- **Zystadenolymphom (WARTHIN-Tumor, monomorphes Adenom).** Der benigne Tumor kommt bei Männern über 60 Jahren vor. Man findet selten Entartungen und kaum Rezidive. Makroskopisch sieht man eine feinzystische Schnittfläche. Mikroskopisch imponiert eine tubulär-zystische Struktur mit doppelreihigem Epithel und lymphoidem Stroma. Die innen liegenden Zellen haben kleine Kerne und ein breites eosinophiles Zytoplasma **(Onkozyten).** Die Lumina enthalten Zelldetritus (Abb. 26-2).

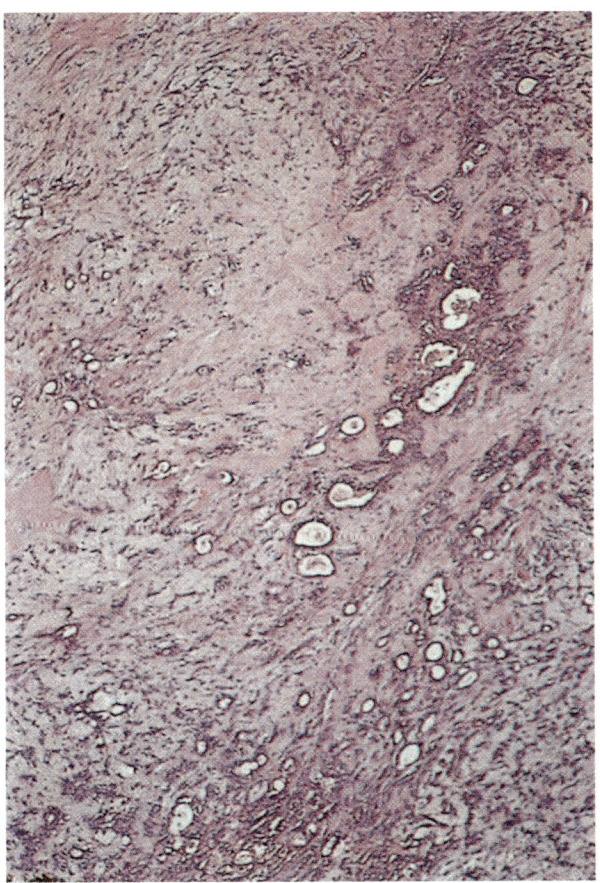

Abb. 26-1 Pleomorphes Adenom. Man erkennt deutlich die epithelialen und zystischen Anteile. Das Stroma ist mukoid.

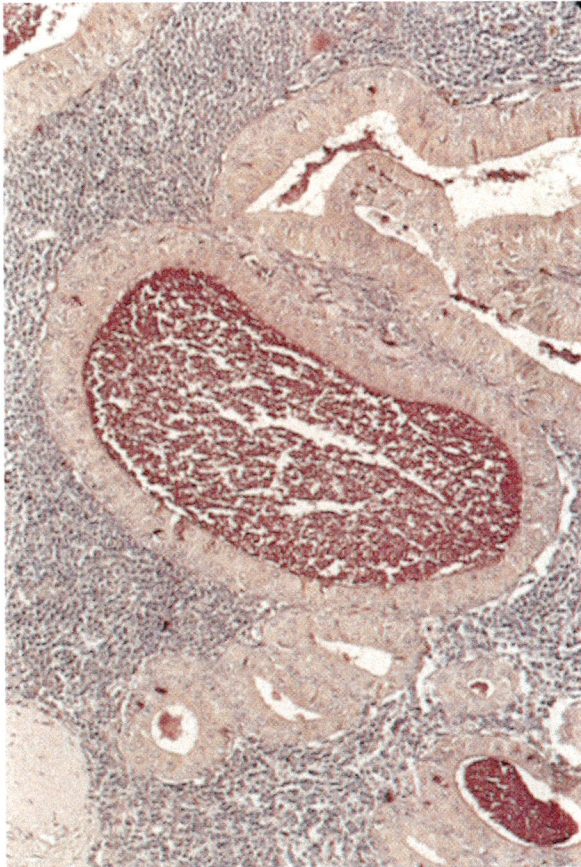

Abb. 26-2 Zystadenolymphom (WARTHIN-Tumor). In der Mitte der Abbildung erkennt man eine mit Zelldetritus gefüllte Gangstruktur. Die Gangepithelien zeigen die typische doppelreihige Anordnung. Dazwischen liegt lymphatisches Gewebe.

- **KÜTTNER-Tumor.** Bei diesem „Pseudotumor" handelt es sich nicht um eine Neoplasie, sondern um eine sklerosierende Sialadenitis submandibularis. Es kommt zu einer Verhärtung der Gl. submandibularis durch einen sklerotischen Parenchymumbau. Meist sind Männer im mittleren Alter betroffen.

26.3.2 Maligne Tumoren der Speicheldrüsen

Maligne Tumoren der Speicheldrüsen zeigen eine **Hautbeteiligung,** eine **Fazialisbeteiligung** (bei Befall der Gl. parotis) und sind häufig **schmerzhaft** und **nicht verschieblich.**

- **Adenoid-zystisches Karzinom (Zylindrom).** Der meist submandibulär gelegene Tumor ist epithelialen Ursprungs. Er zeigt ein langsames, infiltratives Wachstum entlang den Lymph- und Nervenscheiden und den Knochenkanälen. Es finden sich Lymphknotenmetastasen, später auch hämatogene Metastasen. Mikroskopisch sieht man **Zellatypien, kribriforme** (durchlöcherte) epitheliale Strukturen („Schweizer Käse") und mit hyalinem Stroma umgebene schleimgefüllte Zysten und Hohlräume. Die Basalmembran ist verdickt und PAS-positiv (Abb. 26-3). Rezidive sind häufig.
- **Mukoepidermoidkarzinom.** Der Tumor geht von Gangepithelien aus. Er zeigt ein langsames Wachstum, mit häufigen Rezidiven und einer Me-

tastasierung in 10–15% der Fälle. Mikroskopisch beobachtet man zusammenliegende **Plattenepithelzellen,** daneben schleimbildende Zellnester und evtl. Becherzellen. Undifferenzierte Zellen werden als Intermediärzellen bezeichnet. Die undifferenzierte Form hat eine schlechtere Prognose.

- **Plattenepithelkarzinom.** Aus Plattenepithelmetaplasien kann sich dieser seltene (3%) Tumor entwickeln.

26.4 Ösophagus

Ösophagus und Trachea entstehen aus einer gemeinsamen Vorderdarmanlage. Die gestörte Trennung der beiden Organe im 2. Schwangerschaftsmonat führt zur Ausbildung von Atresien und Fisteln.
Ösophagotrachealfisteln (Verbindung zwischen Speiseröhre und Trachea) und die **Ösophagusatresie** (s. Kap. 15.1.1) gehören zu den häufigsten Fehlbildungen beim Neugeborenen (Inzidenz: 1:1000–1:3000). In mehr als 90% der Fälle sind ösophagotracheale Fisteln mit einem Blindsack des oberen Ösophagus kombiniert.

26.4.1 Lichtungsveränderungen und Varizen des Ösophagus

Lichtungsveränderungen können durch die Achalasie, Stenosen, Divertikel oder Ösophagusvarizen entstehen.
- **Achalasie.** Die Ätiologie der fehlenden Öffnung des Kardiasphinkters durch einen Kardiospasmus ist ungeklärt. Man findet eine Degeneration des Plexus myentericus AUERBACH und von Teilen des N. vagus. Durch die Peristaltikstörung kommt es zu einer Speisenretention. Die Folge ist eine Dilatation des Ösophagus proximal der Stenose („Weinglasform" im Röntgenbild). Die Speisenretention führt zu Entzündungsreizen. Es kann zu Epithelveränderungen bis hin zum Karzinom mit Perforationen kommen. In Südamerika kann die Achalasie eine Komplikation der **CHAGAS-Krankheit** (s.a. Kap. 37.5.1) sein.
  Bisher wurde als therapeutische Maßnahme eine Ballondilatation oder eine Myotomie durchgeführt. Ein neuer therapeutischer Ansatz mit guten Erfolgen und wenig Komplikationen ist die intrasphinktäre Injektion von Botulinustoxin, einem potenten Neurotoxin. Es verhindert die Acetylcholinausschüttung im Plexus myentericus. Ein angeborenes Fehlen der Zellen des Plexus myentericus AUERBACH führt zum **Megaösophagus** (s.a. Kap. 26.7.1) mit ähnlicher Symptomatik wie bei der Achalasie.
- **Ösophagusstenosen.** Sie können angeboren oder durch einen Tumor, eine Entzündung, eine Struma oder eine Sklerodermie verursacht sein. Es

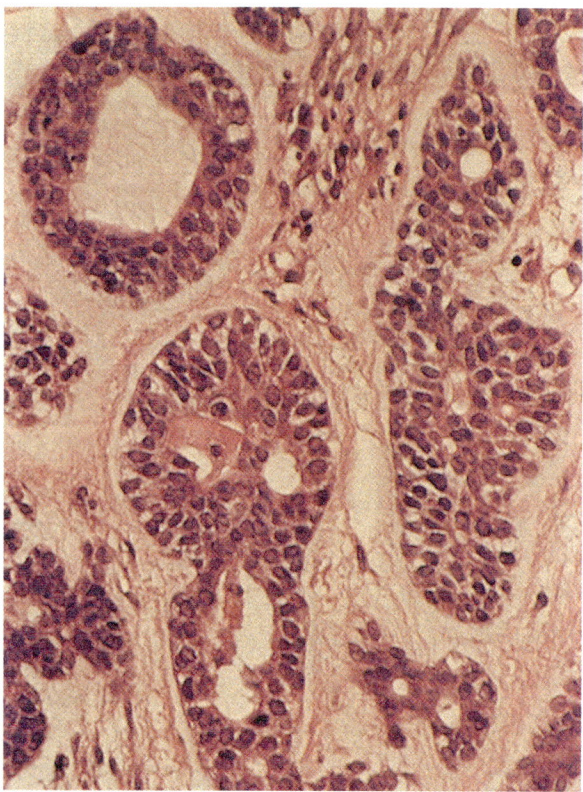

Abb. 26-3 Adenoid-zystisches Karzinom. Zwischen epithelialen Strukturen mit Gangbildung sieht man hyalines Stroma.

kann ebenfalls zu einer Dilatation des Ösophagus kommen.

- **Divertikel.** Sie sind angeborene oder erworbene Aussackungen der Ösophaguswand. Echte Divertikel betreffen eine Ausstülpung aller Wandschichten, dagegen prolabiert beim Pseudodivertikel nur die Schleimhaut durch die Submukosa oder Muskulatur. Klinische Leitsymptome sind eine Dysphagie, Hustenreiz und Regurgitation. Die im Divertikel enthaltenen Speisereste können eine Divertikulitis verursachen, welche zur Perforation und anschließender Mediastinitis führen kann. Das Epithel kann durch die Reizung maligne entarten. Nach der Ätiologie unterscheidet man Pulsions- von Traktionsdivertikeln.
  - **Pulsionsdivertikel.** Sie entstehen bei einer angeborenen oder erworbenen Wandschwäche und einem erhöhten intraluminalen Druck. Das ZENKER-Divertikel (70% aller ösophagealen Divertikel) ist ein Pseudodivertikel. Es entsteht im oberen Drittel der Speiseröhre, meist auf der linken Seite, und im Bereich des Krikoids (physiologische Schwachstelle ist die KILLIAN-Muskellücke). Das **epiphrenische Divertikel** (10% der Divertikel, ebenfalls ein Pseudodivertikel) entsteht im unteren Drittel über dem Zwerchfell und ist häufig bei der Refluxkrankheit anzutreffen.
  - **Traktionsdivertikel.** Die meist symptomlosen Traktionsdivertikel entstehen durch Narbenzug von außen und liegen parabronchial auf Höhe der Bifurkation (20% der Divertikel).
- **Hiatushernien.** Bauchhöhleninhalt (meistens Magen und abdomineller Ösophagus) ist durch einen vergrößerten ösophagealen Hiatus im Zwerchfell in den Brustraum verlagert. Hiatushernien sind sehr häufig (bei 10% der über 50jährigen, die keine Klinik zeigen). Als Ursache spielt eine altersbedingte Schwäche des Halteapparates der Kardia eine wichtige Rolle. Es gibt zwei Typen:
  - **Gleithernie (axiale Hernie).** Sie ist häufiger und meistens symptomlos. Hierbei rutschen Kardia und Fundus durch den Zwerchfellhiatus ins Mediastinum. Die Symptome Regurgitation und Sodbrennen können durch den gastroösophagealen Reflux entstehen.
  - **Paraösophageale Hernie.** Wechselnd große Anteile des Magens liegen neben dem Ösophagus im Thorax, die Lage der Kardia ist normal. Sie ist meist asymptomatisch, ein Reflux tritt seltener auf. Komplikationen können durch Strangulationen oder Inkarzerationen entstehen.
- **Ösophagusvarizen.** Sie sind variköse Erweiterungen des ösophagealen Plexus, der direkt unter der Mukosa liegt. Die Venen sind sehr vulnerabel und bluten leicht, v.a. bei mehr als 5 mm Durchmesser.
  - **Angeborene Varizen.** Verursacht durch eine Wandschwäche haben sie selten eine klinische Bedeutung.
  - **Erworbene Varizen.** Sie entstehen als Kollateralläufe bei portaler Hypertension und befinden sich meist im unteren Drittel des Ösophagus.

Klinik
30% (!) der Patienten sterben nach der ersten Blutung, bei den verbleibenden Patienten treten in 55–75% Rezidivblutungen auf. Therapeutische Möglichkeiten bestehen in einer Sklerosierung oder Ligatur mit Gummibändern, in der Anlage eines portosystemischen Shunts (z.B. TIPS, s. Kap. 27.1), bei akuten, massiven Blutungen in der Ballontamponade durch eine Sonde. Prophylaktisch kann durch die Gabe von Betablockern der portale Druck gesenkt werden.

26.4.2 Entzündungen und exogene Schädigungen des Ösophagus

Der Ösophagus kann durch Erreger (Candida, Herpesvirus, Zytomegalievirus, Masernvirus, Corynebakterium), aggressive Noxen oder Traumen geschädigt werden.

- **Refluxösophagitis.** Durch eine Kardiainsuffizienz kommt es v.a. nachts zum unphysiologisch langen Rückfluß von Magensaft. Zusätzlich sind meist noch andere Noxen (Alkohol, Tabakrauch, Medikamente) involviert. Makroskopisch manifestiert sich die Schleimhautveränderung durch herdförmige Epithelverdickungen, Rötung, Ulzerationen. Mikroskopisch sieht man eine Hyperplasie der Basalzellen und Plattenepithelproliferationen, leukozytäre Infiltrate, Verhornungserscheinungen und Ulzerationen. Folgen sind Blutungen, Stenosen und ein erhöhtes Entartungsrisiko. Diese häufigste Form der Ösophagitis ist oft in Verbindung mit einer Hiatusgleithernie anzutreffen.
  Man unterscheidet den **physiologischen Reflux** (z.B. nach fettreichen Mahlzeiten) von der **Refluxkrankheit** (gehäufter Reflux) und der **Refluxösophagitis** (Refluxkrankheit mit erkennbaren Epitheldefekten).
- **BARRETT-Syndrom.** Das BARRETT-Syndrom kennzeichnet ein metaplastischer Ersatz des distalen Ösophagusplattenepithels durch intestinales Zylinderepithel, evtl. mit Hyperplasien. Die Schleimhaut kann verschiedene intestinale Epithelien nachahmen (Kardia-Typ, Fundus-Typ mit Belegzellen, intestinaler Typ mit Zotten und Becherzellen). Ursache ist meist eine Refluxkrankheit. Komplikationen sind Ulzerationen, Perforationen sowie ein deutlich höheres Entartungsrisiko.
- **Soorösophagitis.** Die Entzündung wird durch Erreger der Candida-Familie hervorgerufen und betrifft v.a. immungeschwächte Patienten. Mikroskopisch findet man in der gebildeten Pseudomembran (weißer Belag) Pilzmyzelien, nekrotisches Material und Fibrin.

- **MALLORY-WEISS-Syndrom.** Durch eine intraabdominelle Druckerhöhung (z.B. heftiges Erbrechen) kommt es zu **longitudinalen Einrissen der Schleimhaut** (Fissuren) des Ösophagus und des Magens (Kardia- und Fundusbereich). Folge ist eine schwere Blutung. Begünstigend wirken Hiatushernien, Alkoholexzesse, Schock und Bestrahlung.
  Die schwerste Form des MALLORY-WEISS-Syndroms ist das **BOERHAAVE-Syndrom.** Diese **spontane Ösophagusruptur** ist selten, meist im unteren Drittel des Ösophagus lokalisiert und kommt nach einem akuten intraluminalen Druckanstieg vor. Sie wird gehäuft bei Alkoholabusus und präexistenten pathologischen Veränderungen beobachtet und hat eine hohe Letalität (20–40%).

- **Säure-/Laugenösophagitis.** Säuren, Laugen, Detergenzien (Haushaltsunfälle, Suizidversuche) führen zu einer nekrotisierenden Ösophagitis. Säuren verursachen eine **Koagulationsnekrose.** Diese Form kann weniger dramatisch verlaufen, da durch die Denaturierung von Eiweiß ein weiteres Eindringen der Giftstoffe verhindert wird. Laugen verursachen eine **Kolliquationsnekrose** mit Bildung von Alkalialbuminen, die das benachbarte Gewebe mitschädigen. Es besteht die Gefahr der Perforation. Beim Überleben kommt es zur Narbenbildung mit Stenosen und Dysphagien.

Kasuistik

Ein 54jähriger Alkoholiker erbricht nach einem Saufgelage massiv und klagt unmittelbar danach über heftigsten Brustschmerz und Luftnot. In der Rettungsstelle wird zunächst ein EKG geschrieben, das bis auf eine Sinustachykardie keine Auffälligkeiten zeigt. Im Röntgenthorax findet man Luft im Mediastinum, es wird die Verdachtsdiagnose einer Ösophagusruptur gestellt. Im Gastrografin-Breischluck tritt Kontrastmittel ins Mediastinum aus. Trotz rascher operativer Versorgung entwickelt sich eine schwere Mediastinitis, die zu einem dramatischem septischen Krankheitsbild führt. Der Patient verstirbt wenige Tage später.

26.4.3 Tumoren des Ösophagus

Ösophaguskarzinom

Ätiologie/Pathogenese

Das Ösophaguskarzinom betrifft häufiger Männer im 40.–70. Lebensjahr. Prädisponierende **exogene Faktoren** sind heiße oder scharfe Nahrungsmittel, ionisierende Strahlen, Nitrosamine (Obstschnäpse), Nikotin- und Alkoholabusus, Mangel an Vitaminen und Spurenelementen. **Endogene Risikofaktoren** sind das BARRETT-Syndrom, das PLUMMER-VINSON-Syndrom, die Achalasie, Narbenstrikturen nach Verätzungen und Divertikel. Es entsteht meist an

Tab. 26-1	TNM-Klassifikation des Ösophaguskarzinoms
T1	Mukosa, Submukosa betroffen
T2	Muskulatur betroffen
T3	Adventitia betroffen
T4	Invasion benachbarter Strukturen
N1	bewegliche regionale Lymphknoten einer Seite
N2	bewegliche regionale Lymphknoten auf beiden Seiten
N3	fixierte regionale Lymphknoten
M1	Fernmetastasen

physiologischen Engen (Ösophagusmund, Bifurkation, Kardia).

Morphologie

Meist handelt es sich um ein **Plattenepithelkarzinom,** in etwa 5 % der Fälle findet man ein Adenokarzinom. Die meisten Tumoren liegen im mittleren Abschnitt.

Das Wachstum erfolgt ulzerierend, polypös oder diffus infiltrierend (intramural). Bei intramuralem Wachstum kann eine sanduhrartige, zirkuläre Stenose mit steigender Rigidität der Wand entstehen.

Mikroskopisch variiert das Plattenepithelkarzinom zwischen undifferenzierten kleinzelligen (häufiger) und hochdifferenzierten verhornenden Formen (seltener). Adenokarzinome im unteren Ösophagus sind häufig Kardiakarzinome, die auf den Ösophagus übergegriffen haben, oder sie entstehen aus dem BARRETT-Syndrom.

Die Ausbreitung erfolgt per continuitatem und entlang den Lymphspalten in Nachbarorgane (Fistelbildung). Lymphogene Metastasen sind häufiger (60–75%) als hämatogene Fernmetastasen (10–50%). Die hämatogenen Metastasen treten meist sehr viel später auf. Höher sitzende Tumoren metastasieren eher in die Lunge, tiefer liegende Karzinome in die Leber (Tab. 26-1).

Klinik

Leitsymptome sind eine Dysphagie, die aber erst sehr spät auftritt, ein Gewichtsverlust, ein retrosternaler Schmerz und eine Regurgitation. Die Prognose ist insgesamt sehr schlecht: Bei erfolgreicher Operation beträgt die mittlere Überlebenszeit 6–12 Monate.

26.5 Magen

Im allgemeinen Teil werden folgende Erkrankungen des Magens besprochen: die akute und die chronische **Gastritis** (s. Kap. 15.2), die **Erosion** (s. Kap. 15.3.1), das **Ulcus ventriculi et duodeni** (s. Kap. 15.3.2) und maligne Tumoren des Magens (s. Kap. 15.4).

26.5.1 Kreislaufstörungen des Magens

Kreislaufstörungen des Magens entstehen durch Blutungsneigung, Ulzerationen, Anämien, arterielle Durchblutungsstörungen oder durch venöse Abflußbehinderung.

- **Stauungsgastritis (kongestive Gastropathie).** Durch eine Rechtsherzinsuffizienz, eine portale Hypertension oder eine Milzvenenthrombose kommt es zu einer verstärkten Gefäßzeichnung und petechialen Blutungen in der Magenschleimhaut. Bei portalem Hypertonus sieht man ein maschenartiges, weißliches Muster um gerötete Schleimhautbezirke der Magenschleimhaut.
- **Blutungen.**
  - **Intramurale Blutungen.** Schleimhautblutungen sind häufig und haben als Ursache Diapedeseblutungen (z.B. infektiöse oder allergisch-toxische Ursache), Blutgerinnungsstörungen, Magenulzera und Traumen. Sie können als punktförmige Blutungen (**petechiale Blutungen),** die hauptsächlich den Fundus und die Kardia betreffen, oder als **flächenhafte Blutung,** die im Antrum- und Pylorusbereich zu finden ist, auftreten. Die Prognose wird eher durch die Grunderkrankung bestimmt als durch die Blutung.
  - **Intraluminale Blutungen.** Sie finden sich bei erosiven Magenschleimhautveränderungen, Ulzerationen und Ösophagusvarizen. Klinisch imponieren Hämatemesis (Bluterbrechen) und Meläna (Teerstuhl). Die Prognose ist abhängig von der Schwere der Blutung und dem Zustand des Patienten.
- **Magenschleimhautnekrosen.** Sie können ischämisch (z.B. durch Embolie), durch einen Volvulus oder durch Inkarzerierung bei Hiatushernien entstehen.

26.5.2 Hyperplasie des Magens

Man unterscheidet die foveoläre von der glandulären Hyperplasie des Magens.

- **Foveoläre Hyperplasie.** Die Foveolae der Magenschleimhaut sind verlängert und geschlängelt, die schleimbildenden Zellen vermehrt. Die foveoläre Hyperplasie ist bei chronischen Entzündungen der Magenschleimhaut anzutreffen und kann fokal in einen hyperplastischen Polypen übergehen.
- **Glanduläre Hyperplasie.** Die Haupt- und Becherzellen in der Schleimhaut sind vermehrt. Histologisch sieht man ein verstärktes Faltenrelief und verkürzte Foveolae.

Beispiele

- **Morbus MÉNÉTRIER (Riesenfaltenmagen).** Auffällig sind ein **verstärktes Faltenrelief,** eine **foveoläre Hyperplasie** und eine **vermehrte Schleimbildung** des Epithels. Durch vermehrte Schleimsekretion und Exsudationen (Kapillardurchlässigkeit erhöht) kommt es zum Verlust von Eiweißen und Elektrolyten (hypoproteinämische Ödeme und Gewichtsverlust). Die Magensäure ist vermindert. Die Erkrankung kommt viermal häufiger bei Männern vor und wird als Präkanzerose gewertet. Die Ätiologie ist nicht geklärt, mögliche Theorien nehmen ein Autoimmungeschehen oder eine Assoziation mit Helicobacter pylori an.
- **ZOLLINGER-ELLISON-Syndrom.** Das Syndrom bezeichnet eine Gastrinproduktion durch einen Tumor (Gastrinom, Typ II). Dieser liegt meist im Pankreas, seltener auch im übrigen Magen-Darm-Trakt oder Retroperitoneum und ist meist maligne. Seltener ist eine Hyperplasie der antralen G-Zellen (Typ I) verantwortlich. In beiden Fällen kommt es zur vermehrten HCl-Bildung. Folgen sind eine **glanduläre Hyperplasie** der Magenschleimhaut und multiple Ulzerationen. Erste Symptome sind meist abdominelle Schmerzen oder Diarrhö. Oft ist das Syndrom Teil der multiplen endokrinen Neoplasien (MEN-I). Im Falle eines Tumors ist die operative Resektion notwendig. Sonst ist eine konservative Therapie mit Omeprazol oder H_2-Rezeptorenblockern ausreichend.

26.5.3 Gutartige Tumoren und tumorartige Veränderungen des Magens

Nichtepitheliale Tumoren entstehen aus tieferen Wandschichten und imponieren makroskopisch als Vorwölbung der Schleimhaut. Eventuell kommt es sekundär zu einer Ulzeration. Zu diesen Tumoren gehören Neurinome, Lipome, Hämangiome, Leiomyome und Leiomyoblastome.

Zu den **epithelialen Tumoren** zählen Tumoren der Schleimhaut des Magens:

- **Polypen.** Hyperplastische Polypen machen 80–90% aus und bestehen aus Mukosazellen und Drüsenschläuchen sowie interstitiellen entzündlichen Infiltraten. Adenomatöse Polypen (10–20%) sind Epithelwucherungen mit tubulärem, villösem oder tubulovillösem Aufbau. Sie entarten öfter. Als **Polyposis ventriculi** bezeichnet man das familiär gehäufte Vorkommen multipler Polypen der Magenschleimhaut. Die Polyposis ventriculi hat ein hohes Entartungsrisiko.
- **Mukosazysten.** Bei Drüsenkörperzysten handelt es sich um Retentionszysten aufgrund funktionell-sekretorischer Störungen. Sie erscheinen polypenähnlich, sind jedoch kein Proliferationsprozeß.

26.5.4 Pylorusstenose

Eine Pylorusstenose bezeichnet eine angeborene Stenose des Magenausgangs. Knaben sind fünfmal häufiger betroffen als Mädchen.

Die Stenose führt zur Tonussteigerung des Magens und zu einer **wulstartigen Hypertrophie der Pylorusmuskulatur** (oft tastbar als Tumor im Oberbauch). Ursache ist wahrscheinlich eine Innervationsstörung. Klinisch imponiert die Pylorusstenose durch **schwallartiges Erbrechen.**

Bei Karzinomen oder chronischen Ulzerationen kann es zu einer erworbenen Pylorusstenose kommen.

26.6 Dünndarm

Der Dünndarm besteht aus dem Duodenum, dem Jejunum und dem Ileum. Die Länge beträgt 4–7 m. Physiologischerweise ist der Dünndarm für die Resorption von Nahrungsbestandteilen verantwortlich. Im oberen Teil werden Enzyme, z.B. des Pankreas, in den Dünndarm abgegeben. Die einzelnen Nährstoffe werden an festgelegten Bereichen resorbiert, Vitamin B_{12} z.B. typischerweise im terminalen Ileum. Ansammlungen von Lymphfollikeln, die PEYER-Plaques, findet man v.a. im Ileum.

Die **Malabsorption** wird im Kapitel 15.5.2 des allgemeinen Teils besprochen.

26.6.1 Fehlbildungen des Dünndarms

Atresien und **Stenosen** als Fehlanlagen kommen häufiger im Dünndarm als in den anderen Bereichen des Gastrointestinaltraktes vor. Weitere wichtige Mißbildungen sind die Malrotation und das Divertikel.

- **Malrotation.** Darmdrehungsstörungen während der Fetalperiode haben eine veränderte Lage der Bauchorgane zur Folge. Es kann zur Verdrehung der Organe gegeneinander oder zum Situs inversus (die Organe liegen seitenverkehrt) kommen. Komplikationen entstehen durch Darmverschlingung (Volvulus) mit der möglichen Folge eines Ileus und die durch die gestörte Blutversorgung entstehende hämorrhagische Infarzierung. Klinisch machen sich diese Fehlbildungen durch rezidivierende Bauchschmerzen oder eine Ileussymptomatik bemerkbar.
- **Divertikel.** Divertikel sind v.a. im Dickdarm zu finden und werden unter 26.7.1 besprochen. Im Dünndarm findet sich das MECKEL-Divertikel als Ausbuchtung des Dünndarms gegenüber dem Mesenterialansatz meist ca. 60–100 cm von der Ileozäkalklappe (BAUHIN-Klappe) entfernt. Sie kommt bei 1–3 % aller Menschen vor.
  Es handelt sich um einen persistierenden Dottergang (**Ductus omphaloentericus,** die fetale Verbindung zwischen Darm und Dottersack). Je nach Ausmaß des übriggebliebenen Ganges kommt es zur Atresie des Ganges als Bindegewebsstrang, zur Ausbildung einer Fistel zwischen Dünndarm und Nabel, zu inkompletten Nabelfisteln ohne Darmanschluß oder zum eigentlichen MECKEL-Divertikel als Darmausstülpung. Die Fehlbildung neigt zu Entzündung, Fistelbildung, Perforation

und enthält häufig heterotopes Gewebe (Magenschleimhaut etc.). Häufig ist sie mit anderen Mißbildungen kombiniert.

26.6.2 Kreislaufstörungen des Dünndarms

Kreislaufstörungen des Dünndarms werden durch arterielle Mangeldurchblutung, venöse Abflußstörung oder Mangeldurchblutung bei Kreislaufzentralisation im Schock verursacht.

Arterielle Durchblutungsstörung

- **Angina abdominalis.** Die Ursache ist eine Stenose einer Mesenterialarterie, die im Nüchternzustand keine Beschwerden macht. Postprandial reicht die Durchblutung für den erhöhten Bedarf nicht aus. Dies hat heftige Schmerzattacken zur Folge. Man unterteilt einzelne Stadien ähnlich der peripheren arteriellen Verschlußkrankheit.
  - **Stadium I.** Es handelt sich um einen Zufallsbefund, z.B. in der Angiographie.
  - **Stadium II.** Typisch ist der intermittierende postprandiale Schmerz.
  - **Stadium III.** Die Schmerzen treten in unterschiedlicher Ausprägung dauerhaft auf, es kommt zum Gewichtsverlust.
  - **Stadium IV.** Beim kompletten Gefäßverschluß kommt es zur Darminfarzierung mit paralytischem Ileus, Durchwanderungsperitonitis und Schocksymptomatik (s.u.).
- **Mesenterialarterienembolie und -thrombose.** Bei einem akuten Verschluß einer Mesenterialarterie kommt es zur absoluten Ischämie des zu versorgenden Darmgebiets. Reicht die Versorgung über Kollateralen nicht mehr aus, so entsteht ein **hämorrhagischen Infarkt** mit brüchiger, dunkelroter Darmwand und eine Peritonitis.

Kasuistik

Ein 72jähriger Mann kommt nachmittags mit seit einigen Stunden bestehenden heftigen Abdominalschmerzen in die Notaufnahme. Der Schmerz ist im linken Unterbauch lokalisiert. Die Abdomenübersichtsaufnahme ist zunächst unauffällig, das Laktat im Serum als Hinweis auf eine ischämische Reaktion erhöht. Mittlerweile geht es dem Patienten wesentlich besser, er wird allerdings zur Überwachung auf eine chirurgische Station aufgenommen. Am nächsten Morgen kommt es zu einer akuten Verschlechterung mit den Zeichen eines akuten Abdomens. Der Patient wird notfallmäßig operiert, dabei wird nekrotisches Dünndarmgewebe reseziert. Der Patient hatte einen Mesenterialinfarkt mit den typischen Stadien: initialer Schmerz, dann „fauler Friede" während der fortschreitenden Wandnekrose und schließlich der manifeste Infarkt.

Venöse Durchblutungsstörungen

- **Mesenterialvenenthrombose.** Sie entsteht, wie andere Thrombosen, bei Hyperkoagulabilität, Abflußstau, Entzündungsprozessen oder Venenwandschäden. Häufig sind entzündliche Prozesse oder Tumoren verantwortlich. Morphologisch findet sich kein Unterschied zur Mesenterialarterienthrombose.

26.6.3 Ileus

Definition

Die Störungen der Darmpassage werden klinisch als „Darmverschluß" (Ileus) bezeichnet.

Ätiologie/Pathogenese

Nach der Ätiologie unterscheidet man einen **mechanischen** von einem **paralytischen** Ileus, und nach der Lage des Verschlusses einen Dünndarm- von einem Dickdarmileus.

- **Mechanischer Ileus.** Der mechanische Ileus entsteht durch eine **Obstruktion** (Lumenverlegung durch Verwachsungen [Briden], Tumoren, Fremdkörper, Stenosen, Mekonium) oder eine **Strangulation** (Abklemmung bei Volvulus, Invagination, Einklemmung durch Hernien oder Lücken im Mesenterium). Im Gegensatz zur Obstruktion ist bei der Strangulation nicht nur die Passage behindert, sondern auch die Durchblutung gestört. Man beobachtet eine Darmerweiterung vor dem Hindernis **(prästenotische Dilatation),** eine Hypermotorik, ein Ödem durch die Abflußbehinderung und eine Besiedlung mit Keimen.
- **Paralytischer Ileus.** Durch eine Lähmung der Muskulatur bei Entzündungen (Appendizitis, Pankreatitis), metabolischen Reaktionen oder postoperativ durch Elektrolytstörungen ($K^+\downarrow$) kann ein paralytischer Ileus entstehen. Spastische Lähmungen entstehen bei Bleiintoxikation oder Porphyrien. Man sieht ebenfalls eine Darmerweiterung mit praller Füllung.

Klinik

Symptome eines mechanischen Ileus sind Koliken, Wind- und Stuhlverhalten und Erbrechen (evtl. als Miserere, Koterbrechen). Es sind „hochgestellte", klingende Darmgeräusche zu hören. Im Röntgenbild sieht man die typische Spiegelbildung. Bei einem Dickdarmverschluß ist der Bauch massiv gebläht, Erbrechen ist seltener. Bei längerem Bestehen ist ein Übergang in einen paralytischen Ileus möglich, auskultatorisch sind keine Geräusche festzustellen („Totenstille"). Die Letalität liegt zwischen 10 und 30%.

26.6.4 Entzündungen des Dünndarms

Als **Enteritis** bezeichnet man generell eine Entzündung des Darms. Sie wird durch Viren (z.B. Rotaviren), Bakterien (Salmonella typhi, Yersinien), Parasiten, Toxine (E. coli, Cholera, Salmonella enteritides) oder autoaggressive Prozesse (Morbus CROHN) verursacht. Im Abschnitt 26.7.2 werden die Entzündungen des Darms allgemein abgehandelt. An dieser Stelle sollen exemplarisch besondere Enteritiden des Dünndarms wie der Typhus und die Enteritis tuberculosa besprochen werden.

Typhus abdominalis

Ätiologie/Pathogenese

Salmonella typhi gelangt per os in den Darm, durchdringt die Darmschleimhaut und erreicht über die Lymphwege (PEYER-Plaques) die Blutbahn (Bakteriämie). Eine erneute Besiedlung des Darms erfolgt über die Galle. Nach ca. 1 Woche kommt es zur Organmanifestation mit Ausbildung von Typhomen.

Morphologie

- **Stadium incrementi.** In der ersten Woche findet man eine Schwellung und Rötung der PEYER-Plaques (längsgestellte Schwellung der Schleimhaut) und eine Beteiligung der abdominellen Lymphknoten. Mikroskopisch sieht man Lymphknotengranulome mit großen Histiozyten (Rindfleischzellen).
- **Stadium fastigii.** In der zweiten Woche kommt es zum Stadium der Verschorfung und Nekrose des lymphatischen Darmgewebes. Es folgen in der dritten Woche längsgerichtete Ulzerationen und schließlich beginnt die Abheilung durch vernarbendes Granulationsgewebe.
- **Stadium decrementi.** Ab der vierten Woche kommt es zum Rückgang der Krankheitssymptome.

Andere Manifestationen sind eine Milzschwellung und an der Bauchhaut auftretende Roseolae (septische Absiedlungen).

Klinik

Symptome sind Mattigkeit, Kopfschmerz, Fieber (langsamer treppenförmiger Anstieg, nach einer Woche Kontinua bis 41°C, möglicherweise über Wochen, dann wieder langsame Entfieberung). Die Typhuszunge ist graugelblich belegt mit ausgesparten Rändern. In der zweiten Woche kommt es zu erbsbreiartigen Durchfällen durch die beginnende Nekrotisierung der Plaques. Typisch ist eine Leukopenie trotz des septischen Verlaufs. Komplikationen sind Darmblutungen, Perforation, Peritonitis, Myokarditis und Meningitis.

Enteritis tuberculosa

Ätiologie/Pathogenese

Erreger der tuberkulösen Enteritis sind Mykobakterien. Man unterscheidet die **primär intestinale Form** durch Erregeraufnahme über den Darm mit Primärkomplexen im Darm (vor Einführung der Pasteurisierung der Milch häufig durch Mycobacterium bovis, heute selten) von der **sekundären Darmtuberkulose** bei bronchogener Streuung der Bakterien durch Verschlucken des Sputums oder hämatogener Streuung.

Morphologie

Man beobachtet eine Ansammlung der Bakterien in den Lymphfollikeln und PEYER-Plaques. Die Schwellung verläuft als ringförmige Anordnung im Verlauf der Lymphgefäße, und die Ulzerationen liegen ebenso **zirkulär.** Die Ulzerationen können vernarben (Komplikation: Stenose!).

26.6.5 Chronische Darmerkrankungen

Die chronisch-entzündlichen Darmerkrankungen sind im Kapitel 6.8.1 und 6.8.2 besprochen. Zur Wiederholung stellt Tabelle 26-2 die Enteritis regionalis (Morbus CROHN) und die Colitis ulcerosa einander gegenüber.

Darmmanifestationen bei HIV-Infektion

Opportunistische Infektionen des Darmes können z.B. durch das **Zytomegalievirus** (Ulzerationen, Erosionen), **Mykobakterien** (v.a. **atypische** Formen) oder **Kryptosporidien** (wäßrige Durchfälle) verursacht sein. Das **diarrhoea wasting syndrome** bezeichnet massive Durchfälle, die zu einem schnellen körperlichen Verfall des Patienten führen.

26.6.6 Tumorartige Veränderungen und Tumoren des Dünndarms

Nur 3–6% aller intestinalen Tumoren befinden sich im Dünndarm, und hier hauptsächlich im **Ileum.** Die meisten **benignen Tumoren** sind mesenchymalen Ursprungs (Leiomyome, Fibrome, Lipome, Neurofibrome), die Adenome (Polypen) epithelialen Ursprungs. Zu den **malignen Tumoren** zählen die **MALT-Lymphome** (s. Kap. 15.4.2) und Karzinome. Karzinome des Dünndarms sind sehr selten, meist handelt es sich um **Adenokarzinome** im Duodenum.

PEUTZ-JEGHERS-Syndrom

Das PEUTZ-JEGHERS-Syndrom ist eine autosomal-dominant vererbte Störung. Es findet sich eine **Hyperpigmentierung der Lippen-** und **Wangenschleimhaut** und eine **gastrointestinale Polyposis,** die überwiegend im Jejunum, z.T. auch im Dickdarm lokalisiert ist. Die Polypen imponieren durch eine von Schleimhaut bedeckte, verästelte Muscularis mucosae. Die Polypen selbst entarten selten, das Syndrom ist aber häufig mit anderen (nicht nur gastrointestinalen) Tumoren assoziiert.

Tab. 26-2 Chronisch-entzündliche Darmerkrankungen		
	Enteritis regionalis (Morbus CROHN) (s.a. Abb. 6-8)	**Colitis ulcerosa** (s.a. Abb. 6-9)
Lokalisation	75 % **terminales Ileum** (zweithäufigster Ort Kolon, alle Darmanteile möglich)	v.a. **Kolon, Rektum**
Lokalisationsmuster	segmentartiger Befall: **skip lesions** mit dazwischenliegendem gesunden Gewebe	**aufsteigend kontinuierlicher** Befall
Morphologie: – makroskopisch	**Gartenschlauchstrikturen** **Pflastersteinrelief** (tiefe Ulzerationen und daneben sich vorwölbende Schleimhaut)	**Ulzerationen** **Fibrozierung** (starres Rohr, „Gartenschlauch") **Pseudopolypen** (Granulationsgewebe und Hyperplasie der übrigen Mukosa sehen neben Ulzera wie Polypen aus) **Verlust der Haustren** später **Abflachung** der Schleimhaut
– mikroskopisch	**transmurale** Entzündung (alle Wandschichten) **Granulome** (Epitheloidzellen, Riesenzellen, herdförmige Lymphozyteninfiltrate, eosinophile Granulozyten)	**meist intakte Muskularis** **Kryptenabszesse** (Granulozyten und Detritus in Lichtung)
Symptome	wäßrige Diarrhö, wenig blutig, Schmerz, Erbrechen, Gewichtsabnahme	blutig-schleimige Diarrhö, Kolik
Komplikationen	**Stenosen, Fisteln,** Perforation, **Abszesse,** Systembeteiligung (Arthritis, Erythema nodosum, Iridozyklitis)	**Megakolon, Entartung** (Adenokarzinom), Systembeteiligung

Karzinoid

Definition

Das Karzinoid ist ein Tumor des **diffusen neuroendokrinen Zellsystems** (gastroenteropankreatische endokrine Zellen; früher APUD-System). Synonym wird die Bezeichnung **neuroendokriner Tumor** gebraucht.

Ätiologie/Pathogenese

Die diffusen endokrinen Zellen bilden einen peripheren endokrinen Teil des Nervensystems und bestehen aus über 40 verschiedenen Zelltypen. Das Karzinoid kommt v.a. im Appendix und terminalen Ileum, aber auch im restlichen Darm, im Pankreas, im Bronchialsystem oder in Teratomen vor. Die Tumoren metastasieren häufig lymphogen, bilden fast immer Serotonin, können aber auch Gastrin, Histamin und Noradrenalin produzieren (s.a. Kap. 11.7).

Morphologie

Man beobachtet eine Infiltration der Muscularis propria und eine gelblich-weiße Schnittfläche. Mikroskopisch kann das Karzinoid als lobulär-solide Ansammlung von hellen, argentophilen Zellen imponieren, man findet aber auch undifferenzierte oder rosettenartige Manifestationen. Die Bösartigkeit des Tumors ist histologisch nicht eindeutig zu klären. Zum Zeitpunkt der Diagnosestellung finden sich aber in den meisten Fällen bereits Metastasen (Lymphknoten, Leber).

> **Klinik**
> Intestinales Serotonin wird in der Leber inaktiviert, erst Lebermetastasen führen zu einer systemischen Wirkung mit der typischen Trias: Flush, Diarrhö, kardiale Symptome. Ferner kann es zu asthmatischen Reaktionen kommen.

26.7 Dickdarm

Der Dickdarm besteht aus dem Zäkum (Blinddarm) mit der Appendix, dem Colon ascendens, transversum, descendens und sigmoideum. Der Dickdarm trägt auf der Außenseite drei Muskelbänder (Tänien) und die fetthaltigen Duplikaturlappen der Tunica serosa (Appendices epiploicae). Mikroskopisch sieht man tubuläre Drüsen mit vielen Becherzellen und solitäre Lymphfollikel. Das Rektum (Mastdarm) besteht aus der Ampulla recti und dem Canalis analis.

In diesem Kapitel sollen insbesondere die Fehlbildungen, Entzündungen und Polypen des Dickdarms angesprochen werden. Das **kolorektale Karzinom** ist im Kapitel 15.6 beschrieben.

26.7.1 Fehlbildungen des Dickdarms

Im Dickdarm auftretende Fehlbildungen sind Atresien, Divertikel und das Megacolon congenitum.

- **Atresien.** Sie liegen bevorzugt im Colon ascendens und sigmoideum und werden in drei Schweregrade eingeteilt. Als **Analatresie** bezeichnet man einen fehlenden Darmausgang. Der Darm endet blind über-/unterhalb des Beckenbodens oder bildet Fisteln. Jedes Neugeborene wird im Rahmen der U1-Untersuchung darauf hin kontrolliert.
- **Megacolon congenitum (Morbus HIRSCHSPRUNG).** Im Plexus myentericus (AUERBACH) fehlen die parasympathischen Ganglienzellen. Im aganglionären Darmabschnitt entfällt der hemmende Einfluß des Sympathikus auf die unter parasympathischen Einfluß stehende Darmmuskulatur. Daraus resultiert eine Dauerkontraktion (**verdickte Darmwand**) mit Passagehindernis und **prästenotischer Dilatation**. Entzündungen und Ulzerationen der Schleimhaut werden begünstigt. Die Erkrankung tritt häufiger bei Jungen und familiär gehäuft auf. Man findet eine Assoziation mit multiplen endokrinen Neoplasien.
- **Divertikel.** Man unterscheidet die echten (meist angeborenen) Divertikel und Pseudodivertikel. Die Pseudodivertikel entstehen durch eine Ausstülpung der Schleimhaut durch Muskellücken, v.a. an Gefäßdurchtrittsstellen. Auch ein erhöhter Innendruck, z.B. bei einer Obstipation, begünstigt ihre Entstehung. 40% der über 60jährigen haben Divertikel. Mitverantwortlich ist ein geringer Ballaststoffgehalt der Nahrung. Insgesamt sind Divertikel v.a. im Dickdarm zu finden (90% im Sigma). Sie werden auch als GRASER-Divertikel bezeichnet.
  - **Divertikulose.** Vor allem im Alter kommt es durch eine zunehmende Wandschwäche zu zahlreichen Divertikeln. Es handelt sich meist um einen Zufallsbefund.
  - **Divertikulitis.** Durch Retention von Kot kommt es zur chronisch-granulierenden Entzündung des Divertikels mit der Gefahr einer Perforation und einer Peritonitis.

26.7.2 Entzündungen des Dickdarms

Ätiologie/Pathogenese

Infektionen des Darms sind Folge einer Besiedlung mit pathogenen Bakterien, Pilzen, Viren oder Parasiten. Reisende in tropische oder subtropische Ländern erkranken zu 30% an infektiösen Durchfallerkrankungen. Die einzelnen Erreger und ihre charakteristische Manifestation werden bei den verschiedenen Formen der Enteritis abgehandelt.

Eine Sonderform ist die **Kollagenkolitis,** bei der subepitheliale Ablagerungen von Typ-III-Kollagen chronische Diarrhöen verursachen. Häufiger sind davon Frauen betroffen.

Morphologie

Morphologisch unterscheidet man eine seröse, eine eitrige oder eine ulzerierende Enteritis: Die **seröse Enteritis** zeigt eine gerötete Schleimhaut, granulozytäre Infiltrate und eine Hyperplasie der PEYER-Plaques. Sie ist die häufigste Form und meist durch Lebensmittelintoxikationen bedingt. Die **eitrige Enteritis** ist eine seltene Komplikation. Bei der **ulzerierenden Enteritis** sieht man zusätzlich nekrotische Schleimhaut. Durch fibrinöse Ausschwitzungen kommt es zur Entstehung von Pseudomembranen.

Bakterielle Enteritiden

Bakterien können sich durch Adhärenzmechanismen in der Schleimhaut ansiedeln. Über (Entero-)Toxine können einige Erreger (z.B. Choleravibrionen, bestimmte Coli-Bakterien) die Sekretion der Zelle stimulieren. Es kommt zu wäßrigen Durchfällen. Andere Bakterien (z.B. Shigellen, invasive E. coli) können die Zelle direkt befallen (Invasivität) und diese zerstören. Folge sind blutige oder eitrige Durchfälle.

- **Salmonellenenteritis.** Sie ist die häufigste Ursache einer infektiösen Diarrhö. Salmonellen sind gramnegative bewegliche Bakterien. Man unterscheidet die Salmonellen der Typhus-Gruppe (s.a. Kap. 26.6.4) und die enteritischen Salmonellen mit über 1000 Serotypen. Salmonellen werden über den fäkal-oralen Infektionsweg aufgenommen. Infizierte Tierprodukte (v.a. Eier) sind meist für eine Übertragung verantwortlich. Die Menge der Keime ist entscheidend für einen Ausbruch der Erkrankung (Magensäurebarriere). Pathogenetisch wirksam werden die Erreger über ihre Enterotoxinwirkung.

Klinik

Eine Salmonellenenteritis dauert in der Regel nicht länger als drei Tage und ist durch unterschiedlichste Formen der Diarrhö, Erbrechen und Bauchkrämpfe gekennzeichnet. In schweren Fällen kann sie jedoch durch den Flüssigkeitsverlust zur ausgeprägten Exsikkose (bis zum Kreislaufschock) führen.

- **Bakterielle Ruhr.** Shigellen (Shigella dysenteriae, flexneri, boydii, sonnei) befallen die Dickdarmschleimhaut und produzieren zytotoxische Toxine. Eine leichte **katarrhalische Form** wird durch Shigellen der Gruppe B, eine **ulzerierende Form** durch Shigellen der Gruppe A hervorgerufen. Zunächst erkrankt der obere Gastrointestinaltrakt, nach einigen Tagen kommt es durch den Befall des Kolons (v.a. distaler Anteile) zur massiven Durchfallsymptomatik. Morphologisch beobachtet man eine gerötete und geschwollene Schleimhaut. Bei der ulzerierenden Form sieht man auch Geschwüre, die durch Pseudomembranen abge-deckt sind, ähnlich wie bei der nekrotisierenden Kolitis.

Klinik

Eine blutig-eitrige Diarrhö, Krämpfe und Fieber bestimmen das klinische Bild der bakteriellen Ruhr. Komplikationen sind der starke Wasser- und Elektrolytverlust, ein toxisches Megakolon, eine Kolonperforation mit Peritonitis.

- **Cholera.** Erreger der Cholera ist das Bakterium Vibrio cholerae. Die Infektion erfolgt bei schlechten hygienischen Verhältnissen über kontaminiertes Wasser oder Lebensmittel. Das Enterotoxin aktiviert dauerhaft die Adenylatzyklase der Darmzellen und verursacht so eine Hypersekretion. Charakteristisch sind „Reiswasserstühle" (zahlreiche wäßrige, dünnflüssige Stühle). Die Erkrankung verläuft unbehandelt wegen der schnellen Exsikkose und den möglichen Folgen (Nierenversagen, Kollaps) dramatisch.
- **Pseudomembranöse Enterokolitis.** Durch eine Antibiotikatherapie (v.a. Ampicillin, Cephalosporine) kommt es zur Unterdrückung der physiologischen Flora des Darms. Clostridium difficile, ein bei ca. 3% der Bevölkerung im Darm anzutreffender Keim, hat nun einen Standortvorteil und wird im Übermaß gebildet. Durch die zerstörende Wirkung eines **Enterotoxins** kommt es zur Ausbildung von **Pseudomembranen** (über ulzerösen Prozessen liegende, weißliche Auflagerungen) und Kryptenabszessen.

Parasitäre Enteritiden

Parasitäre Erreger einer Enteritis sind Protozoen (Amöben, Giardia lamblia) oder Würmer. Sie treten häufig in tropischen/subtropischen Ländern auf.

- **Giardiasis (Lambliasis).** Sie ist eine durch das Protozoon **Giardia lamblia** hervorgerufene Enteritis. Mit einer Art Saugvorrichtung kann sich der Erreger an den Schleimhautzellen festhalten. Durch Strukturveränderungen der Darmmukosazelle kommt es zur Enteritis.
  Häufig verläuft die Infektion asymptomatisch, bei Vermehrung des Erregers kommt es zu wäßrigen Diarrhöen und Steatorrhö. Begünstigt wird die Infektion durch Anazidität. Häufiger sind Kinder betroffen.
- **Amöbenruhr.** Diese Enteritis wird durch das Protozoon **Entamoeba histolytica** hervorgerufen. Aufgenommen wird die Zystenform des Erregers, die sich im Darm in die apathogene Minutaform oder nach Eintritt in die Darmwand in die eigentlich pathogene Magnaform umwandelt. Morphologisch kennzeichnend ist ein Ulkus mit Randwall (darunter liegen häufig Erreger) und ein mit Fibrin belegter Grund. Der Erreger liegt als PAS-positive, eosinophile, rundliche Struktur mit großem Kern im Gewebe.

Klinik

Klinisch manifestiert sich die akute Amöbenruhr mit „himbeergeleeartigen" (breiig mit Schleim- und Blutfäden) Durchfällen. Als extraintestinale Manifestationen sieht man Leberabszesse, die Diarrhö kann dabei schon Monate zurückliegen. Perforationen, Stenosen oder Fisteln sind Komplikationen der Amöbenruhr.

• **Kryptosporidien.** Vor allem HIV-Patienten, Reisende und Kinder werden von diesem Protozoon befallen. Die Symptome sind bei Immungesunden meist gering, bei HIV-infizierten Patienten kann es zu massiven Durchfällen bis zu 20mal am Tag kommen.

Virale Enteritiden

Einerseits kann es bei allgemeinen Viruserkrankungen zu einer Beteiligung des Darms kommen, andererseits verursachen bestimmte Viren eine Gastroenteritis. Beispiele sind Norwalk-Viren, bei Kindern v.a. Rotaviren. Die Erkrankung ist meist selbstlimitiert und verläuft bei ausreichender Flüssigkeitssubstitution nicht dramatisch.

26.7.3 Appendix

Entzündung der Appendix

Definition

Von der Entzündung des Wurmfortsatzes **(Appendizitis)** sind meist jüngere Menschen zwischen 20–30 Jahren betroffen.

Ätiologie/Pathogenese

Eine **Entleerungsbehinderung** durch einen Kotaufstau, einen Fremdkörper oder Stenosen hat eine venöse Stauung zur Folge. Dadurch wird die Ansiedlung von Keimen begünstigt. Die Entzündung entsteht meist durch Keime der physiologischen Darmflora. Aber auch Parasiten (Oxyuren), Mykobakterien, Viren (Masern, mit typischen WARTHIN-

FINKELDEY-Riesenzellen im lymphatischen Gewebe) oder andere entzündliche Darmerkrankungen (Morbus CROHN) können eine Appendizitis verursachen.

Morphologie

Charakteristischerweise verläuft die Appendizitis in mehreren Stadien (Tab. 26-3).

Komplikationen

Komplikationen der Appendizitis können eine Perforation, eine Peritonitis, ein Empyem, ein Leberabszeß, Stenosen, ein Ileus, eine Mukozele und die Chronifizierung des Prozesses sein.

Klinik

Die Appendizitis beginnt typischerweise mit Appetitlosigkeit, periepigastrischen, kolikartigen Schmerzen, Übelkeit und Erbrechen. Nach Stunden verlagern sich die Schmerzen in den rechten Unterbauch. Der entstandene Dauerschmerz verstärkt sich beim Gehen. Eine Beugung des rechten Beins lindert den Schmerz. Bei der klinischen Untersuchung zeigen sich eine lokale Abwehrspannung, Schmerzen an den charakteristischen Druckpunkten McBURNEY (erstes Drittel zwischen Spina iliaca ant. sup. und Nabel) und LANZ (rechtes Drittel zwischen den Spinae iliacae ant. sup.), oft ein Loslaßschmerz und ein Druckschmerz bei der (obligaten) rektalen Untersuchung. Die Patienten haben subfebrile Temperaturen mit einer rekto-axillären Temperaturdifferenz > 0,8°C. Bei der chronischen Appendizitis kommt es zu wechselnden Schmerzen im rechten Unterbauch.

Tumoren der Appendix

Tumoren der Appendix sind insgesamt sehr selten. Die Appendix ist eine häufige Lokalisation eines Karzinoids (s.a. Kap. 26.6.5). Karzinome der Appendix sind sehr selten.

Tab. 26-3 Stadien der Appendizitis			
	Zeit	**Makroskopisch**	**Mikroskopisch**
Appendicitis erosiva/ Primäreffekt	6 h	gerötete Serosa	Schleimhauterosion Granulozyten
Appendicitis phlegmonosa	12 h	Rötung, Verdickung	Erosion, transmurale Ausbreitung des Infiltrats
Appendicitis ulcerophlegmonosa	24 h	Fibrinbeläge, multiple Schleimhautdefekte	Ulzerationen
Appendicitis ulcerophlegmonosa et abscedens	48 h	Fibrinbeläge, gelbe Eiterherde	Abszesse in der Mukosa, zahlreiche Gewebsnekrosen
Appendicitis gangraenosa	72 h	schwarzrote Farbe, Übergriff auf umliegendes Gewebe	Nekrosen, Besiedlung mit Fäulnisbakterien

Die **Mukozele** ist eine Schleimansammlung im Lumen der Appendix. Die Pathogenese kann neoplastischer (Zystadenom oder Zystadenokarzinom) oder nichtneoplastischer Natur sein (Hyperplasie oder als Komplikation bei Appendizitis). Es kommt zum Sekretaufstau durch eine chronische Obstruktion. Bei einer Ruptur dieser Mukozele kann es zum **Pseudomyxoma peritonei** kommen. Hierbei handelt es sich um eine Ansammlung gallertiger Massen im Bauchraum (eine weitere Möglichkeit für die Entstehung kann die Ruptur eines Zystadenoms oder -karzinoms des Ovars sein).

Das Vorkommen ektoper Endometriumschleimhaut außerhalb der Genitalorgane wird als **Endometriosis extragenitalis** bezeichnet. Sie kann auch in der Appendix vorkommen.

26.7.4 Analregion

In der Analregion finden sich v.a. folgende Erkrankungen:

- **Analatresie** (s. Kap. 26.7.1).
- **Hämorrhoiden.** Es handelt sich um erweiterte (arteriell versorgte) Gefäße des rektalen Schwellkörpers (Corpus cavernosum recti). Früher wurden sie als „innere" Hämorrhoiden bezeichnet. 50–80% aller Patienten über 30 Jahre sind betroffen. Eine Prädisposition gibt es bei chronischer Obstipation, Analprolaps oder bei familiärer Disposition.
  Makroskopisch beobachtet man kirschrote, weiche, knotige, sklerosierte Gefäßkonvolute. Histologisch imponieren Entzündungsinfiltrate und eine zunehmende Fibrosierung. Eventuell kommt es zur Abszeßbildung. Durch Verletzungen entstehen massive Blutungen.
- **Perianalthrombose.** Sie wurde früher als „äußere" **Hämorrhoiden** bezeichnet. Es handelt sich um eine Thrombose des Venenplexus des M. sphincter externus. Sie imponiert als akut auftretender, blauschwarzer, schmerzhafter Knoten am Afterrand.
- **Abszesse.** Häufiger Entstehungsort analer Abszesse ist der Übergang vom Schleimhaut- zum Plattenepithel, oft liegt eine Kryptitis zugrunde. Meist manifestiert sich ein perianaler oder ischiorektaler Abszeß. Die Rezidivrate liegt bei 10% und die Rate einer Fistelbildung bei 14%.
- **Anorektale Fisteln.** Sie können als Komplikation aller Entzündungen des Rektums entstehen und treten gehäuft bei Karzinomen, Abszessen, Bestrahlungen, Verletzungen oder Geschlechtskrankheiten auf. Die Fisteln enden in der Schleimhaut oder brechen bis zur Haut durch.
- **Pilonidalsinus** (Steißbeinfistel). Ein eingewachsener Haarbalg der Sakralgegend ruft eine Fremdkörperreaktion hervor („Fernsehsesselabszeß").
- **Kondylome (Condylomata acuminata).** Diese benignen Epithelwucherungen entstehen durch eine Infektion mit Human-Papillom-Viren (HPV Typ 6,

11). Die Übertragung erfolgt durch Geschlechtsverkehr. Die Kondylome imponieren als papilläre Wucherungen, die der Haut breitbasig aufsitzen.
- **Ulcus recti simplex (Mukosaprolaps-Syndrom).** Es handelt sich um eine umschriebene fibromuskuläre und glanduläre Hyperplasie der Rektumschleimhaut in unmittelbarer Nähe des Analrandes ohne oder mit ulzeröser, evtl. polypöser Läsion der Schleimhaut. Ursache der Ulzeration ist eine Bindegewebsschwäche, ein gesteigerter Sphinktertonus oder ein ischämischer Schaden.
- **Analkarzinom.** Meist handelt es sich um ein verhornendes oder nichtverhornendes Plattenepithelkarzinom. Man unterscheidet nach der Lokalisation:
  - **Karzinom des Analkanals.** Diese häufigere Form ist meist ein nichtverhornendes Karzinom. Es wächst intramural und in das umgebende Fettgewebe hinein. Meist hat es eine schlechtere Prognose.
  - **Karzinom des Analrandes.** Es geht meist von der Linea anocutanea aus und tritt v.a. in hochdifferenzierter verhornender Form auf. Eine Metastasierung erfolgt in die Lymphknoten, selten hämatogen.

Eine Variante des Plattenepithelkarzinoms ist das **kloakogene Karzinom.** Das **mukoepidermoide** Karzinom geht von den Analdrüsen aus. 1–3% der **malignen Melanome** manifestieren sich im Analbereich.

26.8 Pankreas

Das Pankreas entwickelt sich aus dem Entoderm des Darmes. Die Hauptmasse des Pankreas und der Ductus pancreaticus minor (Ductus SANTORINI) entstehen aus dem ventralen Teil, der untere Kopf aus dem dorsalen Teil. Der im Kopfbereich liegende Teil des Ductus pancreaticus major (Ductus WIRSUNGIANUS) entsteht aus der ventralen Anlage, im hinteren Teil aus der dorsalen Anlage. Der Pankreasgang mündet gemeinsam mit dem Gallengang (Ductus choledochus) in der Papilla VATERI. Das Pankreas liegt sekundär retroperitoneal. Histologisch und funktionell unterscheidet man den exokrinen (seröse Drüse mit sekretorischer Funktion) und den endokrinen Anteil (LANGERHANS-Zellen oder Inselapparat).

Die **Entzündungen des Pankreas** sind im Kapitel 15.5.1 beschrieben. Auf hereditäre Systemerkrankungen, die auch das Pankreas betreffen, wie die **Mukoviszidose** (zystische Pankreasfibrose, s. Kap. 16.5) und die Beteiligung des Pankreas bei der **Hämochromatose** (s. Kap. 12.1.2), wird im allgemeinen Teil eingegangen.

26.8.1 Fehlbildungen des Pankreas

- **Pankreasagenesie oder -hypoplasie.** Ein vollständiges Fehlen oder eine rudimentäre Anlage des

Pankreas ist eine eher seltene Anlagestörung. Meist sieht man sie im Zusammenhang mit multiplen Fehlbildungen bei nicht lebensfähigen Feten.

- **Pancreas anulare.** Dieses ringförmige, das Duodenum umschließende Pankreas kann eine Dünndarmstenose verursachen. Die Ringbildung kann mit oder ohne Kopf- und Schwanzregion ausgebildet sein.
- **Zysten.** Pankreaszysten kommen bei angeborenen zystischen Erkrankungen (Leber, Niere) oder als Retentionszysten bei Gangobstruktion vor. Echte Zysten haben eine Epithelauskleidung.
- **Heterotopes Pankreasgewebe.** Es kann im gesamten Gastrointestinaltrakt vorkommen, findet sich zu 90% jedoch im Magen. Dieses Gewebe kann Ulzerationen hervorrufen und sich auch entzünden (Pankreatitis).

26.8.2 Tumoren des Pankreas

Benigne Pankreastumoren

Das **Zystadenom** geht von duktalen Zellen aus. Morphologisch sieht man Zysten verschiedener Größe in Korpus und Kauda. Nach Art der Epithelauskleidung und Größe unterscheidet man die häufigere **muzinöse (makrozystische)** und die seltenere **seröse (mikrozystische)** Form. Eine maligne Entartung ist bei der muzinösen Form möglich (daher sollten diese Tumoren stets entfernt werden), bei der serösen Form eher unwahrscheinlich.

Hormonaktive Pankreastumoren

Häufig sind diese Tumoren im Rahmen der multiplen endokrinen Neoplasien (MEN) mit anderen Tumoren vergesellschaftet.

Man unterscheidet:

- **Insulinom.** Insulinbildende Tumoren finden sich meist im Pankreas und sind üblicherweise benigne (s. Kap. 11.6.1).
- **Gastrinom (ZOLLINGER-ELLISON-Syndrom,** s. Kap. 26.5.2 und 11.6.1).
- **VIPom (VERNER-MORRISON-Syndrom).** Dieser meist maligne seltene Pankreastumor bildet vasoaktives intestinales Polypeptid (VIP). Hierdurch wird die Adenylatzyklase des Pankreas und Darms aktiviert, was eine erhöhte Sekretion zur Folge hat. Klinisch kommt es zur Diarrhö mit Elektrolytverlusten.
- **Glukagonom.** Dieser sehr seltene Pankreastumor bildet Glukagon. Klinisch imponieren ein Diabetes mellitus und nekrotisierende Hautveränderungen (s. Kap. 28.6).
- **Karzinoid.** Der Tumor des diffusen endokrinen Systems kommt auch im Pankreas vor und wird unter 26.6.6 genauer erläutert.

Pankreaskarzinom

Ätiologie/Pathogenese

Die Ätiologie ist unklar, eventuell sind Nitrosamine, Nikotin, chronische Pankreatitiden oder ein Diabetes mellitus verantwortlich. Genetische Untersuchungen haben Veränderungen des K-ras- und p53-Gens gefunden. Betroffen sind 40- bis 60jährige, überwiegend Männer. Die Inzidenz liegt mit 10/100 000 Einwohner recht hoch, und es handelt sich damit um den dritthäufigsten Tumor des Verdauungstraktes.

Morphologie

Makroskopisch sieht man ein hellen, derben, ulzerierenden, nekrotischen Tumor, der meist den Pankreaskopf befällt. Mikroskopisch findet man in 75–80% der Fälle ein vom Gangepithel (duktales Karzinom) ausgehendes **Adenokarzinom**. Bei gut differenzierten Tumoren werden Drüsenstrukturen imitiert, undifferenzierte Pankreaskarzinome weisen mitosereiche Zellformationen mit ungeordneter Struktur auf. Seltener finden sich Plattenepithel-, Zystadeno- und Azinuszellkarzinome.

Eine Metastasierung erfolgt früh in die regionalen Lymphknoten und ins Peritoneum. Hämatogene Metastasen können sich in der Leber, der Lunge, den Nebennieren und den Knochen befinden (Tab. 26-4).

Klinik

Das Karzinom manifestiert sich mit unspezifischen Symptomen wie Gewichtsabnahme, Appetitverlust, Verdauungsstörungen, Oberbauchschmerzen (Begleitpankreatitis) und rezidivierenden Thrombosen. Oft ist ein Ikterus das erste Symptom, das COURVOISIER-Zeichen (Ikterus und schmerzlose prall-elastisch tastbare Gallenblase bei tumorbedingt verschlossenem Ductus choledochus) folgt. Unspezifische Tumormarker (CA 19-9, CA 50, CEA) können erhöht sein. Die typische Pankreasinsuffizienz mit Maldigestion (Steatorrhö, Vitaminmangel, etc.) und Diabetes mellitus ist ein Spätsymptom. Wegen der meist späten Diagnosestellung hat das Pankreaskarzinom eine sehr schlechte Prognose (die mittlere Überlebenszeit beträgt 6 Monate).

Tab. 26-4 TNM-Klassifikation des Pankreaskarzinoms

T1	Tumor auf Pankreasgewebe beschränkt
T2	Direkte Infiltration von Duodenum, Gallengängen, Magen
T3	Fortgeschrittene lokale Ausbreitung, die chirurgisches Eingreifen verhindert
N1	Regionale Lymphknoten befallen
M1	Fernmetastasen vorhanden

26.8.3 Pankreastransplantation

Isolierte Pankreastransplantationen werden kaum vorgenommen, mehrere Zentren führen die Pankreastransplantation gemeinsam mit einer Nierentransplantation bei Typ-I-Diabetikern mit bereits bestehender diabetischer Nierenschädigung durch. Das Organ wird mit einer Duodenalmanschette des Spenders meist in die rechte Fossa iliaca implantiert. Die Ableitung des Pankreassekretes erfolgt entweder in die Harnblase (mögliche Folge sind rezidivierende Harnwegsinfekte) oder in den Darm (evtl. Pankreatitiden). Abstoßungsreaktionen manifestieren sich klinisch als Verschlechterung der endokrinen Funktion (Blutzuckeranstieg). Histologisch finden sich leukozytäre Infiltrate, vaskulitische Veränderungen und im Verlauf eine zunehmende Fibrosierung des Organs. Die Immunsuppressiva können selbst eine Organschädigung verursachen und (z.B. Tacrolimus) eine Glukoseresistenz begünstigen. Dennoch sind die ersten Ergebnisse erfolgversprechend.

Inselzelltransplantationen (z.B. durch Injektion von Inselzellsuspensionen in die Leber) werden nur selten durchgeführt und zeigen bisher keine eindeutigen Erfolge.

26.9 Leber

Im allgemeinen Teil werden neben der Anatomie und der Funktion der Leber (s. Kap. 14) folgende wichtige pathologische Veränderungen besprochen: die **Stauungsleber** (s. Kap. 14.2.1), **Virushepatitiden** (s. Kap. 14.2.3), die **Leberzirrhose** (s. Kap. 14.1.3), die **Cholestase** mit darauffolgendem **Ikterus** (s. Kap. 14.2.2), die **Schockleber** (s. Kap. 9.8.2), der **ZAHN-Infarkt (Pseudoinfarkt)** (s. Kap. 9.11.1). Stoffwechselstörungen, die auch die Leber betreffen, sind die **Hämochromatose** (s. Kap. 12.1.2) und der **Morbus WILSON** (s. Kap. 12.1.3).

26.9.1 Fehlbildungen der Leber

Fehlbildungen der Leber können die Gallenwege oder die Hepatozyten betreffen.
- **Intrahepatische Gallengangsatresie.** Sie tritt in Kombination mit anderen Fehlbildungen (ALAGILLE-Syndrom) oder beim α_1-Antitrypsin-Mangel (s.a. Kap. 26.9.3), der Mukoviszidose oder pränatalen Infektionen auf. Man sieht eine gelbe Leber, die später zirrhotisch umgebaut wird. Die Portalfelder enthalten wenig oder keine Gallengänge, und das Gewebe ist entzündlich infiltriert.
- **Leberzysten.** Konnatale Leberzysten sind häufig multipel auftretende Hohlräume, die mit Zylinderepithel ausgekleidet sind. Durch die raumfordernde Wirkung kann eine portale Hypertonie entstehen. Eine Zystenleber ist eine angeborene

polyzystische Leber, die meist zusammen mit Zystennieren auftritt. Erworbene Zysten findet man z.B. bei parasitärem Befall (Echinokokken, s.u.).
- **Biliäre Mikrohamartome.** Die auch als v. MEYENBURG-Komplex bezeichnete Veränderung in der Leber besteht aus adenomartigen Gallengangswucherungen, die in reichlich kollagenes Faserwerk eingebettet sind.
- **CAROLI-Syndrom.** Diese angeborene Erweiterung der intrahepatischen Gallengänge führt zu Cholangitiden und zur biliären Leberzirrhose.

26.9.2 Kreislaufstörungen der Leber

Kreislaufstörungen entstehen z.B. bei mangelndem Weitertransport des Blutes (Abflußstörungen, z.B. bei Rechtsherzinsuffizienz), Gefäßverschlüssen (Zuflußstörungen), Schock oder primären Veränderungen der sinusoidalen Berge Veränderungen der sinusoidalen Berge. Zu den Abflußstörungen im Bereich der Lebervenen zählen neben der im Kapitel 14 behandelten Stauungsleber das BUDD-CHIARI-Syndrom **(trunkuläre Form der Abflußstörung)** und die Endophlebitis hepatica obliterans **(radikuläre Form der Abflußstörung).**
- **BUDD-CHIARI-Syndrom.** Bei der **veno-okklusiven Erkrankung** handelt es sich um eine akute Form der Stauungsleber. Ursache ist ein **Verschluß der großen Lebervenen** (Vv. hepaticae) vor dem Eintritt in die untere Hohlvene, also eine Abflußstörung durch einen posthepatischen Block. Ursächlich sind Thrombosen im Rahmen einer Grunderkrankung (Anämie, Polyzythämie, Leberkarzinome, Kollagenosen), hormonelle Veränderungen (Kontrazeptiva), Trauma.
Morphologisch sieht man das Bild einer Leberstauung. Bei schnellem Verschluß imponieren v.a. zentrale Parenchymnekrosen. Bei langsamem Verschluß sieht man Blutungen, Parenchymatrophien, Nekrosen und eine Gitterfasernekrose.

Klinik
Die akute klinische Symptomatik besteht aus Abdominalschmerzen, Erbrechen, Hepato- und oft auch Splenomegalie, Ikterus und Aszites. Im chronischen Stadium entsteht eine Zirrhose mit allen Konsequenzen.

- **Endophlebitis hepatica obliterans.** Von dieser auch als **Venenverschlußkrankheit** bezeichneten Erkrankung sind die **kleineren Lebervenen** betroffen. Man beobachtet ein endemisches Vorkommen im Mittleren Osten und Jamaika, Ursache der Erkrankung sind wahrscheinlich Pflanzengifte in Tees. Sehr selten findet man diese Erkrankung in Europa, hier ist sie meist durch eine Zytostase bedingt. Als Ursache werden auch Leberinfektionen mit einem Übergriff auf die Venenwände erwähnt.
- **Leberinfarkt.** Ein **Verschluß der A. hepatica propria** oder ihrer Äste durch Thrombose, Embolie, Trauma oder Ligatur führt zu Gewebsnekrosen,

wenn die Pfortader allein nicht zur Versorgung der Leber ausreicht. Morphologisch sieht man ein hellgelbes Infarktgebiet, evtl. Vernarbungen.

- **Pfortaderthrombose.** Sie entsteht z.B. im Rahmen von Infektionen (Leberabszesse, Pankreatitis, Cholangitis), Tumoren oder bei der Zirrhose. Die Thrombose kann primär in der Pfortader oder sekundär nach Thrombosen in den intestinalen Venen oder der Milzvene entstehen.

Ein **akuter Verschluß** der V. portae hat eine portale Hypertonie mit Splenomegalie, hämorrhagischen Dünndarminfarkten und Hämaskos (blutigem Aszites) zur Folge. Bei einer intrahepatischen Thrombose von Pfortaderästen findet sich der ZAHN-Pseudoinfarkt, ein dunkles, vermehrt durchblutetes und scharf abgegrenztes Gebiet ohne Nekrosen. Das Leberparenchym ist atrophiert, die Sinusoide erweitert.

Ein **langsamer Verschluß**, der teilweise rekanalisiert wird, bewirkt die Ausbildung von Kollateralkreisläufen (z.B. **Caput medusae,** Ösophagusvarizen, anorektale Varizen). Die Leber ist meist normal groß.

- **Peliosis hepatis.** Bei der Peliosis hepatis findet man **Blutzysten im Parenchym** mit oder ohne endotheliale Begrenzungen. Die Pathogenese dieser **sinusoidalen Durchflußstörung** ist unklar. Ein gehäuftes Auftreten ist bei Kortikoidtherapien und Anabolika-Gebrauch, Vitamin-A-Exzeß und bei Tumoren zu beobachten. Sichtbar sind weite Lebersinusoide, die durch eine Zerstörung der Gitterfasern entstehen, und eine Leberverfettung.

26.9.3 Stoffwechselstörungen

α₁-Proteaseinhibitor-Mangel

Der α_1-Proteaseinhibitor (auch: α_1-Antitrypsin) wird in der Leber gebildet und ist verantwortlich für die Hemmung der Proteasen (eiweißabbauende Enzyme), z.B. Trypsin oder die Elastase aus Granulozyten. Ursache eines α_1-Proteaseinhibitor-Mangels kann ein Gendefekt (autosomal-rezessiv) sein. Aber auch bei chronischer Tabakrauch-Inhalation können die im Rauch vorhandenen Oxidanzien zu einem Mangel an α_1-Antitrypsin führen. Folge ist ein **vermehrter Kollagenabbau.**

Das Vorkommen von α_1-Antitrypsin wird über den Pi-(**P**rotease**i**nhibitor-)Locus auf dem Chromosom 14 determiniert. Es gibt über 75 Molekülvarianten des Locus. Normalerweise gibt es dort zwei normale M-Allele **(PiMM).** Die häufigsten Varianten, die mit diesem Proteinmangel auftreten, sind das **Z-** und seltener das **S-Allel:**

- **Homozygoter PiZZ-Typ.** Dieser seltene Gendefekt mit einer Inzidenz von 1/4000–10000 führt zu einem schweren Mangel an α_1-Antitrypsin in der Peripherie und zu einer Akkumulation des de-

fekten Proteins infolge einer gestörten Sekretion in den Leberzellen. Die Gewebe (insbesondere Lunge und Leber) sind vor dem Angriff der eiweißzerstörenden Proteasen nicht mehr ausreichend geschützt. Die Patienten erkranken früh an einem **panazinären bronchopulmonalen Emphysem** (s. Kap. 13.2.2), und schon im Kleinkindalter (2.–3. Lebensjahr) kann es zu einer Hepatitis mit konjugierter Hyperbilirubinämie kommen, die in einer Zirrhose endet.

- **Heterozygoter PiMZ-Typ.** Hier ist die Menge an α_1-Antitrypsin vermindert. Dies begünstigt (keine zwingende Folge) die Entstehung von Emphysemen und Hepatopathien, insbesondere wenn später Noxen wie Rauchen oder Infekte hinzukommen. Unter diesen Umständen haben die Patienten durch ein chronisches Lungenemphysem eine verminderte Lebenserwartung.

Durch den vermehrten Kollagenabbau kommt es zum Lungenemphysem, seltener zur Haut- und Gelenkbeteiligung und zur Intimafibrose der Gefäße. In der Leber beobachtet man typischerweise PAS-positive Kügelchen im Zytoplasma, die dem abnormen Antitrypsin entsprechen. Die Erkrankung manifestiert sich in verschiedenen Formen:

- **Neonatale Riesenzellhepatitis.** Kennzeichnend sind eine Cholestase und ballonierte Leberzellen (kleine Zellnekrosen). Die Hepatozyten fusionieren zu Riesenzellen.
- **Infantile Leberzirrhose.** Man sieht eine mikronoduläre Fibrose, die später in eine makronoduläre Form übergehen kann, ferner verbreiterte Portalfelder und entzündliche Infiltrate. Bei diesen Patienten besteht eine hohe Inzidenz eines hepatozellulären Karzinoms.
- **Adulte Hepatitis/Zirrhose.** 15% der Patienten entwickeln erst später ähnliche Störungen wie die Kinder.

Medikamentös-toxische Schäden

Obligate Toxine der Leber sind CCl_4, Amanitin (Knollenblätterpilz), Zytostatika, Tetrazykline und Paracetamol. Als Ausdruck der Leberschädigung kommt es zur Hepatitis, Fibrose oder Cholestase oder, bei ausgeprägter Schädigung, zur akuten Leberdystrophie.

26.9.4 Entzündungen der Leber

Da die viralen Hepatitiden bereits im Kapitel 14.2.3 abgehandelt wurden, sollen an dieser Stelle seltenere Formen der Leberentzündung besprochen werden.

- **Granulomatöse Hepatitis.** Sie entsteht bei Infektionen, Systemerkrankungen (Sarkoidose, Lymphome, Tbc) oder durch Medikamente (Phenylbutazon, Allopurinol). Es kommt zur Granulombildung, bei der Tuberkulose entstehen verkäsende Granulome in der Leber.

- **Autoimmunhepatitis.** Sie tritt überwiegend bei jungen Frauen auf. Man findet eine familiäre Häufung (HLA-B8, -DR3), die Autoimmunhepatitis tritt häufig zusammen mit anderen Autoimmunerkrankungen (v.a. Lupus erythematodes, Autoimmunthyreoiditis, rheumatoide Arthritis) auf. Morphologisch ähnelt sie den anderen chronischen Hepatitiden.

Klinik

Bei der lupoiden chronischen Autoimmunhepatitis (häufigste Form) findet man typischerweise die Autoantikörper ANA (antinukleäre AK) und SMA (smooth muscle AK). Daneben gibt es seltenere Formen mit dem Nachweis von LKM-AK (Liver Kidney Microsome) oder SLA (Soluble Liver Antigen, lösliches Leberzellantigen). Klinisch imponieren typische Symptome der chronischen Lebererkrankung. Durch eine Therapie mit Kortikoiden und anderen Immunsuppressiva ist die Prognose günstig.

- **Leberabszeß.** Er wird durch Bakterien (Streptokokken, Staphylokokken, gramnegative Enterobakterien) oder Protozoen (Entamoeba histolytica) hervorgerufen. Meist sieht man multiple gelbliche Herde. Je nach Streuungsweg unterscheidet man:
  - **Pylephlebitische Abszesse.** Bei Einschwemmung über die V. portae liegen die Abszesse den Abgängen der Pfortader entsprechend im Gewebe verteilt und zeigen große, konfluierende, irreguläre Abszeßhöhlen.
  - **Arteriell gestreute Herde.** Sie entstehen bei Sepsis und Bakteriämie und liegen eher subkapsulär.
  - **Cholangitische Abszesse.** Sie sind z.B. durch eine aufsteigende Cholangitis verursacht, liegen eher im tiefen Parenchym und können röhrenförmig angeordnet sein.

Klinik

Symptome sind hohes Fieber, schneller Gewichtsverlust, Abdominalschmerzen und eine Hepatomegalie. Die Mortalität beträgt 40–80%.

- **Akute intrahepatische Cholangitis.** Ein behinderter Galleabfluß in der Leber mit einer zusätzlichen Keimbesiedlung führt zu entzündlichen Veränderungen. Die Portalfelder sind ödematös aufgetrieben und mit Leukozyten infiltriert. Es können sich zerstörte Gallengänge und perifokale Fibrosen zeigen. Bei schweren Formen kann es zur Abszeßbildung oder einer sekundär biliären Zirrhose kommen.
- **Primär biliäre Zirrhose (PBC).** Es handelt sich um eine chronische Lebererkrankung mit Zerstörung der intrahepatischen Gallengänge. Es

wird eine autoimmune Genese diskutiert. Die Erkrankung wird auch **chronische nicht-eitrige destruierende Cholangitis** genannt. Es sind häufiger Frauen von 30–60 Jahren betroffen. Man findet vier Stadien:

- **Stadium I.** Die Portalfelder sind geschwollen und enthalten ein entzündliches Infiltrat. Oft imponieren granulomatöse (epitheloidzellige) Läsionen. Die Gallengänge weisen Nekrosen auf. In periportalen Hepatozyten finden sich gelegentlich Kupferablagerungen.
- **Stadium II.** Neben den zerstörten Gallengängen finden sich Gangneubildungen (durch eine Metaplasie periportaler Hepatozyten). Im periportalen Lebergewebe finden sich Zellnekrosen.
- **Stadium III.** Gallengänge gehen zugrunde, die Portalfelder veröden und vernarben. Die Entzündung bildet sich zurück.
- **Stadium IV.** Es besteht eine biliäre Zirrhose mit vielen Narben, einer Gallensäurenretention und dem ausgeprägten Mangel an Gallengängen.

Klinik

Symptome der biliären Zirrhose sind Juckreiz, Ikterus, ein Leistungsknick und eine Maldigestion durch die verminderte Gallensäureexkretion. Die Erkrankung tritt häufig mit begleitenden extrahepatischen Erkrankungen auf (z.B. SJÖGREN-Syndrom, Sklerodermie, systemischer Lupus erythematodes, rheumatische Arthritis). In 95% der Fälle lassen sich AMA (antimitochondriale Antikörper) im Serum nachweisen. Spezifisch sind Anti-M2-Antikörper. Komplikationen entstehen durch die portale Hypertension, die Leberzirrhose und die Maldigestion. Eine immunsuppressive Therapie bringt keinen Erfolg, bei Beginn der Erkrankung kann die Gabe von Ursodeoxycholsäure hilfreich sein.

- **Primär-sklerosierende Cholangitis (PSC).** Dieser entzündliche und fibrosierende Prozeß kann die intra- und extrahepatischen Gallenwege einengen und eventuell verschließen. Die Patienten sind meist Männer zwischen 20 und 40 Jahren. Zwei Drittel der Patienten haben eine Colitis ulcerosa, auch andere Autoimmunkrankheiten treten bei diesen Patienten gehäuft auf. Es können drei Stadien unterschieden werden:
  - **Stadium I.** Es findet sich eine periduktuläre Entzündung und eine Fibrose in den ödematösen Portalfelder. Im Gegensatz zur PBC sind die Gallengänge noch normal.
  - **Stadium II.** Mottenfraßnekrosen treten auf, und die Fibrose um die Gallengänge (Zwiebelschalenform), die in der Folge obliterieren, schreitet fort. Fibröse Septen breiten sich ins Parenchym aus.
  - **Stadium III.** Es manifestiert sich eine sekundäre biliäre Zirrhose mit schwerer Hyperbilirubinämie und Hypercholesterinämie.

Der Unterschied zur primär biliären Zirrhose läßt sich wie folgt zusammenfassen: Die PSC betrifft eher kleinere Gallengänge, weist ein weniger ausgeprägtes Infiltrat auf und die ausgeprägten Fibrosen finden sich schon im Frühstadium.

Klinik

In der ERC (endoskopische retrograde Cholangiographie) imponieren die Gallengänge mit perlschnurartigen Veränderungen. Die Prognose ist mit einer mittleren Überlebenszeit von 6 Jahren schlecht. 10% der Patienten entwickeln ein Cholangiokarzinom. Als Therapie kommt eine Lebertransplantation in Frage.

26.9.5 Parasiten

Echinokokkose

Definition

Die Echinokokkose ist eine durch den Hundebandwurm (Echinococcus granulosus) oder den Fuchsbandwurm (Echinococcus multilocularis) verursachte Parasitose.

Ätiologie/Pathogenese

Mit dem Tierkot werden Eier ausgeschieden. Der Mensch (oft Kinder) nimmt die Eier oral auf. Im menschlichen Darm durchbohren Onkosphären (Larven) die Darmschleimhaut und gelangen über die Pfortader zunächst in die Leber, dann in die Lunge und das Gehirn. Die Finnen (Hydatiden) reifen im Parenchym der Organe heran und vermehren sich.

Morphologie

Bei dem Befall mit **Echinococcus granulosus (cysticus)** entwickelt sich eine bis kindskopfgroße Mutterblase, die im Innern durch Abkapselung Tochterblasen entwickelt. Die Hydatiden (Echinokokkenblasen) bestehen aus einer Chitinmembran und einer inneren Keimschicht mit Brutkapseln. Sie sind bindegewebig umkapselt, und man sieht epitheloidzelliges Granulationsgewebe mit eosinophilen Granulozyten. Man beobachtet ein verdrängendes Wachstum. Bei spontaner oder traumatischer Ruptur kann es zu einer dramatischen Antigen-Antikörper-Reaktion kommen, die letal enden kann.

Echinococcus multilocularis (alveolaris) zeigt ein infiltratives Wachstum (malignere Form). Die Tochterblasen entstehen an der Außenseite der Mutterblase. Bei Einbruch der Zysten in die Blutbahn kann es zu metastatischen Absiedelungen kommen. Die Infektion verläuft meist letal.

Bilharziose

Definition

Die Bilharziose ist eine durch Pärchenegel (Schistosoma) verursachte Infektionskrankheit, benannt nach Theodor BILHARZ, der Mitte des letzten Jahrhunderts in Kairo lebte. Die Krankheit wurde auch „ägyptische Hämaturie" genannt.

Ätiologie/Pathogenese

Menschenkot mit Wurmeiern gelangt ins Wasser. Die geschlüpften Miraziden benutzen die Wasserschnecke als Zwischenwirt. Zerkarien bilden sich und gelangen wieder ins Wasser. Sie durchbohren die Haut und die Blutgefäße. Als Schistosomula gelangen sie über die Pfortader in die Leber. Dort werden sie zu Schistosomen, die sich paaren und in andere Organe wandern. Die von den Weibchen abgelegten Eier verursachen granulomatöse Entzündungen. Nach Absterben des Eies hinterläßt die Entzündung eine Narbe, die zur Obliteration eines kleinen Blutgefäßes führt. Nach und nach verschließen sich mehr Anteile. Der erhöhte Widerstand in den Organen führt z.B. zum portalen oder pulmonalen Hochdruck.

Morphologie

Man unterscheidet, je nach Lokalisation der Bilharziose, unterschiedliche Typen:
- **Urogenitale Bilharziose.** Sie ist die bedeutendste Form der Bilharziose. Die Egel (v.a. Schistosoma haematobium) verursachen eine Zystitis mit Hämaturie. Es kommt zu Fibrose, Verkalkung der Blasenwand und zur Fistelbildung. Komplikationen sind eine Hydronephrose, eine bakterielle Sekundärinfektion und das Blasenkarzinom.
- **Darmbilharziose.** Durch eine massive Infektion kommt es zur granulomatösen Reaktion mit Pseudotuberkeln und Pseudopapillomen. Eine Stenosierung kann die Folge sein. Auch eine ulzeröse Kolitis mit Blut- und Schleimstühlen ist möglich. Diese Form ist prädisponierend für ein Kolonkarzinom. Erreger ist meist S. japonicum.
- **Hepatolienale Bilharziose.** Folge des Leberbefalls durch Schistosoma mansoni ist eine granulomatöse, tuberkuloide Reaktion des Leberparenchyms mit Hepatosplenomegalie und Aszites.

Weitere Trematodenerkrankungen

Fasciola hepatica ist der weltweit vorkommende große Leberegel. Er gelangt z.B. durch den Genuß von Brunnenkresse über den Darm in die Leber und führt als Gallengangsparasit zu rezidivierenden Cholangitiden, Ikterus und Fieber.

Häufig ist auch der **Clonorchis sinensis** (chinesischer Leberegel), der bei biliärem Befall ein ätiologischer Faktor des Cholangiokarzinoms ist.

26.9.6 Gutartige Tumoren der Leber

- **Leberzelladenom.** Es betrifft meist jüngere Frauen, und man findet eine Assoziation mit der Einnahme von Kontrazeptiva. Es wird heute eine ansteigende Inzidenz beobachtet.

  Makroskopisch sind die bis zu 40 cm großen und 3 kg schweren Adenome scharf vom gesunden Lebergewebe abgrenzbar. Mikroskopisch sieht man Zelltrabekel aus mehreren Hepatozytenschichten, die nicht lobulär angeordnet sind, erweiterte Sinusoide und fehlende Portalfelder. Häufig finden sich Nekrosen und Einblutungen sowie eine bindegewebige Kapsel. Die Zellen sind durch glykogenreiches Zytoplasma hell. Bei einigen Patienten entsteht durch eine Blutung in die Bauchhöhle eine Indikation zum schnellen chirurgischen Eingriff.

- **Fokal-noduläre Hyperplasie (FNH).** Der Begriff kennzeichnet eine **tumorartige Hyperplasie.** Sie ist scharf abgegrenzt, 5–15 cm groß und hat eine zentrale, sternförmige Narbe, von der Bindegewebssepten ausstrahlen. Die Septen sind lymphozytär infiltriert, die lobuläre Leberarchitektur fehlt. Es finden sich verdickte Blutgefäße und proliferierte Gallengänge. Der Glykogen- und Fettgehalt der Zellen ist erhöht. Diese Veränderung tritt ebenfalls mit der Einnahme von Kontrazeptiva oder Steroiden assoziiert auf.

- **Cholangiom (Gallengangsadenom).** Dieser meist solitäre und kirschgroße Tumor neigt zu Blutungen und besteht aus verzweigten Gallengängen. Die Gallengänge weisen ein einreihiges Zylinderepithel auf. Differentialdiagnostisch sind die v. MEYENBURG-Komplexe zu beachten.

- **Leberhämangiom.** Dieser häufigste benigne Tumor der Leber ist kleiner als 5 cm und liegt meist solitär und subkapsulär. Er besteht aus großen, mit Endothel ausgekleideten Hohlräumen, die blutgefüllt sind bzw. schon thrombosiert und organisiert sein können. Der Tumor neigt zu Blutungen und kann auch abdominelle Symptome verursachen.

26.9.7 Bösartige Tumoren der Leber

Cholangiokarzinom

Definition

Das Cholangiokarzinom **(intrahepatisches Gallengangskarzinom)** ist ein Tumor der intrahepatischen Gallengänge, der entweder hilusnah oder peripher in den Lobuli liegt. Er findet sich meist bei Menschen über 60 Jahren und kommt häufiger in Südostasien vor. Der Tumor zeigt ein langsames Wachstum, aber durch eine frühe, vorrangig lymphogene Metastasierung ist die Prognose schlecht.

Ätiologie

Verantwortlich macht man u.a. Leberegel, die in intrahepatische Gallenwege einwandern.

Morphologie

Der hilusnah proliferierende Tumor wächst entweder **sklerosierend** und obliteriert dabei den Gang, oder er wächst **in der Gallengangswand** oder **papillär** in das Lumen. Mikroskopisch sieht man ein sklerosiertes Adenokarzinom mit gallengangsähnlichen Strukturen. Eventuell findet sich eine Schleimbildung durch die Tumorzellen.

Hepatozelluläres Karzinom

Definition

Das hepatozelluläre Karzinom **(primäres Leberzellkarzinom)** geht vom Leberparenchym aus. Der Tumor findet sich häufiger in China, Japan, Südostasien und dem südlichem Afrika. In Europa sind hauptsächlich Männer über 50 Jahren betroffen.

Ätiologie/Pathogenese

Prädisponierende Faktoren sind Alkoholabusus, Mykotoxine (Aflatoxin B_1), synthetische Chemikalien, Röntgenkontrastmittel (Thorotrast). Häufiger entsteht das hepatozelluläre Karzinom aber bei anderen Lebererkrankungen (Zirrhose, Hämochromatose, α1-Antitrypsinmangel). Besondere Bedeutung kommen der Hepatitis B und C zu. Die Viren scheinen Proto-Onkogene zu aktivieren und/oder Tumorsuppressorgene zu inaktivieren.

Morphologie

Der Tumor kann **großknotig, multizentrisch** oder **diffus** wachsen und hat meist eine bräunliche bis weißliche Schnittfläche.

Mikroskopisch sieht man unterschiedliche Wachstumsformen:

- **Trabekulär.** Die Tumorzellen sind hochdifferenziert und bilden mehrschichtige Zellplatten. Dazwischen liegen endothelausgekleidete Sinusoide.
- **Pseudoglandulär.** Der Tumor bildet drüsenartige Strukturen mit erweiterten Gallengängen.
- **Szirrhös.** Zwischen den Tumorzellsträngen liegt ein zellarmes, fibröses, hyalinisiertes Narbengewebe.
- **Solide.** Ungeordnete, undifferenzierte, polymorphe Zellen bestimmen das Bild.

Zytologisch ist der Tumor groß- bis mittelgroßzellig, manchmal auch kleinzellig. Die Zellen sind meist polygonal, haben ein scholliges Zytoplasma, und die hyalinen Einschlüsse können α_1-Proteinaseinhibitor, α-Fetoprotein (Tumormarker!) oder Fibrinogen enthalten.

> **Klinik**
>
> Eine Metastasierung erfolgt meist in die Lunge und in die portalen Lymphknoten. Die Prognose ist ungünstig, und meist ist nur eine palliative Therapie oder Transplantation (nur bei Beschränkung des Tumors auf die Leber) möglich. Häufig sind paraneoplastische Syndrome (Polyzythämie,

Hypoglykämie, Hyperkalzämie) assoziiert. Der Tumormarker α1-Fetoprotein ist charakteristischerweise erhöht. Die mittlere Überlebenszeit nach Entdeckung des Tumors liegt bei ca. 6 Monaten.

Seltenere Lebertumoren

- **Hämangiosarkom.** Ätiologische Ursachen für die Wucherung des Gefäßendothels sind Thorotrastgabe (Kontrastmittel), Vinylchlorid (Kunststoffindustrie), Arsen und Bestrahlungen. Der Tumor manifestiert sich in der Leber, der Milz, der Mamma und der Subkutis. Man sieht gewucherte Gefäßspalten mit atypischen, spindelförmigen Endothelzellen. Der Tumor ist hoch maligne! Es gibt auch ein sehr seltenes **juveniles Hämangioendotheliom.**
- **Hepatoblastom.** Dieser seltene maligne Tumor des Kindes (1–6% aller malignen kindlichen Tumoren) tritt meist zwischen der Geburt und dem 4. Lebensjahr auf.

Sekundäre Lebertumoren

- **Metastasen.** Sie sind die häufigsten Neoplasien der Leber. Die Primärtumoren liegen meist im Gastrointestinaltrakt, in der Lunge oder in der Mamma.
- **Systemische Tumoren.** Leukämien oder Lymphome führen z.B. zu einem diffusem Parenchyminfiltrat (myeloische Leukämie), einem Portalfeldbefall (lymphatische Leukämie) und verwaschener Läppchenstruktur der Leber.

Kasuistik
Ein 69jähriger Mann klagt über Gewichtsverlust und wechselnde abdominelle Beschwerden. Palpatorisch findet der Hausarzt eine vergrößerte Leber mit höckriger Oberfläche. In der durchgeführten Sonographie zeigen sich multiple, unterschiedliche große Knoten. Es werden Metastasen vermutet und eine orientierende Tumorsuche veranlaßt. In der Koloskopie findet sich ein polypöses Rektumkarzinom.

26.9.8 Lebertransplantation

Eine Lebertransplantation wird bei schweren Lebererkrankungen angestrebt, wenn keine Therapie anderer Art mehr möglich ist. Beispiele solcher Erkrankungen sind angeborene Stoffwechseldefekte oder Mißbildungen, Leberzirrhosen, das akute Leberversagen und (auf die Leber beschränkte) Lebertumoren. Komplikationen entstehen durch neue und reaktivierte Hepatitis-Infektionen, andere Infektionen durch die Immunsuppression und die Abstoßungsreaktionen. Nach dem Verlauf unterscheidet man die akute von der chronischen Abstoßung, und nach dem angreifenden System die Abstoßung von der Graft-versus-Host-Reaktion (s.a. Kap. 5.4.2 und 5.4.3).

- **Akute Abstoßung.** Zur akuten Abstoßung kommt es bis zu 5 Tage nach der Transplantation. Man sieht ein Entzündungsinfiltrat in den vergrößerten Portalfeldern, Läsionen der Gallengänge und eine Entzündung des Endothels (v.a. der Zentralvenen). Vereinzelt sieht man Zellnekrosen.
- **Chronische Abstoßung.** Typisch ist eine zunehmende Zerstörung der kleinen Gallengänge (vanishing bile duct syndrome). Anfänglich beobachtet man auch entzündliche Infiltrate der Portalfelder. Vaskulitische Veränderungen führen zu Gefäßverschlüssen.
- **Graft-versus-Host-Reaktion.** Man sieht Lymphozyten im Portalfeld und Mottenfraßnekrosen.

26.10 Extrahepatische Gallenwege und Gallenblase

Die beiden Hauptgallengänge vereinigen sich zum Ductus hepaticus communis. Ein paar Zentimeter später mündet die Gallenblase mit ihrem Ductus cysticus ein und damit beginnt der Ductus choledochus. Er verläuft durch das Pankreas und mündet meist gemeinsam mit dem Pankreasgang an der Papilla duodeni major (Papilla VATERI) ins Duodenum.

26.10.1 Fehlbildungen der Gallenwege und der Gallenblase

- **Gallengangsatresie.** Sie bezeichnet einen angeborenen Verschluß der Gallenwege (Häufigkeit 1/10 000). Ohne Operation kommt es zum Stauungsikterus und zur biliären Zirrhose mit tödlichem Ausgang.
- **Hypoplasie der extrahepatischen Gallengänge.** Die Lichtung der englumigen Gänge ist erhalten.
- **Gallengangsektasie (Choledochuszysten).** Die Gallengänge sind zystisch erweitert.
Ferner gibt es Formanomalien der Gallenblase.

26.10.2 Entzündungen der Gallenwege und der Gallenblase

Akute Cholezystitis und Cholangitis
Ätiologie/Pathogenese
Betroffen sind v.a. Frauen über 40 Jahre, prädisponierend sind eine Adipositas, ein Diabetes und Gravidität.

Die **Cholezystitis (Entzündung der Gallenblase)** entsteht in 90–95% durch eine mechanische Abflußstörung (Gallensteine). Die restlichen Fälle treten bei Sepsis, schwerem Trauma oder Infektionen mit Salmonella typhii auf. Bei einer sekundären bakteriellen Besiedlung (E. coli, Enterobakterien, Enterokokken) entsteht eine eitrige Cholangitis.

Die **extrahepatische Cholangitis (Entzündung der extrahepatischen Gallenwege)** entsteht durch eine Abflußbehinderung und eine Besiedlung mit Bakterien (s.o., Pseudomonas aeruginosa findet sich häufig nach einer ERCP oder einer Papillotomie) oder mit Parasiten (Ascaris lumbricoides, Spulwurm).

Morphologie

Bei der Cholezystitis ist die Gallenblase vergrößert, die Serosa gerötet und die Wand ödematös verdickt. Es findet sich ein fibrinöses Exsudat. Die Entzündung kann je nach Schwere **serofibrinös, ulzerös** (mit wandständigem Entzündungsinfiltrat) oder **gangränös-nekrotisierend** (Wandnekrose nach entzündlich-thrombotischem Gefäßverschluß) verlaufen.

Klinik
In der Anamnese findet sich häufig eine Gallenkolik. Akut treten ein persistierender Schmerz im rechten Oberbauch, Fieber, ein Ikterus (CHARCOT-Trias) und eine Leukozytose auf.

Komplikationen
Komplikationen sind ein Empyem (40%), eine Perforation (8–12%), eine Fistelbildung, eine Peritonitis, eine Sepsis oder eine Pankreatitis.

Chronische Cholezystitis

Ätiologie/Pathogenese

Gallensteine sind die fast ausschließliche Ursache der chronischen Cholezystitis, die 3–8mal häufiger vorkommt als die akute Form. Sonst sind die Ursachen ähnlich wie beim akuten Verlauf.

Morphologie

Die Gallenblasenwand ist verdickt und starr und zeigt entweder eine atrophische oder eine hyperplastische Schleimhaut. Bei bakterieller Besiedlung kann es auch zu Ulzerationen kommen. Im Lumen findet man meistens Steine oder Grieß. Alle Wandschichten zeigen chronische Entzündungszeichen. Bei einer Abflußstörung entsteht ein Gallenblasenhydrops. Nach Jahren können eine Schrumpfung und eine Verkalkung der Wand **(Porzellangallenblase)** folgen. Es kann zur sekundären biliären Zirrhose kommen. Die Therapie besteht in einer Cholezystektomie.

26.10.3 Cholelithiasis

Ätiologie/Pathogenese

Frauen sind häufiger betroffen, und als Risikofaktoren gelten eine Adipositas oder viele Schwangerschaften. Pathogenetisch handelt es sich um ein durch die Leber verursachtes Mißverhältnis zwischen Cholesterin ($\uparrow$), Bilirubin ($\uparrow$), Gallensalzen ($\downarrow$) und Lezithin ($\downarrow$) und eine Muzinproduktion der Gallengangsepithelien, die das Cholesterin zum Ausfällen bringen. Eine Hypomotilität der Gallenblase kann auch eine Rolle spielen.

Merke
Risikofaktoren für eine Cholelithiasis sind die 5 F: female, fourty, fat, fertile, fair (hellhäutig).

Morphologie

Die häufigsten Steine in den Industrieländern sind **Cholesterinsteine.** Sie kommen multipel oder solitär vor, sind 1–4 cm groß, haben eine gelbe Farbe und einen Cholesteringehalt über 50%.

Pigmentsteine treten multipel auf, sind kleiner als 1 cm und haben durch unkonjugiertes Bilirubin eine braune bis schwarze Farbe. **Braune Pigmentsteine** kommen, im Gegensatz zu den anderen Steinen, häufiger in den intra- und extrahepatischen Gallenwegen als in der Gallenblase vor und sind fast immer mit einer bakteriellen Cholangitis (E. coli) assoziiert.

Gemischte Gallensteine bestehen aus Cholesterin, Pigment und Kalk und weisen eine entsprechend der Zusammensetzung unterschiedliche Schichtung auf.

Klinik
Häufig sieht man einen „stummen" asymptomatischen Verlauf. Bei Verlegung eines extrahepatischen Gallenganges durch einen Stein (kritischer Punkt ist v.a. die Papilla VATERI) kommt es zur Gallenkolik mit krampfartigen Schmerzen. Die Steine können als Komplikationen eine Cholezystitis, einen Gallenblasenhydrops (Mukozele), einen Gallensteinileus, eine Pankreatitis und eine biliäre Zirrhose verursachen.

26.10.4 Cholesteatose

Es handelt sich um eine vermehrte Speicherung von Fetten in der Schleimhaut der Gallenblase. Sie tritt bei erhöhter Cholesterinkonzentration in der Gallenflüssigkeit, Lymphabflußstörungen oder Gallenstauung auf. Makroskopisch sieht man eine herdförmige oder streifige Gelbfärbung der Schleimhaut, mikroskopisch finden sich subepithelial schaumzellige Makrophagen.

26.10.5 Tumoren der Gallenwege und der Gallenblase

- **Gallengangskarzinom.** Ausgehend vom **extrahepatischen Gangepithel** entstehen tubulopapilläre Strukturen und Wandverdickungen (Adenokarzinome). Sie sind seltener als das Gallenblasenkarzinom. Über 40% der Patienten hatten

Gallensteine. Man findet eine hohe Assoziation mit der Colitis ulcerosa und Parasiten (Clonorchis sinensis). Meistens sitzt der Tumor im Ductus choledochus (40%). Wenn der Tumor im kranialen Teil des Ductus choledochus bzw. im Bereich der Hepatikusgabel sitzt, wird er **KLATSKIN-Tumor** genannt.

- **Gallenblasenkarzinom.** Der häufigste Gallenblasentumor ist ein infiltrierend wachsendes, gut differenziertes Adenokarzinom. Frauen sind häufiger betroffen. Chronische Cholezystitiden und eine Cholelithiasis sind prädisponierende Faktoren. Die lymphogene Metastasierung erfolgt früh. Es erfolgt auch eine hämatogene Streuung und eine Ausbreitung per continuitatem direkt in die Leber. Wegen der späten Diagnosestellung ist die Prognose extrem schlecht (5-Jahres-Überlebensrate < 3%).

- **Papillenkarzinom.** Dieser mit Blutungen, einer Cholangitis, einer Pankreatitis oder einem Ikterus einhergehende Tumor kann von der Papilla VATERI, vom Pankreaskopf oder vom Duodenum ausgehen. Die Prognose ist besser als beim Gallenblasenkarzinom (5-Jahres-Überlebensrate ca. 35%).

Das **Bauchfell** (Peritoneum) kleidet als **Peritoneum parietale** die Wand der Bauch- und Beckenhöhle aus und überzieht als **Peritoneum viszerale** die intraperitonealen Organe. Beide Blätter sind miteinander verbunden und bilden einen geschlossenen Peritonealraum. Durch eine geringe Flüssigkeitsmenge sind die beiden Blätter gegeneinander verschieblich und ermöglichen die Beweglichkeit der Organe in der Bauchhöhle. Die große Oberfläche des Peritoneums hat eine gute Resorptions- und Transsudationsleistung, was z.B. bei der Peritonealdialyse ausgenutzt wird.

27.1 Aszites

Definition

Als Aszites **(Bauchwassersucht)** bezeichnet man eine Ansammlung von Flüssigkeit in der freien Bauchhöhle.

Ätiologie/Pathogenese

Die häufigste Ursache für die Aszitesentstehung ist eine **Lebererkrankung**. Die genaue Pathogenese ist noch ungeklärt. Mehrere Faktoren sind beteiligt: Pfortaderhochdruck, verminderter Albumingehalt im Blut, vermehrte Lymphproduktion, Abnahme des effektiven Blutvolumens (durch periphere Vasodilatation) und dadurch Aktivierung von flüssigkeitsretinierenden Mechanismen, sekundärer Hyperaldosteronismus mit nachfolgender Natrium- und Flüssigkeitsretention (s.a. Kap. 14.1.3). An zweiter Stelle stehen **maligne Tumoren** (z.B. Tumoren der Abdominalorgane, Mesotheliome, Lymphome). Daneben ist eine **Rechtsherzinsuffizienz** eine häufige Aszitesursache. Bei einer **Peritonitis** (s.u.) oder **Polyserositis** entsteht entzündlicher Aszites. Erkrankungen mit Proteinverlust (**nephrotisches Syndrom, Mangelernährung, exsudative Enteropathie**) verursachen durch die Hypalbuminämie Aszites. **Seltenere Ursachen** sind Erkrankungen der Bauchspeicheldrüse oder toxische Schädigungen (z.B. bei Urämie).

Man unterscheidet ein **Exsudat** mit einem höheren spezifischen Gewicht (> 1.016 g/l) und erhöhtem Eiweißgehalt (> 2.5 g/dl), wie es bei Tumoren, Entzündungen und pankreatogenem Aszites vorkommt, von einem **Transsudat** (niedrigeres spezifisches Gewicht und Eiweiß), das sich eher bei Lebererkrankungen und Herzinsuffizienz findet. Im Ein-

zelfall kann diese Zuordnung aber nicht eindeutig möglich sein.

Morphologie

Die Flüssigkeit kann **serös** (klar bis trüb, gelblich), **hämorrhagisch** (durch Tbc, Peritonealkarzinose, Mesotheliom, Extrauteringravidität) oder **chylös** (milchig-trübe mit hohem Fettanteil durch Lymphaustritt bei Lymphabflußstörung, z.B. durch Tumoren) sein.

Klinik

Neben der Perkussion und dem Ultraschall ist die Aszitespunktion ein wichtiges diagnostisches Hilfsmittel. Die Unterscheidung zwischen Exsudaten und Transsudaten erleichtert die Eingrenzung der differentialdiagnostischen Überlegungen. Klinisch läßt sich eine Zu- oder Abnahme des Aszites durch die Messung des Bauchumfangs und tägliche Gewichtskontrollen feststellen. Therapeutisch ist (neben der Behandlung der Grundkrankheit) eine Natrium- und Flüssigkeitsrestriktion und die Gabe eines Aldosteronantagonisten sinnvoll. In schwereren Fällen kommen eine Erweiterung der diuretischen Therapie, Aszitespunktionen oder eine TIPS-Anlage (transjugulärer intrahepatischer portosystemischer Shunt, mobilisiert Aszites durch Verbindung zwischen portalvenösem Gefäß und Lebervene) in Frage.

Komplikationen

Die Komplikationen des Aszites kommen v.a. durch den abdominellen Druckanstieg zustande. Sie beinhalten Appetitlosigkeit, Erbrechen, Refluxösophagitis, Dyspnoe, Bauchhernien und einen möglichen Übertritt der Flüssigkeit in den Thoraxraum.

Im Gegensatz zum Aszites kommt es beim **Hämaskos** durch eine traumatische (häufig bei Milzruptur) oder eine nichttraumatische (Tumor, Ulzera) Gefäßverletzung zum Bluterguß in die Bauchhöhle.

Bei einem **Pneumaskos** (Pneumoperitoneum) treten, meist durch die Perforation eines Magenulkus oder eines Karzinoms, Luft oder Darmgase in die Bauchhöhle.

Kasuistik

Eine 63jährige Frau stellt sich wegen zunehmender Belastungsdyspnoe und Schwäche bei ihrem Hausarzt vor. Klinisch imponiert das ausladende

Abdomen, palpatorisch bestätigt sich der Verdacht auf einen ausgeprägten Aszites. Es besteht eine Hypotonie und Tachykardie. Nach Angaben der Patientin besteht die Luftnot bereits länger als die (von ihr eher unbeachtete) Leibvergrößerung. Anamnestisch ist eine durchgemachte und ausgeheilte Hepatitis B bekannt. Sonographisch finden sich deutliche Umbauzeichen der Leber. Die Patientin wird in eine gastroenterologische Abteilung übernommen. Laborchemisch sind die Lebersyntheseparameter und Entgiftungsparameter noch nicht wesentlich beeinträchtigt. Im Röntgenbild findet sich dann ein vergrößertes Herz mit Kalkspangen wie bei einer Pericarditis constrictiva. Für diese wird im Verlauf keine Erklärung gefunden. Der Aszites ist durch die Cirrhose cardiaque bei schwerer Herzinsuffizienz durch den narbigen und verkalkten Herzbeutel bedingt. Eine Perikardektomie (operative Entfernung des verkalkten Perikards) führte zur deutlichen Verbesserung der Herzleistung.

27.2 Retroperitoneale Blutung

Eine retroperitoneale Blutung kann nach Traumen (Frakturen von Wirbelkörpern oder des Beckenknochens, Verletzungen des Gastrointestinaltraktes), durch Gefäßrupturen (Ruptur von Aortenaneurysmen), bei Blutkrankheiten und Tumoren entstehen. Häufig verläuft eine kleine Blutung symptomarm, z.T. beobachtet man einen Flankenschmerz oder einen paralytischen Ileus. Bei massiven Blutverlusten kommt es zum schweren Kreislaufschock.

27.3 Peritonitis

Man kann die Peritonitis (Entzündung des Peritoneums, Bauchfellentzündung) bezüglich ihrer Ausdehnung (diffus oder lokal), nach ihrem zeitlichem Verlauf (akut, subakut oder chronisch), nach der Art des entzündlichen Exsudates (fibrinös oder eitrig) oder nach der Herkunft (erregerbedingt oder nicht erregerbedingt) und der Pathogenese unterscheiden.

Infektiöse Peritonitis

Die bakterielle Peritonitis ist die häufigste Form der Peritonitis. Sie kann grob in eine primäre und sekundäre Form unterschieden werden:

Die **primäre** Form entsteht hämatogen, lymphogen oder aszendierend. Die s**ekundäre** infektiöse Peritonitis entsteht durch Keimbesiedelung bei Verletzungen der Hohlorgane oder der Bauchwand. Die Begriffe sind nicht immer eindeutig zu trennen. Im folgenden werden Peritonitisformen nach ihrer Ätiologie aufgeführt:

- **Peritonitis durch Perforation**. Bei Verletzung eines Hohlorgans (Appendizitis, eitrige Cholezystitis, Magen- und Darmulkus) werden Erreger des Magen-Darm-Trakts in die Bauchhöhle geschwemmt. Häufig sind gramnegative Bakterien (v.a. E. coli) beteiligt. Andere Erreger sind Enterokokken, Enterobacter, Bacteroides fragilis.
- **Peritonitis durch Traumata**. Iatrogen z.B. bei endoskopischen Untersuchungen oder Operationen kommt es zur Keimverschleppung durch die Bauchwand oder perforierte Hohlorgane. Daneben können auch Bauchtraumata mit Verletzung der Bauchhöhle zu einer Peritonitis führen.
- **Aszendierende Peritonitis**. Die Erreger gelangen z.B. über die Tuben bei eitriger Salpingitis oder Gonorrhoe in die Bauchhöhle.
- **Hämatogene Peritonitis**. Es sind eher Kinder betroffen, die verantwortlichen Erreger sind Pneumokokken oder A-Streptokokken. Diese Form ist sehr selten.
- **Durchwanderungsperitonitis**. Ohne Perforation kommt es zum Übertritt der Keime (z.B. bei einer Darminfektion) durch das Gewebe in die Bauchhöhle.
- **Spontan bakterielle Peritonitis**. Dieser Begriff kennzeichnet die bei Lebererkrankungen mit Aszites vorkommende Peritonitis, bei der eine Eintrittspforte der Keime nicht gefunden werden kann. Im Aszites finden sich viele weiße Blutkörperchen.
- **Peritonitis bei Peritonealdialyse**. Es kommt sehr häufig zur Peritonitis durch Kontamination der Geräte oder Dialysate, meist mit Staphylokokken oder Streptokokken.
- **Peritonitis tuberculosa**. Sie kommt in den industrialisierten Ländern heute selten vor, häufiger jedoch noch in den Entwicklungsländern. Sie entsteht über eine hämatogene (Lungenherd) oder lymphogene (Darm, Nieren) Streuung oder durch eine kontinuierliche Ausbreitung aus dem Becken- oder Brustraum. Eine Aktivierung von latenten Tuberkuloseherden im Peritoneum spielt ebenfalls eine Rolle. Sie kann sich als **Peritonitis exsudativa** mit viel Aszites, als **Peritonitis sicca** (trockene Form) oder **ulzerös-eitrig** entwickeln. Mikroskopisch sind Exsudate und typische käsig-nekrotisierende Vorgänge zu sehen.

Nicht-infektiöse Peritonitis

Diese Form ist **primär abakteriell** und kann verschiedene Ursachen haben:

Pankreasenzyme, die im Rahmen einer akuten Pankreatitis freigesetzt werden, **Gallensäuren,** die bei einer perforierten Gallenblase oder bei einer Leberpunktion in die Bauchhöhle gelangen, oder **Magensäure und Blut** bei einem perforierten Magenulkus können eine Peritonitis verursachen. Auch **Fremdmaterial** wie chirurgischer Handschuhpuder (Talkum), Bauchtücher und Tupfer kann für eine Peritonitis verantwortlich sein.

Klinik

Folgen der Peritonitis sind Verwachsungen, ein Ileus, Empyeme (z.B. DOUGLAS-Abszeß) oder ein Schock. Klinisch äußert sich die akute Peritonitis als akutes Abdomen mit schweren Abdominalschmerzen und einer Abwehrspannung, mit Übelkeit, Erbrechen und hohem Fieber. In der Regel erfolgt die Therapie primär mit einer Spülung und einer Drainage sowie einer Antibiotikagabe. Die Letalität liegt bei 50 %.

27.4 Fibrosen des Peritoneums und des Retroperitoneums

Fibrosen des Peritoneums entstehen z.B. nach operativen Eingriffen durch narbige Verwachsungen. Sie können zu einem mechanischen Ileus führen, außerdem kann es nach infektiöser Peritonitis zu einer Fibrose kommen. Seltener ist die primäre Form unklarer Ätiologie.

Bei der **retroperitonealen Fibrose** unterscheidet man die idiopathische Fibrose von der symptomatischen Fibrose. Die Gesamthäufigkeit liegt bei 1 : 200 000.

- **Idiopathische retroperitoneale Fibrose (Morbus ORMOND).** Betroffen sind Männer von 40–60 Jahren. Die Ätiologie dieser Erkrankung ist unklar. Vermutet wird eine Immunreaktion, gelegentlich findet sich die Erkrankung assoziiert mit anderen Autoimmunerkrankungen.
  Man findet fibrotische, weißgraue, derbe Platten im Retroperitoneum, überwiegend in der Region zwischen Nierenhilus und Promontorium (v.a. im Übergangsbereich der Lendenwirbelsäule zum Os sacrum). Es kommt anfangs zu subakuten entzündlichen Infiltraten, gefolgt von unspezifischem Granulationsgewebe, und schließlich zu faserreichem kollagenem Bindegewebe mit Neigung zur Hyalinose.

Klinik

Die Patienten haben Rücken- und Flankenschmerzen. Die Folge der Vernarbungen sind Ummauerungen der Gefäße, Nerven und Ureteren mit Anurie/Oligurie. Es kann zur Hydronephrose kommen. Die Erkrankung verläuft oft langsam.

- **Symptomatische retroperitoneale Fibrose.** Sie entsteht durch Traumen (15 %), Strahlen (12 %), Tumoren (11 %), benachbarte Entzündungen oder durch Medikamente (z. B. Migränetherapeutikum Methysergid).
  Die Morphologie und die Klinik entsprechen der idiopathischen Form.

27.5 Tumoren des Peritoneums und des Retroperitoneums

Primäre Tumoren des Peritoneums sind selten. Mögliches Ursprungsgewebe können Fett-, Binde-, Muskel-, Nerven- oder Lymphgewebe sein. Die Mehrzahl ist maligne.

- **Mesotheliome.** Ein Viertel aller Mesotheliome findet sich im Peritoneum. Es kann in einer multinodulären, einer diffusen oder lokal-multizystischen Form wachsen. Als Ursache ist oft eine Asbestexposition zu finden.

Sekundäre Tumoren sind Metastasen (häufigster maligner Tumor des Peritoneums) oder auf das Peritoneum übergreifende Tumoren anderen Ursprungs.

- **Peritonealkarzinose.** Sie kommt bei Karzinomen des Ovars, des Magens, des Kolons, des Pankreas, der Gallenblase, des Uterus und der Lunge vor. Über den lymphogenen Weg, durch den Aszites, durch Abklatschen oder Abtropfen und über den direkten Weg kommen die malignen Zellen in das Peritoneum und dort zur Ausbreitung. Das morpholgische Bild ist vielfältig.
- **Pseudomyxoma peritonei (Gallertbauch).** Durch die Ruptur eines muzinösen Adenokarzinoms (Adeno- oder Zystadenokarzinom des Appendix oder des Ovars) oder einer Appendixmukozele finden sich Schleimmassen in der Bauchhöhle. Es kann zu Verwachsungen, einem Ileus und nicht selten einem letalen Ausgang kommen.

Tumoren des Retroperitoneums sind ebenfalls sehr selten. Es treten eher Sarkome oder Lymphome auf. Seltener sind andere Tumoren des Fett-, Binde-, Muskel- oder Nervengewebes.

28 Endokrine Organe

K. Witt

Der überwiegende Teil pathologischer Veränderungen in endokrinen Organen, insbesondere die klinisch wichtigen Über- und Unterfunktionssyndrome, ist im Kapitel 11 der allgemeinen Pathologie erläutert.

28.1 Hypophyse

Die **Neurohypophyse** (s. Kap. 11.1) und die **Adenohypophyse** (s. Kap. 11.2) werden im allgemeinen Teil besprochen.

Fehlbildungen

Im Rahmen einer Anenzephalie (teilweises oder vollständiges Fehlen des Großhirns) können Hypothalamus und Neurohypophyse ebenfalls fehlen.

Als KALLMANN-Syndrom bezeichnet man die hereditäre Verminderung der Sekretion von Gonadotropin-Releasing-Hormon, verbunden mit einer Agenesie der Bulbi olfactorii.

Zysten können durch ihren Druck auf die Hypophyse Störungen hervorrufen. Es kommen auch **Epidermoidzysten** vor.

Tumoren

Das **Kraniopharyngeom** ist im Kapitel 17.3.3 besprochen.

Hamartome, Gangliozytome, Lipome, Teratome, Meningeome und maligne Lymphome können die Hypophyse einengen und Störungen in den von der Hypophyse abhängigen Drüsen verursachen.

28.2 Nebennierenrinde

Über- und Unterfunktion der Nebennierenrinde werden im Kapitel 11.3.1 und 11.3.2 aufgeführt.

28.2.1 Angeborene Störungen der Nebennierenrinde

Folgende angeborenen Störungen betreffen die Nebennierenrinde (NNR):

- **NNR-Aplasie.** Doppelseitige Aplasien kommen nur bei schwersten Mißbildungen vor, ein einseitiges Fehlen tritt oft zusammen mit einer ipsilateralen Nierenaplasie auf.
- **NNR-Hypoplasie.** Störungen im Hypothalamus und in der Adenohypophyse gehen mit einer Sekretionsstörung von ACTH einher. Fehlt dieser Stimulus, kommt es zur Hypoplasie des Nebennierenrindengewebes.
- **Akzessorisches NNR-Gewebe.** NNR-Gewebe außerhalb der NNR kann in oder unmittelbar neben der Niere liegen oder im Retropcritonealraum, den Gonaden folgend am Ovar oder am Samenstrang und am Nebenhoden lokalisiert sein.
- **Adrenogenitales Syndrom** (s. Kap. 11.3.1).

28.2.2 Regressive Veränderungen der Nebennierenrinde

Folgende Ursachen können zu regressiven Veränderungen der NNR führen:

- **Streßreaktionen. Akute Streßreaktionen** führen zu einer vermehrten ACTH-Sekretion. Histologisch erkennt man diese Reaktion an einer von innen nach außen gerichteten **Lipidentspeicherung** in der Zona fasciculata. Eine **chronische Streßreaktion** mit andauernder ACTH-Hypersekretion führt zu einer Hyperplasie der Zona fasciculata und der Zona reticularis mit einer „Lipidumkehr": Die Innenschicht ist lipidarm, die Außenschicht ist lipidreich.
- **Schock.** Ein Schock mit Verbrauchskoagulopathie kann zum Apoplex beider NNR führen.
- **Infektionen.** Im Rahmen einer Meningokokkensepsis sind Apoplexien möglich, die eine totale NNR-Insuffizienz zur Folge haben. Diese kennzeichnet das WATERHOUSE-FRIDERICHSEN-Syndrom. Typisch ist hier die hämorrhagische Infiltration der NNR.

28.2.3 Entzündungen der Nebennierenrinde

Autoimmunadrenalitis

Definition

Bei der Autoimmunadrenalitis führt eine immunologische Störung zur Entzündung und damit zur Zerstörung des NNR-Gewebes. Diese Erkrankung kann in jedem Alter auftreten und ist die häufigste Ursache für einen Morbus ADDISON.

Ätiologie/Pathogenese

Zirkulierende NNR-Autoantikörper sind für die Entzündung des Organs verantwortlich. Das gehäufte Zusammentreffen dieser Erkrankung mit einer perniziösen Anämie, einem Diabetes mellitus und einer autoimmunen Thyreoiditis läßt eine immunologische Störung vermuten.

Morphologie

Die NNR sind zu kleinen fibrosierten Resten geschrumpft. Die Entzündungsinfiltrate nehmen mit zunehmender Rindenzerstörung ab.

Erregerbedingte Adrenalitis

Infektiöse Entzündungen der Nebenniere werden meistens durch folgende Mikroorganismen verursacht:

- **Mykobakterien.** Bei der Nebennierentuberkulose sind die Nebennierenrinde und das Nebennierenmark ein- oder beidseitig befallen. Auf hämatogenem Weg erreichen die Bakterien, meist aus Lungenherden, die Drüse. Oft ist die Nebennierentuberkulose die einzige extrapulmonale Manifestation einer Tuberkulose.
  Die betroffene Nebenniere ist vergrößert und enthält konfluierende, verkäsende Knoten im hyperplastischen Gewebe, welches die Sekretionsleistung aufrechterhält. Nach fortschreitender Destruktion kommt es zur NNR-Insuffizienz.
- **Zytomegalieviren.** Nach einer Virämie kann es zur Infektion der NNR kommen. Einschlußkörperchen in den Parenchymzellkernen mit lymphoplasmazellulären Infiltraten sind typische Veränderungen der NNR.
- **Listerien.** Im Rahmen einer Listeriose wird die NNR relativ häufig befallen.
- **Pilze.** Pilzinfektionen können ebenfalls zur Destruktion der NNR führen.

28.2.4 Tumoren der Nebennierenrinde

Nebennierenrindenadenom

Definition

Das Nebennierenrindenadenom ist ein meist solitärer gutartiger Tumor, der aus allen drei Schichten der NNR entstehen kann. Es kann in jedem Lebensalter vorkommen. Je früher das Adenom auftritt, desto häufiger ist es endokrin aktiv.

Ätiologie/Pathogenese

Die Ätiologie ist ungeklärt. Möglicherweise entstehen Adenome aus Hyperplasien. Die endokrin aktiven Adenome sezernieren folgende Hormone:
- **Aldosteron (77%).** Folge ist das CONN-Syndrom.
- **Glukokortikoide (15%).** Klinisch resultiert ein CUSHING-Syndrom.
- **Androgene (8%).**

Morphologie

Makroskopisch handelt es sich um einen goldgelben bis braunen, scharf begrenzten und umkapselten Knoten.

Histologisch haben die Zellen eine **lipidreiche spongiozytäre** (besonders beim aldosteronproduzierenden Adenom und bei endokrin inaktiven Adenomen), eine **lipidarme kompaktzellige** (besonders beim androgenproduzierenden Adenom) oder eine **gemischt spongiozytär-kompaktzellige** (besonders beim glukokortikoidproduzierenden Adenom) Architektur.

Nebennierenrindenkarzinom

Definition

NNR-Karzinome sind seltene und maligne Tumoren, die sehr groß werden können. Sie sind fast nie endokrin aktiv. So wie die NNR-Adenome können sie in jedem Alter auftreten.

Ätiologie/Pathogenese

Die Entstehungsursachen der NNR-Karzinome sind unbekannt. Die Hälfte der endokrin aktiven Karzinome produziert Glukokortikoide, etwa ein Drittel bildet Androgen, der Rest sezerniert Aldosteron und Östrogen.

Morphologie

Makroskopisch stellt der Tumor ein buntes Bild mit Nekrosen und Blutungen dar. Histologisch sieht man ein lipidarmes, mitosenreiches Gewebe. Eine Differenzierung nach der Ursprungszone ist nicht mehr möglich. Erst entwickelt sich eine lymphogene Metastasierung, später eine hämatogene Metastasierung in die Leber und die Lungen.

> **Klinik**
>
> NNR-Adenome und NNR-Karzinome können zum CUSHING- oder zum CONN-Syndrom führen. Die 5-Jahres-Überlebensrate beträgt 36%. Eine Tumorgröße von > 12 cm im Durchmesser, die Zahl der Mitosen und das Auftreten von intratumoralen Blutungen sind Prädiktoren einer schlechten Prognose.

Sonstige NNR-Tumoren

Unter den mesenchymalen NNR-Tumoren ist das **Myelolipom** das häufigste. Es ähnelt makroskopisch dem Lipom.

In 20% aller Tumorleiden treten Metastasen in der NNR auf, insbesondere bei **Mammakarzinomen** (54%) und bei **Bronchialkarzinomen** (44%).

28.3 Nebennierenmark

Erkrankungen des Nebennierenmarks sind sehr selten. Die Tumoren des Nebennierenmarks sind Phäochromozytome oder Neuroblastome.

28.3.1 Phäochromozytom

Definition

Phäochromozytome sind neuroendokrine Tumoren des Nebennierenmarks. Die Inzidenz beträgt 1–2/1 000 000, sie treten zwischen dem 20. und 50. Lebensjahr auf.

Ätiologie/Pathogenese

In 10% gibt es eine **familiäre Disposition,** hier treten Hyperplasien und Tumoren oft beidseitig auf. Im Rahmen einer multiplen endokrinen Neoplasie Typ II A und B (s. Kap. 28.7) kann es ebenfalls zum Phäochromozytom kommen. Eine häufigere **sporadisch auftretende Form** hat unbekannte Ursachen und liegt selten bilateral vor. Beide Typen sind meist benigne Tumoren. 10% sind maligne und neigen zu lymphogener oder hämatogener Metastasierung in die Leber oder das Skelett.

Morphologie

Meistens liegen die Tumoren im Nebennierenmark. 10–15% liegen als **sympathische Paragangliome** (extraadrenales Phäochromozytom) paramedian oder kaudal der Nebennieren. Makroskopisch haben sie einen Durchmesser von ca. 5 cm, eine graurote Schnittfläche und eine Kapsel. Histologisch erscheinen die Zellen oft ohne wesentliche Veränderung. Riesenzellbildungen sind möglich.

> **Klinik**
> Die adrenalen Phäochromozytome sezernieren ungezügelt Adrenalin und Noradrenalin. Herzklopfen, Tachykardie, paroxysmaler Bluthochdruck und starkes Schwitzen sind typische klinische Symptome. Sympathische Paragangliome produzieren nur Noradrenalin. Die Folge ist eine kontinuierliche Hypertonie. 0,5% aller Hypertoniker haben ein Phäochromozytom. Der Nachweis erhöhter Konzentrationen des Abbauproduktes der Katecholamine (Vanillinmandelsäure) ist diagnostisch von Bedeutung.

28.3.2 Neuroblastom

Definition

Neuroblastome sind neuroektodermale Tumoren. 80% entwickeln sich vor dem 5. Lebensjahr. In dieser Altersgruppe sind sie die häufigsten Tumoren. Neuroblastome liegen bevorzugt in der Nähe der Nebennierenrinde. Mit zunehmendem Lebensalter verschiebt sich ihre Lokalisation immer weiter an den Grenzstrang.

Ätiologie/Pathogenese

Da die entartete Stammzelle aus dem Sympathikusgewebe stammt, liegt der Tumor im Nebennierenmark oder in einem der Grenzstrangganglien. Das Sympathikusgewebe stammt aus dem Neuralrohr

und kann sich gemäß der vielseitigen funktionellen Differenzierung in vielen Morphologien und Malignitätsgraden darstellen. Metastasen treten häufig im Skelett, der Haut und der Leber auf.

Morphologie

Makroskopisch erscheint der Tumor rötlich mit weicher Konsistenz. Er neigt zu Blutungen und Nekrosen. Histologisch kann man je nach Differenzierungsgrad verschiedene Typen unterscheiden:

- **Ganglioneurome.** Sie wachsen expansiv und sind von einer Kapsel umgeben. Um die großen, differenzierten Ganglienzellen liegen neoplastische SCHWANN-Zellen.
- **Ganglioneuroblastome.** Sie bestehen aus allen Übergangsformen zwischen undifferenzierten Stammzellen und reiferen differenzierten Ganglienzellen. In den Tumorzellen lassen sich alle Zellorganellen nachweisen, sogar Synapsen sind darstellbar.
- **Sympathoblastome** (partiell differenzierte Neuroblastome). Sie enthalten undifferenzierte Tumorzellen, die inselartig von Abschnitten mit benigner Zelldifferenzierung unterbrochen sind. Der Zytoplasmasaum ist noch sichtbar.
- **Undifferenzierte Neuroblastome.** Sie besitzen kaum Zytoplasma. Die Mitoserate ist hoch. Das gesamte Sichtfeld des Mikroskops zeigt dicht gedrängte Zellen.

28.4 Schilddrüse

Im Kapitel 11.4 des allgemeinen Teils sind die eu-, die hypo- und die hyperthyreote **Struma,** der **Morbus BASEDOW,** das **Schilddrüsenadenom** und die **HASHIMOTO-Thyreoiditis** besprochen.

28.4.1 Fehlbildungen der Schilddrüse

Folgende Fehlbildungen kommen bei der Schilddrüse vor:

- **Aplasie.** Schilddrüsengewebe fehlt vollständig. Das kongenitale Fehlen des Thyroxins verursacht das klinische Bild des **Kretinismus** mit irreversiblen Defekten am Knochenapparat und am ZNS.
- **Hypoplasien.** Sie entstehen durch fehlende Stimulierung der Schilddrüse infolge einer Störung im Bereich der Hypophyse.
- **Dystopie.** Vollzieht sich der Deszensus der Schilddrüse vom Zungengrund der Mundhöhle (Foramen caecum) über den Ductus thyreoglossus in der Embryonalzeit nicht oder unvollständig, so liegt ektopes Schilddrüsengewebe im Bereich dieses Ganges. Das Organ kann als Zungengrundstruma heranwachsen.
- **Mediale Halszyste** (s. Kap. 26.1.1).

Neben der fehlenden Anlage oder der Dystopie der Schilddrüse kommen kongenitale Hypothyreosen nach exogenem Jodmangel (**endemischer Kretinis-**

mus) und bei einem Enzymdefekt der Hormonsynthese **(Jodfehlverwertungsstruma)** vor.

28.4.2 Entzündungen der Schilddrüse

Neben der Hashimoto-Thyreoiditis und dem Morbus Basedow, die im ersten Teil besprochen wurden, gibt es noch die subakuten und chronischen Thyreoiditiden.

Subakute Thyreoiditis

Definition

Bei der subakuten Thyreoiditis **(Thyreoiditis de Quervain)** handelt sich um eine subakute, granulomatöse Schilddrüsenentzündung. Die Erkrankung hat zwischen dem 40. und 60. Lebensjahr ihren Häufigkeitsgipfel und betrifft Frauen häufiger als Männer.

Ätiologie/Pathogenese

Viren (Coxsackie-, Mumps-, Rhino- und Adenoviren) sollen für diese Schilddrüsenentzündung verantwortlich sein. Sie ist häufig mit dem HLA-Bw35 assoziiert.

Morphologie

Die Schilddrüse ist initial schmerzhaft und vergrößert. Histologisch imponieren **Granulome aus Riesenzellen,** die zentral Kolloid der Follikel umschließen.

Chronische perithyreoidale Thyreoiditis

Definition

Die chronische perithyreoidale Thyreoiditis **(eisenharte Struma Riedel)** ist eine äußerst seltene entzündliche Fibrosklerose der Schilddrüse. Sie betrifft bevorzugt Frauen nach dem 40. Lebensjahr und tritt mit einer Häufigkeit von 0,05% aller entzündlichen Schilddrüsenerkrankungen auf.

Ätiologie/Pathogenese

Die Ursache der Erkrankung ist unbekannt. Die fortschreitende Sklerosierung der Drüse greift im Laufe der Erkrankung auf parathyreoidales, zervikales Gewebe über.

Morphologie

Die Schilddrüse ist entweder im Ganzen oder in Lappen „eisenhart", vergrößert und lymphozytär durchsetzt. Zwischen den entzündlich veränderten Drüsenanteilen erkennt man narbige Bindegewebsstränge. Durch die perithyreoidalen Sklerosen können Rekurrensparesen und Trachealstenosen entstehen.

28.4.3 Tumoren der Schilddrüse

Maligne Schilddrüsentumoren machen weniger als 1% aller malignen Neoplasien beim Menschen aus.

Die Schilddrüsenkarzinome teilt man in **differenzierte** (follikuläre und papilläre Karzinome) und in **undifferenzierte** Karzinome (anaplastische Karzinome) ein. Beide Typen leiten sich von den Follikelzellen der Schilddrüse ab und machen 90% aller Schilddrüsenkarzinome aus. Die restlichen 10% entspringen den C-Zellen der Schilddrüse und werden als **medulläre** oder **C-Zell-Karzinome** bezeichnet.

Papilläres Karzinom

Definition

Für die Diagnose papilläres Karzinom muß definitionsgemäß nur ein kleiner papillärer Anteil in einem histologisch follikulären Bild vorhanden sein. Das papilläre Karzinom ist der häufigste maligne Schilddrüsentumor (50–60% aller Schilddrüsentumoren). Das Manifestationsalter liegt oft zwischen 40 und 45 Jahren, $\male : \female = 1:2,5$.

Ätiologie/Pathogenese

Die Ursachen für die Entstehung des Tumors sind nicht genau bekannt. Radioaktive Strahlung begünstigt jedoch seine Entstehung. Die strahlenexponierten Kinder in Hiroshima entwickelten in ihrem späteren Leben vor ihrem 40. Lebensjahr papilläre Schilddrüsenkarzinome.

Das papilläre Karzinom **metastasiert** vorwiegend **lymphogen in regionäre Halslymphknoten.**

Morphologie

Diese Tumoren sind oft klein. An der Morphologie, z.B. abgekapselt oder grob invasiv, kann man die Dignität ablesen. Histologisch sind papilläre Drüsenformationen obligat, blasse große Tumorzellkerne (Milchglaskerne) sind typisch kleine, runde, verkalkte Knötchen werden als Psammomkörper bezeichnet (Abb. 28-1).

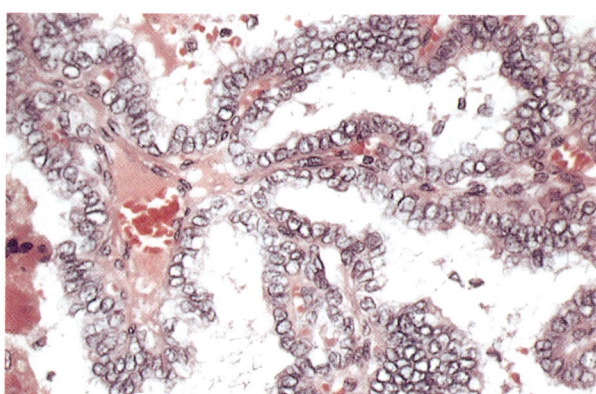

Abb. 28-1 Papilläres Schilddrüsenkarzinom. Man erkennt die deutliche Verschiebung des Zytoplasma-Zellkern-Verhältnisses, die Milchglaskerne liegen dachziegelartig übereinander.

Klinik

Über zwei Drittel dieser Tumoren nehmen Jod auf und sind so einer Radiojodtherapie zugänglich.

Follikuläres Karzinom

Definition

Follikuläre Karzinome sind maligne epitheliale Tumoren mit einem follikulären oder einem trabekulären Gewebsaufbau. Sie machen 20–30% aller Schilddrüsenmalignome aus und betreffen überwiegend Männer.

Ätiologie/Pathogenese

Die Ursachen für die Entstehung des Schilddrüsenkarzinoms vom follikulären Typ sind nicht genau bekannt. Sie entstehen häufiger nach einer Strahlenexposition und in Jodmangelgebieten.

Der Tumor **metastasiert** überwiegend **hämatogen in Lunge und Knochen.**

Morphologie

Man differenziert zwischen einem **abgekapselten follikulären Karzinom,** welches sich nur durch eine Gefäßinvasion oder eine Kapselinfiltration von dem Adenom unterscheidet, und einem **grobinvasiven follikulären Karzinom,** welches die Schilddrüse vollständig durchsetzen kann. Bei der Feinnadelpunktion der Schilddrüse gelingt die Differenzierung zwischen einem follikulären Karzinom und einem Adenom oft nicht, weil bei der Punktion oft der Zellverband der Zielstruktur zerstört wird und die einzelnen Zellen des follikulären, differenzierten Karzinoms dem Adenom sehr ähnlich sein können.

Anaplastisches Karzinom

Definition

Anaplastische Karzinome sind wenig differenzierte epitheliale Karzinome der Schilddrüse, die histologisch weder papillären noch follikulären Karzinomen zugerechnet werden können. Der Tumor hat eine schlechtere Prognose als die differenzierten und kommt im höheren Lebensalter vor. Sein Anteil an allen malignen Schilddrüsentumoren liegt bei 10%.

Ätiologie/Pathogenese

Differenzierte Karzinome können in einen undifferenzierten Typ übergehen.

Morphologie

Der gelbgraue Tumor durchsetzt oft rasch das gesamte Drüsengewebe und infiltriert dann die Halsweichteile. Histologisch typisch ist die Vielfalt der Zellgestalten. Spindelzellen, kleine und große Zellen liegen in Gruppen nebeneinander.

Klinik

Das anaplastische Karzinom nimmt kein Jod auf und ist daher einer Radiojodtherapie nicht zugänglich. Die Prognose ist sehr schlecht. Die mittlere Überlebenszeit liegt bei etwa 6 Monaten.

Medulläres Schilddrüsenkarzinom

Definition

Das medulläre Schilddrüsenkarzinom ist ein maligner Tumor, der von den C-Zellen ausgeht (**C-Zell-Karzinom**). Es kann Kalzitonin und Amyloid synthetisieren und kommt u.a. im Rahmen der multiplen endokrinen Neoplasie Typ II A und B vor. Es ist ein Tumor des höheren Lebensalters und ist mit einer Häufigkeit von 10% aller malignen Schilddrüsenerkrankungen vertreten.

Ätiologie/Pathogenese

Neben einem sporadisch auftretenden Typ gibt es eine autosomal-dominant vererbte Variante.

Morphologie

Makroskopisch erscheinen multiple, braungraue Tumorknoten. Histologisch lassen sich neben Amyloid meistens auch CEA (**c**arcino-**e**mbryonales **A**ntigen), Somatostatin und Serotonin immunhistochemisch nachweisen. Die Tumorzellen sind rund bis spindelförmig.

Klinik

Normokalzämie trotz Hyperkalzitoninämie und Diarrhöen sind typische Symptome des medullären Schilddrüsenkarzinoms. Nach der Injektion von Pentagastrin kommt es bei Patienten mit diesem Tumor zu einem schnellen Anstieg des Kalzitoninspiegels. Dieser Test wird auch als Screening-Methode zur Untersuchung von Verwandten eines Erkrankten angewendet.

28.5 Nebenschilddrüse

28.5.1 Unterfunktion

Folgende Ursachen führen zu einer Unterfunktion der Nebenschilddrüse:
- **Aplasie.** Fehlende Parathyreoideaanlagen sind in der Regel mit Thymusfehlbildungen kombiniert (beide entspringen der 3. und 4. Schlundtasche). Fehlentwicklungen der Parathyreoidea können auch mit Defekten der zellulären Immunität verbunden sein (DI GEORGE-Syndrom, s. Kap. 5.3.1).
- **Postoperativer Hypoparathyreoidismus** nach Strumektomie.
- **Autoimmunparathyreoidismus.** Massive lymphozytäre Infiltrate zerstören die Epithelkörperchen.

28.5.2 Überfunktion

Die Überfunktionen der Nebenschilddrüse werden in einen primären, sekundären und einen tertiären Hyperparathyreoidismus eingeteilt.

Primärer Hyperparathyreoidismus

Definition

Eine übermäßige Parathormonsekretion, die dem Organismus nicht angepaßt ist und von der Nebenschilddrüse selbst ausgeht, kennzeichnet den primären Hyperparathyreoidismus (pHPT).

Ätiologie/Pathogenese

In 80% der Fälle ist ein Adenom der Parathyreoidea, in fast 20% eine Hyperplasie der Hauptzellen oder der wasserhellen Hauptzellen für den pHPT verantwortlich. Äußerst selten produziert ein Karzinom der Nebenschilddrüse Parathormon.

Morphologie

Die Morphologie der Nebenschilddrüsenadenome ist im Kapitel 11.5.1 beschrieben.
Bei der Hyperplasie unterscheidet man zwei Typen:
- **Hauptzellhyperplasie.** Alle vier Epithelkörperchen sind knotig hyperplastisch. Histologisch sieht man knotig proliferierte Hauptzellen. Der geringe Fettgewebsanteil in diesen Abschnitten ist Ausdruck der funktionellen Überaktivität.
- **Hyperplasie der wasserhellen Hauptzellen.** Charakteristisch ist die Vergrößerung der Epithelkörperchen und die Wucherung von großen Zellen mit wasserklarem Zytoplasma.

Klinik

Dieser Hyperparathyreoidismus verursacht eine Hyperkalzämie, die zu metastatischen Verkalkungen in Magen, Lunge, Herz und Gefäßen führt. Erhöhte Serumkalziumkonzentrationen stimulieren die Gastrinsekretion. Die folgende Hyperazidität des Magens begünstigt das Entstehen duodenaler Ulzera. Durch die vermehrte Phosphatausscheidung können sich Nierensteine bilden. Die Pathogenese einer Pankreatitis im Rahmen eines pHPT ist ungeklärt.

Sekundärer Hyperparathyreoidismus

Definition

Störungen im Kalzium- und Phosphathaushalt verursachen eine reaktive Hyperplasie der Epithelkörperchen. Somit führen extraglanduläre Ursachen zum erhöhten Parathormonspiegel (sekundärer Hyperparathyreoidismus, sHPT).

Ätiologie/Pathogenese

In erster Linie sind **Hypokalzämien** und **Störungen im Vitamin-D-Stoffwechsel** für das Entstehen eines sHPT verantwortlich:

Ein hoher Serumkalziumspiegel und hohe Kalzitriolkonzentrationen hemmen die Aktivität der Parathyreoidea. Bei **chronischen Nierenfunktionsstörungen** kommt es zur verringerten Hydroxylierung des 25-OH-Vitamin D_3 zu der aktiven Form $1,25\text{-}(OH)_2\text{-Vitamin } D_3$, und damit auch zur verminderten enteralen Resorption von Kalzium. Schon bei einer 50%igen Einschränkung der glomerulären Filtrationsrate führt die herabgesetzte Kalzitriolkonzentration zur Aktivitätssteigerung der Nebenschilddrüsen.

Auch eine **chronische Malabsorption** kann mit einer verminderten Resorption von Vitamin D einhergehen und in einen sHPT münden.

Morphologie

Makroskopisch liegt eine Vergrößerung der Epithelkörperchen vor. Histologisch unterscheidet sich diese Form nicht wesentlich von der primär wasserhellen Zellhyperplasie. Die Zellen sind bei der sekundären Hyperplasie jedoch kleiner (Abb. 28-2).

Das vermehrt produzierte Parathormon führt zur Osteoklastenaktivierung, zur verminderten Mineralisation der Knochenmatrix und zu einer Bindegewebsvermehrung an der Spongiosa. Zusammenfassend bezeichnet man diese Veränderungen als **renale Osteopathie (Osteodystrophia cystica fibrosa)** oder VON RECKLINGHAUSEN-Krankheit (s. Kap. 39.4.1).

Tertiärer Hyperparathyreoidismus

Ätiologie/Pathogenese

Geht aus dem sekundären Hyperparathyreoidismus aufgrund ständiger Stimulation eine Hyperplasie oder ein Adenom der Nebenschilddrüse hervor, so bezeichnet man diesen Zustand als tertiären Hyperparathyreoidismus (tHPT).

Morphologie

Oft sind alle Nebenschilddrüsen unregelmäßig vergrößert. Die Hyperplasien des tHPT lassen sich morphologisch meistens nicht von den Hyperpla-

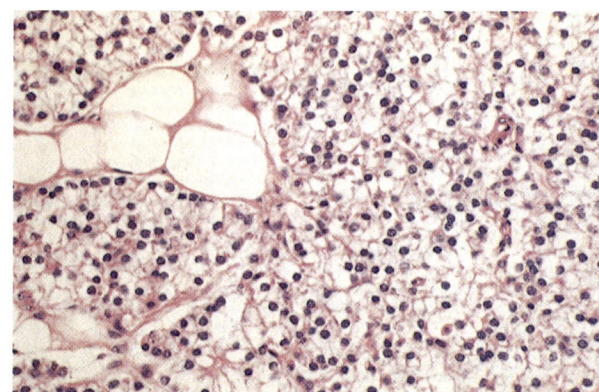

Abb. 28-2 Epithelkörperchenhyperplasie beim sekundären Hyperparathyreoidismus. Im histologischen Bild dominieren die hellen Hauptzellen.

sien des pHPT unterscheiden. Diese Unterscheidung gelingt anhand des klinischen Bildes.

28.6 Inselzellsystem

Die morphologischen Veränderungen beim **Diabetes mellitus** sind im Kapitel 12.2.2 besprochen. Das **Insulinom** und das **Gastrinom** werden im Kapitel 11.6.1 abgehandelt.

Glukagonom

Definition

Das Glukagonom ist ein glukagonproduzierender Inselzelltumor. Er bevorzugt das mittlere und höhere Lebensalter, Frauen mehr als Männer. 60 % dieser Pankreastumoren sind maligne.

Ätiologie/Pathogenese

Die Ätiologie des Tumors ist unbekannt.

Morphologie

Das Glukagonom liegt meistens im Pankreasschwanz und kann bis zu 10 cm groß werden. Histologisch gelingt der Nachweis von Glukagon mit immunzytochemischen und radioimmunologischen Verfahren.

> **Klinik**
> Mit Pusteln besetzte, leicht erhabene Erytheme an der unteren Körperregion, eine schmerzhafte Glossitis und Mundwinkelrhagaden gehören zum Glukagonom-Syndrom, welches paraneoplastisch bei diesem Inselzelltumor auftreten kann.

28.7 Multiple endokrine Neoplasien

Definition

Bei den multiplen endokrinen Neoplasien (MEN) kommt es gleichzeitig oder kurz aufeinander zu

Tab. 28-1 Hyperplasien und Tumoren bei den multiplen endokrinen Neoplasien (MEN)

MEN-Typ	Kombinationen aus Tumoren und Hyperplasien
MEN I WERMER-Syndrom	Hyperplasien und benigne Tumoren in der Parathyreoidea (90 %), dem endokrinen Pankreas (80 %) und der Adenohypophyse (65 %)
MEN II A (II) SIPPLE-Syndrom	C-Zell-Hyperplasie und medulläres Schilddrüsenkarzinom (> 90 %), Phäochromozytom (< 50 %) und Hyperplasie der Parathyreoidea (> 20 %).
MEN II B (III) GORLIN-Syndrom	Medulläres Schilddrüsenkarzinom (> 90 %), Phäochromozytom (< 50 %), Ganglioneuromatose (hamartöse Entartung peripherer Nerven) der Schleimhäute (80 %) und marfanoides Erscheinungsbild

Hyperplasien und Tumoren in zwei oder mehr endokrinen Organen. Sie kommen familiär gehäuft vor und werden in drei Formen gegliedert, die in Tabelle 28-1 dargestellt sind. Aufgrund einer uncinheitlichen Einteilung der Syndromgruppen wird die MEN II A gelegentlich als Typ II und die MEN II B als Typ III bezeichnet.

Ätiologie/Pathogenese

Beim Typ I ist eine Mutation auf dem langen Arm des Chromosoms 11 ätiologisch für die Erkrankung verantwortlich. Eine Genmutation auf dem Chromosom 10 wird für die Entstehung der MEN II A und II B verantwortlich gemacht. Diese Syndrome werden autosomal-dominant vererbt. Trotz einer hohen Penetranz erkranken nicht alle Familienmitglieder an der gleichen polyglandulären Manifestation.

29 Pathologie der Nieren

K. J. Bühling

Das folgende Kapitel vervollständigt die in Kapitel 16 begonnenen Abhandlungen zu den Nierenerkrankungen. Zunächst werden die – gar nicht so seltenen – Nierenfehlbildungen besprochen, dann die Gefäßerkrankungen der Niere sowie spezielle Nephropathien und schließlich die Nierentumoren.

29.1 Nierenfehlbildungen

Bei 5–10% der Bevölkerung kommt es zu Fehlbildungen der Nieren. Eine häufige Komplikation sind die Harnabflußstörungen, die das Risiko einer Entzündung erhöhen.

Bedingt durch die komplizierte Entwicklung der Niere und der Harnwege, gibt es eine Vielzahl an Formvarianten, die als normal bezeichnet werden (z.B. Langniere). Dementsprechend ist der Übergang zu den sog. pathologischen Formen fließend und orientiert sich an morphologisch (z.B. Anzahl) oder klinisch (z.B. Harnabflußstörungen) eindeutig faßbaren Veränderungen. Nachfolgend sind die wichtigsten Fehlbildungen aufgeführt:

- **Unilaterale Nierenagenesie** (1/500 Geburten, ♂:♀ =2:1). Die einseitig fehlende Nierenanlage ist mit dem Leben vereinbar.
- **Bilaterale Agenesie** (1/3000 Geburten, ♂:♀ =3:1). Diese zweiseitig fehlende Nierenanlage ist mit dem Leben nicht vereinbar. Häufig tritt sie zusammen mit anderen urogenitalen Fehlbildungen auf. Die verminderte Fruchtwassermenge kann zur POTTER-Sequenz (s. Kap. 33.1.1) führen.
- **Nierenaplasie** (1/1000 Geburten, ♂:♀ =4:1). Bei mangelhafter Ausbildung der Niere sieht man sehr kleine Nierenanlagen. Je nach Ausdehnung (ein- oder beidseitig) ist ein Überleben möglich.
- **Hufeisenniere** (1/500 Geburten, ♂:♀ =2:1). Hierbei sind die kaudalen Pole beider Nierenanlagen miteinander verschmolzen. Durch eine Ureterkompression kann es zur Hydronephrose (s. Kap. 16.3) kommen. Eine weitere Form ist die **unilaterale Verschmelzungsniere** (1/7000 Geburten), bei der beide Nieren verschmolzen und einseitig (meist nach rechts) verlagert sind.
- **Nierenheterotopie** (Nierenektopie, 1/1000 Geburten). Die ektope Anlage der Niere (häufiger der linken) befindet sich meist im Becken (**Beckenniere**) und ist häufig mit einer abnormen Einmündung ihrer Blutgefäße vergesellschaftet. Hingegen kommt es bei der **Wanderniere (Senk-**

niere, **Nephroptose)** zu einer sekundären Verlagerung in das Becken. Ursache ist wahrscheinlich eine Bindegewebsschwäche.
- **Nierenzysten.** Solitäre Zysten findet man **bei etwa 50% der Autopsien,** insbesondere bei älteren Menschen. Es handelt sich meist um intraparenchymatös gelegene Zysten, die auf Tubuluserweiterungen zurückzuführen sind und häufig einen Durchmesser von bis zu 5 cm erreichen.
- **Zystennieren.** Die ursprüngliche Einteilung der Zystennieren nach POTTER in die Formen I–IV wurde um die Begriffe Markschwammniere, Nephronophthise und Dialyse-Nephropathie ergänzt:
  - POTTER I **(bilateral-polyzystische Schwammnieren, infantiler Typ).** Diese **autosomal-rezessiv** vererbte zystische Vergrößerung beider Nieren hat eine hohe Letalität in utero und postnatal. Mikroskopisch sieht man eine **Sammelrohrhyperplasie.** Gleichzeitig findet man **Leberzysten,** seltener Lungen- oder Pankreaszysten.
  - POTTER II **(degenerative Zystenniere).** Aufgrund einer **fehlerhaften Ureterknospenverzweigung** bilden sich anstatt der Sammelrohre Zysten. Eine oder beide Nieren können betroffen sein, bei einem einseitigem Befall ist die Lebenserwartung nicht eingeschränkt, bei dem beidseitigen beträgt sie Stunden bis einige Tage.
  - POTTER III **(bilateral-polyzystische Schwammniere, adulter Typ).** Es handelt sich um eine häufige **autosomal-dominant** erbliche Erkrankung. Beidseits wachsen langsam zystische Tubulusproliferationen (Diagnose meist erst im Erwachsenenalter). Ein renaler Hypertonus und eine Niereninsuffizienz sind häufige Folgen. Möglich sind Kombinationen mit Leber-, Lungen-, Pankreaszysten und Hirnbasisaneurysmen.
  - POTTER IV **(Urethraverschlußnieren). Mukosawucherungen** in der Urethra verursachen einen Harnrückstau. Dieser führt zur Ausbildung **subkapsulärer Zysten.** Je nach Ausprägung kann eine Niereninsuffizienz auftreten.
  - **Markschwammniere (medulläre Schwammniere).** Bei dieser seltenen, wahrscheinlich nichterblichen Erkrankung beider Nieren bilden die Sammelrohre große Zysten im Markpapillenbereich aus. Die Zysten werden häufig von Zylinder-, Übergangs- oder Plattenepithel ausgekleidet und enthalten sehr häufig **Kalkablagerungen.**

- **Nephronophthise.** Zwei Formen der Nephronophthise, die grundsätzlich beide Nieren betrifft, werden unterschieden: Bei der **juvenilen Nephronophthise** (autosomal-rezessiv) bilden sich an der Mark-Rinden-Grenze entzündlich bedingte kleine Zysten. Die Glomerula atrophieren und fibrosieren, es kommt zur interstitiellen Sklerose. Häufig ist diese Erkrankung mit Augen-, Knochen- und Gehirnfehlbildungen assoziiert. Die Niereninsuffizienz beginnt meist in den ersten drei Lebensjahrzehnten mit Polyurie und Salzverlustsyndrom. Die **adulte Nephronophthise** (medullär zystische Form, autosomal-dominant) tritt erst nach dem 30. Lebensjahr auf, hat aber die gleiche Morphologie.
- **Dialyse-Nephropathie.** Eine langfristige Niereninsuffizienz (die durch die Dialysebehandlung überlebt wird) führt zur Bildung von zystisch durchsetzten Schrumpfnieren.

Klinik
Während kleinere Zysten asymptomatisch sind, können sich größere durch einen Flankenschmerz, Hämaturie oder das gehäufte Auftreten von Pyelonephritiden bemerkbar machen. Die Raumforderung kann Stenosen bewirken (sekundärer Hypertonus!). Differentialdiagnostisch ist ein bösartiger Tumor auszuschließen.

29.2 Erkrankungen der Nierengefäße

29.2.1 Erkrankungen der Nierenarterien

Entzündliche Arterienerkrankungen

- **Panarteriitis nodosa** (s. Kap. 25.7.1). Veränderungen der Nieren sind bei 90% der Patienten nachzuweisen. Typisch ist das Nebeneinander unterschiedlich alter Infarkte. Mikroskopisch findet man fibrinoide Gefäßwandnekrosen und intravasale Thromben. Die Glomerula werden durch die entstehenden Ischämien geschädigt. Als Komplikation tritt in über der Hälfte der Fälle eine renale Hypertonie auf.

Nichtentzündliche Arterienerkrankungen

- **Atherosklerose** (s. Kap. 9.1). Je nach Lokalisation der atherosklerotisch bedingten Stenose schrumpft – bei Befall der A. renalis – die gesamte Niere (**zentrale Schrumpfniere**) oder – bei Befall der Endstrombahn – die Tubuli und das Nierenparenchym (**periphere Schrumpfniere**). Die periphere Form führt zu **rötlichen, narbigen Einziehungen der Oberfläche**. Mikroskopisch sieht man verödete Glomerula und atrophierte Tubuli (**Nierensubinfarkt**). Sofern nur eine Niere betroffen ist, ist die kontralaterale Niere meist vergrößert.

Klinik
Eine Nierenarterienstenose führt bei einer Einengung der Gefäße um mehr als 60% zu einer kompensatorischen Aktivierung des **Renin-Angiotensin-Aldosteron-Systems**. Betroffene Patienten fallen häufig durch einen hierdurch hervorgerufenen renalen Hypertonus auf (**Goldblatt-Mechanismus**). Der Einsatz des Stethoskopes kann beim Auffinden eines **periumbilikalen Geräusches** den Verdacht erhärten.

- **Arteriolosklerose.** Ein (benigner) Hypertonus oder ein Diabetes mellitus kann zur Arteriolosklerose der kleinen Gefäße der Niere führen (s. Kap. 9.2). Morphologisch äußert sich die Arteriolosklerose durch narbig-höckrige Einziehungen der geröteten Oberfläche bei gleichzeitiger Schrumpfung der Niere (**rote Granularatrophie**). Mikroskopisch sieht man eine **Glomerulumverödung** und **Mesangiumproliferationen** (s.a. Abb. 9-3). Da die Prognose gut ist, spricht man auch von einer **benignen Nephrosklerose**.
- **Arteriolonekrose.** Im Gegensatz zur benignen Nephrosklerose wird die **maligne Nephrosklerose** meist durch eine maligne Hypertonie (RR diastolisch > 120 mmHg) verursacht. Das morphologische Korrelat besteht aus stenosierten und nekrotischen Arteriolen, die viel Fibrin enthalten, sowie aus einer Aufspaltung der Interlobulararterien (**proliferative Endarteriitis nach FAHR**). Die Glomerula schrumpfen. Die verminderte Durchblutung kann wiederum zu einer Erhöhung des Blutdruckes führen (Circulus vitiosus). Kennzeichnend ist eine plötzlich beginnende und rasch progredient verlaufende Hypertonie. Die 5-Jahres-Überlebensrate beträgt etwa 75%.
- **Aneurysmen der Nierenarterien.** Diese sind meist klinisch unauffällig, gehören aber zu den häufigeren Zufallsbefunden. Ursächlich steht natürlich die Atherosklerose an erster Stelle. Andere ursächliche Faktoren sind in Kapitel 9.3 besprochen. Größere Aussackungen können als Blutungszyste fehlgedeutet werden, da durch eine sekundäre **Gefäßwandfibrose** Muskulatur und elastisches Gewebe verdrängt werden (Rupturgefahr!).
- **Fibromuskuläre Dysplasie** (s. Kap. 25.1.4).

Hämolytisch-urämisches Syndrom

Definition

Das hämolytisch-urämische Syndrom (**HUS, GASSER-Syndrom**) ist ein Symptomenkomplex aus **akutem Nierenversagen, hämolytischer Anämie** und **Thrombozytopenie**. Es betrifft ausschließlich **Kinder**. (Anmerkung: Einige Autoren bezeichnen eine Sonderform des hämolytisch-urämischen Syndroms, die häufig nach der Schwangerschaft auftritt, als GASSER-Syndrom des Erwachsenen.)

Ätiologie/Pathogenese

Das GASSER-Syndrom tritt charakteristischerweise nach einer Infektion des Gastrointestinal- oder Respirationstraktes auf. Dementsprechend unterscheidet man zwei Typen: **enteropathisches HUS** und **nicht enteropathisches HUS.** Pathogenetisch sind Toxine (sog. **Verotoxin** aus E. coli oder **Neuraminidase** aus Pneumokokken) für die Schädigung der Intima, insbesondere der Nierengefäße, verantwortlich. Hierdurch kommt es zu einer Aktivierung des intravasalen Gerinnungssystems sowie zur Bildung multipler Fibrinnetze an den Gefäßwänden, die Erythrozyten und Thrombozyten festhalten (Circulus vitiosus, da diese die disseminierte intravasale Koagulation [DIC] vorantreiben).

Morphologie

Die Nieren sind vergrößert, durch die Gerinnungsstörung bilden sich **Petechien** auf der Rinde und der Oberfläche. Mikroskopisch auffällig sind die Gefäßveränderungen (hämorrhagische Diathese), **Intimaödem** bzw. **Intimanekrosen.** Teilweise sind **hyaline Thromben** (SANARELLI-SHWARTZMAN-Phänomen) nachweisbar, die Glomerula können ebenfalls nekrotisieren.

> **Klinik**
>
> Leitsymptom ist die **postinfektiös auftretende Oligurie** bei gleichzeitigem Anstieg harnpflichtiger Substanzen im Blut. Außerdem treten sog. **Schistozyten** (fragmentierte Erythrozyten) auf. Je nach Ausmaß der Schädigung und der Geschwindigkeit des Therapiebeginns kommt es zur Restitutio ad integrum, oder es verbleiben Spätschäden wie z.B. ein Hypertonus oder eine chronische Niereninsuffizienz.

29.2.2 Erkrankungen der Nierenvenen

Nierenvenenthrombose

Ätiologie/Pathogenese

Die Ursachen der Nierenvenenthrombose lassen sich einerseits auf **Störungen der Blutgerinnung** (z.B. bei **nephrotischem Syndrom, Dehydratation, Sepsis,** Malignomen), andererseits auf spezifische Störungen der Nierendurchblutung zurückführen. **Durchblutungsstörungen** können durch Aortenaneurysmen, diabetische Nephropathie, Nierentumoren, Traumen oder Kreislaufstörungen, die einen Aufstau bewirken, verursacht werden. Das Auftreten kann akut (insbesondere bei Kindern) oder chronisch erfolgen.

Morphologie

Die morphologischen Veränderungen unterscheiden sich entsprechend dem zeitlichen Ablauf: Während bei der akuten Nierenvenenthrombose die Nieren makroskopisch **blutgefüllt** und **vergrößert**

erscheinen, sind sie bei der chronischen Nierenvenenthrombose weitgehend unauffällig. Mikroskopisch sind die **Glomerulumkapillaren** mehr oder weniger ausgeprägt **hyperämisch,** wobei bei der akuten Form eine **ödematöse Schwellung des Interstitiums** imponiert. Bei lang andauernder Stauung können fibrotische Umbauprozesse beginnen.

29.3 Kreislaufstörungen der Niere

Die **Schockniere** ist in Kapitel 9.8.2 des allgemeinen Teils abgehandelt.

Niereninfarkt

Definition

Beim Niereninfarkt entsteht durch einen Verschluß der zuführenden Blutgefäße eine absolute Unterversorgung des betroffenen Areals.

Ätiologie/Pathogenese

Meist handelt es sich um eine Embolie durch Blutgerinnsel, die beim Vorhofflimmern, über Infarktgebieten oder atherosklerotischen Ulzerationen entstehen können.

Morphologie

Je nach zeitlichem Ablauf sind die Nieren mehr oder weniger verkleinert. Auf der Oberfläche zeigen sich lehmgelbe Einziehungen, die von einem roten Randsaum umgeben sind. Die Größe des Infarktgebietes hängt vom betroffenen Gefäß ab und kann entweder **keilförmig** (A. interlobularis) oder **trapezförmig** (A. arcuata) sein. Üblicherweise findet man einen **subkapsulären roten Saum,** der durch Kollateralgefäße aus den Kapselarterien entsteht. Mikroskopisch zeigt sich eine **Tubulusatrophie,** wodurch die Glomerula zusammenrücken.

29.4 Akute nephrotoxische Tubulusnekrose

Definition

Bei der akuten nephrotoxischen Tubulusnekrose kommt es zur direkten Tubulusschädigung durch nephrotoxische Stoffe.

Ätiologie/Pathogenese

Verschiedene Stoffe wie z.B. Quecksilber, Kadmium und Blei, Gentamicin und Cephalosporine, Tetrachlorkohlenstoff, Diäthylenglykol und Myoglobin können – nach der tubulären Rückresorption – zu einer massiven Schädigung der Tubulusepithelien führen. Myoglobin kann u.a. durch Muskelquetschungen in großem Maße freigesetzt werden. Bei einem gleichzeitigen Befall der Leber spricht man von einem **Crush-Syndrom.**

Morphologie

In einigen Fällen (z.B. Quecksilber) kommt es zu einer akuten Schwellung der Nieren, ansonsten sind sie normal groß. Die Tubulusepithelien reagieren auf das Gift mit einer **hydropischen** oder **vakuolären Degeneration,** in schweren Fällen mit Nekrosen. Das Myoglobin reichert sich im Tubulusepithel an, das dadurch eine bräunliche Färbung annimmt.

Klinik
Eine Anurie (Harnausscheidung < 100 ml/24 h) oder eine Oligurie (< 500 ml/24 h) sind die Kennzeichen des resultierenden (renalen) Nierenversagens.

29.5 Entzündungen der Niere

Folgende Entzündungen der Niere werden im allgemeinen Teil besprochen: die **Glomerulonephritis** (s. Kap. 16.4.3), die **Pyelonephritis** (s. Kap. 16.4.1) und die **interstitielle Nephritis** (s. Kap. 16.4.2).

Nierentuberkulose

Ätiologie/Pathogenese

Bei etwa 5% der Patienten mit Lungentuberkulose (s. Kap. 13.5) kommt es zu einer hämatogenen Erregerausstreuung in die Niere.

Morphologie

Am häufigsten erfolgt die Ausbildung als Miliartuberkulose, bei der man die charakteristischen hirsekorngroßen Knötchen (Epitheloidzellgranulome ohne käsige Nekrose) in beiden Nieren findet. Bei invasiverer Ausbreitung kommt es zur käsig-kavernösen Form, die durch die käsigen Massen, die sich in den Tubuli und Nierenbecken ansammeln, gekennzeichnet ist. Mikroskopisch sieht man die typischen Epitheloidzellgranulome mit käsigen Nekrosen. Bei Verkalkung dieser Herde kommt es zur Schrumpfung der Niere, wobei das mineralienhaltige, nekrotische Material einen mörtelähnlichen Aspekt aufweist **(Mörtelniere, Kittniere).**

Klinik
Charakteristischer Befund bei der Nierentuberkulose ist die (hier scheinbar) „**sterile Leukozyturie**" (DD Phenacetin-Niere).

29.6 Nichtentzündliche Glomerulopathien und Nephropathien

Folgende **Nephropathien bei Systemerkrankungen** finden sich im allgemeinen Teil: Schädigung der Niere durch einen **Lupus erythematodes,** beim GOODPASTURE-**Syndrom** und bei der WEGENER-**Granulomatose** (s. Kap. 16.4.3).

Die typischen Nierenveränderungen bei der **Amyloidose** (s. Kap. 3.5.3) sind in der Abbildung 3-15 und in der Tabelle 3-2 dargestellt. Die **Plasmozytomniere** stellt eine Komplikation des Plasmozytoms (s. Kap. 8.3.5) dar.

Die Nierenschädigung durch eine **Panarteriitis nodosa** wird bei den Erkrankungen der Nierengefäße (s.o.) besprochen.

Die **Gestose-Nephropathie** wird bei der Pathologie der Schwangerschaft im Kapitel 33.4.1 abgehandelt.

29.6.1 Diabetische Nephropathie

Infolge eines Diabetes mellitus kann es zur erheblichen Schädigung der Nieren kommen: Das Nierenversagen steht mit etwa 40%iger Beteiligung als Todesursache bei Diabetikern direkt hinter dem Herzinfarkt (50%). Neben einem erhöhten Risiko, an **Harnwegsinfektionen, Pyelonephritiden** – häufig mit Nierenpapillennekrosen – und der **Arteriolosklerose** zu erkranken, gibt es zwei weitere typische, diabetesspezifische Nierenveränderungen:
- **Diabetische Glomerulosklerose (**KIMMELSTIEL-WILSON**).** Im Vordergrund des Frühstadiums steht eine Verdickung der kapillären Basalmembran durch Einlagerung von Proteoglykanen. Vereinzelt sieht man Mesangiumzellproliferationen **(diffuse Glomerulosklerose).** Im weiteren Verlauf, dem Spätstadium, zeigen sich knötchenförmige, PAS-positive Ablagerungen in der Mesangiumzellmatrix, die zu einer Verdrängung der Mesangiumzellen führen **(noduläre Glomerulosklerose,** Abb. 29-1).
- **Tubulusepithelveränderungen.** Infolge hoher Glukosekonzentrationen im Primärharn kommt es zur maximalen Glukoserückresorption im proximalen Tubulus. Die rückresorbierte Glukose wird größtenteils als Glykogen in die Tubulusepithelzellen eingelagert. Diese Epithelzellen werden dann als ARMANNI-EBSTEIN-**Zellen** bezeichnet, sie sind **blaß,** das Glykogen läßt sich durch **PAS** nachweisen. Die hierdurch ausgelösten tubulären Funktionsstörungen sind bisher noch fraglich. Im fortgeschrittenen Stadium zeigen sich auch lipidbeladene Makrophagen (Schaumzellen) und Tubulusatrophien.

Klinik
Im Gegensatz zur physiologischen Proteinurie (< 150 mg/24 h) wird die Mikroalbuminurie bei Diabetikern als Frühsymptom der diabetischen Glomerulosklerose angesehen.

29.6.2 Hereditäre Nephropathien

ALPORT-Syndrom

- Bei dieser autosomal-dominant erblichen Erkrankung führt ein **Kollagendefekt** zur Basalmembran-

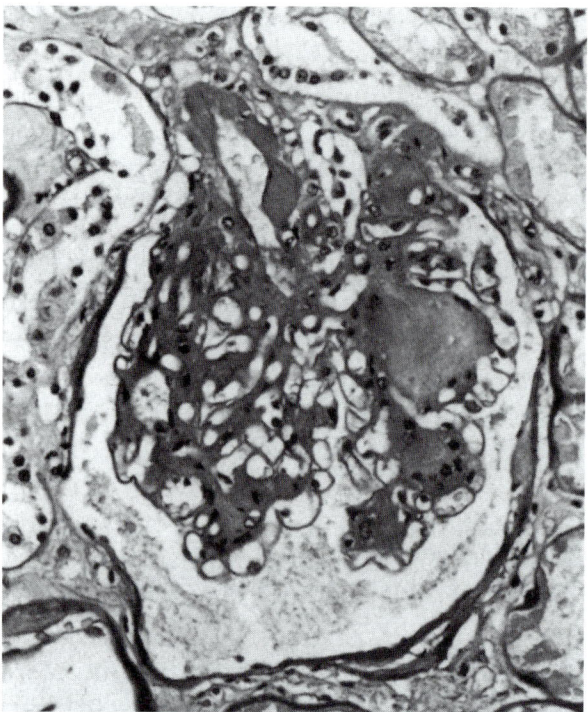

Abb. 29-1 Diabetische Glomerulosklerose Kimmelstiel-Wilson. Neben der Arteriolosklerose findet man beide Stadien der Glomerulosklerose: im linken Anteil die diffuse, im rechten die noduläre Ausprägung. Färbung: PAS.

schädigung, insbesondere in Nieren, Augen und Innenohr. Klinisches Bild ist die Trias:

- **Nierenschädigung.** Sie tritt v.a. als mesangioproliferative Glomerulonephritis (mit Sklerose) und als interstitielle Nephritis (mit Tubulusatrophie) auf.
- **Netzhaut- und Aderdystrophie.** Typisch ist die Retinitis pigmentosa.
- **Innenohrschwerhörigkeit.** Sie tritt ab dem 20. Lebensjahr auf und hat einen progredienten Verlauf.

Benigne familiäre Hämaturie

- Diese seltene, gutartige, familiär auftretende Hämaturie geht im Gegensatz zum Alport-Syndrom nicht in eine Niereninsuffizienz über. Histologisch zeigt sich eine **Verdünnung der glomerulären Basalmembran.**

29.7 Sekundäre Nephropathien

29.7.1 Nephrokalzinose

Definition

Die Nephrokalzinose ist eine Nierenschädigung, die durch Kalziumeinlagerungen hervorgerufen wird.

Ätiologie/Pathogenese

Entsprechend dem Pathomechanismus unterscheidet man eine dystrophische von einer metastatischen Form.

- **Dystrophische Nephrokalzinose.** Ursache der dystrophischen Verkalkung ist ein **lokaler Anstieg des pH-Wertes,** z.B. durch Proteinzerfall bei einer Nephritis. Hierdurch kommt es zur Ausfällung des vorhandenen Kalziums. Meist liegt eine Normokalzämie vor.
- **Metastatische Nephrokalzinose.** Ursache der metastatischen Form sind **erhöhte Blutkalziumwerte,** z.B. bei einem Hyperparathyreoidismus oder bei malignen Tumoren (z.B. Osteosarkom, Plasmozytom).

Morphologie

Bei beiden Formen imponieren die Kalziumablagerungen in den Tubulusepithelien, später auch als **disseminierte kleinfleckige Stippchen** im Interstitium (blau bei H.E.-Färbung!). Aufgrund der höheren Kalziumkonzentration im Mark (Rückresorption) finden diese Veränderungen bevorzugt hier statt, erst sehr viel später in der Rinde.

29.7.2 Uratnephropathie

Definition

Selten führt eine Hyperurikämie (s. Kap. 6.9.2 und 12.4) zur Schädigung der Nieren (Uratnephropathie, Gichtnephropathie).

Ätiologie/Pathogenese

Eine Form der Nierenschädigung durch eine Hyperurikämie, die **Uratnephrolithiasis,** ist im Kapitel 16.3.3 dargestellt. Ätiologisch kann auch ein massiver Zellzerfall zur Uratnephropathie führen, wie er z.B. bei einem Icterus neonatorum oder einer Chemotherapie auftreten kann. Man spricht dann auch von einer **akuten Harnsäurenephropathie.**

Typischerweise kommt es zur Ausfällung des Urats in den Tubuli und Sammelrohren. Die dabei entstehenden Kristalle können einerseits zu einem Verschluß der Kanälchen führen, andererseits in das Interstitium einwandern.

Morphologie

Makroskopisch zeigen sich die Ablagerungen in den Tubuli und Sammelrohren als **weißliche Streifen,** mikroskopisch sieht man **Uratzylinder.** Die interstitiellen Einlagerungen rufen Granulome vom Fremdkörpertyp hervor **(Mikro-Gichttophi).**

29.8 Akutes Nierenversagen (ANV)

Bei dem **akuten Nierenversagen** handelt es sich um eine plötzlich auftretende Funktionseinschränkung der Niere, die zunächst durch eine **Oligo-/Anurie** mit ansteigenden Retentionswerten (Kreatinin, Harnstoff) geprägt ist. Im Verlauf kommt es häufig zu einer **kompensatorischen Polyurie.** Das ANV ist zumeist **reversibel.** Es kann durch eine Vielzahl von Noxen ausgelöst werden. Besonders häufig ist das

prärenale ANV, das durch – auch nur kurzfristige – Ischämien (z.B. nach Trauma, bei Narkose) oder toxische Substanzen (z.B. NSAR, Zytostatika, Kontrastmittel) hervorgerufen wird. Als renale Ursachen des ANV sind die Nephritiden, akute Ischämien sowie das GASSER-Syndrom zu erwähnen.

29.9 Niereninsuffizienz und Urämie

Definition

Die Anreicherung von Harnstoff (Urea), der selbst eigentlich ungiftig ist, und anderen harnpflichtigen Substanzen ("Urämiegifte") im Blut wird als Urämie bezeichnet.

Ätiologie/Pathogenese

Infolge einer chronischen Niereninsuffizienz, bei der die Glomerulumfiltration mindestens 80% unter dem Normalwert liegt, kommt es zur Konzentration harnpflichtiger Substanzen (z.B. Harnstoff, Kreatinin, organische Abbauprodukte) im Blut. Der Zusammenhang zwischen dem Absinken der glomerulären Filtrationsrate und dem Anstieg des Kreatinins (als Indikator der Urämie) ist in der Abbildung 29-2 dargestellt. Daneben gibt es einen Zusammenhang zwischen Kreatininkonzentration und klinischer Symptomatik, aber Vorsicht: Die Übergänge sind fließend.

Morphologie

Die veränderte Konzentration bestimmter Stoffe führt zu einer Reihe klinisch und morphologisch faßbarer Veränderungen:
- **Urämiegifte.** Sie können fibrinöse Entzündungen in den Körperhöhlen, ein Lungenödem, Diarrhöen, eine toxische Hämolyse, ein Hirnödem und kapillar-toxische Ödeme (→ Thrombozytopenie) verursachen.

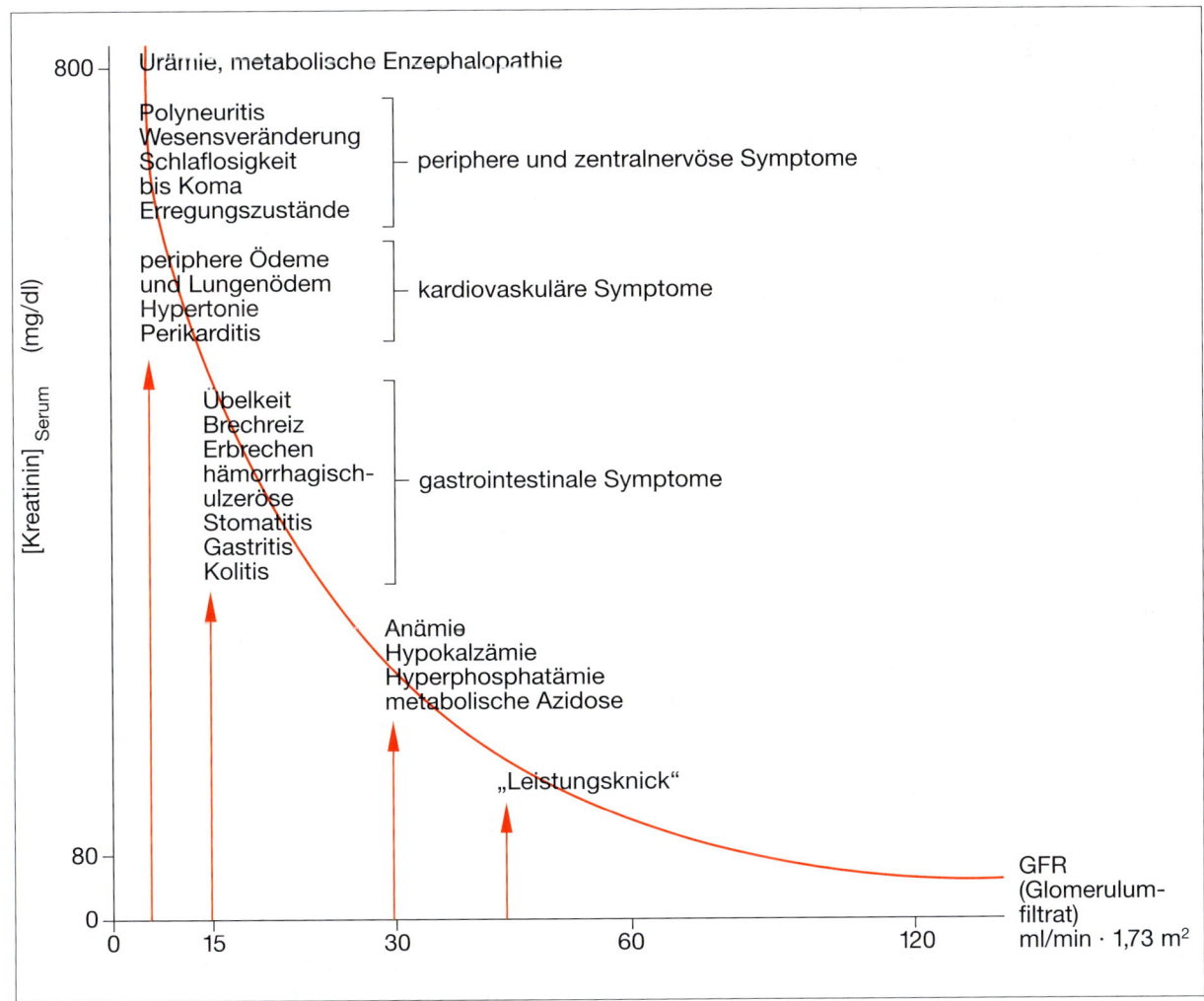

Abb. 29-2   Darstellung der Kreatininkonzentration in Abhängigkeit von der glomerulären Filtrationsrate, einschließlich der klinischen Symptomatik. Eine Kreatininkonzentration von 88 µmol/l auf der y-Achse entspricht 1 mg/dl. Der Abschnitt auf der x-Achse jenseits einer GFR von 60 wird auch als „blinder Bereich" bezeichnet, da zu diesem Zeitpunkt die Bestimmung des Kreatinins diagnostisch ungeeignet ist.

- **Elektrolytstörungen (Hypokalzämie, Hyperphosphatämie, metabolische Azidose).** Mögliche Folgen sind eine Demyelinisierung peripherer Nerven (Polyneuritis), Herzrhythmusstörungen und eine Osteomalazie.
- **Hormonmangel.** Er kann z.B. zur Anämie führen.

Klinik
Die klinische Einteilung der Niereninsuffizienz erfolgt anhand der Kreatininkonzentration im Serum: So wird der Bereich bis zu einer Konzentration von 3 mg/dl als beginnende Niereninsuffizienz, bis 6 mg/dl als fortgeschrittene Niereninsuffizienz, bis 10 mg/dl als präterminale Niereninsuffizienz und über 10 mg/dl als terminale Niereninsuffizienz bezeichnet. Die terminale Niereninsuffizienz kann nur durch eine Dialyse bzw. Nierentransplantation überlebt werden, während im Falle der anderen Stadien eine konservative Therapie (massive Diurese!) versucht werden kann. Anhand der Progredienz läßt sich ein kompensierter von einem dekompensierten Verlauf unterscheiden.

Die Symptomatik der Niereninsuffizienz ist vielfältig und resultiert aus dem o.g. Pathomechanismus. Zu einem allgemeinen Schwächegefühl gesellen sich Nausea, Kopfschmerzen, Konzentrationsstörungen und ein urämischer Foetor. In schweren Fällen kann sich ein Coma uraemicum ausbilden.

29.10 Tumoren der Niere

29.10.1 Gutartige und fakultativ bösartige Tumoren der Niere

Epitheliale Tumoren

- **Nierenadenom.** Gelbe, etwa bohnengroße Knötchen mit scharf begrenztem Rand treten einzeln oder multipel, bevorzugt **innerhalb der Nierenrinde,** auf und sind in etwa 10% bei Obduktionen von Erwachsenen zu finden. Das Besondere am Nierenadenom ist, daß es sich weder mikroskopisch noch immunologisch vom „echten" Nierenkarzinom (s.u.) unterscheidet. Der einzige Unterschied besteht darin, daß es sehr langsam wächst und in den meisten Fällen bis zu einer Größe von 2 cm noch nicht metastasiert hat. Aus diesem Grunde wird dieses Adenom von vielen Autoren als kleines, langsam wachsendes, nichtmetastasierendes Nierenkarzinom bezeichnet.
- **Nierenonkozytom.** Per definitionem handelt es sich bei Onkozyten um Epithelzellen, die durch ihr granuläres, azidophiles Zytoplasma und darin enthaltene stark vergrößerte Mitochondrien auffallen. Etwa 5% aller Nierentumoren weisen diese Charakteristika auf und werden deswegen als Nierenonkozytome bezeichnet. Sie wachsen sehr langsam und sind gutartig.

Mesenchymale Tumoren

- **Angiomyolipom.** Dieser seltene, gutartige Tumor wird aufgrund **multipler Einblutungen, Nekrosen und Kalkeinlagerungen** röntgenologisch und makroskopisch häufig mit einem Nierenkarzinom verwechselt. Mikroskopisch ist das Bild – analog zur Makroskopie – sehr bunt: Neben **proliferierendem Fett- und Muskelgewebe** sieht man **Blutgefäße mit unterschiedlicher Wandstärke** und sogar **Kernatypien.** Eine Verwechslung mit einem Sarkom ist deswegen möglich. Das Auftreten des Angiomyolipoms ist mit der tuberösen Sklerose assoziiert.
- **Markkegelfibrom (medulläres Fibrom, Prostaglandinom).** Diese Neoplasie betrifft ausschließlich das Nierenmark. Sehr **kleine, gräuliche Knötchen** erscheinen mikroskopisch sehr kollagenfaserreich. Man findet sie in etwa 20% aller Obduktionen bei über 50jährigen. Vermutlich handelt es sich um eine **benigne Proliferation der interstitiellen Zellen.** Die Besonderheit liegt darin, daß dieser Tumor **Prostaglandin** produziert.

29.10.2 Bösartige Tumoren der Niere

Zu den **epithelialen Tumoren** zählt das Nierenkarzinom. Liposarkome, Leiomyosarkome und Hämangioperizytome sind seltene **mesenchymale Tumoren.** Als **Mischtumor** soll das **Nephroblastom (WILMS-Tumor)** hier genannt werden.

Nierenkarzinom

Definition

Das Nieren(zell)karzinom (**Hypernephrom, hypernephroides Karzinom, GRAWITZ-Tumor**) ist ein maligner Nierentumor, der aus Tubulusepithelien hervorgeht. Mit einem Anteil von 2% an allen malignen Tumoren ist das Nierenzellkarzinom zwar relativ selten, dennoch erkranken in Deutschland ca. 5 von 100 000 Menschen jährlich. Der Altersgipfel liegt im 60. Lebensjahr, vor dem 40. Lebensjahr erkranken nur sehr wenige Menschen.

Die Synonyme sind darauf zurückzuführen, daß der Pathologe GRAWITZ aufgrund des morphologischen Bildes (des klarzelligen Typs) annahm, daß das Nierenzellkarzinom aus Gewebe der Nebenniere entsteht.

Ätiologie/Pathogenese

In einer großen, internationalen Studie ließen sich folgende Risikofaktoren eruieren:
- **Geschlecht.** Männer erkranken doppelt so häufig wie Frauen.
- **Rauchen.** Durch Zigarettenkonsum wird das Risiko ebenfalls verdoppelt.
- **Adipositas.** Insbesondere bei Frauen läßt sich eine Korrelation zwischen Körpergewicht und Erkrankungsrisiko ausmachen.

- **Östrogene.** Eine Östrogentherapie geht ebenfalls mit einem höheren Risiko einher. Frauen erkranken postmenopausal seltener.
- **Petroleumexposition.**
- **Kadmiumexposition.** Auch andere Schwermetalle führen zum Nierenzellkarzinom.
- **Asbestexposition.**
- **Zystennieren.** Diese Patienten sind ebenfalls häufiger betroffen.
- **von HIPPEL-LINDAU-Syndrom.** Etwa 40% aller Patienten mit einem v. Hippel-Lindau-Syndrom erkranken an einem Nierenzellkarzinom (klarzelliger Typ), das schließlich die häufigste Todesursache für diese Patienten ist.

Die ursprüngliche Klassifikation wurde durch eine neue Klassifikation ersetzt, die in Tabelle 29-1 dargestellt ist.

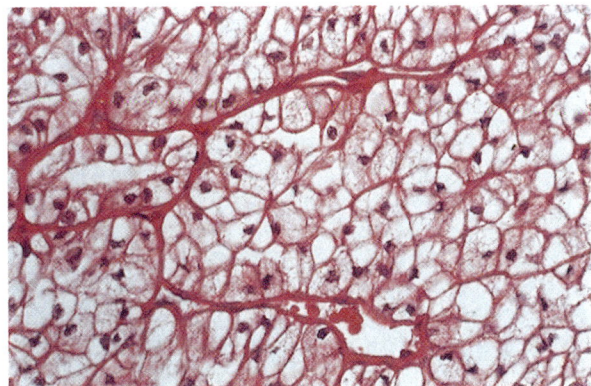

Abb. 29-3   Nierenkarzinom. Auffallend sind die hellen Zellen (herausgelöste Lipid- und Glykogeneinlagerungen) und deren scharfe Begrenzung, die ihnen ein pflanzenzellartiges Aussehen verleiht. Es handelt sich um ein Klarzellkarzinom, das etwa 80% der Nierenkarzinome ausmacht. Färbung: H.E.

Morphologie

Der Tumor entsteht zumeist im Nierenpol, von dem aus er in Richtung Hilus wächst. 90% der Tumoren sind bei der Diagnosestellung zwischen 3 und 15 cm groß (< 2 cm: Nierenadenom).

Das Nierenzellkarzinom imponiert makroskopisch durch die aufgrund von Nekrosen, Einblutungen und Verkalkungen oftmals sehr bunte Schnittfläche (Abb. 29-3). Die Klassifikation basiert auf histochemischen und elektronenmikroskopischen Untersuchungen und ist in Tabelle 29-1 dargestellt.

Klinik

Die klinische Symptomatik tritt relativ spät ein. Das häufigste Symptom (50-60%), die Hämaturie, wird nur im Rahmen einer diagnostischen Maßnahme gefunden. 40% der Patienten klagen über Flankenschmerzen, bei 30% der Patienten läßt sich eine vergrößerte Niere tasten. Hinzu kommen die anderen klassischen Symptome – Fieber, Nachtschweiß und Gewichtsverlust. Seltenes Symptom ist die obstruktiv verursachte, zumeist

linksseitige Varikozele. Die Diagnostik erfolgt über das CT und MRT. Therapeutisches Standbein ist die Nephrektomie. Chemotherapeutika und Hormontherapie sind recht wirkungslos, hingegen scheint die Therapie mit α-Interferon und Interleukin-2 vielversprechend.

Nephroblastom

Definition

Das Nephroblastom (**WILMS-Tumor**) entsteht aus Gewebe des nephrogenen Blastems (3 Keimblätter). Es gehört mit einem Anteil von 6% zu den selteneren bösartigen Tumoren des Kindesalters, wobei der Altersgipfel im 36. Lebensmonat liegt.

Ätiologie/Pathogenese

Molekularpathogenetisch wurde bisher eine Veränderung des Chromosoms 11 nachgewiesen. Ob

Tab. 29-1 Klassifikation, Häufigkeit und Malignität der Nierenzellkarzinome.					
Typ	**Häufig-keit**	**Ursprungs-zellen**	**Morphologie**	**Genetik**	**Malignität**
Klarzelliger Typ	80%	proximaler Tubulus	• pflanzenzellartiges Aussehen • solide, tubuläre, papilläre und lobuläre Formen	Deletion 3p	++
Chromophiler Typ	12%	proximaler Tubulus	• z.T. papillär • eosinophile und basophile Zellen	+7, +17, Verlust des Y-Chromosoms	++
Chromophober Typ	5%	Sammelrohr	• z.T. solide, tubulär • feinretikuläres Zytoplasma	Chromosomen-verluste	(+)
Onkozytischer Typ	3%	Sammelrohr	• Tumornester	–	++
BELLINI-Gang-Typ	1%	Sammelrohr (Mark)	• Sammelrohrzellen imitierend	–	+++

diese Veränderung auch die Ursache der bilateralen Form ist, die besonders häufig mit anderen Fehlbildungen (z.B. Aniridie, Hypertrophie einer Kopfhälfte) assoziiert ist, muß noch geklärt werden. Ein Zusammenhang mit exogenen, von der Mutter aufgenommenen Noxen (Nikotin, Kaffee, Tee, Hormone) konnte inzwischen widerlegt werden.

Morphologie

Makroskopisch zeigt sich ein großer Tumor, der eine **fischfleischähnliche Schnittfläche** aufweist. Häufig beobachtet man Nekrosen und Blutungen, seltener Zysten. Mikroskopisch zeigen sich **tubuläre Strukturen mit Lumina, unreife Glomerula, fibromyxoides Gewebe** und zellreiche Bezirke, deren Zellen sich durch wenig, aber **chromophiles Zytoplasma** auszeichnen. Die Zellkerne sind stark basophil.

Klinik

Bedingt durch das geringe Platzangebot im Bauchraum des Kleinkindes macht sich der WILMS-Tumor meistens als palpabler Bauchtumor bemerkbar. Eventuell ist er mit Bauchschmerzen kombiniert. Weitere Symptome sind eine Mikrohämaturie, Durchfall und Erbrechen. Die Prognose ist bei rechtzeitig einsetzender Kombinationstherapie recht gut, vorausgesetzt, daß noch keine Metastasen (Leber, Lunge) vorhanden sind. Hierdurch unterscheidet sich das Nephroblastom vom häufigsten Tumor des Kindesalters, dem Medulloblastom (ebenfalls aus 3 Keimblättern), das eine sehr schlechte Prognose aufweist.

30 Ableitende Harnwege

K. J. Bühling

Die ableitenden Harnwege bestehen aus den Nierenkelchen, den Ureteren (Harnleitern), der Harnblase und der Urethra (Harnröhre). Die Harnwege werden durch das Übergangsepithel (Urothel) ausgekleidet.

Im allgemeinen Teil sind folgende pathologische Veränderungen der ableitenden Harnwege besprochen: **Fehlbildungen der Harnwege** (s. Kap. 16.3.1), die **Hydronephrose** (s. Kap. 16.3), **Entzündungen der Harnwege** (s. Kap. 16.3.2), die **Nephrolithiasis** bzw. **Urolithiasis** (s. Kap. 16.3.3).

30.1 Tumoren und tumorartige Veränderungen der ableitenden Harnwege

30.1.1 Gutartige Veränderungen der ableitenden Harnwege

Die mesenchymalen Neoplasien (z.B. Fibrome, Myome, Neurofibrome) sind mit einem Anteil unter 5% der Blasentumoren sehr selten.

Klinik
Da eine Abgrenzung von den bösartigen Geschwülsten durch die bildgebenden Untersuchungsverfahren sehr unsicher ist, sollte im Zweifelsfall grundsätzlich eine Blasenspülzytologie sowie eine Quadrantenbiopsie (Entnahme von Material aus allen vier Quadranten) vorgenommen werden.

30.1.2 Präkanzerosen der ableitenden Harnwege

Urothelpapillom

Definition

Urothelpapillome sind blumenkohlförmige Wucherungen **(pseudopolypöse Hyperplasie),** die vom Urothel ausgehen. Sie sind meistens an der Harnblasenrück- oder -seitenwand, seltener am Harnblasendach lokalisiert. Sie können sich aber auch in den Nierenbecken oder den Ureteren befinden.

Bei multiplem Auftreten spricht man von einer **Papillomatose.**

Ätiologie/Pathogenese

Wie beim Urothelkarzinom werden chronische Entzündungen und verschiedene exogene Noxen für diese Erkrankung verantwortlich gemacht (s.u.).

Morphologie

Histologisch sieht man exophytisch wachsende Schleimhautwucherungen. Per definitionem werden Papillome, deren Zellreihenanzahl **7** überschreitet oder in denen man Kernatypien entdeckt, bereits dem papillomatösen Urothelkarzinom (mindestens Grad 1, s.u.) zugerechnet. Dies ist sicherlich auch eine Ursache dafür, daß die (reinen) Papillome mit ca. 2% der Tumoren der ableitenden Harnwege selten sind. Das bevorzugte Erkrankungsalter liegt zwischen dem 60. und 70. Lebensjahr. Es besteht eine hohe Rezidivrate (70%) und ein erhöhtes Entartungsrisiko. (Die Rezidive sind meist niedriger differenziert.)

Klinik
Die Papillome äußern sich durch eine schmerzlose Hämaturie.

Carcinoma in situ

Definition

Neubildungen, die Malignitätskriterien aufweisen (Tumorzellen, Verlust der Zellreihung), **die Basalmembran aber noch nicht durchbrechen,** bezeichnet man als Carcinoma in situ. Das Carcinoma in situ kann sich zu einem Urothelkarzinom Grad 3 entwickeln.

Ätiologie/Pathogenese

Die Ursachen des Carcinoma in situ entsprechen denen des Urothelkarzinoms (s.u.).

Metaplasien des Urothels

Bei den Metaplasien werden Formen ohne Atypien (zumeist im Bereich des Trigonums) von Formen mit Atypien (im Bereich der Rück- und Seitenwand) unterschieden **(Leukoplakie).** Während Metaplasien ohne Atypien – insbesondere bei Frauen – ein häufiger Nebenbefund sind, sollen die atypischen Leukoplakien in einem Viertel der Fälle in ein Karzinom übergehen. Ätiologisch werden insbesondere chronische Entzündungen (z.B. bei der Bilharziose) verantwortlich gemacht.

30.1.3 Bösartige Veränderungen der ableitenden Harnwege

Mesenchymale Tumoren, wie z.B. das traubenförmige **Rhabdomyosarkom** (Sarcoma botryoides) mit seinen spindelförmigen Zellen, sind sehr selten. Demgegenüber sind 95% der Harnwegstumoren auf das Epithel zurückzuführen. **Plattenepithelkarzinome** entstehen – wie die Adenokarzinome – aus versprengtem Gewebe oder Metaplasien. In einigen Fällen differenziert sich das Karzinom in keine morphologisch sichtbare Richtung und wird dann als **undifferenziertes Harnblasenkarzinom** bezeichnet. Mit einem 5%igen Anteil an den bösartigen epithelialen Tumoren der ableitenden Harnwege sind diese drei Formen aber relativ selten, die häufigste Form (90%) ist immer noch das **Urothelkarzinom.**

Urothelkarzinom

Ätiologie/Pathogenese

Der Altersgipfel liegt zwischen 60. und 70. Lebensjahr, wobei Männer doppelt so häufig betroffen sind wie Frauen. Bei den über 75jährigen liegt das Harnblasenkarzinom als Krebstodesursache an 5. Stelle. Epidemiologisch konnten folgende Risikofaktoren/ Kanzerogene eruiert werden:

- **Chronische Entzündungen.** Sie werden z.B. durch eine Urolithiasis, eine Divertikulitis, eine Bilharziose oder Cyclophosphamid verursacht.
- **Leukoplakien.** Die atypischen Leukoplakien weisen ein höheres Entartungsrisiko auf.

Tab. 30-1	Grading des Urothelkarzinoms	
Grad	**Morphologie**	**Wachstum**
0 (Papillom)	max. 7 Zellreihen, keine Atypien	keine Invasion
1	etwa 10 Zellreihen, leichte Atypien (Kernvergrößerung bzw. hyperchromatische Kerne)	keine Invasion
2	mehr als 10 Zelreihen, mäßige Atypien (bis zu 50% hyperchromatische Kerne)	Invasion des eigenen Stieles und meist der Harnblasenwand
3	Zellreihenverlust, starke Atypien der meisten Kerne, Mitosen, Tumorriesenzellen	Invasion des eigenen Stieles und der Harnblasenwand

- **β-Naphthylamin.** Dies ist ein kanzerogener Metabolit des Anilins.
- **Teerprodukte.** Erwähnt sei hier z.B. das Zigarettenrauchen.
- **Phenacetin-Abusus.** Er schädigt v.a. das Urothel des Nierenbeckens.
- **Benzidin**.

Morphologie

Über 90% der Urothelkarzinome befinden sich in der Harnblase. Wie die Papillome sind sie bevorzugt

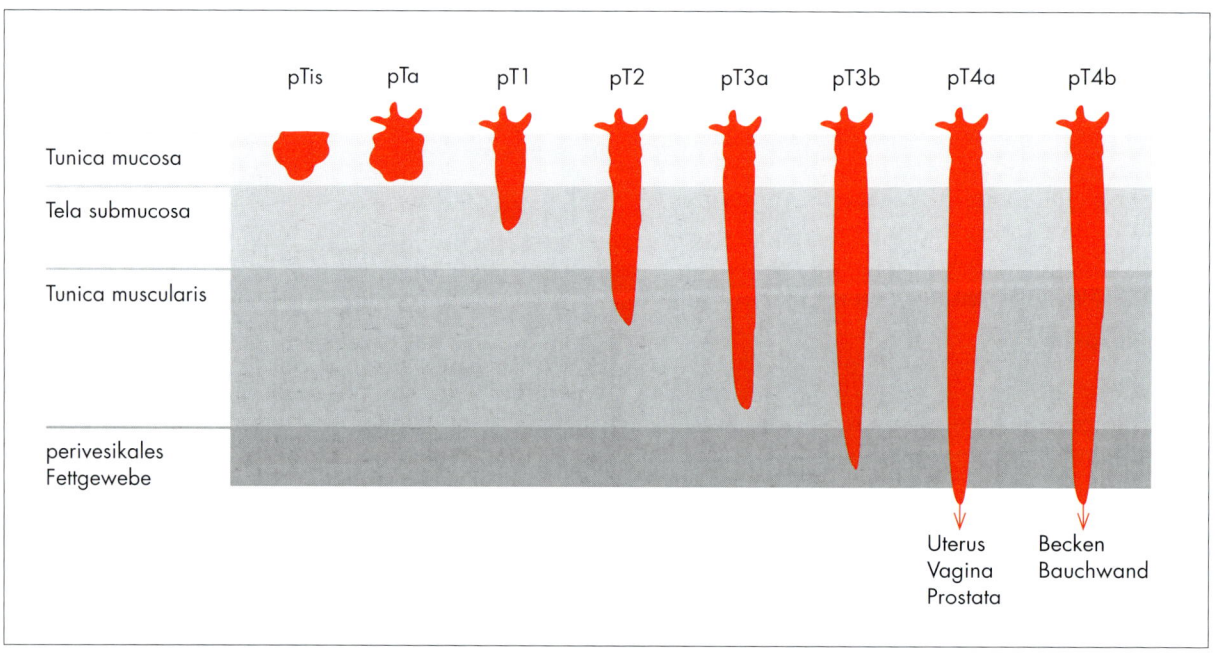

Abb. 30-1   TNM-Klassifikation des Harnblasenkarzinoms. Die Abbildung zeigt die Eindringtiefe (T) des Karzinoms (pTis – Carcinoma in situ, pTa – wie Cis, aber exophytisches Wachstum).
Beim Lymphknotenbefall (N) bedeutet pN0 – kein Lk-Befall, pN1 – vereinzelter homolateraler Lk-Befall, pN2 – multipler Befall homo- und kontralateraler Lk, pN3 – Befall der regionären Lk, pN4 – Befall benachbarter Lk. Die Metastasierung wird mit pM0 – keine Metastasen und pM1 – hämatogene Metastasen angegeben.

an der **Blasenrück-** oder **-seitenwand** lokalisiert. Zumeist wachsen sie **papillär,** seltener als solide Tumoren. Metastasen werden frühzeitig lymphogen gesetzt. Die hämatogene Metastasierung (Leber, Lunge, Knochen) erfolgt hingegen erst recht spät. Die Prognose hängt vom Tumortyp (s.o.), vom Wachstumstyp (solitär/papillär), vom Grad der Entdifferenzierung (Grading, Tab. 30-1) und von der Ausbreitung nach der TNM-Klassifikation (Abb. 30-1) ab. Die 5-Jahres-Überlebensrate bewegt sich zwischen 20 und 80%.

Klinik
Wie bei den Papillomen steht symptomatisch eine schmerzlose **(Makro-)Hämaturie,** im fortgeschrittenen Stadium eine Dysurie im Vordergrund. In der Sono- und Urographie läßt sich der Tumor selbst nachweisen, bei einer Zystoskopie mit gleichzeitiger Biopsie wird die Dignität des Tumors bestimmt. Während die nichtinvasiven Tumoren manchmal **lokal reseziert** werden können, kommt für die invasiven Formen therapeutisch nur eine **Zystektomie** in Frage. Postoperativ kann eine **Radiatio** oder eine **Chemotherapie** durchgeführt werden.

31 Männliche Geschlechtsorgane

K. J. Bühling

In diesem Kapitel werden die ontogenetischen, entzündlichen und neoplastischen Veränderungen der männlichen Geschlechtsorgane (Prostata, Hoden, Nebenhoden und Penis) abgehandelt. In Kapitel 32 folgen die der weiblichen Geschlechtsorgane.

Während das Geschlecht durch die Geschlechtschromosomen bereits bei der Befruchtung festgelegt wird, erfolgt die Differenzierung erst während der Entwicklung. Hierfür ist insbesondere das Hormon **Testosteron** (aus LEYDIG-Zwischenzellen) verantwortlich: Unter seinem Einfluß bildet sich aus dem **WOLFF-Gang** (aus Vornierengang) der Ductus deferens, der Nebenhoden, die Prostata und die Glandula seminalis. Bei zu geringer Konzentration oder einem Rezeptordefekt bleibt diese Entwicklung aus, und es bilden sich die inneren weiblichen Geschlechtsorgane. Der MÜLLER-Gang (aus Zölomepithel) entwickelt sich steroidunabhängig. Er bildet im oberen Anteil die Tuben und im unteren Anteil durch Verschmelzung den Uterus und den oberen Anteil der Vagina. Die Entwicklung des MÜLLER-Gangs läßt sich allerdings durch das Anti-MÜLLER-Hormon (AMH), das in den SERTOLI-Zellen gebildet wird, hemmen. Folglich verursacht das Fehlen der Hoden durch den Hormonmangel eine Fehlentwicklung der beiden Gänge.

Das sog. **untere Keimdrüsenband** bildet eine Leitschiene beim Deszensus: Beim Mann wandert der **Hoden** durch den Leistenkanal in das Skrotum. Bei der Frau bleibt das Keimdrüsenband als **Lig. ovarii proprium** bestehen.

> **Merke**
> ♂: Aus dem **WOLFF-Gang** bilden sich unter dem **Einfluß von Testosteron** der Ductus deferens, die Nebenhoden, die Prostata und die Glandula seminalis. (Der MÜLLER-Gang verkümmert zur Appendix testis.)

> **Merke**
> ♀: Aus dem MÜLLER-Gang entstehen bei **Fehlen des AMH** die Tuben, der Uterus und der obere Anteil der Vagina. (Der WOLFF-Gang verkümmert zum GARTNER-Gang.)

31.1 Prostata

Die Prostata befindet sich kaudal der Harnblase und umgibt die Harnröhre. Sie produziert saure Phosphatasen und Spermin, das die Motilität der Spermien fördert. Mikroskopisch sieht man eine tubuloalveoläre Drüse, die als Besonderheit **glatte Muskulatur** in den Septen aufweist. Entwicklungsgeschichtlich interessant ist, daß sich der innere Anteil der Prostata **(Innendrüse)** östrogenabhängig, der äußere **(Außendrüse)** testosteronabhängig entwickelt.

31.1.1 Entzündungen der Prostata

- **Eitrige Prostatitis.** Sie wird häufig durch **Staphylokokken, Enterokokken** oder **E. coli** hervorgerufen. Die Prostata ist vergrößert und druckdolent. Im Exprimat lassen sich dann Erreger und Leukozyten nachweisen. (Leukozyten sind allerdings manchmal auch in der gesunden Prostata nachweisbar.) Ein evtl. auftretender Sekretstau kann zur Bildung kleiner, lamellär geschichteter braunschwarzer Körperchen, den **Corpora amylacea,** führen. Sie sind eigentlich ungefährlich, können aber, wenn sie wachsen, den Entzündungsprozeß chronifizieren. Man spricht auch von einer „Schnupftabaksprostata".
  Im Entzündungsverlauf kann es zur Einschmelzung benachbarter Organe (Urethra, Rektum, Harnblase) kommen. Eine Komplikation ist die Beckenbodenphlegmone.
- **Granulomatöse Prostatitis.** Dabei scheint es sich um eine (unspezifische) **Autoaggressionserkrankung gegen Prostatasekretbestandteile** zu handeln. Sie tritt bevorzugt bei älteren Männern nach mechanischen Eingriffen (z.B. Probeentnahme) auf. Pathogenetisch bedeutsam ist möglicherweise der **Übertritt von Plasmasekret in das Interstitium.** Mikroskopisch zeigen sich Histiozyten, einige Leukozyten und Plasmazellen sowie polymorphkernige Leukozyten. Das Infiltrat befindet sich meistens in den zerstörten Drüsenlichtungen.

> **Klinik**
> Die Prostatitis äußert sich durch ein Spannungs- oder Druckgefühl in der Perinealgegend. Insbesondere bei der akuten Form, die allerdings die seltenere ist, kommt eine allgemeine Symptomatik mit Fieber und Schüttelfrost hinzu. Die Prostata ist bei der Untersuchung leicht vergrößert und druckdolent, evtl. bildet sich ein (reflektorischer) Harnverhalt aus.

- **Eosinophile granulomatöse Prostatitis.** Bei diesem Krankheitsbild handelt es sich um eine Teilerscheinung einer schweren allergischen Reaktion (z.B. Asthma). Histologisch zeigen sich eosinophile Granulozyten und fibrinoide Nekrosen.
- **Tuberkulöse Prostatitis.** Analog zu den anderen Organmanifestationen der Tuberkulose kann auch die Prostata befallen sein. Im Sekret sowie im Urin lassen sich dann Tuberkelbakterien nachweisen.

31.1.2 Benigne noduläre Hyperplasie

Definition

Die benigne noduläre Hyperplasie (Syn. Prostatahyperplasie) ist eine gutartige knotige Vergrößerung der **Innendrüse.** Bevorzugt werden ältere Männer (50% aller Männer > 60 Jahre) befallen.

Ätiologie/Pathogenese

Vermutlich ist ein **relativer Östrogenüberschuß,** der auf eine lokale Hormonverwertungsstörung zurückzuführen ist, für diese Innendrüsenhyperplasie verantwortlich.

Morphologie

Die Seitenlappen sind homogen vergrößert. Auf der Schnittfläche sieht man knollige Knoten, aus denen häufig Prostatasekret exprimiert werden kann. Mikroskopisch zeigt sich zwischen den erweiterten Drüsen eine Proliferation der glatten Muskulatur (vgl. Abb. 31.1).

Klinik

Bedingt durch die Lage macht sich die Drüsenvergrößerung bereits frühzeitig durch eine Pollakisurie (häufiger Harndrang mit geringen Urin-

mengen), eine Nykturie und Nachträufeln bemerkbar. Pharmakologisch kann man α-Blocker oder Myocholine® (pflanzliches Mittel zur Steigerung des Detrusortonus) einsetzen. Als Komplikation kann es zur Ausbildung einer Balkenblase (s. Kap. 16.3) kommen. Unter Umständen sollte rechtzeitig eine operative Entfernung, die Prostataadenomektomie (Enukleation der hyperplastischen Prostata unter Erhalt der „Kapsel"), in Betracht gezogen werden.

31.1.3 Prostatakarzinom

Definition

Das Prostatakarzinom ist in 97% der Fälle ein **Adenokarzinom der Außendrüse.** In der Todesursachenstatistik des Mannes steht es mit 10% – nach dem Lungen- und Kolonkarzinom – an 3. Stelle!

Ätiologie/Pathogenese

Bevorzugt ältere Männer (60–70 Jahre) bekommen ein Prostatakarzinom. Ein hormoneller Stimulus scheint eine Rolle zu spielen, da Eunuchen nicht daran erkranken. **80% der Karzinome sind androgenabhängig.** Die geographisch unterschiedlichen Inzidenzen sind beträchtlich: Während in der schwarzen Bevölkerung Kaliforniens 63 von 100 000 Männern erkranken, ist es in Singapur nur einer.

Im Obduktionsgut lassen sich bei ca. 40% aller Männer über 50 Jahre und bei annähernd 100% aller Männer, die älter als 90 Jahre sind, Prostatakarzinome nachweisen (Abb. 31-2).

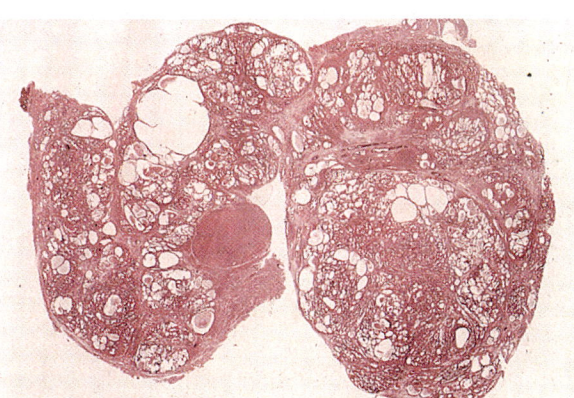

Abb. 31-1 Noduläre Hyperplasie der Prostata. Es zeigt sich eine knotige Vergrößerung, die durch Zysten hervorgerufen ist.

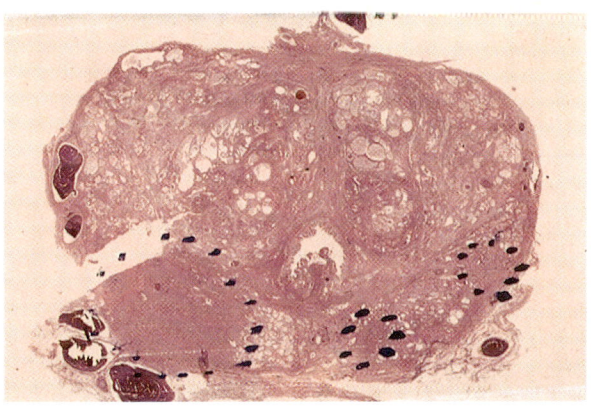

Abb. 31-2 Latentes Prostatakarzinom und noduläre Hyperplasie. Im dorsalen Anteil sieht man drei Karzinomherde (dick eingekreist durch Punkte).

- **Okkultes Prostatakarzinom.** Wird eine Metastase eines bisher unbekannten Primärtumors diagnostiziert, spricht man von einem okkulten Prostatakarzinom.

Morphologie

97 % der Prostatakarzinome sind Adenokarzinome (selten Urothel- oder Plattenepithelkarzinome). Mikroskopisch zeigen sich dicht aneinanderliegende Tubuli und helle Tumorzellen, die die typischen Merkmale der Malignität aufweisen. Es können verschiedene Wachstumsmuster unterschieden werden: **kribriform, anaplastisch** sowie **hoch-** oder **niedrig-differenziert glandulär.**

Nach dem Wachstumsmuster und dem Grad der Kerndysplasie (gering, mäßig, stark) läßt sich eine Einteilung in **3 Malignitätsstufen (Grading)** vornehmen, die recht gut mit der Prognose korreliert. Anhand der TNM-Klassifikation (Tab. 31-1) wird eine Stadieneinteilung (Tab. 31-2) vorgenommen.

Eine Metastasierung erfolgt bevorzugt über Vertebralvenen in die **Lendenwirbelsäule,** wo das Prostatakarzinom häufig Erstsymptome in Form von rheumatischen Beschwerden verursacht, ferner in die **Becken-** und **Oberschenkelknochen.**

Tab. 31-1   TNM-Klassifikation des Prostatakarzinoms

Stadium		Ausbreitung
T1		**klinisch nicht nachweisbarer Tumor** (z. B. inzidentes Prostatakarzinom)
	T1a	Ausdehnung des Tumors auf bis zu 5 % des resezierten Gewebes
	T1b	Ausdehnung des Tumors mehr als 5 % des resezierten Gewebes
	T1c	Tumor bei Nadelbiopsie entdeckt (z. B. weil PSA ↑)
T2		**Tumor auf Prostata begrenzt**
	T2a	Tumor auf die Hälfte eines Lappens begrenzt
	T2b	Tumor befällt mehr als die Hälfte eines Lappens
	T2c	Tumor befällt beide Lappen
T3		**Tumor hat die Prostatakapsel durchbrochen/ Invasion der Samenblase(n)**
T4		**Tumor infiltriert Nachbarstrukturen oder -organe** (z. B. Blasenhals, Sphincter externus, M. levator, Beckenwand)
N0		Lymphknoten frei
N1		Befall eines Lymphknotens
N2		Befall mehrerer regionärer Lymphknoten
N3		Fixation befallener regionärer Lymphknoten
N4		Befall entfernter Lymphknoten
M0		keine Fernmetastasen
M1		Fernmetastasen

Tab. 31-2   Stadieneinteilung, Therapie und Prognose des Prostatakarzinoms (nach UICC)

Stadium	T	N	M	Therapie	5-JÜR
I	T1a	N0	M0	radikale Prostatektomie oder Radiatio	90 %
	T2a				80 %
II	T1b/c				
	T2b/c				
III	T3			Radiatio	50 %
IV	T4			Hormontherapie (Orchiektomie, Antiandrogene, LH-RH-Analoga, Östrogene)	40 %
	jedes T	N1–3			
	jedes T	jedes N	M1		

Klinik

Bedingt durch die Lokalisation in der Außendrüse macht sich das Prostatakarzinom klinisch erst sehr spät bemerkbar. Darum ist die Vorsorgeuntersuchung für jeden Mann ab dem 45. Lebensjahr wichtig. Leider wird diese Leistung der Krankenkassen z.Zt. von nur 11 % (!) aller Männer genutzt. Im übrigen gehört die Palpation der Prostata zu jeder klinischen Untersuchung. Im Gegensatz zum Prostatakarzinom, das sich bretthart anfühlt, **entspricht der Befund der Prostatahyperplasie eher dem eines gespannten Daumenballens.** Als Tumormarker bieten sich das **p**rostata**s**pezifische **A**ntigen (PSA) und ferner die prostataspezifische saure Phosphatase an. Die Therapie ist in Tabelle 31-2 aufgeführt.

31.2 Hoden und Nebenhoden

31.2.1 Angeborene Störungen der Hoden und Nebenhoden

Anorchie und Monorchie

Definition

Das Fehlen beider Hoden heißt Anorchie, fehlt nur ein Hoden, spricht man von Monorchie.

Ätiologie/Pathogenese

Während das Fehlen einer Hodenanlage äußerst selten ist, kommt das Fehlen des Hodens im Skrotum bei der Geburt schon häufiger vor. Es ist üblicherweise dadurch bedingt, daß die Wanderung des Hodens in das Skrotum ausgeblieben ist (Maldescensus testis, s.u.).

Klinik

Bevor man bei einem Neugeborenen den Befund An- bzw. Monorchie erhebt, sollte man die Palpation im warmen Wasser wiederholen – es bewirkt manchmal Wunder. Die weitere Differenzierung zwischen einem Maldeszensus und der Anorchie wird durch den HCG-Test vorgenommen: Durch Injektion von 5000 IE HCG (**h**uman **c**horionic **g**onadotropin) werden die Hoden zur Synthese von Testosteron angeregt.

Maldescensus testis

Ätiologie/Pathogenese

Üblicherweise deszendieren die Hoden in den letzten beiden Schwangerschaftswochen vom Retroperitoneum in das Skrotum. Bei etwa 4% der Fälle tun sie dies nicht (**Kryptorchismus**). Da es bei der Hälfte dieser Patienten innerhalb des 1. Lebensjahres doch noch zu einem Deszensus kommt, wartet man bis zu diesem Zeitpunkt mit der operativen Korrektur (**Orchidopexie**). Diese ist notwendig, da es sonst – aufgrund der höheren Körperkerntemperatur – zu irreversibler Sterilität kommt.

Morphologie

Morphologisch zeigt sich die Hodensterilität in einer Verschmälerung der Tubuluslichtungen, einer Reduktion der Anzahl an Spermatogonien (Urkeimzellen) sowie einer Reduktion der SERTOLI-Zellen. Das Risiko, an Hodentumoren zu erkranken, ist erhöht (auch nach Therapie!).

Dysplasien

Ätiologie/Pathogenese

Im Zuge einiger chromosomaler Aberrationen kann es zu einer Unterentwicklung der Hoden kommen. Typische Beispiele sind das KLINEFELTER- (**XXY-**) und das **XYY-Syndrom** (s. Tab. 33-1), ferner die XX-Männer (1/15 000), deren Pathogenese zwar unklar ist (Mosaik? Translokation?), die aber nur genetisch vom KLINEFELTER-Syndrom zu unterscheiden sind.

31.2.2 Ursachen der männlichen Infertilität

Kommt es bei einem Paar mit Kinderwunsch innerhalb von 2 Jahren nicht zu einer Konzeption, spricht man von einem sterilen Paar. Die Ursachen liegen zu 45% bei der Frau, zu 30% beim Mann, bei 20% läßt sich die Ursache nicht finden und bei 5% liegt die Störung im immunologischen Bereich (z.B. Antikörper gegen Samen oder Plasma).

Ursachen der männlichen Infertilität können sein:
- **Impotentia coeundi.** Die Kohabitationsunfähigkeit ist z.B. durch Erektionsstörungen oder Penismißbildungen (vgl. Kap. 31.3.1 und 31.3.2) oder durch eine Induratio penis plastica (s. Kap. 41.4.1) verursacht.
- **Impotentia generandi.** Während die Kohabitation möglich ist, besteht hier eine Befruchtungsunfähigkeit. Ursachen können sein:
  - **Verschluß der ableitenden Samenwege** (z.B. nach Entzündungen).
  - **Störungen der Spermiogenese** (Grunderkrankungen, Streß, Varikozelen, Hodendysplasien, genetische Faktoren).

31.2.3 Entzündungen der Hoden und Nebenhoden

Entzündungen des Nebenhodens (**Epididymitis**) können über die **Tunica vaginalis testis** auf den Hoden übergreifen (**Orchitis, Didymitis,** zusammen: **Orchidoepididymitis**). Insbesondere bei Beteiligung der Hodenkanälchen besteht die Gefahr einer Sterilität.

Die Entzündungen der Hoden und der Nebenhoden werden nach ihrer Pathogenese eingeteilt:
- **Eitrige Orchitis und Epididymitis.** Die Erreger (Staphylokokken, E. coli, Proteus, Streptokokken und Neisserien) gelangen v.a. **aszendierend** über den Ductus deferens oder perivasale Lymphgefäße in die Nebenhoden und die Hoden. Häufig geht eine Entzündung der ableitenden Harnwege voraus. Mikroskopisch zeigen sich **granulozytäre Infiltrate** und evtl. Abszesse. Eine Chronifizierung (Lymphozyten) ist möglich und kann zur Sterilität führen.
- **Tuberkulöse Epididymitis.** Analog zu anderen Organen kann auch der Nebenhoden von der Tuberkulose betroffen sein. Eine isolierte tuberkulöse Orchitis ist sehr selten. Die verkäsende Form wird von der latent verlaufenden unterschieden.
- **Mumpsorchitis.** Tritt eine Mumpsinfektion während oder nach der Pubertät auf, besteht das Risiko, daß die Infektion (neben anderen Drüsen) den Hoden befällt. Diese Komplikation betrifft 10–30% dieser Patientengruppe. Bei 30% sind beide Hoden befallen. Von den doppelseitig Erkrankten werden 50% steril. Morphologisch zeigt sich eine **Hyalinisierung der Hodenkanälchen,** während die LEYDIG-Zwischenzellen nicht betroffen sind. Möglich ist auch eine Reduktion der Keimzellen, so daß sich nur noch SERTOLI-Zellen (die der Ernährung der Keimzellen dienen) im Hoden befinden (SERTOLI-cell-only-Syndrom).
- **Granulomatöse Orchitis (chronisch-pseudogranulomatöse Orchitis).** Es handelt sich um eine Erkrankung älterer Männer, bei der bevorzugt nur ein Hoden befallen ist. Man findet im Bereich der Tubuli granulomähnliche Bezirke mit Histio- und Lymphozyten. Vermutlich handelt es sich um eine autoaggressive Entzündung (Abb. 31-3).

31.2.4 Torsion der Hoden und Nebenhoden

Definition

Bei der Hodentorsion rotiert der Hoden um die eigene Achse, wobei die Torquierung zu Durch-

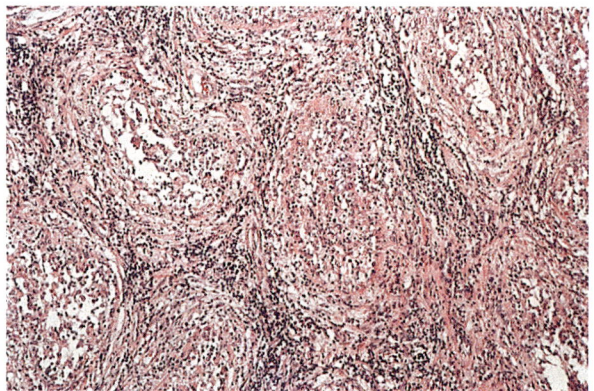

Abb. 31-3 Granulomatöse Orchitis. Deutlich sieht man das granulomatöse Bild mit Histio- und Lymphozyten.

blutungsstörungen führt. Die Hodentorsion tritt bevorzugt bei Neugeborenen und Jugendlichen auf.

Ätiologie/Pathogenese

Als Ursache ist eine zu große Mobilität des Hodens anzusehen. Insbesondere während einer körperlichen Bewegung (z.B. Sport) kommt es dann zur Rotation. Aufgrund der geringeren Stabilität sind zuerst die Venen betroffen, bei stärkerer Torquierung auch die Arterien.

Morphologie

Da zuerst die Venen abgeklemmt werden, sieht man als morphologisches Korrelat eine **hämorrhagische Infarzierung.**

Klinik

Leitsymptom der Torsion ist der plötzlich auftretende Schmerz im Hoden. Bei der Untersuchung ist die betroffene Skrotalhälfte ödematös angeschwollen und sehr druckdolent. Da die lokale Hypoxie zur Zerstörung der Spermatogonien führt, ist schnellstmöglich die operative Reposition indiziert. Differentialdiagnostisch ist an die Torsion der Appendix testis zu denken **(Hydatidentorsion),** die eine sehr ähnliche Symptomatik aufweist.

31.2.5 Tumoren und tumorartige Veränderungen der Hoden und Nebenhoden

Gutartige Tumoren und tumorartige Veränderungen

Die gutartigen Veränderungen am Hoden sind in Abbildung 31-4 dargestellt:

- **Varikozele.** Eine abnorme Erweiterung des Plexus pampiniformis entsteht vermutlich durch eine Insuffizienz der V. testicularis (V. spermatica interna). Sie ist meistens **links** lokalisiert und tritt insbesondere im Laufe der Pubertät auf. Die Varikozele kann Ursache einer Infertilität sein. Bei der Untersuchung sieht man deutlich, wie die erweiterten Venen durch das Skrotum hindurchschimmern.

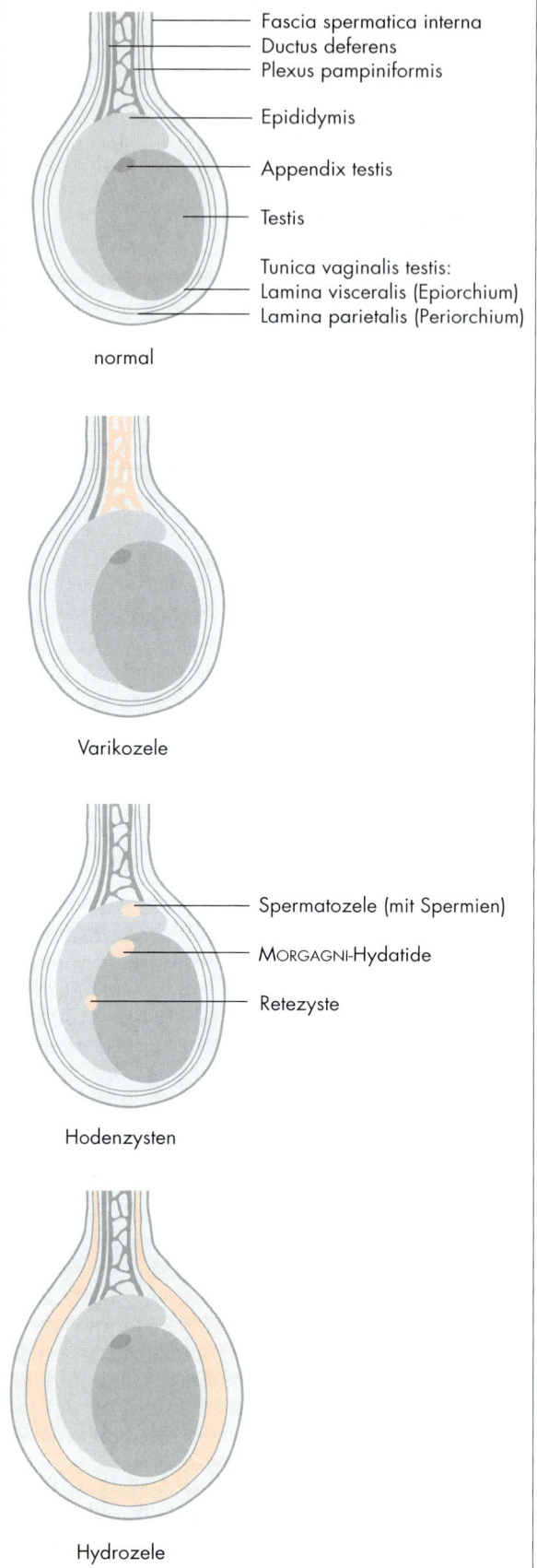

normal

Varikozele

Hodenzysten

Hydrozele

- Fascia spermatica interna
- Ductus deferens
- Plexus pampiniformis
- Epididymis
- Appendix testis
- Testis
- Tunica vaginalis testis:
  Lamina visceralis (Epiorchium)
  Lamina parietalis (Periorchium)

- Spermatozele (mit Spermien)
- MORGAGNI-Hydatide
- Retezyste

Abb. 31-4 Lokalisation der Varikozele, der Hodenzysten und der Hydrozele. Erklärung im Text.

- **Hodenzysten.** Sie sind relativ häufig und im allgemeinen nicht therapiebedürftig, sofern sie symptomlos sind. Sie können an der Appendix testis (MORGAGNI-**Hydatide**)**,** am Rete testis oder am Nebenhoden entstehen. Die Zyste am Nebenhoden kann eine seröse Flüssigkeit mit Spermien enthalten und wird dann als **Spermatozele** bezeichnet.
- **Hydrozele.** Beim sog. „Wasserbruch" sammelt sich eine wäßrig-klare Flüssigkeit in der Tunica vaginalis testis an, und zwar dort, wo sie nicht „verklebt" ist. Die Hydrozele kann auf den Hoden (**Hydrocele testis**) oder auf den Funiculus spermaticus (**Hydrocele funiculi spermatici**) begrenzt sein, sie kann aber auch beide Organe betreffen. Sie tritt als Begleiterkrankung bei Traumata, Entzündungen und Tumoren auf, kann aber auch angeboren sein. Häufig bleibt die Ursache der Hydrozele ungeklärt. Selten kommt es zu Einblutungen (**Hämatozele**).

Klinik

Die Hydrozele zeigt sich im allgemeinen durch eine schmerzlose, glatt begrenzte Geschwulst am Hoden. Mittels einer Durchleuchtung des Hodens mit einer Lampe (**Diaphanoskopie**) läßt sich ein Hodentumor ausschließen. Da die Hydrozele sich nach einer Punktion wieder füllen würde, muß ein operatives Vorgehen gewählt werden.

- **Adenomatoidtumor des Nebenhodens und des Samenstrangs.** Dieser gutartige Tumor leitet sich vom **Mesothel** ab. Er tritt äußerst selten auf und hat einen Altersgipfel bei 20–40 Jahren. Der Tumor ist abgekapselt und erscheint makroskopisch **graugelb.** Mikroskopisch zeigt sich ein **stromarciches, drüsenähnliches Bild.** Neben den lymphozytären Infiltraten sieht man glatte Muskelfasern.

Bösartige Tumoren und tumorartige Veränderungen

Karzinome des Hodens treten mit einer Inzidenz von ca. 3/100 000 auf, d.h., es handelt sich um eine relativ seltene Erkrankung. Diese 3 Fälle sollten aber ausfindig gemacht werden, denn die Prognose ist im allgemeinen schlecht.

Merke

Da das Leitsymptom eines Hodentumors eine schmerzlose knotige Vergrößerung ist, gehört die Hodenpalpation zu jeder körperlichen Untersuchung!

- **Stromatumoren des Hodens.**
  - **LEYDIG-Zelltumor.** Dieser seltene Tumor entsteht aus den LEYDIG-Zellen. Im Kindesalter produziert er bevorzugt Testosteron und Östradiol (→ Pubertas praecox, Hirsutismus), während im Erwachsenenalter die Östradiolbildung im Vordergrund steht (→ Gynäkomastie). Erwachsene

erkranken häufiger. Die Prognose ist aufgrund des langsamen Wachstums nicht schlecht.
  - **Granulosazelltumor.** Er geht von den Granulosazellen aus und ist äußerst selten.
  - **SERTOLI-Zelltumor.** Dieser von den SERTOLI-Zellen (Fußzellen an der Hodenkanälchen-Basalmembran) ausgehende Tumor ist selten, aber sehr bösartig.

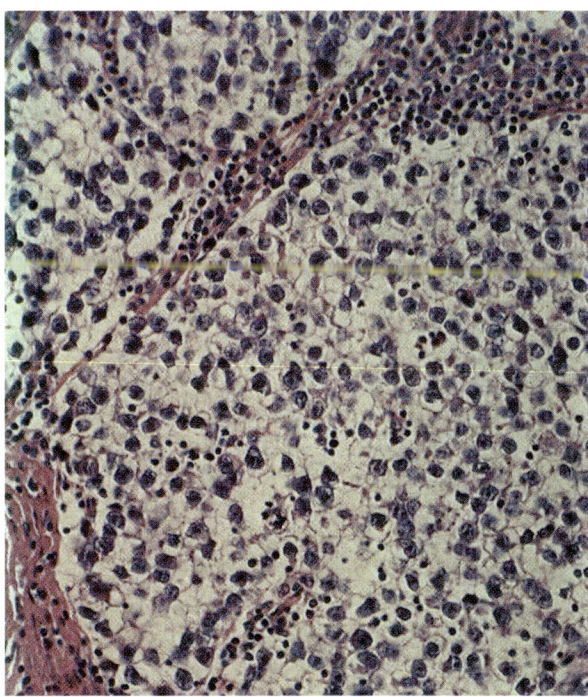

Abb. 31-5 Seminom. Deutlich sieht man die großen, meist scharf begrenzten Zellen. In den Septen befinden sich Lymphozyten. Färbung: H.E.

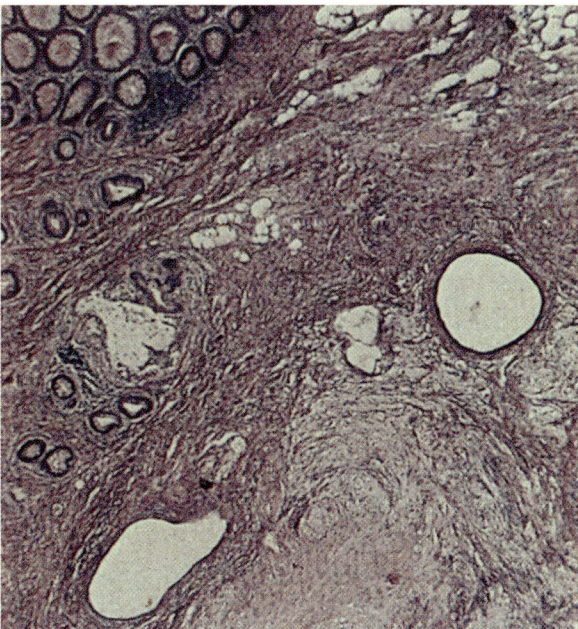

Abb. 31-6 Differenziertes Teratom. Charakteristisch ist das Auftreten von Gewebe aller drei Keimblätter. Färbung: H.E.

• **Keimzelltumoren des Hodens.** Über 90% der Hodentumoren entstehen aus den Keimzellen. Sie werden als Keimzelltumoren bezeichnet. Hierzu zählen Seminome (Abb. 31-5) und nicht-seminomatöse Tumoren. Beispiele für nicht-seminomatöse Tumoren sind: das Teratom (Abb. 31-6), das embryonale Karzinom, der Dottersacktumor, das Chorionkarzinom und Mischtumoren. In Tabelle 31-3 sind die wichtigsten Keimzelltumoren mit ihrer typischen Morphologie aufgeführt.

Analog zu Neubildungen anderer Lokalisationen findet man auch im Hoden Zellen, in diesem Falle Spermatogonien, die morphologische (z.B. Kernatypien) und histochemische Veränderungen aufweisen (z.B. **PLAP** [**p**lacental **a**lkaline **p**hosphatase]-**positiv** sind), dennoch aber nicht metastasieren. Man bezeichnet sie als **testikuläre intraepitheliale Neoplasien** (TIN, auch: CIS des Hodens). Sie sind vermutlich der Ursprung aller Keimzelltumoren.

Klinik

Da ein gehäuftes Auftreten der TIN bei Patienten mit Keimzelltumoren auf der kontralateralen Seite beschrieben wird, sollte bei diesen Patienten grundsätzlich eine kontralaterale Hodenbiopsie durchgeführt werden. Die TIN ist **strahlensensibel.**

Merke

Das Risiko, an nichtseminomatösen Tumoren zu erkranken, steigt beim Kryptorchismus.

• **Beteiligung des Hodens an malignen Lymphomen.** 6% aller Hodentumoren werden durch maligne Lymphome verursacht. Meist handelt es sich um Metastasen, aber auch primär kann sich ein Lymphom im Hoden entwickeln.

Tab. 31-3	Klassifikation der Keimzelltumoren nach WHO			
Tumor	**Ursprungs- gewebe**	**Alters- gipfel**	**Morphologie**	**Prognose**
Seminom (50%)	Spermato- gonien	30–50 J.	• **klassisches Seminom:** gut abgegrenzte, **weißlich- markige Schnittfläche**, histologisch große, teils scharf abgegrenzte Zellen mit hellem Zytoplasma, Lymphozyteninfiltrate im Stroma (s. Abb. 31-5) • **spermatozytäres Seminom:** unruhiges Bild mit spermatogonienähnlichen Zellen • **Seminom mit Riesenzellen vom trophoblastischen Typ** (sezerniert **HCG**)	**gut, sehr strahlen- sensibel**
Teratom (ca. 30%)	Zellen aller 3 Keimblätter	< 30 J.	• **reifes Teratom** (s. Abb. 31-6): Differenzierung der Gewebe, z.B. in Zahn- oder Muskelgewebe oder in Epithelien • **unreifes Teratom:** keine Differenzierung in Gewebe • **Teratom mit maligner Transformation** (z.B. Bildung eines Adenokarzinoms, wird auch dem embryonalen Karzinom zugerechnet)	bei Kindern meist reife Teratome mit guter Prognose; bei Erwachsenen alle Formen mit schlechter Prognose
Embryonales Karzinom (Orchio- blastom)	schwach differenzierte, epithelartige Keimzell- vorläufer	20–30 J.	Nekrosen, Blutungen und Zysten auf der Schnitt- fläche, mikroskopisch ungeordneteres Bild als beim Teratom, aber weniger Entzündungszellen, sezerniert α-**Fetoprotein**	schlecht
Dottersack- tumor (selten)	Keimzellen	< 3 J.	gelbe Schnittfläche mit kleinen Zysten, histologisch netzartiges Bild, charakteristische knopfförmige Epithelproliferation mit zentral gelegenem Gefäß (Schiller-Duval-Körperchen), extragonadale Lokalisation möglich (z.B. Mediastinum, Pinealis), α-**Fetoprotein**	bei Erwachsenen schlecht, bei Kleinkindern recht gut
Chorion- karzinom (selten)	Keimzellen	10–30 J.	grauweiß-markige Schnittfläche, histologische Ähnlichkeit mit dem Synzytio- und Zytotrophoblast der Plazenta (aber nicht verwechseln mit Chorion- karzinom des Uterus!), Nachweis von **HCG- positiven Zellen**	metastasiert als ein- ziger Keimzelltumor v.a. **hämatogen** (wie Synzytiotrophoblast), schlechte Prognose
Misch- tumoren (15%)	Seminom und nichtsemino- matöser Tumor oder zwei nicht- seminomatöse Tumoren		z.B. Teratokarzinom (Teratom und embryonales Karzinom)	entsprechend dem maligneren Anteil

31.3 Penis

31.3.1 Fehlbildungen des Penis

> **Merke**
> - **Penisaplasie.** Die Anlage ist vorhanden, aber der Penis nicht ausgebildet.
> - **Penishypoplasie.** Die Anlage ist vorhanden, aber der Penis zu gering ausgebildet.
> - **Hypospadie** (1:1000). Durch fehlenden Verschluß der Urogenitalspalte entsteht die untere Harnröhrenspalte.
> - **Epispadie** (selten). Die ventrale (obere) Harnröhrenspalte tritt meist zusammen mit einer Blasenekstrophie auf.
> - **Phimose.** Bei der Vorhautverengung läßt sich die Vorhaut (Präputium) nicht über die Glans penis zurückziehen. Bei der „physiologischen Phimose" in den ersten 3 Lebensjahren (ausbleibende Lösung des Präputiums von der Glans) erfolgt nur bei Beschwerden eine Therapie. Nach dem 3. Lebensjahr sollte eine Beschneidung vorgenommen werden, da das Entzündungs- und das Karzinomrisiko erhöht sind.

31.3.2 Funktionsstörungen des Penis

- **Erektionsstörungen.** Bei fast 70% der Störungen der männlichen Potenz ist die Ursache eine ausbleibende oder zumindest unzureichende Erektion. Es gibt psychogene (häufig), hormonelle (z.B. Panhypopituitarismus, Hyperprolaktinämie), pharmakologische (z.B. β-Blocker, Alkohol), vaskuläre (z.B. Arteriosklerose) und neurogene (z.B. Polyneuropathie) Ursachen. Daneben wird eine Bindegewebshypertrophie unklarer Ätiologie im Bereich des Penisschaftes, die **Induratio penis plastica (Morbus PEYRONIE)**, beschrieben. Als Folge dieser Fibromatose, von der v.a. ältere Männer betroffen sind, verkrümmt sich der Penis während der Erektion, so daß eine Penetration unmöglich wird.
- **Priapismus.** Ursache dieser **schmerzhaften Dauererektion** ist meist eine Thrombose im Schwellkörper. Nach etwa 12stündiger(!) Dauer kommt es zur Fibrosierung des Schwellkörpers.

31.3.3 Entzündungen des Penis

Ursache der Entzündungen der Glans penis **(Balanitis)** und des Praeputium penis **(Posthitis)** – zusammen Balanoposthitis – ist häufig eine durch eine Phimose bedingte Smegmaretention. Aber auch ohne mechanische Behinderungen kann es zu Entzündungen kommen, z.B. durch **Candida albicans.** Folge des chronischen Entzündungsprozesses kann wiederum die Phimose sein, wodurch ein Circulus vitiosus in Gang gesetzt ist.

Weitere Erkrankungen, die zu Entzündungen im Bereich des Penis führen, sind:

- **Herpes genitalis.** Meist ist es das Herpes-simplex-Virus Typ II, das die typische Affektion – kleine, stecknadelkopfgroße Bläschen auf rotem Grund – im Genitalbereich verursacht.
- **Syphilis** (Lues). Der (schmerzlose) Primäraffekt der Syphilis, das **Ulcus durum**, manifestiert sich im Bereich der Glans penis und der Vorhaut. Häufig kommt es zu einer zentralen Ulzeration. Im Sekundärstadium zeigen sich warzenförmige Gebilde **(Condylomata lata, breite Kondylome)** bevorzugt im Skrotum- oder Präputiumbereich. (Das Tertiärstadium ist durch sogenannte Gummen gekennzeichnet, die eher an den unteren Extremitäten auftreten und ein ulkusähnliches Erscheinungsbild aufweisen.)
- **Ulcus molle.** Diese münzgroßen, weichen, sehr schmerzhaften Geschwüre werden durch **Haemophilus ducreyi** verursacht. Sie sind an der Glans penis, dem Frenulum und dem Präputium lokalisiert.
- **Lymphogranuloma inguinale (Lymphopathia venerea).** Es wird durch Chlamydia trachomatis (Serotyp L) verursacht. Die ulzerierenden Bläschen, die das Erstsymptom darstellen, verschwinden recht schnell. Erst die Manifestation an den (Leisten-)Lymphknoten, die schmerzhaft anschwellen, führt den Patienten zum Arzt. Es kann zur Fistelbildung und zum subkutanen Eitererguß in der Leistengegend kommen.
- **Condylomata acuminata.** Bei den **spitzen Kondylomen** handelt es sich um gutartige, blumenkohlförmige Fibroepitheliome im Bereich der Glans penis. Verursacher ist das Human-Papilloma-Virus (HPV Typ 6 und 11, seltener Typ 1–3).

31.3.4 Tumoren und tumorartige Veränderungen des Penis

Gutartige Tumoren

Im Bereich des Penis und des Skrotums können Epidermoidzysten – angeboren oder erworben – auftreten. Selten sieht man Lipome, Hämangiome u.ä.

Fakultativ bösartige Veränderungen

Beim **Lichen sclerosus et atrophicus penis (Craurosis penis)** kommt es zur Verhärtung und Verengung der Vorhaut. Auf der Eichel bilden sich weißliche Flecken **(Leukoplakien)**, das Frenulum schrumpft. Der Patient wird von Juckreiz gequält. Diese Erkrankung ist eine fakultative Präkanzerose.

Bösartige Veränderungen

Der häufigste maligne Tumor des Penis ist das verhornende oder das nichtverhornende **Platten-**

epithelkarzinom. Der Häufigkeitsgipfel liegt bei 50–60 Jahren. Eine **Phimose mit Smegmastau** wirkt prädisponierend. Außerdem werden bei diesen Patienten häufiger das **Herpes-simplex-Virus Typ II** und **Papilloma-Viren** nachgewiesen. Die Metasta-sierung erfolgt über die inguinalen, später iliakalen Lymphknoten. Die Prognose hängt von der Meta-stasierung ab.

Sarkome sowie das **maligne Melanom** sind am Penis selten.

32 Weibliche Geschlechtsorgane und Brustdrüse

K. J. Bühling

Die weiblichen Geschlechtsorgane (genitalis: zur Zeugung gehörig) werden in die **äußeren** und **inneren Geschlechtsorgane** eingeteilt. Zu den äußeren gehören der **Mons pubis**, die **großen** und **kleinen Labien**, die **Klitoris**, das **Vestibulum vaginae** sowie die **BARTHOLINI-Drüsen**. Den inneren Geschlechtsorganen werden die **Vagina**, die **Cervix** und das **Cavum uteri**, die **Tuben** und die **Ovarien** zugerechnet.

Bereits während der Embryonalentwicklung ist ein komplexer **Hormonkreislauf** für die Ausbildung des Genitales notwendig. Störungen dieses Kreislaufs münden nicht selten in einer Fehlbildung. Die Notwendigkeit eines intakten hormonellen Regelkreises zieht sich durch alle Lebensabschnitte der Frau; die Hormone steuern die Entwicklung der sekundären Geschlechtsmerkmale, die Ovulation, die Schwangerschaft und schließlich auch die Rückbildung im Alter. Gleichzeitig steuern sie die Besiedelung der Vagina mit der physiologischen Flora, ein Ungleichgewicht kann wiederum zur Besiedelung mit pathogenen Keimen führen. Leider sind Hormone auch für eine Vielzahl der Tumoren, auch der bösartigen, verantwortlich.

In diesem Kapitel wird ein Überblick über die Erkrankungen der weiblichen Geschlechtsorgane und der Brustdrüse gegeben.

32.1 Vulva

32.1.1 Zysten der Vulva

- **BARTHOLIN-Zyste.** Durch die Verlegung oder Verklebung des Ausführungsganges (z.B. nach Bartholinitis) kommt es zum Sekretstau entweder in der BARTHOLIN-Drüse selbst oder in ihrem Gangsystem. Die Folge ist ein Tumor, der Hühnereigröße annehmen kann und, aufgrund seiner Pathogenese, eigentlich als Empyem bezeichnet werden müßte.

Klinik
Nach erfolgter Abszedierung nimmt man eine **Marsupialisation** vor: Hierbei wird an der Innenseite der kleinen Schamlippe über dem Abszeß ein Fenster ausgeschnitten, das nun den neuen Ausführungsgang bildet. Durch Umnähen der Ränder verhindert man ein Zusammenwachsen.

32.1.2 Entzündungen der Vulva

Definition

Entzündungen der Vulva (**Vulvitis**) können bakteriell oder abakteriell verursacht sein.

Ätiologie/Pathogenese

Die Vulva zeichnet sich durch eine **starke Schweißsekretion** (Risiko der Entstehung einer „feuchten Kammer") und eine ausgeprägte **Hormonsensibilität** (Östrogene und Gestagene) aus. Sie ist ständig den vaginalen Sekreten (physiologischer oder entzündlicher Natur) ausgesetzt.

Diese Faktoren prädisponieren für die Entstehung von Entzündungen, die entsprechend ihrer Pathogenese in endogene und exogene unterteilt werden.
- **Endogen verursachte Vulvitiden.** Insbesondere der **Diabetes mellitus,** aber auch Leber- und Nierenerkrankungen prädisponieren zu einer Vulvitis. Durch einen **Östrogenmangel** kommt es ebenfalls zu einer Störung des physiologischen Gleichgewichtes. Eine bakterielle Superinfektion ist natürlich generell möglich.
- **Exogen verursachte Vulvitiden.** Neben **allergenen Noxen** (z.B. Seifen, Waschmittel, Deodorants) können auch **mechanische Reize** (z.B. enge Kleidung, Geschlechtsverkehr) zu einer Vulvitis führen.

Verschiedene Erreger vermögen ebenfalls eine Vulvitis hervorzurufen. Dies geschieht meist im Zusammenhang mit einer Vaginitis (s.u.), bei der es zur Kontamination der Vulva mit dem Fluor genitalis kommt. Die Vulva ist typischer Manifestationsort des **Herpes genitalis.**

Morphologie

Die Vulva ist **gerötet, ödematös geschwollen** und **druckempfindlich**. Beim Herpes genitalis sieht man die spezifischen Bläschen (s. Kap. 22.4.1) bzw. oberflächliche Ulzerationen.

Klinik
Sensibles Primärsymptom ist – aufgrund der guten nervalen Versorgung der Vulva – eigentlich immer ein **Pruritus**. Häufig kann man noch keine morphologischen Veränderungen erkennen. Die Ursache sollte dann anamnestisch erhoben

werden, gleichzeitig ist daran zu denken, daß der Pruritus Erstsymptom des Vulvakarzinoms sein könnte.

Bei den endogenen Vulvitiden besteht die Therapie in der Behandlung des Grundleidens, bei den exogenen in der Noxenausschaltung bzw. Antibiose. Zur Erhöhung der lokalen Östrogenkonzentration stehen Salben und Suppositorien zur Verfügung.

32.1.3 Gutartige Tumoren und tumorähnliche Läsionen der Vulva

- **Kondylome.** Die Infektion mit Papilloma-Viren (hauptsächlich Typ 6 und 11) kann zur Bildung der spitzen Kondylome **(Condylomata acuminata)** führen. Es handelt sich um beerenartig, exophytisch wachsende, weiche Papeln. Während Typ 6 und 11 eher im Zusammenhang mit den gutartigen Wucherungen zu finden sind, treten die anderen Subtypen des Virus (insbes. Typ 16 und 18) besonders häufig im Zusammenhang mit bösartigen Läsionen auf. Zytologisch typisches Charakteristikum ist das Auftreten von großen, ballonierten Zellen, den **Koilozyten,** die perinukleäre Vakuolen aufweisen (Abb. 32-1). Differentialdiagnostisch sind die breiten Kondylome **(Condylomata lata)** abzugrenzen, die im Sekundärstadium der Syphilis auftreten.
- **Ulcus durum.** Der „harte Schanker" ist der Primäraffekt der Syphilis. Es handelt sich um eine **runde, münzgroße, scharf begrenzte Ulzeration,** die mit einer Leistenlymphknotenschwellung einhergehen kann. Wie der Sekundäraffekt der Syphilis, die äußerst kontagiösen Condylomata lata mit ihrer zentralen Eindellung, ist das Ulcus durum schmerzlos.
- **Ulcus molle.** Im Gegensatz zum Ulcus durum ist der „weiche Schanker" sehr schmerzhaft. Diese Geschlechtskrankheit wird durch das gramnegative Bakterium **Haemophilus ducreyi** hervorgerufen. Das meist **solitär auftretende, schmerzhafte**

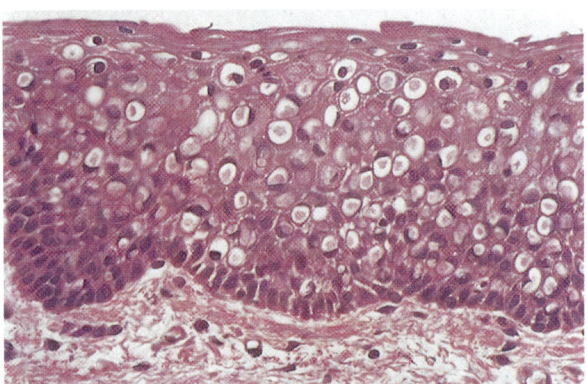

Abb. 32-1 Koilozyten bei Condylomata acuminata.
Man sieht die charakteristischen ballonierten Zellen, deren Kerne von einem hellem Hof umgeben sind. Färbung: H.E.

Geschwür wird durch einen roten Randsaum begrenzt. Die enorme Schmerzhaftigkeit des Ulkus und der Leistenlymphknoten erlaubt auch die Differentialdiagnose zum Ulcus durum. Die Lymphknoten können im weiteren Verlauf einschmelzen und verbacken **(Bubonen),** manchmal sogar spontan perforieren.
- **Lymphogranuloma inguinale.** Die ausgeprägte Lymphknotenbeteiligung steht ebenfalls im Vordergrund beim Lymphogranuloma inguinale **(Lymphogranuloma venereum),** eine durch **Chlamydia trachomatis** (Serotyp L1–L3, Chlamydia lymphogranulomatis) hervorgerufene Geschlechtskrankheit. Nach einem kurz andauernden Primäraffekt in Form **kleiner, ulzerierender, rötlicher Bläschen** kommt es zur Einschmelzung der inguinalen Lymphknoten, die im weiteren Verlauf häufig nach außen durchbrechen.
- **Molluscum contagiosum.** Die gleichnamigen Viren verursachen die glasigen, stecknadelkopfgroßen Papeln. Diese bilden zentrale Dellen **(Dellwarze)** aus, aus denen sich die äußerst kontagiösen Erreger exprimieren lassen.
- **Hidradenom.** Es handelt sich um einen kleines, gutartiges Schweißdrüsenadenom.

Vulvadystrophie

Die Dystrophien der Vulva werden, sofern keine Kernatypien zu erkennen sind, den gutartigen Veränderungen zugeordnet. Man unterscheidet eine hyperplastische (50%), eine atrophische (35%) und eine gemischte Form (15%):
- **Atrophische Dystrophie (Lichen sclerosus et atrophicus, Craurosis vulvae).** Im Gegensatz zur hyperplastischen Dystrophie betrifft die atrophische Form meist Frauen in der Postmenopause. Wiederum ist besonders häufig die Vulva befallen, seltener andere Körperstellen. Kennzeichnend sind die **perlmuttartig glänzende Schrumpfung des Vulvaepithels** und der quälende Juckreiz. Histologisch zeigt sich eine **Epidermisschrumpfung** und ein **Papillenverlust.** Die Genese ist unklar. Es kann ein Therapieversuch mit Östrogen- oder Testosteronsalbe durchgeführt werden. In hartnäckigen Fällen helfen kortikoidhaltige Salben. Aufgrund des erhöhten Entartungsrisikos ist eine regelmäßige Kontrolle indiziert.
- **Hyperplastische Dystrophie (Plattenepithelhyperplasie).** Wie im Kapitel 7.3 ausgeführt, ist ein typischer Manifestationsort der hyperplastischen Dystrophie die Vulva. Frauen im Alter von 30–60 Jahren sind bevorzugt betroffen. Man findet **weiße, plaqueartige Areale** („Leukoplakie"), die die ganze Vulva bedecken können. Die Diagnose hyperplastische Dystrophie sollte erst nach der histologischen Untersuchung eines Biopsates gestellt werden. Man sieht eine **ausgeprägte Hyperkeratose** (Hornschichtverbreiterung) und eine **Akanthose** (Verbreiterung des Stratum spino-

sum). Obwohl diese Erkrankung gutartig ist, besteht eine **häufige Assoziation mit dem Vulvakarzinom!** Einige Autoren bezeichnen den hyperplastischen Typ generell als Präkanzerose.

- **Gemischte Dystrophie.** In etwa 15% der Fälle treten die Merkmale der hyperplastischen Form neben denen der atrophischen auf. Besonders auffällig ist, daß bei dieser Form **wesentlich häufiger Atypien in den hyperplastischen Arealen** zu finden sind, so daß sie dann der **vulvären intraepithelialen Neoplasie** (VIN) zugeordnet werden muß.

32.1.4 Fakultativ bösartige und bösartige Läsionen und Tumoren der Vulva

Vulväre intraepitheliale Neoplasien

Definition

Seit Anfang der 80er Jahre werden der **Morbus BOWEN**, die **QUEYRAT-Erythroplakie**, die **bowenoide Papulose** und der **Morbus PAGET** als vulväre intraepitheliale Neoplasien (VIN) zusammengefaßt. Die o.g. Dystrophien werden ebenfalls den VIN zugeordnet, wenn Kernatypien vorliegen. Das Durchschnittsalter der VIN III (Carcinoma in situ) beträgt etwa 50 Jahre mit der Tendenz, daß zunehmend jüngere Frauen betroffen sind.

Ätiologie/Pathogenese

Wie beim Carcinoma in situ der Portio wird eine Assoziation mit den Human-Papilloma-Viren, insbesondere Typ 16 und 18, beschrieben. Zur Zeit ist noch unklar, in welchen Prozentsatz ein Carcinoma in situ der Vulva in ein Vulvakarzinom übergeht.

Morphologie

Makroskopisch sieht man zumeist Leukoplakien (in 70% der Fälle) oder abgegrenzte rötlich-braune Hautareale bzw. Papeln (30%), die sich besonders häufig an den großen Labien befinden. Bei der Entnahme des verdächtigen Bereichs ist es sinnvoll, die hornschichtfreie Bezirke der Vulva zunächst mit 5%iger Essigsäure und dann ggf. mit Toluidinblau sichtbar zu machen (**COLLINS-Test**). Histologisch zeigen sich die charakteristischen Atypien, die die Basalmembran aber nicht überschreiten.

- **Morbus BOWEN.** Er tritt meist im **verhornten Anteil** der Vulvahaut auf, dabei ist **das Epithel verdickt.**
- **QUEYRAT-Erythroplakie.** Sie findet sich v.a. im **nichtverhornten Anteil** der Vulvahaut und hat keine Epithelverdickung.
- **Bowenoide Papulose.** Sie betrifft bevorzugt jüngere Frauen. Ihren Namen bekam sie, da die disseminiert auftretenden Papeln weder makronoch mikroskopisch eindeutig von einem Morbus BOWEN zu unterscheiden sind. Hinsichtlich der Dignität ist eine Rückbildung möglich, ebenso aber ein Übergang in einen Morbus BOWEN, was

die Frage aufwirft, ob es sich um eine eigenständige Erkrankung handelt.

- **PAGET-Karzinom.** Sehr selten kann es zur extramammären PAGET-Krankheit kommen. Es handelt sich vermutlich um ein Karzinom der Ausführungsgänge apokriner Schweißdrüsen. Makroskopisch findet man ein **rötlich-feuchtes Areal,** das durch **weißliche Schuppen** scharf umgrenzt ist. Histologisch zeigen sich **im Stratum basale große Zellen mit hellem Plasma.** Die Dignität ist noch nicht geklärt. Da diese Art des Morbus PAGET häufig mit einem wesentlich bösartigeren Karzinom in der Nachbarschaft assoziiert ist, verliert es im Hinblick auf die Prognose an Bedeutung.

Vulvakarzinom

Definition

Das Vulvakarzinom macht 5% der Genitalkarzinome aus. 95% aller Vulvakarzinome sind **Plattenepithelkarzinome.** Ferner können in der Vulva Karzinome der Schweißdrüsen, der BARTHOLIN-Drüsen sowie das **maligne Melanom** auftreten. Der Altersgipfel liegt bei 65 Jahren.

Ätiologie/Pathogenese

Die Ätiologie entspricht der der vulvären intraepithelialen Neoplasien. Die Metastasierung des Plattenepithelkarzinoms (meist lymphogen) erfolgt früh, die 5-Jahres-Überlebensrate ist mit 50% recht niedrig.

Morphologie

Das Vulvakarzinom zeigt sich primär durch die o.g. Veränderungen. Im weiteren Verlauf setzt ein ulzerierendes oder papillomatöses Wachstum ein. Histologisch handelt es sich meistens um ein **hochdifferenziertes, verhornendes Plattenepithelkarzinom.** Eine seltene Variante ist das verruköse Vulvakarzinom, das sich – wie die anderen Formen – durch den nahezu regelmäßigen Nachweis von Human-Papilloma-Viren (Typ 16) auszeichnet.

> **Klinik**
> Im Gegensatz zu den anderen Genitalkarzinomen der Frau zeigt das Vulvakarzinom folgende **Frühsymptome:** Pruritus vulvae, Mißempfindungen, Stechen und Brennen.

32.2 Vagina

Die Rolle der Hormone Testosteron und Anti-MÜLLER-Hormon ist in der Einleitung zu Kapitel 31 beschrieben. Die Vagina entsteht aus der Verschmelzung des unteren Anteils der MÜLLER-Gänge (der obere Anteil bildet die Tuben), die in den Sinus urogenitalis hineinwachsen. Letzter Rest dieser beiden Urgewebe ist das Hymen.

32.2.1 Fehlbildungen und Zysten der Vagina
(vgl. Kap. 32.5.1)

- **Vaginal- und Uterusaplasie.** Bei dieser auch als **MAYER-V. ROKITANSKY-KÜSTER-Syndrom** bezeichnete Fehlbildung sind der Uterus und die Vagina nur rudimentär angelegt.
- **Vagina septa.** Die Vagina ist durch eine Trennwand in zwei Hohlräume aufgeteilt.
- **Vagina duplex.** Die Vagina ist doppelt angelegt. Ebenso möglich ist das komplette Fehlen oder der angeborene Verschluß der Vagina.
- **Hymenalatresie.** Der vollständige Verschluß der Vagina durch das Hymen wird häufig erst beim Einsetzen der Menstruation bemerkt. Der Blutaufstau in den Genitalorganen **(Hämatokolpos)** macht sich durch zyklusabhängige rezidivierende Schmerzen bemerkbar.
- **Benigne GARTNER-Zysten.** Die lateral der Vagina gelegenen GARTNER-Gänge (aus WOLFF-Gängen) können Zysten ausbilden.

32.2.2 Entzündungen der Vagina

Definition

Die Vaginitis **(Kolpitis)** ist eine akute oder chronische Entzündung der Vagina.

Ätiologie/Pathogenese

Das physiologische (saure) Scheidenmilieu (pH ≈ 4) wirkt im allgemeinen der Einwanderung von pathogenen Erregern entgegen. Verantwortlich für die Aufrechterhaltung des Scheidenmilieus sind die **DÖDERLEIN-Stäbchen (Laktobazillen),** die das in der Wand gebildete Glykogen zu Milchsäure vergären. Eine Verdrängung dieser Keime oder eine mangelnde Bereitstellung des Glykogens führt zu einem **pH-Anstieg.** Dieser begünstigt wiederum die Ausbreitung pathogener Keime. Entsprechend der Ätiologie unterscheidet man zwei Formen der Kolpitis, die sehr eng miteinander zusammenhängen:

- **Primäre Kolpitis.** Die Invasion **besonders pathogener Erreger** führt zu einer Störung der physiologischen Keimbesiedlung, wodurch es zur Entzündung kommt. Insbesondere E. coli, Enterokokken, Haemophilus vaginalis (Gardnerella vaginalis), Trichomonaden, Herpes simplex, Candida albicans sowie die Staphylo- und Streptokokken sind für die Entstehung der primären Kolpitis verantwortlich.
- **Sekundäre Kolpitis.** Verschiedene Grunderkrankungen (z.B. Diabetes mellitus) sowie hormonelle Veränderungen können zur **Störung des pH-Wertes** führen. So führt eine niedrige Östrogenkonzentration zur Ausdünnung des Vaginalepithels, wodurch der Glykogengehalt sinkt. Das Glykogen ist als Substrat der DÖDERLEIN-Stäbchen aber Baustein der Milchsäure. Als Folge kommt es zum pH-Anstieg. Diese hormonelle Dysbalance findet man häufig bei Mädchen **(Vulvovaginitis infantum)** und bei Frauen in der Postmenopause **(Colpitis senilis).**

Morphologie

Zytologisch lassen sich **allgemeine Entzündungszellen** (z.B. Granulozyten) nachweisen. Der direkte Erregernachweis gelingt nur bei **Candida albicans** (weißlich-bröckeliger Fluor) und den **Trichomonaden** (gelblicher Fluor), andere Keime müssen kulturell angezüchtet werden. Bei der **Aminkolpitis,** die durch **Gardnerella vaginalis** und **Anaerobier** hervorgerufen wird und mit einem fischartigen Geruch einhergeht, lassen sich im Nativpräparat die sog. **Clue-cells** nachweisen. Es handelt sich dabei um Vaginalepithelien, die von diesen Bakterien umrahmt sind (Abb. 32-2). Ansonsten zeigen sich bei der Aminkolpitis keine Entzündungszeichen, weshalb auch von einer **bakteriellen Vaginose** gesprochen wird.

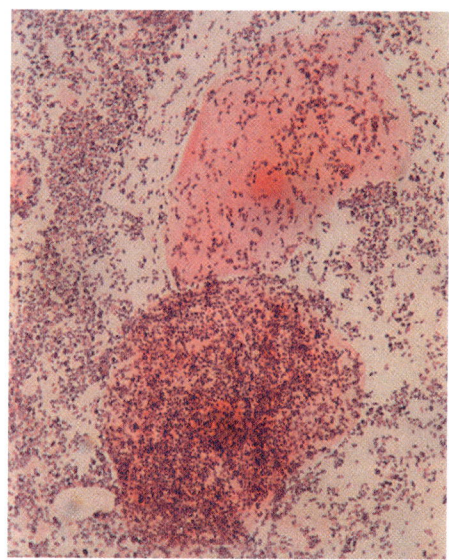

Abb. 32-2   Nativpräparat bei Aminkolpitis. Man sieht die charakteristischen Clue-cells (von Bakterien umrahmte Vaginalepithelien).

Klinik

Anhand der **Anamnese** (Pruritus?, Fluor?), der **Speculumuntersuchung** (bröckeliger Belag an Vaginalwand, wie z.B. bei Candidose) und dem **Nativpräparat** (Candida?, Trichomonaden?, Clue cells?) kann der geübte Untersucher in der Mehrzahl der Fälle die Diagnose stellen. Hilfreich ist die Zugabe von **Kalilauge** bei Verdacht auf Aminkolpitis, wodurch der fischartige Geruch verstärkt wird.

32.2.3 Tumoren und tumorartige Veränderungen der Vagina

- **Endometriose der Vagina.** Die Endometrioseherde der Scheide imponieren als blauschwarze Knötchen (Endometriose, s. Kap. 32.5.3).
- **Condylomata acuminata.** Spitze Kondylome (s. Kap. 32.1.3) können ebenfalls in der Vagina auftreten (Abb. 32-3).

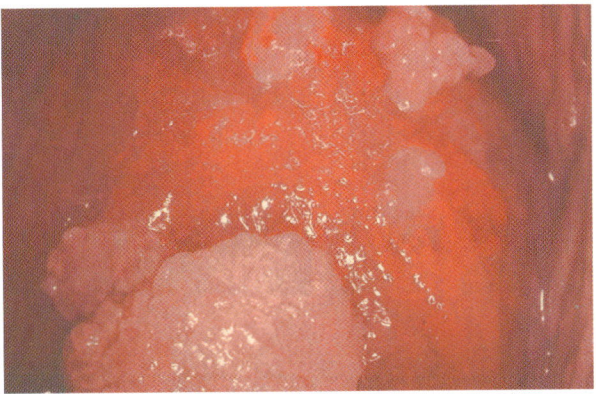

Abb. 32-3 Kondylome. Nach Behandlung mit Essigsäure zeigen sich diese erhabenen Kondylome an der Zervix.

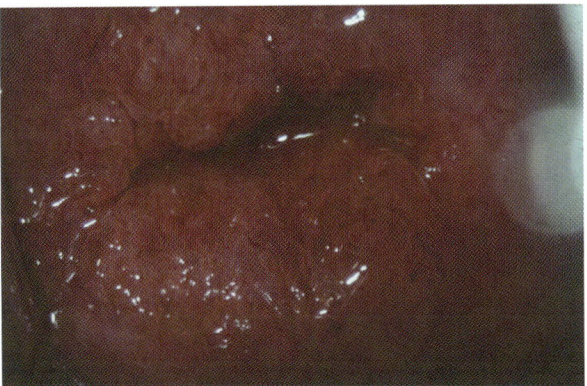

Abb. 32-4 Portioektopie.

- **Adenosis vaginae.** Diese drüsigen Wucherungen, die aus Resten des MÜLLER-Ganges entstehen, neigen zur Entartung in ein Adenokarzinom. Häufig wurde die Mutter der betroffenen Patientin während der Schwangerschaft wegen eines drohenden Abortes mit **Diäthylstilböstrol** behandelt. Erfreulicherweise wurde das Stilböstrol in Deutschland nur selten während der Frühschwangerschaft eingesetzt, weswegen die Adenosis vaginae hier fast unbekannt ist (im Gegensatz zu den USA).
- **Embryonales Rhabdomyosarkom (Sarcoma botryoides, s. Kap. 32.3.5).**
- **Vaginalkarzinom.** Es ist mit 2% der malignen Genitaltumoren sehr selten. In 95% der Fälle handelt es sich um ein **Plattenepithelkarzinom.** Seltener geht es, z.B. als **Adenokarzinom**, aus einer Adenosis vaginae oder Resten des GARTNER-Ganges hervor. Die Metastasierung erfolgt bei Befall der oberen zwei Drittel der Vagina in die Beckenlymphknoten, bei Befall des unteren Drittels in die Leistenlymphknoten.
- **Metastasen.** Häufiger als das primäre Vaginalkarzinom findet man sekundäre Vaginalkarzinome, die zumeist aus Metastasen anderer gynäkologischer Tumoren entstehen. Hierbei kann es sich ebenfalls um Plattenepithelkarzinome (aus Zervix oder Vulva) oder Adenokarzinome (aus Endometrium) handeln.

Klinik

Die Behandlung des Vaginalkarzinoms erfolgt in erster Linie durch Radiatio. Nur ein Carcinoma in situ oder zervixnahe Vaginalkarzinome können operativ entfernt werden. Die Prognose ist mit einer 5-Jahres-Überlebensrate von 35–40% schlecht.

32.3 Cervix uteri

Die Cervix uteri ist der etwa 3 cm lange Hals des Uterus, dessen unterer Teil, die **Portio**, in die Vagina hineinreicht. Die Portiooberfläche wird durch glykogen-

bildendes **mehrschichtiges Plattenepithel,** der **Zervikalkanal** (klinisch: CK) durch **einschichtiges Zylinderepithel** ausgekleidet. Wegen der vielen Einstülpungen des Zylinderepithels spricht man auch von **Zervixdrüsen.** Zwischen diesen beiden Epithelien gibt es eine Grenze, die **Transformationszone (Umwandlungszone).** Das Besondere ist nun, daß sich diese Grenze – östrogenabhängig – im Verlauf der Geschlechtsreife verschiebt. Beim jungen Mädchen befindet sie sich im Bereich des inneren Muttermundes, wandert bei der geschlechtsreifen Frau nach außen, um im Klimakterium wieder auf die Ausgangsposition zurückzugelangen. Das herausgewanderte, **ektopische Zylinderepithel** zeigt sich dem Untersucher als roter Fleck **(Erythroplakie),** der den äußeren Muttermund umgibt (Abb. 32-4). Auch Neugeborene zeigen durch die maternale Östrogenzufuhr eine Ektopie. In Abbildung 32-5 ist dieser Sachverhalt, der auch Konsequenzen für das diagnostische und therapeutische Vorgehen hat, dargestellt.

Das Plattenepithel versucht nun ständig, das Zylinderepithel wieder zu verdrängen. Dieses geschieht durch **Überhäutung** (Plattenepithel wächst über das Zylinderepithel hinweg) oder **Metaplasie** (Plattenepithelneubildung aus pluripotenten Zellen der Zylinderepithelbasis). Durch die Überhäutung der Zervixdrüsen kommt es zum Sekretstau, wodurch sich Retentionszysten, die **Ovula NABOTHI,** bilden können.

Obwohl die Ektopie die häufigste Ursache für eine Erythroplakie ist, gibt es noch weitere Ursachen: ein **(präklinisches)** oder **klinisches Karzinom** und **mechanische** oder **chemische Verletzungen** (Erosion).

Eine lokalisierte Hyperkeratose kann zu einer weißlichen Erscheinung auf der Portio führen, der **Leukoplakie.** Eine Differentialdiagnose zu einem Karzinom kann nur histologisch erfolgen.

32.3.1 Entzündungen der Zervix

Definition

Bei der Entzündung der Zervix **(Endometritis cervicis, Zervizitis)** handelt es sich um eine häufige

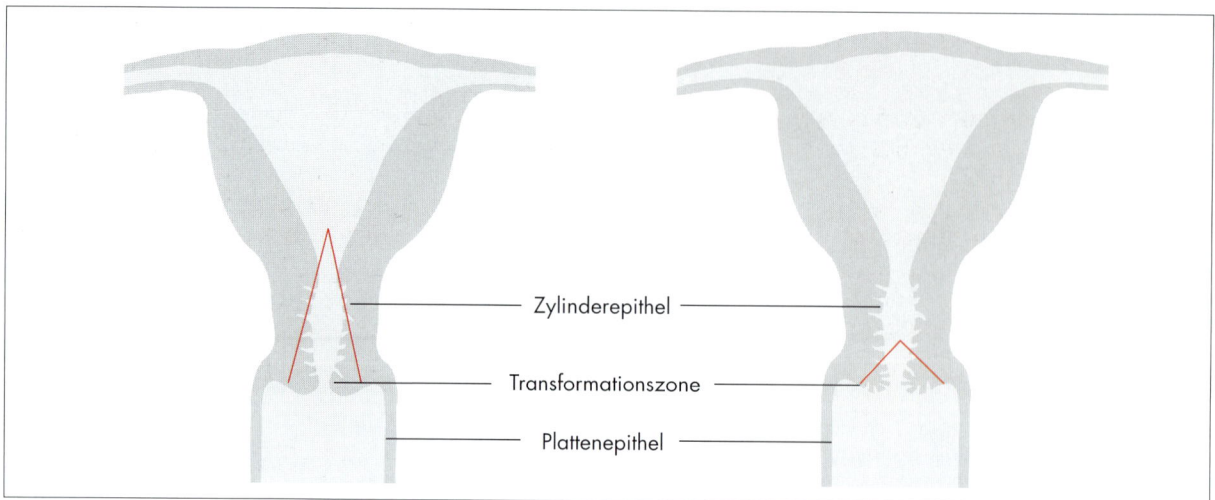

Zylinderepithel

Transformationszone

Plattenepithel

Abb. 32-5   Cervix uteri – Anatomie, altersspezifische Veränderungen und Konisation. Die Grenze zwischen dem Zylinder- und dem Plattenepithel verlagert sich bei der geschlechtsreifen Frau (rechtes Bild) nach außen und zieht sich im Klimakterium wieder zurück. Deswegen ist die Schnittführung bei der Konisation (roter Strich) vom Alter der Patientin abhängig. Der gewonnene Konus wird zu etwa 100–200 Schnitten aufgearbeitet und histologisch auf Atypien untersucht.

Erkrankung, da die Zervixschleimhaut ein guter Nährboden ist.

Ätiologie/Pathogenese

Insbesondere Staphylo- und Streptokokken sowie Gonokokken und Chlamydien können eine Zervizitis verursachen. Mischinfektionen sind häufig.

Morphologie

Die Zervizitis ist häufig nicht zu sehen, nur bei schweren Entzündungsverläufen ist der entzündete Bezirk rötlich verfärbt. Histologisch kann man zwei Formen unterscheiden:

- **Akute erosive Zervizitis.** Es zeigen sich leukozytäre Infiltrate und Epithelschädigungen, evtl. ist ein Erregernachweis möglich.
- **Chronische Zervizitis.** Es finden sich lymphozytäre Infiltrate, eine Regeneration der Epithelschädigungen, häufig bilden sich Ovula NABOTHI.

Klinik

Die ansonsten symptomlose Entzündung macht sich evtl. durch einen vermehrten Fluor bemerkbar, der kolposkopisch auf den Zervikalkanal zurückzuführen ist. Da das Risiko besteht, daß die Entzündung auf die anliegenden Organe übergreift (z.B. Vagina, Uterus, Parametrien), sollte die Zervizitis in jedem Falle antibiotisch behandelt werden. Hierzu ist es notwendig, den Erreger entweder im Nativpräparat oder durch die Kultur zu bestimmen. Charakteristisch ist die **Vulnerabilität des Gewebes,** das bei Abstrichentnahme häufig leicht zu bluten anfängt. Nach Abschluß der Therapie muß zum Ausschluß einer zervikalen intraepithelialen Neoplasie (CIN) eine Zytodiagnostik (s.u.) erfolgen. Bei unzureichender Behandlung erfolgt der Übergang in eine **chronische**

Form, die sehr schwer zu therapieren ist. Die Zervixschleimveränderungen können eine (vorübergehende) Sterilität bewirken.

32.3.2 Gutartige Tumoren und tumorartige Veränderungen der Zervix

Neben den **Retentionszysten** (s.o.) finden sich v.a. **Kondylome,** hier als **Condylomata plana** (s.a. Kap. 32.1.3), und Polypen im Bereich der Zervix.

Polypen

Definition

Zervixpolypen sind eine häufige hyperplastische Erscheinung des Zylinderepithels.

Morphologie

Die gutartigen breitbasig oder gestielt wachsenden Polypen haben einen fibrösen oder zystischen Aufbau. Zervixpolypen, die aus der Portio heraushängen **(Portiopolypen),** sind von Plattenepithel überhäutet.

Klinik

Die Polypen sind im allgemeinen recht symptomarm. Sie werden aber, sofern man sie entdeckt, abgedreht oder mittels der elektrischen Schlinge entfernt. Da man bei einem gestielt wachsenden, heraushängenden Polypen nicht weiß, ob sein Ursprung in der Zervix oder im Uterus liegt, muß nach seiner Entfernung auf Nachblutungen geachtet werden. Zum sicheren Ausschluß eines Karzinoms kann im Anschluß eine fraktionierte Abrasio (s.u.) durchgeführt werden.

32.3.3 Präkanzerosen der Zervix

Definition

Als Präkanzerosen der Zervix werden die noch nicht invasiven Vorstufen des Zervixkarzinoms bezeichnet. Sie zeichnen sich durch einen mehr oder minder stark ausgeprägten Verlust der Epitheldifferenzierung oder -schichtung aus. Im Epithel können die typischen Malignitätskriterien (Kernatypien, Mitosenreichtum etc.) auftreten, ein invasives Wachstum existiert aber noch nicht.

> **Merke**
> Die Präkanzerosen sind reversibel.

Ätiologie/Pathogenese

Ätiologie und Pathogenese entsprechen denen des Zervixkarzinoms (s.u.).

Morphologie

Die präkanzerösen und kanzerösen Veränderungen der Zervix weisen zwar keine Frühsymptome auf, aufgrund der anatomischen Lage bietet sich aber die Möglichkeit, durch eine Exfoliativzytologie Zellen zur morphologischen Befundung zu gewinnen. Bei diesem 1943 von PAPANICOLAOU eingeführten Verfahren werden die zytologischen Befunde der Abstriche in verschiedene Risikogruppen (**Pap I–V**) eingeordnet (Tab. 32-1). Die Zuverlässigkeit dieses Verfahrens hängt allerdings stark von der Entnahmetechnik (z.B. Zyto-Brush, Spatel), dem Entnahmeort, der zügigen Fixation (vor Lufttrocknung) und den zytologischen Erfahrungen des Untersuchers ab. In allen Zweifelsfällen sollte eine Biopsie unter Zuhilfenahme des Kolposkops erfolgen. Der hierdurch gewonnene histologische Befund wird seit Anfang der 70er Jahre in die Gruppe der **cervical intraepithelial neoplasia (CIN) Grad I–III** klassifiziert (Tab. 32-1). Der Pap korreliert dabei – u.a.

in Abhängigkeit von der Entnahmetechnik – mehr oder weniger gut mit der CIN-Klassifikation (Abb. 32-6 und 32-7).

Die Amerikaner verwenden seit Ende der 80er Jahre eine vereinfachte Einteilung, das **Bethesda-System**. Im Unterschied zu den im deutschsprachigen Raum gebräuchlichen Klassifikationen wird die Grenze zwischen CIN I (Dysplasie leichten Grades)

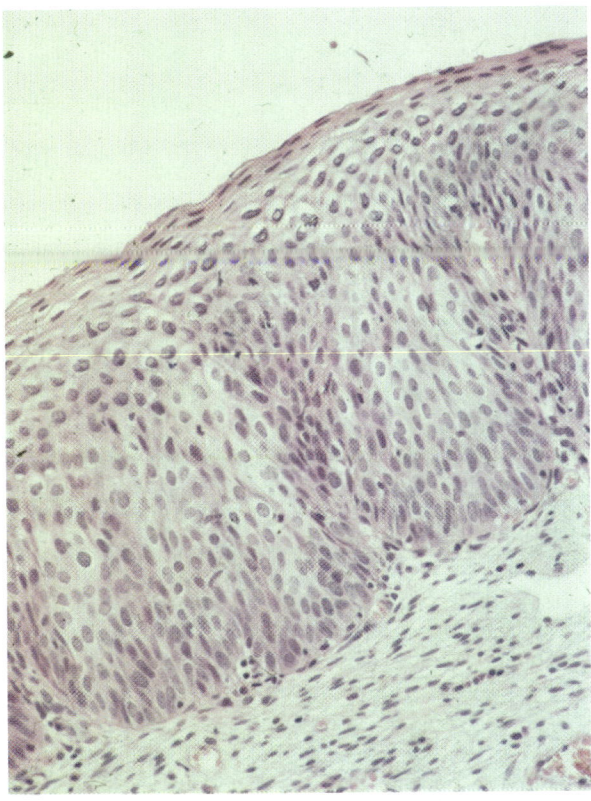

Abb. 32-6 CIN II. Dieser histologische Befund (der der Pap IIID-Zytologie entspricht) ist durch die atypische Proliferation von Zellen der unteren zwei Drittel gekennzeichnet.

Tab. 32-1	**Zytodiagnostik nach PAPANICOLAOU und zervikale intraepitheliale Neoplasie (CIN)**		
Pap	**CIN**	**Zytologischer Befund**	**Empfohlene Maßnahme**
I		regelrecht	jährliche Routinekontrolle
II		entzündliche, degenerative oder metaplastische Zellen	Kontrolle, evtl. Kolpitistherapie oder hormonelle Aufhellung
III		**unklares Zellbild:** schwere entzündliche, degenerative oder regressive Veränderungen, die evtl. auf eine Präkanzerose zurückzuführen sind	kurzfristige Kontrolle, evtl. Kolpitistherapie
III D	I bzw. II	**leichte oder mittelschwere Dysplasie:** normale Plattenepithelien und dysplastische Oberflächenzellen bzw. Parabasalzellen; Condylomata plana	Kontrolle nach 3 Monaten, bei gleichem Befund: Biopsie, intrazervikale Kürettage oder Konisation
IV A	III	**schwere Dysplasie** oder Carcinoma in situ	Konisation, evtl. fraktionierte Abrasio
IV B	III	**Carcinoma in situ,** V.a. invasives Karzinom	
V		**invasives Karzinom**	
0		nicht verwertbarer Abstrich	sofortige Kontrolle

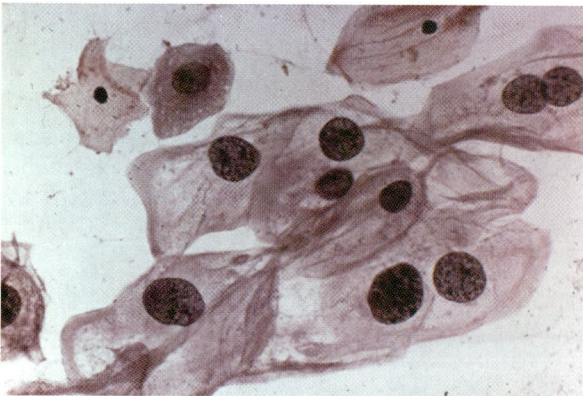

Abb. 32-7   Pap III D. Leichte bis mittelschwere Dysplasien sind das Kennzeichen des Pap III D.

und CIN II (Dysplasie mittleren Grades) gezogen. Es erfolgt die Einteilung in **low grade squamous intraepithelial lesion (LSIL)** und **high grade squamous intraepithelial lesion (HSIL)**. Nachteil dieses gröberen Rasters ist eine eventuell auftretende Übertherapie einiger Befunde.

32.3.4 Zervixkarzinom

Definition

Im Gegensatz zu den Präkanzerosen findet beim Zervixkarzinom **(Kollumkarzinom)** ein **invasives Wachstum** statt. Die Grenze zum Bindegewebe ist durchbrochen. Eine Metastasierung kann stattfinden. 95% der Zervixkarzinome sind **Plattenepithelkarzinome**, die 5% Adenokarzinome haben eine bessere Prognose.

Ätiologie/Pathogenese

Das Zervixkarzinom ist mit einem 35%igen Anteil an den Genitalkarzinomen zweithäufigster Tumor der Frau. Obwohl die Früherkennungsuntersuchung bisher immer noch nicht ausreichend genutzt wird, entdeckt man das Zervixkarzinom bereits früher und in einem prognostisch günstigeren Stadium. Der Altersgipfel für das Zervixkarzinom im Stadium I beträgt 40 Jahre, für das Stadium IV etwa 65 Jahre.

Folgende Parameter **begünstigen** die Entstehung eines Zervixkarzinoms:

- **Human-Papilloma-Viren.** Vor allem HPV 16, 18, 31, 33, 35, 52 und 56 scheinen eine Rolle zu spie-

len. In 90% der Fälle sind einige oder mehrere dieser HPV-Typen nachzuweisen.
- **Frühzeitiger Beginn des Sexualverkehrs.**
- **Hohe Promiskuität** („Prostituiertenkrankheit").
- **Smegma des Mannes.** Eine Zirkumzision scheint protektiv zu wirken.
- **Zigarettenrauchen.**
- **Multipara** (viele Geburten).

Die vielfach geäußerte Annahme, daß **orale Kontrazeptiva** die Entstehung eines Zervixkarzinoms begünstigen, bleibt auch weiterhin umstritten. Der Nachweis des Kausalzusammenhanges ist bisher ausgeblieben, d.h., es muß geklärt werden, ob die Einnahme der Pille das Sexualverhalten (s.o.) beeinflußt.

Nonnen sind aufgrund der o.g. Risikofaktoren selten betroffen.

Morphologie

Nach dem klinischen **Staging** (Tab. 32-2) erfolgt das histologische **Grading** (hoch, mittel, niedrig differenziert).

Zur besseren Vergleichbarkeit der Daten (Unterschiede in der Therapie) ist man übereingekommen, in der FIGO(**F**édération **I**nternationale de **G**ynécologie et d'**O**bstétrique)-Einteilung nur die prätherapeutischen Befunde zu berücksichtigen. Hierdurch unterscheidet sie sich von der TNM-Klassifikation, die auch das postoperative Ergebnis berücksichtigt (pTNM).

32.3.5 Maligne mesenchymale Tumoren

Sarcoma botryoides

Bei dem Sarcoma botryoides handelt es sich um einen Mischtumor des pluripotenten Epithels der MÜLLER-Gänge. Er ist der häufigste Tumor des Kindesalters (< 6 Jahren) und sitzt bevorzugt an der Zervix oder der Vagina. Das Sarcoma botryoides ist

Tab. 32-2 Stadieneinteilung des Zervixkarzinoms (nach UICC und FIGO)

UICC	FIGO	Beschreibung	Therapie	5-JÜR
Tis	0	Carcinoma in situ	Konisation	100 %
T₁	I	**strenge Begrenzung auf die Zervix (und den Uterus)**	Hysterektomie	95 %
T₁a	Ia₁	nur mikroskopisch sichtbar, Stromainvasion < 1 mm		
	Ia₂	nur mikroskopisch sichtbar, Stromainvasion 1–5 mm (horizontal < 7 mm), sog. Mikrokarzinom		
T₁b	Ib	möglicherweise auch klinisch sichtbar, Stromainvasion > 5 mm	Radikaloperation (Wertheim-Meigs)	75 %
T₂	II	**Befall von max. ²/₃ der Vagina und/oder des Parametriums**		60 %
T₂a	IIa	Befall von max. ²/₃ der Vagina, kein Parametriumbefall		
T₂b	IIb	Befall von max. ²/₃ der Vagina, Parametriumbefall		
T₃	III	**Befall des unteren Drittels der Vagina und/oder der Beckenwand und/oder Hydronephrose und/oder Nierenausfall**	Radiatio (Kontakt- oder Perkutan-bestrahlung)	40 %
T₃a	IIIa	Befall des unteren Drittels der Vagina, kein Befall der Beckenwand		
T₃b	IIIb	Befall der Beckenwand/Hydronephrose/Nierenausfall		
T₄	IV	**Befall der Nachbarorgane (Blase, Rektum), Fernmetastasen**		10 %
	IVa	Befall der Nachbarorgane (Blase, Rektum)		
M₁	IVb	Fernmetastasen		

äußerst maligne. Auffallend ist das **traubenförmige Wachstum,** das leicht zu einer Verwechslung mit benignen Zervixpolypen führt.

32.4 Sexuell übertragbare Krankheiten

Zu den meldepflichtigen Geschlechtskrankheiten gehören nach dem „Gesetz zur Bekämpfung der Geschlechtskrankheiten" die **Gonorrhö** (s. Kap. 4.3.2), die **Syphilis,** das **Ulcus molle** und das **Lymphogranuloma inguinale.** Die Gruppe der sexuell übertragbaren Krankheiten **(sexually transmitted diseases, STD)** ist allerdings wesentlich größer und umfaßt u.a. zusätzlich Infektionen durch HIV, Chlamydien, Herpes-, Papilloma-Viren, Trichomonaden und die Hepatitis B.

32.5 Corpus uteri

32.5.1 Fehlbildungen des Uterus

Bedingt durch die komplizierte Verschmelzung der Müller-Gänge ist eine Vielzahl von Fehlbildungen möglich. Eine Auswahl ist in der Abbildung 32-8 dargestellt.

Die **Uterusatresie** entsteht meist extrauterin durch Verletzungen, Verätzungen oder Infektionen mit Verklebung.

32.5.2 Lageveränderungen des Uterus

Das Verhältnis des Uterus zur Vagina wird als **Versio,** die Krümmung innerhalb des Uterus als **Flexio**

bezeichnet (Merke: **V**ersio in bezug auf **V**agina). Die häufigste Lage ist der **antevertierte und anteflektierte Uterus.**

10–20% der Frauen haben einen **retroflektierten Uterus,** was im allgemeinen, entgegen der weitverbreiteten Meinung, keinen Krankheitswert hat. Wenn man der Patientin diesen Befund mitteilt, sollte man ihr dies erklären.

Bei bindegewebsgeschwächten Patientinnen (z.B. Multiparae oder angeborene Bindegewebsschwäche) sowie im Alter kann es zur Gebärmuttersenkung **(Descensus uteri)** kommen. Ebenso ist ein vollständiger **Prolaps** vor die Vulva möglich.

Klinik

Beim retroflektierten Uterus scheint die Häufigkeit von Rückenschmerzen und Dyspareunie (Schmerzen beim Geschlechtsverkehr) geringfügig erhöht zu sein, was aber auch psychosomatisch bedingt sein kann. Während der Schwangerschaft ist darauf zu achten, daß der Uterus mit der Frucht rechtzeitig nach vorne kippt.

Ein Deszensus oder ein Prolaps sollte operiert werden. Ein (Würfel-)Pessar bringt nur vorübergehende Besserung, Gymnastik wird supportiv eingesetzt.

32.5.3 Endometrium

Das Endometrium, die Schleimhaut des Uterus, läßt sich in zwei Schichten einteilen: das 1 mm hohe **Stratum basale (Regenerationsschicht)** und das zyklusabhängige **Stratum functionale (Funktionsschicht).** Die Funktionsschicht ist einer strengen

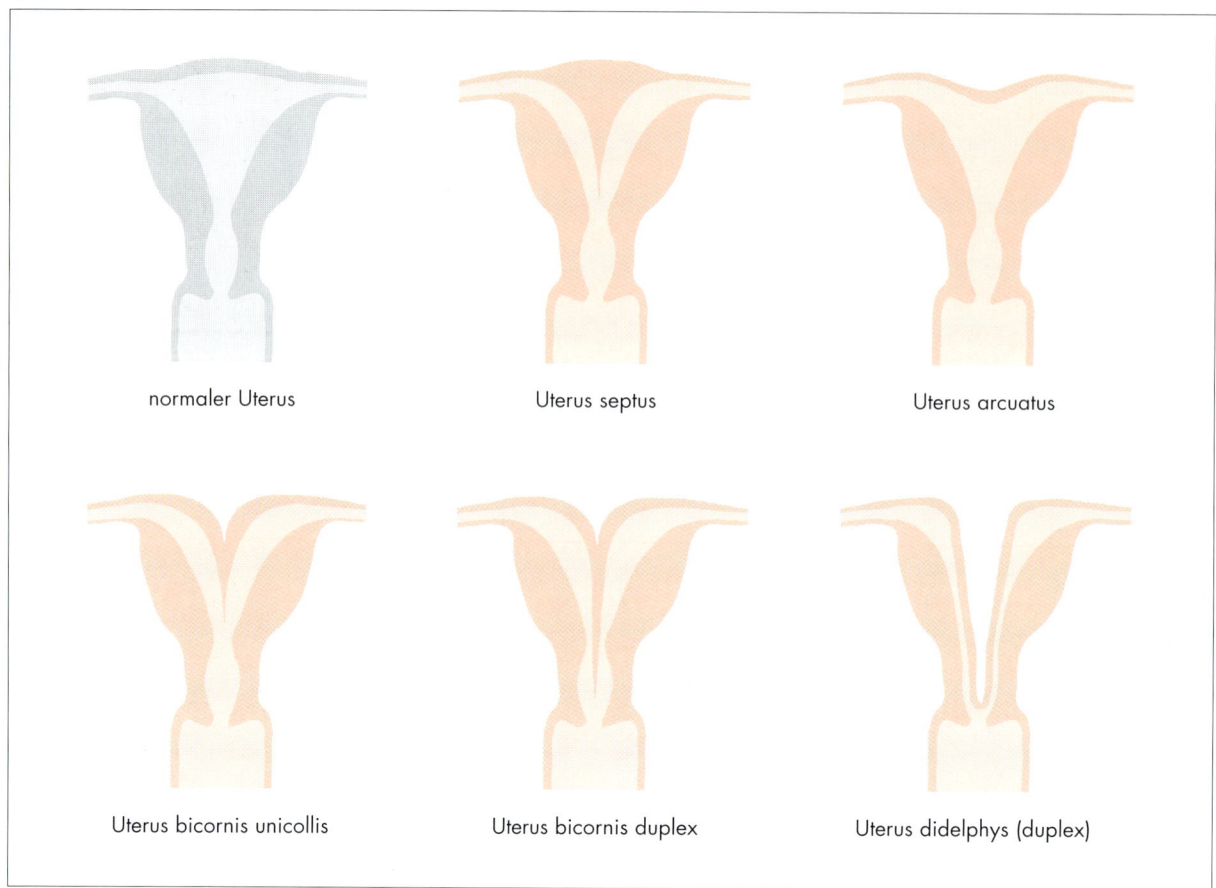

normaler Uterus   Uterus septus   Uterus arcuatus

Uterus bicornis unicollis   Uterus bicornis duplex   Uterus didelphys (duplex)

Abb. 32-8 Wichtige Fehlbildungen des Uterus.

hormonellen Kontrolle unterworfen: Östrogene be-wirken den Aufbau des Stratum functionale in der **Proliferationsphase,** in der die Drüsenschläuche langgestreckt sind. Unter Gestageneinfluß kommt es zur Schlängelung der Drüsenschläuche **(Sekretionsphase).** Insbesondere der Abfall der Gestagenkonzentration führt schließlich zur Abstoßung des Stratum functionale **(Desquamationsphase).**

Die Drüsenschläuche werden durch ein einschichtiges isoprismatisches Epithel ausgekleidet, das zu Beginn des Zyklus Kinozilien besitzt.

Das Stratum functionale bildet bei Eintritt einer Schwangerschaft die Dezidua aus.

Endometriose

Definition

Als Endometriose bezeichnet man das Auftreten von **funktionierendem** Endometrium außerhalb des Cavum uteri. Die Häufigkeit im Operationsgut liegt bei 10%.

Ätiologie/Pathogenese

Diskutiert werden eine **Implantationstheorie** (z.B. Entstehung aus MÜLLER-Epithel) und eine **Verschleppungstheorie** (z.B. retrograd mit Menstrualblut).

Die Endometriose wird folgendermaßen eingeteilt:
- **Endometriosis genitalis interna.**
  - **Endometriosis uteri interna (Adenomyosis uteri).** Endometriumherde befinden sich im Myometrium. Im Gegensatz zu allen anderen Herden entsteht diese Form **aus der Basalschicht des Endometriums.** Aus diesem Grunde ist sie nicht sehr hormonsensibel (dies erschwert die Therapie, s.u.). Die Adenomyosis kann einen Wachstumsreiz auf das Myometrium ausüben. Es bildet sich ein Myom, das dann als **Adenomyom** bezeichnet wird.
  - **Endometriosis tubae interna.** Das Endometrium kann nicht nur in die Tube hineinwachsen, sondern auch die Tubenwand durchbrechen. Als Folge bilden sich Knoten im Bereich des Tubenabganges – die **Endometriosis tubae isthmica nodosa.** Bei einem (beidseitigen) Verschluß der Tuben durch das Endometrium kann es zur Sterilität kommen.
- **Endometriosis genitalis externa.** Endometriumherde finden sich z.B. im Ovar oder im DOUGLAS-Raum.
- **Endometriosis extragenitalis.** Hierbei können z.B. die Blase, der Darm, der Ureter oder Narben Endometrium aufweisen.

Klinik

Das ektope Endometrium ist wie das normal plazierte hormonsensibel und wächst und schrumpft in Abhängigkeit vom Zykluszeitpunkt, was Schmerzen verursacht. Folglich ist die **sekundäre Dysmenorrhö** (sekundäres Auftreten von Regelschmerzen) 1–3 Tage vor der Menstruation das Leitsymptom der Endometriose. Bei Behandlungsbedürftigkeit bevorzugt man heutzutage die Hormontherapie, bei der **längerfristige Gestagengaben** zu einer Verkümmerung der ektopen Herde führen, ferner das Testosteronderivat **Danazol** oder **GnRH-Analoga** (z.B. **Buserelin**). Alternativ läßt sich der Herd operativ entfernen. Eine Strahlenbehandlung wird wegen ihrer Nebenwirkungen nicht mehr vorgenommen.

Entzündung des Endometriums (Endometritis)

Ätiologie/Pathogenese

Die **Endometritis corporis uteri** wird durch eine aszendierende Keimbesiedlung hervorgerufen. Ausnahme bildet hier die Endometriumtuberkulose, die deszendierend entsteht. Die häufigsten Erreger einer Endometritis sind **Staphylo- und Streptokokken, E. coli,** seltener Gonokokken und Chlamydien. Begünstigend für die Entstehung einer Endometritis sind Faktoren, die einerseits die Aszension der Keime erhöhen und andererseits die Einnistung erleichtern. Hierzu zählen:

- **Iatrogene Manipulationen** (z.B. Hysterosalpingographie, Kürettage).
- **Intrauterinpessare.**
- **Störung der vaginalen Flora** (z.B. Östrogenmangel post partum oder postmenopausal).
- **Geöffneter Muttermund** (z.B. post partum).
- **Absickerndes Blut** (z.B. Menstruation, Lochien = Wochenfluß).
- **Gewebsteile** (z.B. Plazenta-, Dezidua- oder Abortreste).
- **Defekte Endometriumstruktur** (z.B. post partum, post abortum).

Die Entzündung betrifft fast ausschließlich das dem Zyklus unterworfene Stratum functionale. Da es aber ständig abgestoßen und wieder erneuert wird, ist eine isolierte Endometritis – außer im Wochenbett **(puerperale Endometritis)** – sehr selten. Sofern tatsächlich eine Keimaszension stattgefunden hat, wandern die Keime meist weiter zu den Adnexen (s.u.).

Morphologie

Die **akute Form** zeigt sich histologisch durch dichte Granulozyteninfiltrate. Es kann zur Bildung von Mikroabszessen kommen. Die **chronische Form,** die in erster Linie durch Intrauterinpessare (IUP) oder in der Postmenopause **(senile Endometritis)** hervorgerufen wird, ist durch ein lymphoplasmazelluläres Infiltrat gekennzeichnet.

Klinik

Leitsymptom dieser ansonsten symptomarmen Erkrankung sind **Blutungsanomalien.** Insbesondere Menorrhagien (verlängerte Menstruationsblutungen) bei einem normalen Uterusbefund sollten an eine Endometritis denken lassen. Während die symptomarme Endometritis der geschlechtsreifen Frau meist von alleine heilt, sollte man bei bestehender Symptomatik hormonell eine Menstruation einleiten. **Bei Blutungsstörungen in der Postmenopause muß ein Endometriumkarzinom ausgeschlossen werden.** Hierzu eignet sich die **fraktionierte Kürettage,** bei der in zwei Arbeitsgängen Gewebe aus der Zervix und dann aus dem Endometrium entnommen wird. Das Gewebe wird histologisch untersucht, Veränderungen können dementsprechend zugeordnet werden.

Zur symptomatischen Besserung können Spasmolytika und Eisblasen verordnet werden. Als Komplikation kann es durch einen Verschluß des Zervikalkanals (z.B. im Senium durch Zervikalkanalstenose) zur Stauung des eitrigen Exsudates in der Gebärmutterhöhle kommen **(Pyometra).** Die Pyometra wird durch Dilatation des Zervikalkanals und Einlage eines FEHLING-**Röhrchens** therapiert.

Dysfunktionelle Veränderungen des Endometriums und Präkanzerosen

- **Hypoplasie.** Eine Follikelinsuffizienz verursacht einen Östrogenmangel und dadurch einen unzureichenden Aufbau des Endometriums. Mikroskopisch zeigt sich ein dichtes Stroma mit **schmalen Drüsenschläuchen.**
- **Atrophie.** Hierbei ist die Östrogenmenge durch Ovarektomie, Bestrahlung oder Fehlbildung so eingeschränkt, daß nicht einmal ein geringer Aufbau erfolgen kann. Mikroskopisch sieht man dichtes Stroma mit **Drüsenschlauchresten.**
- **Hyperplasie.** Zwei Formen werden unterschieden:
  - **Glandulär-zystische Hyperplasie.** Anovulatorische Zyklen mit Follikelpersistenz (Präklimakterium), östrogenbildende Neoplasmen (z.B. Granulosa- oder Thekazelltumor), Adipositas (ektope Östrogenbildung) oder eine iatrogene Östrogenzufuhr (Postmenopause) können zur **übermäßigen Proliferation** des Endometriums führen. Makroskopisch ist das **Endometrium polypös verdickt** und weist große Löcher auf, die mikroskopisch auf die **zystisch erweiterten Drüsen** zurückzuführen sind. Vermutlich ist die **glandulär-zystische Hyperplasie** (Abb. 32-9) **keine** Präkanzerose, möglicherweise kann sie aber in eine adenomatöse Hyperplasie übergehen.

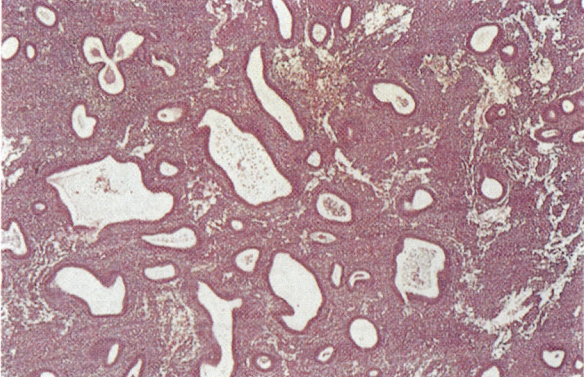

Abb. 32-9 Glandulär-zystische Hyperplasie des Endometriums. Infolge einer endogenen oder exogenen Östrogenzufuhr kommt es zur Proliferation des Stromas und der Drüsen, die zystisch aufgeweitet sind. Färbung: H.E.

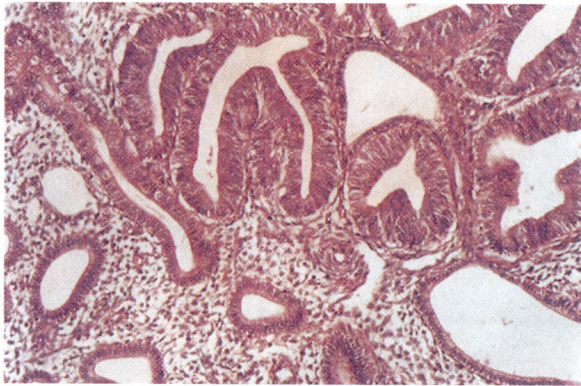

Abb. 32-10 Adenomatöse Hyperplasie des Endometriums. Hier überwiegt die Drüsenproliferation, wodurch die eher englumigen Drüsen aneinanderrücken (Dos-à-dos-Stellung). Das Epithel erscheint mehrschichtig und läßt einige Bereiche vermuten, in denen die Kerne Atypien aufweisen. Dieses Bild läßt sich demnach mit Grad III aus Tabelle 32-3 vereinbaren. Färbung: H.E.

– **Adenomatöse Hyperplasie.** Im Gegensatz zur glandulär-zystischen Hyperplasie steht bei der adenomatösen Hyperplasie (Abb. 32-10) die **Drüsenepithelwucherung** im Vordergrund. Die morphologischen Kriterien dieser **Präkanzerose** sind in der Tabelle 32-3 zusammengefaßt. Grad I und II entsprechen der adenomatösen Hyperplasie, sie gehen in 10% (Grad III in 50%) der Fälle innerhalb weniger Jahre in ein Endometriumkarzinom über. Zwischen der **atypisch-adenomatösen Hyperplasie** und dem **Adenocarcinoma in situ** wird im allgemeinen nicht mehr unterschieden.

Endometriumkarzinom

Definition

Das Endometriumkarzinom (Korpuskarzinom) steht mit 10% der Genitalkarzinome der Frau an zweiter Stelle. Der Altersgipfel liegt bei 65. Jahren

Tab. 32-3 Klassifikation der adenomatösen Endometriumhyperplasie

Grad	Morphologie	Therapie
I	mäßige adenomatöse Wucherung, Drüsenschläuche eher englumig und geschlängelt mit mehrreihigem Zylinderepithel, **Drüsenschläuche liegen dos à dos** (Rücken an Rücken) aneinander, beginnender Stromaschwund	– Familienplanung nicht abgeschlossen: **Herbeiführen ovarieller Zyklen** unter engmaschiger Kontrolle
II	stärkere adenomatöse Wucherung, **Drüsenschläuche englumig und geschlängelt** mit mehrreihigem bis mehrschichtigem Zylinderepithel, **ausgeprägter Stromaschwund**	– Familienplanung abgeschlossen: **Hysterektomie**
III	starke adenomatöse Wucherung, Drüsenschläuche mit mehrschichtigem Zylinderepithel, eosinophile Aufhellung des Drüsenepithels, **Kernatypien** (vgl. Abb. 32-9)	

allerdings sind 15% der Patientinnen jünger als 50 Jahre. Das Endometriumkarzinom wächst als Adenokarzinom.

Ätiologie/Pathogenese

Entsprechend den epidemiologischen Ergebnissen handelt es sich bei dem Endometriumkarzinom um ein Karzinom der industrialisierten Welt (Häufigkeit in Europa 18/100 000). In Entwicklungsländern ist es sehr selten (2/100 000). Aber auch geographische Faktoren (Ernährung?) spielen eine Rolle, da es in den asiatischen Ländern ebenfalls sehr viel seltener anzutreffen ist (1/100 000). Generell ist eine steigende Tendenz zu beobachten.

Bisher ließen sich folgende Risikofaktoren eruieren, die mit einem erhöhten Erkrankungsrisiko einhergehen:
• **Adipositas** (extraglanduläre Östrogenproduktion?). Sie führt zu:
– **Hypertonus.**
– **Diabetes mellitus.**
• **Östrogene.** In verschiedenen Studien konnte bisher der Nachweis erbracht werden, daß das Östrogen eine entscheidende Rolle zu spielen scheint, insbesondere dann, wenn es relativ zu den Gestagenen („Progesteronschutz") erhöht ist. Dies betrifft einerseits die (post)menopausale Östrogentherapie, ebenso aber die östrogenbetonten Kontrazeptiva, die deswegen vom Markt genommen wurden. Zwischen der Dauer der Anwendung bzw. der Dosis und der Erkrankungswahrscheinlichkeit besteht eine Proportionalität.

Morphologie

Die überwiegende Zahl der Endometriumkarzinome wächst als **reines Adenokarzinom** (Abb. 32-11). Bei einigen findet man plattenepithelartige Verän-

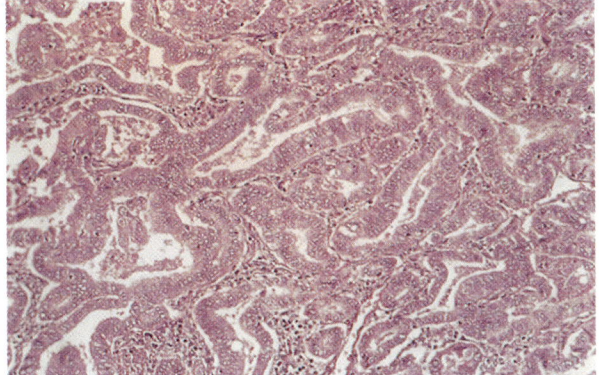

Abb. 32-11 Adenokarzinom des Endometriums.
Charakteristisch ist die ausgeprägte Drüsenproliferation mit der Rücken-an-Rücken-Stellung der Drüsenschläuche bei gleichzeitiger Stromaverdrängung. Dieses Bild entspricht einem Grading G3. Im Gegensatz zur adenomatösen Endometriumhyperplasie Grad III (s. Abb. 32-9) wurde von diesem Karzinom (mindestens) das Myometrium infiltriert. Färbung: H.E.

Tab. 32-4 Histologische Typen des Endometriumkarzinoms

Bezeichnung	Häufigkeit	Histologische Kennzeichen	5-JÜR
Adenokarzinom	60 %	drüsig bis solide (vgl. Abb. 32-11 und Tab. 32-5)	75 %
Adenokankroid (Adenoakanthom)	21 %	drüsig mit gutartigen Plattenepithelmetaplasien (Plattenepithelknötchen, solide Inseln)	85 %
Adenosquamöses Karzinom	7 %	drüsig bis solide mit atypischen Plattenepithelmetaplasien	45 %
Klarzelliges Karzinom	6 %	pflanzenzellartiges Bild	35 %
Papilläres Karzinom	5 %	zottenähnlicher Aufbau	50 %

derungen, die zu einer weiteren Aufteilung mit unterschiedlicher Prognose veranlaßt haben (Tab. 32-4). Entsprechend seiner Differenzierung wird das Adenokarzinom weiter graduiert (Tab. 32-5), wobei eine Proportionalität zwischen dem Grad der Differenzierung und der Prognose besteht.

Die Graduierung entscheidet zusammen mit der Tumorausdehnung und der Metastasierung, die in der FIGO-Klassifikation berücksichtigt werden, über Therapie und Prognose (Tab. 32-6).

Tab. 32-5 Grading des Adenokarzinoms des Endometriums

Grad	Histologische Kennzeichen	5-JÜR
G_1	rein drüsige (differenzierte) Form	90 %
G_2	drüsig-solide Form (Mischform)	75 %
G_3	rein solide (undifferenzierte) Form	60 %

Tab. 32-6 Stadieneinteilung des Endometriumkarzinoms (nach FIGO)

Stadium	Beschreibung	Therapie	5-JÜR
0	Carcinoma in situ	siehe Tab. 32-3	100 %
I	Begrenzung auf das Corpus uteri	bei G1 oder G2: (radikale) **Hysterektomie** bei G3: siehe FIGO II	85 %
Ia	Tumor auf das Endometrium begrenzt		
Ib	< 50 % Myometriuminfiltration		
Ic	> 50 % Myometriuminfiltration		
II	Befall des Corpus und der Cervix uteri	radikale Hysterektomie und Radiatio	70 %
IIa	Tumor auf das zervikale Endometrium begrenzt		
IIb	Stromainfiltration der Zervix		
III	Begrenzung auf das kleine Becken (Parametrien, Adnexen, Vagina, Peritonealspülung)		50 %
IIIa	Infiltration der Uterusserosa und/oder der Adnexe und/oder Tumorzellen in der Peritonealspülung		
IIIb	Infiltration der Vagina		
IIIc	Infiltration von paraaortalen oder pelvinen Lymphknoten		
IV	Befall der Nachbarorgane (Blase, Rektum) Fernmetastasen	radikale Hysterektomie, Radiatio und/oder **Gestagentherapie**, evtl. zusätzliche **Chemotherapie**	20 %
IVa	Befall der Nachbarorgane (Blase, Rektum)		
IVb	Fernmetastasen, außer Adnexe, Vagina, Uterusserosa		

Die Metastasierung des Endometriumkarzinoms erfolgt **hämatogen** (z.B. Lunge, Knochen, Haut und Niere), häufiger aber **lymphogen,** wobei hier die Metastasierungsrichtung stark von der Lokalisation des Karzinoms im Uterus abhängig ist (z.B. ovarielle und zervikale Metastasen sowie Befall der paraaortalen und iliakalen Lymphknoten).

Endometriumsarkom

Das reine Endometriumsarkom tritt selten auf (ca. 0,5% der Uterusmalignome) und ist sehr bösartig. Histogenetisch wird dieser Krebs durch die Entartung der Stromazellen verursacht. Er befindet sich bevorzugt an der Hinterwand des Corpus uteri. Auffallend ist sein Reichtum an ovalen bis spindelförmigen Zellen, die Drüsen werden regelrecht verdrängt.

32.5.4 Myometrium

Myometritis

Während eine Endometritis häufig auf die Adnexe übergreift, tritt eine Infektion des Myometriums relativ selten auf. Dennoch kann sie insbesondere nach einer Endometritis puerperalis auftreten. Im Gegensatz zur Endometritis ist der **Uterus vergrößert und druckdolent.** Die Therapie ist die gleiche wie bei der Endometritis.

Leiomyom

Definition

Das Leiomyom **(Myoma uteri, Gebärmuttermyom, Gebärmutterfibromyom)** ist eine **monoklonale** (aus einer Mutterzelle) bestehende **gutartige, kugelige** Geschwulst.

Ätiologie/Pathogenese

Pathogenetisch bedeutsam ist, daß in Myomen die Konzentration der Östrogen- und Progesteronrezeptoren erhöht ist, gleichzeitig ist die Relation zugunsten der Östrogenrezeptoren verschoben. Setzt man voraus, daß es sich primär um einen Progesteronrezeptordefekt handelt, scheinen (wieder einmal) **Östrogene** eine bedeutende Rolle zu spielen. Hierzu paßt, daß das Myom nur bei **geschlechtsreifen Frauen** wächst.

Morphologie

Das Wachstum der Myome beginnt **intramural.** Nach der Wachstumsrichtung werden **submuköse** (unter dem Endometrium; am seltensten), **intramurale** (im Myometrium; am häufigsten), **subseröse** (unter der Serosa) und **intraligamentäre** (am Lig. latum uteri) Myome unterschieden. 95% der Myome befinden sich im Corpus uteri, etwa 5% in der Zervix **(Zervixmyom).**

Makroskopisch sind die Myome rund und haben eine weißliche Schnittfläche. Mikroskopisch sieht man ein **Geflecht aus Bündeln glatter Muskulatur,** die in ein **kollagenfaserhaltiges Stroma** eingebettet sind (Abb. 32-12). Überwiegt der Stromaanteil, spricht man von einem **Fibroleiomyom.** Myome, die endometriotisches Gewebe enthalten, werden als **Adenomyome** bezeichnet.

Bei einem multiplen Auftreten von Uterusmyomen spricht man von einem **Uterus myomatosus.** Eine maligne Entartung der Myome ist mit 1% selten.

In seltenen Fällen kann das Myomgewebe über die V. uterina/V. cava bis in den rechten Vorhof hineinwachsen. Man spricht von einer **intravenösen Leiomyomatose.**

Komplikationen

Die Komplikationen der Leiomyome sind auf die **mangelnde Durchblutung bei einem ausgeprägten Wachstum** zurückzuführen und bestehen aus **Ischämiezeichen** (Fibrose, Verkalkungen, hämorrhagische Infarzierung). Selten kommt es zur Superinfektion dieser Bezirke, was zur **Verjauchung** führen kann.

> **Klinik**
> Etwa 25% der Frauen über 30 Jahre haben ein Myom. Das Myom wird im allgemeinen nur behandelt, wenn es Beschwerden, z.B. **Schmerzen** (bei allen Myomen möglich) oder **Blutungsstörungen** (nur bei submukösen und intramuralen Myomen), verursacht oder wenn es durch schnelles Wachstum oder Erweichung auffällt.

Leiomyosarkom

Das Leiomyosarkom ist mit einem 3%igen Anteil an den Uterusmalignomen zwar sehr selten, gleichzeitig ist es aber das **häufigste Sarkom des Uterus.**

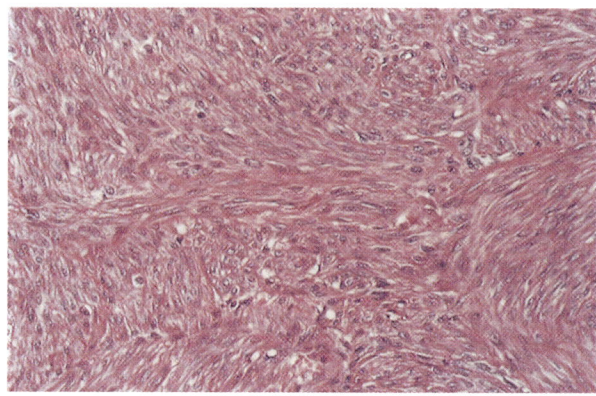

Abb. 32-12   Leiomyom. Spezifisch für die Myome ist das Geflecht aus Bündeln glatter Muskulatur, die in ein mehr oder weniger kollagenfaserhaltiges Stroma eingebettet sind. Färbung: H.E.

Ätiologie/Pathogenese

Pathogenetisch handelt es sich um einen malignen Tumor der glatten Uterusmuskulatur. Das Leiomyosarkom bildet somit das bösartige Gegenstück zum Leiomyom.

Morphologie

Makroskopisch weist es eine eher graurote Schnittfläche auf, die von vielen Nekrosen durchsetzt ist. Die Differentialdiagnose zum nekrotisierenden Leiomyom ist u.U. schwierig und wird insbesondere über die Zellteilungsrate pro Gesichtsfeld gestellt. Sehr selten sind die sog. Mischtumoren, die sarkomatöse und karzinomatöse Anteile aufweisen (**Karzinosarkom, MÜLLER-Mischtumor**).

32.6 Adnexe

Da die Ovarien und Tuben eng zusammenhängen, werden sie gleichzeitig besprochen. Der Gynäkologe bezeichnet die Ovarien und Tuben zusammen als Adnexe (Anhängsel).

32.6.1 Fehlbildungen der Adnexe

Aus dem oberen Teil der MÜLLER-Gänge werden die Tuben gebildet, im Bereich des unteren Bereiches verschmelzen sie und bilden den Uterus und den oberen Teil der Vagina. Der untere Teil der Vagina entsteht aus dem Sinus urogenitalis, die Ovarien werden aus den Keimleisten gebildet.

Die wichtigsten Fehlbildungen der Adnexe sind:
- **Agenesie.** Ovarien und/oder Tuben fehlen vollständig.
- **Aplasie.** Die Anlage der Tuben und/oder Ovarien ist vorhanden, aber die Ausbildung fehlt.
- **Dysgenesie der Ovarien.** Die Ovarien sind nicht ausgebildet und bilden einen Strang (Streak-Gonaden), z.B. beim TURNER-(X0-)Syndrom.
- **Hypoplasie der Tuben.** Der MÜLLER-Gang ist mangelhaft ausgebildet.

32.6.2 Atrophie der Ovarien

- **Physiologische Atrophie.** Während des Klimakteriums kommt es zur **Involution** der Ovarien. Zum Zeitpunkt der Postmenopause sind sie bereits auf Haselnußgröße zurückgeschrumpft. Die **Oberfläche verhärtet sich bindegewebig** und faltet sich ein (**Ovarium gyratum**). Analog nimmt die Östrogenproduktion ab, die Gonadotropinsekretion steigt.
- **Vorzeitige Atrophie.** Sie kann durch eine **Röntgen-** oder **Radiumbestrahlung** herbeigeführt werden, außerdem kann eine **verminderte Gonadotropinsekretion** (z.B. bedingt durch Tumoren, Psychopharmaka, Streß, SHEEHAN-Syndrom, Hyperprolaktinämie) ebenfalls zur Ovaratrophie führen.

32.6.3 Kreislaufstörungen der Adnexe

Rutschen Eierstockgeschwülste (z.B. Zysten, seltener Karzinome) aus dem Becken heraus, können sie sich um ihren eigenen Stiel drehen (Stieldrehung) oder den Eierstock „mitnehmen", was als Torquierung bezeichnet wird. Da zuerst die Venen abgeklemmt werden, kommt es zur **hämorrhagischen Infarzierung.**

Als Komplikation kann es zur Vereiterung, Verjauchung (Befall mit Fäulniserregern) oder zur Ruptur kommen.

32.6.4 Entzündungen der Adnexe

Definition

Eine Entzündung des Ovars (**Oophoritis**) oder der Tuben (**Salpingitis**) betrifft meist beide Organe (**Salpingo-Oophoritis, Adnexitis**) und tritt beidseitig auf.

Ätiologie/Pathogenese

Ätiologisch handelt es sich überwiegend um **aszendierende Infektionen,** d.h., sie gehen von einer Endometritis aus. Erreger der Adnexitis sind meist **Chlamydien** (40%), **Gonokokken,** Anaerobier, E. coli, **Streptokokken** und **Staphylokokken** (letztere insbesondere bei puerperaler Infektion). Bedingt durch den Übertragungsmodus sind insbesondere **jüngere Patientinnen** von der Adnexitis betroffen.

Nach dem zeitlichen Verlauf unterscheidet man die akuten von den chronischen Formen.

Die (seltenen, 1%) **deszendierenden Infektionen** werden am häufigsten durch **Tuberkelbakterien,** seltener durch Typhus und Paratyphus verursacht. Die Genitaltuberkulose betrifft fast ausschließlich die Tuben und das Endometrium, seltener die Ovarien. Aufgrund der Symptomarmut ist sie eher ein Zufallsbefund.

Morphologie

Der Entzündungsprozeß spielt sich selten im Ovar ab, sondern viel häufiger an dem das Ovar umgebenden Bauchfell (**Perioophoritis**). Resultierende Verwachsungen mit den benachbarten Organen können den Eisprung verhindern (Sterilität). Als Folge bilden sich kleine Follikelzysten (**Retentionszysten**), die die abgelaufene Infektion kennzeichnen.

- **Akutes Stadium.** Die Tuben erscheinen verdickt und gerötet. Beim **gonorrhoischen Typ** (Gonokokken, β-hämolysierende Streptokokken) ist der Prozeß fast immer auf die **Mukosa** beschränkt (Endosalpingitis), während der **pyogene Typ** (Chlamydien, Staphylokokken, Kolibakterien) durch eine Entzündung der **Adventitia und Muskularis** gekennzeichnet ist. Das Lumen ist verengt. Neben dem Wandödem findet man bei der akuten Form **neutrophile Granulozyten.**

- **Chronisches Stadium.** Es kann aus einer akuten, verschleppten Entzündung hervorgehen. Man findet **mononukleäre Entzündungszellen.**

Die **tuberkulöse Tube** ist aufgequollen. Analog zu den anderen Organmanifestationen kann es zur Bildung von käsigen Massen kommen, was aber sehr selten ist. Eher bilden sich **miliare Knötchen** auf der Oberfläche.

Komplikationen

Verwachsungen, die dann zur **Sterilität** oder zur **Extrauteringravidität** führen können, sind leider häufig.

Während der Adnexitis können sich die Fimbrien einrollen und verkleben. Dies verhindert, daß das entzündliche Sekret in die Bauchhöhle fließt. Es staut sich in der Tube, die dann als **Saktosalpinx** (Tubensack, bei Eiterinhalt: **Pyosalpinx**) bezeichnet wird.

Klinik

Die akute Adnexitis ist durch die Trias (meist beidseitige) Schmerzen, Fieber und peritoneale Reizung gekennzeichnet. Häufig lassen sich die bei der Endometritis aufgeführten Dispositionsfaktoren eruieren. Die Therapie erfolgt durch allgemeine Maßnahmen (strenge Bettruhe, Eisblase) sowie durch eine Breitbandantibiose. Analgetika und Spasmolytika erleichtern die teilweise sehr starken Beschwerden. Auf die Gefahr eines Überganges in eine chronische Entzündung wurde bereits hingewiesen.

32.6.5 Tumoren und tumorartige Veränderungen der Tuben

- **Zysten.** Manchmal bildet ein Rest des WOLFF-Ganges eine Zyste in der Mesosalpinx (Bauchfellduplikatur um die Eileiter) aus. Diese sogenannten **Parovarialzysten** sind einkammerig und mit **einreihigem, kubischem Epithel** ausgekleidet, erscheinen aber durch den Bauchfellüberzug **doppelwandig.** Sie können sehr groß werden. Durch die intraligamentäre Lokalisation sieht man **zwei voneinander unabhängige Gefäßsysteme** (das der Zyste und das des Peritoneums).
  Weitere Zysten können aus Resten des MÜLLER-Ganges im Bereich der Serosa entstehen. Sie enthalten eine klare Flüssigkeit und werden auch als **Hydatiden** bezeichnet.
- **Hydrosalpinx** (s.o.).
- **Adenomatoidtumor.** Dieser seltene benigne Tumor der Tuben oder Ovarien weist ein **lymphangiomähnliches** Bild auf.
- **Tubenkarzinom.** Das Eileiterkarzinom ist mit 0,3% der malignen Genitaltumoren der Frau sehr selten. Es betrifft bevorzugt Frauen im Postklimakterium. Meistens handelt es sich um ein

Adenokarzinom. Die 5-Jahres-Überlebensrate liegt zwischen 70%, wenn der Tumor auf die Tube begrenzt ist, und 15% bei Lymphknotenbeteiligung.

32.6.6 Tumorartige Veränderungen der Ovarien

75% der Ovarialtumoren sind benigne (Altersgipfel: 10–30 Jahre), 25% maligne (Altersgipfel: 40–60 Jahre).

Die Ovarialtumoren lassen sich in drei Gruppen einteilen:
- **Ovarialzysten (Retentionszysten, gutartig).**
- **Ovarielle Vergrößerungen anderer Genese.**
- **Echte Neubildungen (Blastome, gut- oder bösartig,** s. Kap. 32.6.7).

Die Abgrenzung der Ovarialzysten zu den echten Neubildungen ist teilweise sehr schwierig. Findet sich eine **Proliferation** oder eine **Epithelauskleidung,** die z.B. eine muzinöse Flüssigkeit absondern kann, so beweist dies eine echte Neubildung. Ein Durchmesser über 5 cm erhöht die Wahrscheinlichkeit eines malignen Geschehens.

Ovarialzysten

Ätiologie/Pathogenese

Die Ovarialzysten **(Retentionszysten)** weisen kein eigenständiges Wachstum auf, ihre Vergrößerung ist passiv und auf einen Flüssigkeitseinstrom zurückzuführen. Einige Zysten entstehen aufgrund einer Hormonimbalance und werden deswegen auch als **Funktionszysten** bezeichnet.

Man unterscheidet die physiologischen Zysten (physiologischer Follikel, Corpus luteum, Durchmesser jeweils bis 3 cm) von den unphysiologischen Zysten:
- **Follikelzyste.** Sie entsteht durch das ausbleibende „Springen" eines GRAAF-Follikels. Der von der Granulosa- und Thekazellschicht eingekleidete, einkammerige Hohlraum wächst ständig, wodurch er einen Durchmesser von bis zu 8 cm erreichen kann. Einige Follikelzysten produzieren **Östrogene,** die wiederum zu einer glandulär-zystischen Endometriumhyperplasie (s.o.) führen können. Ursache ist eine Störung der hypophysären Achse. Die Rückbildung erfolgt meist spontan.
- **Thekaluteinzysten.** Sie treten meist gehäuft aus nicht gesprungenen, nachträglich luteinisierten Follikeln auf. Diese einkammerigen Zysten produzieren **Gestagene** und bilden sich ebenfalls spontan zurück. Prädisponierend wirken erhöhte HCG-Werte (z.B. durch eine Blasenmole oder eine iatrogene Follikelstimulation).
- **Corpus-luteum-Zyste.** Sie entsteht durch Flüssigkeitsansammlung im Corpus luteum menstruationis oder graviditatis. Diese **gestagenproduzierende** einkammerige Zyste (Durchmesser bis 8 cm) sollte sich ebenfalls spontan zurückbilden – während der Schwangerschaft spätestens im zweiten Trimenon.

- **Polyzystisches Ovar (PCO).** Multiple Zysten (Durchmesser bis 4 cm) treten meist doppelseitig auf. Sie sind mit Thekazellen ausgekleidet, und die Tunica albuginea ist verdickt. Die Ovarien sind stark vergrößert. Meist geht diese Erkrankung mit Sterilität, Zyklusstörungen und Hirsutismus einher und wird dann als STEIN-LEVENTHAL-Syndrom bezeichnet.
- **Parovarialzyste** (s.o.).
- **Schokoladenzyste (Teerzyste).** Infolge von **Einblutungen** enthält die Zyste eine schokoladenfarbene Flüssigkeit (altes Blut). Ursache ist meist ektopes, auf dem Ovar gelegenes Endometrium mit sekretorischer Aktivität **(endometrioider Ovarialtumor)** oder aber eine sekundäre Einblutung, z.B. einer Corpus-luteum-Zyste.

Kasuistik

Eine 25jährige Nullipara stellt sich wegen eines zunehmenden „Ziehens im Unterbauch" im Krankenhaus vor. Bei der gynäkologischen Untersuchung zeigt sich ein durch eine Geschwulst stark anteflektierter Uterus. Sonographisch findet man eine 8 cm große, solide Geschwulst am rechten Ovar. Im CT wird die Verdachtsdiagnose eines solide wachsenden Tumors bestätigt, Metastasen sind allerdings nicht nachweisbar. Aufgrund des Alters der Patientin ist die Wahrscheinlichkeit für ein Malignom relativ gering. Nach einigen Tagen führt man eine Laparotomie durch, um histologisch eine endgültige Diagnose stellen zu können. Die Diagnose lautet: 9 cm große Schokoladenzyste am rechten Ovar, keine Malignitätskriterien.

Ovarielle Vergrößerung anderer Genese

- **Ovarialstromahyperplasie (Thekomatose).** Bei dieser Erkrankung kommt es zur ausgeprägten Rindenverbreiterung, die dem Ovar ein vergrößertes, knotiges Aussehen gibt. Typischerweise sind postmenopausale Frauen betroffen.
- **Ovarialstromaödem.** Vermutlich verursacht eine Torsion des Ovars den Flüssigkeitsaufstau, der zu einer ausgeprägten Vergrößerung führt.

32.6.7 Echte Neubildungen der Ovarien

Definition

Im Gegensatz zu den Retentionszysten kommt es bei den echten Neubildungen (Blastome) zur Gewebsproliferation.

Ätiologie/Pathogenese

Das Ovarialkarzinom weist eine ähnliche epidemiologische Verteilung wie das Endometriumkarzinom auf. Ovulationshemmer senken – vermutlich durch die Unterdrückung der Ovulation (Reizfaktor?) – die Wahrscheinlichkeit, an einem (epithelialen) Ovarialkarzinom zu erkranken. Multiparität und

ein niedrigerer sozialer Status wirken ebenfalls protektiv. Auch eine familiäre Häufung ist beschrieben, die womöglich auf eine Chromosomenanomalie zurückzuführen ist (Deletion 17q21). Mit einem Anteil von etwa 30% an den Genitalmalignomen liegt es an vierter Stelle aller Malignome der Frau. Die schlechte Früherkennbarkeit bewirkt allerdings, daß es in bezug auf die Mortalität an erster Stelle der gynäkologischen Tumoren steht.

Eine Einteilung nach der Histogenese, d.h. nach dem Ursprungsgewebe, ergibt 5 Gruppen:
- **Epitheliale Ovarialtumoren.**
- **Tumoren des sexuell nichtdifferenzierten gonadalen Stromas** (unspezifische Bindegewebstumoren).
- **Tumoren des sexuell differenzierten gonadalen Stromas** (Keimstrang-Stromatumoren).
- **Keimzelltumoren.**
- **Metastatische Tumoren.**

Die Tumoren können gutartig, fakultativ bösartig oder bösartig sein. Insbesondere bei den epithelialen Tumoren ist allerdings eine Entartung der primär gutartigen Tumoren in das jeweilige maligne Gegenstück häufig! Der maligne Tumor kann aber auch primär entstehen.

Anmerkung: Die Vorsilbe Zyst- wird bei den Blastomen durch Kyst- (gr.) ersetzt. Einige Autoren bezeichnen das Kystadenom auch als Kystom.

Morphologie

Entsprechend der Ausbreitung erfolgt die Einteilung nach der FIGO- oder der TNM-Klassifikation (Tab. 32-7).

Tab. 32-7	Einteilung des Ovarialkarzinoms (nach IGO)	
Stadium	**Ausbreitung**	**5-JÜR**
I	**Tumor auf die Ovarien begrenzt**	75%
I a	Befall eines Ovars	
I b	Befall beider Ovarien	
I c	Tumor auf ein oder beide Ovarien begrenzt, aber maligne Zellen in der Abdominalflüssigkeit	
II	**Tumor auf kleines Becken begrenzt**	60%
II a	Befall von Uterus und/oder Tuben	
II b	Befall von anderem Gewebe	
II c	Befall von Nachbarorganen und maligne Zellen in der Abdominalflüssigkeit	
III	**Tumor befällt ein oder beide Ovarien und mikroskopisch nachweisbare Peritonealmetastasen außerhalb des kleinen Beckens und/oder regionäre Lymphknotenmetastasen**	25%
III a	nur Mikrometastasen	
III b	Peritonealmetastasen ≤ 2 cm	
III c	Peritonealmetastasen > 2 cm und/oder regionäre Lymphknotenmetastasen	
IV	**Fernmetastasen, außer Peritonealmetastasen**	10%

Das Ovarialkarzinom breitet sich bevorzugt intra-peritoneal (z.B. **Zwerchfell, Omentum majus,** Leber) aus. Aber auch eine lymphogene **(paraaortale Lymphknoten)** oder hämatogene **(Lunge, Leber, Knochen** und **Gehirn)** Metastasierung kommt vor.

Epitheliale Ovarialtumoren

Epitheliale Ovarialtumoren sind Tumoren des **paramesonephrischen Zölomepithels.** Sie machen **60% aller Ovarialtumoren** aus.

Das Zölom ist die sekundäre embryonale Leibeshöhle, die u.a. die Peritonealhöhle ausbildet, paramesonephrisch ist der Bereich um die Urniere. In der weiteren Unterteilung wird der histologische **Typ des Epithels** (serös, muzinös, endometrioid, klarzellig), die **Oberflächenbeschaffenheit** (glatt, papillär) und das **Mengenverhältnis des Epithels zum Bindegewebe** (-fibrom) berücksichtigt.

Eine weitere Klassifikation (hier nicht berücksichtigt) ergibt sich daraus, daß bei einigen Tumoren, die zwar Malignitätskriterien aufweisen, die Invasivität nicht eindeutig zu erkennen ist. Man bezeichnet sie als **Borderline-Tumoren.**

Zu den gutartigen Formen zählen:

- **Seröses Kystadenom** (30% aller gutartigen Ovarialtumoren, Altersgipfel: 30.–50. Lj.). Es zeigt sich ein **ein-** oder **mehrkammeriger Hohlraum** mit glattem Serosaüberzug. Die Größe ist sehr variabel, der Tumor tritt oft **doppelseitig** auf. Die mit **einreihigem Zylinderepithel (zentral liegende Kerne)** ausgekleideten Wände können glatt oder papillär sein (Abb. 32-13). Die papillären Kystadenome entarten in 50%, die glatten in 35% der Fälle in ein seröses Kystadenokarzinom.
- **Muzinöses Kystadenom** (15% aller gutartigen Ovarialtumoren, Altersgipfel: 30.–50. Lj.). Der Aufbau dieses meist **einseitig** wachsenden Tumors

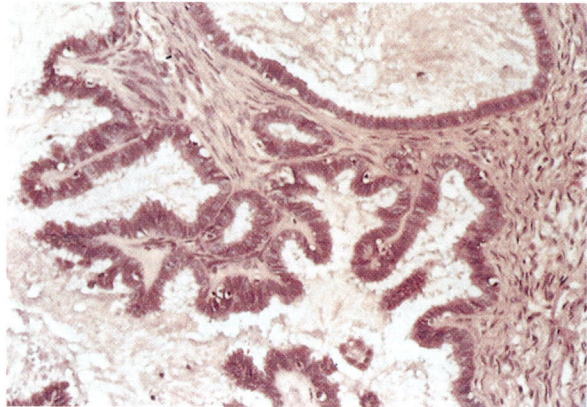

Abb. 32-13   Seröses Kystadenom (papillärer Typ). Dieser häufigste gutartige Tumor des Ovars mit papillärem Wachstumstyp geht in etwa 50% der Fälle in ein Kystadenokarzinom über. Im Gegensatz zum ebenfalls häufigen muzinösen Kystadenom, bei dem die Kerne basal liegen, weist das seröse Epithel zentral liegende Kerne auf.

ähnelt dem des serösen Kystadenoms, der Inhalt **(Pseudomuzin)** ist aber schleimig. Die glatten (selten papillären) Wände sind von einem **einreihigem schleimbildenden Zylinderepithel (basal liegende Kerne)** ausgekleidet. Das muzinöse Kystadenom tritt meist **einkammerig** auf. Eine Ruptur diese Tumors, der sehr groß werden kann, führt zur Verteilung des Schleims im Peritoneum (→ **Gallertbauch, Pseudomyxoma peritonei).** Die Wahrscheinlichkeit der Entartung in ein muzinöses Kystadenokarzinom liegt bei etwa 10%.

- **Endometrioide Tumoren** (5% aller Ovarialtumoren). Die Einordnung ist einerseits aufgrund der unbekannten Pathogenese der Endometriose, andererseits wegen des unsicheren Nachweises einer Proliferation schwierig (s.o.).
- BRENNER-**Tumor** (2% aller Ovarialtumoren, Altersgipfel: 50. Lj.). Diese seltene fibröse Geschwulst hat runde, urothelähnliche **Epithelinseln** (wurde deswegen von F. BRENNER [1907] zu den Teratomen gezählt) und ein **kollagenfaserreiches Stroma.** Der BRENNER-Tumor entstammt dem Zölomepithel (heterotope Determinierung). Das Entartungsrisiko ist gering.
- **Adenomatoid-Tumor.** Dieser benigne Tumor mit lymphangiomähnlicher Histologie ist sehr selten.
- **Oberflächenpapillom.** Dieser seltene, blumenkohlförmige Tumor hat eine hohe Malignität (50%).
- **Kystadenofibrom.** Das **Kystadenom mit stärkerer Bindegewebsproliferation** ist sehr benigne.

Bösartige Formen sind:

- **Seröses Kystadenokarzinom** (40% der Ovarialmalignome, Altersgipfel: 50.–60. Lj.). Es kann primär oder sekundär entstehen, sieht wie ein seröses Kystadenom aus und tritt häufig **doppelseitig** auf. Allerdings zerstört es bereits die Gewebskapsel. Histologisch erkennt man **papilläre Strukturen** und **Psammomkörperchen.** Eine frühzeitige Metastasierung ins Peritoneum verursacht einen blutigen Aszites. Die Prognose ist schlecht.
- **Muzinöses Kystadenokarzinom** (10% der Ovarialmalignome, Altersgipfel: 40.–50. Lj.). Es entsteht fast immer **sekundär** und hat ebenfalls eine schlechte Prognose. Das muzinöse Kystadenokarzinom ähnelt ebenfalls dem gutartigen Gegenstück, tritt aber häufig **doppelseitig** auf. Es zerstört bereits die Gewebskapsel und hat häufig einen hämorrhagischen Zysteninhalt.
- **Endometrioides Karzinom** (20% der Ovarialmalignome; Altersgipfel: 60. Lj.). Bei dieser malignen Entartung des Endometriums im Ovar können sämtliche histologischen Formen vorliegenden, wie z.B. ein Adenokarzinom (vgl. Endometriumkarzinom, Kap. 32.5.3).
- **Klarzellkarzinom** (5% der Ovarialmalignome, Altersgipfel: 50.–60. Lj.). Histologisches Merkmal sind große, helle und glykogenhaltige Zellen und ein teils solides, teils drüsenartiges Wachstum. Das Klarzellkarzinom ist sehr bösartig.

- **Solides Ovarialkarzinom** (selten). Dieser Tumor kann **primär** oder sekundär entstehen, er wächst und metastasiert sehr schnell. Histologisch lassen sich drüsige, papillomatöse und undifferenzierte Formen unterscheiden.

Tumoren des sexuell nichtdifferenzierten Gonadenmesenchyms

Tumoren des sexuell nichtdifferenzierten Gonadenmesenchyms sind **bindegewebige Ovarialtumoren.** Sie machen 5% aller Ovarialtumoren aus.
Gutartige Formen sind:
- **Fibrom** (4% aller Ovarialtumoren, Altersgipfel: 50. Lj.). Tritt zusammen mit diesem faserreichen Tumor ein Aszites und ein (meist rechtsseitiger) Hydrothorax auf, spricht man von einem DEMONS-MEIGS-**Syndrom.**
- **Andere gutartige bindegewebige Tumoren.** Leiomyom, Osteom oder Angiom treten selten auf.
Eine bösartige Form ist das:
- **Sarkom** (selten). Dieser knollige, solide Tumor mit Blutungen und Nekrosen ist durch die frühzeitige hämatogene Metastasierung (Lunge) sehr maligne.

Tumoren des sexuell differenzierten Gonadenmesenchyms

Tumoren des sexuell differenzierten Gonadenmesenchyms heißen auch Keimstrang-Stromatumoren. Sie haben einen Anteil von 5% an allen Ovarialtumoren.
Fakultativ bösartige Formen sind:
- **Granulosazelltumor** (3% aller Ovarialtumoren, jede Altersklasse). Dieser strahlenempfindliche, **östrogenproduzierende** Tumor hat unterschiedliche histologische Aspekte. Die Kerne weisen häufig eine **kaffeebohnenähnliche Einkerbung** auf. Er kann im Kindesalter eine Pseudopubertas praecox, im Postmenopausenalter eine Endometriumhyperplasie hervorrufen. In 30% entartet er maligne.
- **Thekazelltumor** (1% aller Ovarialtumoren, Altersgipfel: 50.–60. Lj.). Das **Thekom** ist ein recht gutartiger **östrogenproduzierender** Tumor mit einer gelben Schnittfläche. Mikroskopisch sind die lipoidhaltigen Stromazellen wirbelartig angeordnet.
- SERTOLI-LEYDIG-**Zelltumor** (0,5% aller Ovarialtumoren, junge Frauen). Es lassen sich differenzierte LEYDIG-Zellen nachweisen. Da der Tumor **Androgen produzieren** kann (→ Virilisierung), heißt er auch **Androblastom.**
- **Gynandroblastom** (äußerst selten). Es ist die Kombination eines Granulosazelltumors und eines Androblastoms.

Keimzelltumoren

Sie machen 20% aller Ovarialtumoren aus.

Zu den gutartigen Formen zählt:
- **Teratom** (15% aller Ovarialtumoren). Die (häufigste) zystische Form heißt auch **Dermoidzyste.** Der kapselige, faust- bis mannskopfgroße Tumor enthält eine fettig-ölige Flüssigkeit sowie Haare und manchmal Zähne und Organteile (Abb. 32-14, Abb. 32-15). Die seltenere solide Form enthält ebenfalls **differenziertes Material aller drei Keimblätter.** Selten entartet das Ursprungsgewebe maligne, z.B. zu einem Karzinoid (sezerniert **5-Hydroxyindolessigsäure**), zu einer Struma ovarii (sezerniert **Thyroxin**) oder zu einem Plattenepithelkarzinom.
Eine fakultativ bösartige Form ist:
- **Gonadoblastom** (selten, jüngere Frauen). Dieser Tumor enthält Vorstufen der Keimzellen und kann u.U. **Östrogene** oder **Androgene** bilden. Er ist mit Genitalmißbildungen und XY-Chromosomensatz assoziiert.
Bösartige Formen sind:
- **Dysgerminom** (Seminom, 5% der Ovarialtumoren, Mädchen, junge Frauen). Der meist einseitig (rechts) auftretende Tumor hat eine hochgradige Malignität. Die Schnittfläche ist gelbrosa und gummiartig. Histologisch sieht man eine ausgesprochene Ähnlichkeit mit einem Seminom mit großzelligen Tumorzellen, die durch Stromasepten in Läppchen getrennt sind. Der Tumor ist zwar

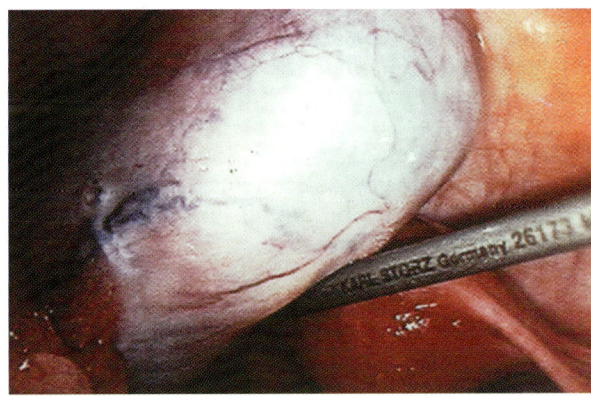

Abb. 32-14   Dermoidzyste. Intraoperatives Bild.

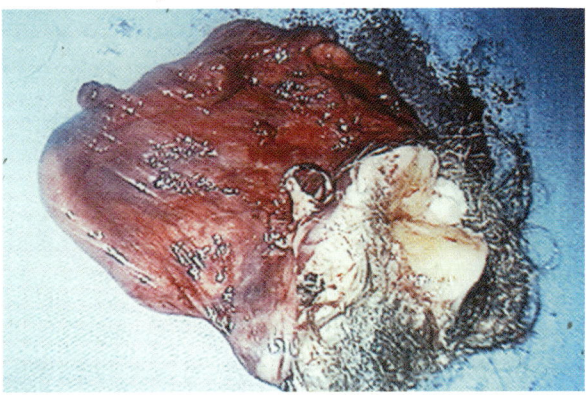

Abb. 32-15   Dermoidzyste. Es finden sich Talg und Haare.

sehr strahlensensibel, da aber meist Frühmetastasen gesetzt sind, ist die Rezidivrate hoch. Die Prognose ist mäßig.

- **Ovarielles Chorionepitheliom** (selten, Mädchen). Histologisch entspricht dieser Tumor dem Chorionkarzinom, seine Prognose ist aber wesentlich schlechter. Er bildet **HCG** (**h**uman **c**horionic **g**onadotropin).
- **Dottersacktumor** (selten, Mädchen und junge Frauen). Dieser **endodermale Sinustumor** ist hochgradig maligne (Überlebenszeit bis zu 2 Jahren) und produziert α-**Fetoprotein.**
- **Embryonales Teratom** (selten, Mädchen). Dieser Tumor besteht aus undifferenziertem Gewebe aller drei Keimblätter. Er tritt meist einseitig auf und produziert häufig α-**Fetoprotein.**

Metastatische Tumoren

Sie haben einen Anteil von 10% an allen Ovarialtumoren. Stellvertretend für eine Vielzahl möglicher Organtumoren, die Metastasen setzen können, sollen nachfolgend die häufigsten besprochen werden:

- **Tumoren des Gastrointestinaltraktes.** 30–70% der metastatischen Tumoren im Ovar kommen aus dem Gastrointestinaltrakt. So gelangen infolge eines Magenkarzinoms die charakteristischen Siegelringzellen in das Ovar (**KRUKENBERG**-**Tumor**). Der Primärherd (Magen, Kolon) ist oft schwer zu finden.
- **Tumoren des Uterus.** Etwa 10–30% der metastatischen Ovarialtumoren werden durch das Endometriumkarzinom verursacht. Häufig bleibt allerdings ungeklärt, ob es sich um ein endometrioides Ovarialkarzinom oder um eine Metastase handelt.
- **Tumoren der Mamma.** Ebenfalls 10–30% der Metastasen im Ovar sind auf ein primäres Mammakarzinom zurückzuführen.

> **Klinik**
> Die schlechte Prognose des Ovarialkarzinoms ist insbesondere darauf zurückzuführen, daß es erst so spät entdeckt wird (60% im Stadium III und IV). Therapeutisch sollte eine **großzügige Tumorexstirpation** erfolgen, eine **Peritoneallavage** dient der Einteilung nach FIGO. Postoperativ erfolgt bei Keimzelltumoren zusätzliche eine **Chemotherapie.**

32.7 Mamma

Die Brustdrüse entwickelt sich aus der embryonalen Milchleiste, die von der Axilla zum Labium majus reicht. Sie besteht aus den Drüsenlappen, die in Fettgewebe eingebettet sind. Die Lappen bestehen aus tubuloalveolären Drüsen. Das Milchgangsystem, das Gänge unterschiedlichen Kalibers enthält, verbindet die Drüsen mit der Mamille (Abb. 32-16).

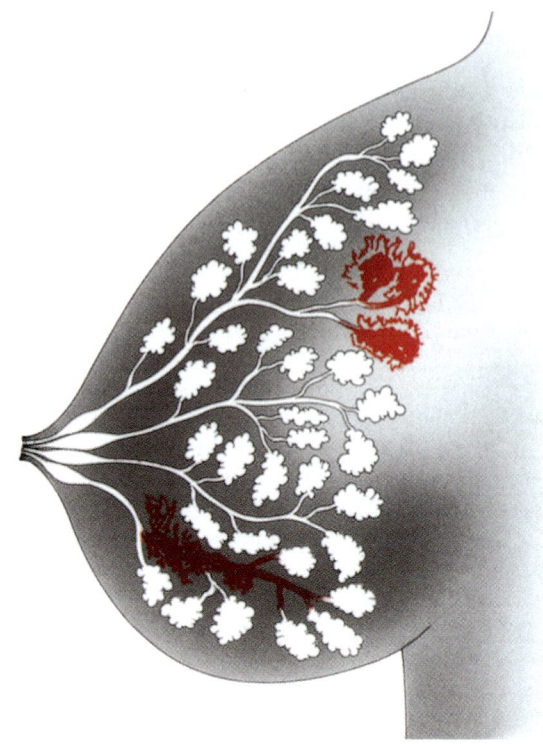

Abb. 32-16 Aufbau der Brustdrüse, invasives lobuläres (oben) und invasives duktales Karzinom (unten). Die Einteilung der Mammakarzinome berücksichtigt neben der Lokalisation die Invasivität und besondere Differenzierungsformen.

Das Mammakarzinom hält zur Zeit den traurigen Rekord, mit einem Anteil von 23% der häufigste bösartige Tumor der Frau zu sein. Gleichzeitig steht es in der Todesursachenstatistik mit 18% ebenfalls an erster Stelle. Die Inzidenz in den Zivilisationsländern (Ausnahme: Japan) steigt kontinuierlich an, zur Zeit rechnet man damit, daß in unseren Breiten etwa jede 8. Frau an einem Mammakarzinom erkranken wird. Die anderen gynäkologischen Tumoren weisen gemeinsam einen relativen Anteil von etwa 10% auf (sehr altersabhängig!). Diese Gegebenheiten veranlassen dazu, sich in der Forschung intensiv mit den ätiologischen und pathogenetischen Faktoren auseinanderzusetzen, nicht zuletzt deswegen, da hierdurch möglicherweise neue Therapieansätze gefunden werden können.

32.7.1 Entwicklungsstörungen und Hypertrophien der Mamma

- **Polythelie und Polymastie.** Bei etwa 3% der Neugeborenen kommt es zu Überschußbildungen, die sich entweder in **überzähligen Brustwarzen** (Polythelie; machen sich teilweise nur als graubraune Bezirke bemerkbar) oder **überzähligen Brustdrüsen** (Polymastie, **akzessorische Mamma**) bemerkbar machen. Entscheidend ist, daß auch das überzählige Brustdrüsengewebe – selbst wenn es sich nur um kleine Gewebestückchen handelt – entarten kann.

- **Infantile Makromastie.** Bei 60% der Neugeborenen (♀ und ♂) sind die Brustdrüsen leicht geschwollen und enthalten in den Lumina der Duktuli ein Sekret, das auch als **Hexenmilch** bezeichnet wird. Dieses Sekret wird hormonabhängig (mütterliche Östrogene und kindliches Prolaktin) von den Epithelzellen(!) sezerniert. Die Drüsen selbst sind erst nach der (präpuberalen) Proliferation imstande, Milch zu produzieren.

- **Makromastie.** Während der Pubertät oder einer Schwangerschaft kann es zu einem abnormen Wachstum der Brustdrüsen kommen. Es ist auf eine erhöhte Sensibilität des Parenchyms zurückzuführen. Im Gegensatz zur **Pubertätshyperplasie** bildet sich die **Graviditätshyperplasie** nach der Schwangerschaft wieder zurück. Entgegen der weitläufigen Meinung kann man aufgrund der Brustdrüsengröße **nicht** auf die Sekretionsaktivität (Milchproduktion) zurückschließen. Bei einer Makromastie ist sie sogar eher vermindert.

- **Gynäkomastie (Fibrosis mammae virilis).** Kommt es bei Männern zu einer Brustdrüsenvergrößerung, spricht man von einer Gynäkomastie. Sie ist aber nicht zu verwechseln mit der Brustdrüsenvergrößerung bei Adipositas **(Lipomastie).** Die Gynäkomastie tritt ein- oder doppelseitig auf. Als Ursache wird eine **erhöhte Östrogenkonzentration** oder eine **erhöhte Rezeptoransprechbarkeit** verantwortlich gemacht. Neben einer ganzen Reihe von Grunderkrankungen, die mit einem primären oder sekundären Hypogonadismus einhergehen, sowie iatrogenen Faktoren (Östrogentherapie bei Prostatakarzinom) führt das **Chorionepitheliom** zu einer Gynäkomastie und muß deswegen unbedingt ausgeschlossen werden.

32.7.2 Entzündung der Mamma

Definition

Die Entzündung der Brustdrüse heißt Mastitis.

Ätiologie/Pathogenese

- **Puerperale Mastitis.** 95% der Mastitiden treten im Wochenbett auf. Über den Infektionsweg: Pflegepersonal/Mutter → Neugeborenes → Brustdrüse gelangen die Erreger, meist Staphylokokken (90%), durch Rhagaden in das Brustdrüsenstroma. Die Folge ist eine **phlegmonöse Mastitis.** Wird die eitrige Mastitis nicht therapiert, kann es zur bindegewebigen Abkapselung des Abszesses kommen.

- **Nichtpuerperale Mastitis.** Sie ist recht selten, betrifft dann aber bevorzugt Multiparae. Durch einen Sekretstau kommt es zu einer Entzündung des periduktalen Gewebes **(periduktale Mastitis).** Das Infiltrat ist durch viele Plasmazellen gekennzeichnet **(Plasmazellmastitis).** Im weiteren Verlauf kann es zur Bildung von Granulomen des Pseudotuberkulosetyps kommen.

Klinik

Die Brust ist gerötet, überwärmt und druckdolent. Die Patientin hat häufig Fieber und Schüttelfrost. Je nach Stadium versucht man entweder konservativ, d.h. durch Hochbinden, Kühlen und eine Antibiose eine Rückbildung zu erreichen, oder man fördert durch Wärme eine Abszedierung, die dann eröffnet wird.

32.7.3 Gutartige Tumoren und tumorartige Veränderungen der Mamma

Mastopathie

Definition

Mastopathie **(Mammadysplasie, Mastopathia cystica fibrosa, cystic disease)** ist die Bezeichnung für eine Reihe (hormonabhängiger) proliferativer oder regressiver Veränderungen des Brustdrüsenparenchyms.

Ätiologie/Pathogenese

Die Ätiologie ist bisher nicht endgültig geklärt. Eine **Hormonimbalance zugunsten der Östrogene** scheint eine wesentliche Rolle zu spielen. Hierfür spricht auch, daß die Erkrankung fast ausschließlich in der Geschlechtsreife auftritt (Altersgipfel: 40.–50. Lj.). Ein Zusammenhang mit einer Hyperprolaktinämie wird ebenfalls beschrieben. Multiparae und Patientinnen, die viel gestillt haben, erkranken seltener. Im Sektionsgut lassen sich bei über 50% der Frauen dysplastische Veränderungen nachweisen.

Morphologie

Es sind verschiedenartige Veränderungen möglich: eine **zystische Erweiterung** der Azini **(duktale Ektasie), Fibrosen** des inter- und intralobulären Bindegewebes oder eine **Proliferation** des Gangepithels **(Adenose)** sowie Mischtypen. Beispiele für Mischtypen sind:

- **Fibrös-zystische Mastopathie.** Das interlobuläre Stroma ist verdichtet, es bilden sich lobuläre Zysten und ektatische Erweiterungen der Azini.

- **Sklerosierende Adenose.** Es zeigt sich eine Vermehrung der Azini und eine Proliferation der Myoepithelzellen.

Die verschiedenartigen Veränderungen haben zu einer recht uneinheitlichen Einteilung geführt. Einige Autoren unterscheiden die **nichtproliferierenden Mastopathien** (Mastopathia fibrosa et cystica) von den **proliferierenden Mastopathien** (lobuläre Hyperplasie, Adenose, gutartige Epithelproliferationen). Im Hinblick auf die Prognose hat sich aber die Einteilung nach PRECHTEL, die eventuell auftretende Kernatypien berücksichtigt, durchgesetzt:

- **Mastopathie Grad I** (70% der Mastopathien). Sie ist **ohne Epithelproliferation** und hat kein erhöhtes Karzinomrisiko.
- **Mastopathie Grad II** (20% der Mastopathien). Es zeigen sich Epithelproliferationen, aber **keine Atypien,** das Karzinomrisiko ist gering erhöht (1–3fach).
- **Mastopathie Grad III** (10% der Mastopathien). Neben Epithelproliferationen finden sich auch Atypien. Das Karzinomrisiko ist auf das 3–4fache erhöht. Einige Autoren bezeichnen den Grad III als **Präkanzerose.**

Zwei Drittel aller Mastopathien gehen mit Mikroverkalkungen einher, die sich mammographisch zeigen.

Merke

Mammographisch sichtbare Mikroverkalkungen treten meist im Zusammenhang mit einer Mastopathie und/oder einem Mammakarzinom auf.

Klinik

Häufig äußert sich die Mastopathie durch ein **prämenstruelles Spannungsgefühl** bei gleichzeitigem **Anschwellen der Mammae.** Palpatorisch zeigen sich **diffuse Verhärtungen** oder sogar **Knoten,** die eine Größe von 3–4 cm erreichen können. Bei Verdacht sollte neben der Sono-, Mammo- und Thermographie Gewebe entnommen werden (Probeexzision). Der objektive Befund und die subjektive Symptomatik der Mastopathie Grad I und II können durch die Gabe von Progestagenen gebessert werden. Antigonadotrope Steroide bewirken teilweise sogar eine Rückbildung der Knoten. Der Grad III wird entweder engstmaschig kontrolliert, oder es wird – bei weiteren Risikofaktoren – eine subkutane Mastektomie vorgenommen.

Fibroadenom

Definition

Das Fibroadenom ist ein Mischtumor aus epithelialen und mesenchymalen Lobulusanteilen, der unbehandelt eine Größe von etwa 5 cm erreichen kann. Dieser **häufigste gutartige Mammatumor** tritt insbesondere zwischen 20 und 40 Jahren (Häufigkeitsgipfel: 24. Lj.) auf und betrifft ca. 30% aller Frauen.

Ätiologie/Pathogenese

Der Tumor ist rund-oval, teilweise knollig, aber immer gut begrenzt. Histologisch unterscheidet man peri- und intrakanalikuläre Fibroadenome, bei denen die Azini entweder konzentrisch oder spaltförmig zusammengedrückt werden. Es besteht **kein** erhöhtes Risiko, an einem Mammakarzinom zu erkranken.

Eine Sonderform stellt der **Phylloidestumor (Cystosarcoma phylloides)** dar, bei dem es zu einem überschießenden Wachstum des Mesenchyms kommt. Bei dieser Form bilden sich oftmals zungenartige Ausläufer, die u.U. nach außen durchbrechen können.

Klinik

Um kein Karzinom zu übersehen, geht man bei wachsenden Fibroadenomen kein Risiko ein und entschließt sich meist zur operativen Entfernung. Unter Umständen kann man auch orale Kontrazeptiva verabreichen, die nicht nur eine Rückbildung herbeiführen, sondern auch das Auftreten gutartiger Mammatumoren verhindern.

Solitärzysten

Solitärzysten sind häufige, einzeln auftretende Flüssigkeitsansammlungen in den Ausführungsgängen. Aufgrund des schnellen Wachstums sind sie differentialdiagnostisch vom Mammakarzinom und auch vom Fibroadenom abzugrenzen. Im Gegensatz zu diesen ist die Solitärzyste aber prall-elastisch. Durch Punktion läßt sich das Sekret entleeren und histologisch untersuchen.

Intraduktales Papillom

Intraduktale Papillome sind einzeln oder multipel auftretende Papillome des Gangepithels. Typisch ist die Schichtung dieser „bäumchenartig" wachsenden Tumoren (Drüsenepithel/Myoepithel). Die multipel auftretende Form **(Papillomatose)** geht mit einem erhöhten Entartungsrisiko einher.

Klinisches Symptom ist häufig eine serös-blutige Sekretion der Mamma.

Lipom

Das Mammalipom ist nicht selten und betrifft jede Altersklasse. Es ist gutartig und verursacht keine Schmerzen.

32.7.4 Bösartige Tumoren der Mamma

Auch wenn sich in der Mamma verschiedene Tumoren, wie z.B. ein Hämangiosarkom, bilden können (s. Kap. 38.2), ist der häufigste Tumor der Brustdrüse das Mammakarzinom der Frau. Das **Carcinoma virile,** der Brustkrebs des Mannes, ist äußerst selten und hat eine schlechtere Prognose als der der Frau. Histologisch lassen sich die gleichen Typen unterscheiden.

Mammakarzinom

Definition

Mammakarzinome sind maligne Tumoren der Milchgänge **(duktale Karzinome)** oder der Drüsenläppchen **(lobuläre Karzinome)** (s. Abb. 32-16).

Ätiologie/Pathogenese

Mit einem etwa 23%igen Anteil an den malignen Tumoren der Frau (Mitteleuropa) steht das Mammakarzinom an erster Stelle. Etwa jede 8. Frau wird in ihrem Leben einmal an einem Mammakarzinom erkranken. 15% aller Karzinomtodesfälle gehen auf das Mammakarzinom zurück.

Anhalt für die Risikofaktoren bieten die extrem großen Unterschiede in der Mortalität in verschiedenen Ländern: Während die europäischen Länder und die USA mit einer durchschnittlichen Mortalität von über 20/100 000 an der Spitze liegen, ist das Mammakarzinom in Fernost, aber auch in Mexiko mit einer Mortalität unter 5/100 000 eine eher seltene Erkrankung.

Folgende Risikofaktoren begünstigen die Entstehung des Mammakarzinoms:

- **Genetische Disposition.** Inzwischen ist nachgewiesen, daß mehrere Gene (p53, bcl-2, c-myc und c-myb) das Risiko eines Mammakarzinoms erhöhen. Besonders eindrucksvoll ist die genetische Disposition der Gene **BRCA1** und **BRCA2**, die in 50–85% (!) mit einem Mamma- und/oder Ovarialkarzinom einhergehen und zu Diskussionen bezüglich einer prophylaktischen (!) Mastektomie führen.
- **Östrogene** (Östron, Östradiol). Eine **frühe Menarche,** eine **späte Menopause** und die **exogene Östrogenzufuhr** (nicht aber die „Pille", sofern sie nicht östrogenbetont ist) werden als Risikofaktoren angesehen. Hierfür spricht auch das gehäufte Auftreten bei Patientinnen mit einer Oligomenorrhö (fehlender „Gestagenschutz").
- **Adipositas.** Diskutiert wird der Einfluß einer extragenitalen Östrogensynthese und einer **fettreichen Ernährung.**
- **Kinderlosigkeit, besonders frühe oder späte erste Schwangerschaft.**
- **Mastopathie Grad III** (Grad II bedingt).
- **Familiäre Disposition** (Anamnese).
- **Höheres Lebensalter.** 70% der Patientinnen mit Mammakarzinom sind älter als 50 Jahre.
- **Ethnische Faktoren.** Das unterschiedliche Risiko der Rassen scheint eher ernährungsbedingt zu sein, da in den USA lebende Japanerinnen der 2. Generation fast genauso häufig erkranken wie die weiße Bevölkerung.
- **Fettkonsum.** Insbesondere der Anteil der ungesättigten Fettsäuren korreliert mit der Erkrankungshäufigkeit.
- **Lobuläres Carcinoma in situ (CLIS).** 30% der Fälle gehen innerhalb von 20 Jahren in ein invasives lobuläres Karzinom (s.u.) über.

Morphologie

Aus der Häufigkeitsverteilung (Abb. 32-17) ergibt sich, daß die Hälfte aller Mammakarzinome im **oberen äußeren Quadranten** lokalisiert sind.

Früher wurde eine rein deskriptive Einteilung

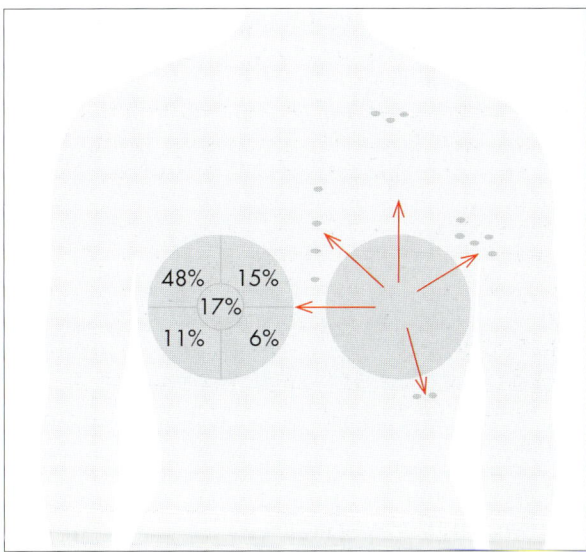

Abb. 32-17 Häufigkeitsverteilung des Mammakarzinoms und Lymphdrainage der Mamma. Die Kenntnis der Häufigkeitsverteilung ist prüfungsrelevant und resultiert aus der unterschiedlich dichten Verteilung des Drüsenparenchyms. Die Richtung des Lymphabflusses verdeutlicht, daß die axillären, die parasternalen und die klavikulären Lymphknoten primär von lymphogenen Metastasen betroffen sein können.

nach dem Tumor-Stroma-Verhältnis vorgenommen. So nannte man das Karzinom bei einem ausgewogenen Verhältnis **Carcinoma solidum simplex,** bei einem Stromaüberschuß **szirrhöses Karzinom.** Diese Einteilung wurde zugunsten der WHO-Einteilung verlassen. Sie unterscheidet anhand der **Invasivität** das Carcinoma in situ vom Karzinom und anhand der **Lokalisation** das duktale (85%iger Anteil) vom lobulären Karzinom/Carcinoma in situ (10–15%), ferner spezielle **Differenzierungsformen** mit günstigerer Prognose.

(Das Invasivitätskriterium ist mit Vorsicht zu betrachten: Bei 5% der Patientinnen mit diagnostiziertem duktalen Carcinoma in situ findet man bereits Metastasen, was per definitionem natürlich nicht möglich ist!)

Nichtinvasive Veränderungen sind:

- **Duktales Carcinoma in situ (DCIS, intraduktales Karzinom).** Es wächst (wie der Name bereits sagt) **innerhalb der Milchganglumina.** Die Prognose ist nach operativer Entfernung sehr gut.

Histologisch sieht man Tumorzellen mit **solidem, papillärem** oder **drüsenähnlichem Wachstum,** die den Milchgang aufweiten. Die soliden Formen können im Inneren nekrotisch werden und sich wie „Mitesser" herausdrücken lassen, man spricht deswegen auch von einem **Komedokarzinom** (Abb. 32-18).

Einige DCIS (seltener das invasive duktale Karzinom) haben eine besondere Affinität zur Haut. Dort bilden sie eine ekzemartige (chronische) Erscheinung aus, das **PAGET-Karzinom.** Auffallend

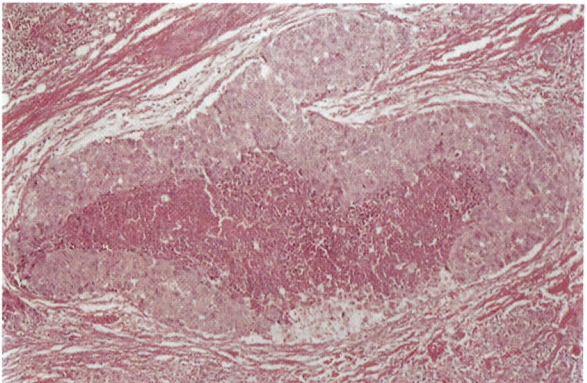

Abb. 32-18 Intraduktales Mammakarzinom (Komedotyp). Man sieht eine solide, intraduktal gelegene Wucherung, in deren Zentrum sich eine Nekrose befindet. Da sie sich wie ein „Mitesser" herausdrücken läßt, spricht man auch von einem Komedokarzinom.

sind die großen, intraepidermal gelegenen Paget-Zellen mit hellem Zytoplasma und großen Zellkernen, die auf den ersten Blick zu einer Verwechslung mit Knorpelgewebe verleiten.
- **Lobuläres Carcinoma in situ (CLIS, lobuläre Neoplasie).** Histologisch zeigen sich solide Wucherungen mit atypischen Zellen, die die Azini eines oder mehrerer Läppchen ausfüllen. Das CLIS wächst häufig **multizentrisch** (in 30% der Fälle kontralateraler Befall). Innerhalb von 20 Jahren gehen etwa 30% der CLIS in ein invasives lobuläres Karzinom über.

Zu den invasiven Veränderungen zählen:
- **Invasives duktales Karzinom (IDK).** Mit einem Anteil von etwa 85% ist es die häufigste Variante. Es kann sehr unterschiedlich wachsen (solide, szirrhös, adenomatös) und bildet häufig **krallenförmige Fortsätze** aus, die man in der Mammographie deutlich sieht.
- **Invasives lobuläres Karzinom (ILK).** Mit einem Anteil von 10% ist es wesentlich seltener als das invasive duktale Karzinom. Die Prognose ist ähnlich, jedoch tritt das ILK doppelt so häufig (10–30%) bilateral auf. Mikroskopisch sieht man kleine, PAS-positive Tumorzellen, die aufgrund ihrer Anordnung in **Einzelzellreihen** mit „Indianern auf dem Kriegspfad" oder einem „Gänsemarsch" verglichen werden. **Häufig ummauern die Tumorzellen die Milchgänge.**

Das morphologische Bild machte die Unterscheidung in fünf weitere, selten auftretende Formen notwendig, denen eine **günstigere Prognose** gemein ist:
- **Muzinöses Karzinom (Gallertkarzinom).** Tumorzellen sezernieren viel Schleim, den sie im Intra- und Extrazellulärraum ablagern. Bei intrazellulärer Ablagerung bilden sich die typischen Siegelringzellen.
- **Papilläres Karzinom.** Dieser bröckelige Tumor liegt häufig submammillär, er bildet Epithelzapfen

mit **einem** Zelltyp aus (DD: Milchgangspapillom mit Myoepithelien).
- **Adenoid-zystisches Karzinom (Adenokarzinom).** PAS-positive Zellen zeigen ein speicheldrüsentumorähnliches Wachstum.
- **Medulläres Karzinom.** Dieser markige, gut abgegrenzte Tumor bildet synzytiale Zellgruppen und zeigt eine ausgeprägte Lymphozyteninfiltration.
- **Tubuläres Karzinom.** In einem dichten Bindegewebe sieht man tubuläre, einreihige Epithelproliferationen. Die Metastasierungsrate ist gering.

Im Rahmen des Zellzerfalls kommt es häufig zu **Mikroverkalkungen,** die sich auch mammographisch nachweisen lassen (DD: Mastopathie).

Beim **inflammatorischen Mammakarzinom** handelt es sich um eine besondere Manifestation, bei der eine ausgeprägte lymphogene Ausbreitung im Mamillenbereich **(Lymphangiosis carcinomatosa)** das klinische Bild bestimmt. So ist die Differentialdiagnose zur Mastitis nur schwer zu stellen. Die Prognose des Carcinoma inflammatorium ist sehr schlecht.

> **Merke**
> Bei einer nonpuerperalen Mastitis muß grundsätzlich ein Mammakarzinom ausgeschlossen werden.

Nach der Diagnosestellung erfolgt eine vorläufige Einteilung nach der TNM-Klassifikation (Tab. 32-8).

Tab. 32-8 TNM-Klassifikation des Mammakarzinoms (stark vereinfacht)

Stadium	Tumorgröße und Ausbreitung
Tis	duktales oder lobuläres Carcinoma in situ
T1	< 2 cm
T1a	bis 0,5 cm (minimal breast cancer)
T1b	0,5–1 cm
T1c	1–2 cm
T2	2–5 cm
T3	> 5 cm
T4	jeder Tumor mit Ausdehnung auf Brustwand oder Haut, außer M. pectoralis
T4a	Brustwand
T4b	Ödem, Ulzerationen, Satellitenmetastasen der Haut der gleichen Brust
T4c	T4a und T4b
T4d	inflammatorisches Karzinom (braunes Ekzem mit erysipelähnlichem Rand)
N0	keine regionären Lymphknotenmetastasen
N1	ipsilateral befallene, bewegliche Lymphknoten
N2	ipsilateral befallene, verbackene Lymphknoten
N3	ipsilaterale Metastasen entlang der Milchleiste
M0	keine Fernmetastasen
M1	Fernmetastasen

Tab. 32-9   Stadieneinteilung des Mammakarzinoms (nach UICC)

Stadium	T	N	M	5-JÜR
0	Tis	N0		100 %
I	T1	N0		95 %
II A	T0	N1		
	T1	N1		
	T2	N0		50 %
II B	T2	N1	M0	
	T3	N0		
III A	T0 T1	N2		
	T2			25 %
	T3	N1, N2		
III B	T4	jedes N		
	jedes T	N3		
IV	jedes T	jedes N	M1	1 %

Da die präoperative Beurteilung der Lymphknoten mit Fehlern behaftet ist und ohnehin die operative Entfernung des Tumorgewebes angestrebt wird, ist es üblich, die endgültige Einteilung erst postoperativ vorzunehmen (pTNM). Postoperativ erfolgt auch die endgültige Stadieneinteilung nach der **U**nion **I**nternationale **C**ontre le **C**ancer (UICC, Tab. 32-9), die über die Prognose Auskunft gibt.

Als weitere histologische Untersuchung wird das **Grading** durchgeführt, bei dem nach einem festgelegten Schema bei 40facher Vergrößerung die **Mitoserate, Zellpolymorphie** und **Drüsenbildung** beurteilt werden. Mit immunhistochemischen und biochemischen Methoden wird der Hormonrezeptorgehalt der Karzinomzellen bestimmt. Differenziertere Zellen mit Östrogen- und/oder Gestagenrezeptoren haben eine günstigere Prognose und erlauben eine Hormontherapie mit dem antiöstrogen wirksamen Tamoxifen®.

Bei der (häufigeren) **lymphogenen Metastasierung** korreliert die Anzahl der betroffenen Lymphknoten mit der Prognose. Vermutlich ebenfalls lymphogen gelangen Metastasen in die kontralaterale Mamma, in das Mediastinum und in die Pleura. Die **hämatogene Metastasierung** führt schließlich zu Knochen-, Lungen-, Leber-, Nebennieren-, Haut- und Hirnmetastasen.

Klinik
Eine prognostische Verbesserung bringt zur Zeit einzig und allein die Früherkennung durch die **Krebsvorsorgeuntersuchung** der Brust durch Inspektion, Palpation und Mammographie (letztere ab dem 35. Lj.).

Die Inspektion und das Abtasten der Brust sollten ab dem 20. Lebensjahr 1×/Monat selbst und 1×/Jahr durch den/die Gynäkologen/in durchgeführt werden. Der/die verantwortungsbewußte Arzt/Ärztin wird die Anleitung zur Selbstuntersuchung geben. **Die Häufigkeitsverteilung sollte bei der Untersuchung unbedingt vergessen werden,** da sie zur Vernachlässigung der selteneren Lokalisationen führt.

Jeder Tumor ist abklärungsbedürftig. Neben der **Mammographie** liefern die **Sonographie** und die **DOPPLER-Sonographie** weitere Informationen zur Dignität (z.B. Differentialdiagnose solider Tumor/Zyste, Durchblutungssituation). In allen Zweifelsfällen muß eine histologische Abklärung erfolgen. Hierzu bietet sich die **Feinnadelpunktion** oder die **Tumorexstirpation** (mit Schnellschnittdiagnostik) an. **Brusterhaltende Operationen,** die inzwischen in 60% der Fälle durchgeführt werden, erfordern eine Nachbestrahlung mit 60 Gy. Bei Vorhandensein von Fernmetastasen wird eine adjuvante Chemo- (bei prämenopausalen Frauen) oder Hormontherapie (bei postmenopausalen Frauen) durchgeführt. Nur bei den restlichen Patientinnen ist aufgrund der multifokalen oder retromamillären Ausbreitung die Indikation für eine **Ablatio mammae** mit vollständiger Entfernung des Drüsengewebes gegeben. Auch hier versucht man inzwischen, z.B. durch die subkutane/hautsparende tumoradaptierte Mastektomie ein onkologisch und gleichzeitig kosmetisch befriedigendes Ergebnis zu erzielen.

33 Pathologie der Schwangerschaft

K. J. Bühling

Der Beginn der Schwangerschaft ist durch die Befruchtung der **Eizelle** (Lebensdauer: **ca. 8 h**) mit einer **Samenzelle** (Lebensdauer: **ca. 48 h**) gekennzeichnet. Die Befruchtung **(Konzeption)** findet üblicherweise **innerhalb des Eileiters** statt. Während der Wanderung Richtung Uterus führen die ersten Teilungen zur **Morula** (Maulbeerkeim, 3.–5. Tag p.c.). Durch Einstülpungen folgt die Ausbildung der **Blastozyste** (5. Tag p.c.), die sich am **6.–7. Tag p.c.** in das Stratum functionale des Endometriums (nun: **Dezidua**) einnistet **(Nidation)**.

Nach der Nidation erfolgt die Ausbildung der Plazenta sowie des Kindes. Bis etwa zur 10. SSW p.m. erfolgt die Anlage der Organe **(Organogenese, Embryogenese)**. Der Zeitraum nach Abschluß der Embryonalperiode bis zur Geburt (ca. 40. SSW p.m.) wird als **Fetalperiode** bezeichnet. Sie dient dem Wachstum und der Differenzierung des Organismus.

> **Merke**
> Die Kenntnis der **Haase-Regel** erleichtert die Einschätzung des Schwangerschaftsalters:
> Körperlänge (cm) bis zum 5. Monat: Monat^2, ab dem 5. Monat: Monat × 5

Anmerkung: Entsprechend der klinischen Nomenklatur wird im folgenden Text – sofern nicht anders gekennzeichnet – als **Schwangerschaftsbeginn der 1. Tag der letzten Regel** zugrunde gelegt. Dieses Vorgehen ergibt eine Differenz von ca. + 14 Tagen zur tatsächlichen Schwangerschaftsdauer (vgl. GK 1, Anatomie 1.2). Der Kliniker bezeichnet den Zeitraum bis zur 12. SSW als Embryonalperiode.

33.1 Störungen der Differenzierung und des Wachstums

33.1.1 Allgemeines über Fehlbildungen

Definition

Fehlbildungen werden v.a. mit folgenden Begriffe beschrieben:

> **Merke**
> - **Agenesie.** Eine Gewebs-/Organanlage fehlt vollständig.
> - **Aplasie.** Bei vorhandener Anlage bildet sich das Gewebe/Organ nicht aus.

> - **Dysgenesie.** Sie beschreibt die anlagebedingte Fehlentwicklung eines Gewebes/Organs.
> - **Dysplasie.** Es kommt zur Fehlbildung oder Fehlentwicklung eines Gewebes/Organs mit unzureichender Differenzierung.
> - **Hypoplasie.** Ein Gewebe/Organ ist unterentwickelt.
> - **Stenose.** Ein Hohlorgan weist eine angeborene oder erworbene Verengung auf.
> - **Atresie.** Die Mündung eines Hohlorgans ist angeboren verschlossen.
> - **Dysrhaphie**. Eine gestörte Schließung des Neuralrohrs führt zur Spaltbildung.

Ätiologie/Pathogenese

Störungen können durch chemische (z.B. Pharmaka), physikalische (z.B. Strahlen) und biologische (z.B. Viren, Stoffwechselprodukte) Noxen, einen Mangel an Stoffen (z.B. O_2) sowie chromosomale Anomalien hervorgerufen werden. Der Phänotyp ist einerseits von der Art der Schädigung, andererseits von dem Zeitpunkt ihrer Einwirkung abhängig.

Morphologie

Die **Einzelmißbildungen** werden in den jeweiligen Organkapiteln abgehandelt.

Wichtige **Mehrfachmißbildungen** sind:

- **Felddefekt.** Diese Fehlbildung ist auf eine **(isolierte) Störung der Entwicklung** (oder Anlage) zurückzuführen. Hierzu zählen die Formen der **Holoprosenzephalie,** bei denen es zu verschiedenen Mißbildungen des Gesichts und des Schädels kommen kann, wie z.B. Frontallappenverschmelzung, Fehlen der Nase, Verschmelzung der Augenanlage **(Zyklopie),** fehlende Verschmelzung des Lippen-Kiefer-Gaumen-Bereiches.
- **Fehlbildungssequenz.** Dieses Fehlbildungsmuster entsteht als **Folge einer Kettenreaktion.** So kann es infolge einer Nierenagenesie zu einem Oligohydramnion (zuwenig Fruchtwasser) kommen. Dieses bewirkt dann eine Reihe von Kompressionsmerkmalen am Feten (Potter-Sequenz, auch Potter-Syndrom genannt).
- **Syndrom.** Dieses Fehlbildungsmuster ist zwar auf eine gemeinsame Störung zurückzuführen (z.B. Chromosomenaberration), aber es kommt zum **Befall verschiedener Körperabschnitte** („Felder"). Hierzu zählt z.B. das Down-Syndrom, das sich

klinisch u.a. durch die abnorme Gesichtsform, die Vierfingerfurche, die geistige Retardierung zeigt und zudem häufig mit Herzfehlern assoziiert ist.

33.1.2 Gametopathien

Zu den Gametopathien gehören die **strukturellen** (z.B. Cri-du-chat-Syndrom mit einer Deletion des kurzen Armes von Chromosom 5) und die **numerischen** Chromosomenanomalien, im weiteren Sinne auch die **Erbkrankheiten** (s. GK 1, Biologie 2.7). In Tabelle 33-1 sind die wichtigsten numerischen Chromosomenanomalien und deren morphologische Folgen, das Syndrom, dargestellt. Die Trisomien 13,18 und 21 sind **autosomale Anomalien,** die Monosomie X, die Trisomie X, das XXY- und das XYY-Syndrom sind **heterosomale Anomalien.**

33.1.3 Blastopathien

Per definitionem endet die Blastemperiode am 15. Tag p.c. (!) Mißbildungen, die in diesen Zeit-

raum fallen, sind meistens so gravierend, daß es zum Absterben der Frucht kommt (→ Abort). Aufgrund ihrer prospektiven Potenz können sich die abgetrennten Zellen aber auch weiter ausbilden. Typisches Erscheinungsbild dieses Verlaufes sind – bei unvollständiger Trennung zweier Zellhaufen – **„siamesische Zwillinge" (Doppelfehlbildungen)** oder – bei vollständiger Trennung – **Zwillinge (Gemini).** Manchmal verkümmert ein Zwilling während seiner Entwicklung. Man spricht dann von einer **asymmetrischen Form.** Der verbleibende Rest wird dann als **Parasit** bezeichnet (Gegensatz: **Autosit**).

33.1.4 Embryo-, Fetopathien und Erkrankungen des Neugeborenen

Der Übergang von der Embryonal- zur Fetalperiode ist fließend. Demzufolge läßt sich eine exakte Trennung zwischen Embryo- und Fetopathien nicht vornehmen. Typisches Merkmal der **Embryopathie** ist aber, daß der **Zeitpunkt** der Schädigung eine deutliche Auswirkung auf die Art und Intensität der Miß-

Tab. 33-1	Auswahl der wichtigsten numerischen Chromosomenanomalien	
Numerische Chromosomen- anomalie	Morphologie	Prognose
Trisomie 13 (1:7000 Geburten)	PÄTAU-**Syndrom** Mikrophthalmie, Lippen-Gaumenspalte, Polydaktylie, Nierenzysten und Hydroureter, Herzfehler (ASD + VSD)	durchschnittliche Lebenserwartung: 2–3 Monate, ansonsten schwerste körperliche und geistige Retardierung
Trisomie 18 (1:5000 Geburten)	EDWARDS-**Syndrom** typische kraniofaziale Dysplasiezeichen, Herzfehler (VSD), Hufeisenniere, nur eine Nabelarterie	durchschnittliche Lebenserwartung: 2–3 Monate, ansonsten schwere körperliche und geistige Retardierung
Trisomie 21 (1:600 Geburten)	DOWN-**Syndrom** breites, flaches Gesicht, „mongoloide Augenstellung" (dennoch sollte man von der Bezeichnung **Mongolismus** Abstand nehmen), Epikanthus, Makroglossie, Vierfingerfurche, bei 50 % Herzfehler (AV-Kanal, VSD, ASD), Verminderung der T-Lymphozyten	durchschnittliche Lebenserwartung vermindert (v.a. durch **Herzfehler** und **erhöhtes Leukämierisiko**), körperliche und geistige Retardierung (IQ ca. 60), bei adäquater Förderung recht gute Integration möglich
Monosomie X (X0, 1:3000 Geburten)	ULLRICH-TURNER-**Syndrom** **Extremitätenödeme** und ein „alt" wirkendes Gesicht des Neugeborenen, Gonadendysgenesie (Streak-Gonaden), Uterus- und Vaginalhypoplasie, Pterygium colli, tiefer, nach oben gerichteter Haaransatz, Nierenmißbildungen, Herzfehler, Pigmentnävi, **Kleinwuchs,** ausbleibende Entwicklung der sekundären Geschlechtsmerkmale	Sterilität, gute Prognose unter endokrinologischer Therapie
Trisomie X (XXX, 1:2000)	Triple-X-Syndrom („super-women") ♀ Phänotyp im allgemeinen unauffällig, einige sind debil und zeigen psychiatrische Auffälligkeiten	Epilepsieneigung
XXY (1:1000), manchmal XXXY, XXYY und XXXYY	KLINEFELTER-**Syndrom** ♂ Phänotyp bis auf **eunuchoiden Hochwuchs** unauffällig, aber Hodenhypoplasie, später Gynäkomastie und Pubertas tarda, Neigung zur Debilität	rechtzeitige Therapie mit Testosteron notwendig
XYY (1:1000)	**XYY-Syndrom** ♂ Phänotyp im allgemeinen unauffällig, **Hochwuchs,** evtl. Hodenhypoplasie und psychiatrische Auffälligkeit	normale Lebenserwartung, Männer mit allgemeiner Antriebsarmut und überdurchschnittlich häufig aggressiven Reaktionen

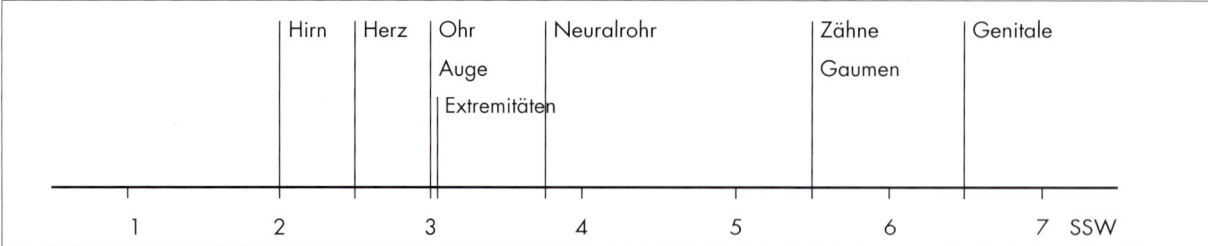

Abb. 33-1 Embryonalentwicklung. Sensible Phasen verschiedener Organe.

bildung hat. Dieses ist darauf zurückzuführen, daß jedes Organ **sensible Phasen** in der Entwicklung aufweist. Beispiel: Der Neuroporus posterior schließt sich am 25. Tag p.c. Demzufolge kann eine Mißbildung, z.B. eine Spina bifida, nur **vor** diesem Zeitpunkt erfolgen (vgl. Abb. 33-1).

Die sensiblen Phasen der Organe enden mit Beginn der **Fetalperiode**. Gröbere Mißbildungen sind im allgemeinen nun nicht mehr möglich. Die Fetopathien beschränken sich deswegen auf **Wachstumsstörungen, Entzündungen** und **zerebrale Schädigungsmuster**. Während die Embryopathien im allgemeinen durch **hämatogene Streuung** (diaplazentar) entstehen, kommt für die Fetopathien bzw. die perinatalen Infektionen des Neugeborenen zusätzlich der **aszendierende Infektionsweg** (bei Blasensprung) in Frage (Perinatalzeit: 28. SSW bis einschließlich 7. Tag p.p.).

Eine Auswahl der wichtigsten biologischen, chemischen und physikalischen Noxen, die Embryo- und Fetopathien sowie Erkrankungen des Neugeborenen hervorrufen, ist in der Tabelle 33-2 dargestellt.

Klinik

Im Gegensatz zur Symptomatik der entzündlichen Erkrankungen des ZNS und der Sepsis des Erwachsenen kann sich eine Meningitis oder Sepsis des Neugeborenen hinter unspezifischen Symptomen wie Trinkunlust oder Erbrechen verstecken (vgl. Kap. 19.2.2)!

Tab. 33-2   Auswahl der wichtigsten Noxen, die Embryo- und Fetopathien sowie Erkrankungen des Neugeborenen hervorrufen

Noxen	Embryopathie	Fetopathie	Neugeborenes	Besonderheiten
Rubeola (Röteln)	GREGG-Trias: Herzfehler, Katarakt, Innenohrschwerhörigkeit	Mikrozephalie, geistige und körperliche Retardierung	Risiko von Komplikationen (z.B. Pneumonie) deutlich erhöht	**Schädigung der Frucht nur bei Erstinfektion** (Ak bei 90 % der Erwachsenen vorhanden →10 % sind gefährdet!) Embryopathierisiko sinkt bei steigender SSW; nach 16. SSW eher unwahrscheinlich
Zytomegalie	Abort, zerebrale Schädigung	**zerebrale Schädigung:** Mikrozephalus, Hydrozephalus, intrazerebrale Verkalkung, viszerale Schäden (s. Neugeborenes)	zerebrale Schädigung (s. Fetopathie) **viszerale Schäden:** Hepatosplenomegalie, Anämie, Ikterus, Sepsis, Pneumonie, Thrombozytopenie **Spätschäden:** geistiger und körperlicher Entwicklungsrückstand, Sprach- und Hörschäden	**häufigste kongenitale, peri- und postnatale Infektion** Durchseuchung 50 %, Infektion des Kindes bei Erstinfektion 40 %, bei Reaktivierung 10 %; bis zu 15 % der infizierten Neugeborenen zeigen Symptome (1:1000 Geburten)
Toxoplasmose	Plazentapassage vermutlich erst ab 16. SSW möglich	**Meningoenzephalitis mit intrazerebraler Verkalkung, Hydrozephalus, Chorioretinitis**	Enzephalitis, Augenschädigung (auch sehr spät auftretend) bei 80 %, Pneumonie	**nur bei Erstinfektion** Durchseuchung 50 %, Infektion des Kindes 10 %, Schäden bei infizierten Kindern 10–20 %, Übertragung durch rohes Fleisch und Katzenkot
Herpes genitalis (durch **HSV Typ II**, genitale Infektion mit HSV Typ I ist sehr selten)	Abortrisiko erhöht	20 % Frühgeburt, Mikrozephalus?	symptomlos, Bläschenbildung oder Sepsis mit miliaren Nekrosen – sehr hohe Letalität	**Erstinfektion gefährlicher** Durchseuchung HSV Typ II 20 %, Typ I 90 %, Risiko ist bei Geburt am größten – evtl. Indikation für Sectio caesarea

Tab. 33-2   Fortsetzung

Noxen	Embryopathie	Fetopathie	Neugeborenes	Besonderheiten
Listeriose	Abort?	Früh-/Totgeburt, Pneumonie, Meningitis, Sepsis, miliare Granulome (**Granulomatosis infantiseptica**)	**Frühform:** s. Fetopathie **Spätform** (3–10 Tage p.p.): Meningoenzephalitis	**nur bei Erstinfektion** Übertragung durch Fleisch, Milch, Warmblüter, hohe Letalität (bis zu 50 % trotz Antibiose!)
Lues (Syphilis)	erst ab 20. SSW	**früh:** Früh-/Totgeburt, Sepsis, Pneumonie **spät:** Pemphigus syphiliticus, Rhinitis syphilitica, Meningoenzephalitis	wie Fetopathie, HUTCHINSON-**Trias:** Keratitis, Innenohrschwerhörigkeit, tonnenförmige Schneidezähne mit keilförmiger Aussparung	**frische oder reaktivierte Lues der Mutter** Krankheitsverlauf ist abhängig vom Luesstadium der Mutter, Schädigungen entstehen aufgrund der Entzündungsfolgen
Varizellen/ Zoster	Abort?	Extremitätenhypoplasien (bei 80 %)	v.a. bei Infektion im Entbindungszeitraum (–4 bis +4 Tage) stark erhöhtes Komplikationsrisiko mit Meningitis, Pneumonie, Sepsis (bei 20 % der Kinder infizierter Mütter), deshalb Entbindung evtl. hinauszögern	**nur bei Erstinfektion** Durchseuchung 90 %, ein Zoster (Reaktivierung) während der Schwangerschaft ist ungefährlich, postpartal aber für das Kind infektiös, Gabe von Zosterhyperimmunglobulin
Hepatitis A	–	intrauterine Infektion vermutlich möglich, aber ungefährlich		prophylaktische Gabe von Immunglobulin
Hepatitis B evtl. mit Hepatitis D	diaplazentare und vertikale Übertragung von HBV ab 20. SSW	(Infektionsrate abhängig vom mütterlichen Stadium: HBsAg-pos. 12 %, HBeAg-pos. 90 %)	Hepatitis mit allen Folgen (z.B. Leberzirrhose, -karzinom)	prophylaktische Gabe von Immunglobulin
Hepatitis E	?	verhält sich vermutlich wie HAV, aber Letalität der Schwangeren 20 %		
β-hämolysierende Streptokokken der Gruppe B	–	**Frühform** (foudroyante Form): Sepsis, Meningitis, Atemnotsyndrom	**Spätform** (3.–10. Tag): Sepsis, Meningitis	bei 20–30 % aller Schwangeren sind diese Streptokokken in der Vagina nachweisbar (Indikation zur Antibiotikaprophylaxe sub partu umstritten, da nur bei 1 % der Neugeborenen Symptome)
Chlamydia trachomatis Serotyp D–K	?	keine plazentare Übertragung	Infektion bei 50 %, hiervon bei 40 % **Einschlußkörperchenkonjunktivitis** und bei 20 % **Chlamydienpneumonie**	Durchseuchung 5 %, Antibiotikaprophylaxe bei Infizierten umstritten
Gonokokken	–	keine plazentare Übertragung	Gonoblennorrhö (Entzündung mit Einschmelzung der Hornhaut)	CREDÉ-Prophylaxe
Candida albicans	–	–	perinatale Infektion, meist harmlose Manifestation als Mundsoor oder perianale Dermatitis	bei 30 % aller Schwangeren ist Candida albicans in der Vagina nachweisbar, die Pilzsepsis ist eine seltene Folge einer gastrointestinalen Manifestation

Tab. 33-2 Fortsetzung				
Noxen	Embryopathie	Fetopathie	Neugeborenes	Besonderheiten
HIV	Wachstums-verzögerung? Mikrozephalus? kurze Nase?	s. Neugeborenes	HIV-Infektion bisher bei 30 % der Kinder!	Interruptioempfehlung, durch rechtzeitige Sektio (vor Wehenbeginn) und Stillverbot kann die Übertragungsrate gegen 0 % gesenkt werden
Alkohol	Minderwuchs, Untergewicht, geistige Retardierung, niedrige Stirn, verkürzter Nasenrücken, Mikrognathie, gering ausge-bildetes Philtrum etc.	–	Mikrozephalus, max. Körpergröße 140–160 cm	Häufigkeit in Frankreich 1:212
Thalidomid (Contergan®)	Phokomelie, fehlende Ohrmuschel	–		Wirkstoff seit 1963 verboten
Hydantoin-Barbiturat	weiter Augenabstand, eingesunkene Nasenwurzel, wulstige Lippen			
Diabetes mellitus (vgl. Kap. 33.4.2)	Diabetes mellitus Typ I: 3fach erhöhtes Risiko einer Mißbildung (Herzfehler, kaudale Regression)	Diabetes mellitus Typ I und Gestations-diabetes: Polyhydramnion, **Fetopathia diabetica:** Pankreashypertrophie, Surfactantmangel, Hyperinsulinismus, Makrosomie, Nierenvenen-thrombose	Hypoglykämie, Atemnotsyndrom, Hyperbilirubinämie, Polyzythämie	je sorgsamer die Einstellung der Blutzuckerwerte der Mutter, desto geringer das Risiko einer Embryo- bzw. Fetopathie!
ionisierende Strahlung	strukturelle Chromo-somen-aberrationen	Mikrozephalie, geistige Retardierung	dto.	wenig Erfahrungen, im Tierexperiment: lineare Dosis-Wirkungs-Beziehung

Morbus haemolyticus

Eine weitere Möglichkeit der Fruchtschädigung be-steht darin, daß die Mutter Antikörper gegen Merk-male des Kindes bildet, die dann transplazentar in den kindlichen Organismus einwandern; dies hat eine besondere Bedeutung bei den kindlichen Erythrozyten, die in kleinen Mengen die Plazenta passieren können und eine Bildung von Antikör-pern bei der Mutter bewirken. Diese (und zwar IgG) können wiederum über die Plazenta in den Feten eingeschwemmt werden und dort eine Hämolyse bewirken. Meistens macht sich diese Antikörperbil-dung aber erst bei einem Zweitkontakt, also bei der nächsten Schwangerschaft, mit dem betreffenden Antigen bemerkbar. Dies liegt daran, daß eine kli-nisch relevante Antikörperkonzentration erst durch den Booster-Effekt zur Verfügung gestellt wird.

Man unterscheidet zwei Formen des Morbus hae-molyticus:

- **Rhesusinkompatibilität.** Die Mutter bildet Anti-körper gegen den kindlichen **Rh-Faktor** (> 85% Rh-Faktor D, ferner Rh-Faktor C und E). Sofern das Kind der nachfolgenden Schwangerschaft dasselbe Antigen aufweist, erleidet es durch den plazentaren Antikörperübertritt eine massive Hä-molyse, die zu einer Hyperbilirubinämie führt. Die Folge der resultierenden Anämie ist ein O_2-Man-gel in allen Geweben, der im schlimmsten Fall zu einer ödematösen Aufquellung des Feten, dem **Hydrops (universalis) fetalis,** führen kann. Da sich die Veränderungen der Rhesusinkompatibi-lität gewöhnlich während der Schwangerschaft be-merkbar machen, spricht man von einem **Morbus haemolyticus fetalis.**
- **AB0-Inkompatibilität.** Hier bildet die Mutter An-tikörper gegen das kindliche AB0-Blutgruppensy-stem. Wiederum zeigt der Zweitkontakt größere Auswirkungen. Da sich die Blutgruppenantigene des AB0-Systems des Feten aber erst am Ende der

Schwangerschaft ausbilden, sind die intrauterinen Auswirkungen auf den Feten gering (kein Antigen – keine Hämolyse). Erst postpartal bemerkt man einen unphysiologischen Ikterus, d.h. einen Ikterus, der bereits vor dem 3. Tag beginnt und auf eine meist milde Hämolyse zurückzuführen ist **(Morbus haemolyticus neonatorum).**

Komplikationen

Bilirubin kann – in Abhängigkeit vom Lebensalter – bei Werten über 15 mg% die Blut-Hirn-Schranke passieren und so zu einem **Kernikterus** (Einlagerung in die Hirnkerne) führen.

Klinik

Anhand der mütterlichen Antikörpertiter lassen sich Rückschlüsse auf die Gefährdung des Kindes ziehen. Durch die Ultraschalluntersuchung und die Fruchtwasserpunktion (Bilirubin!) bzw. die Cordocentese (Nabelschnurpunktion) gewinnt man einen direkten Eindruck über das Wohlergehen des Kindes. Therapiert werden kann durch eine intrauterine Bluttransfusion (in die V. umbilicalis) und eine frühzeitige Entbindung. Anhand der postpartal gemessenen Bilirubinwerte entscheidet sich, ob therapeutisch die Phototherapie oder/und eine Austauschtransfusion eingesetzt wird. Große Bedeutung kommt der Anti-D-Prophylaxe zu, bei der der Mutter post partum gegen das Rhesus-Antigen gerichtetes Immunglobulin gegeben wird. Diese (fremden) Antikörper fangen fetale Blutzellen ab. Mittels des KLEIHAUER-BETKE-**Tests** (unterschiedliche Einfärbung von HbA und HbF) kann die Anzahl fetaler Zellen im mütterlichen Blut abgeschätzt werden. Während der Schwangerschaft treten normalerweise bis zu 0,2 ml fetales Blut in den mütterlichen Kreislauf. Bei immerhin 5% der Schwangeren sind größere sog. **Mikrotransfusionen** zu finden. Der Übertritt von 0,5 ml fetalem Blut führt zu einer Konzentration von 0,1‰ HbF-Zellen im mütterlichen Blut. Um eine Rhesus-Inkompatibilität zu verhindern, wird bei Rhesus-negativen Schwangeren bereits in der 28. SSW Immunglobulin verabreicht. Diese Gabe wird post partum wiederholt, wenn das Kind Rhesus-positiv ist. Der KLEIHAUER-BETKE-Test hilft, Patientinnen mit einer **Makrotransfusion** (> 25 ml) zu erkennen und einer weiteren Immunglobulingabe zuzuführen.

Merke

300 µg IgG binden 25 ml HbF; das entspricht einer Konzentration von ca. 5‰ HbF-Zellen im mütterlichen Blut.

33.2 Plazenta

Trophoblast und **Dezidua** beginnen mit der **Plazentabildung** umgehend nach der Nidation (eine eindeutige histologische Abgrenzung zwischen Dezidua und Trophoblast läßt sich allerdings erst nach der 12. SSW vornehmen). Auf der fetalen Plazentaseite bildet sich die **Chorionplatte,** die zur Fruchthöhle hin mit dem glänzenden **Amnionepithel** überzogen ist. Aus diesem geht auch die Nabelschnur **(Umbilicus)** hervor. Von der Chorionplatte wachsen **Zottenbäume** herab. Die Ausbildung und weitere Aufzweigung dieser Zottenbäume erfolgt etwa ab der 6. SSW ähnlich der Ausbildung der Lungenbläschen. Man unterscheidet die breiten **Stammzotten** von den mittelgroßen **Zwischenzotten** (mit HOFBAU-ER-Zellen) und den schmalen **Endzotten,** von denen einige mit der Basalplatte verbunden sind **(Haftzotten).** Die Zottenreifung dient insbesondere der **Vergrößerung der fetomaternalen Austauschfläche** (zur Angleichung des Bedarfs des Feten) sowie der **Verkürzung der Diffusionsstrecke.**

Die Zottenbäume werden durch Septen der Basalplatte „eingegrenzt". Jeder Baum mit seinem dazugehörigen „Krater" bildet eine fetomaternale Austauscheinheit, das **Kotyledon.** Es existieren etwa 15–40 Kotyledonen in einer Plazenta.

Die **Basalplatte** besteht aus dem **Zytotrophoblast,** dem **Synzytiotrophoblast** (beide aus dem Trophoblast) und der **Dezidua** (maternalen Ursprungs).

Durch **Spiralarterien** wird das mütterliche, nährstoff- und sauerstoffreiche Blut an die Chorionzotten gesprüht, wo durch Diffusion der Nährstoff- und Sauerstoffaustausch stattfindet. Die nutritive Versorgung der Plazenta wird durch das mütterliche Blut vorgenommen.

Während der gesamten Schwangerschaft nimmt die Plazenta an Größe zu. Am Termin besitzt sie ein Gewicht von ca. 600 g (incl. Nabelschnur und Eihäute), einen Durchmesser von ca. 18 cm und eine Dicke von ca. 2–4 cm. Abbildung 33-2 zeigt den Aufbau der Plazenta.

Während die (relative) Anzahl der Stammzotten im Schwangerschaftsverlauf nur geringfügig abnimmt, ist die frühe Plazenta durch einen hohen Anteil an Zwischenzotten gekennzeichnet, der bis zur 40. SSW zugunsten der Endzotten deutlich abnimmt. Weitere gestationsalterbedingte Änderungen betreffen folgende Parameter:

- **Anzahl der Kapillaren.** Sie nimmt ständig zu, wobei eine Umwandlung in Sinusoide erfolgt.
- **Bindegewebe.** Der (embryonale) retikulär-grobmaschige Aufbau weicht einem kollagenfaserigen Bindegewebe (betrifft Chorionplatte und Zotten).
- **Chorionepithel.** Es ist erst ein-, später zweischichtig.

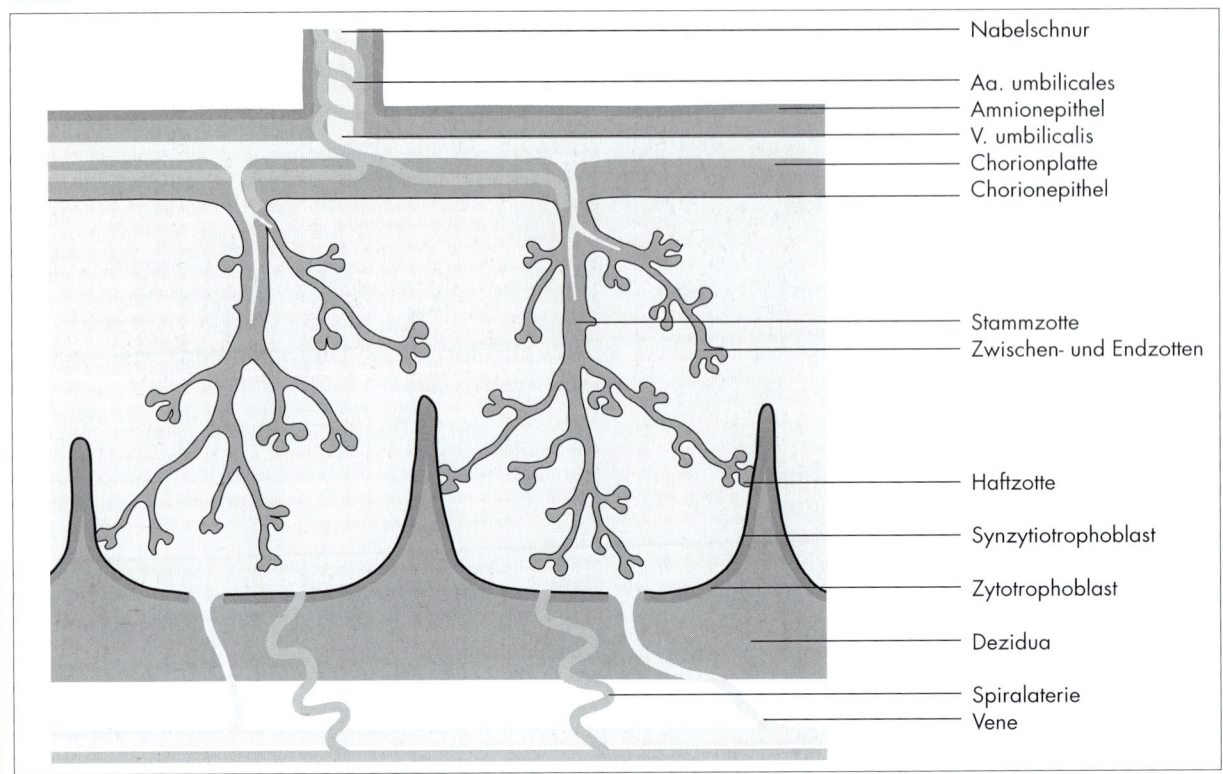

Nabelschnur

Aa. umbilicales
Amnionepithel
V. umbilicalis
Chorionplatte
Chorionepithel

Stammzotte
Zwischen- und Endzotten

Haftzotte

Synzytiotrophoblast

Zytotrophoblast

Dezidua

Spiralaterie
Vene

Abb. 33-2 Aufbau der Plazenta. Erläuterung im Text.

33.2.1 Wachstums- und Entwicklungsstörungen der Nabelschnur und der Eihaut

Veränderungen der Nabelschnurlänge

Die normale Länge der Nabelschnur beträgt etwa 30–100 cm. Kürzere Nabelschnüre sind selten und können mit geburtshilflichen Problemen bei der Kindsentwicklung verbunden sein. Längere Nabelschnüre treten in etwa 1% der Geburten auf. Sie sind mit folgenden Risiken assoziiert:

- **Nabelschnurumschlingung.** Die Nabelschnurumschlingung des fetalen Halses führt einerseits zur Stenose der Nabelschnurgefäße, andererseits zur Abklemmung der fetalen Aa. caroticae. 20% aller Kinder kommen mit einer Nabelschnurumschlingung zur Welt, ohne daß eine besondere klinische Bedeutung besteht.
- **Nabelschnurknoten.** Hier ist der **echte Nabelschnurknoten** von dem durch eine Nabelschnurgefäßvarikose hervorgerufenen **falschen Nabelschnurknoten** zu unterscheiden.
- **Nabelschnurvorfall** bei vorzeitigem Blasensprung.

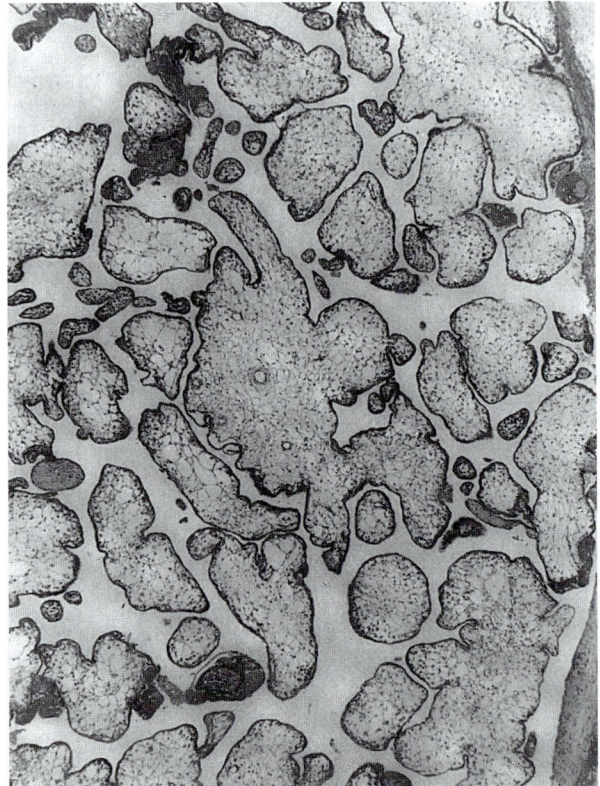

Abb. 33-3 Plazenta 16. SSW. Bei dieser Plazenta einer frühen Schwangerschaftswoche dominieren die breiten Stamm- und die mittelgroßen Zwischenzotten (35fache Vergrößerung).

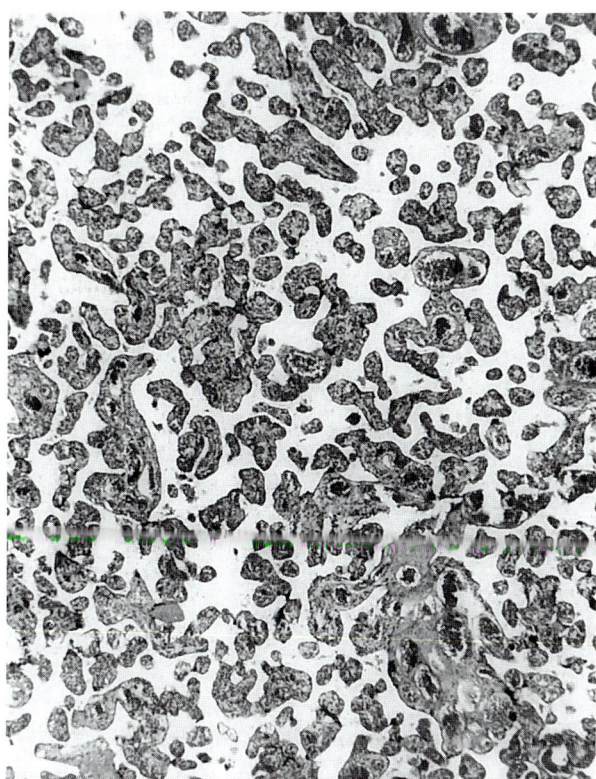

Abb. 33-4 Plazenta 40. SSW. Diese reife Plazenta (gleiche Vergrößerung wie in Abb. 33-2!) enthält überwiegend Endzotten, dazwischen einige Stamm- und Zwischenzotten (35fache Vergrößerung).

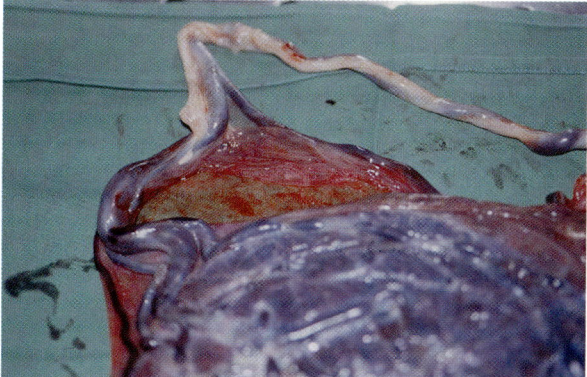

Abb. 33-5 Insertio velamentosa. Die dicklumigen Gefäße ziehen durch die Eihäute. Eine Ruptur wäre für das Kind lebensgefährlich gewesen.

Abrieb der fetalen Vernix und von Haut kommt. Diese lagern sich dann dort ab.

Amnionbänder

Aufgrund unklarer Ursachen kommt es zum Abriß von Amnionanteilen, die sich als sog. Amnionbänder um den Fetus herumwickeln und Kompressionsmerkmale hervorrufen können (**Amnionruptursequenz**).

Kreislaufstörungen der Nabelschnur

Die Anlage einer **solitären Nabelschnurarterie** ist primär folgenlos. Häufig besteht aber eine Assoziation mit anderen fetalen Fehlbildungen, die auch die erhöhte Abortrate erklären. **Nabelschnurhämatome** entstehen durch rupturierte Nabelschnurvarizen. Eine Gefäßkompression kann – wie bei der **Nabelschnurtorsion** – zum intrauterinen Fruchttod führen.

Insertio velamentosa

Die Nabelschnurgefäße sind üblicherweise durch die Warthon'sche Sulze geschützt. Bei der Insertio velamentosa verlaufen die Gefäße zum Teil in den Eihäuten (siehe Abbildung 33-5). Bei einem Blasensprung kann es zur Gefäßruptur dieser ungeschützten Gefäße kommen, wodurch der Fet verbluten kann.

Amnion nodosum

Beim Amnion nodosum handelt es sich um disseminiert auftretende knötchenförmige, amorphe, gräuliche Ablagerungen auf dem Amnion. Als ursächlich ist ein Oligohydramnion (verminderte Fruchtwassermenge) anzusehen, bei dem es zum

33.2.2 Wachstums- und Reifungsstörungen der Plazenta

Abweichungen des Plazentagewichtes und der Plazentagröße

Gewöhnlich besteht eine Korrelation zwischen dem Gewicht der Plazenta und dem des Neugeborenen sowie zwischen Plazentagewicht und Schwangerschaftsdauer. Abweichungen von dieser Korrelation werden auf eine Zottenreifungs- oder Durchblutungsstörungen zurückgeführt, deren Ursachen in verschiedenen Grunderkrankungen zu finden sind (Tab. 33-3).

Die **Nidationsstörungen** (z.B. Placenta praevia, Extrauteringravidität) sowie die Vielzahl der Form-

Tab. 33-3 Mögliche Ursachen der anomalen Plazentagröße	
Plazentauntergewicht	**Plazentaübergewicht**
– Hypertonus – Diabetes mellitus (vaskuläre Veränderungen) – Kollagenosen – intrauterine Infektionen mit vaskulären Veränderungen – genetische Ursachen (z. B. Trisomie 18)	– Diabetes mellitus – Morbus haemolyticus neonatorum/ Hydrops congenitus – intrauterine Infektionen – chronische Hypoxie (z. B. zyanotischer Herzfehler, Aufenthalt in großer Höhe) – Zottenunreife

abweichungen haben eine eher geringe Bedeutung in der Pathologie, hingegen ist die klinische Bedeutung teilweise wesentlich größer (z.B. Störungen der Geburtsmechanik). Entsprechende Kenntnisse sind den jeweiligen Fachbüchern zu entnehmen.

Störungen der Zottenreifung

Die Zottenreifung kann verzögert oder beschleunigt sein:

- **Zottenreifungsverzögerung.** Obwohl die Ätiologie nicht geklärt ist, wird ein assoziiertes Auftreten u.a. mit dem Diabetes mellitus, Blutgruppenunverträglichkeiten, intrauterinen Infektionen und Chromosomenanomalien beschrieben. Die Plazentaleistung ist im allgemeinen eingeschränkt.
  - **Zottenreifungsarretierung** (Reifungshemmung, ab 1. Trimenon). Es finden sich herdförmige Areale mit plumpen, übergroßen Zotten.
  - **Zottenreifungsretardierung** (Reifungsverzögerung, ab 2. Trimenon). Man sieht herdförmige oder diffuse Areale mit mangelhafter Verzweigung der Zwischenzotten.
- **Zottenfrühreife** (Prämaturität). Sie ist wahrscheinlich ein Kompensationsmechanismus bei einem Sauerstoffmangel (z.B. plazentare Durchblutungsstörungen bei Übertragung, ungenügende Oxygenierung des maternalen Blutes bei mütterlichem Herzvitium). Die Plazentaleistung muß nicht eingeschränkt sein. Die Zotten entsprechen dem Schwangerschaftsalter oder sind schon weiter entwickelt. Sie zeigen eine überschießende Kapillarausstattung.

33.2.3 Kreislaufstörungen der Plazenta

Plazentarinfarkt

Ätiologie/Pathogenese

Der Plazentarinfarkt wird durch eine Störung der mütterlichen arteriellen Blutzufuhr verursacht. Verschiedene Erkrankungen prädisponieren, z.B. eine (proteinurische) **Hypertonie** (s.u.), ein **Diabetes mellitus** und ein **Nikotinabusus.**

Morphologie

Man unterscheidet den **isolierten Kotyledoninfarkt** (10% aller Plazenten) vom ausgedehnten, massiven **Plazentarinfarkt** (bei 8% aller Plazenten ohne Risikofaktor), der mehrere Kotyledonen umfaßt, und dem sog. **Gitterinfarkt** (20% aller Plazenten), der große Bezirke umfaßt, die keine Beziehung zu den Kotyledonen aufweisen.

Der makroskopische Aspekt ist vom Alter abhängig: Während die akute Infarkt eine rote Färbung aufweist, zeigen sich die subakuten/chronischen Infarkte durch eine weißliche Verfärbung (perivillöse Fibrinablagerungen). Das mikroskopische Bild verhält sich analog.

Klinik
Die Plazentarinfarkte sind v.a. am Schwangerschaftsende eine häufige Erscheinung. Prognostisch entscheidend ist, ob die Plazenta eine noch ausreichende O_2-Versorgung des Feten gewährleisten kann. Die klinische Plazentaleistung wird am suffizientesten durch die dopplersonographische Blutflußmessung kontrolliert.

Fetofetales Transfusionssyndrom

Bei etwa 6% aller Zwillingsschwangerschaften (14% der monochorialen Zwillingsschwangerschaften) kommt es über plazentare Gefäßanastomosen zu einem Blutübertritt von einem Feten zum anderen. Entsteht durch diese Transfusion zwischen beiden Feten eine Differenz des Hämatokrits und des Blutvolumens über 20%, spricht man von einem fetofetalen Transfusionssyndrom.

Je nach Zeitpunkt dieses akuten oder chronischen Ereignisses erkennt man morphologische Veränderungen des Feten und der Plazenta, die auf die Überversorgung der einen fetoplazentaren Einheit mit daraus resultierender Unterversorgung der anderen Einheit zurückzuführen sind.

Klinik
Eine 28jährige Patienten stellt sich in der 25. SSW wegen Übelkeit und dünnflüssigem Stuhlgang seit drei Tagen in der geburtshilflichen Poliklinik vor. Der Uterus ist drei Querfinger unter dem Rippenbogen. Bei der Sonographie zeigt sich, daß der untere (erste) Fetus nahezu „trocken liegt" (Anhydramnion), während der obere (zweite) Fetus soviel Fruchtwasser um sich herum hat, daß hierin drei weitere Feten Platz hätten. Nach einer Entlastungspunktion des Fruchtwassers des zweiten Feten wird über ein Fetoskop der Gefäßshunt aufgesucht und koaguliert. Der weitere Schwangerschaftsverlauf gestaltet sich unauffällig.

Vorzeitige Plazentalösung

Bei der vorzeitigen Plazentalösung **(Abruptio placentae, Ablatio placentae)** handelt es sich um eine teilweise oder vollständige Ablösung der Plazenta vor der Geburt des Kindes. Die daraus resultierende mangelhafte Versorgung äußert sich in der großen kindlichen Mortalität (70–90%). Das sich dabei bildende retroplazentare Hämatom, das sich häufig nur durch Schmerzen und **geringe** vaginale Blutungen bemerkbar macht, kann zu einer gefährlichen Verbrauchskoagulopathie der Mutter führen.

33.2.4 Entzündungen der Plazenta

Ätiologie/Pathogenese

Entzündungen der Plazenta (**Plazentitis**) entstehen meistens **aszendierend** (Staphylo- und Streptokokken, E. coli, Gardnerella vaginalis), seltener **hämatogen** (Listeria monocytogenes, Rubeolavirus, Zytomegalievirus, Toxoplasma gondii) oder **transtubar** (bei Adnexitis).

Die aszendierende Infektion, die durch einen (vorzeitigen) Blasensprung bzw. eine manuelle Blasenöffnung oder einen protrahierten Geburtsverlauf begünstigt wird, greift zuerst die Eihäute (**Chorioamnionitis**), später die Plazenta an.

Morphologie

Die Eihäute sind **milchig-trüb,** vielfach auch – bedingt durch den streßbedingten Mekoniumabgang des Feten – **grünlich** verfärbt und häufig **übelriechend.** Mikroskopisch zeigen sich in den Eihäuten und der Plazenta allgemeine und teilweise erregerspezifische (z.B. Zytomegalie: Eulenaugenzellen, Toxoplasmose: Eihautzysten) Entzündungszeichen.

Klinik

Die klinischen Folgen der fortgeschrittenen Chorioamnionitis werden unter dem Begriff **Amnioninfektionssyndrom** zusammengefaßt. Ist eine Keimaszension erfolgt, kommt es zu Entzündungszeichen (Temperaturanstieg, Leukozytose) bei Mutter und Kind (Tachykardie mit Oszillationsverlust). Eine schnelle Entbindung ist spätestens dann anzustreben. Der Wert einer Antibiotikaprophylaxe bei erfolgtem Blasensprung ohne klinische Zeichen ist umstritten.

33.2.5 Tumoren und tumorartige Veränderungen der Plazenta

Bisher nicht erläutert wurde die **Entstehung der Zotten** (nicht verwechseln mit der Zottenreifung!), die vom 13.–21. Tag p.c. andauert. Sie beginnt mit den stroma- und gefäßlosen **Primärzotten** (aus Trophoblastzellen), die in die mütterlichen Lakunen einwandern, führt über die stromahaltigen, gefäßlosen **Sekundärzotten** zu den stroma- und **(allantois)gefäßhaltigen Tertiärzotten.** Diese Stadien sind

Tab. 33-4   Histologische Merkmale der Plazentabildungsstörungen (nach Vogel: Pathologie der Schwangerschaft, der Plazenta und des Neugeborenen, in Remmele: Pathologie, 3. Auflage. Springer, Berlin 1984)

Struktur	Zottenentwicklungsstadium	Zottendurchmesser	Chorionepithel	Stroma	Gefäße	Embryo
Abortivei	Sekundärzotten	plump	einschichtig	retikulär, hydropisch, mukoid	fehlen	fehlt
Windmole	Sekundär-/Tertiärzotten	plump	ein- und zweischichtig, Epithelknospen	retikulär, hydropisch, mukoid, fibrös	fehlen/selten	fehlt
Embryonalmole	Tertiärzotten	ungleich, plump	ein- und zweischichtig, Epithelknospen	retikulär, hydropisch, mukoid, fibrös	wenige	Embryoknötchen/Embryorest/Mißbildungen
Partialmole	Sekundär-/Tertiärzotten	ungleich, plump	ein- und zweischichtig, Epithelknospen	retikulär, hydropisch, molige Degeneration	fehlen/wenige	fehlt/Embryo in unterschiedlichen Entwicklungsstadien
Blasenmole (Traubenmole)	Sekundär-/Tertiärzotten	plump, bläschenförmig	synzytiale und zytotrophoblastäre Proliferation mit polymorphen Kernen, Vakuolen im Synzytium	hydropische Schwellung mit Bildung zystischer Hohlräume, subepitheliale Bindegewebssäume	fehlen!/wenige	fehlt/bei partieller Blasenmole: Embryo, evtl. mit Mißbildungen
Chorangiosis placentae	Tertiärzotten	plump	zweischichtig	retikulär, mäßig zellreich	fehlen in Deckplatte, Hyperplasie im Stroma	vorhanden

bei der Besprechung von Frühver änderungen von Bedeutung, da sich der Zeitpunkt der Störung in dem jeweiligen Stadium der Zottenbildung widerspiegelt.

Tabelle 33-4 faßt die histologischen Merkmale der **Plazentabildungsstörungen** zusammen, wobei der Blasenmole die größte Bedeutung zukommt.

Chorangiom

Das Chorangiom ist die **gutartige Entartung der Angioblasten des Chorions.** Allerdings kann es durch eine Ruptur zu einer für die Mutter und das Kind lebensgefährlichen Blutung kommen.

Einfache und destruierende (invasive) Blasenmole

Definition

Bei der Blasenmole handelt es sich um eine primär **gutartige Entartung des Trophoblasten,** bei der die Plazenta ein blasenähnliches Aussehen bekommt.

Ätiologie/Pathogenese

Ursächlich ist eine Fehlbefruchtung der Eizelle.

Morphologie

Meist betrifft die Blasenmole die gesamte Plazenta. In seltenen Fällen ist nur ein abgegrenzter Bereich betroffen **(partielle Blasenmole),** die Austragung der Schwangerschaft ist dann möglich. Etwa 15% der Blasenmolen wachsen in das Myometrium hinein und werden dann als **destruierende Blasenmole** bezeichnet. Da die Blasenmole aber zur bösartigen Entartung neigt, müssen alle Anteile operativ entfernt werden. Wie viele Blasenmolen tatsächlich entarten, ist umstritten. Der Anteil der Chorionkarzinome, die aus einer Blasenmole hervorgegangen sind, liegt allerdings bei 50%!

Klinik
Die Erstsymptome sind die eines Abortes (s. Kap. 33.3.2). Im Gegensatz zum Abort sind allerdings die **HCG-Werte stark erhöht.** Sonographisch sieht man eine **schneegestöberartige Fruchtanlage,** die sich aus der blasenartig entarteten Plazenta ergibt. Da die Uteruswand ausgesprochen weich ist, sollte die Kürettage erst nach der Ausstoßung vorgenommen werden. Danach sollte durch kontinuierliche Kontrolle der HCG-Werte über etwa 12 Wochen ausgeschlossen werden, daß sich noch Blasenmolenanteile im Uterus befinden.

Chorionkarzinom

Definition

Bei dem Chorionkarzinom **(Chorionepitheliom)** handelt es sich um die **bösartige Entartung des Trophoblasten.** Demzufolge sind die Zellen des Chorionkarzinoms eigentlich körperfremd.

Ätiologie/Pathogenese

50% entstehen im Anschluß an eine Blasenmole, 25% nach einem Abort und weitere 25% während oder nach einer ansonsten unauffälligen Schwangerschaft.

Morphologie

Die **gefäßlosen Tumorzellen** wachsen infiltrativ in das Myometrium hinein und zerstören dort die maternalen Blutgefäße. Auffällig sind **große mehrkernige Zellen,** die vermutlich auf die Synzytiotrophoblasten zurückzuführen sind. Die Einschwemmung der entarteten Zellen führt außerordentlich schnell zur Metastasierung v.a. in die **Lunge** und die **Vagina,** seltener in das Gehirn, die Knochen und die Leber.

Klinik
Eine Blutungsanomalie während oder nach einer Schwangerschaft bzw. nach einem Abort kann als Erstsymptom auftreten. Das **HCG ist stark erhöht** und führt u.U. zu Luteinzysten des Ovars (Sonographie). Bei bereits erfolgter Metastasierung können auch eine Hämoptyse oder Knoten in der Vagina sowie ein Ikterus auftreten. Durch die Einführung neuer Chemotherapeutika ist die Prognose inzwischen besser geworden (5-JÜR: >75%).

Placentalsite trophoblastic tumor

Beim placental site trophoblastic tumor handelt es sich um die seltene Entartung des Intermediärtrophoblasten. Das Besondere ist, daß der Tumor manchmal erst Jahrzehnte nach einer Schwangerschaft auftritt und – im Gegensatz zum Chorionkarzinom – nur wenig HCG, dafür aber **HPL** produziert. Wie das Chorionkarzinom wächst er infiltrativ in das Myometrium ein, wobei aber gut- oder bösartige Verläufe beschrieben sind.

33.3 Störungen der Frühschwangerschaft

33.3.1 Extrauteringravidität

Definition

Als Extrauteringravidität (EU) werden alle Schwangerschaften bezeichnet, die sich außerhalb des Uterus befinden. Die **Eileiterschwangerschaft** (Tubengravidität, Tubargravidität) ist mit 99% die häufigste Form. Weitere mögliche Lokalisationen der Extrauteringravidität sind das **Ovar** und die **Bauchhöhle** (Implantation auf dem Bauchfell).

Bei der Eileiterschwangerschaft befindet sich die Frucht meistens im **ampullären Teil des Eileiters,** seltener im isthmischen.

Ätiologie/Pathogenese

Ursache ist eine Störung der Wanderung oder der Nidation der Frucht. Verschiedene Faktoren begünstigen die Entstehung einer Eileiterschwangerschaft:

- **Z.n. Salpingitis.** Folgen einer Salpingitis können ein Verlust von Flimmerepithel und Verwachsungen sein.
- **Mechanische Barrieren.** Sie sind z.B. durch Neoplasmen oder Endometrioseherde verursacht.
- **Intrauterinpessare (IUP).** Sie mindern einerseits die Tubenperistaltik und erhöhen andererseits das Risiko einer Salpingitis (s.o.).

Derzeit wird eine Häufigkeit von 1% bezogen auf alle Entbindungen angegeben. (Auf „Entbindungen" wird bezogen, weil vermutlich 50% aller Schwangerschaften unerkannt als Abort enden.)

Komplikationen

Die Eileiterschwangerschaft endet entweder als **Tubarabort,** bei dem sich die Frucht löst und durch das Fimbrienende in die Bauchhöhle fällt (wo sie im allgemeinen resorbiert wird), oder es kommt aufgrund der Größenzunahme zur **Tubenruptur,** die schnell zu einer lebensgefährlichen Blutung führen kann (aus der A. ovarica).

> **Klinik**
> Die kontinuierliche Größenzunahme nach der „falschen" Einnistung bedingt eine Dehnung der Tubenwand. Diese äußert sich durch **einseitige stechend-ziehende Schmerzen etwa 6–8 Wochen nach der letzten Regelblutung.** Der Schwangerschaftstest ist meist positiv, die Patientin berichtet von leichten Schmierblutungen. Zur Diagnosesicherung bieten sich quantitative β-HCG-Bestimmungen, die Sonographie und die Laparoskopie (gleichzeitig Therapie) an (Abb. 33-6).

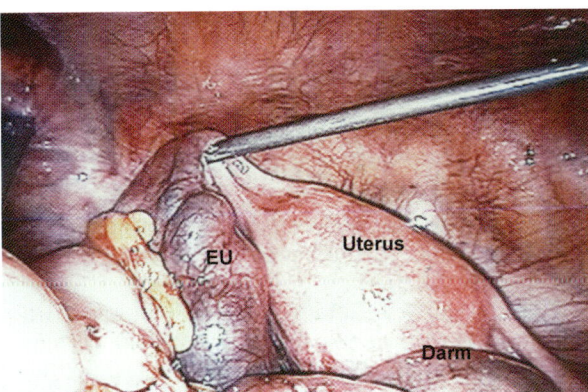

Abb. 33-6 Tubargravidität. Laparoskopisches Bild einer Extrauteringravidität.

33.3.2 Abort

Definition

Unter einem Abort **(Fehlgeburt)** versteht man das vorzeitige Ausstoßen einer Fruchtanlage oder einer toten Frucht bis 24. SSW. Feten, die bei der Entbindung Lebenszeichen (Herzschlag, Atmung) aufweisen oder nach Vollendung der 24. SSW geboren werden, werden als **Frühgeburt** bezeichnet. Eine standesamtliche Meldung ist bei Lebenszeichen oder einem Gewicht über 500 g vorgeschrieben.

Morphologie

Neben dem **therapeutischen Abort** (artifizieller Abort, Schwangerschaftsabbruch) werden fünf Formen des **natürlichen Abortes** unterschieden:
- **Abortus imminens (drohender Abort).** Bei dieser Form kommt es zu leichten Blutungen oder Wehen. Der Fet ist vital.
- **Abortus incipiens (beginnender Abort).** Er unterscheidet sich vom Abortus imminens durch den **geöffneten Zervikalkanal** mit abgehenden Fruchtanteilen.
- **Abortus incompletus.** Wenn der **Fet abgegangen** ist, sich aber noch **Plazentateile im Uterus** befinden, spricht man von einem Abortus incompletus. Diesen geburtsähnlichen (zweizeitigen) Verlauf findet man im allgemeinen nach der 12.–16. SSW.
- **Abortus completus.** Innerhalb der ersten 12 SSW kann die Fruchtanlage komplett ausgestoßen werden.
- **Missed abortion.** Bei dieser Form ist die **Frucht abgestorben,** befindet sich aber noch **im Uterus.**

Treten bei einer Frau hintereinander drei oder mehr Aborte auf, spricht man von einem **habituellen Abort.** Eine Entzündung des verbliebenen Fruchtmaterials wird als **infizierter** bzw. **septischer Abort** bezeichnet.

Ätiologie/Pathogenese

Die Ursachen sind vielfältig und können in fetoplazentare, mütterliche und exogene unterteilt werden:
- **Fetoplazentare Ursachen.** Den chromosomalen Anomalien kommt hier wohl die größte Bedeutung zu. Ferner können Nidationsanomalien und Befruchtungsstörungen (z.B. bei den Molen) verantwortlich gemacht werden.
- **Mütterliche Ursachen.** Hierzu gehören die Fehlbildungen der Genitalorgane (z.B. Uterus duplex), Funktionsstörungen (z.B. Zervixinsuffizienz), Infektionen und Tumoren (z.B. Myome), endokrine, entzündliche und psychische Störungen der Mutter.
- **Exogene Ursachen.** Beispiele sind die Einwirkungen verschiedener Pharmaka, ionisierender Strahlen oder Lösungsmittel (Abtreibungsversuch).

> **Klinik**
> Anhand klinischer und laborchemischer Befunde (z.B. HCG) und des Ultraschalls läßt sich die Diagnose recht sicher stellen. Der Abortus imminens kann durch Bettruhe eventuell noch aufgehalten werden. Bei den anderen Formen versucht man nach der 14. SSW, durch Prostaglandingaben die Wehentätigkeit und die Zervixreifung anzuregen und so ein Ausstoßen der Frucht zu ermöglichen. Ziel der weiteren Therapie ist die sichere Entfer-

nung eventuell verbliebener Fruchtanteile, um Infektionen zu vermeiden. Deswegen sollte bis zur 22. SSW grundsätzlich eine Nachkürettage durchgeführt werden, danach nur bei Unvollständigkeit der Plazenta.

33.4 Schwangerschaftsspezifische Erkrankungen

33.4.1 Schwangerschaftsinduzierte Hypertension

Definition

Der Begriff **Gestose** (i.e.S.) bezeichnet alle **schwangerschaftsbedingten Erkrankungen** der Mutter. Je nach Zeitpunkt der Manifestation unterscheidet man die **Frühgestose,** zu der auch die Hyperemesis gravidarum und die Hypersalivation zählen, von der **Spätgestose.** Die Spätgestose wird im klinischen Sprachgebrauch teilweise einfach als „Gestose" bezeichnet. Die aktuelle Nomenklatur sieht den Begriff **schwangerschaftsinduzierte Hypertension (SIH)** vor. Folgende Formen werden unterschieden:

- **Leichte bis mittelschwere Hypertension.** Blutdruckwerte bis 160/110 **ohne Proteinurie.**
- **Präeklampsie.** Sie wurde früher auch als **Schwangerschaftstoxikose** oder **EPH-Gestose** bezeichnet, weil sie durch Ödeme (engl. **e**dema; nicht obligat), eine **P**roteinurie und eine **H**ypertonie (diastolischer RR > 85 mmHg) gekennzeichnet ist.
- **Eklampsie.** Zu den Symptomen der Präeklampsie kommen Symptome des eklamptischen Anfalls (z.B. Augenflimmern, Hyperreflexie, Oberbauchschmerzen, tonisch-klonische Krämpfe) hinzu.
- **HELLP-Syndrom** (**H**ämolyse, **e**levated **l**iver enzymes, **l**ow **p**latelet counts). Neben den Symptomen der Präeklampsie kommt es bei dieser lebensbedrohlichen Erscheinung zur **Hämolyse,** zum **Transaminasenanstieg** und zur **Thrombozytopenie.** Klinisch zeigen sich ebenfalls Oberbauchschmerzen.

Bei allen drei Formen handelt es sich um einen Prozeß, der erstmalig während der Schwangerschaft, der Geburt oder im Wochenbett auftritt und danach wieder verschwindet. Bestand bereits zuvor eine Hypertonie, spricht man von einer **Pfropfgestose.**

Ätiologie/Pathogenese

Pathogenetisch bedeutsam ist vermutlich eine **plazentare Minderperfusion,** einhergehend mit einer **Aktivierung des Gerinnungssystems.**

Als Ursache dieser Durchblutungsstörungen gibt es verschiedene Theorien, deren Beweis allerdings noch aussteht. Vermutlich handelt es sich um ein multifaktorielles Geschehen.

- **Renin-Angiotensin-Aldosteron-System.** Hier wird einerseits eine erhöhte Empfindlichkeit der Rezeptoren auf **Angiotensin II** diskutiert, andererseits eine Erhöhung der Blutkonzentration dieses Hormons.

- **Störung des Prostaglandin (PG $F_{2\alpha}$/PG E_2)-Gleichgewichtes.** Dieses Gleichgewicht ist bei dem SIH zugunsten des **PG $F_{2\alpha}$** (vasokonstriktorisch) verschoben. Ursache ist möglicherweise eine verminderte Inaktivierung dieses Prostaglandins während der Lungenpassage, bei der es normalerweise zu 90% abgebaut wird.
- **Störung des Prostazyklin/Thromboxan-Gleichgewichtes.** Dieses Gleichgewicht ist bei dem SIH **zugunsten des Thromboxan A_2** (stimuliert die Thrombozytenaggregation und führt zur Vasokonstriktion) verschoben. So läßt sich auch erklären, daß niedrig dosierte Acetylsalicylsäure (ASS) das Auftreten eines SIH häufig verhindern kann; ASS führt zu einer irreversiblen Hemmung der Cyclooxygenase, die ja die Synthese des Prostazyklins (Hemmung der Thrombozytenaggretation und Vasodilatation) sowie des Thromboxan A_2 (aus den Thrombozyten) katalysiert. Im Gegensatz zu den Thrombozyten (synthetisieren Thromboxan) können die Endothelzellen Cyclooxygenase nachbilden, wodurch die (niedrig dosierte) Gabe von ASS letztlich zu einer Verschiebung des Gleichgewichtes zugunsten des Prostazyklins führt.
- **(Auto-)Immunologisches Geschehen.** So wurden bei den SIH-Patientinnen **Antikörper gegen Laminin,** dem Hauptbestandteil der plazentaren und renalen Basalmembran, beschrieben. Ebenso wurde kürzlich der Zusammenhang zwischen der Häufigkeit des SIH und der Dauer der Partnerschaft aufgezeigt: Das Risiko zu erkranken sinkt demnach mit der Dauer der Beziehung (vor der Konzeption). Als Begründung hierfür wird die **Ähnlichkeit von Spermabestandteilen mit der Plazenta** diskutiert.
- **Genetische Faktoren.** Eine **familiäre Häufung** ist ebenfalls beschrieben.

Vermutlich bewirkt die hierdurch herbeigeführte Minderperfusion eine Zerstörung der Endothelzellen in der Plazenta sowie in den anderen betroffenen Organen (Niere, Leber, ZNS). Der Endothelzellschaden aktiviert nun das Gerinnungssystem. Diese Theorie, die Gegenstand der aktuellen Forschung ist, erklärt wiederum das Auftreten unterschiedlicher Stadien.

Anhand der klinischen Erfahrung konnte man u.a. drei Faktoren eruieren, die mit einem erhöhten Risiko einer Spätgestose einhergehen:

- **Übermäßige uterine Wandspannung.** Sie tritt z.B. bei einer Mehrlingsschwangerschaft oder einem Polyhydramnion auf.
- **Verminderte Plazentadurchblutung.** Uterine Gefäße können insbesondere bei Primiparae zu wenig wachsen.
- **Vorangehende Grunderkrankungen.** Es kann z.B. bei einem Diabetes mellitus, einem Hypertonus oder einem Lupus erythematodes zur Minderdurchblutung kommen.

Morphologie

Morphologische Veränderungen sind **Hypoxämie-zeichen** sowie Merkmale der intravasalen Gerinnung. Sie treten insbesondere in der Leber, der Niere, dem Gehirn und der Plazenta auf, wobei die Ausprägung vom Verlauf der Erkrankung (Präeklampsie, Eklampsie oder HELLP-Syndrom) abhängig ist. In der **Leber** kann es zu **Fibrinausfällungen in die Lebersinusoide** kommen. Die **Nieren** sind vergrößert und blaß, die Mesangium- und Endothelzellen enthalten Vakuolen **(Endotheliose),** die Glomerula enthalten wenig Blut und manchmal Fibrinausfällungen. In der **Plazenta** finden sich überdurchschnittlich viele **Infarkte,** die zur fetalen (körperlichen) Retardierung oder sogar zur vorzeitigen Plazentalösung (→ **retroplazentares Hämatom**) führen können.

Klinik

Die oben geschilderte Symptomatik (Hypertonus, Proteinurie) verdeutlicht die Notwendigkeit der Schwangerenvorsorgeuntersuchung, die unter anderem regelmäßige Blutdruckmessungen und Urinuntersuchungen vorsieht. Die Therapie der Präeklampsie ist u.a. vom Entbindungstermin abhängig. Hier gilt es, sorgsam zwischen der Gefährdung der Mutter und den Risiken einer Frühgeburtlichkeit abzuwägen. Engmaschige Kontrollen durch CTG (**C**ardi**o**t**o**k**o**gramm) und DOPPLER-Sonographie (Blutfluß in den uteroplazentaren Gefäßen) sind obligat. Im Falle einer Eklampsie oder des HELLP-Syndroms ist eine sofortige Entbindung anzustreben.

33.4.2 Gestationsdiabetes

Definition

Der Gestationsdiabetes (GDM) ist eine Zuckerstoffwechselstörung, die in der Schwangerschaft beginnt und nach der Schwangerschaft (im allgemeinen) wieder verschwindet. Die Inzidenz beträgt ca. 5%.

Ätiologie/Pathogenese

Erstaunlicherweise ist beim Gestationsdiabetes die Insulinproduktion normal oder sogar erhöht. Es handelt sich also um eine **periphere Insulinresistenz.** Hinzu kommt, daß die **maternale Insulinsekretion** mit etwa **einstündiger Verzögerung** erfolgt und die **Hormone** Östriol, Progesteron und Kortisol (das im Verlauf der Schwangerschaft ansteigt) **antiinsulinär** wirken.

Prädisponierend sind **Übergewicht, Alter** (ältere Schwangere) und eine familiäre Belastung. Eine auffällige Schwangerschaftsanamnese (habituelle Aborte) kann ebenfalls auf einen Gestationsdiabetes zurückzuführen sein.

- **Auswirkungen auf die Schwangere.** Sie bestehen in einer erhöhten **Harnwegsinfektanfälligkeit** (Glukosurie) und einem erhöhten Risiko, an einer **Präeklampsie** zu erkranken. 10–60% der Patientinnen mit GDM entwickeln innerhalb der nächsten 20 Jahre einen Typ-2-Diabetes-mellitus.
- **Auswirkungen auf das Kind.** Sie bestehen aus einem **erhöhten Fehlbildungsrisiko** (bei unbehandeltem Diabetes mellitus während der Embryogenese z.B. Herzfehler, kaudale Regression), einer **Makrosomie** mit cushingoidem Aussehen und einer ausgeprägten Vermehrung des subkutanen Fettgewebes, dem Risiko einer **postpartalen Hypoglykämie** durch Hyperinsulinismus (**B-Zellhyperplasie des Pankreas**), einem **erhöhten Frühgeburtsrisiko** (vermutlich durch ein glukosurisch bedingtes Polyhydramnion), einem **Atemnotsyndrom,** einer **Polyglobulie,** die postnatal zu einer **Hyperbilirubinämie** führen kann. Die Rate an operativen Entbindungen sowie die Komplikationsrate (z.B. Schulterdystokie) sind deutlich erhöht.

Morphologie

In Abbildung 33-7 ist der charakteristische äußere Aspekt eines Kindes mit Fetopathia diabetica dargestellt. Die Plazenta zeichnet sich durch Übergröße, kombiniert mit Zottenreifungsstörungen, aus.

Klinik

Die Patientinnen fallen entweder durch eine übermäßige Gewichtszunahme, eine Glukosurie oder eine sonographisch ermittelte fetale Makrosomie auf. Diagnostisch wird ein oraler Glukosetoleranztest durchgeführt, bei pathologischem Ergebnis ein Blutzuckertagesprofil bzw. eine Amniozentese, bei der die Insulinkonzentration im Fruchtwasser bestimmt wird. Therapiert wird entweder durch Diät oder mit einer Insulineinstellung.

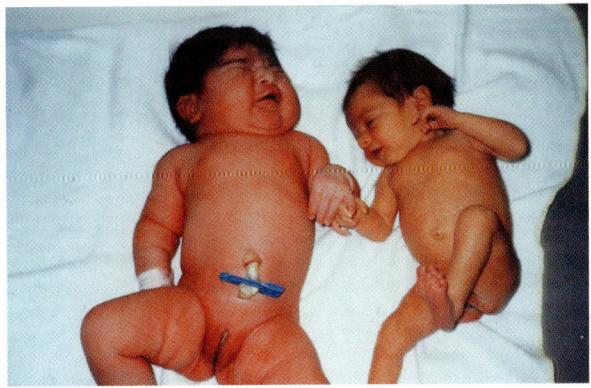

Abb. 33-7 Makrosomes und retardiertes Kind. Beide Kinder sind in der 38. SSW geboren. Die Mutter des rechts abgebildeten Kindes (Geburtsgewicht 2100 g) hat 20 Zigaretten am Tag geraucht. Das links dargestellte Kind (Geburtsgewicht 4300 g) weist die typische Facies für eine diabetogene Fetopathie auf (Sumo-Ringer-Gesicht, speckige Arme). Bei genauerem Hinsehen erkennt man die rechtsseitige Plexusparese, die glücklicherweise nur temporär war.

Bei effektiver Therapie minimiert man sämtliche Risiken nahezu auf das Restrisiko. Aus diesem Grunde führt man in vielen Ländern bereits ein Glukose-Screening durch, um so eine Therapie einleiten zu können, bevor sich die Folgen des Gestationsdiabetes manifestieren. In Deutschland ist dieses Screening bisher leider noch nicht in die Mutterschaftsrichtlinien aufgenommen worden.

33.4.3 Lebererkrankungen in der Schwangerschaft

Neben den in Kapitel 14 abgehandelten schwangerschaftsunspezifischen Lebererkrankungen (Hepatitis) und der Leberbeteiligung beim schwangerschaftsinduzierten Hypertonus existieren zwei schwangerschaftsspezifische Lebererkrankungen, auf die hier kurz eingegangen werden soll:

- **Intrahepatische Schwangerschaftscholestase.** Die Ätiologie der zweithäufigsten Lebererkrankung während der Schwangerschaft ist noch nicht geklärt. Man vermutet, daß eine erhöhte Zielorganempfindlichkeit auf Östrogen eine Rolle spielt. Die biliäre Exkretion ist ebenfalls vermindert. Charakteristisch ist der enorme Gallensäureanstieg während des dritten Trimenons, der zu einem ausgeprägten Pruritus führt. Ein Ikterus folgt zumeist erst einige Tage später. Die cholestatischen Leberveränderungen in Form von **Gallenthromben in den dilatierten Gallenkanälchen** sind reversibel.
- **Akute Schwangerschaftsfettleber.** Bei dieser wesentlich selteneren Erkrankung kommt es aus bisher ungeklärter Ursache – ebenfalls bevorzugt im dritten Trimenon – zu einer **feintropfigen Verfettung vom läppchenzentralen Typ.** Die Folge ist eine Gerinnungsstörung, die häufig zu lebensbedrohlichen gastrointestinalen Blutungen führt. Das häufige Auftreten neurologischer Symptome sowie einer Hypertonie legt nahe, daß es sich unter Umständen um eine „hepatophile" Form der Präeklampsie handelt.

Klinik

Die Abklärung der Leberveränderungen anhand der üblichen Laborparameter ist schwierig, da einige relevante Hormone (alkalische Phosphatase, LDH) während der Schwangerschaft physiologischerweise erhöht sind. Diagnostisch wertvoll sind unter anderem die Serumwerte von GOT, GPT, γ-GT, Bilirubin und den Gallensäuren.

34 Knochenmark

J. Lepenies

Im Knochenmark finden sich die **pluripotenten Stammzellen** (PSC, **p**luripotential **s**tem **c**ell), aus denen sich die hämatopoetische Zellinie, die im Knochenmark verbleibt, und die lymphopoetische Zellinie, die in die Lymphorgane auswandert, entwickeln. Aus den hämatopoetischen multipotenten Stammzellen (CFU-GEMM, **c**olony **f**orming **u**nit, **g**ranulocyte-**e**rythroid-**m**acrophage-**m**egakaryocyte **e**lements) entwickeln sich die **drei Zellinien** der Erythrozyten, der Thrombozyten und der Granulo-/Monozyten (s.a. Abb. 35-2). Eine Stimulation erfolgt über Wachstumsfaktoren wie CSF (**c**olony **s**timulating **f**actor), Erythropoetin, GM-CSF (**G**ranulo-/**M**onozyten-CSF), G-CSF (**G**ranulozyten-CSF), M-CSF (**M**akrophagen-CSF) und Zytokine.

Die **blutbildenden Zellen** liegen in den Maschen des retikulären Bindegewebes nahe einem blutgefüllten Sinus. Die Retikulumzellen übernehmen eine Ammenfunktion. Die dazwischenliegenden Makrophagen sorgen für die Beseitigung von anfallendem Zellschutt und stellen Wachstumsfaktoren zur Verfügung. Endothelzellen und Fibroblasten produzieren eine extrazelluläre Matrix (Kollagen Typ I, III, IV) und zusätzlich noch adhäsive Proteine wie Fibronektin und Hämonektin. An diese Strukturen binden die Erythroblasten und die myeloiden Zellen über Rezeptoren. Nach abgeschlossener Reifung werden die Blutzellen durch Verlust dieser Rezeptoren frei und treten durch die Endothelzellen der Sinusoide in den Kreislauf ein. Das Durchschleusen durch die Endothelzellen ist ein aktiver Zelltransport, der wahrscheinlich zusätzlich garantieren soll, daß nur reife Zellen ins Blut gelangen. Die Erythrozyten- und Thrombozytenvorstufen befinden sich eher um die Sinus herum, die Vorläufer der Granulozyten liegen vorrangig im Bereich der Knochenbälkchen.

In der Fetalzeit findet die **erste Blutbildung** im Dottersack statt. Ab dem 2.–3. Fetalmonat verlagert sich die Blutbildung in die Leber und die Milz, wo sie ihren Höhepunkt während des 5. Fetalmonats hat. Danach wird sie durch eine zunehmende Blutbildung im Knochenmark abgelöst. Eine extramedulläre Blutbildung beim Neugeborenen kommt nur bei pathophysiologischen Prozessen vor, z.B. Erythroblastosen, Thalassämien.

Beim Neugeborenen enthalten alle Knochen blutbildendes Knochenmark, die **intensiv rote Farbe des Marks** kommt durch die stark ausgeprägte Erythropoese, den geringen Fettgehalt und den bis drei Monate nach Geburt bestehenden höheren Hämoglobingehalt der Erythrozyten zustande.

Die Diaphysen der Röhrenknochen wandeln sich mit der Zeit in **gelbes, fettzellreiches Mark** um, da durch das Knochenwachstum genug Volumen für die Blutbildung vorhanden ist. Beim Erwachsenen ist die medulläre Blutbildung auf platte und kurze Knochen (Wirbelkörper, Rippen, Brustbein, Beckenknochen, Kalotte etc.) und Epiphysen beschränkt.

Das Gesamtgewicht des roten Knochenmarks beim Erwachsenen beträgt 2–3 kg, und es besteht zu 40–60% aus Fettzellen, 10–15% aus Zellen der erythropoetischen Linie und zu 30–45% aus Zellen der myeloischen Linie. Weniger als 20% der kernhaltigen Zellen sind Lymphozyten. Die Entwicklung der Lymphozyten und die entsprechenden Krankheitsbilder werden im Kapitel 35 erläutert, das Plasmozytom (eine proliferierende Erkrankung der Plasmazellen) wird im Kapitel 8.3.5 besprochen.

Normalerweise werden pro Tag 3 Milliarden Erythrozyten, 1 Milliarde Granulozyten und 1,5 Milliarden Thrombozyten pro Kilogramm Körpergewicht produziert! Je nach Bedarf kann die Produktion differenziert hoch- oder heruntergeregelt werden.

34.1 Erythropoetisches System

Die Erythrozyten (rote Blutkörperchen) enthalten das für den Sauerstofftransport nötige Hämoglobin. Zirkulierend leben sie ca. 120 Tage. Als Erythropoese bezeichnet man deren Bildung und Differenzierung. Stimuli für die Produktion sind Erythropoetin, Anämie oder Hypoxie. Die Entwicklung aus der hämatopoetischen multipotenten Stammzelle (CFU-GEMM) läuft über die BFU-E-Zelle (**b**urst **f**orming **u**nit, **e**rythroid) und die CFU-E-Zelle (**c**olony **f**orming **u**nit, **e**rythroid). Aus diesen Zellkolonien gehen die Erythrozytenvorläuferzellen hervor, die Proerythroblasten. Die weitere Reifung der Zellen, die im Blastenstadien noch einen Kern aufweisen, läuft über nachfolgende Stufen ab:

Proerythroblast → Erythroblast → Normoblast → Retikulozyt → Erythrozyt.

34.1.1 Allgemeines zur Anämie

Anämien haben eine besondere klinische Bedeutung, da sie häufig nicht nur Ausdruck einer isolierten Störung des erythrozytären Systems sind, sondern bei verschiedenen Grunderkrankungen vorkommen können. In diesem Kapitel sollen daher vorrangig die Anämien behandelt werden, allerdings muß aufgrund des Umfangs dieses Themas auf den GK der Inneren Medizin verwiesen werden.

Definition

Eine Verminderung der Hämoglobinkonzentration (Hb) unter den alters- und geschlechtsspezifischen Normbereich kennzeichnet die Anämie. Der Hämatokrit und die Erythrozytenzahl sind ebenfalls erniedrigt. Man beschreibt die Anämieform anhand folgender Parameter:

- **Erythrozytengröße.** Die Größe der Erythrozyten wird als **MCV** (**m**ittleres **c**orpusculäres **V**olumen) angegeben. Die Erythrozyten können makro-, normo- oder mikrozytär sein.
- **Erythrozytenform.** Eine **Poikilozytose** bezeichnet vielgestaltige Erythrozyten, als **Anisozytose** werden Größenschwankungen benannt.
- **Hb-Gehalt des Erythrozyten.** Dieser wird als **MCH** (**m**ittlerer **c**orpusculärer **H**ämoglobin-Gehalt) bezeichnet. Bei verminderten MCH-Werten wird die Anämie als **hypochrom**, bei erhöhten MCH-Werten als **hyperchrom**, bei normalen Werten als **normochrom** bezeichnet.

Ätiologie/Pathogenese

Eine Einteilung erfolgt nach der Pathogenese in:
- **Blutungsanämien.**
- **Hämolytische Anämien.**
- **Bildungsstörungen der Erythrozyten oder des Hämoglobins.**
- **Anämien bei chronischen Erkrankungen, durch Markverdrängung und mit multifaktorieller Genese.**

Morphologie

Makroskopisch sind die Organe blaß. Mikroskopisch führt der durch die Anämie entstehende Sauerstoffmangel zu Zellveränderungen wie Hydrops und Verfettung. Das Knochenmark ist bei vielen Anämieformen reaktiv hyperplastisch und deshalb von dunkelroter Farbe.

34.1.2 Blutungsanämien

- **Akute Blutung.** Eine schwere akute Blutung kann ab 500 ml Blutverlust zu einem **hypovolämischen Schock** führen, die Anämie durch den Blutverlust manifestiert sich erst später als normozytäre, normochrome Anämie.

Klinik
Man beobachtet kollabierte Halsvenen, Unruhe, Tachykardie und einen RR-Abfall, die Haut ist blaß und kalt. Nach 2–3 Tagen wird das Ausmaß der Blutung an einem maximalen Abfall des Hä-

matokrits und Hb, nach 7 Tagen die gesteigerte Erythropoese an Retikulozytenzahlen bis zu 15% sichtbar. Die Erythrozyten sehen unregelmäßig geformt aus.

- **Chronische Blutung.** Ein chronischer Blutverlust (Sickerblutungen v.a. des Magen-Darm-Traktes oder genitale Blutungen) führt zu einer Anämie, wenn das Erythropoesesystem nicht ausreichend auf den chronischen Blutverlust reagiert. Meist kommt es in diesem Fall zur Erschöpfung der Eisenspeicher und damit zur **Eisenmangelanämie** (s.d.).

34.1.3 Hämolytische Anämien

Definition

Ein **frühzeitiger Abbau,** eine **Zerstörung** oder eine **Auflösung der Erythrozyten** verursacht eine hämolytische Anämie.

Ätiologie

Eine pathologische Hämolyse kann durch Defekte der Erythrozyten selbst **(korpuskulär)** oder äußere Faktoren **(extrakorpuskulär)** verursacht werden.
- **Korpuskuläre hämolytische Anämien.** Die Ursachen des Erythrozytendefektes können z.B. ein gestörter Membranaufbau, ein fehlendes Enzym oder eine gestörte Hb-Bildung sein. Diese Formen werden meist vererbt.
- **Extrakorpuskuläre hämolytische Anämien.** Dazu zählen hämolytische Anämien im Rahmen von Transfusionsreaktionen, Autoimmunmechanismen, mechanische, toxische und infektiöse Schädigungen der Erythrozyten.

Morphologie

Die Erythrozytenbildung ist angeregt, daher findet sich im Knochenmark meist eine deutliche Hyperzellularität. Gelegentlich wird auch die extramedulläre Blutbildung (in der Milz oder Leber) stimuliert. Im Blut findet sich eine deutliche Retikulozytose. Die gesteigerte Blutbildung im Knochenmerk kann zu Skelettdeformitäten führen (Bürstenschädel).

Klinik
Hämolyseparameter im Blut sind: Retikulozytose, LDH↑, HBDH↑, Haptoglobin↓, indirektes Bilirubin↑, Urobilinogen im Urin ↑.

Membrandefekte

- **Sphärozytose (Kugelzellanämie).** Sie ist die **häufigste angeborene** hämolytische Anämie und wird meist autosomal-dominant vererbt. Durch Defekte von Membranproteinen (Ankyrin, Spektrin) kommt es zur reduzierten Zytoskelettdichte und zu Membraninstabilitäten. Dies führt zu einer verminderten osmotischen und mechanischen Resistenz der Erythrozyten. Durch den Natrium- und Wassereinstrom vergrößern sie sich (Kugelform) und bleiben in den Milzkapillaren hängen. Das Knochenmark ist hyperplastisch. In der Milz findet man eine rote Pulpahyperplasie, volle Milzplexus und leere Milzsinus.

Klinische Folge ist eine mikrozytäre, anisozytäre, normo- bis hyperchrome Anämie. Die Kugelzellen imponieren als Erythrozyten mit kleinem Durchmesser und fehlender zentraler Aufhellung. Hämolytische Krisen (mit Ikterus, Fieber und Oberbauchschmerzen), eine Splenomegalie und Skelettveränderungen (Turmschädel) sind möglich. Häufig entstehen Pigment-(Bilirubin-)Gallensteine. Häufig manifestiert sich die Sphärozytose schon im Kindesalter. Bei rezidivierenden hämolytischen Krisen besteht die Therapie in einer Splenektomie.

- **Elliptozytose.** Es handelt sich um angeborene, meist harmlose Formvarianten. Mehr als 75% der zirkulierenden Erythrozyten haben eine Ellipsenform.
- **Paroxysmale nächtliche Hämoglobinurie (MARCHIAFAVA-MICHELI-Anämie).** Es handelt sich um eine **erworbene** korpuskuläre Anämie. Sie entsteht durch einen durch Mutation erworbenen Gendefekt. Betroffen ist das pig-A-Gen in pluripotenten Vorläuferzellen der Blutbildung. Die Synthese des „Ankerproteins" Glykosylphosphatidylinositol (GPI) ist vermindert. Durch den Defekt können drei Membranproteine, die die Komplementaktivierung der Zelle regulieren, nicht in der Zellmembran verankert werden. Die komplementvermittelte Reaktion wird nicht ausreichend gehemmt, es kommt zur Lyse der Zellen. Typischerweise beobachtet man nächtliche Hämolysen mit dunklem Morgenurin. Neben der hämolytischen Anämie wird auch die Leukozyten- und Thrombozytenfunktion beeinträchtigt. Komplikationen sind eine Infekt- und Thromboseneigung, selten der Übergang in eine AML oder aplastische Anämien.

Enzymdefekte

- **Glukose-6-Phosphat-Dehydrogenase-Mangel (Favismus).** Dieser X-chromosomal vererbte Enzymdefekt führt zu einer Störung des Pentose-Phosphat-Weges und damit zur geringeren Bereitstellung von NADPH. Glutathion kann dadurch nicht mehr reduziert werden, der Erythrozyt verliert die Fähigkeit, sich gegenüber oxidierenden Substanzen (v.a. Radikalen) zu schützen. Entsprechende Stoffe wie Saubohnen (Favabohnen), Medikamente (Sulfonamide, Malariamittel, ASS) und Infektionen, die Radikale im Stoffwechsel verursachen, rufen dann hämolytische Krisen hervor. Denaturiertes Hämoglobin, das in der Zelle ausfällt, ist als sog. **HEINZ-Innenkörper** in den Erythrozyten sichtbar. Die Krankheit ist v.a. im Mittelmeerraum verbreitet. Sie bietet einen Selektionsvorteil bei Malaria.
- **Pyruvatkinase-Mangel.** Der autosomal vererbte Enzymdefekt verursacht eine Störung in der Glykolyse und führt dadurch zu einer verminderten ATP-Bereitstellung. Klinisch zeigt sich eine geringgradige hämolytische Anämie.

Hämoglobinopathien

Hämoglobin ist ein Tetramer und besteht aus je zwei Paaren unterschiedlicher Ketten. Beim Erwachsenen findet sich überwiegend HbA1 ($\alpha\alpha/\beta\beta$), weniger Hämoglobin A2 ($\alpha\alpha/\delta\delta$) und Spuren von Hämoglobin F (fetal, $\alpha\alpha/\gamma\gamma$).

- **Thalassämien.** Betroffen ist die Synthese der α oder β-Kette des Hämoglobins A_1. Die Erkrankung wird autosomal-dominant vererbt und ist im Mittelmeerraum häufiger. Alle Thalassämien zeigen eine hypochrome, mikrozytäre Anämie mit Hepatosplenomegalie, gesteigerter Erythropoese und hyperplastischem Knochenmark. Die kompensatorisch vermehrt gebildeten anderen Hämoglobinketten verklumpen innerhalb der Erythrozyten und schädigen die Zellmembran. Nach jahrelangem Verlauf führt die Ablagerung von Eisen (durch zerstörte Erythrozyten, kompensatorisch erhöhter Aufnahme und Zufuhr durch wiederholte Transfusionen) zur Hämosiderose bzw. Hämochromatose.

  Bei der homozygoten β-Thalassämie (**Thalassaemia major, COOLEY-Anämie**) sieht man **Target-Erythrozyten** im Blutbild (schießscheibenartig und basophil getüpfelt). Das Hämoglobin A_1 (HbA$_1$) fehlt völlig, HbF ist immer vermehrt nachweisbar. Die Kinder erreichen selten das 20. Lebensjahr. Die heterozygote Form der β-Thalassämie (**Thalassaemia minor**) zeigt ein verringertes HbA$_1$ bei geringeren Symptomen und einer guten Prognose. Die α-Thalassämie ist nur in der heterozygoten Form asymptomatisch. Die homozygote Form verursacht entweder schwere Hämolysen oder ist mit dem Leben des Kindes nicht vereinbar.
- **Sichelzellanämie.** Die Sichelzellanämie ist eine autosomal-dominante Erbkrankheit. Durch eine Mutation (Austausch von Glutamin gegen Valin an der Position 6 der β-Kette des Globulins, Chromosom 11) kommt es zur Bildung eines abnormen Hämoglobins, des **HbS**. Die homozygoten Patienten zeigen das Bild der Sichelzellanämie. Im Blutausstrich sieht man Targetzellen, HEINZ-Körper und **Schistozyten** (Erythrozytenfragmente). Das Knochenmark zeigt eine hyperplastische Erythropoese.

  Es kommt zu hämolytischen Krisen bei Sauerstoffmangel, da das Hämoglobinmolekül polymerisiert. Die Erythrozyten verlieren dadurch ihre normale Form. Hierdurch werden sie einerseits schneller abgebaut, andererseits können sie Kapillaren verstopfen. Folge sind multiple Organinfarkte, z.B.

in der Milz, im Knochen und der Haut. Man vermutet, daß die Organinfarkte die erheblichen Schmerzen, die im Rahmen der hämolytischen Krisen auftreten können, bedingen. Die Milz ist zunächst vergrößert und atrophiert im Verlauf.

Die heterozygoten Genträger, die keine Symptome zeigen, haben eine größere Resistenz gegenüber Plasmodien (Malaria).

Klinik

Die Milz atrophiert durch die wiederholten Organinfarkte, hierdurch steigt das Risiko bakterieller Infektionen, v.a. mit Pneumokokken. Im Falle einer vasookklusiven Krise besteht die Therapie hauptsächlich in ausreichender Flüssigkeitszufuhr und Schmerztherapie. Transfusionen sollten nur in schweren Fällen erfolgen. Die Gabe von Hydroxyharnstoff führt zu einer Erhöhung der HbF-Konzentration und kann bei rezidivierenden Krisen hilfreich sein.

Transfusionsreaktionen

- **Fehltransfusionen.** Bei einer Verwechslung von Blutkonserven entstehen durch die Inkompatibilität im AB0-System schwere hämolytische Reaktionen. Antierythrozytäre Antikörper können leichtere Transfusionszwischenfälle verursachen. Klinische Symptome sind Schüttelfrost, Dyspnoe, Fieber, Blutdruckabfall und später ein Ikterus.
- **Morbus haemolyticus neonatorum.** Durch eine AB0- (leichte Fälle) oder Rhesusinkompatibilität (schwere Fälle) kommt es zur Hämolyse. Vorausgegangen ist eine Sensibilisierung der Mutter (meist in einer früheren Schwangerschaft). In der folgenden Schwangerschaft kommt es in der Plazenta zum Übertritt von Antikörpern (IgG) der Mutter in den kindlichen Kreislauf und damit zur Hämolyse beim Kind (s.a. Kap. 33.1.4).
  Klinisch manifestiert sich die Reaktion als **Anämie** (bei leichten Fällen einzige Manifestation), als **Icterus gravis neonatorum** (mit Kernikterus durch die Hyperbilirubinämie) und als **Hydrops universalis** (generalisierte Ödeme), der zum Tode führt.

Autoimmunhämolytische Anämien

Idiopathisch oder im Rahmen einer Grunderkrankung (Lymphom, paraneoplastisches Syndrom, Autoimmunkrankheiten, Infektionen, Medikamente wie Penizilline, Sulfonamide, Phenazetin, α-Methyldopa) kommt es zur Bildung von Antikörpern gegen eigene Erythrozyten.
- **Wärmeautoantikörper.** 80% der autoimmunhämolytischen Anämien entstehen durch Wärmeantikörper (Wärmeagglutinine), die zu den IgG-Antikörpern zählen. Bei Körpertemperatur erfolgt eine Bindung an die Oberfläche der Erythrozyten.

Diese reagieren mit Makrophagen, und es kommt zum vorzeitigen Abbau in der Milz und der Leber.
- **Kälteautoantikörper.** Es handelt sich um Antikörper des IgM-Typs, die sich an die Erythrozyten heften. Bei niedrigen Temperaturen kommt es zur Agglutination und Zerstörung der Erythrozyten. Ein geringer Titer von Kälteantikörpern ist physiologisch. Passager können diese Antikörper auch nach Infekten auftreten.
  Vor allem an den Akren kommt es zu Zyanose und hämolytischer Anämie. Bei der angeborenen Kälteagglutininkrankheit mit sehr hohem Antikörpertiter kommt es zu hämolytischen Krisen.
- **Hämolysine.** Bithermische IgG-Antikörper lagern sich bei Temperaturen < 20 °C an Erythrozyten und führen erst bei Erwärmung zur Komplementaktivierung und Hämolyse. Klinisch besteht eine paroxysmale Kältehämoglobinämie.

Mechanische, toxische und infektiöse Schädigungen der Erythrozyten

- **Künstliche Herzklappen.** Durch abnorme Strömungsverhältnisse, die durch die mechanischen Klappen verursacht werden, entsteht eine Schädigung der Erythrozyten.
- **Mikroangiopathien.** Eine verengte Endstrombahn führt zur Fragmentierung der Erythrozyten. Ursächlich findet man:
  - **Hämolytisch-urämisches Syndrom (Gasser-Syndrom).** Dieses Syndrom kann mit E. coli-Infekten assoziiert sein, die Ätiologie ist nicht geklärt. Ein Endothelschaden an der Endstrombahn führt v.a. in der Niere zu Mikrothromben und kleinfleckigen hämorrhagischen Nierenrindennekrosen. Folge ist ein akutes Nierenversagen und, da sich die Erythrozyten in den thrombosierten Kapillaren verfangen, eine hämolytische Anämie. Typisch sind Fragmentozyten **(Schistozyten)** im Blutausstrich. Kennzeichnend ist eine Thrombopenie (s.a. Kap. 34.3.1).
  - **Thrombotisch-thrombozytopenische Purpura (Moschcowitz-Syndrom).** Das meist bei Frauen vorkommende Syndrom äußert sich durch eine mikroangiopathische hämolytische Anämie und eine Thrombopenie. In den Gefäßen aller Organe können Thromben entstehen, typisch sind neurologische Symptome (s.a. Kap. 34.3.1).
- **Verbrauchskoagulopathie.** In einem Drittel der Fälle von DIC (disseminierte intravasale Gerinnung) kommt es zur Hämolyse der Erythrozyten.
- **Marschhämoglobinurie.** Bei längerem Laufen (Marsch, Marathon) tritt eine Hämolyse der traumatisierten Erythrozyten auf.
- **Toxische Schäden.** Urämische oder andere Gifte, Phenol oder Benzin etc. zerstören die Erythrozyten.
- **Infektionen.** Beispiele für Infektionen, die eine Hämolyse verursachen, sind die Malaria, die

Toxoplasmose und die Cholera. Bei der Sepsis kommt es zum vermehrten Erythrozytenabbau.

Hypersplenismus

Beim Hypersplenismus kommt es durch ein „Pooling" der Zellen in der vergrößerten Milz zum Mangel an Blutzellen und zu einer reaktiven Knochenmarkshyperplasie. Die Erkrankung tritt primär (idiopathisch) oder sekundär bei portaler Hypertonie, Milzvenenthrombose oder Infektionen auf (s. Kap. 36.2).

34.1.4 Anämien durch Bildungsstörungen

Die Produktion der Erythrozyten kann in jedem Abschnitt der Synthese gestört werden. Die Ursache für eine Anämie kann also in einer Störung auf der Ebene der Stammzellen, der Erythroblasten oder der Hämoglobinsynthese bestehen.

- **Störung der pluri/multipotenten Stammzelle.** Sind die pluri-/multipotenten Stammzellen in ihrer Entwicklung beeinträchtigt, kommt es zur gestörten Synthese aller Blutzellen **(Panmyelopathie/ Panmyelophthise,** s. Kap. 34.4.1).
- **Störung der erythropoetischen Stammzelle.** Bei Störung des erythrozytären Systems kommt es zur Hypo- oder Aplasie der Erythrozytenvorstufen bei normalen Granulozyten und Thrombozyten. Es entwickelt sich eine **Erythroblastopenie** oder eine **Erythroblastophthise (PRCA, pure red cell aplasia).** Man beobachtet akute Formen bei Infekten (Parvoviren), Vitaminmangel, Medikamenten (Zytostatika, Immunsuppressiva), Erythropoetinmangel (chronische Niereninsuffizienz) und endokrinen Erkrankungen (Hypothyreose). Chronische Formen sieht man bei Thymomen, Lymphomen oder nach Infektionen.
- **Störung des Erythroblasten.** Bei der Proliferation und Reifung der Erythroblasten können Störungen auftreten, die zu einer Eisenmangelanämie, einer sideroachrestischen Anämie oder einer megaloblastären Anämie führen.
  Megaloblastäre Anämien entstehen durch **Mangel an Folsäure oder Vitamin B$_{12}$,** die beide zur Synthese der DNA und zur Zellproliferation notwendig sind. Die Hämoglobin- und die RNA-Bildung sind nicht beeinträchtigt. Da die Zytoplasmareifung schneller erfolgt als die Kernreifung, entstehen im Knochenmark große, helle **(megaloblastäre)** Zellen mit dunklen **(hyperchromatischen)** Kernen (Abb. 34-1). Die Anämie entsteht durch den vorzeitigen Abbau dieser Zellen im Knochenmark und in der Peripherie.

Vitamin-B$_{12}$-Mangelanämie

Definition

Bei den Anämien, die durch einen Mangel an Vitamin B$_{12}$ verursacht sind, unterscheidet man die perniziöse Anämie und die eigentliche Vitamin-B$_{12}$-Mangelanämie. Die perniziöse Anämie ist die häufigste Form der Vitamin-B$_{12}$-Mangelanämien. Sie kommt bevorzugt bei nordeuropäischen Frauen zwischen 40–80 Jahren vor. Sie hat in dieser Gruppe eine Häufigkeit von 10/100 000. Es wird eine familiäre Häufung beobachtet.

Ätiologie/Pathogenese

Vitamin B$_{12}$ wird durch Mikroorganismen im Kolon synthetisiert, kann aber dort nicht resorbiert werden. Es wird mit der Nahrung (Leber, Fisch, Eier) aufgenommen, im Magen an den Intrinsic factor gebunden und im terminalen Ileum resorbiert. Der Intrinsic factor wird von den Parietalzellen des Magens gebildet. Im Blut erfolgt der Transport durch Transkobalamine. Es wird in der Leber gespeichert. Der Körper benötigt das Vitamin zur DNA-Synthese (Methylierung von Purinen und Pyrimidinen).

Von der gestörten DNA-Synthese sind die **erythropoetischen, granulopoetischen** und außerdem andere Zellen mit großem Umsatz **(Epithelien des Magen-Darm-Trakts)** betroffen. Im **Nervensystem** werden Demyelinisierungen beobachtet.

- **Perniziöse Anämie (Morbus BIERMER).** Diese Vitamin-B$_{12}$-Mangelanämie entsteht bei einem **Intrinsic-factor-Mangel.** Er kann durch Autoantikörper oder durch eine verminderte Produktion bedingt sein.
  Bei der chronisch-atrophischen Korpusgastritis kommt es zur Bildung von **Antikörpern** gegen die Magenmukosa, v.a. gegen Belegzellen oder gegen den Intrinsic-factor (50% der Fälle). Eine **inadäquate Produktion** von Intrinsic-factor tritt bei der Altersatrophie oder nach einer Gastrektomie (3–10 Jahre nach der Operation) auf.
- **Vitamin-B$_{12}$-Mangelanämie.** Weitere Ursachen für einen Vitamin-B$_{12}$-Mangel sind Erkrankungen des Ileums (Morbus CROHN), eine Fehl- oder Mangelernährung (streng vegetarische Kost) oder ein parasitärer Vitaminverbrauch (Fischbandwurm).

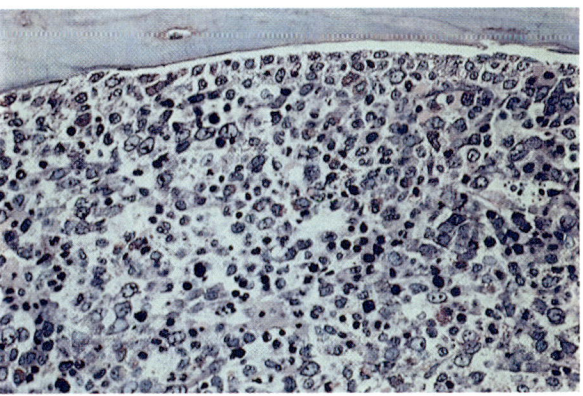

Abb. 34-1 Megaloblastäre Anämie. Das Knochenmark ist hyperplastisch und zellreich. Vereinzelt sind dunkelkernige Erythroblasten zu sehen.

Morphologie

Durch die hyperplastische Erythropoese ist das Knochenmark tiefrot. Man sieht unreife Megaloblasten mit einer aufgelockerten Chromatinstruktur und ovale Erythrozyten. Das Blutbild ist **megalozytär** und **hyperchromatisch,** evtl. sind auch eine Neutropenie und eine Thrombopenie zu beobachten. Durch die Beteiligung der Epithelien des Verdauungstrakts kommt es zur **Glossitis atrophicans** HUNTER (Zungenschleimhautentzündung mit glatter, hochroter, brennender Zunge), es imponiert eine Zottenatrophie und eine chronisch-atrophische Korpusgastritis mit intestinaler Metaplasie. In 90% findet sich im Nervensystem durch eine gestörte Myelinsynthese eine herdförmige Entmarkung der Rückenmarkshinterstränge **(funikuläre Myelose, Polyneuropathie).**

Klinik

Typische Anämiesymptome wie Schwäche, Dyspnoe und Blässe treten auf. Durch die gastrointestinale Beteiligung kommt es zum Gewichtsverlust, zur Appetitlosigkeit und zum Zungenbrennen. Neurologische Symptome sind eine Polyneuropathie (burning feet), Gehstörungen, evtl. ein positiver BABINSKI-Reflex und Halluzinationen. Die neurologischen Symptome können auch ohne die Anämie auftreten. Durch die Hämolyse kommt es zum Ikterus.

Zur Diagnostik dient der SCHILLING-Test: Markiertes Vitamin B_{12} wird oral gegeben, die zusätzliche intramuskuläre Gabe von unmarkiertem Vitamin B_{12} als „Ausschwemmdosis" soll die renale Ausscheidung stimulieren und eine Speicherung des markierten Vitamin B_{12} in der Leber verhindern. Anschließend wird die Aktivität der Substanz im 24-h-Urin gemessen: Normalerweise werden 10–30% des markierten Vitamin B_{12} wiedergefunden. Erscheint weniger (bei perniziöser Anämie nur 0–3,5%), gilt dies als Hinweis auf eine gestörte Resorption. Der Test kann mit Intrinsic-factor-Zugabe wiederholt werden. Liegt die gestörte Resorption an einem Faktormangel, sind die Aufnahme und Ausscheidung nun normalisiert.

Folsäuremangelanämie

Ätiologie/Pathogenese

Folsäure wird mit der Nahrung (Gemüse, Leber) aufgenommen und im Jejunum resorbiert. Ähnlich wie Vitamin B_{12} ist sie ein notwendiges Enzym für die DNA-Synthese.

Durch Fehl-/Mangelernährung (häufigste Ursache), Malabsorption, Fischbandwurmbefall, Sprue, Gravidität (Mehrbedarf) oder Folsäureantagonisten (Methotrexat, Trimethoprim) kann es zu Mangelzuständen kommen. Durch die prophylaktische Gabe von Folsäure bei Schwangeren können embryonale Neuralrohrdefekte deutlich reduziert werden.

Morphologie

Folge des Folsäuremangels ist eine **megaloblastäre Anämie,** es fehlen aber neurologische Symptome.

Eisenmangelanämie

Ätiologie/Pathogenese

Diese häufigste Anämieform wird durch Eisenmangel hervorgerufen.

Eisen wird im oberen Dünndarm in seiner zweiwertigen Form resorbiert (1–2 mg/d), an Transferrin gebunden transportiert und als Ferritin oder Hämosiderin gespeichert. Besondere Bedeutung hat das Eisen für die Hämoglobin- und Myoglobinsynthese (80–90%) und die Zytochrome der Atmungskette.

Die Mangelanämie entsteht durch einen **Eisenverlust** (v.a. durch gastrointestinale oder genitale Blutungen – Tumorausschluß!), einen **gesteigerten Bedarf** (Pubertät, Gravidität), eine **gestörte Resorption** (Gastrektomie, Malabsorptionssyndrom, Sprue, Lamblien) oder ein **vermindertes Angebot** (Vegetarier). Folge ist eine Entleerung der Eisenspeicher im Knochenmark (Ferritin erniedrigt), eine Erhöhung der totalen Eisenbindungskapazität, eine Verminderung des zirkulierenden Serumeisens, eine Erhöhung von Transferrin und eine reduzierte Hämoglobinsynthese.

Morphologie

Im Knochenmark beobachtet man eine gesteigerte Erythropoese, eine verminderte Anzahl von Sideroblasten und zytoplasmaarme Normoblasten. Das Blutbild zeigt eine **mikrozytäre, hypochrome Anämie.** Bei einer schweren Form sind die Erythrozyten poikilozytär (irreguläre Form) und anisozytär (irreguläre Größe).

Klinik

Allgemeine Anämiesymptome treten auch hier auf. Man beobachtet eine gestörte Proliferation von Zellen, die eine hohe Regenerationsrate haben: Zungenatrophie, Rhagaden, brüchige Fingernägel und trockene Haut. Das PLUMMER-VINSON-**Syndrom** bezeichnet eine Eisenmangelanämie und eine Dysphagie durch die Schleimhautatrophie (Zunge, Ösophagus).

Sideroachrestische Anämie

Definition

Eine sideroachrestische Anämie ist eine Blutarmut, die auf eine ineffektive Erythropoese infolge einer **gestörten Eisenverwertung** zurückzuführen ist.

Ätiologie/Pathogenese

Enzymdefekte der Hämoglobinsynthese, ein Vitamin-B_6-Mangel, ein Alkoholabusus, eine Bleivergiftung (Hemmung der Porphyrinsynthese) oder angeborene Formen sind für eine gestörte Hämsynthese verantwortlich. Das Eisen wird resorbiert, kann aber nicht in das Häm eingebaut werden und sammelt sich in den Mitochondrien der Zellen an. Diese gehen zugrunde, und das Eisen wird im RHS und im Parenchym gespeichert.

Morphologie

Morphologisch imponiert ein hyperplastisches Knochenmark mit Sideroblasten, die nach dem Kernabbau im Blut Siderozyten (mit Ferritin beladene Erythrozyten) heißen. Bei **Ringsideroblasten** sieht man große, um den Kern angeordnete Eisengranula. Es kommt zu einer **mikrozytären, hypochromen** Anämie, und die Spätfolge kann eine Organsiderose sein.

34.1.5 Sonstige Anämien

- **Anämien bei chronischen Erkrankungen.** Bei Tumoren, Kollagenosen, chronischen Infektionen (Tbc, AIDS) oder chronischen Entzündungszuständen (rheumatoide Arthritis, systemischer Lupus erythematodes) kommt es zur Anämie. Anscheinend bewirken erhöhte Zytokinspiegel (Interleukin-1, Tumornekrosefaktor-α, Interferon-γ) einen **gestörten Transport von Speichereisen ins Plasma** zur Anämie. Diese Anämieform ist nach der Eisenmangelanämie die weltweit zweithäufigste Anämie. Der Eisenspiegel im Plasma ist erniedrigt, Ferritin (Speicher!) aber erhöht. Die Anämie ist normalerweise nicht sehr ausgeprägt, aber schwer zu therapieren. Eisengaben können die Situation noch verschlimmern, da die Menge des Speichereisens dadurch weiter erhöht wird.
- **Anämien durch Markverdrängung.** Durch Schädigung oder Verdrängung des Knochenmarks kommt es zur gestörten Blutbildung. Häufigste Ursache sind Tumoren (Leukämien, Lymphome, Plasmozytom, Metastasen). Bei der primären Osteomyelofibrose kommt es zur Fibrose des Knochenmarks (s.a. Kap. 34.4.3). Speicherkrankheiten oder eine Osteopetrose (Marmorknochenkrankheit, s.a. Kap. 39.1.4) sind ebenfalls mögliche Ursachen.
- **Renale Anämie.** Bei einer chronischen Niereninsuffizienz kommt es durch Erythropoetinmangel (wird in den proximalen Tubuluszellen gebildet) und Eisenmangel zur Ausbildung einer **normochromen, normozytären** Anämie. Zusätzlich können die Erythrozyten durch urämische Toxine und eine Azidose geschädigt werden.
- **Alkoholinduzierte Anämien.** Sie entstehen über mehrere Angriffspunkte: einen Vitamin-B_{12}- oder Folsäuremangel und eine direkte toxische Wirkung des Alkohols auf die Erythropoese.

34.1.6 Polyzythämie

Definition

Eine Polyzythämie (Erythrozytose) liegt dann vor, wenn die Erythrozytenzahl über dem Normalwert liegt. Man kann die Polyzythämien in primäre, sekundäre und relative Formen einteilen.

Ätiologie/Pathogenese

Als **primäre Polyzythämie** bezeichnet man die **Polycythaemia vera**, bei der es sich um eine chronische myeloproliferative Erkrankung handelt (s.a. Kap. 34.4.2). Differentialdiagnostisch zu den nachfolgenden Formen findet sich hier neben der Erythrozytose eine Leuko- und Thrombozytose.

Bei der **sekundären Polyzythämie (Polyglobulie)** kommt es über eine verstärkte Bildung von Erythropoetin zur symptomatischen Vermehrung der Erythrozyten. Man kann sie einteilen in Erkrankungen mit und ohne Sauerstoffmangel.

Ursachen einer Polyglobulie **mit Sauerstoffmangel** sind:
- **Pulmonale Erkrankungen** (z.B. chronisch-obstruktive Lungenerkrankungen).
- **Kardiale Erkrankungen** (Vitien, Linksherzinsuffizienz).
- **Kettenraucher** (Bildung von CO-Hb).
- **Höhenpolyglobulie** (< 3000 m).

Erkrankungen **ohne Sauerstoffmangel,** die mit einer Polyglobulie einhergehen, sind:
- **Endokrine Erkrankungen** (Morbus CUSHING, Hyperthyreose).
- **Nierenerkrankungen mit Erythropoetinstimulation.** Dies kommt z.B. beim Hypernephrom oder Zystennieren vor (häufigste nichthypoxische Polyglobulie).
- **Paraneoplastische Syndrome** (zerebelläres Hämangioblastom, Nierenzellkarzinom, Leiomyom des Ovars, hepatozelluläres Karzinom). Es kommt zur Bildung von dem Erythropoetin ähnlichen Substanzen.
- **Chemische Stoffe** (Arsen, Blei, Quecksilber u.a.).

Die **relative Polyzythämie** entsteht durch **Wassermangel** (bei Diarrhö, Diuretikatherapie und Erbrechen) oder durch **Plasmaverluste** (bei Verbrennungen).

> **Klinik**
> Durch die Zunahme der Erythrozyten kommt es zur Viskositätserhöhung und dadurch zur gesteigerten Herzbelastung und verminderten peripheren Durchblutung. Symptome sind Kopfschmerzen, Schwindel, Schleiersehen, Nachtschweiß, Blutungen und Thrombosen. Die Therapie besteht aus Aderlässen.

34.1.7 Neoplasien der Erythropoese

Erythroleukämien sind akute Leukämien mit Beteiligung des erythropoetischen Systems. Es kommt zur Entartung erythrozytärer Vorstufen mit Bildung von atypischen Erythroblasten, die z.T. deutliche schollige oder diffuse PAS-positive Reaktionen zeigen. Die Erythroleukämie ist eine Form der akuten myeloischen Leukämie.

34.2 Granulopoetisches System

Aus der hämatopoetischen Stammzelle (CFU-GEMM) entsteht die **myeloide Zelle** (CFU-GM, **c**olony **f**orming **u**nit, **g**ranulocyte-**m**onocyte). Aus ihr entwickelt sich über den Monoblasten und den Promonozyten der **Monozyt,** der 1–2 Tage im Blut zirkuliert und dann mehrere Wochen als **Makrophage** im Gewebe verbleibt. Dort übernimmt er Aufgaben wie die Überwachung von Zellreifung und -proliferation, Tumorzellbeseitigung, Phagozytose und Präsentation der Antigene für Lymphozyten, Erythrozytenbeseitigung und Eisenreutilisation.

Aus der myeloiden Zelle (CFU-GM) entwickelt sich über den Myeloblast und andere Reifungsstadien (s. Abb. 35-2) der **Granulozyt.**

Granulozyten haben einen gelappten Kern und unterscheiden sich durch die Anfärbbarkeit ihrer Granula (neutrophile = lila-rosa, eosinophile = rot, basophile = blau). Sie besitzen Myeloperoxidasen, Leukozytenenzyme (z.B. Katalasen, Oxidasen oder alkalische Phosphatase) und sind zur Phagozytose befähigt. **Neutrophile Granulozyten,** die feinkörnige Granula haben, sind v.a. durch ihre Phagozytoseeigenschaften und die Ausschüttung von chemotaktischen Stoffen für die Immunabwehr (Entzündungen) von Bedeutung. **Eosinophile Granulozyten** (große Granula) sind meist gewebeständig und an IgE-Reaktionen beteiligt. Bei parasitären Infektionen sind sie vermehrt im Blut zu finden. **Basophile Granulozyten** enthalten Granula mit Histamin und sind bei der allergischen Reaktion vom Typ I vermehrt zu finden. In der Tabelle 6-1 des allgemeinen Teils sind die Normwerte des Differentialblutbildes aufgeführt.

34.2.1 Bildungsstörungen

Granulozytopenie

Definition

Bei einer **Neutrozytopenie** sind weniger als 1800 neutrophile Granulozyten pro μl Blut zu finden. Die Begriffe Neutropenie und **Granulozytopenie** werden häufig als Synonyme verwendet.

Die **Agranulozytose** ist eine schwere Form der Neutrozytopenie mit weniger als 500 Neutrophilen pro μl Blut.

Unter einer **Leukozytopenie** versteht man die Verminderung der weißen Blutkörperchen unter 4000/μl.

Ätiologie/Pathogenese

Ursache einer verminderten Granulozytenzahl ist eine **gestörte Synthese** oder ein **gesteigerter Abbau.**

Die Synthese kann bei folgenden Erkrankungen gestört sein:

- **Leukämien, Lymphome, Knochenmarksinfiltration, Panmyelophthise.**
- **Medikamente.** Die Agranulozytose wird meist (akut oder chronisch) durch Medikamente ver-

ursacht (Chloramphenicol, Phenylbutazon, Indometacin, Phenytoin, Carbimazol, Colchicin, u.a.).
- **Chemikalien** (Benzol).
- **Bestrahlung.**
- **Vitamin-B$_{12}$-Mangel.**
- **Wachstumsfaktormangel.**
- **Virale Infektionen** (HIV).

Folgende Ursachen steigern den Abbau der Granulozyten:

- **Immungranulozytopenien mit Autoantikörpern** (z.B. systemischer Lupus erythematodes, medikamenteninduziert).
- **Infektionen** (Typhus, Influenza, AIDS, Hepatitis).
- **Hypersplenismus.**

Morphologie

Bei Zerstörung reifer Granulozyten oder Beeinträchtigung der Ausreifung findet sich eine Hyperzellularität mit vielen unreifen Vorstufen im Knochenmark. Sind dagegen die Vorläuferzellen beeinträchtigt, ist das Knochenmark eher zellarm. Bei verschiedenen toxischen Reaktionen sind auch die anderen Zellreihen betroffen.

> **Klinik**
>
> Durch den fehlenden Schutz gegenüber Infekten kommt es zu **gangräneszierenden Entzündungen der Mundschleimhaut** (Stomatitis aphthosa) und **des Rachens** (Tonsillitis agranulocytica), zu Entzündungen der Vulva und des Rektums, zu Pyodermien, atypischen Pneumonien und hohem Fieber. Die Letalität einer Agranulozytose liegt bei 30%.

34.2.2 Granulozytose

Definition

Unter einer **Granulozytose (granulozytopoetische Hyperplasie,** häufig wird auch der Begriff **Leukozytose** synonym verwendet) versteht man einen abnormen Anstieg der Granulozyten, vor allem der neutrophilen Granulozyten **(Neutrophilie)** über 7000/μl.

Ätiologie/Pathogenese

Der Anstieg der Granulozyten kann über eine verstärkte Ausschüttung aus dem Knochenmark und den peripheren Blutspeichern oder durch eine Stimulation der Granulopoese im Knochenmark resultieren.

Eine vermehrte Ausschüttung geschieht bei Streß, Traumen und akuten Infekten (meist bakteriell). Bei chronischen Entzündungen oder Infekten, chronischem Blutverlust oder malignen Tumoren kommt es zu einer Steigerung der Granulopoese.

Morphologie

Zunächst beobachtet man eine Vermehrung der Neutrophilen, der Stabkernigen und der Monozyten (dabei ein Absinken der Lymphozyten-, Eosinophilen- und Basophilenzahlen). In der sogenannten „**neutrophilen Kampfphase**" sind die Neutrophilen toxisch granuliert. Man beobachtet lilafarbene Einschlüsse im Zellplasma. In der **Heilungsphase** sieht man einen Wiederanstieg der Lymphozyten und Eosinophilen bei sich normalisierenden Leukozytenzahlen.

Sonderform

Eine Sonderform der Granulozytose ist die **leukämoide Reaktion**, bei der es zu einem sehr hohen Anstieg der Neutrophilen (30 000–100 000/µl) kommt, so daß man zuerst an eine Leukämie denkt. Sie kann bei Sepsis, Endocarditis lenta und metastasiertem Malignom auftreten.

Bei Rauchern kann man eine **Raucherleukozytose** beobachten.

34.2.3 Akute und chronische myeloische Leukämien

Diese werden im Kapitel 8.3.6 beschrieben.

34.3 Thrombopoetisches System

Aus Megakaryoblasten des Knochenmarks entstehen Megakaryozyten, aus Abschnürungen dieser Zellen die Thrombozyten. Sie zirkulieren für ca. 12 Tage im Blut und sind v.a. für die Hämostase wichtig. Wenn sie bei Endothelschäden mit subendothelialem Kollagen oder mit v. WILLEBRAND-Faktor in Kontakt kommen, werden sie aktiviert, aggregieren und geben Faktoren frei, die die Blutgerinnung in Gang setzen. Die dichten Granula enthalten ADP und Kalzium, die α-Granula Fibrinogen, Fibronektin und v.WILLEBRAND-Faktor.

Normalerweise sind 140 000–400 000 Thrombozyten pro µl Blut vorhanden.

34.3.1 Thrombozytopenie

Eine Verminderung der Thrombozytenzahl (Thrombozytopenie) entsteht entweder durch eine verminderte Bildung von Thrombozyten, einen gesteigerten Umsatz oder eine Beeinträchtigung der Funktionsfähigkeit der Thrombozyten:
- **Thrombozytopenie durch Bildungsstörungen.** Bildungsstörungen können ihren Ursprung im Knochenmark haben. Morphologisch sind im Knochenmark die Megakaryozyten vermindert. Ursachen sind:
  - **Kongenital.** Die FANCONI-Anämie z.B. ist eine autosomal-rezessive Erkrankung mit aplastischem Syndrom und multiplen Fehlbildungen (Minderwuchs, Hypogenitalismus, Mikrozephalie, Nierenfehlbildungen u.a.).
  - **Knochenmarkschädigung.** Sie ist z.B. durch Medikamente (Zytostatika, Immunsuppressi-

va), Chemikalien, Strahlen und Infektionen (z.B. HIV) verursacht.
  - **Verdrängung im Knochenmark, Panmyelophthise** (siehe Kap. 34.4.1).
  - **Vitamin-B$_{12}$- oder Folsäuremangel.** Dadurch kann die Megakaryopoese ineffektiv ablaufen. Die Zahl der Megakaryozyten im Knochenmark ist dann normal, die Thrombopoese ist aber gestört.
  - **MAY-HEGGLIN-Anomalie.** Sie ist ein autosomal-dominant vererbter Defekt der Megakaryozytenreifung. Es sind bizarre, große Thrombozyten zu finden.
- **Gestörte Thrombozytenfunktion.** Die Funktion der Blutplättchen kann durch angeborene Defekte oder erworbene Störungen eingeschränkt sein. Erworben sind z.B. ein Überzug der Plättchen mit Immunglobulinen beim Plasmozytom oder die Störung der Funktion durch Noxen. Die Hemmung der Aggregation der Thrombozyten durch Medikamente (z.B. ASS oder Ticlopidin) kann therapeutisch ausgenutzt werden. Andere Medikamente (z.B. Antibiotika, Theophyllin) haben eine Thrombozytopenie als unerwünschte Nebenwirkung zur Folge.
- **Thrombozytopenien durch vermehrten Umsatz.** Sie entstehen durch:
  - **Verbrauch.** Dieser ist erhöht bei der **DIC** (disseminierten intravasalen Gerinnung), der **thrombotisch-thrombozytopenischen Purpura (TTP)** und dem **hämolytisch-urämischen Syndrom (HUS)** (s.u.).
  - **Hypersplenismus.**
  - **Mechanische Schädigung** (z.B. bei künstlichen Herzklappen).
  - **Immunthrombozytopenien.** Eine Verminderung der Thrombozyten durch Bildung von Immunkomplexen kann durch Medikamente (Antibiotika, Heparin) induziert werden, bei Lupus erythematodes und Lymphomen auftreten oder idiopathisch (Morbus WERLHOF, s.u.) verursacht sein.

Klinik

Eine Verminderung der Thrombozytenzahl unter 30 000/µl äußert sich v.a. durch petechiale Blutungen (s.a. Kap. 10.2.2).

Bei plötzlichem Auftreten einer Thrombozytopenie während eines stationären Aufenthaltes ist diese in den meisten Fällen medikamentös bedingt. Bei der **Heparin-induzierten Thrombozytopenie (HIT)** unterscheidet man die dosisabhängige, früh auftretende und leichter verlaufende **HIT-1** von der dosisunabhängigen, nach etwa einer Woche auftretenden **HIT-2**. Bei der letztgenannten Form kommt es zu einer Aktivierung der Thrombozyten mit nachfolgenden Thrombosen.

Thrombotisch-thrombozytopenische Purpura (TTP, MOSCHCOWITZ-Syndrom)

Definition

Es handelt sich um eine mikroangiopathische hämolytische Anämie, die mit einer Thrombozytopenie und neurologischen Symptomen, oft auch mit Nierenfunktionsstörungen, einhergeht. Sie betrifft vorwiegend Frauen des jüngeren und mittleren Lebensalters.

Ätiologie/Pathogenese

Die TTP kann während oder nach einer Schwangerschaft, bei Infektionen, unter einer immunsuppressiven Therapie oder paraneoplastisch auftreten.

Ein Endothelschaden (der in jedem Organ auftreten kann) führt zur Bildung von hyalinen Thromben (Plättchenverbrauch) und verursacht eine Verengung der kleinen Gefäße.

Man beobachtet vergrößerte Multimere des VON WILLEBRAND-Faktors, die die Aggregation der Plättchen bedingen. Normalerweise sorgt eine Protease dafür, daß die Komplexe gespalten werden. Neuere Untersuchungen lassen vermuten, daß die TTP durch einen Defekt dieser Protease entsteht. Im Blut betroffener Patienten findet sich keine oder eine fehlende Proteasen-Aktivität, man kann gegen die Protease gerichtete Antikörper nachweisen. Bei familiären Formen der TTP scheint ein genetisch determinierter Mangel der Protease vorzuliegen.

Die TTP kann einmalig auftreten oder rezidivieren.

Kasuistik

Eine 29jährige Patientin bemerkte 2 Monate nach der Geburt ihres ersten Kindes eine zunehmende Schwäche, die sie zunächst auf das Schlafdefizit zurückführte. Als keine Besserung eintrat, suchte sie ihren Hausarzt auf. Diesem fiel die ausgeprägte Blässe der Patientin auf. Aufgrund der Anämie (Hb von 6 g/dl) wurde die Patientin zunächst in der geburtshilflichen Abteilung, in der sie entbunden hatte, aufgenommen. Dort fielen den Stationsärzten neben petechialen Einblutungen an den Extremitäten intermittierende Wortfindungsstörungen und eine Facialisparese auf. Das CCT zeigte multiple, kleine zerebrale Einblutungen. Nun wurde auch die Thrombozytopenie von 13 000/µl wahrgenommen. Zusätzliche Laboruntersuchungen zeigten eine erhöhte LDH, erhöhtes freies Hb und erniedrigtes Haptoglobin. Fehlende andere Ursachen für die Thrombozytopenie machten die Diagnose der TTP wahrscheinlich. Es wurde mit einem Plasmaaustauschverfahren (Plasmapherese) begonnen. Unter täglichen Behandlungen kam die TTP zum Stillstand, rezidivierte aber nach Pausierung der Therapie. Erst nach 3 Monaten war eine Remissionsphase erreicht.

Hämolytisch-urämisches Syndrom (HUS, GASSER-Syndrom)

Definition

Beim hämolytisch-urämischen Syndrom findet sich eine mikroangiopathische hämolytische Anämie, eine Thrombozytopenie sowie ein Nierenversagen. Es tritt häufiger bei Kindern auf.

Ätiologie/Pathogenese

Das HUS entsteht wie die TTP durch einen Endothelschaden und nachfolgende Thrombenbildung. Beide Syndrome werden als unterschiedliche Manifestationen eines ähnlichen Krankheitsbildes angesehen. Die klinische Unterscheidung ist häufig schwierig. Beim HUS finden sich keine neurologischen Symptome, definitionsgemäß liegt immer eine Nierenfunktionsstörung vor. In den bei der TTP aufgeführten neueren Studien findet sich der erwähnte Proteasendefekt **nicht** bei Patienten mit HUS, so daß eine unterschiedliche Genese wahrscheinlich ist. In Zukunft kann eventuell die Bestimmung der Proteasen-Aktivität zur Differenzierung der beiden Syndrome beitragen.

Beim HUS besteht eine Assoziation zu infektiösen Durchfallerkrankungen. Das **enteropathische HUS** entsteht durch ein von E.coli-Stämmen (EHEC, Serogruppe O157:H7) abgegebenes **Verotoxin**, das sich gegen das Endothel richtet. Der Erkrankung gehen dann (meist blutige) Diarrhöen voraus. In anderen Fällen bleibt die Ursache unklar.

Idiopathische thrombozytopenische Purpura (ITP)

Definition

Die ITP ist definiert als eine Thrombozytopenie, die durch gegen die Thrombozyten oder (seltener) gegen die Megakaryozyten gerichtete Antikörper verursacht wird.

Ätiologie/Pathogenese

Man unterscheidet eine akute und eine chronische Form.

- **Akute ITP**. Sie tritt vorwiegend bei Kindern nach **Virusinfekten** auf. Vermutlich kommt es zu einer vorübergehenden Antikörperbildung mit Kreuzreaktionen gegen die Blutplättchen.
- **Chronische ITP (Morbus WERLHOF)**. Dabei beobachtet man eine Autoantikörperbildung (IgG) gegen Antigene der Thrombozytenoberfläche (Gp IIb/IIIa). Diese Form tritt eher bei Frauen im mittleren Alter auf.

Häufig gibt es bei dieser Erkrankung während der Schwangerschaft Rückfälle. Man vermutet, daß Östrogene ein stimulierender Faktor sind, da sie eine Vermehrung von Fc-Rezeptoren auf den Makrophagen und dadurch eine gesteigerte Zerstörung der mit IgG ummantelten Thrombozyten bewirken. Daneben kann die chronische ITP bei der HIV-Infektion, bei Lymphomen, einem systemischen Lupus erythematodes und anderen Autoimmunerkrankungen auftreten.

- **Neonatale thrombozytopenische Purpura.** Plazentagängige Antikörper (IgG) der erkrankten Mutter verursachen eine Thrombozytopenie des Kindes.

Morphologie

Akut manifestiert sich die Thrombozytopenie mit Blutungen (v.a. Petechien), aber auch durch Hämatome, gastrointestinale Blutungen und eine Hämaturie. 80% der Kinder sind nach 6 Monaten, meist spontan, wieder genesen.

Die chronische Form zeigt lediglich petechiale Blutungen. Die Milz oder Lymphknoten sind nicht ausgeprägt vergrößert. Das Knochenmark ist reaktiv hyperplastisch und enthält vermehrt Megakaryozyten (Abb. 34-2).

> **Klinik**
>
> Beim Morbus WERLHOF ist eine Therapie mit Kortikoiden und/oder Immunglobulinen indiziert, wenn die Thrombozytenzahlen unter 30 000/μl liegen und es zu Blutungen kommt.
>
> In schweren Fällen kommen auch Immunsuppressiva oder eine Splenektomie als Therapieoption in Frage. Thrombozytentransfusionen sollten nur bei schweren Blutungen gegeben werden.

34.3.2 Thrombozytose

Man unterscheidet eine primäre Thrombozytose (essentielle Thrombozythämie) und eine sekundäre Thrombozytose. Eine Thrombozytose liegt bei mehr als 400 000 Thrombozyten pro μl Blut vor.

- **Primäre (essentielle) Thrombozythämie.** Dies ist eine neoplastische Störung der hämatopoetischen multipotenten Stammzelle mit einer übermäßigen Vermehrung der Megakaryozyten. Sie wird zu den myeloproliferativen Syndromen gezählt. Das Knochenmark ist hyperplastisch und zeigt eine

vermehrte Bildung aller drei hämatopoetischen Zelllinien mit Dominanz der Megakaryozytenlinie.

Die Thrombozytenzahl ist oft auf 1 Million/μl erhöht, aber die Klinik korreliert nicht mit ihrer Höhe. Die Symptome sind eine Splenomegalie, Hämorrhagien und Thrombembolien. Eine Splenektomie ist kontraindiziert.

- **Sekundäre Thrombozytosen.**

Sie werden nochmals unterteilt in reaktive und neoplastische Formen.

- **Reaktive Thrombozytosen.** Man findet sie bei der Eisenmangelanämie, nach einer Splenektomie, bei chronischen Entzündungen (entzündliche Darmerkrankungen, rheumatoide Arthritis) und bei Karzinomen.
- **Neoplastische Thrombozytosen.** Dazu zählen die Formen, die bei Malignomen oder anderen myeloproliferativen Erkrankungen (s.u.) auftreten.

34.4 Erkrankungen aller Marksysteme

34.4.1 Panmyelophthise

Definition

Die Panmyelophthise **(Panmyelopathie, aplastisches Syndrom)** ist definiert als eine Knochenmarksinsuffizienz mit gestörter Proliferation aller drei Zellreihen der Hämatopoese.

Ätiologie/Pathogenese

Es liegt eine Schädigung der hämatopoetischen Stammzelle oder des Markstromas vor.

Verursacht wird der Knochenmarkschwund idiopathisch, hereditär oder durch Markverdrängung (Leukämie, Metastasen), durch virale/bakterielle Infekte, toxische Substanzen (Benzol, Zytostatika), Strahlenschäden oder Medikamentenreaktionen (Chloramphenicol, Goldpräparate, Zytostatika). Vermutet wird eine Antikörperreaktion (ausgelöst z.B. durch die erwähnten Substanzen oder Infekte) gegen hämatopoetische Stammzellen.

Morphologie

Im Knochenmark ist die Zelldichte stark vermindert (Fettmark). Daneben imponiert die Panzytopenie im Blut.

> **Klinik**
>
> Kennzeichnend sind eine **hämorrhagische Diathese, nekrotisierend-ulzeröse Schleimhautveränderungen,** eine erhöhte Infektanfälligkeit und eine normochrome, normo- bis makrozytäre **Anämie.**

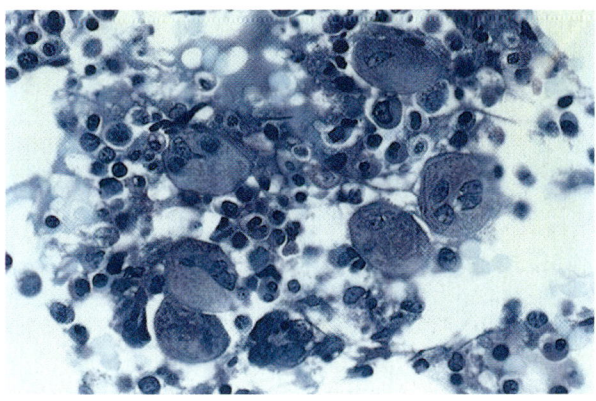

Abb. 34-2   Knochenmark beim Morbus WERLHOF. Die Erythropoese ist gesteigert, und viele Megakaryozyten sind zu sehen.

34.4.2 Myeloproliferative Syndrome

Bei den myeloproliferativen Syndromen handelt es sich um neoplastische Erkrankungen der pluripotenten hämatopoetischen Stammzellen. Meist sind alle drei Zellreihen betroffen. Es kommt zur Ausreifung der Zellen. Zu den myeloproliferativen Syndromen gehören die **chronisch-myeloische Leukämie** (s.a. Kap. 8.3.6), die **essentielle Thrombozythämie** (s.o.), die **Polycythaemia vera** und die **Osteomyelosklerose**. Die einzelnen Formen des Syndroms können ineinander übergehen.

Polycythaemia vera

Definition

Es kommt zur **Vermehrung aller hämatopoetischen Zellen,** v.a. aber der Erythrozyten.

Ätiologie/**P**athogenese

Man beobachtet eine Bevorzugung von älteren Männern. Die Erkrankung ist sehr selten. Die genaue Ätiologie ist nicht bekannt. Die Häufigkeit in den westlichen Ländern beträgt jährlich 1/100 000.

Morphologie

Typisch ist ein hyperplastisches, braunrotes Knochenmark mit wenigen Fettzellen (Abb. 34-3). Der Femurknochen ist mit rotem Mark gefüllt. Im extramedullären Gewebe (Milz, Lymphknoten, Leber) können sich auch proliferierende Zellen dieses Klons finden. Erythropoetin ist (anders als bei den sekundären Polyglobulien) meist vermindert.

Im Blutbild sieht man polychromatische, unregelmäßig geformte Erythrozyten und eine Linksverschiebung von Thrombozyten und Granulozyten. Bei längerem Verlauf kommt es zur Ausbildung einer Knochenmarksfibrose.

Klinik

Typische Symptome sind ein gerötetes Gesicht oder gerötete Hände, Kopfschmerzen, eine Zyanose, Schwindel, eine Hypertonie (als Folge der Volumenvermehrung), Thrombosen (erhöhte Blutviskosität), Hämorrhagien (Nasenbluten), häufig eine Milz-, gelegentlich auch eine Lebervergrößerung und eine sekundäre Gicht (durch den vermehrten Zellumsatz). Die Therapie erfolgt durch Aderlässe, α-Interferon oder Zytostatika.

Osteomyelosklerose (Osteomyelofibrose)

Definition

Bei der Osteomyelosklerose kommt es zur **Knochenmarksfibrose**, **extramedullären Blutbildung** und **Splenomegalie**.

Ätiologie/**P**athogenese

Die Erkrankung tritt eher bei älteren Patienten auf. Es kommt zu einer abnormen Stimulation von

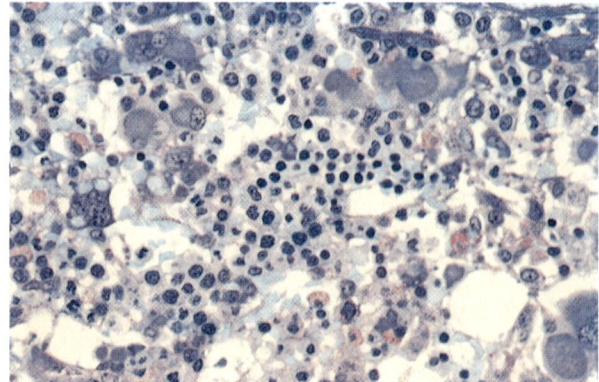

Abb. 34-3   Knochenmark bei der Polycythaemia vera. Alle hämatopoetischen Zellen sind vermehrt.

Fibroblasten durch den PDGF (**p**latelet-**d**erived **g**rowth **f**actor) und TGF-β (**t**issue **g**rowth **f**actor), die aus Thrombozyten oder Megakaryozyten freigesetzt werden.

Gelegentlich wird die im Endstadium der anderen myeloproliferativen Erkrankungen beobachtete Osteomyelofibrose als sekundäre Form bezeichnet. Bei anderen Malignomen (Knochenmarkmetastasen) kann es ebenfalls zur sekundären Markfibrose kommen.

Morphologie

Im Knochenmark sieht man initial viele atypischen Megakaryozyten und eine ineffektiv gesteigerte Erythropoese und Granulozytopoese. Ferner sieht man eine verdichtete Spongiosa („Blumen") mit wenigen Osteoblasten sowie klaffend erweiterte Marksinus. Es kommt zur **extramedullären Blutbildung** mit folgender **Hepatosplenomegalie** und durch die zunehmenden Markfibrose zu einer fortschreitenden Verödung des Knochenmarks und einer späteren Sklerose.

Zum Zeitpunkt der Diagnosestellung ist das Knochenmark meist fibrosiert und die Blutbildung findet überwiegend extramedullär statt.

Klinik

Man findet Allgemeinsymptome wie Gewichtsabnahme, Leistungsschwäche und Fieber. Klinisch sind eine Splenomegalie, Thrombosen und Hämorrhagien zu beobachten. Im Frühstadium zeigt sich eine Vermehrung von Blutzellen, im Spätstadium eine Panzytopenie. Die alkalische Leukozytenphosphatase ist erhöht, und bei der Knochenmarkspunktion findet man ein trockenes Mark **(Punctio sicca)**.

34.4.3 Myelodysplastische Syndrome

Definition

Es handelt sich um unterschiedliche, potentiell maligne Erkrankungen der pluripotenten hämatopoetischen Stammzelle. Die Zellreihen sind dysplastisch verändert, es werden atypische Zellen gebildet (**Dyshämatopoese**). Die myelodysplastischen Syndrome werden auch als **Präleukämien** bezeichnet.

Ätiologie/Pathogenese

Primäre myelodysplastischen Syndrome sind meist unklarer Genese. Meist sind ältere Männer betroffen. Die selteneren sekundären Formen entstehen z.B. nach Chemotherapie oder Bestrahlung.

Es finden sich unterschiedliche genetische Veränderungen, die mit den Syndromen einhergehen können. Häufig finden sich Veränderungen der Chromosomen 5 und 7. Das genetische Material der Stammzelle neigt zu Mutationen und kann in malignere Formen übergehen.

Häufig ist die Bildung aller Blutzellreihen gestört. Die veränderte Stammzelle kann ausgereifte Zellen produzieren, der Vorgang läuft aber ineffektiv und ungeordnet ab.

Morphologie

Das Knochenmark zeigt unterschiedliche Befunde. Typisch ist das Mißverhältnis der wenigen (z.T. atypischen) Zellen im peripheren Blut (periphere Zytopenie) und einem relativen Reichtum unreifer und fehlgestalteter Zellen im Knochenmark.

Die erythrozytären Vorstufen sind megaloblastisch und können mehrere Kerne aufweisen. Es finden sich Ringsideroblasten (Erythroblasten mit ringförmig angeordneten Eisenablagerungen). Die unreifen granulozytären Zellen zeigen Kernanomalien, ausgereifte Granulozyten haben weniger Granula. Die Megakaryozyten haben weniger lobulierte Kerne und sind meist sehr klein (Mikromegakaryozyten).

Man unterscheidet nach der FAB-Klassifikation mehrere Formen, die in der Tabelle 34-1 dargestellt sind. Für die Prognose wichtig ist der Blastenanteil, bei einem Blastenanteil über 30% besteht definitionsgemäß eine AML.

Die Einteilung und Zuordnung der einzelnen Erkrankung ist nicht immer eindeutig. Insbesondere bei Formen mit hohem Blastenanteil ist die (eher willkürlich gesetzte) Grenze zur AML von 30% irreführend, eine RAEB-T mit 28% Blasten kann wie eine AML verlaufen. Von einigen Autoren wird die CMML eher den myeloproliferativen Syndromen zugeordnet.

> **Klinik**
>
> Immer findet sich die therapierefraktäre, meist normozytäre und normochrome Anämie, häufig auch Blutungen (durch eine Thrombozytopenie) oder Infektneigung (Granulozytopenie). Selten sind Milz und Leber vergrößert.
>
> Die RAEB und RAEB-T stellen die prognostisch ungünstigsten Formen dar, die mit aggressiver Chemotherapie behandelt werden sollten.

34.4.4 Knochenmarkstransplantation

Knochenmark wird als therapeutischer Eingriff bei Immundefekten, Speicherkrankheiten, Leukämien oder Lymphomen transplantiert.

Man unterscheidet die autologe von der allogenen Knochenmarkstransplantation.

- **Autologe Transplantation.** Dem Patienten werden während einer Remissionsphase nichtproliferierende Markzellen entnommen und nach einer hochdosierten Chemotherapie wieder eingesetzt.
- **Allogene Transplantation.** Es wird HLA-kompatibles Spenderknochenmark nach Durchführung einer Zytostatikatherapie und/oder Bestrahlung transplantiert. Die hämatopoetischen Stammzel-

Tab. 34-1	Myelodysplastische Syndrome (Einteilung nach FAB)		
	Blastenanteil		**Besonderheiten**
	Blut	**Knochenmark**	
Refraktäre Anämie (RA)	< 1%	< 5%	Dyserythropoese Granulozyten und Thrombozyten meist normal
Refraktäre Anämie mit Ringsideroblasten (RARS)	< 1%	< 5%	Erythroblasten mit ringförmigen Eisenablagerung (> 15% aller kernhaltigen Zellen im Knochenmark) Granulozyten / Thrombozyten meist normal
Refraktäre Anämie mit Blastenexzess (RAEB)	< 5%	5–20%	vermehrt Blasten mindestens 2 Zellreihen betroffen
Refraktäre Anämie mit Blastenexzess in Transformation (RAEB-T)	> 5%	21–30%	mindestens 2 Zellreihen betroffen Nachweis von AUER-Stäbchen häufig Übergang in eine akute Leukämie schlechteste Prognose
Chronische myelomonozytäre Leukämie (CMML)	< 5%	< 20%	Monozytose im Blut Dysplastische Form (niedrige Leukozytenzahl, Dysgranulopoese) Proliferative Form (hohe Leukozytenzahl, Ähnlichkeit mit CML)

len des Spenders siedeln sich dann im Mark an. Es besteht die Gefahr einer Graft-versus-host-Reaktion (s.a. Kap. 5.4.3). Außerdem muß der Patient eine immunsupprimierende Therapie be-kommen, um eine Abstoßung zu verhindern. Damit verbunden sind natürlich alle Nebenwirkungen dieser Behandlung, wie eine vermehrte Infektanfälligkeit etc.

35 Lymphknoten

J. Lepenies

Lymphknoten reinigen die Lymphe, bevor sie ins venöse System gelangt, von Fremdkörpern und Fremdstoffen, wie z.B. Viren, Bakterien, Tumorzellen und Pigmenten. Ferner sind die Lymphknoten für die „Lagerung" und „Ausbildung" von Lymphozyten verantwortlich.

Die Abbildung 35-1 zeigt den Aufbau eines Lymphknotens. Die grauweißlichen Lymphknoten sind meist oval und haben eine Größe von 2–20 mm. Sie sitzen meist organnah oder an regionären Zusammenflüssen der Lymphgefäße (regionäre Lymphknoten, z.B. axilläre Lymphknoten). Sie bestehen aus einer fibrinösen **Kapsel,** die durch die **afferenten Lymphgefäße** durchbrochen wird. Bindegewebige **Trabekel** ziehen von der Kapsel ins Innere des Knotens. Die rote Pulpa enthält in einem Maschenwerk die efferenten Gefäße, die zum Lymphknotenhilus führen. Hier finden sich außerdem der Ein- bzw. Austritt der versorgenden Blutgefäße. Das Innere des Lymphknotens kann in eine **Rinde** und ein **Mark** unterteilt werden. In der Rinde finden sich immunologisch inaktive **Primärfollikel,** aktive **Sekundärfollikel,** die aus einem Keimzentrum und einem Mantel bestehen, und die **parakortikale Zone,** die den Übergangsbereich zur Markzone bildet. In den Primärfollikeln sind kleine normale B-Lymphozyten zu finden. Die Sekundärfollikel enthalten in ihrer inneren Keimzone aktivierte B-Zellen (Zentroblasten, Zentrozyten, B-Lymphozyten), vereinzelt Plasmazellen und T-Lymphozyten sowie dendritische Retikulumzellen und Makrophagen, die als Sternhimmelzellen imponieren. Kleine, reife Lymphozyten liegen in der Mantelzone der Sekundärfollikel. Vor allem im lymphatischen Gewebe der Schleimhäute (MALT) findet sich um die Mantelzone herum noch eine Marginalzone mit etwas größeren Zellen, die den Zentrozyten ähnlich sind. In der parakortikalen Zone (T-Zone) finden sich v.a. T-Lymphozyten, interdigitierende Retikulumzellen (IRC) und vereinzelt Makrophagen. Die zu den Makrophagen zählenden Retikulumzellen und die Makrophagen stellen Wachstumsfaktoren für die Lymphozytenausreifung zur Verfügung und sind für die Antigenpräsentation (antigen-trapping) zuständig. Die **Lymphsinus** sind ebenfalls von den Zellen des MPS (**m**ononukleäres **P**hagozyten**s**ystem) umgeben. In der Markzone finden sich B-Lymphozyten und Plasmazellen.

Auch wenn die Grundlagen der Immunpathologie im Kapitel 5 schon erläutert wurden, seien die wichtigsten Zusammenhänge hier noch einmal erklärt.

- **B-Lymphozyten.** Die **Proliferation** der B-Lymphozyten verläuft **zweiteilig** (frühe und späte Reifung). Hierdurch unterscheiden sie sich von z.B. Erythrozyten oder Granulozyten.

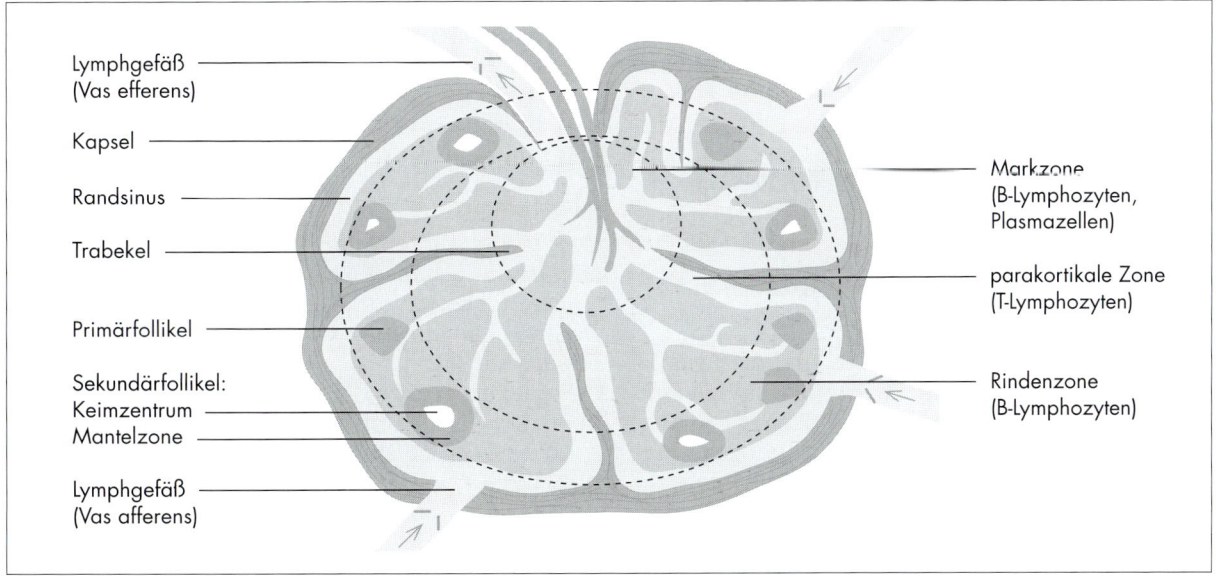

Abb. 35-1 Aufbau des Lymphknotens. Die linke Seite der Abbildung zeigt die anatomischen Strukturen, die rechte Seite die Einteilung des Lymphknotens in Zonen. Nähere Erläuterungen im Text.

In der ersten Proliferationsphase **(frühe Reifung)** der B-Lymphozyten, die **antigenunabhängig** ist und im Knochenmark stattfindet, wird die Diversität (Unterschiedlichkeit) der unterschiedlichen Antigenrezeptoren sichergestellt.

Die ins Blut abgegebenen und zirkulierenden B-Lymphozyten wandern dann bei Eintritt in den Lymphknoten in die Lymphfollikel („homing"). Dort werden sie gelagert oder durch Antigenpräsentation durch eine Zelle des MPS aktiviert.

Durch diese Aktivierung beginnt die **antigenabhängige** zweite Phase der Reifung **(späte Reifung)** und die Proliferation der B-Lymphozyten. Der Lymphfollikel wandelt sich dann zu einem Sekundärfollikel um.

Es kommt zu einer Vermehrung von Zellen mit nur jeweils einem spezifischen Rezeptor für eine Antigenstruktur **(Antigen-Rezeptor-Spezifität,** Schlüssel-Schloß-Prinzip). Die zu einem Zellklon gehörenden Zellen reifen über die in der Abbildung 35-2 gezeigten Zwischenstufen zu **Plasmazellen** und **B-Gedächtniszellen** heran. Dazu sind Interaktionen mit T-Zellen, Makrophagen und Zytokinen notwendig. Während der Reifung findet ein Wechsel der gebildeten Immunglobulinklassen von IgM zu IgG und IgA statt. Die reifen Plasma- und B-Gedächtniszellen wandern über die Mantelzone des Sekundärfollikels in die Markregion des Lymphknotens, von wo aus sie über das Vas efferens den Lymphknoten verlassen.

- **T-Lymphozyten.** Die klonale Entwicklung (antigenspezifisch) und Differenzierung der **T-Lymphozyten** findet in der **Rinde des Thymus** statt. Im Thymusmark erfolgt die Differenzierung in die einzelnen Subklassen. Die zirkulierenden T-Lymphozyten sind zu 65% CD4-Zellen und zu 35% CD8-Zellen. Sie wandern nach Lymphknoteneintritt in die parakortikale Zone und bleiben dort ruhen, bis sie durch einen Antigenkontakt bzw. durch eine Antigenpräsentation aktiviert werden. Als Folge schütten sie Zytokine aus und vermehren sich.

Als **Histiozyten** werden die gewebsständigen Makrophagen bezeichnet. Sie bilden sich unter dem Einfluß von Zytokinen zu **Epitheloidzellen** um.

35.1 Stoffwechselstörungen und Ablagerungen

Als Filter für exogene Materialien sind die Lymphknoten Ablagerungsort solcher Stoffe wie **Pigmente** (s. Kap. 3.3) oder **Amyloid** (s. Kap. 3.5.3).

Pigmente können in exogene und endogene Pigmente unterteilt werden. Exogene Pigmente sind z.B. Tätowierfarbstoffe, berufstoxische Stoffe (**Anthrakose,** s. Kap. 4.1.5), silberhaltige Medikamente (Argyrismus).

Endogene Pigmente entstehen vermehrt z.B. bei hämatogenen (Porphyrie, Bilirubin, Hämosiderin)

Abbaustörungen. Die Pigmente werden von phagozytierenden Zellen aufgenommen.

35.2 Reaktive hyperplastische und entzündliche Veränderungen

Im Lymphknoten setzen sich die dort befindlichen Immunzellen ständig mit Antigenen oder Fremdmaterial auseinander. Abhängig vom Typ der Erreger oder der Antigene, dem Alter des Patienten und der Stärke und Art der Immunantwort (Immunlage), kommt es zu unterschiedlichen Reaktionsmustern der beteiligten Zellen. Die Veränderungen können **follikulär, interfollikulär, sinusoidal, nekrotisierend** oder **granulomatös** sein. Mischformen dieser Veränderungen sind häufig.

Diese Reaktionen, durch die sich die Lymphknoten verändern, werden nach den auslösenden Erregern und Stoffen und nach der Lokalisation und Histologie eingeteilt.

Schon die **Lage der geschwollenen Lymphknoten** gibt häufig einen Hinweis auf die Ursache der Erkrankung. So sind z.B. geschwollene schmerzhafte Lymphknoten hinter den Ohren typisch für eine Rötelninfektion, und Lymphknotenvergrößerungen am hinteren Hals für eine Toxoplasmose.

35.2.1 Sinuskatarrh und akute eitrige Lymphadenitis

Ätiologie/Pathogenese

Die zuführenden Lymphbahnen führen angeschwemmtes Material zunächst in die Randsinus. Hier findet der erste Antigenkontakt statt. Folge ist meist ein Exsudat **(Katarrh).** Es kommt zur Aktivierung und Proliferation des mononukleären Phagozytensystems der Sinus (Sinushistiozytose). Diese Veränderungen finden sich oft im Abflußgebiet maligner Tumoren.

Wandern pyogene Keime über die Lymphwege in den Lymphknoten ein, lösen sie eine Einwanderung von Granulozyten aus. Es kommt zur **akuten eitrigen Lymphadenitis.**

Morphologie

Die Lymphknoten sind geschwollen und druckschmerzhaft, und evtl. ist eine Fluktuation festzustellen. Es besteht die Gefahr der Ausbildung einer Perilymphadenitis mit Übergreifen der Entzündung auf die Kapsel.

Ferner kann es zur Abszeßbildung mit Einschmelzung und Perforation des Lymphknotens kommen.

Mikroskopisch sieht man eine follikuläre Hyperplasie (s.u.), in den Sinus befinden sich viele Makrophagen (Histiozyten).

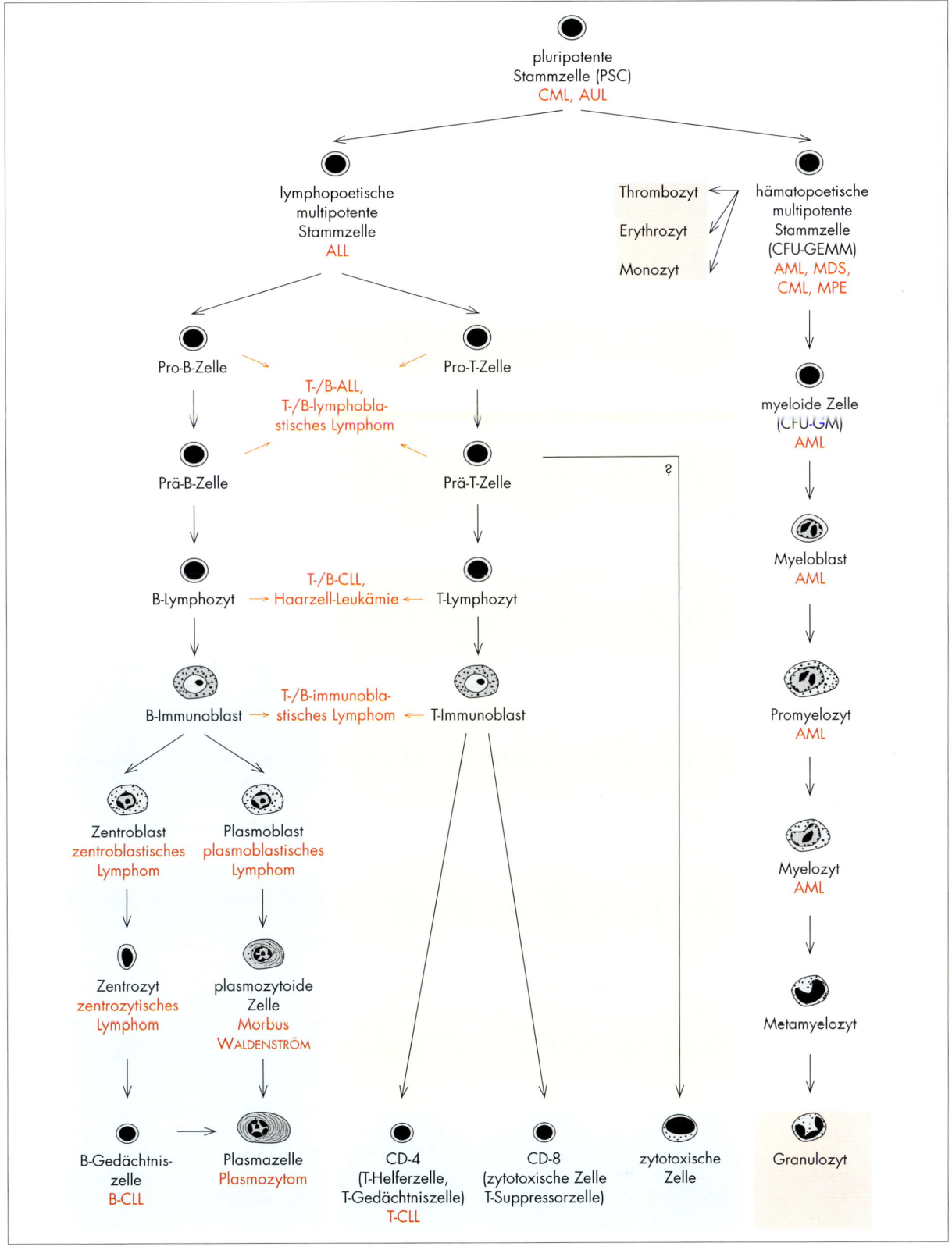

Abb. 35-2   Entwicklungsreihen der T- und B-Zellen und Erkrankungen bei der Entartung einer bestimmten Zelle (rot).
Erläuterungen der Abkürzungen: CML (**c**hronische **m**yeloische **L**eukämie), AML (**a**kute **m**yeloische **L**eukämie), AUL (**a**kute **u**ndifferenzierte **L**eukämie), CLL (**c**hronische **l**ymphatische **L**eukämie), ALL (**a**kute **l**ymphatische **L**eukämie), MDS (**m**yelo**d**ysplastisches **S**yndrom), MPE (**m**yelo**p**roliferative **E**rkrankung), PSC (**p**luripotent **s**tem **c**ell), CFU-GEMM (**c**olony **f**orming **u**nit including **g**ranulocyte, **e**rythroid, **m**acrophage/monocyte, **m**egakaryocyte elements), CFU-GM (**c**olony **f**orming **u**nit including **g**ranulocyte, **m**acrophage/monocyte elements). Zellen, die in den peripheren Lymphorganen und im Blut auftreten, sind blau, die Zellen im Blut rot und die Zellen im Thymus gelb unterlegt, die Zellen im Knochenmark sind nicht unterlegt.

35.2.2 Follikuläre Hyperplasie

Die **Stimulation des B-Zellsystems** verursacht eine Hyperplasie der **Keimzentren** in der Lymphknotenrinde und der Markstränge. Die vergrößerten Lymphfollikel können konfluieren. Die Ätiologe ist oft unbekannt, aber es werden meist virale und entzündliche Ursachen vermutet. Im Lymphknoten sieht man vergrößerte Keimzentren mit Sternhimmelzellen (helle, Zelltrümmer phagozytierende Makrophagen), Zentrozyten und Zentroblasten (viele Mitosen). Die Mantelzone der Follikel ist vorhanden, nicht unterbrochen und grenzt den Follikel scharf zum interfollikulären Gebiet ab.

Beispiele:

- **HIV-Infektion.** Die Infektion mit HIV führt zur **generalisierten Lymphadenopathie** in Form einer Follikelhyperplasie mit Verlust der Mantelzonen und einer Gefäßproliferation im Lymphknoten. Im Stadium des AIDS-related complex kommt es zu Infiltrationen der Follikel durch kleine Lymphozyten, und es sind intrafolliuläre Hämorrhagien zu sehen. Später atrophieren die Follikel und werden durch Lymphozyteninfiltrate ersetzt. Die Lymphknoten bei AIDS zeigen oft Tumorzellen von B-Zell-Lymphomen oder von Kaposi-Sarkomen.
- **Primär chronische Polyarthritis (rheumatoide Arthritis).** Bei dieser Erkrankung kann es zur lokalisierten oder generalisierten Lymphadenopathie kommen. Man findet eine follikuläre Hyperplasie, manchmal auch ein hyperplastisches Mark mit vielen Plasmazellen.
- **Angiofollikuläre Lymphknotenhyperplasie.** Sie wird auch als Castleman-Tumor oder benignes Lymphom bezeichnet. Es lassen sich zwei Typen unterscheiden:
  - **Hyalinisierter vaskulärer Typ (90%).** Oft sind mediastinale Lymphknoten befallen. Sie zeigen kleine Follikel mit einem umgebenden Lymphozytenwall und hyalinisierte Gefäße.
  - **Plasmazelltyp (10%).** Er zeigt eine geringere Hyalinisierung der Gefäße und eine stärkere Hyperplasie der Follikel. Interfollikulär findet sich eine Plasmozytose.

35.2.3 Parakortikale Hyperplasie und bunte Pulpahyperplasie

Die parakortikale Hyperplasie wird auch als interfollikuläre oder diffuse Hyperplasie bezeichnet. Durch **Stimulation des T-Zell-Systems** wird eine Hyperplasie der parakortikalen Zone hervorgerufen. Man findet zahlreiche kleine Lymphozyten, Blutgefäße, interdigitierende Retikulumzellen und vereinzelt Blasten und Makrophagen in der T-Zone. Die T-Zellen können auch nodulär auftreten (noduläre parakortikale Hyperplasie) und sog. **Tertiärknötchen** bilden.

Beispiel für diese Reaktion ist die **dermatopathische Lymphadenitis,** die bei unterschiedlichen Haut-erkrankungen (Neurodermitis, Psoriasis vulgaris, Mycosis fungoides) auftritt. Die interdigitierenden Retikulumzellen sind vermehrt, die Makrophagen sind oft pigmentbeladen.

Als **bunte Pulpahyperplasie** bezeichnet man eine Mischform, bei der es zur Hyperplasie der Pulpa und der Parakortikalzone, gelegentlich auch der Follikel, kommen kann. Es handelt sich um eine häufige Reaktionsform des Lymphknotens auf eine Aktivierung des T-Zell-Systems. Das bunte Bild entsteht durch die Ansammlung von reifen Lymphozyten und Blasten.

Beispiele für Erkrankungen, die mit einer bunten Pulpahyperplasie einhergehen sind:

- **Virale Lymphadenitis.** Sie wird durch lymphotrope Viren ausgelöst.
  - **Infektiöse Mononukleose.** Diese Erkrankung (s.a. Kap. 4.3.1) tritt besonders häufig bei Patienten im Alter zwischen 15 und 25 Jahren auf. Durch das Epstein-Barr-Virus (Herpesgruppe) wird eine akute Lymphadenitis („Pfeiffer-Drüsenfieber") mit diffuser Hyperplasie der parakortikalen Zonen (T-Zell-Reaktion) hervorgerufen. Diese **interfollikuläre Immunoblastenhyperplasie** (abnorme bi- oder multinukleäre Immunoblasten) ist typisch für die Erkrankung. Die Follikel werden anfangs durch die interfollikuläre Hyperplasie fast verdrängt, zeigen dann aber typischerweise auch eine Hyperplasie durch B-Zell-Reaktion (Infektion der B-Zellen durch EBV). Es sind auch Manifestationen in der Milz (Splenomegalie) zu finden. Im Blutbild sieht man monozytenähnliche T-Lymphozyten mit auffälligen Granula („Mononukleose").
  - **Rötelnvirus.** In den befallenen, meist postauriulären Lymphknoten sieht man eine Pulpahyperplasie und eine Follikelvergrößerung. Neben dem typischen feinfleckigen Exanthem kommt es in 50% der Fälle zu einer Splenomegalie.
    Ein zytopathischer Effekt der Viren wird bei der Infektion von Embryonen während der Schwangerschaft sichtbar (Abrundung der Zellen, Chromatinverklumpung, Einschlußkörper). Die Folge ist ein Abort oder das Rötelnsyndrom beim Neugeborenen (s. Tab. 33-2).
  - **Masernvirus.** Nach Befall des Mukosa-assoziierten Gewebes (MALT) und der Lymphknoten im Prodromalstadium kommt es zur Bildung von multilobulären oder multinukleären Riesenzellen (Warthin-Finkeldey-Zellen).
  - **Zytomegalievirus (CMV).** Hier zeigen sich in den Endothelzellen des Lymphknoten große, runde, intranukleäre Einschlüsse (Eulenaugenzellen).
  - **Varizellen-Zoster-Virus.** Es sind eosinophile Zellkerneinschlüsse mit einem umgebenden Hof in den Endothelzellen zu finden (Cowdry-Einschlüsse).
- **Phenytoin-induzierte Lymphadenopathie.** Bei der Epilepsiebehandlung mit Phenytoin kann bei

manchen Patienten eine interfollikuläre Hyperplasie mit fokalen Nekrosen auftreten. Nach Absetzen des Medikaments verschwinden die pathologischen Veränderungen.

35.2.4 Retikulär-abszedierende Lymphadenitis

Als retikulär-abszedierende Lymphadenitis bezeichnet man eine durch bestimmte Erreger hervorgerufene Lymphadenitis mit Bildung von Pseudotuberkulose-Granulomen und Eiterherden im Lymphknoten. Es finden sich Granulozyten, die von Histiozyten umgeben sind.

- **Lymphadenitis pseudotuberculosa.** Diese Form wird durch Yersinia pseudotuberculosis hervorgerufen. Typisch ist der Befall der mesenterialen Lymphknoten. Man findet rindennahe, retikulohistiozytär begrenzte Abszesse und eine bunte Pulpahyperplasie. Klinisch imponiert ein Bild wie bei einer Appendizitis. Häufiger sind junge Männer betroffen. Bei der oft durchgeführten Laparotomie finden sich eine reizlose Appendix, große und verbackene Lymphknoten und ein seröses Exsudat.
- **Lymphogranuloma venereum.** Dies ist eine meldepflichtige Geschlechtskrankheit durch Chlamydia lymphogranulomatis (Serotyp L1–3). Es kommt zum Befall der inguinalen Lymphknoten mit möglicher Fistelbildung.
  Klinisch imponiert eine schmerzhafte Schwellung. Durch die Behinderung des Lymphabflusses kann es zur Entwicklung einer Elephantiasis kommen.
- **Tularämie.** Nagetiere und Katzen übertragen diese durch Francisella tularensis hervorgerufene Erkrankung der Lymphknoten. Es kommt zum Befall regionaler Lymphknoten, v.a. der oberen Extremität, mit schmerzhafter Schwellung und Fieber.
- **Katzenkratzkrankheit.** Diese Erkrankung wird auch Lymphadenitis infectiosa genannt. Verantwortlich gemacht wird der Erreger Bartonella henselae. Die Infektion erfolgt über Kratzwunden von Katzen. Regionale, meist axilläre und zervikale Lymphknoten sind befallen. Histologisch fallen eine follikuläre Hyperplasie und eitrig-granulomatöse Herde mit zentraler Nekrose auf. Histologisch ist kein Unterschied zur Tularämie oder zum Lymphogranuloma venereum zu finden.
  Klinisch sieht man nach einer Rötung des Infektionsortes eine schmerzhafte Lymphknotenschwellung und Allgemeinsymptome wie Fieber, Schüttelfrost und Abgeschlagenheit. Therapiert wird z.B. mit Gentamicin.

35.2.5 Epitheloidzellige und granulomatöse Lymphadenitis

Bei verschiedenen Lymphknotenerkrankungen kommt es zur Umwandlung von Histiozyten zu Epitheloidzellen, die in Gruppen zusammenliegen und (je nach Grundkrankheit) auch als typische Granulome imponieren können.

- **Toxoplasmose.** Diese Infektion wird durch Toxoplasma gondii hervorgerufen und betrifft meist junge Erwachsene. Bei Immunkompetenten werden die nuchalen und zervikalen Lymphknoten befallen. Sie sind geschwollen, u.U. druckschmerzhaft (PIRINGER-KUCHINKA-Syndrom). Histologisch sieht man kleinherdige interfollikuläre Epitheloidzellansammlungen, die die hyperplastischen Follikel umgeben. Perisinusoidal findet sich eine B-Zellhyperplasie und ferner ein Sinuskatarrh.
  Der Verlauf ist häufig unauffällig und nur in seltenen Fällen kann es zu einer Gehirn- oder Netzhautbeteiligung kommen. Eine größere Gefahr besteht bei einer Infektion während der Schwangerschaft, v.a. in der 8.–14. SSW. Es kann zum Abort oder zur Fetopathie kommen.
  Bei AIDS-Patienten steht die zerebrale Toxoplasmose im Vordergrund.
- **Sarkoidose.** Die Genese dieser Krankheit (s.a. Kap. 6.8.3) ist bisher nicht geklärt. Meist sind bilaterale Hiluslymphknoten befallen, und es bilden sich epitheloidzellige, nichtverkäsende Granulome aus.
- **Tuberkulose.** Zu einem Lymphknotenbefall kommt es einmal im Rahmen der Primärinfektion bei der Ausbildung des Primärkomplexes (Primärinfiltrat in der Lunge und begleitende regionäre Lymphknotenschwellung) und bei einer lymphogenen Streuung bei der postprimären Tuberkulose. Als Organmanifestation bei reduzierter Immunlage (bei HIV-Patienten nach der Lungen-Tbc die zweithäufigste Manifestationsstelle) kann es zur **Lymphknotentuberkulose** kommen. Meist sind die zervikalen und supraklavikulären Lymphknoten befallen, sie sind nur wenig druckdolent. Bei Fortschreiten der Infektion ist ein Ausbreiten auf die Haut und eine Fistelbildung zu beobachten. Das typische Tuberkulose-Granulom zeigt eine zentrale Verkäsung und einen umgebenden Epitheloidzellwall.
- **Lues.** Bei der **Lymphadenitis syphilitica** werden im Rahmen des Primäraffektes (Ulcus durum) die regionalen, meist inguinalen Lymphknoten befallen. Zusätzlich sieht man entzündliche Veränderungen an den Gefäßen. Im Sekundärstadium beobachtet man häufig eine generalisierte Lymphknotenbeteiligung. Histologisch sieht man eine follikuläre Hyperplasie, Plasmazellinfiltrate und epitheloidzellige Granulome.
- **Lepra.** Bei niedriger Resistenzlage sieht man eine lepromatöse Reaktion mit massivem Makrophageninfiltrat, das Erreger enthält. Bei hoher Resistenz finden sich tuberkuloide Reaktionen mit Verkäsung.
- **Morbus CROHN.** Die im Abflußgebiet liegenden Lymphknoten können epitheloidzellige Infiltrate aufweisen.

35.3 Maligne Lymphome

Als Lymphome bezeichnet man eigentlich jede Form der Lymphknotenvergrößerung. Im allgemeinen versteht man allerdings darunter **primäre Tumoren des lymphatischen Systems.** Die meisten von ihnen sind maligne Lymphome, und man unterteilt sie in den Morbus HODGKIN und die Non-HODGKIN-Lymphome (NHL). Mehr als die Hälfte der Fälle sind Non-HODGKIN-Lymphome. Grundsätzlich können sich alle Lymphome als Tumoren, als Leukämien (Tumorzellen im Blut) oder als Mischform aus beidem manifestieren.

Der **Morbus HODGKIN** (Lymphogranulomatose) ist im Kapitel 8.3.4 besprochen.

Non-HODGKIN-Lymphome

Definition

Non-HODGKIN-Lymphome (NHL) sind primär maligne Tumoren des lymphatischen Gewebes, die von lymphozytären Zellen des B- oder T-Zellsystems ausgehen. Meist treten sie nach dem 60. Lebensjahr auf (Ausnahme: lymphoblastisches Lymphom). Die Inzidenz beträgt 3–5/100 000 Einwohner und hat steigende Tendenz.

Ätiologie/Pathogenese

Im einzelnen ist die Ätiologie der NHL ungeklärt. Vermutet wird eine **Virusbeteiligung.** So ist das BURKITT-Lymphom mit einer EBV-Infektion vergesellschaftet. T-Zell-Lymphome können durch das HTLV-1 (**h**umanes **T**-**l**ymphotropes **V**irus, kommt endemisch im Südwesten Japans vor und ist mit dem HIV – früher als HTLV-III bezeichnet – verwandt) hervorgerufen werden.

Angeborene (z.B. WISKOTT-ALDRICH-Syndrom, Ataxia teleangiectatica) oder erworbene (z.B. AIDS) **Immundefekte** und **Autoimmunerkrankungen** (z.B. das SJÖGREN-Syndrom) zeigen ein erhöhtes Risiko für die Entwicklung eines Lymphoms. Eine Infektion der Magenschleimhaut mit Helicobacter pylori ist mit dem Auftreten von MALT-Lymphomen assoziiert.

Bei einigen Lymphomtypen finden sich **chromosomale Translokationen,** z.B. die t(8;14)-c-myc-Translokation beim BURKITT-Lymphom, die t(14;18)-bcl-2-Translokation bei follikulären Lymphomen oder die t(11;14)-Translokation beim Mantelzell-Lymphom.

Wahrscheinlich entstehen die Lymphome aus den verschiedenen Vorläuferzellen der Lymphopoese (s.a. Abb. 35-2). Dabei wird das Lymphom nach dem vorherrschenden Zelltyp benannt.

Morphologie

Die Einteilung nach der **Kieler Klassifikation** (Tab. 35-1) orientiert sich am vorherrschenden Zelltyp und ermöglicht hieraus Aussagen über den Malignitätsgrad. Sie unterscheidet Lymphome des B- und T-Zell-Systems und teilt sie in niedrig- oder hoch-maligne Formen ein.

- **Niedrig-maligne Lymphome.** Als niedrig maligne werden Lymphome mit langsamer Progredienz (kleine Wachstumsfraktion) bezeichnet. Der vorherrschende Zelltyp dieser Lymphome ist **„-zytisch",** d.h. die Zellen sind eher klein, haben einen kleinen Kern und ein schmales Zytoplasma. Oft liegen schon generalisierte Stadien vor, und die Zellen sprechen schlecht auf Therapieversuche an. Eine totale Remission oder Heilung ist selten.

- **Hoch-maligne Lymphome.** Sie zeigen eine rasche Progredienz (große Wachstumsfraktion). Wie bei anderen Tumoren auch, wird die Malignität des Tumors durch viele Mitosen, atypische Zellen und das aggressive Wachstum charakterisiert. Es handelt sich bei den hoch-malignen Lymphomen meist um **„-blastische"** Zellen, d.h. die Zellen gleichen den Vorläuferzellen, stammen von ihnen ab und imponieren als große Zellen mit großen, helleren Kernen und meist deutlichen Nukleoli. Unbehandelt liegt die Überlebenszeit bei einigen Wochen. Da die Zellen aber gut auf die Therapie ansprechen, können in bis zu 50% der Fälle Heilungen erreicht werden.

Die Einteilung in niedrig-maligne und hoch-maligne Formen ist seit der Entwicklung besserer Therapieschemata mißverständlich. Der Malignitätsgrad bezeichnet das Verhalten des Tumors, aber nicht unbedingt die klinische Prognose.

Bedeutsam ist ferner die Unterscheidung, ob die Zellen aus der B- oder der T-Zellinie stammen. Anhand bestimmter Zelloberflächencharakteristika, den sogenannten cluster of differentiation (CD), die mit immunologischen Markern nachgewiesen werden können, kann man diese Unterscheidung treffen.

Tab. 35-1 Kieler Klassifikation der Lymphome	
Niedrig-maligne	**Hoch-maligne**
lymphozytisch B-/T-CLL, Haarzell-Leukämie, Mycosis fungoides, SÉZARY-Syndrom, MALT-Lymphom, angioimmunoblastisch	**lymphoblastisch** (z.B. BURKITT-Lymphom), anaplastisch-großzellig
lymphoplasmozytisch, -zytoid, polymorph (Immunozytom) (z.B. M. WALDENSTRÖM)	
plasmozytisch	**immunoblastisch**
zentroblastisch-zentrozytisch	**zentroblastisch**
zentrozytisch (Mantelzell-Lymphom)	

Die Mehrzahl der NHL ist B-zellulären Ursprungs. Auf diesen Zellen können die Marker CD10, CD19, CD20 und Immunglobuline nachgewiesen werden.

Lymphome mit CD2-, CD3-, CD4-, CD7-, CD8-Rezeptoren auf der Zelloberfläche werden der T-Zellreihe zugeordnet.

Die REAL-Klassifikation (**R**evised **E**uropean **A**merican Classification of **L**ymphoid Neoplasms) orientiert sich an den Herkunftszellen (Tab. 35-2). Hier wird auch der Morbus HODGKIN und das Plasmozytom berücksichtigt.

Lymphome betreffen die Lymphknoten, die Milz, die Leber und das Knochenmark. Sie können aber auch jedes andere Organ oder Gewebe befallen. Die Durchsetzung des Lymphknotens mit neoplastischen Zellen geht meistens mit einem Verlust der Lymphknotenarchitektur einher. Die Zellen zeigen meist ein diffuses Wachstum, B-Zell-Lymphome können auch nodulär wachsen und die Keimzentren nachahmen. Bei Infiltration der Lymphknotenkapsel und des umliegenden Gewebes sind die Lymphknoten nicht mehr verschieblich. Je nach vorherrschendem Zelltyp ist das histologische Bild charakteristisch für die Art des Lymphoms.

Klinik

Lymphome machen sich durch abnehmende Leistungsfähigkeit, Nachtschweiß, eine Gewichtsabnahme (> 10% des Gewichtes) und Allgemeinsymptome wie Fieber (> 38 °C) bemerkbar. Diese Symptome werden auch als B-Symptomatik bezeichnet (Der Zusatz „A" bedeutet ein Fehlen dieser Symptome). Als Befunde sind Hauterscheinungen (Ekzeme) und Lymphknotenschwellungen zu finden. Die Verdrängung des normalen blutbildenden Gewebes führt zur Panzytopenie. Die klinische Stadieneinteilung erfolgt wie bei den HODGKIN-Lymphomen nach der Ann-Arbor-Einteilung.

Die nachfolgende Darstellung beschreibt die wichtigsten NHL und richtet sich nach der Kieler Klassifikation.

Lymphozytische Lymphome

Lymphozytische Lymphome imponieren makroskopisch durch ein diffuses Wachstum mit gleichförmigen Zellbild. Die Zellen sind differenziert: kleine Zellen mit dunklem Kern und wenig Zytoplasma. Atypien sind selten. Typische Chromosomenanomalien sind die Trisomie 12 oder Veränderungen des Chromosoms 13. In der Mehrzahl liegen Tumoren des B-Zell-Systems vor. Das Knochenmark ist bei fast allen Patienten beteiligt. Die lymphozytischen Lymphome zählen zu den niedrig-malignen Lymphomen und haben meist eine langsame Progredienz. Hauptsächlich sind Patienten zwischen dem 50. und 60. Lebensjahr betroffen.

Zu den lymphozytischen Lymphomen zählen:
- **Chronisch-lymphatische Leukämie (CLL).** Hier kommt es zur Ausschwemmung der Lymphomzellen ins Blut. Im Lymphknoten können sich Pseudofollikel mit Ansammlungen von Vorläuferzellen bilden. Die CLL wird im Kapitel 8.3.6 genauer beschrieben.
- **Hairy cell leukemia (Haarzell-Leukämie).** Diese Erkrankung ist meist B-zellulären Ursprungs. Es sind allerdings auch einige Fälle T-zellulärer Herkunft beschrieben worden. Männer sind viermal häufiger betroffen als Frauen, der Altersgipfel liegt bei 50 Jahren.

Charakteristisch sind viele **lymphoide Zellen mit haarigen Zellausläufern** und exzentrischen Zellkernen **(hairy cells)** im Blutausstrich. In 95% der Tumorzellen ist die tartratresistente saure Phosphatase nachweisbar. Diese Erkrankung manifestiert sich v.a. im Knochenmark und der Milz, seltener in den Lymphknoten. Im Knochenmark findet sich eine argyrophile Markfibrose.

Tab.-35-2 REAL Klassifikation der Lymphome (1994)			
B-Zell-Tumoren		**T-Zell- und NK-Zell-Tumoren**	
I. Vorläufer-zellen	1. Lymphoblastisches Lymphom/ Leukämie	**I. Vorläufer-zellen**	1. Lymphoblastisches Lymphom/ Leukämie
II. Periphere B-Zell-Lymphome	1. Lymphozytisches/prolymphozytisches Lymphom/Leukämie 2. Lymphoplasmozytoides Lymphom (Immunozytom) 3. Mantelzell-Lymphom 4. Follikuläre Lymphome (Lymphome von Zellen des Keimzentrums, zentroblastisch-zentrozytisch, zentroblastisch) 5. Marginalzonen-Lymphom (Lymphknoten/Milz/MALT) 6. Hairy cell leukemia 7. Plasmozytom/Myelom 8. Diffuses großzelliges Lymphom (zentroblastisch) 9. BURKITT-Lymphom	**II. Periphere T-Zell-Lymphome**	1. Lymphozytisches/ prolympho-zytisches Lymphom/Leukämie 2. große granuläre lymphozytische Leukämie 3. Mycosis fungoides/SÉZARY-Syndrom 4. Peripheres T-Zell-Lymphom 5. Angioimmunoblastisches Lymphom 6. Angiozentrisches Lymphom 7. Intestinales T-Zell-Lymphom 8. Adultes T-Zell-Lymphom/Leukämie 9. Anaplastisches großzelliges Lymphom

Angioimmunoblastisches Lymphom

Das angioimmunoblastische Lymphom wird auch als **Lymphogranulomatosis X** bezeichnet. Es handelt sich um eine Variante eines T-Zell-Lymphoms mit einer völligen Zerstörung der Lymphknotenstruktur. Histologisch imponiert ein buntes Bild mit unterschiedlich großen Zellen, Blasten und eosinophilen Granulozyten. Typischerweise kommt es zur Vermehrung venöser Gefäße. Der Übergang von der angioimmunoblastischen Lymphadenopathie (AILD, Lymphogranulomatosis X) in ein Lymphom ist fließend, wahrscheinlich handelt es sich um Ausprägungen derselben Erkrankung. Als Ursache werden Viren und Medikamente angenommen. Klinisch kommt es zu einer Lymphadenopathie, einer Hepatosplenomegalie, einer Anämie und einer Hypergammaglobulinämie.

Immunozytom (lymphoplasmozytoides Lymphom)

Beim Immunozytom liegt eine monoklonale Proliferation von hochdifferenzierten Zellen der B-Reihe vor. Die Tumoren bestehen aus kleinen Lymphozyten, Plasmazellen und deren Vorläufern. Die Tumorzellen können Immunglobuline (meist IgM) produzieren und eine monoklonale Gammopathie im Serum bewirken.

Histolgisch finden sich bei Immunozytomen aufgehobene Lymphknotenstrukturen, eine fibrosierte Organkapsel und je nach Subtyp des Immunozytoms **lymphoplasmozytische, lymphoplasmozytoide** oder **polymorphe** Zellproliferationen. Häufig sind Einschlüsse im Zytoplasma (RUSSEL-bodies) oder Kern (DUTCHER-bodies).

Der Häufigkeitsgipfel der Erkrankung liegt in der 6. Dekade.

Plasmozytisches Lymphom

Das plasmozytische Lymphom ist eine seltene Form des Plasmozytoms mit extramedullärer Manifestation (s.a. Kap. 8.3.5).

Zentroblastisch-zentrozytische Lymphome (follikuläre Lymphome)

Definition

Zentroblastisch-zentrozytische Lymphome sind die häufigsten malignen NHL in Deutschland und kommen bei Frauen ab dem 60. Lebensjahr häufiger vor. Dieses B-Zell-Lymphom hat wegen des schleichenden Verlaufs eine gute Prognose. Ein Übergang in ein hoch-malignes zentroblastisches Lymphom kommt jedoch recht häufig vor.

Ätiologie/Pathogenese

Das Lymphom ist mit einer t(14;18)-Chromosomentranslokation assoziiert. Es kommt zur Umlagerung des bcl-2-Onkogens vom Chromosom 18 auf das Chromosom 14, was auch immunhistochemisch nachweisbar ist. Das bcl-2-Onkogen verhindert den programmierten Zelltod (Apoptose). Die Tumorzellen werden „unsterblich".

Morphologie

Es befällt überwiegend die zervikalen und inguinalen Lymphknoten, häufig ist auch das Knochenmark befallen. Aufgrund des auffällig vermehrten und unregelmäßigen Follikelwachstums wird dieses Lymphom auch **follikuläres Lymphom** oder **Keimzentrumslymphom** genannt, ferner auch BRILL-SYMMERS-Krankheit. Kleine Zentrozyten mit unregelmäßigen Kernen beherrschen das Bild. Daneben gibt es Zentroblasten mit großen runden Kernen und deutlichen Nukleoli. Im Unterschied zur follikulären Hyperplasie lassen sich keine Kerntrümmermakrophagen darstellen.

Zentrozytisches Lymphom (Mantelzell-Lymphom)

Beim zentrozytischen Lymphom herrschen histologisch Zentrozyten vor (Abb. 35-3). Erst kommt es zur Ausbreitung der Tumorzellen in die Mantelzone,

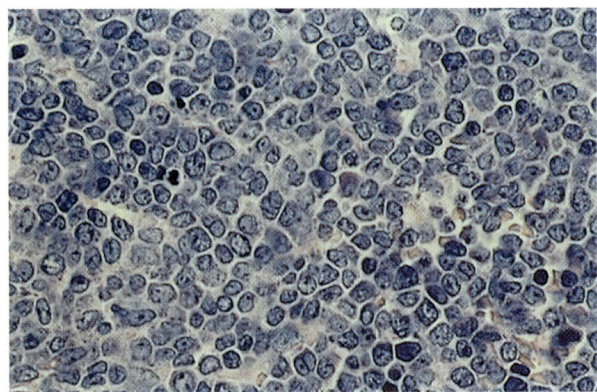

Abb. 35-3 Zentrozytisches Lymphom (Mantelzell-Lymphom). Man sieht die fast regelmäßige Anordnung der kleinen Tumorzellen. Die Zentrozyten haben teilweise einen eingekerbten Zellkern.

und später findet man ein diffuses interfolliculäres Wachstum um die Keimzentren herum.

Bei diesem intermediär-malignen Lymphom findet sich eine t(11;14)-Translokation, die ein regulierendes Protein des Zellzyklus beeinträchtigt (Zyklin D1). Das zentrozytische Mantelzell-Lymphom wird zu den niedrig-malignen Formen gerechnet, hat aber eine eher schlechtere Prognose und kann in ein maligneres Lymphom übergehen.

Zentroblastisches Lymphom

Das zentroblastische Lymphom zeigt ein diffuses Wachstum, und mikroskopisch sind überwiegend Zentroblasten zu sehen (Abb. 35-4). Es tritt meist bei Patienten über 70 Jahren auf.

T lymphoblastisches Lymphom

Typisch für das T-lymphoblastische Lymphom sind mittelgroße, zytoplasmaarme, **gyriforme** Zellen (convoluted cell type) und einige dazwischenliegende Sternhimmelzellen. Es manifestiert sich v.a. als Mediastinaltumor bei Jugendlichen.

B-lymphoblastisches Lymphom vom Burkitt-Typ

Ätiologie/Pathogenese

Die endemische Form des BURKITT-Lymphoms, die v.a. in Afrika südlich der Sahara und in Neuguinea vorkommt, ist in 95% der Fälle mit dem EPSTEIN-BARR-Virus assoziiert. In Europa und Amerika (sporadische Form) ist der Tumor seltener, und man findet nur in 15% der Tumorzellen das Genom des EBV. Die Erkrankung tritt häufig bei Kindern, sonst bei Patienten über 60 Jahren auf. 40% der bei AIDS auftretenden Lymphome sind BURKITT-Lymphome. Das BURKITT-Lymphom läßt sich gut mit einer Chemotherapie behandeln, und 75% der Patienten werden geheilt.

Beim BURKITT-Lymphom ist eine t(8;14)-Translokation vom Chromosom 8 auf das Chromosom 14

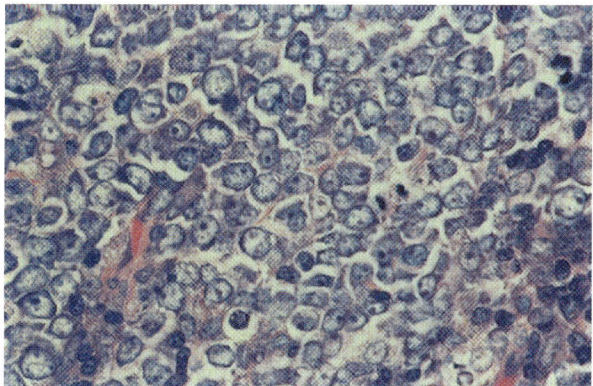

Abb. 35-4 Zentroblastisches Lymphom. Zentroblasten haben typischerweise einen großen, hellen, rundlichen Zellkern mit kleinen randständigen Nukleolen.

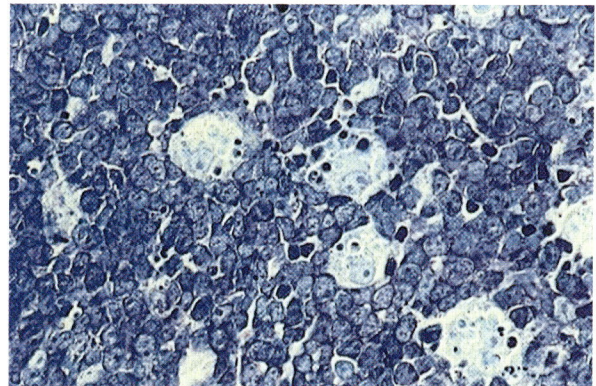

Abb. 35-5 BURKITT-Lymphom. Die eng zusammenliegenden Lymphoblasten haben einen großen, rundlichen Kern mit einem zentralen Nukleolus. Dazwischen liegen Makrophagen, die phagozytierte Zelltrümmer enthalten (Sternhimmelzellen).

am häufigsten vorhanden. Andere Translokationen sind t(8;2) und t(8;22). Bei diesen Translokationen wird das c-myc-Protoonkogen des Chromosoms 8 in die direkte Nähe des Promoters eines Immunglobulins verlegt. Dadurch verliert es die eigenen Regulatoren.

Morphologie

Bei der sporadischen Form sind zuerst abdominale Regionen betroffen, bei der endemischen Form die Mandibula und die Maxilla.

Histologisch beobachtet man viele zusammengelagerte Blasten mit basophilem Zytoplasma. Mitosen sind häufig. Die dazwischenliegenden hellen Makrophagen geben den Eindruck eines Sternenhimmels (Abb. 35-5).

Immunoblastisches Lymphom

Ätiologie/Pathogenese

Das immunoblastische Lymphom ist hoch maligne, in 90% der Fälle leitet es sich von B-Zellen ab und nur in 10% von T-Zellen. Die Mehrzahl der Tumoren entsteht primär und nur ein geringer Teil sekundär aus anderen Lymphomen.

Eine Assoziation mit kongenitalen und erworbenen Immundefekten ist häufig. Diese Tumoren haben durch das schnelle Wachstum eine schlechte Prognose. Beginnt man allerdings schon im Stadium I nach Ann Arbor mit der Therapie, kann man noch totale Remissionen erreichen.

Morphologie

Der befallene Lymphknoten und die Kapsel sind meist nicht mehr zu erkennen. Histologisch wird dieses Lymphom durch Immunoblasten (leicht basophile Zellen mit großen Kernen und deutlichen Nukleoli) beherrscht. Man sieht massenhaft Mitosen. Vereinzelt sind Makrophagen mit phagozytierten Zelltrümmern (Sternhimmelzellen) zu sehen.

Anaplastisches großzelliges Lymphom

Ätiologie/Pathogenese

Das anaplastische großzellige Lymphom (ALC) entsteht aus der B- (seltener) oder T-Zellreihe. Die aus der T-Zellreihe stammenden Lymphome zeigen eine t(2;5)-Translokation. Sie betreffen v.a. Kinder und Jugendliche oder Erwachsene nach dem 70. Lebensjahr.

Morphologie

Diese Lymphome wachsen aggressiv und können neben den Lymphknoten auch die Haut, Lunge, Pleura oder das ZNS betreffen.

Histologisch sind Ansammlungen von großen, entdifferenzierten Zellen mit anisomorphen Kernen zu sehen. Man findet zahlreiche Mitosen und vereinzelt auch mehrkernige Riesenzellen.

Dermatotrope Lymphome

Diese Tumoren manifestieren sich häufig zuerst an der Haut. Die hier angesprochenen Formen sind T-zellulären Ursprungs:

- **Mycosis fungoides.** Dieses Lymphom manifestiert sich zuerst mit Ekzemen und Plaques an der Haut. Im weiteren Verlauf werden auch andere Organe befallen. Männer über 40 Jahren sind bevorzugt betroffen.
  Histologisch sind Lymphozyten mit wenig Zytoplasma, zerebriformen (hirnrindenartig gelappten) Kernen und zytoplasmatischen Einschlußkörperchen (LUTZNER-Zellen, SÉZARY-Zellen) typisch. Zunächst kommt es zu einer unspezifischen Dermatitis. Im Plaquestadium findet man DARIER-PAUTRIER-Mikroabszesse (intraepidermale Anhäufung von entarteten Lymphozyten). Danach kommt es zum Tumorstadium mit großen, häufig geschwürigen Tumoren (s.a. Kap. 22.9.3).
- **SÉZARY-Syndrom.** Dies ist eine generalisierte Form der Mycosis fungoides. Anfangs ist noch kein Lymphknoten- oder Knochenmarksbefall vorhanden. Es findet sich die Trias **generalisierte Hautbeteiligung** in Form einer Erythrodermie (Pruritus, Hyperkeratose, Alopezie), **Lymphadenopathie** und **leukämoide Ausschwemmung** der Zellen.

Klinik

Die Hautveränderungen wurden früher als Pilzinfektion angesehen. Die Mycosis fungoides wird durch PUVA (Psoralen und UV-Strahlen), Photophorese oder α2-Interferon therapiert. Beim SÉZARY-Syndrom wird zusätzlich eine Chemotherapie durchgeführt. Bei einem Lymphknotenbefall ist die Prognose schlecht.

MALT-Lymphome

Diese niedrig-malignen (meist B-Zell-)Lymphome des **M**ukosa-**a**ssoziierten **l**ymphatischen Gewebes/**t**issue (MALT: in Magen, Darm, Bronchialschleimhaut, Speicheldrüsen, Schilddrüsen) kommen v.a. im Magen vor. Eine Assoziation mit Helicobacter pylori-Infektionen ist beschrieben. Anfangs ist die Lymphfollikelstruktur noch erhalten. Das umgebende Gewebe wird von zentrozytären und monozytären Zellen infiltriert. Lymphoepitheliale Läsionen entstehen durch Schädigung des Schleimhautepithels durch die Lymphozyten und finden sich eher bei niedrig-malignen Formen. Im Anfangsstadium können die Lymphome durch eine Eradikationstherapie erfolgreich therapiert werden. Der Übergang in ein hoch-malignes Lymphom ist möglich, dann ist eine chirurgische Entfernung notwendig.

35.4 Proliferative Erkrankungen des retikulohistiozytären Systems

Zu den proliferativen Erkrankungen des retikulohistiozytären Systems zählen Proliferationen der LANGERHANS-Zellen der Haut und der interdigitierenden Retikulumzellen des Lymphknotens. Die Ätiologie ist unklar und die Frage, ob es sich um eine Neoplasie handelt, noch nicht eindeutig beantwortet. Die Erkrankung kann lokal auf Lymphknoten oder Knochenmark begrenzt sein oder generalisiert multiple Organe betreffen.

Davon abzugrenzen ist die **maligne Histiozytose** (**histiozytäres Lymphom**), die ein malignes Lymphom aus Makrophagen/Histiozyten darstellt. **Fibröse Histiozytome** sind Weichteiltumoren, das maligne fibröse Histiozytom ist der häufigste Weichteiltumor bei Erwachsenen (s.a. Kap. 38.2).

LANGERHANS-Zell-Histiozytose (Histiocytosis X)

Definition

Bei der LANGERHANS-Zell-Histiozytose proliferieren LANGERHANS-Zellen v.a. im Knochenmark: Sie entsprechen den LANGERHANS-Zellen der Haut und sind mit den digitierenden Retikulumzellen des Lymphknotens verwandt. Zu dieser Erkrankung gehören das eosinophile Granulom (70% der Fälle), die HAND-SCHÜLLER-CHRISTIAN-Lipoidgranulomatose (20%) und die LETTERER-SIWE-Erkrankung (10%). Die einzelnen Erscheinungsbilder können ineinander übergehen.

Morphologie

Die proliferierenden Zellen liegen in Verbänden zusammen und haben gefurchte oder gelappte Kerne. Die LANGERHANS-Zellen exprimieren das S100-Protein und das CD1-Antigen. Elektronenmikroskopisch lassen sich zytoplasmatische Einschlüsse feststellen (BIRBECK-Granula, X-Körper). Es findet häufig eine Konfluenz zu Riesenzellen statt. Mit den infiltrierenden Histiozyten wandern auch eosinophile Granulozyten und Makrophagen ein. Aus den Makrophagen werden Schaumzellen. Nekroseherde mit umgebenden eosinophilen Granulozyten werden eosinophile Mikroabszesse genannt.

- **Eosinophiles Granulom.** Hiervon sind v.a. Kinder und Jugendliche betroffen. Infiltrate eosinophiler Granulozyten dominieren das histologische Bild. Typisch sind Herde in der Lunge und osteolytische Herde im Knochen. Diese Form hat eine gute Prognose. Im Röntgenbild zeigt sich ein scharf begrenzter, wie ausgestanzt wirkender Herd.
- **HAND-SCHÜLLER-CHRISTIAN-Erkrankung.** Diese chronische Form speichert Cholesterin in Makrophagen. Charakteristisch ist die Trias: **Diabetes insipidus** (Hypophysenunterfunktion durch Infiltration), **Exophthalmus** und **Knochenveränderung** (Landkartenschädel). Diese multifokale Erkrankung tritt häufiger bei Jugendlichen auf und verläuft zu einem Drittel letal.
- **LETTERER-SIWE-Erkrankung.** Sie ist die akute und maligne Form mit disseminiertem Befall vieler Organe. Betroffen sind v.a. die Haut (seborrhoische oder ekzematöse Dermatitis), die Knochen, die Ohren (Otitis media) und die lymphatischen Organe. Es liegt eine Hepatosplenomegalie vor. Meist findet man einen Verlauf mit Fieber, Petechien, Osteolysen und einer Lymphadenopathie. Überwiegend kommt die Erkrankung bei Säuglingen und Kleinkindern vor, insgesamt ist sie selten, verläuft aber in 90% letal.

35.5 Tumormetastasen in Lymphknoten

Tumorzellen brechen in Lymphgefäße ein. Dieser Weg wird durch die fehlende Basalmembran der Lymphgefäße erleichert. Bei Befall der Lymphgefäße selbst kommt es zur **Lymphangiosis carcinomatosa.** Bei einem Weitertransport in den Lymphknoten erfolgt zunächst eine Absiedelung im Randsinus, später wird der gesamte Lymphknoten infiltriert. Die Tumorzellen können weiter lymphogen verschleppt werden, oder es kommt zum Einbrechen in die Blutbahn.

Bei Verdacht auf eine maligne Erkrankung kann die Biopsie eines beteiligten Lymphknotens entscheidende Hinweise auf den Primärprozeß liefern.

36 Milz

J. Lepenies

Die Milz gehört zu den Organen des lymphatischen Systems und erfüllt eine wichtige Aufgabe beim Abbau überalterter Blutzellen sowie der Lymphozytenentwicklung. Sie wiegt beim gesunden Erwachsenen 100–200 g und ist normalerweise bei der klinischen Untersuchung nicht zu tasten. Die Milz wird von einer fibrösen Kapsel umgeben, von der bindegewebige Trabekel ins Innere des Organs ziehen. Auf der konkaven Fläche der Milz, der Facies visceralis, befindet sich der **Milzhilus,** wo die Blut- und Lymphgefäße ein- und austreten.

Akzessorische Milzen findet man bei 10% gesunder Personen. Sie können bis zu mehreren Zentimetern groß werden und liegen meist am Pankreasschwanz oder im Ligamentum gastrolienale.

Das Parenchym der Milz läßt sich in zwei Systeme unterteilen:

- **Weiße Pulpa.** Die aus den Balkenarterien hervorgehenden Zentralarterien werden von einem Lymphozytenwall umgeben **(periarterielle Lymphscheide),** dessen Zellen überwiegend zum T-Zellsystem gehören. In der Übergangszone zur roten Pulpa liegen die weniger dichten Marginalzonen. An mehreren Stellen bilden sich aus den lymphatischen Strängen Lymphfollikel, die sogenannten **Milzfollikel** (MALPIGHI-Körperchen, Milzknötchen). Sie sind Teil des B-Zellsystems. Es finden sich inaktive (Primär-) und aktive (Sekundär-)Follikel. Sekundärfollikel bilden ein Keimzentrum aus und werden von einer dunkleren Mantelzone aus kleinen Lymphozyten umgeben. In den Follikeln liegt die Zentralarterie exzentrisch.
  Zirkulierende Lymphozyten verlassen die Gefäße und wandern zu ihren jeweiligen „homes". Die immunologische Funktion der weiße Pulpa ähnelt der der Lymphknoten.
- **Rote Pulpa.** Drei Viertel des Milzvolumens wird durch die rote Pulpa gebildet. Sie besteht aus retikulärem Bindegewebe und vielen venösen Sinus (Milzsinus), die mit Retikuloendothelien ausgekleidet sind.

Die meisten **Pinselarterien** (Arteriolen, die aus der Balkenarterie hervorgehen) münden direkt in die venösen Sinus, die in die Trabekelvenen entleeren. Dies wird „geschlossene Zirkulation" oder auch „schnelles Kompartiment" genannt.

Nur ca. 10% der Arteriolen münden in die Pulpastränge (Maschenstrang). Dort verweilen die Blutzellen länger und wandern langsam durch die Maschen des retikulären Netzes. Hier liegen Zellen des mononukleären Phagozytensystems (MPS), sie nehmen alte, abnorme oder fremde Zellen durch Phagozytose auf und bauen sie ab. Danach fließt das Blut durch geschlitzte Endothelien in die venösen Sinus. Dieses Filtersystem wird auch als „offene Zirkulation" oder „langsames Kompartiment" bezeichnet.

Klinik

Ein Verlust der Milz durch Splenektomie birgt die Gefahr eines **OPSI**(overwhelming postsplenectomy infection)-**Syndroms** in sich. Die Milz schützt dann nicht mehr durch Antigenaufnahme und -verarbeitung vor Infektionen. Es kommt zu atypischen, septischen Infektionsverläufen, v.a. durch Pneumokokken und Haemophilus influenzae. Vor einer therapeutischen Splenektomie sollte deshalb eine Schutzimpfung mit einer polyvalenten Pneumokokkenvakzine erfolgen.

36.1 Kreislaufstörungen der Milz

36.1.1 Venöse Hyperämie der Milz

Kardiale Stauungsmilz

Durch ein Rechtsherzversagen staut sich Blut in die Milz zurück. Morphologisch beobachtet man eine mäßige Splenomegalie. Die Schnittfläche der Milz ist dunkelrot, die rote Pulpa läßt sich mit einem Messer abstreifen. Mikroskopisch findet sich eine Erweiterung der Sinus.

Bei länger bestehender Stauung führt eine vermehrte Bildung von Retikulinfasern zur Verfestigung der Milz, letztlich atrophiert das Organ.

Portale Stauungsmilz

Bei der portalen Stauungsmilz staut sich venöses Blut in die Milz zurück. Die häufigste Ursache ist eine Leberzirrhose, aber auch Pfortaderthrombosen kommen vor. Makroskopisch ist die Milz stark vergrößert, die Schnittfläche ist fester. Mikroskopisch imponiert eine Hyperplasie der Sinus. Gleichzeitig verdichtet sich die rote Pulpa durch Bildung retikulärer Fasern, um dem ansteigenden Flüssigkeitsdruck standzuhalten. Dies kann ein drüsenartiges Bild verursachen (**Fibroadenie**). Druckbedingte Läsionen können bluten und werden in verkalkte, hämosiderinhaltige Narbenknötchen (GANDY-GAMNA-Knötchen) umgebaut.

Milzvenenthrombose

Ein Verschluß der Milzvene entsteht häufig im Rahmen von Entzündungen oder Tumoren der umliegenden Strukturen (z.B. Pankreaskarzinom). Gelegentlich kann auch ein Trauma zum Gefäßverschluß führen. Die Milz ist vergrößert und hat eine dunkle, derbe Konsistenz. Die Schnittfläche ist dunkelrot und blutreich. Mikroskopisch sind die Sinus verengt, es finden sich vermehrt Bindegewebszellen.

36.1.2 Anämischer Milzinfarkt
Ätiologie/Pathogenese

Ein Verschluß eines Arterienastes durch Embolie, Thrombose (seltener) oder Infiltrationen (z.B. Tumoren) führt zu Infarkten des Milzgewebes.

Morphologie

Morphologisch sieht man ein keilförmiges, gelbliches Infarktgebiet mit hyperämischem Randsaum. Die Basis des Keils ist an der Kapsel sichtbar, und seine Spitze zeigt zum Milzhilus.

36.2 Splenomegalie
Definition

Als Splenomegalie bezeichnet man eine Vergrößerung der Milz („Milztumor") unterschiedlichster Genese. Als vergrößert wird die Milz bezeichnet, wenn sie palpabel ist oder bei der Perkussion 7 cm, bei der Sonographie 11 cm im Längsdurchmesser überschreitet. Die normalen Ausdehnungen der Milz lassen sich durch die 4711-Regel merken: 4 × 7 × 11 cm. Man unterscheidet eine **extreme Splenomegalie** (>1000 g oder > 5 cm unter dem Rippenbogen tastbar) von einer **mäßigen Splenomegalie** (500–1000 g).

Ätiologie/Pathogenese

Mögliche Ursachen für eine mäßige oder extreme Splenomegalie sind (Tab. 36-1):
- **Infektionen.** Vor allem im Rahmen einer Sepsis, einer Pneumonie oder einer Endokarditis wird eine Splenomegalie beobachtet. Verursacht werden kann sie durch jede Art von Erregern, besonders häufig tritt sie aber bei Typhus, Hepatitis, Röteln, Parasitosen, Malaria und bei der infektiösen Mononukleose auf. Bei der Mononukleose ist die Splenomegalie das Leitsymptom. Typisch ist die Lymphozytenvermehrung in der roten Pulpa. Es besteht die Gefahr einer Milzruptur.
  Bei den meisten Entzündungen sind die Sinus der roten Pulpa hyperämisch und mit entzündlichem Exsudat gefüllt. Das Gitterfasergerüst wird durch

Tab. 36-1   Erkrankungen mit Splenomegalie

Mäßige Splenomegalie	Extreme Splenomegalie
– **hämatologische Erkrankungen** Hämolyse Kugelzellanämie Thalassämie Polycythaemia vera NHL – **Infektionen** infektiöse Mononukleose Trypanosomiasis Echinokokkose Brucellosen – **Morbus FELTY** – **Stauung** – **Zysten**	– **hämatologische Erkrankungen** CML Osteomyelofibrose Haarzell-Leukämie Immunozytom Morbus HODGKIN maligne Histiozytose – **Infektionen** Malaria Kala-Azar – **Speicherkrankheiten** Morbus GAUCHER Morbus NIEMANN-PICK – **Gefäßneubildungen** Hämangiosarkom – **Milzvenenthrombose**

die Granulozytenproteasen angegriffen und imponiert als weicher zerfließender Pulpabrei. Aus diesem allgemeinen Entzündungsbild kann man nicht auf die Ursache rückschließen, sofern nicht spezielle Entzündungsformen wie z.B. Granulome (Tbc, Lues, Typhus) vorliegen.
- **Sarkoidose.**
- **Vaskuläre Ursachen.** Ein Pfortaderstau bei Leberzirrhose, eine Pfortader- oder Milzvenenthrombose oder eine kardiale Stauung, z.B. bei einem Rechtsherzversagen, sind mögliche Ursachen der Splenomegalie.
- **Blutkrankheiten.** Beispiele, die mit einer Splenomegalie einhergehen, sind v.a. hämolytische Anämien (durch eine gesteigerte Sequestration, d.h. Abpressung/Abtrennung von defekten Erythrozyten in der Milz aus dem Blutkompartiment), die idiopathische thrombozytopenische Purpura (ITP).
- **Neoplasien.** Dies können sein:
  - **Primäre Milztumoren.** Bei Hämangiomen, Lymphangiomen und dem sehr seltenen hochmalignen Hämangiosarkom ist die Milz vergrößert.
  - **Lymphome** (HODGKIN- und Non-HODGKIN-Lymphome). Meist kommt es zu einer Hyperplasie der weißen Pulpa. Es finden sich eher Lymphome der B-Zellen.
  - **Leukämien.** Die myeloische Leukämie zeigt eine sehr große Milz mit einer hyperplastischen roten Pulpa. Die chronisch lymphatische Leukämie weist eine mäßig große Milz mit einer hyperplastischen weißen Pulpa auf. Bei der Haarzell-Leukämie finden sich leukämische Milzinfiltrate.
  - **Myeloproliferative Erkrankungen** (z.B. Osteomyelosklerose, Polycythaemia vera).
  - **Maligne Histiozytose.**
  - **Sarkome und Karzinome durch Metastasenabsiedlung.**
- **Autoimmunerkrankungen.** Der systemische Lu-

pus erythematodes (SLE), die Panarteriitis nodosa, die rheumatoide Arthritis und der Morbus FELTY (Trias: Arthritis, Splenomegalie und Leukopenie) gehen mit einer Splenomegalie einher. Häufig beobachtet man eine Hyperplasie der Keimzentren.

- **Amyloidose**. Bei der diffusen Amyloidose finden sich Fibrillenablagerungen im Extrazellularraum der roten Pulpa, die zur sogenannten „Schinkenmilz" führen. Fokale Ablagerungen in den Follikel führen zur sogenannten „Sagomilz".
- **Speicherkrankheiten.**
  - **Morbus GAUCHER.** Diese Abbaustörung der Glukozerebroside mit Ablagerung in Leber, Ritz, Knochenmark und Gehirn führt zu einer Hepatosplenomegalie mit den typischen Speicherzellen in den betroffenen Organen (s.a. Kap. 12.3.1).
  - **Morbus NIEMANN-PICK.** Hier finden sich Ablagerungen von Sphingomyelinen im Knochenmark, in der Leber, Milz und im ZNS (s.a. Kap. 12.3.1).
  - **Mukopolysaccharidosen.** Mukopolysaccharide lagern sich aufgrund eines erblichen Abbaudefekts im ZNS, Skelett sowie Leber und Milz ab (z.B. der Morbus PFAUNDLER-HURLER und das SANFILIPPO-Syndrom).
  - **Hyperlipoproteinämien.** Es finden sich viele Speichermakrophagen (Schaumzellen).
- **Zysten.** Meist handelt es sich um Pseudozysten, z.B. im Rahmen eines Befalles mit Echinococcus

granulosus, die ebenfalls zur Splenomegalie führen. Gelegentlich finden sich angeborene Milzzysten.

Klinik

Die Vergrößerung der Milz ist im Tastbefund bei akuten Entzündungen eher weich, bei portalem Stau mittelhart und bei Neoplasien hart.

Differentialdiagnostisch sollte bei einem Tumor im linken Oberbauch auch an einen Nieren- oder Kolontumor, einen Pankreastumor, eine Pankreasschwanzzyste oder an einen vergrößerten linken Leberlappen gedacht werden.

Komplikationen

Folgen der Splenomegalie können der Hypersplenismus oder die Milzruptur sein.

- **Hypersplenismus.** Durch die lange Verweildauer der Blutzellen im Gefäßbett der **vergrößerten Milz** werden sie massenhaft zerstört. Das Volumen der roten Pulpa nimmt stark zu. Folgen sind eine Hämolyse und eine Thrombo- und Leukopenie (**Panzytopenie**). Reaktiv wird das **Knochenmark hyperplastisch.** Eine Splenektomie führt zur Besserung der Symptomatik.
- **Spontane Milzruptur.** Eine starke Vergrößerung der Milz mit einer Schädigung der Kapsel- und Trabekelstrukturen, wie z.B. bei der infektiösen Mononukleose, kann zu einer Ruptur führen. Wegen der großen **Verblutungsgefahr** ist meist ein chirurgischer Eingriff notwendig.

37 Skelettmuskulatur

K. Witt

Die Muskelmasse nimmt einen Anteil von 40–45 % des gesamten Körpergewichts eines gesunden Menschens ein. Damit ist die Skelettmuskulatur das größte parenchymatöse Organ des Menschen.

Die einzelnen Muskeln sind aus Faszikeln aufgebaut. In den Faszikeln sind die quergestreiften Muskelzellen organisiert. Diese lassen sich in zwei Typen gliedern, die sich morphologisch durch ihre Reaktion mit der sauren und alkalischen ATPase unterscheiden. Beide Typen kommen in jedem Muskel vor. Ihre **Verteilung ist feldartig,** was zu dem Schluß führt, daß die nervale Innervation die unterschiedliche Differenzierung der Skelettmuskeln in den Typ I oder II bewirkt. Die Muskelfasertypen sind in der Tabelle 37-1 charakterisiert.

Wenn ein Axon eines motorischen Nerven durchtrennt wird und nicht wieder zu seinem Erfolgsorgan findet, werden die denervierten Muskelzellen atrophisch (felderförmige Atrophie). Übernimmt ein Nerv, der einen anderen Muskelzelltyp versorgt, die Innervation der atrophischen Myozyten, kommt es zu einer Umdifferenzierung dieser Zellen in einen anderen Muskelzelltyp. Die veränderte Verteilung der Fasertypengruppierung kann ein Hinweis auf eine Reinnervation sein.

Als **motorische Einheit** bezeichnet man ein Motoneuron mit den von ihm innervierten Muskelzellen. Eine motorische Einheit kann 10 (Augenmuskeln) bis über 1000 (Musculus quadriceps femoris) Muskelfasern umfassen.

Die **Tumoren der Skelettmuskulatur** (Rhabdomyom und Rhabdomyosarkom) zählen zu den Weichteiltumoren und werden im Kapitel 38.2 erläutert.

37.1 Neurogene Muskelatrophie

Neurogene Muskelatrophien sind Muskelfaserverkleinerungen nach einer Denervation. Ätiologie, Pathogenese und Morphologie sind im Kapitel 18.2.1 geschildert.

37.1.1 Spinale Muskelatrophien

Spinale Muskelatrophien sind angeborene Erkrankungen, die mit dem Untergang der motorischen Vorderhornzellen (2. motorisches Neuron) einhergehen. Sie gehören zu den degenerativen Nervenerkrankungen. Klinisch und pathomorphologisch manifestieren sie sich jedoch in der Muskulatur. Krankheitsbeginn und Krankheitsverlauf unterscheiden sich von Typ zu Typ. Eine morphologische und klinische Charakterisierung der verschiedenen Formen ist in der Tabelle 37-2 dargestellt.

37.1.2 Muskelatrophien bei Neuropathien

Die Ursachen und Formen der Neuropathien, die mit einer Muskelatrophie einhergehen, sind ausführlich im Kapitel 20.2 dargestellt. Der Unterschied zwischen den neurogenen und myogenen Muskelatrophien ist im Kapitel 18.2 erläutert.

Ätiologie/Pathogenese

Neuropathien können zu einer Denervation von Skelettmuskeln führen, wenn die Motoneurone von der Neuropathie betroffen sind.

Fasertyp	Morphologie	Stoffwechsel	Funktion
Typ I „rote Muskelzellen"	geringer Muskelzelldurchmesser (< 50 µm), viel Myoglobin, viele Mitochondrien, gut vaskularisiert	aerobe Energiegewinnung, viele oxidative Enzyme, geringer **Glykogengehalt**	**Dauerleistung,** geringe Kontraktionsgeschwindigkeit und langsame Ermüdung
Typ II A	mittlerer Muskelzelldurchmesser (50–80 µm), viel Myoglobin, viele Mitochondrien, gut vaskularisiert	aerobe Energiegewinnung, aber auch anaerobe Glykolyse möglich, viele oxidative Enzyme, viel gespeichertes Glykogen	steht funktionell zwischen dem Typ I und dem Typ II B: mäßige Kontraktionsgeschwindigkeit und Ermüdbarkeit
Typ II B „weiße Muskelzellen"	großer Muskelzelldurchmesser (> 80 µm)	Energiegewinnung durch anaerobe Glykolyse, viel Glykogen	rasche Kontraktionsgeschwindigkeit und schnelle Ermüdbarkeit

Tab. 37-1 Typisierung der unterschiedlichen quergestreiften Muskelzelltypen

Tab. 37-2 Kurze Charakterisierung der spinalen Muskelatrophien

spinale Muskelatrophie	Manifestationsalter, Verlauf	Lokalisation zu Beginn	mikroskopische Morphologie	Klinik
Typ I WERDNIG-HOFFMANN	erstes Lebensjahr, rasch progredienter Verlauf	ubiquitär, Betonung der proximalen Beinmuskulatur	Muskelatrophie ganzer Gruppen oder Faszikel	allgemeine Muskelschwäche, Hypotonie in allen Muskelpartien („floppy infant")
Typ II	erstes Lebensjahr, chronischer Verlauf	generalisiert oder proximal betont	felderförmige Muskelatrophie	generalisierte Muskelschwäche begünstigt eine Skoliose
Typ III WOHLFAHRT-KUGELBERG-WELANDER	Kindesalter, chronischer Verlauf	proximale Muskeln der Beine	Pseudohypertrophie der Waden, felderförmige Muskelatrophie	Kinder lernen verspätet stehen und laufen, Faszikulationen*
Typ IV	Erwachsenenalter	distal beginnend, asymmetrisch	felderförmige Muskelatrophie, Reinnervationen	langsam zunehmende Atrophien werden vom Patienten häufig als Ungeschicklichkeit empfunden

* unter Faszikulation versteht man wiederholte unwillkürliche Muskelzuckungen einzelner Muskelfaszikel in einem Muskel

Morphologie

Die felderförmige Muskelatrophie gibt keinen Hinweis auf die verursachende Neuropathie. Zwar ist zu Beginn die Atrophie der Skelettmuskulatur bei der demyelinisierenden Neuropathie geringer ausgeprägt als bei den axonalen Neuropathien, jedoch hebt sich der Unterschied im weiteren Verlauf der Erkrankung auf.

„Target"-Zellen sind Muskelzellen, die im histologischen Querschnitt der Zelle ein Schießscheibenmuster zeigen. Dieses Phänomen wird als Ausdruck einer Denervation interpretiert.

Klinik

Eine Muskelbiopsie zur Unterscheidung neurogener Muskelatrophien ist wenig aussagekräftig. Eine genaue Anamnese, eine neurologische Untersuchung, die den motorischen, sensiblen und vegetativen Teil des peripheren Nervensystems berücksichtigt, erlaubt eher Rückschlüsse auf die Ursache der Neuropathie. Weitere Hilfen sind die Messung der Nervenleitgeschwindigkeit und die elektromyographische Diagnostik.

37.2 Erkrankungen der motorischen Endplatte

Die motorische Endplatte ist die Verbindung von Motoneuron und Skelettmuskelzelle. Der Transmitter zur Überwindung des synaptischen Spaltes ist Acetylcholin (ACh).

Störungen, die diese Einheit betreffen, können von den Rezeptoren auf den Muskelzellen (Myasthenia gravis) oder von den Synapsen der Nerven (LAMBERT-EATON-Syndrom, Botulismus) ausgehen. Pestizide wirken toxisch auf die neuromuskuläre Signalübertragung.

37.2.1 Myasthenia gravis

Definition

Die Myasthenia gravis ist eine Autoimmunerkrankung, bei der **Autoantikörper gegen Acetylcholinrezeptoren** gebildet werden. Am häufigsten sind Frauen im 3. Lebensjahrzehnt betroffen. Die Prävalenz beträgt 6/100 000, das Verhältnis ♀:♂ = 2:1.

Ätiologie/Pathogenese

Die Ätiologie ist nicht vollständig geklärt. Folgende Situationen begünstigen die Entstehung einer Myasthenia gravis:

- **Thymuserkrankungen.** Ein Thymom oder eine Thymushyperplasie begünstigen die Entstehung einer Myasthenia gravis.
- **HLA-System.** Es kommt zu einer häufigen Assoziation mit HLA-A1, -A3, -B7, -B8 und -DR2.
- **Autoimmunerkrankungen.** Es besteht häufig eine Koexistenz mit anderen Autoimmunerkrankungen wie Lupus erythematodes und Autoimmunthyreoiditiden.
- **Medikamente.** Penicillamin kann ein Triggerstoff dieser Erkrankung sein.
- **Viren.** Eine virale Genese wird diskutiert, ist aber nicht nachgewiesen.

Bei 80–90% der Erkrankten lassen sich zirkulierende Antikörper nachweisen. Diese heften sich an die α-Untereinheit postsynaptischer Acetylcholinrezeptoren. Die antikörperbesetzten Rezeptoren werden durch Komplement lysiert oder in die Muskelzelle aufgenommen **(Internalisierung)**. Insgesamt kommt es zu einer Reduktion aktivierbarer Rezeptoren.

Morphologie

Mikroskopisch sieht man gelegentlich lymphozytäre Infiltrate entlang den Muskelzellmembranen **(Lymphorrhagie)**. Nach längerem Bestehen der Erkrankung kommt es zu einer neurogenen Muskelatrophie.

Klinik

Das Kardinalsymptom ist die **belastungsabhängige Muskelschwäche**. Die Lokalisation ist sehr variabel. Augenmuskelschwäche (Ptosis, Doppelbilder), Schluck- und Atemschwäche oder Muskelschwäche der Extremitäten können isoliert oder kombiniert auftreten.

Kasuistik

Ein 54jähriger Mann ohne wesentliche Vorerkrankungen berichtet von Doppelbildern, die das erste Mal vor 3 Wochen aufgetreten wären: Nach längerem Lesen am Abend wären die Zeilen „nach unten und oben, aber auch zur Seite hin verrutscht". Von dieser Symptomatik etwas verunsichert, habe er sich Schlafen gelegt; am nächsten Morgen wären die Doppelbilder nicht mehr nachweisbar gewesen. Doppelbilder würden aber seitdem oft beim Lesen oder beim Arbeiten am Schreibtisch wiederkehren. Er berichtet des weiteren, daß ihm bei einer längeren Autofahrt aufgefallen wäre, daß sich seine Augenlider senkten. Seit wenigen Tagen würde er sich beim Essen von festen und flüssigen Speisen verschlucken. Das Treppensteigen falle ihm schwerer, hierbei komme es auch zur Luftnot. Dies veranlaßte ihn, zum Arzt zu gehen.

Im Aufnahmebefund fällt eine Ptosis beidseits und ein pathologischer SIMSON-Test auf. Bei dieser Untersuchung schaut der Patient nach oben und fixiert den Finger des Untersuchers mit seinem Blick. Bei myasthenen Krankheitsbildern kann der Patient oftmals die Bulbi nicht nach oben gerichtet halten, sie senken sich langsam ab. Des weiteren fallen eine leichte Artikulationsstörung und eine Reduktion der Vitalkapazität auf 2300ml auf. Paresen oder Sensibilitätstörungen bestehen nicht. Im Serum kann ein deutlich erhöhter Anti-Acetylcholin-Rezeptor-Antikörper-Titer nachgewiesen werden, das EMG zeigt für eine Myasthenia gravis typische Veränderungen.

Im Thorax-CT stellt sich der Verdacht auf ein Thymom. Unter der Behandlung mit Pyridostigmin und Kortisol kommt es zu einer deutlichen Besserung der Symptomatik. Ein halbes Jahr nach der Thymektomie ist der Patient auch ohne Medikation beschwerdefrei.

37.2.2 LAMBERT-EATON-Syndrom

Definition

Das **LAMBERT-EATON-Syndrom** ist eine Funktionsstörung der motorischen Endplatte. Im Gegensatz zur häufigeren Myasthenia gravis werden bei dieser Erkrankung **IgG-Autoantikörper gegen präsynaptische Antigene** der motorischen Endplatte gebildet.

Ätiologie/Pathogenese

Diese Antikörper verhindern die Ausschüttung von Acetylcholin aus dem terminalen Ende der Motoneurone.

Folgende Triggermechanismen begünstigen das Entstehen dieser Erkrankung:
- **Autoimmunerkrankungen.** 50% der Betroffenen leiden unter Autoimmunerkrankungen (Thyreoiditis, perniziöse Anämie, SJÖGREN-Syndrom, Vitiligo oder Zöliakie).
- **Paraneoplastisches Syndrom.** 25–75% der LAMBERT-EATON-Syndrome entwickeln sich paraneoplastisch (kleinzelliges Bronchialkarzinom).
- **HLA-System.** Eine Assoziation mit HLA-B8 und -DRw3 ist bei dieser Erkrankung häufig.

Morphologie

Histologisch findet sich ein Verlust terminaler Axonenden.

37.2.3 Botulismus

Ätiologie/Pathogenese

Das Botulinustoxin, welches von dem Anaerobier Clostridium botulinum gebildet wird, verhindert die präsynaptische Freisetzung von Acetylcholin aus vegetativen cholinergen und neuromuskulären Synapsen. Das Toxin wird mit der Nahrung aufgenommen (verdorbene Fisch- und Fleischkonserven und Honig).

Morphologie

Es kommt nicht zu morphologischen Veränderungen.

Klinik

12–36 Stunden nach der Toxinaufnahme kommt es zu Übelkeit und Erbrechen. Dann folgen schlaffe Paresen, die an den Augenmuskeln beginnen (Strabismus, weite und lichtstarre Pupillen). Rasch fortschreitende Muskellähmungen (bis zur Ateminsuffizienz) und vegetative Dysregulationen (tachykarde Herzrhythmusstörungen) sind lebensbedrohliche Komplikationen (Notfall!) Im Frühstadium ist die Gabe von Botulinusantitoxin eine wirksame Therapie.

37.2.4 Pestizide

Ätiologie/Pathogenese

Jährlich werden weltweit etwa 1,8 Millionen Tonnen Pestizide hergestellt. Viele dieser Verbindungen haben eine toxische Wirkung auf das Gehirn, die peripheren Nerven und auf die Muskulatur.

Organische Phosphorsäureester (Parathion, E 605) und Carbamate hemmen die Acetylcholinesterase, die für den Abbau des Acetylcholins im synaptischen Spalt verantwortlich ist. Die Wirkungsverlängerung des Acetylcholins an den **muskarinartigen Rezeptoren** verursacht einen vermehrten Tränen- und Speichelfluß, einen Bronchospasmus, Koliken, eine Bradykardie und eine Miosis. Die **nikotinartige Wirkung** führt zu Zuckungen, Krämpfen und Versteifungen der Muskulatur. Eine Atemlähmung ist über einen peripheren und einen zentralen Wirkmechanismus möglich.

Morphologie

Das morphologische Bild ist uncharakteristisch.

37.3 Myopathien

Unter dem Begriff Myopathie faßt man eine Reihe von Muskelerkrankungen zusammen. Muskeldystrophien, kongenitale Myopathien, mitochondriale Myopathien und Myopathien bei angeborenen oder erworbenen Stoffwechselstörungen gehören in diese Gruppe.

37.3.1 Muskeldystrophien

Die Muskeldystrophien sind eine Gruppe genetisch fixierter Erkrankungen, die mit einem progredienten Muskelfaserzerfall einhergehen. Diese Erkrankungen sind unter 18.1.1 beschrieben.

37.3.2 Kongenitale Myopathien

Definition

Kongenitale Myopathien sind angeborene Muskelerkrankungen, die im histologischem Bild besondere morphologische Strukturabweichungen aufweisen und sich durch diese morphologisch faßbaren Defekte von den Muskeldystrophien unterscheiden.

Ätiologie/Pathogenese

Fast alle kongenitalen Myopathien werden autosomal-dominant vererbt.
Die Pathogenese dieser Erkrankungen ist ungeklärt. Auffällig ist, daß die Strukturanomalien häufig in den Muskelzellen Typ I zu finden sind und daß klinisch stumme Familienangehörige eine Dominanz der Muskelzellen Typ I ohne Strukturanomalien zeigen.

Morphologie

Die jeweilige morphologische Besonderheit führte zu den verschiedenen Namen der Erkrankungen:
- **Zentralfibrillenmyopathie (central core disease).** Im histologischen Muskelzellquerschnitt finden sich zentral runde Substanzdefekte („cores“, Abb. 37-1). In diesen Substanzdefekten fehlen Aktin, Myosin und Mitochondrien.
- **Zentronukleäre Myopathie.** Kleine Muskelzellen bestimmen das histologische Bild. Der Zellkern steht zentral und ist von einem myofilamentfreien Hof umgeben.

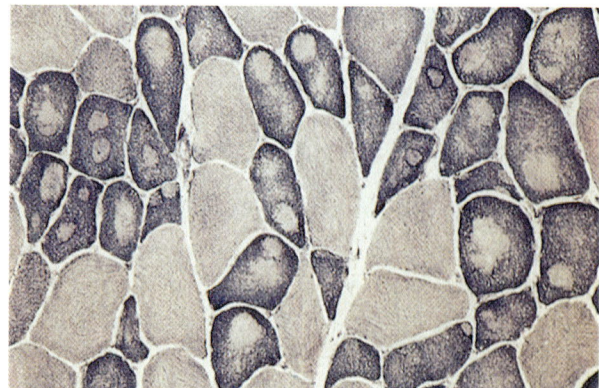

Abb. 37-1 Histologischer Schnitt der „central core disease“. Durch die färberische Methode (NADH-Tetrazolium-Reduktase) ist der Fasertyp I dunkel und der Fasertyp II hell dargestellt. Die Muskelzellen Typ I fallen durch ihren zentralen Substanzdefekt auf.

- **Nemaline-Myopathie (Stäbchenmyopathie).** Im histologischen Bild erkennt man zahlreiche kleine, dunkle Stäbchen, die in der gesamten Muskelfaser verteilt liegen. Diese Stäbchen werden als Nemaline-Körperchen bezeichnet und bestehen aus Z-Scheiben (Strukturproteine, welche die Aktinfasern zusammenhalten).
- **„Rigid-spine“-Syndrom.** Es kommt zu ausgeprägten Kaliberschwankungen der Muskelzellen besonders im Bereich der Rückenmuskulatur. Eine Fibrosierung des Muskels kann später hinzutreten.

37.3.3 Mitochondriale Myopathien

Definition

Mitochondriale Myopathien sind Muskelerkrankung infolge Mutationen der mitochondrialen DNA. Diese Mutationen verursachen verschiedene Störungen in der Atmungskette. Wenn diese Störungen Nerven- und Muskelgewebe betreffen, bezeichnet man sie als **mitochondriale Enzephalomyopathie.**

Ätiologie/Pathogenese

Grundlagen: Die Enzyme der Atmungskette sind an der Innenmembran der Mitochondrien lokalisiert und bestehen aus 5 Komplexen. Der **erste Komplex** (NADH-Ubichinonreduktase) katalysiert den Übertritt des Wasserstoffs von $NADH+H^+$ auf das Ubichinon. Alternativ kann über den **Komplex II** (Succinatdehydrogenase) Wasserstoff vom Succinat auf das Ubichinon übergehen. Der **Komplex III** (Ubichinon-Cytochrom-c-Reduktase) katalysiert den Sprung von Elektronen auf das Cytochrom (Wasserstoff wurde zu Protonen ionisiert). Schließlich werden die Elektronen mit Hilfe von **Komplex IV** (Cytochrom-c-Oxidase) auf Sauerstoff übertragen.
Während dieses Ablaufes pumpen die Komplexe I, II und IV Protonen (die übriggebliebenen H^+)

zwischen die mitochondrialen Membranen. Der Komplex V (ATP-Synthase) nutzt diesen Protonengradienten für die Phosphorylierung des ADP.

Die Varianten der mitochondrialen Myopathien und Enzephalomyopathien sind in Tabelle 37-3 zusammengefaßt.

Morphologie

Die Morphologie ist unabhängig vom Ort der Störung. In der **Trichromfärbung** färben sich die anomalen Mitochondrien rot an. Muskelzellen mit diesen intrazellulären Körperchen bezeichnet man als **„ragged red fibers"**. Die anomalen Mitochondrien lassen sich strukturell nur im Elekronenmikroskop darstellen.

37.3.4 Myopathien bei angeborenen oder erworbenen Stoffwechselstörungen

In der Tabelle 37-4 sind die wichtigsten Stoffwechselstörungen aufgelistet, die mit einer Veränderung der Skelettmuskelzellen einhergehen. Auf die Glykogenosen, den Karnitinmangel und die Alkoholmyopathie wird näher eingegangen.

Glykogenosen

Glykogenosen (s. Kap. 12.2.1) sind angeborene Stoffwechselerkrankungen mit einer Störung des Glykogenabbaus oder einer gesteigerten Glykogensynthese. Es kommt zur vermehrten Glykogenspeicherung. Bei den Glykogenosen Typ II–V kommt es zu einer **vakuolären Myopathie:** Zytoplasmatisch gespeichertes Glykogen wird lichtmikroskopisch als Vakuole in der quergestreiften Muskulatur erkennbar. Der Typ V (MCARDLE) geht mit einer **Rhabdomyolyse** einher. Das freie Myoglobin führt zur Myoglobinurie und zum Nierenversagen.

Karnitinmangel

Ätiologie/Pathogenese

Karnitin dient dem Fettsäurentransport vom Zytosol in die Mitochondrien. Hier können die Fettsäuren in der β-Oxidation abgebaut werden. Beim Karnitinmangel verbleiben die Fettsäuren im Zytosol und sammeln sich hier an. Zwei Formen des Karnitinmangels sind bekannt:

- **Isolierter Karnitinmangel in den Rhabdomyozyten.**
- **Generalisierter Karnitinmangel in allen Zellen.** Diese schwerere Form geht mit einer Kardiomyopathie und einer hepatischen Enzephalopathie einher.

Morphologie

In beiden Fällen akkumuliert Fett in den Muskelzellen. Das histologische Präparat zeigt bei einer Sudanschwarzfärbung viele tropfenartige intrazelluläre Fettablagerungen.

Alkoholmyopathie

Chronischer Alkoholmißbrauch schädigt die Muskelzellen auf zwei Wegen:

- **Neuropathie.** Sie führt zu einer fortschreitenden Denervation der Skelettmuskulatur. Es folgt eine **neurogene Muskelatrophie** mit felderförmigen Muskelatrophien im histologischem Bild.
- **Alkoholintoxikation.** Sie kann zur **Rhabdomyolyse** mit Nekrosen und Myoglobinurien führen.

37.4 Traumatische und ischämische Muskelläsionen

Die bei der Arteriosklerose (s. Kap. 9.1) besprochene **Claudicatio intermittens** kann zu ischämischen Muskelläsionen führen.

37.4.1 Muskelverletzungen

Gedeckte Muskelverletzungen werden nach ihrer Schwere in drei Grade unterteilt:

- **Muskelzerrungen.** Diese Mikrotraumata entstehen v.a., wenn ein stark tonisierter Muskel zusätzlich gegen einen schweren Widerstand bewegt wird. Einige Muskelfasern zerreißen (Nekrosen) und werden nach einem Tag zellulär „abgeräumt". Diese Reaktion kann Schmerzen verursachen, die als Muskelkater umschrieben werden.

Tab. 37-3 Überblick über die mitochondrialen Myo- und Enzephalomyopathien

Ort der Störung	Klinik
Komplex I	Muskelschwächen ab der Kindheit, später Enzephalopathie (Demenz und Optikusatrophie)
Komplex II	Enzephalomyopathie, v.a. Ataxien und Epilepsien
Komplex III	meist isolierte Myopathie
Komplex IV LUFT-Syndrom	geringe Anstrengungen verursachen Tachykardie, Hyperthermie und Heißhunger (die anaerobe Stoffwechsellage verbraucht viel Glukose)
Komplex V	äußerst selten, schlechte Prognose

Tab. 37-4 Myopathien bei Stoffwechselerkrankungen

Angeborene Stoffwechselstörungen	Erworbene Stoffwechselstörungen
– Karnitinmangel – mitochondriale Myopathien – Glykogenosen II, III, IV und V	– Alkoholmyopathie – endokrine Myopathien – Diabetes mellitus – Urämie – Vitamin-E-Hypovitaminose

- **Partielle Muskelfaserrisse.** Sie sind häufig mit den Sportarten Fußball, Kurzstreckenlauf und Tennis verbunden. Neben den Muskelfasern können kleine Gefäße einreißen, ein Hämatom begleitet dann die Muskelverletzung. Nach einer zellulären Abräumreaktion verheilt der Muskel mit einer bindegewebigen Narbe.
- **Vollständige Muskelrisse.** Sie zeigen makroskopisch eine Muskeldelle und fast immer ein Hämatom. Die bindegewebige Regeneration dauert Wochen und hinterläßt häufig eine Funktionseinschränkung.

Klinik

Die Kühlung des Muskels und eine leichte Bandage vermindern das Ausmaß eines Hämatoms. Eine gefürchtete Komplikation ist das Einbluten in eine nichtrupturierte Muskelfaszie. Die Volumenzunahme in der Faszienloge **(Kompartment-Syndrom)** geht mit einer Kompression der in der Faszie verlaufenden Strukturen einher (venöse Stauung!). Nekrosen von Muskeln und Nerven werden durch eine rasche Faszienspaltung vermieden.

37.4.2 VOLKMANN-Kontraktur

Definition

Kontrakturen sind Bewegungseinschränkungen aufgrund neurogener (spastische Parese), myogener (Muskeldystrophie), dermatologischer (Spannung der Haut nach einer Verbrennung), periartikulärer (Schrumpfung der Gelenkskapsel) oder artikulärer Prozesse (Gelenksteife durch Gelenksverknöcherung). Ferner kann eine neuromuskuläre Inaktivität (Bettlägrigkeit) zur Bewegungseinschränkung führen. Eine Sonderform ist die im weiteren beschriebene VOLKMANN-Kontraktur.

Ätiologie/Pathogenese

Enganliegende, nichtgespaltene Gipsverbände, ein Kompartment-Syndrom und suprakondyläre Humerusfrakturen können zu einer **Gefäß- und Nervenkompression** führen. Die im Versorgungsgebiet liegende Muskulatur (z. B. Finger- und Handbeuger) geht zugrunde und wandelt sich narbig um. Nun halten diese Muskelpartien die Hand in Beugestellung (Krallenhand) fixiert.

Morphologie

Im Anfangsstadium dominiert die Koagulationsnekrose des Muskels. Später folgt ein fibrotischer Umbauprozeß in der betroffenen Muskulatur.

Klinik

Besonders schwere VOLKMANN-Kontrakturen stellen sich bei zirkulären Gipsverbänden und strangulierenden Verbänden nach frischen Frakturen im Kindesalter ein. Diese „Therapie" ist ein Kunstfehler.

37.5 Entzündliche Muskelerkrankungen

Definition

Myositiden sind Muskelentzündungen mit infektiöser (Bakterien, Viren, Parasiten) oder nichtinfektiöser Ursache (Autoimmunmyositiden). Autoimmunmyositiden kommen in unseren Regionen deutlich häufiger vor.

37.5.1 Infektiöse Myositis

- **Bakterielle Myositis.**
  - **Staphylokokken.** Sie sind die häufigsten Erreger bei Abszessen und Muskelentzündungen. Sie gelangen durch offene Wunden in die quergestreifte Muskulatur. Massive Ansammlungen von Granulozyten kennzeichnen diese Myositis im histologischen Bild.
  - **Clostridienmyositis.** Der anaerobe Keim Clostridium perfringens schädigt den Organismus durch seine Exotoxine Lezithinase, Kollagenase und Hyaluronidase. Es entwickelt sich eine akute nekrotisierende Myositis, welche makroskopisch schwarz und „wie verbrannt" aussieht. Histologisch erkennt man eine Koagulationsnekrose, die nur am Rand mit Granulozyten demarkiert wird.
  - **Granulomatöse Myositiden.** Sie kommen im Rahmen einer Tuberkulose, Sarkoidose, Lepra- oder Lueserkrankung vor. Im histologischen Bild sind die für die Krankheit typischen Granulome zu finden.
- **Virale Myositis.**
  - **Coxsackie-B-Viren.** Sie sind Erreger viraler Myositiden.
  - **Influenzaviren.** Sie können ebenfalls die Muskulatur befallen (z.B. Virusmyokarditis, s.a. Kap. 25.3.1).
- **Myositiden durch Parasiten, Protozoen, Helminthen und Arthropoden.**
  - **CHAGAS-Krankheit** (Mittel- und Südamerika). Trypanosoma cruzi bohrt sich bis zur Muskulatur vor und lebt hier als intrazellulärer Parasit. Er löst eine Sensibilisierung der T- und B-Zellen aus. Durch eine Kreuzantigenität zwischen Erreger und Membranbestandteilen von Herzmuskel- und Nervenzellen verselbständigt sich diese Krankheit später als Autoimmunereignis und richtet sich gegen Herzmuskel- und Nervenzellen.
  - **Zystizerkose** (weltweit verbreitet). Taenia solium (Schweinebandwurm) befällt bevorzugt den Dünndarm. Seine Larven können aber auch in der Herz- und Skelettmuskulatur vorkommen. Makroskopisch imponieren sie als bis zu 1 cm große weiße Knoten.
  - **Trichinose** (weltweit verbreitet). Trichinella spiralis ist ein Parasit, der den Darm besiedelt. Seine Larven erreichen die Muskulatur über den

Blutstrom und kapseln sich ein. Gelegentlich kommt es zur Verkalkung der Kapsel.

37.5.2 Nichtinfektiöse Myositis

Definition

Bei den nichtinfektiösen Myositiden handelt es sich vermutlich um Autoimmunerkrankungen mit entzündlichen Veränderungen im Skelettmuskelgewebe. Zu den autoaggressiven Myositiden zählt man die **Polymyositis** und die **Dermatomyositis** (klinisch imponieren die Hautveränderungen, s. a. Kap. 22.6.2). Beide Erkrankungen zusamen haben eine jährliche Inzidenz von 5,5 zu 1 Million.

Ätiologie/Pathogenese

Die vermehrte Zahl an T8-Lymphozyten in den entzündlichen Infiltraten der Muskulatur und die häufige Assoziation mit anderen Autoimmunerkrankungen (v.a. bei Kollagenosen, Vaskulitiden, aber auch paraneoplastisch) lassen eine autoimmune Genese vermuten, obwohl keine Auffälligkeiten in der Immunabwehr und keine antigenen Determinanten auf Muskelzellen nachzuweisen sind.

Morphologie

Beide autoaggressiven Myositiden lassen sich schwer im histologischen Bild unterscheiden. **Entzündliche Infiltrate zwischen den Muskelfaszikeln,** seltener in den Faszikeln selbst, sind ein Hinweis

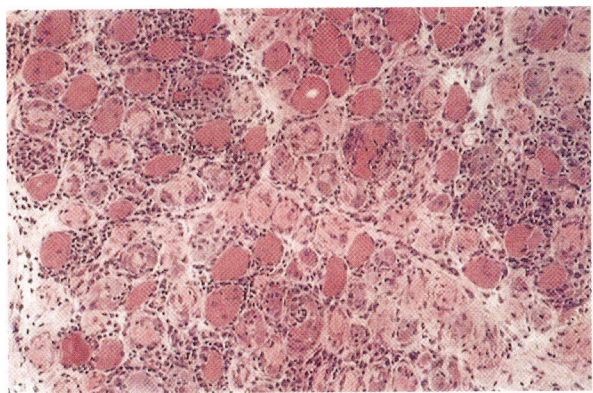

Abb. 37-2 Polymyositis. Ein entzündliches Infiltrat dominiert im Muskelgewebe. Die nekrotischen Muskelzellen liegen v.a. am Rande der Faszikel, da die Entzündungszellen aus der Peripherie in die Muskelfaszikel einwandern.

auf diese Erkrankungen. In den beschriebenen Bereichen kann es zu einer Muskelatrophie kommen. Nekrosen einzelner quergestreifter Muskelzellen begleiten diesen Prozeß (Abb. 37-2). Sie können im Biopsat aber auch fehlen.

Eine weitere Variante ist die **Einschlußkörpermyositis.** Sie unterscheidet sich von den oben beschriebenen Myositiden durch Filamentansammlungen in Muskelzellkernen und im Zytoplasma, die lichtmikroskopisch wie Einschlußkörperchen erscheinen. Eine virale Genese ist hier nicht bewiesen.

38 Weichteiltumoren

J. Lepenies

Die Weichteiltumoren sind Tumoren nichtepithelialen Ursprungs. Es handelt sich um Zellen des extraskelettalen Gewebes (mesenchymalen Ursprungs) und des Nervengewebes (ektodermaler Herkunft). Die Weichteiltumoren ektodermalen Ursprungs wurden bereits besprochen, wie z.B. das **Neurinom** (s. Kap. 18.2.2), das **Neurofibrom** (s. Kap. 20.5), das **Neuroblastom** (s. Kap. 28.3.2), der **Nävuszellnävus** (s. Kap. 22.9.4) und das **maligne Melanom** (s. Kap. 22.9.4).

Zu den Geweben mesenchymalen Ursprungs gehören Binde- und Fettgewebszellen, glatte und quergestreifte Muskulatur sowie Endothelzellen der Blut- und Lymphgefäße. Die Herkunft der Tumorzellen kann durch spezifische histochemische Färbungen nachgewiesen werden (die Tab. 38-1 zeigt eine Auswahl).

Im Rahmen einiger genetischer Störungen kommen gehäuft Weichteiltumoren vor, z.B. bei der **Neurofibromatose Typ I** (VON RECKLINGHAUSEN, s. Kap. 19.7), bei der **tuberösen Sklerose** (BOURNE-VILLE-PRINGLE-Syndrom, s. Kap. 19.7), bei der OSLER-WEBER-RENDU-Erkrankung (s. Kap. 10.2.1) und dem GARDNER-Syndrom (s. Kap. 15.6.1).

Klinik
Leitsymptom ist die meist schmerzlose Schwellung in den Weichteilen. Häufig wird zuerst eine Prellung oder ein Bluterguß angenommen. Die gutartigen Weichteiltumoren sind weitaus häufiger, bei nicht progredienten Schwellungen sind meist keine weiteren Maßnahmen erforderlich. Bei Größenzunahme sollte eine weitere Abklärung erfolgen.

38.1 Gutartige Tumoren und tumorähnliche Läsionen der Weichteile

Die gutartigen Läsionen metastasieren nicht und sind ca. 100mal häufiger als die malignen Weichteiltumoren.

Fibrom

Definition

Ein Fibrom ist eine benigne Geschwulst aus gefäßreichem Bindegewebe. Es tritt v.a. in der Haut und auch am Ovar (s. Kap. 32.6.5) auf.

Tab. 38-1 Immunhistochemische Marker verschiedener Zellen

Zellart	Immunhistochemische Marker
Mesenchym	Vimentin
Muskelzellen	Desmin (glatte und quergestreifte Muskulatur) α-Aktin (glatte Muskulatur) Myosin, Myoglobin (Skelettmuskel)
Endothel	VON WILLEBRAND-Faktor (factor VIII-related antigen) CD31, CD34

Morphologie

Fibrome bestehen grundsätzlich aus reifen Fibroblasten und kollagenem Stroma. Man unterscheidet:

- **Fibröses Histiozytom (Dermatofibrom, Fibroma durum).** Der Tumor ist hautfarben bis braun und imponiert als kleines, kaum über das Hautniveau reichendes Knötchen. Meistens ist er an den unteren Extremitäten von jungen Erwachsenen zu finden. Er kann unter Umständen nach Insektenstichen oder der Fibrosierung von Nävuszellnävi vorkommen. Histologisch finden sich mit Hämosiderin und Lipid beladene Histiozyten und Fibroblasten mit dazwischenliegenden Kollagenfaserbündeln.
- **Fibroma molle.** Es handelt sich um ein weiches Fibrom. Es kommt v.a. bei adipösen Frauen über 40 Jahren am Hals, im Axillar- oder Leistenbereich vor. Meist hat es die Form von gestielten Papeln (Fibroma pendulans).

Das **nichtossifizierende Fibrom** und das **chondromyxoide Fibrom** (ossifizierendes Fibrom) sind Tumoren des Knochens und werden im Kapitel 39.9.3 besprochen.

Lipom

Definition

Das Lipom ist eine gutartige Fettgewebsgeschwulst und der häufigste benigne Weichteiltumor Es kann überall auftreten, wo Fettgewebe vorhanden ist, v.a. aber am oberen Rumpf und im Nacken. Es geht meist vom subkutanen Fettgewebe aus.

Morphologie

Der Tumor kann bis zu faustgroß werden und ist als weicher, gelappter Knoten unter der Haut tastbar. Die Schnittfläche ist gelblich. Histologisch finden sich gutdifferenzierte Adipozyten, zwischen denen mehr oder weniger Gefäße (**Angiolipom**) oder Bindegewebszellen (**Fibrolipom**) liegen. Bei Beschwerden können einzelne Lipome chirurgisch entfernt werden.

Als **Lipomatose** bezeichnet man die Entwicklung zahlreicher Lipome am Körper.

Das seltene **Hibernom** entsteht aus braunen Adipozyten und ist äußerlich nicht von normalen Lipomen zu unterscheiden.

Leiomyom

Definition

Leiomyome sind gutartige Tumoren der glatten Muskulatur der Subkutis oder der Gefäßwände, aber auch der glatten Muskulatur der inneren Organe wie Niere, Dünndarm, Magen und Uterus (s. Kap. 32.5.4).

Morphologie

Man sieht makroskopisch abgrenzbare, derbe, an der Haut manchmal schmerzhafte Knoten. Mikroskopisch findet man Bündel glatter Muskelzellen. Zwischen diesen Muskelzellbündeln kann hyalinisiertes Bindegewebe nachgewiesen werden (s.a. Abb. 32-11).

Rhabdomyom

Definition

Rhabdomyome sind sehr seltene gutartige Tumoren der quergestreiften Muskulatur.

Morphologie

Makroskopisch sieht man fleischig-rötliche Tumoren, die v.a. am Herzen (z.B. auch im Rahmen einer tuberösen Sklerose), im Zungen-, Larynx- oder Nackenbereich und in der Vulvovaginalregion vorkommen. Mikroskopisch sind die Muskelzellen vakuolenreich (Glykogen) und haben ein granuliertes, azidophiles Zytoplasma.

Hämangiom

Definition

Hämangiome sind Tumoren der Blutgefäße und kommen sehr häufig vor. Im Säuglings- und Kindesalter gehören sie zu den häufigsten Tumoren. 75% der Hämangiome sind schon bei Geburt vorhanden, 60% kommen in der Kopf- und Nackenregion vor.

Das **Hämangioendotheliom** entsteht wahrscheinlich aus Gefäßendothelzellen und stellt einen intermediär malignen Tumor dar. Die Übergänge zum Hämangiom oder Hämangiosarkom sind fließend.

Ätiologie/Pathogenese

Da die genaue Herkunft der proliferierenden Zellen nicht geklärt ist, wird eine hamartomatöse Gefäßanomalie oder eine neoplastische Ursache für das Entstehen des Hämangioms diskutiert.

Morphologie

Grundsätzlich werden kapilläre von kavernösen Hämangiomen unterschieden.

- **Kapilläres Hämangiom.** Es ist einige Millimeter bis Zentimeter groß und aus vielen engen Kapillaren aufgebaut (Abb. 38-1). Am häufigsten findet es sich in der Haut, an den Lippen, im Mund, in der Leber, in der Milz oder in den Nieren. Das kapilläre Hämangiom kann mit der Zeit in ein kavernöses Hämangiom übergehen. Wegen seiner oft hellroten Farbe wird das vor allem bei Neugeborenen auftretende infantile Hämangiom als „Erdbeer-Hämangiom" bezeichnet. Das Hämangiom kann in den ersten Lebensmonaten rasch wachsen, verblaßt dann im Alter von 1-3 Jahren und ist in 80% der Fälle im 5. Lebensjahr verschwunden.
- **Kavernöses Hämangiom.** Es handelt sich um eine Fehlbildung mit Ausbildung von rötlich-bläulichen Flecken oder Knoten. Flache, dunkle Läsionen werden auch als „Portwein-Flecken" bezeichnet. Es manifestiert sich meist auf der Haut, kann jedoch auch in parenchymatösen Organen und im ZNS auftreten. Der Tumor besitzt keine Kapsel. Mikroskopisch sind die blutgefüllten, weiten Gefäße von einem flachen Endothel ausgekleidet und die einzelnen Schlingen durch zellreiche Bindegewebssepten voneinander getrennt. Es kann zur Thrombenbildung kommen. Das kavernöse Hämangiom bildet sich im Gegensatz zum kapillären Typ **nicht** spontan zurück.
- **Seniles Hämangiom.** Man findet häufig multiple auftretende hellrote Angiome, die bevorzugt am Rumpf auftreten. Das sog. „Kirsch-Hämangiom" (dunkelrote Farbe) kommt z.B. bei Frauen im Vulvabereich vor.

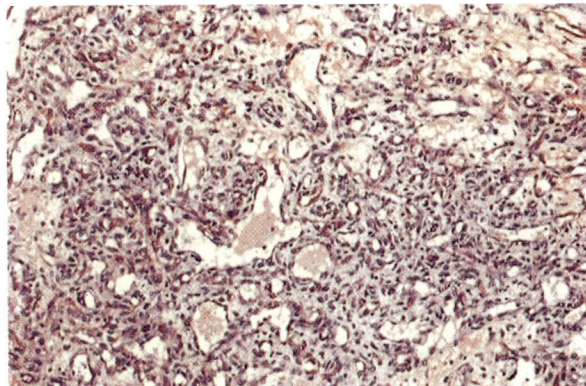

Abb. 38-1 Kapilläres Hämangiom der Haut. Man sieht gewucherte Gefäßzellen und weite, neugebildete Gefäßlumina.

- **Generalisierte Hämangiome.** Sie kommen bei verschiedenen Syndromen vor, z.B. sind beim STURGE-WEBER-Syndrom die Haut und das ZNS betroffen, beim VON HIPPEL-LINDAU-Syndrom die Retina und das Zerebellum.

> **Klinik**
> Die hohe spontane Rückbildungsrate rechtfertigt ein abwartendes Verhalten. Bei Auftreten von Komplikationen (Blutungen, Thrombosen, Exulzeration) oder bei schnellwachsenden Tumoren kann eine Therapie erforderlich werden. Zur Anwendung kommen Laser, chirurgische Exzision, Kortikoide und Interferon α.

Hämangioperizytome

Definition

Hämangioperizytome sind seltene Tumoren, die von den Perizyten (Adventitiazellen) der Gefäße auszugehen scheinen. Die genaue Genese ist noch nicht geklärt.

Morphologie

Die Tumoren finden sich meist im Retroperitoneum, im Becken und an der unteren Extremität.

Mikroskopisch sieht man diffuse und konzentrisch um die Kapillaren wachsende spindelförmige bis rundliche Zellen. Immunhistochemisch lassen sich die Tumoren durch Vimentin nachweisen. Da die Dignität nicht immer sicher einzuordnen ist, sollte man von einem potentiell malignen Tumor ausgehen.

Lymphangiom

Lymphangiome sind sehr selten und kommen an der Haut und den Schleimhäuten, im Mediastinum und im Retroperitoneum vor. Sie bestehen aus vielen Lymphgefäßschlingen mit wechselnden Lumengrößen. Man kann sie in kapilläre, kavernöse oder zystische Formen einteilen.

Bei Neugeborenen kann es zum Auftreten eines **zystischen Hygroms** kommen, das bevorzugt am Hals lokalisiert ist.

Glomustumor

Glomuskörper sind arteriovenöse Gefäßknäuel, die bevorzugt in den Akren lokalisiert sind (nicht zu verwechseln mit dem Glomus caroticum oder jugulare, die von den Paraganglien ausgehen). Die Glomustumoren treten als schmerzhafte, oft blaurote Knötchen insbesondere an Fingern oder Zehen, seltener in Magen, Nasenschleimhaut oder Lunge, auf. Um die Gefäße gruppiert finden sich rundliche Zellen, die wahrscheinlich aus glatten Muskelzellen entstanden sind.

38.2 Maligne Weichteiltumoren

Die Sarkome machen 1% aller malignen Geschwülste aus und zeigen ein expansives, aggressives und infiltratives Wachstum. Sie metastasieren und haben je nach Differenzierungsgrad der Zellen und Mitosereichtum unterschiedliche Prognosen. Als ein Sarkom mit niedrigem Malignitätsgrad bezeichnet man einen zellarmen, stromareichen, gefäßarmen Tumor mit gut differenzierten Zellen, der weniger als 5 Mitosen pro 10 Gesichtsfeldern im Mikroskop zeigt und keine Nekrosen aufweist.

Mit zunehmender Malignität finden sich entsprechend zellreiche, entdifferenzierte Tumoren mit vielen Mitosen und Nekroseisarealen.

Das **Synovialsarkom** gehört in die Gruppe der malignen Weichteiltumoren, wird jedoch im Kapitel 41.4.2 besprochen.

Fibrosarkom

Das Fibrosarkom entsteht aus entarteten Fibroblasten. Es findet sich meist bei Erwachsenen an den proximalen unteren Extremitäten. Mikroskopisch sind die pleomorphen, spindelförmigen Fibroblasten typischerweise fischgrätenartig angeordnet. Die Unterscheidung zum malignen fibrösen Histiozytom ist nicht immer einfach zu treffen, zur Diagnosestellung müssen durch entsprechende immunhistochemische Färbungen andere Spindelzelltumoren ausgeschlossen werden. Häufig kommt es auch nach Exzision zu Lokalrezidiven, Metastasen entstehen hämatogen. Die 5-Jahres-Überlebensrate liegt um 40%. Eine Sonderform sind die nach Bestrahlung auftretenden **Fibrosarkome,** die etwa 5–15 Jahre später entstehen.

Malignes fibröses Histiozytom

Das maligne fibröse Histiozytom (MFH) ist ein häufiger Weichteiltumor (20% der Sarkome). Er manifestiert sich meist in der Haut, im Bindegewebe oder im Knochen. Der Tumor besteht hauptsächlich aus Fibroblasten und Histiozyten, wobei die Genese der Zellen noch nicht eindeutig geklärt ist. Histologisch finden sich spindelförmige Zellen, die typischerweise wirbelförmig angeordnet sind, neben Histiozyten, Lymphozyten, mehrkernigen Riesenzellen und Kollagenfasern in unterschiedlicher Ausprägung. Der Tumor zeigt häufig Lokalrezidive und kann in die Lunge metastasieren.

Liposarkom

Definition

Diese bösartige Geschwulst des Fettgewebes macht 20% aller malignen Weichteiltumoren aus. Bevorzugt tritt es bei Männern über 50 Jahren am Rücken, im Oberschenkel oder in der Bauchhöhle, besonders im Retroperitoneum, auf. Es entsteht nicht aus

Lipomen, vermutet wird eine Entartung von Vorläuferzellen des Fettgewebes.

Morphologie

Liposarkome sind große, gelbliche, gelatinös-muzinöse Tumoren. Sie enthalten oft zentrale Nekrosen, Hämorrhagien und Verkalkungen. Histologisch wird nach dem **Grad der Fettgewebsähnlichkeit** in hochdifferenzierte, myxoide, rundzellige und pleomorphe Liposarkome differenziert.

- **Hochdifferenzierte Liposarkome.** Diese Tumoren entstehen erst im höheren Lebensalter und können histologisch leicht mit normalem Fettgewebe oder Lipomen verwechselt werden. Kriterium zur Diagnosestellung sind atypische hyperchromatische Lipoblasten. Der Tumor metastasiert nicht, neigt aber zu Lokalrezidiven.
- **Myxoides Liposarkom.** Diese häufigste Form wird nach dem schleimigen (myxoiden) Stroma benannt, in dem fettvakuolenreiche sog. Prälipozyten oder Lipoblasten liegen. Die Kapillaren stehen in engem Kontakt zu den Prälipozyten und sind „hühnerfußartig" angeordnet. Der Tumor hat eine niedrige Malignität und ist strahlensensibel. Die 5-Jahres-Überlebensrate liegt bei 70%.
- **Rundzelliges Liposarkom.** Diese Form zeigt massenhaft gering differenzierte, runde Zellen und ist hoch maligne.
- **Pleomorphes Liposarkom.** Es zeigt unterschiedlich geformte Tumorzellen, ist hoch maligne und hat nur eine 5-Jahres-Überlebensrate unter 20%.

Leiomyosarkom

Definition

Das Leiomyosarkom ist eine bösartige mesenchymale Geschwulst der glatten Muskelzellen.

Morphologie

Diese Tumoren kommen am **Uterus** (2% aller malignen Uterustumoren), seltener im Magen-Darm-Trakt, in der Blase und an den Extremitäten (aus Gefäßwandmyozyten hervorgehend) vor. Trotz infiltrativen Wachstums ist der Tumor meist recht gut umschrieben, zeigt aber Nekrosen, Hämorrhagien und Zysten. Spindelförmige Zellen mit hyperchromatischen Kernen, eosinophilem Zytoplasma und vielen Mitosen liegen meist in Faszikeln angeordnet. Leiomyosarkome am Uterus werden oft erst spät entdeckt und haben wegen ihrer Größe, der Infiltration in das umgebende Gewebe und Metastasenbildung dann eine sehr schlechte Prognose.

Rhabdomyosarkom

Definition

Das Rhabdomyosarkom ist ein **hochmaligner** Tumor, der von der quergestreiften Muskulatur ausgeht. Es ist das häufigste Weichteilsarkom bei Kindern unter 15 Jahren. Die Prognose hat sich durch Anwendung der Chemotherapie deutlich verbessert.

Morphologie

Die Rhabdomyosarkome haben ein **fleischiges** und **rötlich-graues** makroskopisches Aussehen. Sie zeigen unterschiedliche, häufig traubenartig-polypöse Wachstumsmuster. Nach dem Prädilektionsalter und histologischen Kriterien werden folgende Formen unterschieden:

- **Embryonales Rhabdomyosarkom (0–12 Jahre).** Die häufigste Form des Rhabdomyosarkoms zeigt sich als eine undifferenzierte, teilweise schleimig aufgelockerte, mesenchymale Gewebsansammlung aus spindelig ausgezogenen Tumorzellen. Er kommt besonders im Kopf-Hals-Bereich, im Retroperitoneum und im Urogenitaltrakt vor. Das **Sarcoma botryoides** betrifft ebenfalls meist Kleinkinder. Es hat eine ähnliche histologische Struktur, der Name beschreibt das traubenförmige makroskopische Wachstum des Tumors.
- **Alveoläres (juveniles) Rhabdomyosarkom (12–25 Jahre).** Dieser Typ macht ca. 25% der Rhabdomyosarkome aus. Undifferenzierte **Rundzellen** sind durch Bindegewebszüge zu Nestern zusammengedrängt. Dazwischen liegen Hohlräume. So entsteht der Eindruck von **Pseudoalveolen.** Häufig sieht man multinukleäre Riesenzellen. Es ist v.a. an den distalen Extremitäten und im Kopf-Hals-Bereich zu finden und hat eine ungünstige Prognose.
- **Pleomorphes (adultes) Rhabdomyosarkom (> 25 Jahre).** Es zeigt vielgestaltige Zellen mit z.T. tief **eosinophilem** Zytoplasma und multinukleären Riesenzellen. Es kommt an den Extremitäten und dem Rumpf vor.

Hämangiosarkom

Definition

Das Hämangiosarkom ist eine sehr seltene (< 1% der Sarkome) bösartige Gefäßneubildung. Es kann sowohl an der Haut als auch an inneren Organen (Leber, Milz), am Knochen und in der Mamma auftreten.

Ätiologie/Pathogenese

Verschiedene Noxen können Hämangiosarkome auslösen: **Thorotrast** (Röntgenkontrastmittel der 50er Jahre) und **Kunststoffe** (Vinylchlorid) verursachen ein Leberangiosarkom. Durch eine **Bestrahlung** kann ein Mamma- oder Schilddrüsenangiosarkom, durch **Metallimplantate** ein Knochenangiosarkom entstehen. Zwischen der Exposition der Noxen und dem Auftreten der Hämangiosarkome liegt meist ein langer Zeitraum. Das STEWART-TREVES-Syndrom tritt bei 0,1–0,5% der Patienten mit einem chronischen Lymphödem 5–20 Jahre nach einer Lymphknotenausräumung (z.B. der Axillarlymphknoten im Rahmen einer Mastektomie bei Mammakarzinom) auf.

Morphologie

Häufig sind Hämangiosarkome multipel zu finden. Makroskopisch sind sie anfangs klein, schmerzlos, rot und scharf umschrieben. Wenn sie größer werden, sind sie blaßgrau und fleischig. Sie entwickeln eine zentrale Nekrose mit Hämorrhagien und werden weich.

Mikroskopisch fallen bei hochdifferenzierten Hämangiosarkomen viele Blutgefäßschlingen mit **atypischem Endothel** auf. Bei niedrigdifferenzierten, hochmalignen Hämangiosarkomen bestimmen statt Blutgefäßen pleomorphe Zellen, viele Mitosen und Tumorriesenzellen das histologische Bild.

Kaposi-Sarkom

Definition

Das Kaposi-Sarkom ist ein **multipel** auftretender, **bösartiger** Gefäßtumor. Der zelluläre Ursprung ist noch nicht abschließend geklärt, vermutet wird eine Entstehung aus Endothelzellen.

Ätiologie/Pathogenese

Das Kaposi-Sarkom tritt bei Störungen der körpereigenen Immunität auf. Man vermutet eine virusinduzierte Genese. Neuere Studien beschreiben ein humanes Herpesvirus 8 als möglichen Auslöser der Erkrankung. Ebenfalls diskutiert wird eine Beteiligung von Epstein-Barr-Viren, Cytomegalieviren oder dem HIV. Bei der AIDS-Erkrankung scheinen lokal sezernierte Wachstumsfaktoren (aus HIV-infizierten Zellen oder den Tumorzellen selbst) eine Rolle zu spielen. Anhand der Ätiologie und des Auftretens unterscheidet man verschiedene Untergruppen:

- **Klassisches Kaposi-Sarkom.** Die ursprünglich von Moritz Kaposi Ende des letzten Jahrhunderts beschriebene Form tritt sporadisch bei älteren Männern (6.–7. Lebensdekade) in Afrika, Osteuropa und im mediterranen Raum auf. Es findet sich eine Assoziation zu Lymphomerkrankungen. Der langsam wachsende Tumor ist meist auf die Extremitäten beschränkt. Bei der afrikanischen Form finden sich auch aggressivere Wachstumsformen.
- **Lymphadenopathie-assoziiertes Kaposi-Sarkom.** Besonders afrikanische Kinder sind von diesem v.a. die Lymphknoten befallenden Subtyp betroffen, der gelegentlich foudroyant verlaufen kann.
- **Transplantations-assoziiertes Kaposi-Sarkom.** Diese Art tritt bei immunsupprimierten Patienten nach Organtransplantationen auf. Mit Verminderung der Immunsuppression ist oft eine Rückbildungstendenz zu beobachten.
- **HIV-assoziiertes Kaposi-Sarkom.** Im Rahmen von AIDS kommt das Kaposi-Sarkom heute endemisch vor, es gehört zu den **AIDS-definierenden Erkrankungen**. Auffällig ist eine höhere Prävalenz bei homosexuellen Männern als bei ande-

ren Risikogruppen. Zunächst ist diese Form lokal auf die Haut und Schleimhäute beschränkt. Später findet man eine viszerale Beteiligung, z.B. der Lymphknoten, Lunge, Gallenwege, und einen disseminierten Haut- und Schleimhautbefall. Während bei der klassischen Form die Läsionen oft asymptomatisch sind, kann es bei der HIV-assoziierten Form zu Symptomen (wie z.B. gastrointestinalen Blutungen oder respiratorischen Problemen) kommen.

Morphologie

Makroskopisch beobachtet man multipel auftretende Läsionen, die im Anfangsstadium als rötliche Flecken, später als bräunlich-livide Plaques und z.T. ulzerierenden Knoten imponieren. Mikroskopisch kann das Bild sehr variieren. Anfänglich finden sich unregelmäßig erweiterte Gefäße. Typischerweise sieht man mit Erythrozyten gefüllte Spalten im Stroma. Hämosiderin aus extravasal liegenden Erythrozyten kann mit der Berliner Blau-Färbung nachgewiesen werden und die Malignität belegen. Im Verlauf kommt es zunehmend zum Auftreten mitosereicher spindelförmiger Zellen, ältere Läsionen sehen wie spindelzellige Sarkome aus (Abb. 38-2).

> **Klinik**
>
> Die Therapie erfolgt palliativ mit Bestrahlung. Ebenfalls möglich ist die Gabe von Interferon-α oder Chemotherapie. Bei immunsupprimierten Patienten ist die Reduktion der Immunsuppressiva, bei HIV-infizierten Patienten eine anti-retrovirale Therapie von Vorteil.

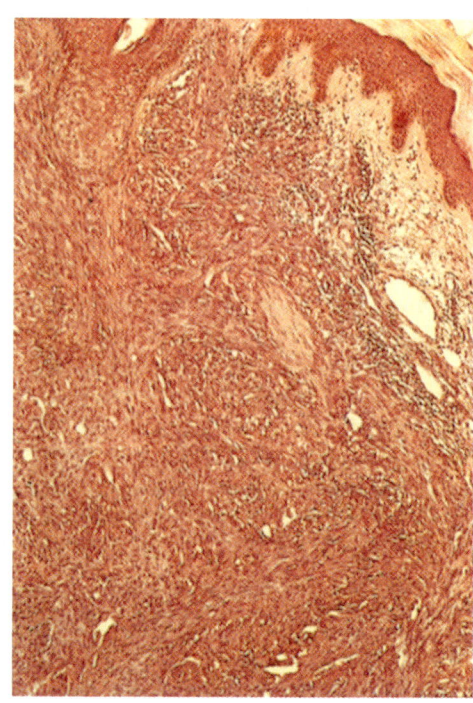

Abb. 38-2 Kaposi-Sarkom. Man sieht viele Fibro- und Angioblasten.

39 Knochen und Knorpel

K. Witt

Knochengewebe ist auch nach dem Wachstum einer ständigen Umgestaltung unterworfen. Osteoklasten heften sich an das Knochengewebe und bauen es durch proteolytische Verdauung ab. Nachdem die Osteoklasten die Resorptionsseite verlassen haben, wandern Osteoblasten in dieses Gebiet und synthetisieren Osteoid, eine Matrix aus Kollagen und anderen Proteinen, welches mineralisiert wird und neues Knochengewebe darstellt. Diese beiden eng aneinander gekoppelten Prozesse sind für die Erneuerung von ca. 25% Spongiosa und 3% Kortikalis pro Jahr verantwortlich.

Folgende Funktionen erfüllt das gesunde Knochengewebe:
- **Stabilisierung des Körpers.**
- **Speicherung von Kalzium.** In den Knochen eines Erwachsenen liegt ca. 1 kg Kalzium gebunden. Die Kalziumhomöostase wird von den Hormonen erster (Parathormon, Kalzitonin) und zweiter (Hormone der Gonaden und der Nebennierenrinde, Vitamin D) Ordnung aufrechterhalten. Die Konzentrationen der Hormone zweiter Ordnung werden häufig im Rahmen von Therapien verändert (z.B. Glukokortikoidtherapie bei Autoimmunerkrankungen) und beeinflussen dann den Knochenstoffwechsel. Störungen im Kalziumhaushalt sind im Kapitel 12.1.1 besprochen.
- **Schutzaufgabe.** Das Zentralnervensystem und das hämatopoetische System sind fest von Knochen umschlossen.

Knochenbiopsien sind ein wichtiger Bestandteil in der Diagnostik von Knochenerkrankungen. Die Biopsie wird aus dem Rippenknochen (Komplikation: Pneumothorax) oder aus dem Beckenkamm entnommen.

39.1 Angeborene Skelettfehlbildungen

Die angeborenen Skelettfehlbildungen teilt man in **Dysplasien** (generalisierte Skelettfehlbildungen) und in **Dysostosen** (lokalisierte Skelettfehlbildungen) ein.

Die wichtigsten Skelettdysplasien sind die Achondroplasie und die Osteogenesis imperfecta. Unter den sehr seltenen Dysostosen gibt es **isolierte Schädigungen des Schädels** und des **kraniomandibulofazialen Bereichs**. Diese sind im Kapitel 26.1.1 erläutert.

39.1.1 Achondrogenesis

Definition

Das fast vollständige Fehlen der desmalen und enchondralen Ossifikation kennzeichnet die Achondrogenesis. Diese autosomal-rezessiv vererbte Skelettbildungsstörung hat während der Schwangerschaft oder kurz nach der Geburt einen letalen Ausgang.

Ätiologie/Pathogenese

Es kommt zur Bildung einer funktionsuntüchtigen Knorpelgrundsubstanz. Die intramedulläre Blutbildung ist nicht möglich und trägt zur infausten Prognose wesentlich bei.

Morphologie

Die Säuglinge haben einen kurzen Rumpf und verkürzte Extremitäten (Mikromelie). Histologisch findet man kaum Knochen. Das Knorpelgewebe weist eine erhöhte Anzahl von Chondrozyten auf.

39.1.2 Achondroplasie

Definition

Die Achondroplasie (**chondrodystropher Minderwuchs**) ist eine Kollagenbildungsstörung aufgrund eines Gendefektes, der autosomal-dominant vererbt wird oder häufiger durch eine Neumutation entsteht. Sie ist die häufigste Skelettdysplasie mit normaler Lebenserwartung.

Ätiologie/Pathogenese

Die Nomenklatur ist unzutreffend, da Knorpel gebildet wird. Der Knorpel besitzt jedoch einen veränderten Aufbau. Die kollagene Grundsubstanz ist so verändert, daß sie später nur unvollständig von den Osteoklasten phagozytiert werden kann. Die enchondrale Ossifikation der knöchernen Knorpelmatrix bleibt gestört.

Morphologie

Makroskopisch kommt es zu einem **disproportionierten Minderwuchs**. Die Extremitäten sind im Verhältnis zum Körperstamm verkürzt. Histologisch fällt eine wenig gestörte Epiphyse auf. Subchondral geht der Knorpel rasch in eine grobe Spongiosastruktur über. Periostal entsteht eine dicke Kompaktaschicht.

39.1.3 Osteogenesis imperfecta

Definition

Die Osteogenesis imperfecta **(brittle bone disease)** ist eine erbliche, generalisierte Binde- und Knochengewebserkrankung.

Sie besitzt eine klinisch sehr heterogene Symptomatik und läßt sich in vier Formen unterschiedlicher Vererbung und abweichender klinischer Manifestation einteilen, die im Kapitel 3.5.4 beschrieben sind. Die Inzidenz der Erkrankung liegt bei 3–10/100 000 Neugeborene.

Ätiologie/Pathogenese

Störungen in der Biosynthese des Kollagens Typ I (Knochenkollagen) stehen bei dieser Erkrankung im Vordergrund. Von der Transkription bis zur extrazellulären posttranslationalen Modifikation des Strukturmoleküls verlaufen über 20 Einzelschritte, bei denen es durch genetische Defekte zu einer verminderten Produktion oder zu einer fehlerhaften Vernetzung der extrazellulären Matrix kommen kann.

Neben diesen Störungen werden Defekte in der Biosynthese anderer Knochenproteine (Osteonektin, knochenspezifische Proteoglykane) diskutiert. **Diese Bindegewebsstörung liegt ubiquitär im Körper vor.** Da die enchondrale Ossifikation und die Mineralisation vermindert sind, ist das Knochengewebe besonders vulnerabel. Es kommt häufig zu pathologischen Frakturen (Glasknochenkrankheit) und zur Überdehnbarkeit der Gelenke. Weitere Folgen der Bindegewebsschwäche sind blaue Skleren, Veränderungen der Kornea, eine hohe Blutungsneigung durch eine erhöhte Kapillarbrüchigkeit, eine Zahnfehlentwicklung (Dentinogenesis imperfecta), Herzklappeninsuffizienzen, eine Muskelhypotonie, eine Bänderschwäche, Gelenkkontrakturen, Hernien und eine Otosklerose mit folgender Innenohrschwerhörigkeit im Erwachsenenalter.

Morphologie

Das histologische Bild ist unterschiedlich. Charakteristisch sind Knorpelanteile in der Spongiosa als Zeichen einer unvollständigen Ossifikation.

39.1.4 Osteopetrosis Albers-Schönberg

Ätiologie/Pathogenese

Bei der Osteopetrosis ALBERS-SCHÖNBERG **(Marmorknochenkrankheit)** handelt es sich um eine angeborene Störung der Osteoklasten, die zu einer Sklerosierung des Knochengewebes führt. Der autosomal-rezessiv erbliche Typ I **(Congenita-Form)** endet meistens im Kindes- oder Jugendalter letal. Der Typ II **(Tarda-Form)** wird autosomal-dominant vererbt und kann symptomlos bleiben.

Pathogenese

Der verminderte Knochenabbau beschränkt den medullären Raum für die Hämato- und Leukopoese beim Typ I, so daß es zur extramedullären Blutbildung und schließlich zur manifesten Insuffizienz der Hämatopoese kommt. Die instabile Knochenmatrix ist für pathologische Frakturen verantwortlich.

Morphologie

Vor allem im Bereich der Epiphysenfugen liegt nicht umgewandelte knorpelige Knochenmatrix, die von mineralisiertem Knochen umgeben wird. Makroskopisch erscheint der aufgeschnittene Knochen sklerosiert und marmorartig.

39.2 Atrophie des Knochens

Nach dem 60. Lebensjahr verliert der Mensch pro Jahr bis zu 0,5% seines Knochengewebes. Diese physiologische Altersatrophie des Knochens wird als **Osteopenie** bezeichnet. Überschreitet der Knochenschwund das alterstypische Maß, nennt man die Knochenatrophie **Osteoporose.** Diese tritt meist generalisiert auf und macht ca. 15% aller Skeletterkrankungen aus.

39.2.1 Osteoporose

Definition

Die Osteoporose ist ein Knochenschwund, der das alterstypische Maß übersteigt.

Ätiologie/Pathogenese

Die Osteoporose ist das Endstadium verschiedener Erkrankungen, die die Knochensubstanz vermindern. Sie tritt generalisiert auf, manifestiert sich aber v.a. an den statisch belasteten Knochenteilen (Wirbelsäule, Femur) und wird in zwei Formen eingeteilt:

- **Primäre Osteoporose (postklimakterische Osteoporose).** Sie macht 95% aller Osteoporosen aus. Eine **juvenile Form** ist sehr selten und heilt in der Regel folgenlos aus. Häufig tritt die primäre Osteoporose bei Frauen während und nach der Menopause auf. Nach Schätzungen liegt der Anteil osteoporosekranker Frauen nach der Menopause bei 25%. Der ätiologische und pathogenetische Zusammenhang konnte in den letzten Jahren weiter aufgeklärt werden. Demnach entsteht eine Imbalance zwischen osteoklastärem Knochenabbau und osteoblastärem Knochenanbau durch eine **Entgleisung der Proliferation der Osteoklasten.** Diese Zellen leiten sich von der hämatopoetischen Linie des Knochenmarks ab und ähneln den Makrophagen. Ihr Heranreifen wird von Vorstufen der Osteoblasten, die aus der mesenchymalen Linie des Knochenstromas abstammen, über Zytokine reguliert. Interleukin 6 ist der Hauptvertreter dieser Zytokine, die die Osteoklastogenese stimulieren und deren Synthese von Sexualhormonen potent unterdrückt wird. Nimmt die gonadale Funktion z.B. im Rahmen des Klimakteriums oder nach Kastration beim Mann ab, steigt mit der Konzentration von Interleukin 6 die Zahl und Funktion der Osteoklasten. Der Knochenabbau steigt nun von 0,5% auf über 5% pro Jahr an.
Weitere Faktoren in der Pathogenese der Osteoporose sind eine **sinkende Syntheseleistung der Osteoblasten** nach Östrogenverminderung, eine postklimakterische **Sensibilisierung der Osteoklasten gegenüber Parathormon** und eine **negative Kalziumbilanz** durch eine verminderte Vitamin D$_3$-Synthese.

- **Sekundäre Osteoporosen.** Sie überschneiden sich teilweise mit den endokrinen Osteopathien (s. Kap. 39.4):
  - **Kortikosteroid-Osteoporose.** Sie bildet sich im Rahmen eines CUSHING-Syndroms oder iatrogen (in der Regel ab Tagesdosen von 7 mg Prednison über zwei Jahre). Die direkt hemmende Wirkung des Kortisols auf die Osteoblasten wird für die Entwicklung der Osteoporose verantwortlich gemacht.
  - **Osteoporose bei Hyperthyreosen.** Eine Hyperthyreose beschleunigt den Knochenumsatz. Ab- und Aufbau sind in der Regel jedoch ausgeglichen. Aus bisher ungeklärter Ursache kann der Abbau den Anbau manchmal übersteigen.

  - **Immobilisations-Osteoporose.** Sie ist eine Form der Inaktivitätsatrophie und ein gutes Beispiel dafür, daß nicht nur hormonelle, sondern auch mechanische Faktoren die Knochendichte beeinflussen.
  - **Lokalisierte Osteoporosen.** Sie treten im Rahmen von Tumormetastasen und primären Knochen- und Knochenmarksgeschwülsten auf und sind unter den Komplikationen der Tumoren aufgeführt.
  Distal eines Traumas kann es zur Atrophie von Haut, Muskel und Knochen kommen (SUDECK-Syndrom). Kortikalis und Spongiosa werden abgebaut.
  Zerstörte periphere Nerven führen oft zu einer Osteoporose im distalen Versorgungsgebiet eines Nerven (neurogene Osteoporose).
  - **Heparin** in hoher Dosierung, ein **Diabetes mellitus, Alkoholmißbrauch, Malabsorptionssyndrome** und eine **chronische Niereninsuffizienz** sind weitere Ursachen einer Osteoporose.

Morphologie

Die generalisierte Osteoporose – gleich welcher Genese – läßt sich makroskopisch am besten am eröffneten Wirbelkörper beurteilen: **Die Spongiosa ist aufgelockert** (Abb. 39-1 a u. b). Die Kompakta verschmälert sich erst im späten Stadium der Osteoporose. Histologisch zeigt sich der verminderte Knochenumbau an einer reduzierten Anzahl von Osteoblasten und Osteoklasten. Die Trabekel sind schmal. „Vorläufer" der pathologischen Frakturen lassen sich als **Mikrofrakturen** in den besonders beanspruchten Oberschenkelhälsen beobachten.

Klinik

Die konventionelle Röntgenaufnahme zeigt bei der Osteoporose und bei der Osteomalazie eine verminderte Strahlenabsorption. Wirbelbrüche und Schenkelhalsfrakturen sind die häufigsten Komplikationen der postklimakterischen Osteoporose. Therapeutisch können Östrogengaben den Knochenabbau besonders dann bremsen, wenn die Osteoporose zu Beginn des Klimakteriums einsetzt, da hier der Knochenabbau außerordentlich rasch ablaufen kann. Bei hormonabhängigen Erkrankungen junger Frauen (Endometriose und Leiomyome des Uterus) werden Analoge des Gonadotropin-Releasing-Hormons eingesetzt, um die hormonelle Funktion der Ovarien zu unterdrücken.

Östrogengaben zur Osteoporoseprophylaxe sind hier natürlich obsolet. In diesem Fall können die Patientinnen von der paradoxen Wirkung des Parathormons profitieren: Intermittierende, niedrig dosierte Gaben von Parathormon fördern den Knochenanbau stärker als den Knochenabbau.

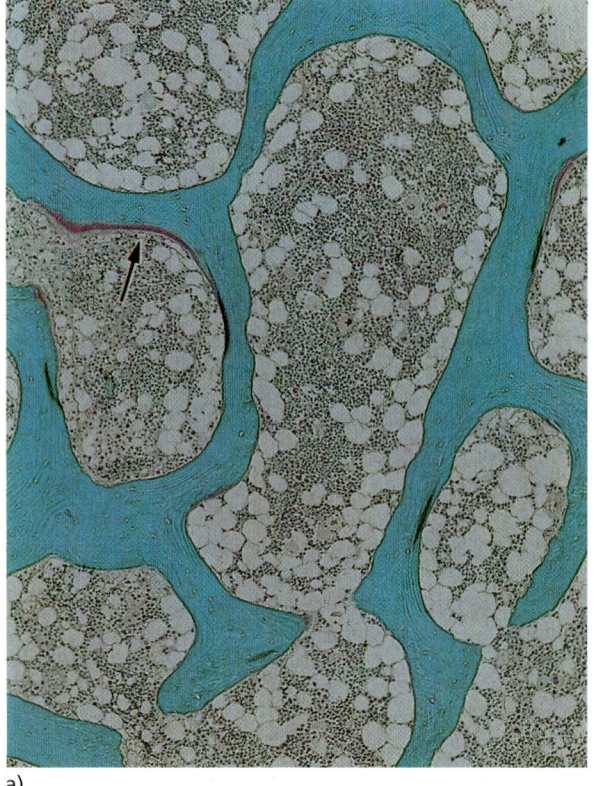 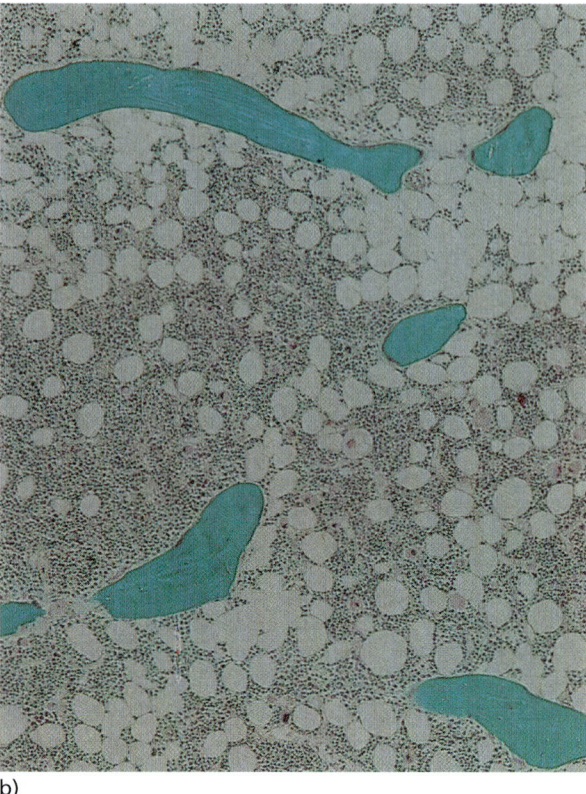

a)   b)

Abb. 39-1 a u. b Osteoporose. Hier ist gesunde Spongiosa (a) der osteoporotischen Spongiosa (b) gegenübergestellt. Die Zahl und die Breite der Trabekel hat abgenommen. Die Spongiosadichte ist vermindert. In der gesunden Spongiosa liegen Osteoidsäume (Pfeil) als Zeichen osteoblastärer Aktivität.

39.3 Mineralisationsstörungen

Den verminderten Einbau von Mineralstoffen in das intakte Osteoid bezeichnet man als Mineralisationsstörung. Die Mineralisation der Knochensubstanz ist eng an die Kalziumresorption gebunden, welche von Vitamin D_3 gefördert wird. Der Vitamin-D-Mangel im Kindesalter führt zur **Rachitis,** im Erwachsenenalter zur **Osteomalazie.**

39.3.1 Rachitits

Definition

Eine Knochenmineralisationsstörung des Kindes durch einen Vitamin-D-Mangel wird Rachitis genannt.

Ätiologie/Pathogenese

Die unzureichende Aufnahme des Vitamins mit der Nahrung und die fehlende Metabolisierung des Provitamins infolge mangelnder UV-Bestrahlung sind seit der Einführung der Vitamin-D-Prophylaxe selten geworden.

Die Industrialisierung in England Ende des letzten Jahrhunderts war mit Kinderarbeit in Bergwerken verbunden. Die für die Metabolisierung des Provitamins nötige UV-Strahlung wurde durch Wolken und Dunst absorbiert. Die Mangelernährung in

den unteren Bevölkerungsschichten führte zu einem Vitamin-D_3-Mangel. Alle genannten Faktoren begünstigten die Entstehung der Rachitis. Aus diesem Grund nennt man die Rachitis gelegentlich auch **„englische Krankheit".**

Morphologie

Makroskopische Kennzeichen der Rachitis sind: die **Kraniotabes** (weiche Kalottenteile), das **Caput quadratum,** der **Rachitis-Rosenkranz** (Auftreibung der Knorpel-Knochen-Grenze am Brustkorb), eine **Kyphoskoliose,** Beckendeformitäten und verkürzte oder verdickte Extremitäten. Im histologischen Präparat sieht man eine nichtverkalkte Knochengrundsubstanz (unmineralisierte Osteoidsäume).

39.3.2 Osteomalazie

Definition

Die Knochenmineralisationsstörung des Erwachsenen heißt Osteomalazie. Kalzium-, Vitamin-D- und Phosphatstoffwechselstörung treffen auf ein ausgewachsenes Skelett.

Ätiologie/Pathogenese

Neben einer gestörten Aufnahme (z.B. Malabsorption nach einer Pankreatitis) und einer ungenügenden Metabolisierung des Provitamins D (fehlende

UV-Exposition, Leber- und Nierenerkrankungen) treten Osteomalazien im Rahmen von Phosphatstoffwechselstörungen (FANCONI-Syndrom, renaltubuläre Azidose) auf.

Morphologie

Makroskopisch kommt es zu Knochendeformierungen (O- oder X-Beine), Kyphoskoliosen und Thoraxdeformationen. Histologisch imponiert eine **Hyperosteoidose**. Das gebildete Osteoid wird nicht mehr mineralisiert und bildet breite Säume.

An besonders beanspruchten Skeletteilen kommt es zu inkompletten Knochenbrüchen. An diesen Stellen folgt eine kompensatorisch gesteigerte Osteoidsynthese **(LOOSER-Umbauzonen)**. Treten diese Zonen an beiden Oberschenkelknochen auf, spricht man von einem MILKMAN-Syndrom.

39.4 Endokrine Osteopathien

Neben den **Erkrankungen der Parathyreoidea** sind der **Hyperthyreoidismus,** der **Morbus CUSHING** und die **Akromegalie** endokrine Erkrankungen, die auf den Knochen- oder Mineralstoffwechsel Einfluß nehmen und so das Skelett beeinflussen. Knochenerkrankungen als Folge einer Hyperthyreose und eines Hyperkortisolismus sind im Kapitel 39.2.1 beschrieben. Paraneoplastisch kann ein **Hyperkalzämie-Syndrom** (s. Kap. 12.1.1) das Skelett schädigen.

39.4.1 Osteopathie beim Hyperparathyreoidismus

Ätiologie/Pathogenese

Ein länger anhaltender (primärer, sekundärer oder tertiärer) Hyperparathyreoidismus (s. Kap. 28.5.2) führt zu Veränderungen am Skelettsystem. In allen Fällen ist der Knochenabbau gesteigert. Eine Knochenveränderung durch ein Nierenleiden nennt man auch renale Osteopathie, sie wird durch einen sekundären Hyperparathyreoidismus ausgelöst. Eine maligne Entartung im Knochengewebe wird nicht begünstigt.

Morphologie

Die morphologischen Folgen am Knochen sind einheitlich. Es kommt zu einer **verminderten Mineralisation der Knochenmatrix** und zu einer **Bindegewebsvermehrung an der Spongiosa** (Fibrose der Markräume). Die Zahl der mehrkernigen Osteoklasten nimmt zu. Selten sind die Knochenveränderungen so ausgeprägt, daß es zu Skelettdeformitäten und Knochenzysten (zystische Pseudotumoren, brauner Tumor) kommt. Diese Zysten in Kombination mit einer Bindegewebsvermehrung der Spongiosa (Fibroosteoklasie) nennt man **Osteodystrophia (cystica) fibrosa generalisata** oder **Morbus VON RECKLINGHAUSEN.**

Merke

Die **Osteodystrophia fibrosa generalisata** oder der **Morbus VON RECKLINGHAUSEN** geht auf einen Hyperparathyreoidismus zurück. Es kommt zu Fibroosteoklasie, Knochenzysten (brauner Tumor), Hyperkalzämie und Hyperphosphaturie (→ Nierensteine).

Bei der **Neurofibromatose VON RECKLINGHAUSEN** handelt es sich um ein autosomal-dominantes Erbleiden, welches mit kutanen Fibromen, Hauthyperpigmentierungen und Hirntumoren einhergeht.

Kasuistik

Ein 55jähriger Patient (171 cm groß, 68 kg schwer) klagt über Schulterschmerzen mit Ausstrahlung in beide Arme sowie über eine seit 4 Monaten progrediente Gangstörung. In der Vorgeschichte ist eine chronische Glomerulonephritis mit einer seit 4 Jahren bestehenden Dialysepflicht zu eruieren. Bei der klinischen Untersuchung zeigen sich eine in alle Richtungen eingeschränkte Beweglichkeit der Halswirbelsäule, eine diffuse Zervikobrachialgie, leichte Paresen aller Extremitäten, gesteigerte Muskeleigenreflexe und ein positives BABINSKI-Zeichen als Hinweis auf eine Pyramidenbahnschädigung. Laborchemisch sind erhöhte Nierenretentionswerte, eine Hypokalzämie und ein deutlich erhöhter Parathormonspiegel auffällig. Im nativen Röntgenbild sieht man eine Kastenstruktur der Wirbelsäule als Folge einer Osteoporose mit Sinterungsfraktur des HWK 4 und ein ventrales Gleiten der Halswirbel 4 und 5 (Abb. 39-2). Die Kernspintomographie zeigt in dieser Höhe eine Spinalkanalstenose mit Kompression des Myelons (Abb. 39-3). Die Nierenerkrankung führte hier zum sekundären Hyperparathyreoidismus mit folgender Osteoporose. Diese bedingte die Skelettdeformation mit dem klinischen Bild einer zervikalen Myelopathie, ein Krankheitsbild, das durch die Kompression des Rückenmarks ausgelöst wurde.

39.4.2 Akromegalie

Ätiologie/Pathogenese

Die Ursache der Akromegalie liegt in einem STH-bildenden Hypophysenadenom (s.a. Kap. 11.2.1). Somatotropes Hormon regt die Bildung der Somatomedine an, welche vor dem Epiphysenschluß das Knochenwachstum beschleunigen (Gigantismus) und im Erwachsenenalter ein fortschreitendes Wachstum von Faserknochen bewirken. Hieraus resultiert eine Vergrößerung der Akren, der Nase und der Stirnwülste.

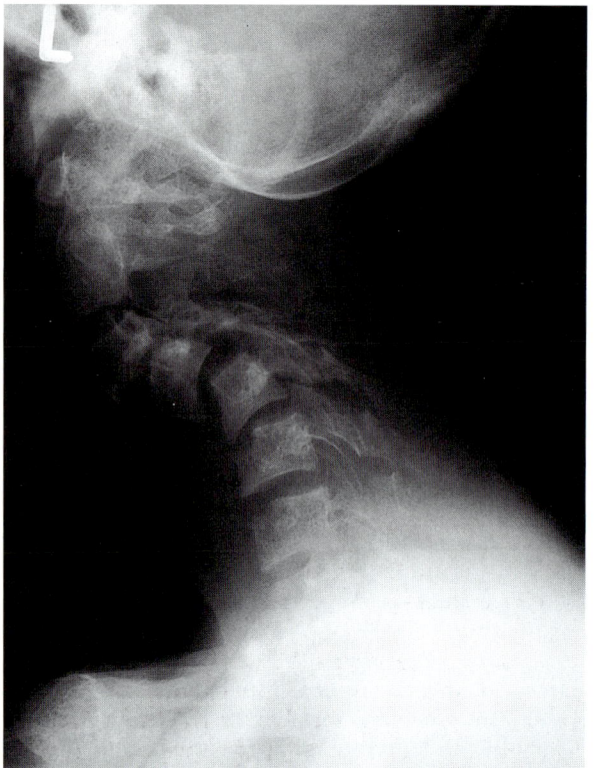

Abb. 39-2 Röntgenbild der Halswirbelsäule

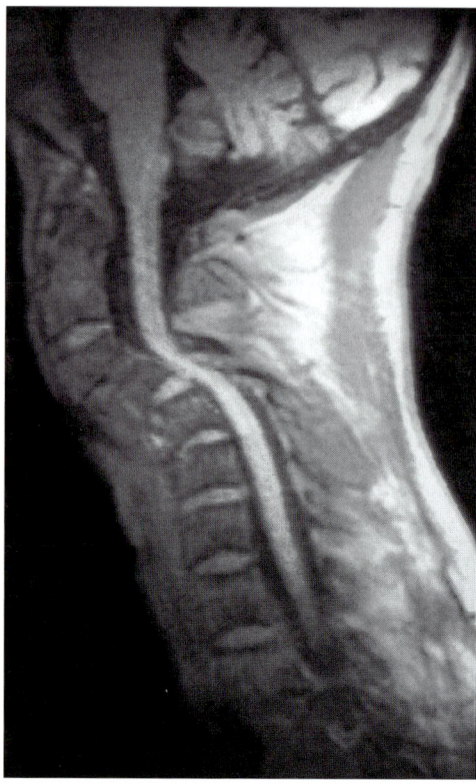

Abb. 39-3 Kernspintomographie der Halswirbelsäule

Morphologie

Neben dem oben geschilderten makroskopischen Erscheinungsbild kommt es histologisch zu Spongiosaveränderungen. Die Spongiosabalken sind leicht verdickt, die Knochenmasse vermehrt.

39.5 Zirkulationsstörungen

Blutzirkulationsstörungen im Knochengewebe können zur Knochennekrose führen. Kennt man den Grund für die Zirkulationsstörung, bezeichnet man die Nekrose nach ihrer Entstehungsursache. Viele Knochennekrosen entstehen jedoch ohne offensichtlichen Grund. Man nennt sie aseptische oder spontane idiopathische Knochennekrosen.

Knochennekrosen mit bekannter Ätiologie

Folgende Gründe gibt es für eine Knochennekrose:
- **Unterbrechung der arteriellen Blutzufuhr.** Posttraumatische Knochennekrosen treten v.a. nach Schenkelhalsfrakturen und Femurkopffrakturen auf. Luxationen (Femur, Handwurzelknochen, Talusrolle) gehen häufig mit einem Riß von Gefäßen einher. Es kann zu einer Knochennekrose kommen. Eine Embolie mit folgendem Knocheninfarkt ist selten. Tumoren können einen venösen oder einen arteriellen Gefäßverschluß verursachen.

- **Verschlüsse von Arteriolen.** Kollagenosen und Vaskulitiden sind Erkrankungen, die zu einer Knochennekrose führen können. Die deformierten Erythrozyten einer Sichelzellanämie verstopfen besonders unter einer Hypoxie Arteriolen der Knochen und anderer Organe. Gasembolisationen von Kapillaren können im Rahmen der Taucherkrankheit (Caisson-Krankheit) zu Knochennekrosen führen.
- **Kompression von Kapillaren.** Die fettige Degeneration des Knochenmarks beim Alkoholismus und bei hochdosierter Glukokortikoidmedikation wird für eine kapilläre Kompression und die darauf folgende Knochennekrose verantwortlich gemacht. Beim Morbus GAUCHER stören die glukozerebrosidbeladenen Zellen des Knochenmarks die Mikrozirkulation.

Aseptische Knochennekrosen

Die aseptische Knochennekrose (**spontane idiopathische Knochennekrose**) ist eine Knochenerkrankung ungeklärter Ätiologie und Pathogenese. Sie kann in allen Epiphysen auftreten, hat aber bestimmte Prädilektionsorte. Es gibt über 90 verschiedene Lokalisationen der aseptischen Knochennekrose, jede wurde nach ihrem Erstbeschreiber benannt. Eine unterschiedliche Altersverteilung dieser Erkrankung ist typisch.
- **Morbus PERTHES.** Die Knochennekrose entsteht im Bereich der Femurkopfepiphyse. Das Alter der

Kinder liegt meistens zwischen 4 und 8 Jahren. Eine physiologische Umstellung der Blutversorgung des Hüftkopfes in Verbindung mit Verletzungen wird bei der Entstehung dieser Knochennekrose diskutiert.

- **Osteochondrose.** Hier kommt es vermutlich aufgrund einer Überbelastung zu gelenknahen Knochennekrosen. Wenn diese Nekrosen zur Ablösung eines oberflächlichen Gelenkanteils führen **(Osteochondrosis dissecans),** kann es zum Sequester in die Gelenkhöhle (Gelenkmaus) kommen (s. a. Kap. 40.2.4).
- **Idiopathische Femurkopfnekrose des Erwachsenen.** Mechanische Überbelastungen, Zirkulationsstörungen und konstitutionelle Faktoren werden als Auslöser vermutet. Da nicht immer der Grund für die Femurkopfnekrose gefunden wird, wird diese Form der Knochennekrose möglicherweise überdiagnostiziert.

Morphologie

Das morphologische Bild ist bei den unterschiedlichen Formen der Knochennekrose sehr ähnlich oder gleich. Im Anfangsstadium erscheint die Nekrosezone gelb mit einem hämorrhagischen Randsaum. Im weiteren Verlauf wird die Nekrose bindegewebig organisiert und mineralisiert. Es können auch zystische Erweiterungen zurückbleiben, die von einer Osteosklerose umgrenzt werden.

Klinik

Mechanische Belastung kann zum Abscheren oder zum Bruch im Nekrosebereich führen. Radiologische Hinweise auf eine frische Knochennekrose sind spärlich, da toter Knochen im Anfangsstadium radiologisch nicht von lebendem unterschieden werden kann. Gelenknahe Knochennekrosen können zu einem Knorpelödem führen und so durch einen verbreiterten Gelenkspalt auffallen. Nach Wochen erscheint das nekrotische Knochenstück sklerosiert, da die Instabilität des Knochens seine Kompression begünstigt. Schließlich kommt es zum Zerfall (Fragmentation) des nekrotischen Knochens. Nach einer Revaskularisation des nekrotischen Materials kann es zur erneuten Knochenbildung mit einer Restitutio ad integrum kommen. Häufiger sind jedoch Deformierungen mit dem Bild einer sekundären Arthrose.

39.6 Traumatische Knochenveränderungen

39.6.1 Frakturformen

Definition

Frakturen sind pathologische Kontinuitätsunterbrechungen des Knochens.

Ätiologie/Pathogenese

Gewalteinwirkungen auf das Skelett im Wachstumsalter können zu Knochenverbiegungen (Grünholzfrakturen) führen. Häufiger sind die Knochenbrüche. Man gliedert diese in verschiedene Frakturformen:

- **Traumatische Fraktur.** Dieser Knochenbruch tritt durch Gewalteinwirkung auf.
- **Dauer- oder Ermüdungsfraktur.** Sie entsteht durch die Addition vieler kleiner Traumata oder eine lang anhaltende mechanische Überbeanspruchung eines Knochens (z.B. „Marschfraktur" der Metatarsalknochen).
- **Pathologische Fraktur.** Darunter versteht man den Bruch eines Knochens, der infolge einer Erkrankung (Osteoporose, Tumoren) verringert belastbar ist.
- **Krampffraktur.** Dieser Knochenbruch wird durch einen Krampfanfall (z.B. Schenkelhalsfraktur beim Tetanus-Streckkrampf) verursacht.

Bei **offenen Frakturen** hat der Knochen definitionsgemäß Kontakt mit der Außenwelt (Infektionsgefahr!), **geschlossene Frakturen** haben eine intakte Muskel- und Hautschicht über dem Knochenbruch.

Morphologie

Die Morphologie der Frakturen ist vielfältig. Quer-, Stauchungs-, Scher-, Riß-, Torsions- oder Berstungsfrakturen sind möglich.

Komplikationen

Im Rahmen einer Fraktur kann es durch Marklager- oder Blutgefäßverletzungen zu starken Blutungen mit hohen **Blutverlusten** bis hin zum Schock kommen. Fettgewebsbestandteile können in die Blutbahn gelangen und eine Lungenembolie **(Fettembolie)** auslösen. Einblutungen in Muskellogen können dort den Gewebedruck bis zur Unterbindung der Eigenblutversorgung erhöhen und so zur Nekrose des Muskels führen **(Kompartment-Syndrom).**

39.6.2 Frakturheilung

Definition

Eine Kontaktheilung ohne Kallusbildung (s.u.) nennt man **primäre Frakturheilung,** eine mit Kallusbildung **sekundäre Frakturheilung.**

- **Primäre Frakturheilung.** Sind die Bruchenden lückenlos adaptiert und werden sie mit Druck aufeinander fixiert, wandern aus den beidseitigen HAVERS-Kanälen Osteoklasten in den gegenüberliegenden Knochen. Osteoblasten bahnen sich den Weg durch diese kapillären Hohlräume und bilden die Knochengrundsubstanz, die nach der Mineralisation dem normalen Knochen entspricht. Da hier eine optimale Verbindung der Knochenenden die entscheidende Voraussetzung ist, nennt man diese Form auch **Kontaktheilung.**

Kommt es trotz des Zusammendrückens der Frakturenden zu einem Frakturspalt, so folgt die **Spaltheilung.** Der meist blutgefüllte Bruchspalt wird mit Granulationsgewebe und Fibroblasten organisiert. Letztere wandeln sich in Osteoblasten um, die einen Faserknochen über den Bruch spannen. In einem zweiten Schritt wird der Faserknochen zu Lamellenknochen umstrukturiert.

- **Sekundäre Frakturheilung.** Hier wird die Fraktur von einer größeren Blutung begleitet, die das Periost abhebt (starke Schmerzen!) und sich auf der Innenseite in den Markraum fortsetzt. Es entsteht ein oft einige Millimeter breiter Frakturspalt. Dieses Hämatom wird in den nächsten 1–2 Wochen durch ein Granulationsgewebe ersetzt. Bindegewebszellen bilden hier wenig später eine Knorpelmanschette um die Fraktur, die dem Bruch erste Stabilität verleiht. Dieser Knorpel wird durch die chondrale Ossifikation weiter zum Knochen entwickelt. So bildet sich eine knöcherne Manschette **(Kallus),** die die Frakturenden aneinanderhält. Dieser Kallus ist nach 4–6 Wochen voll ausgebildet. Jetzt wird die Kortikalis der Frakturenden durch die Osteoklastentätigkeit aufgelockert und später durch die Osteoblasten wieder in normaler Stärke geschlossen. Das Kallusgewebe wird dann an der Innen- und Außenseite des Knochens abgebaut.

Komplikationen

- **Callus luxurians.** Bei chronisch-entzündlichen Reizen im Frakturgebiet kann die Kallusbildung überschießend sein und Kompressionserscheinungen in Nachbargeweben (z.B. eines Nerven) verursachen.
- **Pseudarthrose.** Als Folge unzureichender Kallusbildung unterbleibt die knöcherne Frakturheilung. Die Frakturenden sind dann rundlich-geformt, manchmal sogar mit Knorpelgewebe überzogen, und werden von Bindegewebe zusammengehalten. Ein „Scheingelenk" mit abnormer Beweglichkeit resultiert.

39.7 Osteomyelitis

Alle erregerbedingten Entzündungen von Knochen und Knochenmark werden als Osteomyelitis bezeichnet. Selten ist die Kortikalis (Ostitis) oder das Periost (Periostitis) isoliert betroffen. Je nach Erreger lassen sich spezifische und unspezifische Osteomyelitiden unterscheiden. Die Entzündung eines Wirbelkörpers bezeichnet man als Spondylitis.

39.7.1 Unspezifische Osteomyelitis

Definition

Bei einer unspezifischen Osteomyelitis kann man anhand der Morphologie der Entzündung des Knochenmarks und des Knochens nicht auf den Erreger schließen.

Ätiologie/Pathogenese

Im Säuglingsalter sind Streptokokken (ca. 60%) und Pneumokokken (ca. 30%) die häufigsten Erreger der Osteomyelitis. Mit steigendem Alter verschiebt sich das Erregerspektrum zu den Staphylokokken (90% bei Erwachsenen).

Die Bakterien gelangen in 70% im Rahmen eines offenen Traumas **(exogene Osteomyelitis)** und in ca. 30% der Fälle durch eine Bakteriämie **(endogene Osteomyelitis)** in den Knochen. Fortgeleitete Entzündungen aus der Nachbarschaft sind sehr selten (z.B. Kieferknochenentzündung nach einer Zahnwurzelentzündung).

In 80% sind die langen Röhrenknochen, in 10% die platten Knochen und in 8% die kurzen Röhrenknochen betroffen.

Bei **Säuglingen** durchdringen die Erreger rasch die gut vaskularisierte knorpelige Epiphysenfuge und gelangen von hier aus in die Epiphyse und in das Gelenk. Die Entzündungszellen folgen den Erregern **(Pyarthros).** Die feste, gefäßlose Epiphysenfuge der **Kinder** bildet eine gewisse Barriere für die Bakterien, so daß die Infektion auf den Diaphysenbereich beschränkt bleibt.

Beim **Erwachsenen** bildet die geschlossene Epiphysenfuge keine große Hürde für die Bakterien.

Morphologie

Im Akutstadium kommt es zu Knochenabszessen. Im histologischen Präparat dominieren die Granulozyten. Die erhöhte Phagozytosetätigkeit der Granulozyten und der Osteoklasten führt zu einer Verschmälerung der Spongiosa und der Kortikalis.

Im späteren Stadium kommt es zur bindegewebigen Organisation und vom Rand aus zur Kapillareinsprossung.

Komplikationen

Gehen große Knochenbereiche zugrunde, so kann Knochengewebe in den Eiter sequestrieren. In diesen Knochensequestern überleben Bakterien, die für Rezidive und einen chronischen Verlauf verantwortlich sein können. Die chronische Osteomyelitis in der Metaphyse eines langen Röhrenknochens nennt man Brodie-Abszeß. Im Säuglings- und Kindesalter können die Osteomyelitiden zur Epiphysenlösung führen, im Erwachsenenalter treten pathologische Frakturen auf. Besteht die Osteomyelitis längere Zeit, kann es zu Fistelgängen aus dem Markraum in die Kompakta kommen. Hier ist das Risiko der Entstehung von Tumoren erhöht **(Fistelkarzinome).** Knochendeformierungen und Versteifungen der Gelenke **(Ankylosen)** sind möglich. Chronische Osteomyelitiden können in benachbarte Strukturen einbrechen (Myositis) oder in eine Amyloidose münden.

39.7.2 Spezifische Osteomyelitis

Definition

Die spezifische Osteomyelitis ist eine Entzündung des Knochenmarks und des Knochens, bei der man anhand der vitalen Reaktion den Erreger erkennen kann.

- **Knochentuberkulose.** Nach hämatogener Streuung der Tuberkelbazillen kommt es häufig zu granulomatösen Entzündungen großer Gelenke, noch häufiger zur Wirbelsäulentuberkulose **(Spondylitis tuberculosa).** Meistens sind zwei benachbarte Wirbel zwischen Th9 und L3 betroffen, die Entzündung breitet sich über und unter der dazwischenliegenden Bandscheibe aus. Es kommt zur Bandscheibenverschmälerung, Wirbeldeckplattendestruktion und später zum keilförmigen Wirbeleinbruch nach ventral (Gibbus). In diesem Stadium können sich Senkungsabszessen in der Psoasloge in Richtung des kleinen Beckens bilden. Das histologische Bild zeigt die typische Granulombildung mit LANGHANS-Riesenzellen.
- **Osteomyelitis luica.** Die Lues connata führt zur Destruktion der Knochenwachstumszonen mit möglicher Epiphysenlösung. Später folgt eine Verkrümmung der Tibia, eine Destruktion des Nasenseptums (syphilitische Sattelnase) und eine Störung der Zahnentwicklung. Erwachsene mit Lues III erkranken an einer gummösen Entzündung mit lokalen Knochendestruktionen und folgenden pathologischen Frakturen.
- **Salmonella typhi und Pilze.** Sie verursachen ebenfalls, aber sehr selten, spezifische Osteomyelitiden.
- **Skelettsarkoidose.** Obwohl man die Ätiologie der Sarkoidose nicht kennt, zählt man sie zu den spezifischen Entzündungen, da die Entzündungsmorphologie auf die Sarkoidose hinweist. Die epitheloidzelligen Granulome im Knochengewebe sind selten und meistens klinisch stumm. Vor allem an den Phalangen der Finger und Zehen kommt es zu **kleinen osteolytischen Herden.** Die mit der Sarkoidose assoziierte Hyperkalzämie ist wahrscheinlich Ausdruck einer erhöhten enteralen Kalziumresorption und bleibt für das Skelett folgenlos.

39.8 Sklerosierende Osteopathien

Sklerosierende Osteopathien gehen mit einer Vermehrung einer veränderten Knochengrundsubstanz einher. In diese Gruppe gehören die Ostitis deformans PAGET und die Osteopetrosis ALBERS-SCHÖNBERG, die auch zu den angeborenen Skelettfehlbildungen zählt (s. Kap. 39.1.4).

Ostitis deformans PAGET

Definition

Die Ostitis (Osteodystrophia) deformans PAGET ist eine Skeletterkrankung, die mit einem lokal oder multilokal gesteigerten Knochenumbau einhergeht. Zwischen 0,5% und 3% der Bevölkerung über dem 40. Lebensjahr sollen von der Erkrankung betroffen sein, Männer häufiger als Frauen.

Ätiologie/Pathogenese

Die genaue Ätiologie ist ungeklärt. Elektronenmikroskopische Untersuchungen von PAGET-Osteoklasten (s.u.) zeigten parakristalline Einschlußkörper, die als virale Nukleokapside interpretiert werden. Halten diese Beobachtungen weiterer Prüfungen stand, wird man diese Erkrankung bei den Knochenveränderungen infektiöser Genese einordnen können. Vieles spricht für eine „slow-virus"-Infektion des Knochens.

Riesenosteoklasten (virusinduzierte Fusion von Monozyten?) sorgen für einen gesteigerten Knochenabbau, es folgt reaktiv eine gesteigerte Osteoblastentätigkeit. Das gebildete Osteoid wird verzögert mineralisiert.

In ca. einem Drittel der Fälle ist nur ein Knochen (Becken, Femur, Tibia) oder ein Teil eines Knochens betroffen **(monostotische Form).** Bei der **polyostotischen Variante** sind mehrere Skelettteile beteiligt (Kombination der Knochen von Schädel, Wirbel, Becken, Femur, Tibia).

Morphologie

Die erste Phase ist durch die Osteoklastentätigkeit charakterisiert. Die vermehrte Knochenresorption geht mit einem Dichte- und Härteverlust einher. Prädilektionsort hierfür ist der Schädel **(Osteoporosis circumscripta cranii).** In der nächsten Phase kommt es zur Zunahme der Osteoblastenaktivität mit reaktiver Verdickung der Knochenstruktur. Später wechseln sich die beiden Phasen rasch ab oder bestehen sogar gleichzeitig. Dieser planlose Knochenumbau hinterläßt irreguläre Zementlinien (Kitt-Linien). Das Nebeneinander neu gebildeter Knochenlamellen bezeichnet man als „Mosaikstruktur"; diese ist besonders typisch für den Morbus PAGET. Die Spongiosa erscheint plump und dick. Im Endstadium tritt eine Sklerosierung mit einem spongiösen Umbau der Kortikalis auf (→ pathologische Frakturen).

Komplikationen

Mögliche Komplikationen sind eine Deformation der langen Röhrenknochen **("Säbelscheidentibia"),** eine starke Lendenlordose, eine thorakale Wirbelkyphose und die Kompression von Nerven bei ihrem Durchtritt durch die Foramina (intervertebral und an der Schädelbasis). Eine sarkomatöse Entartung (PAGET-Sarkom) gibt es bei ca. 1% der Erkrankungen nach einer Krankheitsdauer von über 10 Jahren.

39.9 Tumorartige Knochenveränderungen

Unter den tumorähnlichen Knochenveränderungen werden die Knochenerkrankungen zusammengefaßt, deren Wachstumsverhalten nicht aufgedeckt ist. Hierunter fallen die **Knochenzysten,** die **fibrinöse Dysplasie,** der **fibrinöse metaphysäre und kortikale Defekt** sowie das **eosinophile Granulom** (s. Kap. 35.4.1).

39.9.1 Knochenzysten

Definition

Knochenzysten sind zystische Aushöhlungen des Knochens auf seiner Markseite. Es gibt eine häufige solitäre Knochenzyste und die seltenere aneurysmatische Knochenzyste.

- **Solitäre Knochenzyste.** Diese Erkrankung betrifft v.a. Jungen bis zum 20. Lebensjahr. Ein flüssigkeitsgefüllter Hohlraum breitet sich von der Metaphyse in den Diaphysenbereich der langen Röhrenknochen aus und höhlt den Knochen bis zu einer papierdünnen Kortikalis aus (→ pathologische Frakturen).
  Die Zyste wird durch eine flache Bindegewebsschicht ausgekleidet, in der Riesenzellen, Siderophagen und mesenchymale Zellen liegen. Eine maligne Entartung ist sehr selten.
- **Aneurysmatische Knochenzyste.** Dieser zu zystischen Auftreibungen führende Knochentumor befällt v.a. die langen Röhrenknochen und die Wirbelkörper. Die Hohlräume sind blutgefüllt. Histologisch fallen zahlreiche Riesenzellen auf. Da es zur Spontanheilung kommen kann, zählt man den Tumor nicht zu den Knochentumoren.

39.9.2 Fibröse Dysplasie und ALBRIGHT-Syndrom

Definition

Die fibröse Dysplasie (**JAFFÉ-LICHTENSTEIN**) ist eine seltene Knochenentwicklungsstörung mit einer umschriebenen Fehldifferenzierung des knochenbildenden Mesenchyms. Sie tritt bevorzugt im Kindesalter auf und kann spontan nach der Pubertät ausheilen. In der Regel gibt es nur einen dysplastischen Knochenherd. Eine maligne Entartung ist sehr selten.

Polyostotische Knochenherde in Kombination mit Hauthyperpigmentierungen (Café-au-lait-Flecken) und endokrinen Störungen wie eine Pubertas praecox und Schilddrüsenfehlfunktionen bezeichnet man als (**McCUNE-)ALBRIGHT-Syndrom.** Es tritt fast ausschließlich bei Mädchen auf.

Ätiologie/Pathogenese

Bei der fibrösen Dysplasie wird eine Störung der Osteoklasten für die Entstehung eines Faserknochens verantwortlich gemacht. Daraufhin proliferiert das örtliche Bindegewebe und wächst verdrängend in das Mark und in die Kortikalis.

Im Gegensatz zur fibrösen Dysplasie ist die Entstehung des ALBRIGHT-Syndroms besser bekannt. In vielen Fällen gibt es Veränderungen der G-Proteine (guaninbindende Proteine). Diese Eiweiße sind an der Informationsübertragung eines Hormons (first messenger) durch die Zellwand wesentlich beteiligt. Das Hormon bindet an den Zellrezeptor und überführt eine der 3 Untereinheiten der G-Proteine in einen aktivierten Zustand. Dieses aktivierte G-Protein beeinflußt die Öffnung von Ca-Kanälen und regt die Aktivität der Adenylatzyklase an, mit dem Ergebnis der Bildung des second messengers cAMP. Beim ALBRIGHT-Syndrom ist die Aktivität des stimulierten G-Proteins vermindert.

Morphologie

Die unteren Extremitäten und der Gesichtsschädel sind Prädilektionsorte der makroskopisch derben, weißgrau erscheinenden Läsion. In den langen Röhrenknochen kommt es zu Verformungen (**Bischofsstabfemur**). Mikroskopisch erkennt man Faserknochen, in dem weder Osteoblasten noch Osteoklasten zu finden sind.

39.9.3 Fibröser metaphysärer und kortikaler Defekt

Definition

Der fibröse metaphysäre und kortikale Defekt (**nichtossifizierendes Fibrom**) ist ein bindegewebiger Mischtumor in der Metaphyse von Femur oder Tibia und betrifft vor allem das 1. und 2. Lebensjahrzehnt.

Ätiologie/Pathogenese

Die Ursachen sind ungeklärt.

Morphologie

Die scharf begrenzten Defekte liegen an der Grenze zwischen medullärem und kortikalem Gewebe. Histologisch liegen hier Fibroblasten, Kollagenfasern, Siderophagen und Riesenzellen.

39.10 Knochentumoren

Knochentumoren machen ca. 1% aller malignen Tumoren aus. In der folgenden Darstellung sind die Knochentumoren nach ihrer Histogenese geordnet. Als erstes werden die chondrogenen Tumoren, dann die osteogenen Tumoren dargestellt. Die Histogenese des Riesenzelltumors und des EWING-Sarkoms ist ungeklärt. Schließlich folgen die Tumormetastasen.

Einige Pathologen zählen die Neoplasien des Knochenmarks (z.B. Plasmozytom) mit zu den Knochentumoren. Wegen der Zugehörigkeit der Ursprungszellen zu dem hämatopoetischen System sind diese Tumoren im Kapitel 8.3.5 aufgeführt.

Ätiologie/Pathogenese

Die Ursachen der Knochentumoren sind unbekannt. Sie entstehen im gesunden und im vorgeschädigten Knochen (z.B. bei einer lang anhaltenden Osteomyelitis) oder durch maligne Entartung eines tumorähnlichen Prozesses. Die typische Altersverteilung und die Lokalisation des Tumors erleichtern die Diagnosestellung (Tab. 39-1).

39.10.1 Chondrogene Tumoren

Chondrogene Tumoren leiten sich vom Knorpelgewebe ab. Das Osteochondrom, das Chondrom, das Chondroblastom und das Chondromyxoidfibrom sind gutartige Tumoren. Das Chondrosarkom ist maligne.

- **Osteochondrom (osteokartilaginäre Exostose).** Etwa die Hälfte aller gutartigen Knochentumoren sind Osteochondrome. Sie entstehen während der Wachstumsperiode und werden meistens bis zum 30. Lebensjahr entdeckt. Dieser Tumor tritt v.a. solitär im Bereich der Metaphyse eines Röhrenknochens auf. Das Osteochondrom sitzt breitbasig oder gestielt der Außenseite des Knochens auf

und wird von einem Knorpelmantel überzogen. Histologisch geht diese Knorpelzone in eine Spongiosastruktur über. Eine kurative chirurgische Behandlung ist möglich. Die Disposition, **multiple Osteochondrome** an den Extremitäten zu entwickeln, wird autosomal-dominant vererbt und hat beim männlichen Geschlecht eine vollständige Penetranz. Diese Osteochondrome unterscheiden sich nicht von den solitären, entarten jedoch in bis zu 20% zu Chondrosarkomen.

- **Chondrom.** Ca. 12% aller benignen Knochentumoren sind Chondrome. Sie treten zwischen dem 20. und 50. Lebensjahr auf und liegen meistens an der Außenseite der kurzen Röhrenknochen **(periostales Chondrom)** oder auf der Innenseite des Knochens **(Enchondrom)**. Der Tumor besteht aus hyalinem Knorpel, welcher mineralisiert werden kann. An den langen Röhrenknochen neigen sie zur malignen Entartung.

- **Chondroblastom.** Weniger als 1% aller Knochentumoren sind Chondroblastome. Dieser gutartige Tumor bevorzugt das 2. Lebensjahrzehnt und tritt in der Epiphyse der langen Röhrenknochen auf. Der scharf begrenzte Tumor enthält chondroblastenartige Zellen und Riesenzellen. Die gebildete

Knochentumor	bevorzugtes Alter	bevorzugte Lokalisation	Dignität	radiologische Besonderheit
Osteochondrom	10–20	Metaphysenbereich der langen Röhrenknochen	b	breitbasig oder gestielt dem Knochen aufsitzende Verschattung
Chondrom	keines	kurze Röhrenknochen (Füße, Hände)	b	scharf begrenzte Aufhellung mit strähnigen Verschattungen innerhalb dieser Osteolyse
Chondroblastom	10–30	**Epiphyse** langer Röhrenknochen	b	scharf begrenzte Aufhellung, umgeben von einem Saum (**Sklerosezone**), im Tumor diffuse Verdichtungen
Chondromyxoidfibrom	keines	Metaphyse langer Röhrenknochen	b	lokale Aufhellung im Knochen
Chondrosarkom	5–25	proximales Femur, Humerus, Gesichtsbereich	m	Aufhellungen als Zeichen der Osteolyse, später Auftreibung des Knochens und kleinfleckige Verschattungen im Zentrum der Aufhellungen
Osteom	20–50	überall, bevorzugt Kieferbereich	b	kleine in der Kompakta gelegene Skleroseherde
Osteoidosteom	20–30	Diaphyse des Femurs und der Tibia,	b	oft nur diaphysäre Sklerosezone, rundlicher Aufhellungsherd (**Nidus**) in der Tomographie
Osteoblastom	keines	Wirbelsäule	b	
Osteosarkom	10–35 und > 50	Diaphyse der Knieregion, lange Röhrenknochen	m	osteolytisch oder osteosklerotisch, **Periostabhebungen**, Codman-Sporn und Zwiebelschalen
Riesenzelltumor	10–50	**Epiphyse** langer Röhrenknochen	b bis m	zentrale Osteolyse in der Epiphyse, Kortikalis von innen ausgedünnt, keine Randsklerose
Ewing-Sarkom	5–30	Diaphyse der Extremitäten- und Beckenknochen	m	knochenbildende Periostreaktion um den Tumor herum

Tab. 39-1 **Überblick über die Knochentumoren und ihr radiologisches Bild** (b = benigne, m = maligne)

Knorpelgrundsubstanz kann gitterförmig verkalken. Nach einer Operation sind Rezidive und eine maligne Entartung selten.

- **Chondromyxoidfibrom.** Es hat einen Anteil von 0,5% an allen Knochentumoren. Seine Lokalisation ist die Metaphyse der langen Röhrenknochen. Diese Geschwulst kann bis zu 10 cm groß werden, den umliegenden Knochen verdrängen und so zu pathologischen Frakturen führen. Die myxoide Grundsubstanz des Tumors gab ihm den Namen. Nach chirurgischer Entfernung sind Rezidive häufig.

- **Chondrosarkom.** Diese Knochengeschwulst ist der zweithäufigste maligne Knochentumor, er betrifft das mittlere und höhere Lebensalter und liegt häufig am proximalen Ende des Femurs oder des Humerus sowie im Gesichtsbereich. **Zentrale Chondrosarkome** gehen von den Chondrozyten des inneren Knochens aus, **periphere Chondrosarkome** leiten sich vom Periost ab. Nekrosen und Blutungen kennzeichnen das makroskopische Bild. Histologisch können diese Tumoren von den Chondroblastomen schwer unterschieden werden.

39.10.2 Osteogene Tumoren

Osteogene Tumoren entspringen histogenetisch dem Knochengewebe. Das Osteom, das Osteoidosteom und das Osteoblastom sind benigne Vertreter der osteogenen Tumoren. Das Osteosarkom verhält sich maligne.

- **Osteom.** Dieser seltene Tumor bevorzugt das 2.–5. Lebensjahrzehnt und tritt charakteristischerweise in oder an den Nasennebenhöhlen auf. Histologisch zeigt dieser Tumor eine laminäre **(Osteoma eburneum)** oder eine spongiöse **(Osteoma spongiosum)** Knochenstruktur. Eine operative Therapie dieses benignen Tumors führt zur Heilung.

- **Osteoidosteom.** Dieser Tumor macht einen Anteil von 10% aller benignen Knochentumoren aus und hat einen Altersgipfel zwischen dem 20. und 30. Lebensjahr, Männer sind häufiger betroffen. Femur und Tibia sind seine bevorzugte Lokalisation. Der Tumor hat eine Größe von etwa 1–2 cm, wird durch eine reaktive Hyperostose des umliegenden Knochengewebes demarkiert und ist gut vaskularisiert.
  Klinisch fällt der Tumor durch nächtliche Schmerzen in der befallenen Region auf. Diese Schmerzen werden durch Azetylsalizylsäure potent unterdrückt.

- **Osteoblastom.** Dieser Tumor ist sehr selten, liegt bevorzugt in der Wirbelsäule und ist morphologisch den Osteoidosteomen sehr ähnlich. Er kann jedoch größer werden.

- **Osteosarkom (osteogenes Sarkom).** Es handelt sich um den **häufigsten malignen Knochentumor.** Er tritt bevorzugt bis zum 3. Lebensjahrzehnt auf

und ist v.a. metaphysär zentral in den langen Röhrenknochen um das Kniegelenk lokalisiert. Aus dieser Region wächst er bis in die benachbarte Dia- und Epiphyse. Infiltriert der Tumor die Kompakta, so hebt er das Periost ab und wächst häufig als Tumormantel zwischen Kompakta und Periost um den Knochen herum. Später kann der Tumor das Periost durchbrechen und infiltrativ in das umliegende Gewebe wachsen. Typisch ist eine hämatogene Metastasierung vom Kavatyp mit folgenden Lungenmetastasen. Histologisch kann man **osteoblastische, chondroblastische** und **fibroblastische Formen** unterscheiden. Alle Typen bilden Osteoid. In der Knochengrundsubstanz liegen osteoblastenähnliche Zellen mit polymorphen Zellkernen (Abb. 39-4). Die Mineralisation der Knorpelgrundsubstanz ist unterschiedlich. So erscheint der Tumor im radiologischen Bild osteolytisch oder osteosklerotisch. Lungenmetastasen sind erst im fortgeschrittenen Stadium zu beobachten.

Zwei seltene Formen des Osteosarkoms gehen von der Kortikalis aus und wachsen in der Umgebung des Knochens:

- **Periostales Osteosarkom.** Es hat großflächig Kontakt zur Außenseite des Knochens.
- **Parossales Osteosarkom.** Es weist eine gestielte Verbindung zum Knochen auf.

Klinik

Das klinische Bild des Osteosarkoms ist von Schmerzen und Schwellung geprägt. Diese unspezifische Klinik und das relativ seltene Auftreten der Knochentumoren verzögern häufig die Diagnosestellung. Da dieser Tumor v.a. bei jüngeren Patienten auftritt, raten einige Orthopäden dazu, nach einem 4wöchigen, ungeklärten Knieschmerz bei jungen Menschen eine Röntgenuntersuchung durchzuführen.

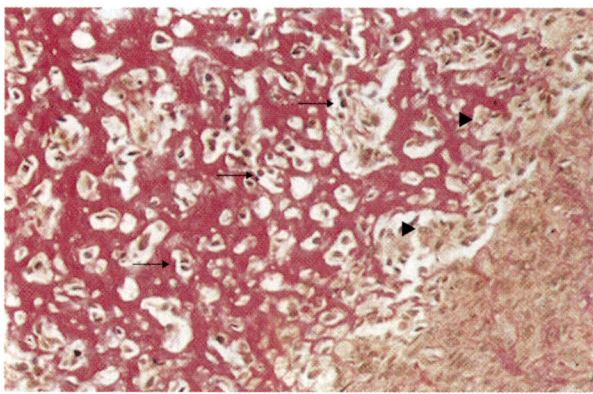

Abb. 39-4   Osteosarkom. In der Knochensubstanz liegen die neoplastischen Zellen (→). sie sehen den Osteoblasten ähnlich, haben jedoch polymorphe Zellkerne. Rechts unten infiltriert der Tumor das Bindegewebe (▶).

Durch eine aggressive Therapie, bestehend aus einer Chemotherapie, einer radikalen Operation (evtl. Amputation) und einer folgenden adjuvanten Chemotherapie konnte die 5-Jahres-Überlebensrate von unter 10% auf 50–70% gesteigert werden.

39.10.3 Knochentumoren ungeklärter Histogenese

- **Riesenzelltumor (Osteoklastom).** Diese Neoplasie, die nach dem 3. Lebensjahrzehnt auftritt, ist in der Epiphyse langer Röhrenknochen meist um das Kniegelenk herum lokalisiert und hat unterschiedliche Malignitätsgrade (benigne, semimaligne, maligne). Spindelartige Zellen fließen zu synzytienartigen, vielkernigen **Riesenzellen** zusammen, die wie Osteoklasten aussehen, aber keine sind. Je mehr Kerne die Riesenzellen enthalten, um so benigner ist der Tumor (>15 ist gut). Eine maligne Entartung benigner Riesenzelltumoren ist möglich, Rezidive sind häufig.
- **EWING-Sarkom.** Ca. 5% aller Knochentumoren sind EWING-Sarkome. Es ist der **häufigste Knochentumor des Kindesalters.** Der Ursprung ist nicht geklärt, möglicherweise entwickelt sich das Sarkom aus Zellen des RES oder der hämatopoetischen Reihe. In allen Skeletteilen kann der Tumor auftreten. Die Diaphysen der langen Röhrenknochen und das Becken sind jedoch bevorzugt betroffen. Makroskopisch handelt es sich meist um einen großen Tumor mit Blutungen und Nekrosen. Der Tumor führt zur Destruktion benachbarter Strukturen (Kortikalis). Im histologischen Bild dominieren kleine chromatinhaltige, zu Pseudorosetten formierte Zellen. Metastasen siedeln sich früh in der Lunge an.

Klinik
Neben Knochenschmerzen und einer erhöhten Blutsenkungsgeschwindigkeit führt das EWING-Sarkom zur Anämie und Leukozytose. Diese Befunde und das unspezifische radiologische Bild erlauben keine sichere Abgrenzung zu den Differentialdiagnosen Osteomyelitis, malignes Lymphom und Metastasen. Die operative Entfernung wird durch eine adjuvante Chemo- und Strahlentherapie ergänzt.

39.10.4 Knochenmetastasen

Definition

Häufig ist das Skelettsystem Ziel metastatischer Tumorzellen **(sekundäre Knochentumoren).**

Ätiologie/Pathogenese

Die Metastasierung erfolgt fast immer hämatogen, selten per continuitatem (Uteruskarzinom mit Einbruch in die Beckenknochen) und sehr selten lymphogen. Mit über 60% ist die Wirbelsäule die Hauptlokalisation der Knochenmetastasen.
Die häufigsten Primärtumoren sind:
- **Bronchialkarzinom.**
- **Mammakarzinom.**
- **Prostatakarzinom.**
- **Schilddrüsenkarzinom.**
- **Nierenkarzinom.**
- **Magenkarzinom.**
- **Uterusmalignom.**

Klinik
Tumormetastasen können eine **osteoblastische Wirkung** haben (z.B. Prostata- und Schilddrüsenkarzinom), im Röntgenbild entstehen Verschattungen. Andere Tumormetastasen haben eine **osteolytische Wirkung** (z.B. Nierenkarzinom), im Gegensatz zu den osteoklastären Metastasen kommt es zu Aufhellungen im Röntgenbild. Die Mamma- und Bronchialkarzinommetastasen bilden Mischformen.

39.11 Transplantation und Implantation von Knochen

Autologes und homologes Knochenmaterial wird bei der Knochentransplantation verwendet.
Findet das **autologe Knochengewebe** rasch Anschluß an das Kapillarnetz des Wirtes, so geht die Knochenbildung vom Wirt und vom Transplantat aus. Nekrotisiert das Transplantat, weil die Blutversorgung fehlt, dient es den Osteoklasten und Osteoblasten des Wirts als Leitschiene. Es wird eine primäre Knochenheilung angestrebt.
Homologes Knochenmaterial ist meistens schon vor der Implantation nekrotisch und dient nur als Leitschiene für die Wirtszellen.
Meistens ist der Knochenzement (Polymethylmethacrylat) um Knochenimplantate die Ursache einer vitalen Reaktion, die sich durch eine allergische Reaktion und durch Fremdkörpergranulome äußern kann.

Komplikationen
- **Abstoßung des Transplantats mit Sequestrierung oder bindegewebige Einkapselung des fremden Materials.**
- **Infektion des Transplantates.**
- **Überschießende Kallusbildung.**
- **Fraktur im Transplantat.**

40 Gelenke

K. Witt

Gelenkserkrankungen sind häufig. Ein wichtiger Teil der Gelenkserkrankungen sind die degenerativen Gelenksveränderungen. Einige dieser Alterungserscheinungen können schon im mittleren Lebensalter auftreten und sind im höheren Lebensalter die Regel. Dieses gilt z.B. für die Spondylarthrose bei den über 60jährigen. Neben der Verminderung der Lebensqualität aufgrund der Beschwerden, machen die degenerativen Gelenks- und Wirbelsäulenerkankungen einen hohen Anteil der Arbeitsausfälle und der Frühberentungen aus.

Die Grundlagen einiger degenerativer Erkrankungen sind im Kapitel 6.9 bereits besprochen.

Obwohl Größe und Bewegungsausmaß der verschiedenen Gelenke sehr unterschiedlich ist, sind doch Aufbau und somit auch die krankhaften Veränderungen der Gelenke relativ ähnlich. Das Knochengewebe ist im Bereich des Gelenkes mit einem 0,2–6 mm dicken hyalinen Knorpel überzogen. Dieses bradytrophe Gewebe ist am Gelenkrand mit dem Periost verbunden. Hier ist der Ursprung der Gelenkkapsel. Das Bindegewebe des Gelenkspaltes sezerniert die Synovia. Aus klinischer Sicht können erkrankte Gelenke selten isoliert betrachtet werden. Das funktionelle System aus dem motorischem Programm eines physiologischen Bewegungsablaufes, dem peripherem Nerv, der Muskulatur, dem Knochen und dem Gelenk, sollten stets zusammen beurteilt werden.

40.1 Arthropathien bei kongenitalen Bindegewebserkrankungen

Das EHLERS-DANLOS-Syndrom, das MARFAN-Syndrom und die Osteogenesis imperfecta sind Erkrankungen mit einer Störung im Aufbau des Binde- und Knochengewebes. Sie sind in den Kapiteln 3.5.4 und 39.1.3 ausführlich beschrieben. Die Gelenksveränderungen und besondere klinische Charakteristika sind in der Tabelle 40-1 zusammengefaßt.

40.2 Degenerative Erkrankungen der Gelenke

Viele degenerative Knochenerkrankungen betreffen die Wirbelsäule. Diese Veränderungen resultieren meistens aus der Alterung der Bandscheibe, die mit einer Höhenverminderung des Zwischenwirbelraums einhergeht und so zu einer abnormen Beweglichkeit der Wirbelsäule führt. Zu den Risikofaktoren zählt man angeborene Fehlstellungen und Fehlbildungen, Bindegewebserkrankungen, Traumata, Übergewicht, schwere körperliche Arbeit und einseitige Überbelastungen bei ungünstiger Körperhaltung.

Die **Arthrosis deformans** ist im Kapitel 6.9.5 beschrieben.

40.2.1 Osteochondrosis intervertebralis

Definition

Als Osteochondrosis intervertebralis bezeichnet man Sklerosierungen an den Deckplatten der Wirbelkörper.

Ätiologie/Pathogenese

Die Verteilung des Drucks auf die angrenzenden Deckplatten der Wirbelkörper ist nach den ersten degenerativen Veränderungen der Bandscheibe nicht mehr optimal. Der Knochen reagiert an diesen Stellen mit einer Sklerosierung.

Tab. 40-1 Gelenksbeteiligung bei Bindegewebs- und Knochenaufbaustörungen	
Erkrankung	**Klinik unter Berücksichtigung der Gelenksveränderungen**
EHLERS-DANLOS-Syndrom	Hypermobilität der Gelenke, Gelenksinstabilität mit Luxationen, Skoliose, Hernien, laxe, leicht verletzbare Haut
MARFAN-Syndrom	überstreckbare Gelenke, disproportionierte Überlänge der Extremitäten, Hochwuchs, Aortenaneurysma, Linsenschlottern, Mitralklappeninsuffizienz
Osteogenesis imperfecta	Gelenksveränderungen v.a. an den unteren Extremitäten, Laxität und Instabilität der Gelenke, Gelenksüberstreckbarkeit, Knochenbrüchigkeit, Minderwuchs

Klinik
Radiologisch sind die Verringerung des Zwischen-wirbelspaltes und die Aufhellung an den Deck-platten der angrenzenden Wirbelkörper erste Zei-chen der degenerativen Wirbelveränderungen.

40.2.2 Spondylarthrose und Spondylosis deformans

Diese degenerativen Veränderungen der Wirbelsäu-le betreffen in erster Linie den thorakolumbalen Übergangsbereich und resultieren aus der abnor-men Beweglichkeit der Wirbelsäule nach der dege-nerativen Höhenminderung der Bandscheiben. Sie sind nach dem 60. Lebensjahr fast stets vorhanden.

- **Spondylarthrose.** Die kleinen Wirbelbogengelen-ke gewinnen an Beweglichkeit, was mit einem Be-lastungszuwachs für diese Gelenke einhergeht. Der Gelenkknorpel nimmt ab, und Knochenvor-sprünge **(Exostosen)** verbinden die Ränder beider Gelenkflächen. Eine Versteifung der betroffenen Gelenke ist die Folge.
- **Spondylosis deformans.** Die Verringerung des Zwischenwirbelspaltes führt ebenfalls zur Locke-rung der langen Längsbänder der Wirbelsäule und damit zur unphysiologischen Belastung des Wir-belsäulenbandapparates. Diese Belastungen indu-zieren eine Knochenbildung, die am Periost der Wirbelkörper im Bereich der Längsbänder **(Rand-osteophyten)** beginnt und über den gesamten Zwischenwirbelraum eine knöcherne Brücke schlagen kann.

40.2.3 Diskopathien

Die Verlagerung der Bandscheibe ist häufig. Sie kann sich in drei Richtungen bewegen:

- **Kranial und kaudal.** Bandscheibengewebe kann in den kranialen oder kaudalen Wirbelkörper übertreten. Bandscheibenteile können durch die Kompakta bis in die Spongiosa gedrückt werden **(SCHMORL-Knötchen)** und einen Knochenabbau in ihrer unmittelbaren Nähe induzieren.
- **Ventral.** Die Verlagerung der Bandscheibe nach vorne leitet meistens eine Spondylarthrose ein.
- **Dorsal.** Durch Risse im Annulus fibrosus kann der Nucleus pulposus der Bandscheibe aus seiner zentralen Position nach hinten gedrückt werden. Es resultiert ein Vordringen **(Protrusion)** oder ein Vorfallen **(Prolaps)** des Nucleus pulposus in po-sterolateraler Richtung, mit einer möglichen Kompression eines Spinalnerven im Foramen in-tervertebrale, oder in medialer hinterer Richtung mit möglicher Verengung im Spinalkanal. Abgelö-ste Teile der vorgefallenen Bandscheibe können sich in den Spinalkanal absetzen **(Bandscheiben-sequester).**

40.2.4 Osteochondrosis dissecans

Definition

Als Osteochondrosis dissecans bezeichnet man die Ablösung eines oberflächlichen Gelenkanteils.

Ätiologie/Pathogenese

Mögliche Ursachen der Ablösung können gelenks-nahe Knochen- und Knorpelnekrosen durch Ermü-dungsbrüche bei mechanischer Überbelastung, asep-tische Knochennekrosen, Blutzirkulationsstörungen und abgelöste Chondrome des Gelenkknorpels sein. Der abgelöste Gewebsteil sequestriert möglicherwei-se in die Gelenkshöhle. Der sequestrierte Körper (Gelenksmaus) klemmt sich oft in dem Gelenksspalt ein und führt dann zur Gelenksperre.

40.3 Meniskuserkrankungen

40.3.1 Degenerative Meniskusschäden

Ätiologie/Pathogenese

Degenerative Veränderungen der Menisken können schon ab dem 25. Lebensjahr auftreten und werden nach dem 40. Lebensjahr regelmäßig gesehen. Die Kniemenisken sind die mechanisch besonders be-lasteten Gewebsteile zwischen den knorpelüber-zogenen Gelenksflächen. Unphysiologisch hohe Belastungen, wie z.B. das Arbeiten in der Hocke (Fliesenleger, Ofensetzer) begünstigen Ernährungs-störungen des bradytrophen Gewebes, die in einer Nekrose enden können.

Die Degeneration hat eine Lockerung des Menis-kusgewebes mit einer Abnahme der Stabilität zur Folge. Schon kleinere Traumata verursachen Menis-kuseinrisse **(Spontanlösung).**

Morphologie

In der Regel führt die hohe Belastung der Menisken zu degenerativen Veränderungen in Form einer schleimigen oder fettigen Degeneration. Bei der **fet-tigen Degeneration** dominieren gelbe Menisken mit intrazellulären Fetteinlagerungen. Die **schleimige Degeneration** geht mit einer zystischen Auflockerung (Bildung von Pseudozysten) des Meniskus einher.

Komplikationen

Im Rahmen des degenerativen Prozesses ist die Bildung von zystischen Erweiterungen meist im lateralen Meniskus möglich. Dieses **Meniskusgan-glion** ist dann an der lateralen Knieseite als pralle, abgrenzbare Schwellung tastbar.

40.3.2 Traumatische Meniskusschäden

Ätiologie/Pathogenese

Traumatische Meniskusrisse können im Rahmen eines degenerativ veränderten Meniskus schon durch banale Traumata entstehen. Risse gesunder

Menisken entstehen häufig bei Sport- und Arbeitsunfällen.

Die abrupte Streckung eines abduzierten, gebeugten Kniegelenkes mit außenrotiertem Unterschenkel führt zu enormer Belastung des medialen, am Seitenband fixierten Meniskus.

Abgerissene Meniskusteile können sich in dem Gelenkspalt einklemmen und zur Unbeweglichkeit des Kniegelenks führen. Gelegentlich tritt ein Meniskusganglion nach einem Trauma auf.

Morphologie

Am häufigsten kommt es zu **Längsrissen** und zu Rissen, die vom Hinterhorn bis knapp vor das Vorderhorn reichen und so eine Lücke im Meniskus bilden (**Korbhenkelriß**). Histologisch stellt sich zuerst ein nekrotisierter Meniskusteil oder ein fibrinoider Belag dar. Später dominiert der reparative Prozeß: Fibroblasten wandern in den Defekt ein, produzieren Kollagen und glätten damit die Läsion.

40.4 Gelenksentzündungen

Die Gelenksbeteiligung beim **akuten rheumatischen Fieber** wird im Kapitel 6.9.1 erläutert. Die **primär chronische Polyarthritis (rheumatoide Arthritis)** ist im Kapitel 6.9.4 beschrieben.

40.4.1 Arthritis und Spondylitis

Nichtspezifische Arthritis und Spondylitis

Nichtspezifische Arthritiden haben eine infektiöse Ursache, und man erkennt an dem Entzündungsbild nicht den Erreger. Es sind seltene Erkrankungen mit unterschiedlichem, altersabhängigem Erregerspektrum:

- **Entzündungen des Kindesalter.** Es dominieren Staphylococcus aureus (45 %), Streptococcus pyogenes (25 %) und gramnegative Keime (15 %).
- **Entzündungen des Erwachsenen.** Es kommt zu Gelenksinfektionen mit Staphylococcus aureus (35 %) und Neisseria gonorrhoeae (50 %). Letzterer befällt als einziger Keim häufig mehrere Gelenke und kann mit Dermatitiden einhergehen. Die Erreger gelangen direkt in das Gelenk (Trauma oder Operation), per continuitatem (bei der Osteomyelitis) oder auf hämatogenem Weg. Es kommt zu einem Gelenksempyem mit Wucherung eines Granulationsgewebes oder zu einer Vereiterung des Gelenks und der benachbarten Strukturen (Panarthritis purulenta) mit deren Destruktion. Als Komplikation kann es zu einer Gelenksversteifung (Ankylose) kommen.

Spezifische Arthritis und Spondylitis

Folgende Arthritiden zählt man zu den spezifischen Gelenksentzündungen:

- **Arthritis tuberculosa.** Ein serofibrinöser Gelenkerguß, Epitheloidzellgranulome und die Entstehung eines pilzartigen Granulationsgewebes aus der Synovialmembran (**Fungus**) kann das Knorpelgewebe zerstören. Eine Sonderform ist die Spondylitis tuberculosa (s. Kap. 39.7.2).
- **Arthritis luica.** Treponema pallidum führt zu einem symmetrischen Gelenksbefall, seltener zu Gelenksgummata. Pannusgewebe wächst knorpeldestruierend.

40.4.2 Spondylarthritis ankylosans

Definition

Die Spondylarthritis ankylosans (**Morbus Bechterew**) ist eine entzündliche Erkrankung aus dem rheumatischen Formenkreis, die mit einer Verknöcherung überwiegend im Bereich der Wirbelsäule und der Iliosakralgelenke einhergeht.

Das Auftreten der Erkrankung liegt unter 0,1 % in der Bevölkerung, Männer sind sehr viel häufiger als Frauen betroffen.

Ätiologie/Pathogenese

Neben einer familiären Häufung gibt es eine Assoziation mit dem HLA-B27 in 95 % der Fälle. Ätiologisch vermutet man ein Zusammenspiel dieser endogenen Faktoren mit exogenen Faktoren (Klebsiellen- oder Chlamydieninfektionen im Uro- oder Gastrointestinaltrakt?). Die Pathogenese ist nicht vollständig geklärt. Wahrscheinlich führt eine Entzündung der Synovia zu einem Pannus, welcher den Gelenkknorpel destruiert und später knöchern versteift (Ankylose). Die Wirbelsäule wird in kyphotischer Haltung verknöchert.

Veränderungen der Schulter-, Hüft-, Hand- und Kniegelenke treten meist erst nach der spinalen Erkrankung hinzu und ähneln der primär chronischen Polyarthritis.

Folgende extraartikuläre Manifestationen treten in bis zu 25 % auf: Endokarditis (→ Klappeninsuffizienz), Iridozyklitis, Aortitis.

Morphologie

Makroskopische Präparate zeigen oft spätere Stadien der Erkrankung. Die verknöchernde Versteifung der Wirbelgelenke und des vorderen und hinteren Längsbandes sind die auffälligsten Veränderungen. Histologisch ist die lymphoplasmazelluläre Infiltration der Synovia Zeichen der beginnenden Spondylitis.

Klinik

Das Erstsymptom Rückenschmerz ist sehr unspezifisch. Das Mennell-Zeichen (Schmerzen im Iliosakralgelenk beim Zusammendrücken beider Darmbeinschaufeln oder bei Überstreckung eines Beines in Seitenlage) ist ein Frühsymptom der Erkrankung. Eine zunehmende Steifigkeit der

Tab. 40-2 Begleitarthritiden bei primär extraartikulären Erkrankungen	
Erkrankung	**Lokalisation und Besonderheit der Begleitarthritis**
Colitis ulcerosa	Knie-, Ellenbogen-, Hand- und Fußgelenke in ca. 10 %
Morbus CROHN	kleine Gelenke bei ca. 20 %, seltener Wirbelsäulengelenke, granulomatöse Entzündung möglich
Morbus WHIPPLE	häufig Arthritiden kleiner oder großer Gelenke, intraartikuläre, PAS-positive Makrophagen-einschlüsse
Morbus REITER	mehrere Gelenke der unteren Extremitäten
systemischer Lupus erythematodes	Polyarthritiden bei ca. 90 %, stark wechselnde Gelenkbeteiligung
Sklerodermie	Arthritiden bei ca. 50 %, Gelenkskapselfibrose stärker als Knorpeldestruktion
Psoriasis	Arthritis bei ca. 30 % (Arthritis psoriatica), häufig asymmetrischer Befall der distalen Interpha-langealgelenke
Panarteriitis nodosa	Arthritis bei ca. 50 %
Dermatomyositis	Arthritiden bei ca. 50 %
Morbus BEHÇET	Polyarthritiden
Sarkoidose	akute Arthritis bei bis zu 30 %, selten Epitheloidzellgranulome nachweisbar

Wirbelsäule rechtfertigt eine Röntgenuntersuchung des Beckens. Hier kommt es im Anfangsstadium zu Auflockerungen der Iliosakralgelenke, später zu Sklerosierungen und zur Ankylose. Klassisch ist die aszendierende Verknöcherung der Wirbelsäule mit dem radiologischen Bild einer „Bambusstabwirbelsäule". Diese besteht aber erst im Endstadium. Da diese Erkrankung schlecht auf eine medikamentöse Therapie anspricht, sind krankengymnastische Übungen, welche die Beweglichkeit erhalten sollen, die wichtigste therapeutische Maßnahme.

40.4.3 Begleitarthritiden

Viele primär extraartikuläre Erkrankungen führen zu nichtinfektiösen Entzündungen von Gelenken. Die häufigsten Erkrankungen dieser Gruppe und ihre charakteristischen Gelenkmanifestationen sind in der Tabelle 40-2 zusammengefaßt.

40.5 Arthropathien als Folge pathologischer Ablagerungen

Die Grundlagen zu diesem Thema werden in den Kapiteln 6.9.2 und 12.4.1 (**Gichtarthritis**) und im Kapitel 6.9.3 (**Kalziumhydroxylapatit-Arthropathie, Chondrokalzinose**) vermittelt.

Arthropathie bei Hämophilie

Rezidivierende Gelenkblutungen treten in ca. 80 % bei Hämophilie A (Faktor-VIII-Mangel) oder Hämophilie B (Faktor-IX-Mangel) auf und manifestieren sich bereits im Kindesalter. Ein Hämarthros entsteht vor allem in Knie- und Ellenbogengelenken und kann durch mehrfaches Einbluten zur chronischen Synovialitis mit Gelenkszerstörung und Kapselfibrose führen.

Detritus- und Abriebsynovialitis

Im Rahmen einer **Arthritis deformans,** einer **neuropathischen Arthropathie,** einer **Chondrokalzinose** kommt es zu Knochen- oder Knorpelsequestern in die Gelenkhöhle. Diese werden von der feinen Synovialhaut aufgenommen und induzieren eine Entzündung. An diesem Ort entsteht ein Granulationsgewebe, das am Abbau der Knochen- und Knorpelfragmente beteiligt ist. Später folgt eine vermehrte Kollagensynthese im Bereich der abgebauten Fragmente, die zur Versteifung der Gelenkskapsel führen kann.

Ein ähnlicher Mechanismus ist für die **Abriebsynovialitis** im Rahmen von **Gelenksprothesen** verantwortlich. Knochenzement oder abgeriebene Prothesenanteile führen zu einer Synovitis mit Fremdkörpergranulomen und einer Kapselfibrose.

40.6 Tumorartige Veränderungen und Tumoren der Gelenke

Hier gibt es einige Überschneidungsgebiete zu den tumorösen Läsionen der Sehnen und Sehnenscheiden. So wird die **pigmentierte villonoduläre Synovialitis** (Riesenzelltumor der Sehnenscheiden) im Kapitel 41.4.1 und das **synoviale Sarkom** (tendosynoviales Sarkom) im Kapitel 41.4.2 beschrieben.

Ganglion

Definition

Ganglien sind ein- oder mehrkammerige zystische Erweiterungen der Gelenkskapsel, der Sehnenscheiden oder der Schleimbeutel.

Ätiologie/Pathogenese

Ob Gelenkganglien Folge einer myxoiden Degeneration des Bindegewebes ist oder aus einer Proliferation mesenchymaler Zellen entsteht, ist umstritten.

Morphologie

Die klinisch als umschriebene Gelenksschwellung imponierende Läsion liegt meistens auf der Dorsalseite des Handgelenkes und tritt oft im jungen Erwachsenenalter auf. Die Streckseite des Handgelenks, die Kniekehle und der Fußrücken sind weitere häufige Lokalisationen. Der ca. 5 mm große Tumor ist im Inneren mit synoviaartigem Gewebe ausgekleidet.

Synoviale Chondromatose

Definition

Die synoviale Chondromatose ist eine seltene tumorähnliche Veränderung, die meist monoartikulär im Knie-, Ellenbogen- oder Hüftgelenk auftritt.

Ätiologie/Pathogenese

Die Entstehung ist ungeklärt.

Morphologie

Ausgehend von der Gelenkinnenhaut kommt es zu gestielten oder breitbasig aufsitzenden Knorpelknoten. Diese können in die Gelenkhöhle sequestrieren, verkalken oder enchondral ossifizieren. Obwohl das histologische Bild mitosenreich sein kann, ist eine maligne Entartung äußerst selten.

41 Sehnen, Sehnenscheiden, Schleimbeutel und Faszien

K. J. Bühling

Die **Sehnen** sind die kollagenfaserigen Endstücke der Muskeln und verbinden diese mit den Knochen. Die **Sehnenscheiden** umschließen die Sehnen und ermöglichen den Sehnen ein möglichst reibungsfreies Gleiten. Die Sehnenscheiden bestehen aus einem äußeren, festen **Stratum fibrosum** und dem inneren, synoviaproduzierenden **Stratum synovialis.** (Die Synovia ist die Gelenkschmiere, sie besteht aus Fetten, Proteinen, Hyaluronsäure und Detritus.)

Die **Schleimbeutel (Bursae)** polstern besonders stark beanspruchte Körperpartien. So findet man sie zwischen Gelenken, Sehnen und Muskeln. Sie enthalten ebenfalls Synovia und stehen häufig mit dem eigentlichen Gelenk in Verbindung (Entzündungsausbreitung!).

Bei den **Faszien** handelt es sich um derbe, kollagenfaserreiche Hüllen, die Muskeln und Muskelgruppen umgeben (Entzündungsausbreitung!).

In dem nun folgenden Kapitel werden die wichtigsten Erkrankungen dieser Funktionseinheiten besprochen.

41.1 Degenerationen der Sehnen, Sehnenscheiden, Schleimbeutel und Faszien

Ganglion (Überbein, Sehnenscheidenhygrom)

Ätiologie/Pathogenese

Traumen und/oder Fehlbelastungen können an den Sehnen bzw. Sehnenscheiden eine **myxoide Degeneration** verursachen, die zur reaktiven Bildung einer gallerthaltigen Zyste (Ganglion) führt.

Morphologie

Diese **prall-elastische** Geschwulst findet man am häufigsten an der Streckseite des Handgelenks, in der Kniekehle und am Fußrücken.

Klinik

Als Komplikation kann es durch die Schonstellung zur Verkürzung der Sehnen kommen (**Kontraktur**). Deshalb ist eine operative Entfernung anzuraten.

Epicondylitis humeri lateralis (Tennisellenbogen)

Ätiologie/Pathogenese

Bedingt durch die mechanische Überbeanspruchung beim Tennisspielen kommt es am Epikondylus des Oberarmes zur Degeneration und entzündlichen Reaktion der Sehne im Ansatzbereich der Streckmuskulatur.

Klinik

Während röntgenologisch keine Veränderungen nachweisbar sind, ist der Arm äußerst schmerzempfindlich auf Druck und Bewegung gegen Widerstand.

41.2 Erkrankungen der Sehnen, Sehnenscheiden, Schleimbeutel und Faszien durch pathologische Ablagerungen

Bei Patienten mit **Gicht** können die **Gichttophi** auch in den Sehnenscheiden und Bursae auftreten, wo sie durch die chronische Entzündung schmerzhafte Bewegungseinschränkungen auslösen. Ebenfalls kann die **Pseudogicht** zur Ablagerung von **Kalziumphosphatkristallen** führen (**Tendinosis calcarea**).

Außerdem kann es z.B. bei der chronischen Polyarthritis zur Bildung der **Rheumaknoten** kommen (vgl. Kap. 6.5.8).

41.3 Entzündungen der Sehnen, Sehnenscheiden, Schleimbeutel und Faszien

Die Tendovaginitiden lassen sich in **nicht-stenosierende Formen** und in **stenosierende Formen** einteilen. Die nicht-stenosierenden Formen werden weiter in eine **nicht-erregerbedingte** Tendovaginitis und eine **erregerbedingte** (spezifische) Tendovaginitis aufgeteilt, während die stenosierenden Formen grundsätzlich nicht-erregerbedingt sind.

Tendovaginitis (Tenosynovitis, Paratenositis, Peritendinitis)

Ätiologie/Pathogenese

Mechanische Überbelastungen können – neben einer ödematösen Schwellung – eine **serofibrinöse** Exsudation der Sehnenscheiden bewirken. Das Fibrin fällt im Sehnenscheidenhohlraum aus und behindert das Gleiten der Sehne in der Sehnenscheide.

Klinik

Häufigste Ursache der Sehnenscheidenentzündung sind wiederholt ausgeführte Bewegungen. Häufig sind die Sehnenscheiden des Unterarms betroffen (z.B. beim Schreibmaschinenschreiben). Auffällig ist das knarrende Krepitationsgeräusch **(Tendovaginitis crepitans)**, das durch den Reibungswiderstand der Fibrinausfällungen entsteht. Das betroffene Gebiet kann sich watteähnlich anfühlen.

Spezifische Tendovaginitis

Definition

Unter der spezifischen Tendovaginitis versteht man im allgemeinen die tuberkulöse Form. Andere Erreger sind selten.

Ätiologie/Pathogenese

Durch hämatogene Aussaat gelangen die Erreger zunächst in die Sehnenscheiden (insbesondere der Hände und der Füße), dann in die Sehnen selbst.

Morphologie

Wie überall können sich auch hier die **typischen Granulome** vom tuberkulösen Typ bilden.

Als Folge einer Tendovaginitis kann es zur Bildung eines serös gefüllten Hohlraumes, eines **Hygroms**, kommen. Bei der tuberkulösen Form befinden sich in dem Hygrom sekundär abgelöste Synovialiszotten mit einem reiskornähnlichen Aussehen **(Reiskörnchen-Hygrom)**. Eventuell sekundär auftretende Einblutungen lassen sich durch die Anwesenheit von **Siderophagen** nachweisen.

Tendovaginitis stenosans

Ätiologie/Pathogenese

Ebenfalls eine Stenosierung, hier eine **Fibrose der Sehnenscheiden der Fingerbeuger,** führt zur Einschränkung des Gleitvermögens. Ein Zusammenhang mit Grunderkrankungen (z.B. chronische Polyarthritis und Gicht) ist beschrieben worden.

Klinik

Typisches Symptom ist der **schnellende Finger,** der durch eine plötzliche Überwindung des Reibungswiderstandes entsteht.

Tendovaginitis (stenosans) de Quervain

Ätiologie/Pathogenese

Wahrscheinlich durch eine chronische mechanische Überbeanspruchung kommt es zur **hyalinen Exsudation** mit nachfolgender **Stenose des Sehnenscheideninnenraumes.** Meist sind die Sehnenscheiden des **M. abductor pollicis longus** und des **M. extensor pollicis brevis** betroffen, wodurch die beiden Muskeln in ihrer Funktion eingeschränkt sind.

Klinik

Wie bei der „normalen" Tendovaginitis zeigt sich oftmals ein Krepitationsgeräusch. Postmenopausale Frauen sind besonders häufig betroffen.

Bursitis

Definition

Bei der Bursitis handelt es sich um eine **Entzündung des Schleimbeutels** eines Gelenkes.

Ätiologie/Pathogenese

Ätiologisch entsteht die Bursitis meist abakteriell durch **mechanische Überbeanspruchung,** selten findet eine bakterielle Superinfektion statt.

Als weiterer ätiologischer Faktor sind **offene Verletzungen** zu nennen, bei denen die Erreger (z.B. Staphylokokken) direkt einwandern und eine bakterielle Bursitis verursachen **(akute Bursitis).**

Ferner können **rheumatische Erkrankungen** (z.B. eine chronische Polyarthritis) mit einer Bursitis einhergehen.

Am häufigsten betroffen sind das Schultergelenk, das Ellenbogengelenk (z.B. nach Aufstützen des Ellenbogens: **student-elbow**), das Kniegelenk (z.B. Berufskrankheit der Fliesenleger) sowie das Hüftgelenk.

Morphologie

Makroskopisch sieht man auf der Innenwand die Kennzeichen einer granulierenden Entzündung, einhergehend mit einer Schleimbeutel- und Schleimbeutelwandverdickung. Die mikroskopisch sichtbaren **Fibrinauflagerungen** werden häufig granulomatös organisiert und imponieren makroskopisch als **weiße, linsenförmige Kügelchen.**

Komplikationen

Vermutlich ist es die entzündungsbedingte Wandschwäche, die zur Ausbildung von Zysten **(Hygromen)** führen kann. Als Folge einer (chronischen) Kniegelenksentzündung kann es zur Anschwellung der dorsalen Kapsel des Kniegelenkes kommen. Es bildet sich eine sogenannte **BAKER-Zyste** (einige Autoren verwenden diesen Begriff für alle chronisch geschwollenen Bursae).

Klinik

Die Entzündungen der oberflächlichen Schleimbeutel gehen mit einer deutlichen Schwellung einher, während die tieferen häufig unerkannt bleiben. Im Gegensatz zu einem Erguß im Kniegelenk ist die „tanzende Patella" nicht auslösbar. Bei abakteriellen Bursitiden therapiert man mit Ruhigstellung und Kühlung des Gelenkes, bei bakteriellen Formen gibt man zusätzlich Antibiotika. Die chronischen Formen, die im Zusammenhang mit einer rheumatischen Erkrankung stehen, werden mit Kortikosteroiden behandelt. Sofern die Therapie nicht erfolgreich ist, kann man eine Bursektomie vornehmen.

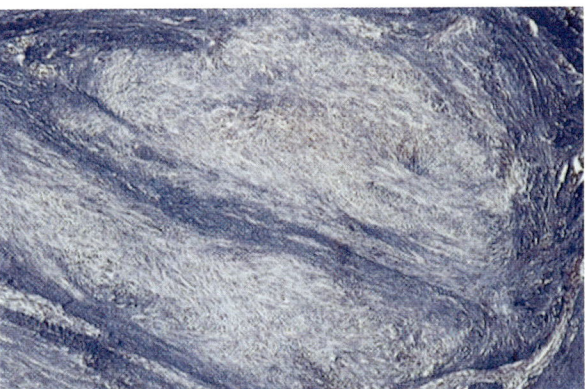

Abb. 41-1 Fibromatosis palmaris Dupuytren. Zwischen den dunkelblau gefärbten „normalen" Kollagenfaserbündeln erkennt man zwei faserarme, fibrozyten- und -blastenreiche aufgehellte Bezirke. Färbung: Ladewig.

41.4 Tumorartige Veränderungen und Tumoren der Sehnen, Sehnenscheiden, Schleimbeutel und Faszien

41.4.1 Gutartige und semimaligne Tumoren

Fibromatosen

Definition

Der Begriff Fibromatose wird uneinheitlich verwendet: Im engeren Sinne bezeichnet er das „multiple Auftreten von Fibromen", im weiteren Sinne „jede gutartige bindegewebige Wucherung". Im nachfolgenden Text werden als Fibromatosen **gutartige, infiltrativ und schnell wachsende Wucherungen des Bindegewebes** bezeichnet.

Ätiologie/Pathogenese

Die Fibromatosen können ihren Ausgang von Faszien oder Aponeurosen nehmen. Die wichtigsten Fibromatosen sind:

- **Noduläre Fasziitis (pseudosarkomatöse Fibromatose).** Es handelt sich vermutlich um eine posttraumatisch entstehende, also reaktive Wucherung der Fibroblasten, insbesondere der oberflächlichen Faszien am Unterarm und an der Hand. Von dieser seltenen Erkrankung sind „jüngere Erwachsene" betroffen. Das **schnelle, destruktive Wachstum** und die **vielen Mitosen** der **spindelförmig wachsenden Fibroblasten** erschweren die Differentialdiagnose zum Fibrosarkom.
- **Morbus** Dupuytren **(Palmarfibromatose).** Bei dieser Erkrankung kommt es zu einer **fibromatösen Verdickung der Palmaraponeurose,** bei gleichzeitig verminderter Bildung der Interzellularsubstanz (Abb. 41-1). Folge ist u.U. eine Beugekontraktur der Finger IV und V. Die Ätiologie ist zwar ungeklärt, ein Zusammenhang mit dem Diabetes mellitus und dem Alkoholismus (Leberzirrhose?) wird diskutiert.
- **Morbus** Ledderhose **(Plantarfibromatose).** Analog zum Morbus Dupuytren kommt es zur **fibromatösen Verdickung der Plantaraponeurose.**

- **Induratio penis plastica (**Peyronie**-Krankheit).** Diese Fibromatose unbekannter Ätiologie betrifft insbesondere die beiden Corpora cavernosa des dorsalen Penisschaftes. Bei einer Erektion kommt es zu einer „posthornartigen" Verkrümmung des Penis, wodurch die Penetration häufig unmöglich ist (→ Impotentia coeundi).
- **Desmoid-Fibromatose.** Dieser seltene Tumor geht von den Faszien aus. Durch sein infiltratives Wachstum ist die operative Entfernung schwierig und ein Rezidiv häufig. Da aber Fernmetastasen bisher nicht beschrieben wurden, wird er als **semimaligne** eingestuft. (Einige Autoren zählen ihn deswegen auch nicht mehr zu den Fibromatosen.) Eine abdominelle Lokalisation (Faszie des M. rectus abdominalis) findet man bei Schwangeren, andere Lokalisationen (z.B. Schulter, Rücken, Gelenke, Narben) betreffen beide Geschlechter. Histologisch zeigen sich **uniforme Fibroblasten,** es gibt wenig Kernatypien.
- **Morbus** Ormond. Diese Erkrankung, bei der es zur Bildung einer bindegewebigen Platte im Retroperitoneum kommt, ist in Kapitel 27.4 abgehandelt.

Riesenzelltumor der Sehnenscheiden

Definition

Bei diesem Tumor handelt es sich um einen primär gutartigen Sehnenscheidentumor, der sich durch die Anwesenheit von Riesenzellen auszeichnet.

Ätiologie/Pathogenese

Ätiologisch wird den Hypercholesterinämien eine Bedeutung zugeschrieben. Dieser Tumor ist vermutlich der gutartige Vorläufer des malignen Riesenzelltumors der Sehnenscheiden, der bei ähnlicher Morphologie Malignitätsmerkmale wie z.B. Zellatypien und Metastasen aufweist.

Morphologie

Diese knotigen Wucherungen der Sehnenscheiden wachsen zumeist an den kleinen Gelenken der Hand und des Fußes. Histologisch zeigt dieser **gelbe** Tumor **undifferenzierte, spindelförmige Zellen, Schaum-** und **Riesenzellen.** Einige Zellen enthalten Hämosiderin **(Synovitis villonodularis pigmentosa).**

41.4.2 Bösartige Tumoren

Tenosynoviales Sarkom

Ätiologie/Pathogenese

Vermutlich geht das seltene tenosynoviale Sarkom vom Stratum synovialis aus **(Synovialissarkom).**

Morphologie

Häufig sind die großen Gelenke betroffen. Der Tumor kann entweder epitheliale oder mesenchymale Merkmale aufweisen (monophasisch) oder als Mischtyp auftreten (biphasisch).

Alveoläres Weichteilsarkom

Das alveoläre Weichteilsarkom **(maligner Granularzelltumor)** ist ein Tumor unklarer Ätiologie. Er liegt im paraartikulären Bindegewebe. Seine PAS-positiven Zellen enthalten elektronenmikroskopisch sichtbare kristallin-lamelläre Einschlüsse. Er metastasiert bevorzugt in das ZNS.

Klarzellsarkom der Sehnenscheiden und Aponeurosen

Das Klarzellsarkom der Sehnenscheiden und Aponeurosen wird auch **hellzelliges Melanom des Bindegewebes** genannt. Die Ätiologie diese Tumors ist ebenfalls unklar. Die schwach anfärbbaren Zellen enthalten sehr häufig Melanin. Er metastasiert bevorzugt in die Lunge.

42 Statistik

K. J. Bühling

42.1 Aufgabe der Statistik

Statistik ist ein wichtiges Hilfsmittel in der Medizin. Wie sonst ließe sich Nutzen oder schädliche Wirkung einer Therapie (z.B. eines neuen Medikamentes) nachweisen? Leider zeigt sich die schädliche Wirkung oft erst nach Jahren.

Auch in der Pathologie hat die Statistik einen hohen Stellenwert. Zwar spielt die Berechnung der relativen Größe eines bereits rupturierten Aneurysmas für den daran Verstorbenen keine Rolle mehr. Aufgrund der Messung läßt sich aber vielleicht die Behauptung aufstellen, daß Aneurysmen, die einen bestimmten Durchmesser unterschreiten, üblicherweise nicht rupturieren. Diese Erkenntnis hat natürlich einen Einfluß auf die zukünftige Therapie (z.B. Indikation zur Operation).

42.2 Statistische Erhebung

Keine Statistik kann besser sein als die Daten, aus denen sie entsteht.

Bei kleinen Arbeiten werden die Daten zumeist von Einzelpersonen oder einem kleinen Personenkreis erhoben, so daß zwar eine gewisse Kontinuität gewährleistet ist, nachteilig aber ist, daß ein kleiner Datensatz weniger aussagekräftig ist als ein großer.

Beispiel für eine große Datenerhebung ist die **Todesursachenstatistik 1993** vom Statistischen Bundesamt: Anhand von 897 270 Totenscheinen wurden die Häufigkeiten bestimmter Ereignisse, die zum Tode führten, in der Injuries and Causes of Death (ICD)-Klassifikation, einem Bestandteil der International Classification of Diseases (ebenfalls ICD), kodiert.

Die Daten, auf denen dieser Datensatz beruht, sind also letztendlich in mehr oder minder sorgfältiger Arbeit von dem/der Arzt/Ärztin erhoben worden, der/die die Todesbescheinigung ausstellt. Bei der Ausstellung der Leichenschauscheine wird die Erstellung einer **Kausalkette** gefordert. Hierbei soll einerseits das unmittelbar zum Tode führende Ereignis ausgewiesen werden, andererseits eine eventuell bestehende Grunderkrankung, die **kausal** zu diesem Ereignis geführt hat (z.B. Diabetes mellitus). Im günstigsten Fall stehen dem Arzt hierfür Krankenakten zur Verfügung, im ungünstigsten keinerlei medizinische Unterlagen. Dann ist es natürlich schwer – wenn nicht gar unmöglich – festzustellen, ob die

(Verdachts-)Diagnose „Tod durch Herzinfarkt (ICD 410)" nicht vielleicht auf eine ganz andere Grunderkrankung, z.B. „Tod durch Diabetes mellitus (ICD 250)" zurückzuführen ist. Fraglich bleibt auch, inwieweit sich der/die Arzt/Ärztin Gedanken darüber macht, ob es sich bei dem „Leberkrebs" um Metastasen oder einen primären Leberkrebs handelt.

In den alten Bundesländern werden die in Reinschrift ausgewiesenen Todesursachen durch Laienkodierer der Statistischen Landesämter klassifiziert. Auch hier besteht eine Fehlermöglichkeit, wenn nämlich die schriftlich gemachten Angaben mißverständlich oder veraltet sind. In der ehemaligen DDR hingegen wurde die Verschlüsselung durch den/die ausstellende(n) Arzt/Ärztin vorgenommen. Aber auch dies birgt Nachteile, z.B. wenn sich Änderungen in der Klassifikation ergeben, die der/die Arzt/Ärztin nicht rechtzeitig berücksichtigt.

Ebenfalls unterschiedlich gehandhabt wird die Vertraulichkeit der Daten. So wird die Kausalkette in der Hamburger Todesbescheinigung in einem „vertraulichen Teil" abgefragt, während z.B. die Kausalkette im Totenschein der ehemaligen DDR auch für die Angehörigen sichtbar war. Es bleibt dahingestellt, ob dies zu einer Verfälschung führen kann, z.B. wenn der ausstellende Arzt aus Rücksicht die Diagnose „alkoholische Leberzirrhose" so nicht notiert.

Diese Faktoren sind bei der Betrachtung dieser Statistiken zu bedenken und sollten jeden betroffenen Arzt/Ärztin zu entsprechender Sorgfalt mahnen.

42.3 Todesursachenstatistik, Krebstodesursachenstatistik und Krebsmorbidität

In Abbildung 42-1 und 42-2 sind die 5 häufigsten Todesursachen enthalten, aufgeschlüsselt nach Alter und Geschlecht. Anhand dieser Aufschlüsselung kann man die Wertigkeit der verschiedenen Erkrankungen oder Unfälle innerhalb einer Altersgruppe bestimmen. Die **Gesamthäufigkeit** ist natürlich von der Altersstruktur der Bevölkerung abhängig, d.h., je älter der Bevölkerungsdurchschnitt ist, desto mehr verschiebt sich die Gesamthäufigkeit nach rechts. Interessant ist vor allem, welche Stelle jeweils die bösartigen Erkrankungen einnehmen, die

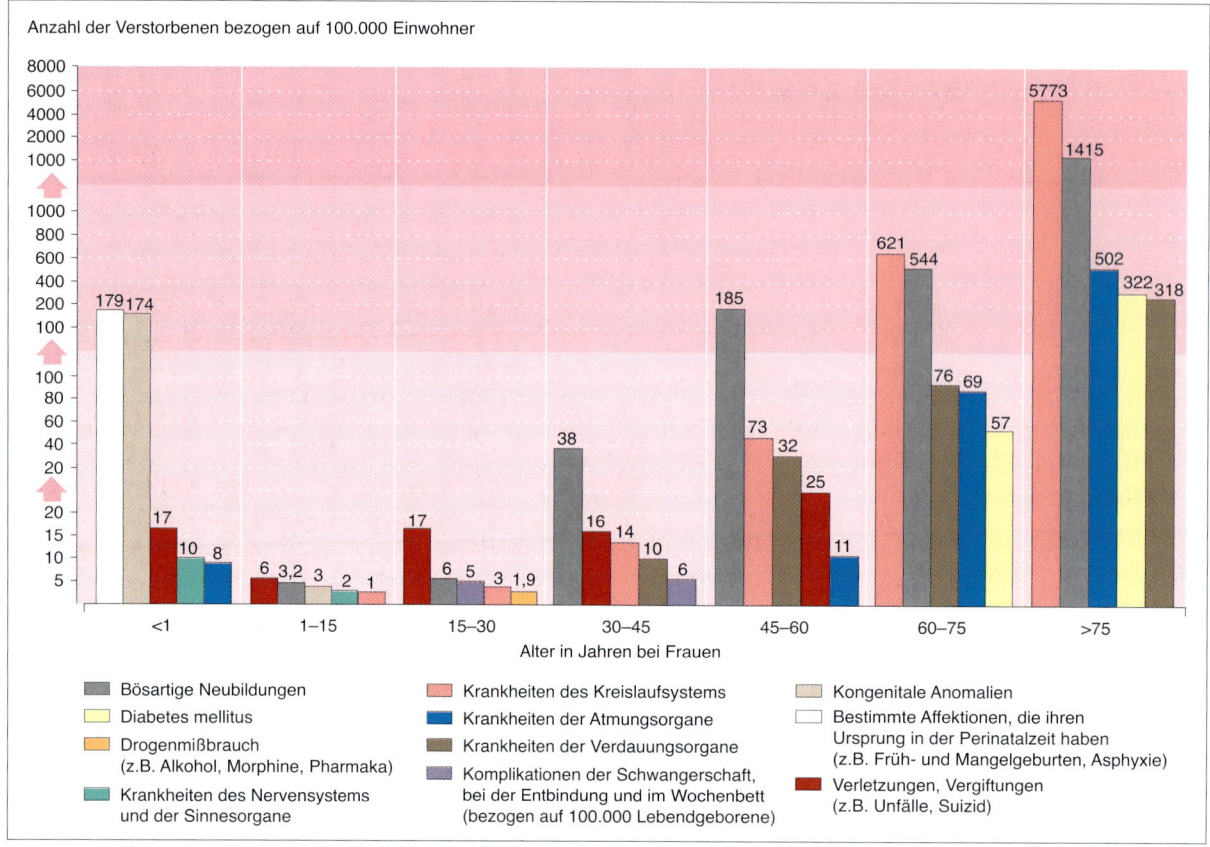

Abb. 42-1   **Todesursachenstatistik 1993 – Frauen.** Dargestellt sind die nach dem Alter aufgeschlüsselten fünf häufigsten Todesursachen. Mit 3,3 bzw. 6,6/100 000 steht der **Drogenmißbrauch** in der Altersklasse 30–45 und 45–60 an sechster Stelle. Während **Suizid** unter den „Verletzungen und Vergiftungen" in den niedrigen (–15) und höheren (75–) Altersklassen einen Anteil von nur etwa 10% einnimmt, beträgt sein Anteil in der Altersgruppe zwischen 15 und 75 Jahren bis zu 50% (berechnet nach Statistisches Bundesamt: Todesursachenstatistik 1993). Gesamtbevölkerung Frauen: 41 777 600.

dann weiter in der Krebstodesursachenstatistik aufgeschlüsselt sind.

In Abbildung 42-3 und 42-4 ist die **Krebstodesursachenstatistik 1993** dargestellt, ebenfalls nach Alter und Geschlecht aufgegliedert. Sie geben einen Überblick über die 5 häufigsten Krebstodesursachen in der jeweiligen Altersklasse. Die Krebstodesursachenstatistik ist aber nicht zu verwechseln mit der Krebsmorbidität, bei der die Inzidenz der Krebserkrankungen erfaßt wird. Der Morbiditäts-Letalitäts-Quotient ist natürlich von der Dignität des Tumors abhängig.

Während die postmortale Datenerhebung durch die Möglichkeit der Auswertung von Todesbescheinigungen unterstützt wird, erschweren die Datenschutzgesetze die Erhebung der **Krebsmorbiditäten.** Einige Bundesländer haben seit einigen Jahrzehnten Krebsregister eingerichtet. Die Datenerhebung an sich ist aber häufig vom Gutdünken der Ärzte abhängig, die über die Meldung an das Register frei entscheiden können. Hierdurch sind auch die teil-

weise erheblichen Differenzen zwischen einzelnen Krebsregistern zu erklären.

Eine Ausnahme bildet hier das **Kinderkrebsregister,** das Ende der 60er Jahre gegründet wurde und aufgrund der regen Beteiligung der Onkologen einen guten Überblick über die Häufigkeit bösartiger Veränderungen des Kindesalters vermitteln kann (Abb. 42-5). Die Angabe der Krankheiten erfolgt nach der International Classification of Diseases.

Seit dem 01.01.95 hat sich eine Änderung ergeben, die die Bundesländer zur Einführung eines Krebsregisters bis 1998 verpflichtet. Es bleibt zu hoffen, daß hierdurch ein besserer Datenstamm erhoben werden wird. Zur Zeit ist es allgemein üblich, Krebsstatistiken anhand der Daten des **Saarländischen Krebsregisters** zu erstellen (und auf die Bevölkerung hochzurechnen), da hier die Technik der Datenerhebung statistisch am vielversprechendsten ist.

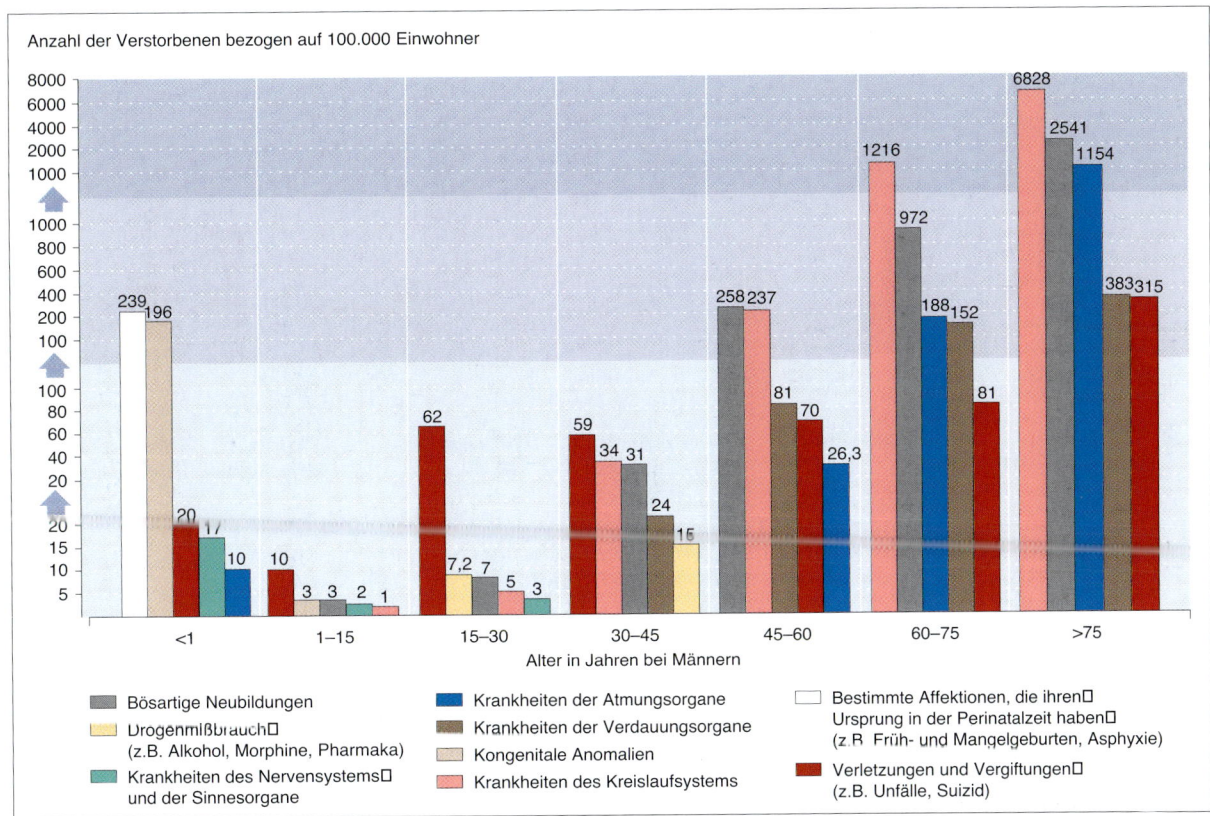

Abb. 42-2 Todesursachenstatistik 1993 – Männer. Dargestellt sind die nach dem Alter aufgeschlüsselten fünf häufigsten Todesursachen. Mit 25,9/100 000 steht der **Drogenmißbrauch** in der Altersklasse von 45–60 an sechster Stelle. Während der **Suizid** unter den „Verletzungen und Vergiftungen" in den niedrigen (–15) und höheren (75–) Altersklassen einen Anteil von nur etwa 10% einnimmt, beträgt sein Anteil in der Altergruppe zwischen 15 und 75 Jahren bis zu 40%. Die tatsächliche Anzahl ist – verglichen mit den Frauen – wesentlich höher (berechnet nach Statistisches Bundesamt: Todesursachenstatistik 1993). Gesamtbevölkerung Männer: 39 693 700.

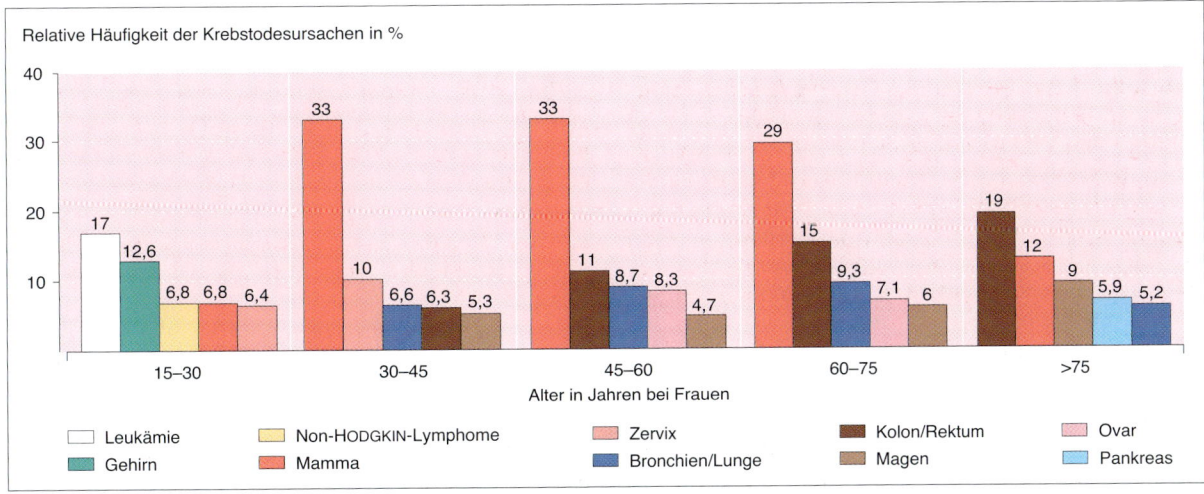

Abb. 42-3 Krebstodesursachenstatistik 1993 – Frauen. Dargestellt sind die nach dem Alter aufgeschlüsselten fünf häufigsten Krebstodesursachen. Cave: Es handelt sich um die Krebs**todes**ursachen, nicht die Krebsmorbidität – Erläuterung im Text (berechnet nach Statistisches Bundesamt: Todesursachenstatistik 1993).

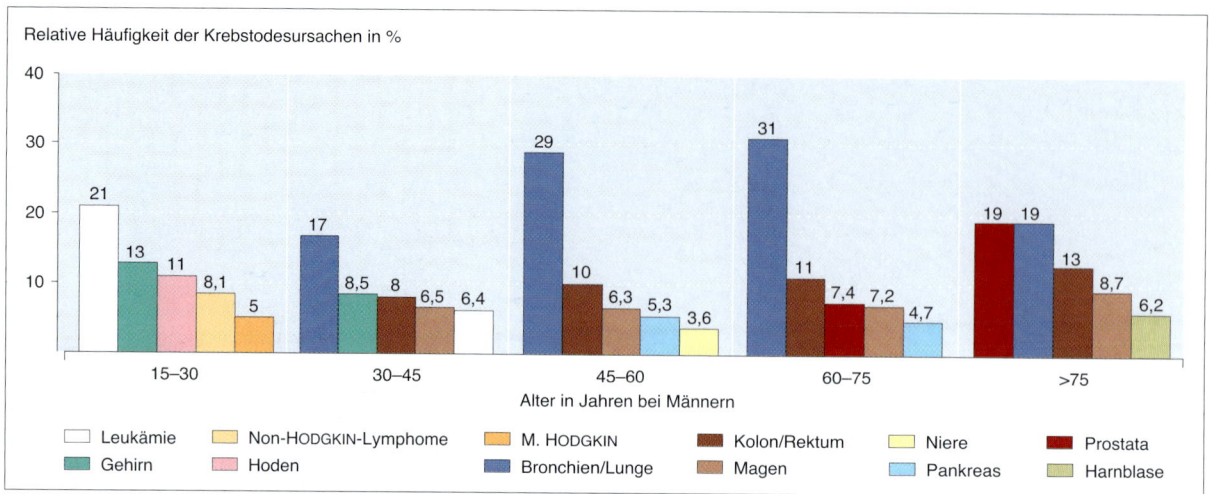

Abb. 42-4 Krebstodesursachenstatistik 1993 – Männer. Dargestellt sind die nach dem Alter aufgeschlüsselten fünf häufigsten Krebstodesursachen. Cave: Es handelt sich um die Krebs**todes**ursachen, nicht die Krebsmorbidität – Erläuterung im Text (berechnet nach Statistisches Bundesamt: Todesursachenstatistik 1993).

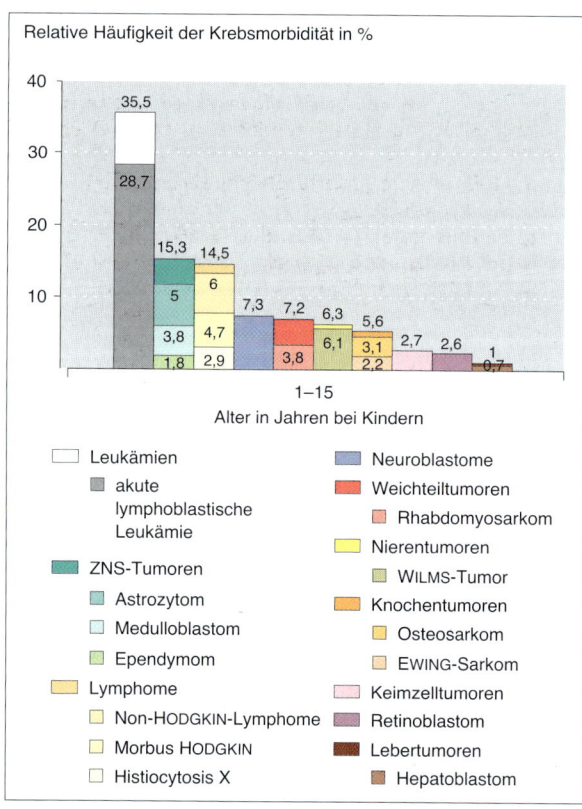

Abb. 42-5 Krebsmorbidität – Kinder. Dargestellt sind die zehn häufigsten Krebserkrankungen des Kindesalters (berechnet nach Daten des Kinderkrebsregisters Mainz, 1980–1988).

Literatur

Kapitelübergreifende Literatur

Berchtold, R., H. Hamelmann, H. J. Peiper, O. Trentz: Chirurgie. Lehrbuch. 3. Aufl. Urban & Schwarzenberg, München–Wien–Baltimore 1994.

H. Brandis, et al.: Lehrbuch der medizinischen Mikrobiologie, 7. Auflage 1994, G. Fischer Verlag.

Cervós-Navarro, J., R. Ferszt: Klinische Neuropathologie. Thieme, Stuttgart–New York 1989.

Classen, M., V. Diehl, K. Kochsiek: Innere Medizin. 4. Aufl. Urban & Schwarzenberg, München–Wien–Baltimore 1998.

Cotran, R. S., V. Kumar., S. L. Robbins: Robbins Pathologic Basis of Disease. 4th ed. 1989. W. B. Saunders Company Ltd, Philadelphia, London–Toronto–Montreal–Sydney–Tokyo.

Curran, R. C.: Farbatlas der Histopathologie. 4. Aufl. Springer, Berlin–Heidelberg–New York–London–Paris–Tokyo 1986.

Damjanov, I, J. Linder: Anderson Pathology. 10th ed. 1996, Mosby.

P. Fritsch: Dermatologie und Venerologie. Springer-Verlag, Berlin–Heidelberg–New York 1998.

D. Gemsa, J. R. Kalden, K. Resch (Hrsg.): Immunologie. 4. Auflage 1997, Georg Thieme-Verlag, Stuttgart.

Grundmann, E.: Spezielle Pathologie. Farbatlas der makroskopischen und mikroskopischen Pathologie. Urban & Schwarzenberg, München–Wien–Baltimore 1986.

H. Hahn et al.: Medizinische Mikrobiologie. 3. Auflage 1999, Springer-Verlag, Heidelberg–Berlin.

Harrisons Innere Medizin Bd. 1 und 2, hrsg. von K. J. G. Schmailzl, Blackwell, Berlin–Wien, 1995.

Harrison's Principles of Internal Medicine, K. Isselbacher et al. (Ed.), 13th Edition 1994, McGraw-Hill, New York, St. Louis.

Herold, G.: Innere Medizin. Eigenverlag, Köln 2000.

Kauffmann, Moser, Sauer: Radiologie. 1. Aufl. 1996, Urban & Schwarzenberg, München.

Neville, W.: Pathology Basic and Systemic. 1998 Saunders Company Ltd, Philadelphia–London–Toronto–Sydney–Tokyo.

Niethard, F. U., J. Pfeil: Orthopädie. 3. Aufl. Hippokrates, Stuttgart 1997.

Niessen, K.-H.: Pädiatrie. 5. Aufl. Thieme, Stuttgart–New York 1999.

Pschyrembel, W., J. W. Dudenhausen: Praktische Geburtshilfe mit geburtshilflichen Operationen. 18. Aufl. De Gruyter, Berlin–New York 1994.

Pschyrembel W., G. Strauss, E. Petri: Praktische Gynäkologie für Studium, Klinik und Praxis. 5. Aufl. De Gruyter, Berlin–New York 1991.

W. Remmele (Hrsg.): Pathologie. Band 1–6, Springer-Verlag, Berlin–Heidelberg–New York 1997.

Sobotta, J., F. Hammersen: Histologie. Farbatlas der mikroskopischen Anatomie. 5. Aufl. Urban & Schwarzenberg, München–Wien–Baltimore 1997.

Spezialliteratur

Kapitel 1

Reinhardt, G., H.-J. Seidel, H.-G. Sonntag, W. Gaus, V. Hingst, R. Mattern: Ökologisches Stoffgebiet. Hippokrates, Stuttgart 1991.

Wissenschaftlicher Beirat der Bundesärztekammer. Richtlinien zur Feststellung des Hirntodes. Dritte Fortschreibung 1997 mit Ergänzungen gemäß Transplantationsgesetz (TPG). DÄ 95 Heft 30 (1998) A-1861–1868, B-1509–1516, C-1381–1388.

Kapitel 3

Dibbert, B., H. U. Simon: Die molekularen Mechanismen der Apoptose. Dtsch. Med. Wschr. 122 (1997) 523–526.

Linke, R. P., K. Altland, J. Ernst, L. Gerhard, H. Michels, W. Saeger, F. Willig: Praktische Hinweise zur Diagnose und Therapie generalisierter Amyloidosen. DÄ 95 Heft 42 (1998) B 2048-2055.

Sillence, D. O., A. Senn, D. M. Danks: Genetic heterogeneity in osteogenesis imperfecta. J. med. Genet. 16 (1979) 101–116.

Simon, H.-U.: Programmierter Zelltod. Dtsch. Med. Wschr. 122 (1997) 167–168.

Vetter, U., R. Brenner, W. M. Teller, O. Worsdorf: Osteogenesis imperfecta. Neue Gesichtspunkte zu Grundlagen, Klinik und Therapie. Klin. Pädiat. 201 (1989) 359–368.

Kapitel 4

Ernst, A., J. D. Zibrak: Carbon Monoxide Poisoning, NEJM 1998, 339 (22):1603–8.

Fields, B. N., D. M. Knipe, P. M. Howley (Ed.): Fields Virology (Vol.1, 2), 3rd ed. 1996, Lippincott-Raven

Gorbach, S. L., J. G. Bartlett, N. R. Blacklow: Infectious Diseases, 2nd Edition 1998, W. B. Saunders

Greenlee, J. E.: PML – Progress Made and Lessons Relearned, NEJM 1998, 338 (19):1378–9.

Hasleton, P. S. (Ed.): Spencer's Pathology of the Lung, 5th ed. 1996, McGraw-Hill.

Haywood, A. M.: Transmissible Spongiform Encephalopathies, NEJM 1997, 337 (25):1821–8.

Johnson, R. T.: Creutzfeld-Jacob Disease and Related Transmissible Spongiform Encephalopathies, NEJM 1998, 339 (27):1994–04.

Lambert, H. P., W. E. Farrar: Farbatlas der Infektionskrankheiten, 1984, Georg Thieme Verlag

Landrigan, P. J.: Asbestos- Still a Carcinogen (Edit.), NEJM 1998, 338 (22):1618–9.

Lowy, F. D.: S. aureus Infections, NEJM 1998, 339 (8):520–32.

Moeschlin, S.: Klinik und Therapie der Vergiftungen, 7. Aufl. 1986, Georg Thieme Verlag

Parkes, W. R.: Occupational Lung Disorders, 3rd ed. 1994, Butterworth-Heinemann, Oxford–London–Boston

Reichl, F.-X.: Taschenatlas der Toxikologie, 1. Aufl. 1997, Georg Thieme Verlag

Stout, J. E., V. L. Yu: Legionellosis, NEJM 1997, 337 (10): 682–87.

Vors et al., A.: Vorkommen, Häufigkeit und Resistenzverhalten von Methicilin-resistenten Staphylococcus aureus-Stämmen in Deutschland, DMW 1992; 117:1907–12.

Kapitel 5

Antigen Localization and Migration in Immunity and Tolerance, NEJM 1998; 339 (26):1905–13.

Coytinho, A., M. D. Kazatchkine: Autoimmunity, 1994, Wiley-Liss.

Frank, M .M., K. F. Austen, H. N. Claman, E. R. Unanue: Samter's Immunologic Diseases, 5th ed. 1995, Little, Brown and Company.

Gross, W. L.: Primär systemische Vaskulitiden (Teil I und II), Internist 1999; 40:779–94, 951–68.

Jennette, J. C., R. J. Falk: Small Vessel Vasculitis, NEJM 1997; 337 (21):1512–23.

Lieberman, P., J. A. Anderson (Hrsg.): Allergic Diseases, 1997, Humana Press.

Liu et al.: Lymphocyte-Mediated Cytolysis and Disease, NEJM 1996; 335 (22):1651–59.

Luster, A. D.: Chemokines- Chemotactic Cytokines that mediate Inflammation, NEJM 1998; 338 (7):436–45.

Savage et al., C.: Primary systemic vasculitis, Lancet 1997; 349:553–8.

Kapitel 6

Cohn, D. H., P. H. Byers: Clinical screening for collagen defects in connective tissue diseases. Clin. Perinatol. 17 (1990) 793–809.

Cole, W. G.: Etiology and pathogenesis of heritable connective tissue diseases. J. pediat. Orthop. 13 (1993) 392–403.

DeRemee, R. A.: Sarcoidosis and Wegener's granulomatosis: a comparative analysis. Sarcoidosis 11(1994) 7–18.

Gramm, H.-J., L. Hannemann, K. Reinhart, H. Lode: Sepsis: ein Begriff im Wandel. Dtsch med Wschr 120 (1995) 498–502.

Maslen, C. L., R. W. Glanville: The molecular basis of Marfan syndrome. DNA Cell. Biol. 12 (1993) 561–572.

Kapitel 8

Bataille, R., J.-L. Harousseau: Multiple Myeloma, NEJM 1997; 336 (23):1657–65.

Becker, N., J. Wahrendorf, Krebsatlas der Bundesrepublik Deutschland, 3. Aufl. 1998, Springer-Verlag.

Begemann, M.: Praktische Hämatologie, 11. Aufl. 1999, Georg Thieme Verlag.

Bennett, J. M., D. Catovsky, M. T. Daniel et al.: The Chronic Myeloid Leukemias. Proposals by the French-American-British Cooperative Group, Br J Haematology 1994; 87: 746–54.

Bunn, H. F.: Pathogenesis and Treatment of Sickle Cell Disease, NEJM 1997; 337(11):762–9.

Handin, R. I., S. E. Lux, T. P. Stoessel: Blood – Principles and Practice of Hematology, 1995, J. B. Lippincott.

Harris, N. L., E. S. Jaffe, H. Stein et al.: A Revised European/American Classification of Lymphoid Neoplasms, Blood 1994; 84:1361–92.

Hasenclever et al., D.: Prognostic Score for Advanced Hodgkin's Disease, NEJM 1998; 339 (21): 1506–14.

Heaney, M. L., D. W. Golde: Myelodysplasia, NEJM 1999; 340 (21):1649–60.

Mendelsohn, J., P. M. Howley, M. A. Israel, L. A. Liotta: The Molecular Basis of Cancer, 1995, W.B. Saunders.

Morgenthaler, H. G., T. Beinert, K. Possinger: Paraneoplastische Syndrome, Internist 1998; 39:67-81.

Olivieri, N. F.: The β-Thalassemias, NEJM 1999; 341(2):99–109.

Pui, C. H., W. E. Evans: Acute Lymphoblastic Leukemia, NEJM 1998; 339(9):605–15.

Schwartz, R. S.: Polycythemia vera – Chance, Death and Mutability (Ed.), NEJM 1998; 338(9):613-5.

Steinberg, M. H.: Management of Sickle Cell Disease, NEJM 1999; 340(13):1021–31.

Ton, B.-H., I. R. Van Driel, P. A. Gleeson: Pernicious Anemia, NEJM 1997; 337(20):1441–8.

Kapitel 9

Alexander, K.: Gefäßkrankheiten. Innere Medizin der Gegenwart. Urban & Schwarzenberg, München–Wien–Baltimore 1993.

Aro, A., F. M. Kardinaal, I. Salminen, J. D. Kark, R. A. Riemersma, M. Delgado-Rodriguez, J. Gomez-Aracena, J. K. Huttunen, L. Kohlmeier, B. C. Martin, J. M. Martin-Moreno, V. P. Mazaev, J. Ringstad, M. Thamm, P. van´t Veer, F. J. Kok: Adipose tissue isomeric trans fatty acids and risk of myocardial infarction in nine countries: the EURAMIC study. Lancet 345 (1995) 273–278.

Criqui, M. H., B. L. Ringel: Does diet or alcohol explain the French paradox? Lancet 344 (1994) 1719–1723.

Frank, S. T.: Aural sign of coronary – artery disease. New Engl. J. Med. (1973) 327–328.

Marmot, M. G., P. Elliott, M. J. Shipley, A. R. Dyer, H. Ueshima, D. G. Beevers, R. Stamler, H. Kesteloot, G. Rose, J. Stamler: Alcohol and blood pressure: the INTERSALT study. BMJ 308 (1994) 1263–1267.

Kawachi, I., G. A. Colditz, F. E. Speizer, J. A. E. Manson, M. J. Stampfer, W. C. Willett, C. H. Hennekens: A prospective study of passive smoking and coronary heart disease. Circulation 95 (1997) 2374–2379.

Keatinge, W. R., S. R. Coleshaw, J. C. Easton, F. Cotter, M. B. Mattock, R. Chelliah: Increased platelet and red cell counts, blood viscosity, and plasma cholesterol levels during heat stress, and mortality from coronary and cerebral thrombosis. Amer. J. Med. 81 (1986) 795–800.

Kreisberg, R. A.: A votre santé. Arch. intern. Med. 152 (1992) 263–265.

Pierach, C. A.: Alkoholkonsum und Koronarsklerose. Dtsch. med. Wschr. 117 (1992) 39.

Roskamm, H., H. Reindell: Herzkrankheiten. 4. Aufl. Springer-Verlag.

Ross, R.: Atherosclerosis – an inflammatory disease. New Engl. J. Med. 340 (1999) 115–126.

Kapitel 10

Ewenstein, B. M.: Antithrombotic Agents and Thromboembolic Disease, NEJM 1997, 337 (19): 1383–4.

Furlan et al., M.: vWF-Cleaving Protease in TTP and the HUS, NEJM 1998, 339 (22):1578–84.

Müller-Berghaus, G., B. Pötzsch (Hrsg.): Hämostaseologie, 1998, Springer-Verlag

Kapitel 11

Cederna, P., F. E. Eckhauser, G. P. Kealev: Cushing's syndrome secondary to bronchial carcinoid secretion of ACTH: a review. Am Surg. 1993, 59 (7):438–42.

DeVita, M. C., H. M. Gardenswartz, A. Konecky, P. M. Zabetakis: Incidence and etiology of hyponatriemia in an intensive care unit. Clin Nephrol. 1990, 34(4): 134–6.

LiVolsi, V. A.: The pathology of autoimmune thyroid disease: a review. Thyroid. 1994, 4(3):333–9.

Opocher, G., S. Rocco, G. Carpene, F. Mantero: Differential diagnosis in primary aldosteronism. J Steroid Biochem Mol Biol. 1993, 45(1-3):49–55.

Pierce, S. T.: Paraendocrine syndroms. Curr. Opin. Oncol. 1993, 5(4):639-45.

Turner, H. E., C. B. Adams, J. A. Wass: Pituitary tumors in the elderly: a 20 year experience. Eur. J. Endocrinol. 1999, 140(5):383-9.

Kapitel 12

Archer, G. J., R. D. H. Monie: Wilson's disease and chronic active hepatitis. Lancet 1977, I:486.

Kapitel 13

Greaves, M., F. Lawlor: Angioedema: manifestations and management. J. Am. Acad. Dermatol. 1991 Jul; 25: 155–165.

Morgenroth, K.: Chronische Bronchitis. 1988 Verlag Walter de Gryter & Co, Berlin, New York.

Rubin, E., J. L. Farber: Pathology. 2. ed. 1994, J. B. Lippincott, Philadelphia.

Wiedemann, H. P., .J. K. Stoller: Lung disease due to alpha 1-antitrypsin deficiency. Curr. Opin. Pulm. Med. 1996 Mar; 2(2): 155-60.

Wilson, R: Interstitial lung disease. Curr. Opin. Pulm. Med. 1996 Sep; 2(5): B97-107.

Kapitel 14

Alter, M. J.: Acute Non-A-E Hepatitis in the US and the Role of Hepatitis G Virus Infection; NEJM 1997; 3 36(11):741-6.

O'Connor, P. G., R. S. Schottenfeld, R. S. Cotran, V. Kumar, S. L. Robbins: Robbins Pathologic Basis of Disease. 4th ed. 1989 W. B. Saunders Company Ltd, Philadelphia, London–Toronto–Montreal–Sydney–Tokyo.

Gerbes, A. L.: Pathophysiology of Ascites Formation, Hepatogastroenterology 1991; 38:360–4.

Gitlin, N., R. M. Strauss: Atlas of Clinical Hepatology, 1995, W. B. Saunders, Philadelphia–London–Toronto–Sydney–Tokyo.

Haubrich, W. S., F. Schaffner: Bockus Gastroenterology, 5th ed. 1995, Vol.1–4, W. B. Saunders.

Hoofnagle, J. H., A. M. Bisceglie: Treatment of Chronic Viral Hepatitis; NEJM 1997; 336(5):347–56.

Hoofnagle, J. H., R. J. Carithers, C. Shapiro: Fulminant Hepatic Failure, Hepatology 1995; 21:240–52.

Lake, J. R.: Hepatocyte Transplantation (Ed.), NEJM 1998; 338(20):1463–5.

Lee, W. M.: Hepatitis B Virus Infection, NEJM 1997; 337 (24):1733-45.

Omata, M.: Treatment of Chronic Hepatitis B Infection; NEJM 1998; 339(2):114–5.

Patients with Alcohol Problems; NEJM 1998; 338(9): 592–602.

Rössle, M.: Der transjuguläre intrahepatische portosystemische Shunt (TIPS) – Indikationen und Ergebnisse, Z. Gastroenterologie 1997; 35:505–15.

Trauner et al., M.: Molecular Pathogenesis of Cholestasis, NEJM 1998; 339(17):1217–27.

Kapitel 15

Aaltonen, L. A., et al.: Incidence of Hereditary Nonpolyposis Colorectal Cancer and the Feasibility of Molecular Screening for the Disease; NEJM 1998; 338(21):1481–7.

Armstrong, D., et al: Reflux Disease and Barrett's Oesophagus, Endoscopy 1992; 24:9–17.

Bond, J. H.: Polyp guideline: Diagnosis, Treatment and Surveillance for Patients with Non-familial Colorectal Polyps, Ann Intern Medicine 1993; 119:836.

Carcinoid Tumors, NEJM 1999; 340(11):858–68.

Friedman, L. S.: Helicobacter pylori and Non-Ulcer Dyspepsia, NEJM 1998; 339(26):1928–9.

Fuchs, C. S.: Dietary Fiber and the Risk of Colorectal Cancer and Adenoma in Women, NEJM 1999; 340(3):169–76.

Gillen, C. D., et al.: Crohn's Disease and Colorectal Cancer, Gut 1994; 35:651–5.

Gitlin, N., R. M. Strauss: Atlas of Clinical Hepatology, 1995, W. B. Saunders, Philadelphia–London–Toronto–Sydney–Tokyo.

Haubrich, W. S., F. Schaffner: Bockus Gastroenterology, 5th ed. 1995, Vol.1–4, W. B. Saunders.

Kiehne, K., et al.: Chronische Diarrhoe, Internist 1998; 39:841–55.

Kinzler, K. W.: Lessons from Hereditary Colorectal Cancer, Cell 1996; 87:746–54.

Legergren, J., et al.: Symptomatic Gastroesophageal Reflux as a Risk Factor for Esophageal Adenocarcinomas, NEJM 1999; 340(11):825–31.

Madoff, R. D.: Pharmacologic Therapy for Anal Fissure (Ed.), NEJM 1998; 338(4):257–9.

Malfertheiner, P., E. Bayerdörffer: Therapie bei peptischen Ulcera, Deutsches Ärzteblatt 1997; 94:A-3265–7.

Rockey, D. C.: Occult Gastrointestinal Bleeding; NEJM 1999; 341(1):38–47.

Sartor, R. B.: Pathogenesis and Immune Mechanisms of Chronic Inflammatory Bowel Diseases, Am J Gastroenterology 1997; 92: 5S–11S.

Stange, E. F., S. Schreiber: Morbus Crohn und Colitis ulcerosa, DÄ 1997; 94:A-1493–8.

Stüber, E., et al.: Akute Diarrhoe, E. Stüber et al.: Internist 1998; 39:754–65.

Ton, B-H, I. R. Van Driel, P. A. Gleeson: Pernicious Anemia, NEJM 1997; 337(20):1441–8.

Wolfe, M. M., et al.: Gastrointestinal Toxicity of Nonsteroidal Antiinflammatory Drugs, NEJM 1999, 340 (24): 1888–1890.

Kapitel 16

Abrons, H. L.: Cystic fibrosis: current concepts. W. Va med. J. 89 (1993) 236–240.

Bohle, A., N. Eichenseher, H. Fischbach, G. H. Neild, H. Wehner, H. H. Edel, H. Losse, E. Renner, W. Reichel, G. Schütterle: The different forms of glomerulonephritis. Morphological and clinical aspects, analysed in 2500 patients. Klin. Wschr. 54 (1976) 59–73.

Gärtner, H. V., H. Wehner, A. Bohle: Immunhistologische Befunde bei verschiedenen Glomerulonephritisformen. Teil I. Path. Res. Pract. 162 (1978) 178–197.

Gärtner, H. V., H. Wehner, A. Bohle: Immunhistologische Befunde bei verschiedenen Glomerulonephritisformen. Teil II. Path. Res. Pract. 162 (1978) 198–225.

Kerem, B., J. M. Rommens, J. A. Buchanan, D. Markiewicz, T. K. Cox, A. Chakravarti, M. Buchwald, L. C. Tsui: Identification of the cystic fibrosis gene: genetic analysis. Science 245 (1989) 1073–1080.

Koch, C., N. Hoiby: Pathogenesis of cystic fibrosis. Lancet 341 (1993) 1065–1069.

Kuhlmann, U., D. Walb. Nephrologie. Pathophysiologie – Klinik – Praxis. 2. Auflage. Thieme, Stuttgart–New York: 1994.

Riordan, J. R., J. M. Rommens, B. Kerem, N. Alon, R. Rozmahel, Z. Grzelczak, J. Zielenski, S. Lok, N. Plavsic, J. L. Chou: Identification of the cystic fibrosis gene: cloning and characterization of complementary DNA. Science 245 (1989) 1066–1073.

Rommens, J. M., M. C. Iannuzzi, B. Kerem, M. L. Drumm, G. Melmer, M. Dean, R. Rozmahel, J. L. Cole, D. Kennedy, N. Hidaka: Identification of the cystic fibrosis gene: chromosome walking and jumping. Science 245 (1989) 1059–1065.

Schneider, H.-J.: Urolithiasis: etiology, diagnosis. Springer-Verlag, Berlin–Heidelberg–New York–Tokyo 1985.

Tucker, L. B.: Heritable disorders of connective tissue and disability and chronic disease in childhood. Curr. Opin. Rheumatol. 4 (1992) 731–740.

Kapitel 17

Burnett, L., J. Jankovic: Chorea and ballism. Curr Opin Neurol Neurosurg 1992; 5:308–13.

Davis & Robertson's Textbook of Neuropathology. 3rd ed. Williams and Wilkins. 1997.

Gibb, W. R. G., A. J. Lees: The relevance of the Lewy body of the pathogenesis of idiopathic Parkinson's disease. J Neurol Neurosurg Psychiatry. 1988. 51:745–752.

Kleihues, P., P. C. Burger, B. W. Scheithauer et al: World Health Organization International Classification of Tumors. Histological Typing of Tumors of the Central Nervous System, Springer-Verlag, Berlin 1993.

Neary, D., J. S. Snowden, D. M. Mann, B. Northen, P. J. Goulding, N. MacDermott: Frontal lobe dementia and motor neuron disease. J Neurol Neurosurg Psychiatry. 1990; 53:23–32.

Nelson, J., J. Parisi, S. Schochet: Principles and Practice of Neuropathology. Mosby 1993.

Kapitel 18

Angelini, C., M. Fanin, M. P. Freda et al: The clinical spectrum of sarcoglyconopathies. Neurology 1999; 52: 176–179.

Duggan, D. J., J. R. Gorospe, M. Fannin et al.: Mutations in the sarcoglycans genes in patients with myopathy. N Engl J Med 1997; 336:618–624.

Jerusalem, F., S. Zierz: Muskelerkrankungen. Klinik, Therapie, Pathologie. 2. Aufl. Thieme, Stuttgart 1991.

Kapitel 19

Adams, R. D., M. Victor, A. H. Ropper: Principles of Neurology, 6th edition, McGraw Hill, New York, 1997.

Bale, J.: Viral encephalitis. Med Clin North Amer 1993; 77:25–42.

European-Chromosome 16 Tuberous Sclerosis Consortium, T. Identification and characterization of the tuberous sclerosis gene on chromosome 16. Cell, 1993; 75: 1305–1315.

Graham, D. I., P. L. Lantos, eds: Greenfield's Neuropathology, 6th ed, Oxford University Press, New York, 1997.

Johnson, R. T., C. J. Gibbs: Creutzfeld-Jacob disease and related transmissible spongiform encephalopathies. N Engl J Med 1998; 339: 1994-2004.

Levitz, R. E.: Herpes simplex encephalitis: A review. Heart Lung 1998; 27:209–212.

Listernick, R., C. Darling, M. Greenwald, L. Strauss, J. Charrow: Optic pathway tumors in children: the effect of neurofibromatosis type 1 on clinical manifestations and natural history. J Pediatr 1995; 127: 718–722.

Modlin, J. F., R. Dagan, L. E. Berlin et al.: Focal encephalitis with enterovirus infections. Pediatrics 1991; 88:841.

Palella, F. J. J., K. M. Delaney, A. C. Moorman et al.: Declining morbidity and mortality among patients with advanced human immunodeficiency virus infection. HIV Outpatient Study Investigators. New England Journal of Medicine 1998; 338:853–60.

Rosenberg, R. N.: A neurological gene map. Arch. Neurol. 1993; 50:1269–1271.

van Slegtonhorst, M. et al.: Identification of the tuberous sclerosis gene TSC1 on chromosome 9q34. Science 1997; 277: 805–808.

Spinillo, A., A. Ometto, R. Bottino, G. Piazzi, A. Iasci, G.

Rondini: Antenatal risk factors for germinal matrix hemorrhage and intraventricular hemorrhage in preterm infants. Eur J Obset Gynec Rep Biol 1995; 60:13–19.

Strauss, A., D. Kirz, H. D. Modanlou, R. K. Freeman:. Perinatal events and intraventricular/subependymal hemorrhage in the very low-birth weight infant. Am J Obstet Gynec 1985; 151:1022-1027.

Walker, A. E., M. Robins, F. D. Weinfeld: Epidemiology of brain tumors: the national survey of intracranial neoplasms. Neurology 1985; 35:219.

Kapitel 20

Behse F., F. Buchthal: Alcoholic neuropathy: clinical electrophysiological and biopsy findings. Ann Neurol 1977; 2:95–110.

Brooke, M. H.: A Clinician's View of Neuromuscular Diseases, 2nd ed., Williams & Wilkins, Baltimore, 1986.

Chance, P. F., M. K. Alderson, K. A. Leppig et al.: DNA deletion associated with hereditary neuropathy with liability to pressure palsies. Cell 1993; 72:143–151.

Claus, D., R. Eggers, A. Engelhardt, B. Neundorter, K. Worecka: Ethanol and polyneuropathy. Acta Neuro Scand 1985; 72:312–316.

Graham, D. I., P. L. Lantos (eds): Greenfield's Neuropathology, 6th ed, Oxford University Press, New York, 1997.

Kelly, J. J., Jr: The electrodiagnostic findings in the peripheral neuropathy associated with monoclonal gammopathy. Muscle Nerve 1983; 6:504–509.

Kapitel 21

Graham, D. I., P. L. Lantos (eds): Greenfield's Neuropathology, 6th ed, Oxford University Press, New York, 1997.

Grehn, F, Mackensen G: Die Glaukome. 1993, Kohlhammer, Stuttgart.

Schuknecht, H.: Pathology of the ear. 1974, Harvard Univ. Press, Cambridge.

Zrenner, E., K. Rüther, E. Apfelstedt: Retinitis pigmentosa. Klinische Befunde, molekulargenetische Ergebnisse und Forschungsperspektiven. Ophthalmologie 1992; 89:5-21.

Kapitel 22

Elder, D., R. Elenitsas, B. Johnson Jr., M. Ioffreda, J. J. Miller, U. F. Miller III: Synopsis and Atlas of Lever's Histopathology of the Skin. Lippinkott Williams and Wilkins, Philadelphia, 1999.

Lever, W. F., G. Schaumburg-Lever: Histopathology of the skin. 8. ed. Lippincott, Philadelphia 1997.

Mc Kee, P. H.: Pathology of the Skin. 2nd ed. Mosby-Wolfe, London, 1997.

Orfanos, C. E., C. Garbe: Therapie der Hautkrankheiten, Springer-Verlag, Berlin–Heidelberg–New York.

Kapitel 23

Everts, R. J., L. B. Reller: Pleural space infections: microbiology and antimicrobial therapy. Semin. Respir. Infect. 1999 Mar; 14(1): 18–30.

Light, R. W.: Diseases of the pleura. Curr. Opin. Pulm. Med. 1997 Jul; 3(4): 303–4.

Morabia, A., E. L. Wynder: Cigarette smoking and lung cancer cell types. Cancer. 1991 Nov 1; 68(9): 2074–8.

Rubin, E., J. L. Farber: Pathology. 2. ed. 1994, J. B. Lippincott, Philadelphia.

Takasugi, J. E.: Lung edema and adult respiratory distress syndrome. Curr-Opin-Radiol. 1990 Jun; 2(3): 365–7.

Thompson, L. D., B. M. Wenig, D. K. Heffner, D. R. Gnepp: Exophytic and papillary squamous cell carcinomas of the larynx: A clinicopathologic series of 104 cases. Otolaryngol-Head-Neck-Surg. 1999 May; 120(5): 718–24.

Kapitel 25

Adam, M.: Transitorische Bakteriämien bei zahnärztlichen Eingriffen in Intubationsnarkose bei Kindern - Bedeutung für die Endokarditisprophylaxe. Hamburg, Berlin: Akademos 1999.

Alexander, K.: Gefäßkrankheiten. Innere Medizin der Gegenwart. Urban & Schwarzenberg, München–Wien–Baltimore 1993.

Böhm, M., H. Fabel: Das Churg-Strauss-Syndrom. Dtsch. med. Wschr. 110 (1985) 227–231.

Böhm, N.: Kinderpathologie. Farbatlas und Lehrbuch der pädiatrischen Autopsiepathologie für Studierende und Ärzte. Schattauer, Stuttgart–New York 1984.

Kroegel, C., U. Costabel, H. Matthys: Klinische, ätiologische, diagnostische und differentialdiagnostische Aspekte des Churg-Strauss-Syndroms. Med. Klin. 83 (1988) 223–227.

Kunz, R.: Aneurysmata bei 35380 Autopsien. Schweiz. med. Wschr. 110 (1980) 142–148.

Leung, D. Y.: Kawasaki disease. Curr. Opin. Rheumatol. 5 (1993) 41–50.

Linzbach, A. J., E. Akuamoa-Boateng: Die Altersveränderungen des menschlichen Herzens I. Das Herzgewicht im Alter. Klin. Wschr. 51 (1973), 156–163.

Linzbach, A. J., E. Akuamoa-Boateng E.: Die Alternsveränderungen des menschlichen Herzens II. Die Polypathie des Herzens im Alter. Klin. Wschr. 51 (1973) 164–175.

Luft, F. C. et al.: Nicht-pharmakologische Faktoren in der Behandlung der arteriellen Hypertonie. Dtsch. med. Wschr. 117 (1992) 145–149.

Nagata, S., Y. Yamashiro, M. Maeda, Y. Ohtsuka, K. Yabuta: Immunhistochemical studies on small intestinal mucosa in Kawasaki disease. Pediat. Res. 33 (1993) 557–563.

Poche, R: Pathologische Anatomie der Koronarinsuffizienz. In: Roskamm, H. (Hrsg.): Handbuch der Inneren Medizin. Koronarerkrankungen. Springer, Berlin–Heidelberg–New York–Tokyo 1988.

Schumacher, G., K. Bühlmeyer: Diagnostik angeborener Herzfehler. 2. Aufl. Perimed, Erlangen 1989.

Seggewiß, H., U. Gleichmann: Perkutane transluminale Koronarangioplastie oder operative Revaskularisation bei koronarer Herzkrankheit? Dtsch. med. Wschr. 119 (1994) 280–282.

Sinzinger, H., W. Feigl, C. Dadak, J. H. Holzner: Intimal alterations of the aorta and the great arteries of newborn and children. Path. Microbiol. 43 (1975) 129–133.

Widmer, L. K., H. B. Stähelin, C. Nissen, A. daSilva: Venen-, Arterien-Krankheiten, koronare Herzkrankheit bei Berufstätigen. Prospektiv-epidemiologische Untersuchung. Basler Studie I–III. 1959–1978. Huber, Bern 1981.

Kapitel 26

Aaltonen, L. A. et al.: Incidence of Hereditary Nonpolyposis Colorectal Cancer and the Feasibility of Molecular Screening for the Disease; NEJM 1998;338(21):1481–7.

Armstrong, D., et al: Reflux Disease and Barrett's Oesophagus, Endoscopy 1992; 24:9–17.

Bond, J. H.: Polyp guideline: Diagnosis, Treatment and Surveillance for Patients with Non-familial Colorectal Polyps, Ann Intern Medicine 1993; 119:836.

Carcinoid Tumors, NEJM 1999; 340(11):858–68.

Friedman, L. S.: Helicobacter pylori and Non-Ulcer Dyspepsia, NEJM 1998;339(26):1928–9.

Fuchs, C. S.: Dietary Fiber and the Risk of Colorectal Cancer and Adenoma in Women, NEJM 1999;340(3):169–76.

Gillen, C. D., et al.: Crohn's Disease and Colorectal Cancer, Gut 1994; 35:651–5.

Gitlin, N., R. M. Strauss: Atlas of Clinical Hepatology, 1995, W. B. Saunders, Philadelphia–London–Toronto–Sydney–Tokyo.

Haubrich, W. S., F. Schaffner: Bockus Gastroenterology, 5th ed. 1995, Vol.1–4, W. B. Saunders.

Kiehne, K., et al.: Chronische Diarrhoe, Internist 1998; 39:841–55.

Kinzler, K. W.: Lessons from Hereditary Colorectal Cancer, Cell 1996; 87:746–54.

Legergren, J., et al.: Symptomatic Gastroesophageal Reflux as a Risk Factor for Esophageal Adenocarcinomas, NEJM 1999; 340(11):825–31.

Madoff, R. D.: Pharmacologic Therapy for Anal Fissure (Ed.), NEJM 1998;338(4):257–9.

Malfertheiner, P., E. Bayerdörffer: Therapie bei peptischen Ulcera, Deutsches Ärzteblatt 1997; 94:A-3265–7.

Rockey, D. C.: Occult Gastrointestinal Bleeding; NEJM 1999;341(1):38–47.

Sartor, R. B.: Pathogenesis and Immune Mechanisms of Chronic Inflammatory Bowel Diseases, Am J Gastroenterology 1997; 92: 5S–11S.

Stange, E. F., S. Schreiber: Morbus Crohn und Colitis ulcerosa, DÄ 1997; 94:A-1493–8.

Stüber, E., et al.: Akute Diarrhoe, E. Stüber et al., Internist 1998; 39:754–65.

Ton, B.-H., I. R. Van Driel, P. A. Gleeson: Pernicious Anemia, NEJM 1997; 337(20):1441–8.

Wolfe, M. M., et al.: Gastrointestinal Toxicity of Nonsteroidal Antiinflammatory Drugs, NEJM 1999; 340(24): 1888–1890.

Kapitel 27 und 28

Caplin, M. E., J. R. Buscome, A. J. Hilson, A. L. Jones, A. F. Watkinson, A. K. Burroughs: Carcinoid Toumor. Lancet. 1998; 352 (9130): 799–805.

Gutman, P. D., M. Henry: Fine needle aspiration cytology of the thyroid. Clin Lab Med, 1998 18(3): 461–82.

Harrison, L. E., P. B. Gaudin, M. F. Brennan: Pathologic features of prognostic significans for adrenocortical carcinoma after curative resection. Arch Surg. 1999; 134(2):181–5.

Hellman, P., Lui-W, G. Westin, H. Torma, G. Akeerstrom: Vitamin D and retinoids in parathyroid glands (review). Int J Mol Med. 1999 3(4):355–61.

Padberg, B. C., K. Holl, S. Schroder: Pathology of multiple endocrin neoplasias 2A and 2B: a review. Horm Res. 1992; 38 Suppl 2: 24–30.

Sloan, D. A., R. W. Schwartz, P. C. McGrath, D. E. Kenady: Diagnosis and management of adrenal tumors. Curr Opin Oncol. 1996; 8(1): 3–6.

Schwaegerle, S. M., T. W. Bauer, C. B. Esselstyn: Riedel's thyroiditis. Am J Clin Pathol 1988, 90: 715.

Triche, T. J.: Neuroblastoma and other childhood neural tumors: a review. Pediatr. Pathol. 1990; 10(1-2):175–93.

Kapitel 29

Motzer, R. J., N. H. Bander, D. M. Nanus. Renal-cell carcinoma. N Engl J Med. 335 (1996) 865–875.

Olshan, A. F., N. E. Breslow, J. M. Falletta, S. Grufferman, T. Pendergrass, L. L. Robison, M. Waskerwitz, W. G. Woods, T. J. Vietti, G. D. Hammond: Risk factors for Wilms tumor. Report from the National Wilms Tumor Study. Cancer 72 (1993) 938–944.

Sarre, H.: Nierenkrankheiten. 5. Aufl. Thieme, Stuttgart–New York 1988.

Kapitel 30

Sohn, C., W. Holzgreve (Hrsg.): Ultraschall in Gynäkologie und Geburtshilfe. Thieme, Stuttgart–New York, 1995.

Kapitel 31

Dieckmann, K. P., A. Besserer, V. Loy: Low-dose radiation therapy for testicular intraepithelial neoplasia. J. Cancer Res. clin. Oncol. 119 (1993) 355–359.

Dieckmann, K. P., V. Loy, H. Huland: Das Carcinoma in situ des Hodens: klinische Bedeutung, Diagnostik und Therapie. Urologe 28 (1989) 271–280.

Loy, V., K. P. Dieckmann: Prevalence of contralateral testicular intraepithelial neoplasia (carcinoma in situ) in patients with testicular germ cell tumour. Results of a german multicentre study. Europ. Urol. 23 (1993) 120–122.

Kapitel 32

Beck, L., H. G. Bender: Gutartige gynäkologische Erkrankungen II. In: Wulf, K. H., H. Schmidt-Matthiesen (Hrsg.): Klinik der Frauenheilkunde und Geburtshilfe. Bd. 9, 2. Aufl. Urban & Schwarzenberg, München–Wien–Baltimore 1990.

Feuer, E. J., L. M. Wun, C. C. Boring, W. D. Flanders, M. J. Timmel, T. Tong: The lifetime risk of developing breast cancer. J. nat. Cancer Inst. 85 (1993) 892–897.

Hartmann, L. C., D. J. Schaid, J. E. Woods, T. P. Crotty, J. L. Myers, P. G. Arnold, P. M. Petty, T. A. Sellers, J. L. Johnson, S. K. McDonnell, M. H. Frost, R. B. Jenkins: Efficacy of bilateral prophylactic mastectomy in women with family history of breast cancer. N Engl J Med 340 (1999) 77–84.

Horn, L.-C., K. Bilek, U. Schnurrbusch: Endometriale Hyperplasie: Histologie, Klassifikation, prognostische Bedeutung und Therapie. Zentralbl Gynakol 119 (1997) 251–259.

Hortobagyi, G. N.: Treatment of breast cancer. N Engl J Med 339 (1998) 974–984.

Kainz, Ch., C. Tempfer, D. Bancher, G. Sliutz, G. Breitenecker, A. Reinthaller: Das Bethesda-System – eine Verbesserung der Klassifikation der Zervixzytologie? Geburtsh u Frauenheilk 55 (1995) 435–440.

La Vecchia, C., S. Franceschi, A. Decarli: Oral contraceptive use and the risk of epithelial ovarian cancer. Br. J. Cancer 50 (1984) 31–34.

Maass, H.: Umweltfaktoren in der Entstehung gynäkologischer Malignome. Gynäkologie und Geburtshilfe. Ullstein Mosby, Berlin 1992.

Mestwerdt, W.: Gutartige gynäkologische Erkrankungen I. In: Wulf, K. H., H. Schmidt-Matthiesen (Hrsg.): Klinik der Frauenheilkunde und Geburtshilfe. Bd. 8, 2. Aufl. Urban & Schwarzenberg, München–Wien–Baltimore 1988.

Narod, S. A., H. Risch, R. Moslehi, A. Dørum, S. Neuhausen, H. Olsson, D. Provencher, P. Radice, G. Evans, S. Bishop, J.-S. Brunet, B. A. J. Ponder: Oral contraceptives and the risk of hereditary ovarian cancer. N Engl J Med 339 (1998) 424-428.

Parazzini, F. C. L. Vecchia, E. Negri, S. Franceschi, S. Moroni, L. Chatenoud, G. Bolis: Case-control study of oestrogen replacement therapy and risk of cervical cancer. BMJ 315 (1997) 85-87.

Schmidt-Matthiesen, H.: Allgemeine gynäkologische Onkologie. In: Wulf, K. H., H. Schmidt-Matthiesen (Hrsg.): Klinik der Frauenheilkunde und Geburtshilfe. Bd. 10, 3. Aufl. Urban & Schwarzenberg, München–Wien–Baltimore 1991.

Schmidt-Matthiesen, H.: Spezielle gynäkologische Onkologie I. In: Wulf, K. H., H. Schmidt-Matthiesen (Hrsg.): Klinik der Frauenheilkunde und Geburtshilfe. Bd. 11, 3. Aufl. Urban & Schwarzenberg, München–Wien–Baltimore 1991.

Schmidt-Matthiesen, H.: Spezielle gynäkologische Onkologie II. In: Wulf, K. H., H. Schmidt-Matthiesen (Hrsg.): Klinik der Frauenheilkunde und Geburtshilfe. Bd. 12, 2. Aufl. Urban & Schwarzenberg, München–Wien–Baltimore 1989.

Taubert, H.-D., H. Kuhl: Kontrazeption mit Hormonen. Ein Leitfaden für die Praxis. 2. Aufl. Thieme, Stuttgart–New York 1995.

Teichmann, A. T., U. Steigerwald: Infektionen in Gynäkologie und Geburtshilfe. Wissenschaftliche Verlagsgesellschaft, Stuttgart 1994.

Kapitel 33

Beller, F. K., H. Kyank: Erkrankungen während der Schwangerschaft. 5. Aufl. Thieme, Stuttgart–New York 1990.

Böhm, N.: Kinderpathologie. Farbatlas und Lehrbuch der pädiatrischen Autopsiepathologie für Studierende und Ärzte. Schattauer, Stuttgart–New York 1984.

Bühling, K. J., U. Stein, J. W. Dudenhausen: Evaluation des 50g-Glukose-Screeningtests in der Schwangerschaft. Geburtsh u Frauenheilk 58 (1998) 100-109.

Grospietsch, G.: Erkrankungen in der Schwangerschaft. 2. Aufl. Wissenschaftliche Verlagsgesellschaft, Stuttgart 1990.

Kleihauer, E., H. Braun, K. Betke: Demonstration von fetalem Hämoglobin in den Erythrozyten eines Blutausstriches. Klin Wschr. 35 (1957) 637.

Kleinebrecht, J., J. Fränz, A. Windorfer: Arzneimittel in der Schwangerschaft und Stillzeit. Ein Leitfaden für Ärzte und Apotheker. 3. Aufl. Wissenschaftliche Verlagsgesellschaft, Stuttgart 1990.

Kühl, C.,P. J. Hornnes, O. Anderson: Etiology and pathophysiology of gestational diabetes mellitus. Diabetes 34 Suppl. 2 (1985) 66–70.

Künzel, W., K. H. Wulf: Die gestörte Schwangerschaft. In: Wulf, K. H., H. Schmidt-Matthiesen (Hrsg.): Klinik der Frauenheilkunde und Geburtshilfe. Bd. 5, 2. Aufl. Urban & Schwarzenberg, München–Wien–Baltimore 1986.

Künzel, W., K. H. Wulf: Schwangerschaft I. In: Wulf, K. H., H. Schmidt-Matthiesen (Hrsg.): Klinik der Frauenheilkunde und Geburtshilfe. Bd. 4, 3. Aufl. Urban & Schwarzenberg, München–Wien–Baltimore 1992.

Öney, T., H. Weitzel: Komplikative Lebererkrankungen in der Schwangerschaft. Z. Geburtsh. Perinat. 194 (1990) 145–152.

Robillard, P. Y., T. C. Hulsey, J. Périanin, E. Janky, E. H. Miri, E. Papiernik: Association of pregnancy-induced hypertension with duration of sexual cohabitation before conception. Lancet 344 (1994) 973–975.

Schäfer, A. P. A., M. A. Koch, I. Grosch-Wörner, W. Friedmann, J. W. Dudenhausen: Wehen, Geburtsmodus und maternofetale Transmission von HIV. Geburtsh. u. Frauenheilk. 54 (1994) 617–622.

Schillinger, H.: Atlas der Ultraschalldiagnostik in der Schwangerschaft. Schattauer, Stuttgart–New York 1984.

Schneider, H. P. G., C. Lauritzen, E. Nieschlag: Grundlagen und Klinik der menschlichen Fortpflanzung. De Gruyter, Berlin.

Vogel, M.: Atlas der morphologischen Plazentadiagnostik. Springer-Verlag, Berlin–Heidelberg–New York–London–Paris–Tokyo–Hong Kong–Barcelona–Budapest 1992.

Weiss, P. A. M., D. R. Coustan: Gestational diabetes. Springer-Verlag, Wien–New York, 1988.

Kapitel 34 und 35

Bataille, R., J.-L. Harousseau: Multiple Myeloma, NEJM 1997; 336 (23):1657–65

Becker, N., J. Wahrendorf, Krebsatlas der Bundesrepublik Deutschland, 3. Aufl. 1998, Springer-Verlag.

Begemann, M.: Praktische Hämatologie, 11. Aufl. 1999, Georg Thieme Verlag.

Bennett, J. M., D. Catovsky, M. T. Daniel et al.: The Chronic Myeloid Leukemias. Proposals by the French-American-British Cooperative Group, Br J Haematology 1994; 87: 746–54.

Bunn, H. F.: Pathogenesis and Treatment of Sickle Cell Disease, NEJM 1997; 337(11):762–9.

Handin, R. I., S. E. Lux, T. P. Stoessel: Blood – Principles and Practice of Hematology, 1995, J. B. Lippincott.

Harris, N. L., E. S. Jaffe, H. Stein et al.: A Revised European/American Classification of Lymphoid Neoplasms, Blood 1994; 84:1361-92.

Hasenclever, D., et al.: Prognostic Score for Advanced Hodgkin's Disease, NEJM 1998; 339(21): 1506–14.

Heaney, M. L., D. W. Golde: Myelodysplasia, NEJM 1999; 340(21):1649–60.

Mendelsohn, J., P. M. Howley, M. A. Israel, L. A. Liotta: The Molecular Basis of Cancer, 1995, W.B. Saunders.

Morgenthaler, H. G., T. Beinert, K. Possinger: Paraneoplastische Syndrome, Internist 1998; 39:67–81.

Olivieri, N. F., The β-Thalassemias, NEJM 1999; 341(2): 99–109.

Pui, C. H., W. E. Evans: Acute Lymphoblastic Leukemia, NEJM 1998; 339(9):605–15.

Schwartz, R. S., Polycythemia vera – Chance, Death and Mutability (Ed.), NEJM 1998; 338(9):613-5.

Steinberg, M. H.: Management of Sickle Cell Disease, NEJM 1999; 340(13):1021–31.

Ton, B.-H., I. R. Van Driel, P. A. Gleeson: Pernicious Anemia, NEJM 1997; 337(20):1441–8.

Kapitel 36 (s. Kapitel 5)

Kapitel 37

Adams, R. D., M. Victo, A. H. Ropper: Principles of Neurology, 6th edition, McGraw Hill, New York, 1997.

Bohan. A, J. B. Peter: Polymyositis and dermatomyositis. N Engl J Med 1975; 292:344–347; 403–407.

Brooke, M. H.: A Clinician's View of Neuromuscular Diseases, 2nd ed, Williams & Wilkins, Baltimore, 1986.

Dalakas, M.: Polymyositis, dermatomyositis, and inclusion body myositis. N Engl J Med 1991; 325:1487–1498.

Duggan, D. J., J. R. Gorospe, M. Fannin et al.: Mutations in the sarcoglycans genes in patients with myopathy. N Engl J Med 1997; 336:618–624.

Elrington, G. M., N. M. F. Murray, S. G. Spiro, J. Newsom-Davis: Neurological paraneoplastic syndromes in patients with small cell lung cancer. A prospective survey of 150 patients. J Neurol Neurosurg Psychiat 1991; 54: 264–267.

Fukunaga, H., A. G. Engel, M. Osame et al: Paucity and disorganization of presynaptic membrane active zones in the Lambert-Eaton myasthenic syndrome. Muscle Nerve 1982; 5:686.

Graham, D. I., P. L. Lantos, eds: Greenfield's Neuropathology, 6th ed, Oxford University Press, New York, 1997.

Jerusalem, F., S. Zierz: Muskelerkrankungen. Klinik, Therapie, Pathologie. 1991, 2. Aufl. Thieme, Stuttgart.

Patrick, J., J. Lindstrom: Autoimmune response to acetylcholine receptor. Science 1973; 180:871–72.

Kapitel 38

Arndt, C. A. S., W. M. Christ: Common Musculoskeletal Tumors of Childhood and Adolescence, NEJM 1999; 341(5):342–52.

Coffin, C. M., L. P. Dehner, P. A. O'Shea: Pediatric Soft Tissue Tumors, 1997, Williams & Wilkins

Enzinger, F. M., S. W. Weiss, Soft Tissue Tumors, 3. Aufl. 1995, Mosby.

Foreman, K. E., et al.: Propagation of a Human Herpesvirus from AIDS-associated Kaposi's sarcoma, NEJM 1997; 336 (3):172–7.

Jaffe, H. W., P. E. Pellett: HHV 8 and Kaposi's sarcoma – Some Answers, More Questions, (Ed.), NEJM 1999; 340 (24):1912–3.

Kapitel 39

El-Tawil, T., D. J. Stoker: Benign osteopetrosis: a review of 42 cases showing two different patterns. Skeletal Radiol 1993, 587–593.

Exner, G. U., A. R. von Hochstetter: Fibröse Dysplasie und osteofibröse Dysplasie. Orthopäde. 1995, 24(1): 50–6

Himelstein, B. P.: Osteosarcoma and other bone cancers. Curr Opin Oncol 1998, 10(4):326–33.

Lachman, R. S., G. E. Tiller, J. M. Graham, D. L. Rimoin: Collagen, genes and the skeletal dysplasial on the edge of a new era: a review and update. Eur J Radiol 1992; 14(1): 1–10.

Manolagas, S. C., R. L. Jilka: Bone marrow, cytokines, and bone remodeling, emerging insights into the pathophysiology of osteoporosis. New Engl J Med 1995 332:305–311.

Maslen, C. L., R. W. Glanville: The molecular basis of Marfan syndrom. DNA Cell Biol 1993, 12: 561–572.

Minch, C. M., R. W. Kruse: Osteogenesis imperfecta: a review of basic science and diagnosis. Orthopedics. 1998, 21(5):558–67.

Rubin, E., J. L. Farber: Pathology. 2. ed 1994, J. B. Lippincott, Philadelphia.

Kapitel 40

Rubin, E., J. L. Farber: Pathology. 2. ed 1994, J. B. Lippincott, Philadelphia.

Kapitel 41

Remagen, W.: Skelettsystem. In: Grundmann, E, Spezielle Pathologie. 7. Auflage. Urban & Schwarzenberg, München–Wien–Baltimore, 1986.

Kapitel 42

Bertz, J., D. Schön, W. Casper, R. Stabenow: Vergleich der Krebssterblichkeit in den alten Bundesländern der Bundesrepublik Deutschland und der ehemaligen DDR. Institut für Sozialmedizin und Epidemiologie des Bundesgesundheitsamtes. (SozEp-Hefte 5/1991), Berlin 1991.

Brennecke, R., F. P. Schelp: Sozialmedizin. 1. Aufl. Enke, Stuttgart 1993.

Gemeinsames Krebsregister der Länder Berlin, Brandenburg, Mecklenburg-Vorpommern, Sachsen-Anhalt, Thüringen und des Freistaates Sachsen beim Bundesgesundheitsamt: Krebsinzidenz in der DDR 1988/1989. Institut für Sozialmedizin und Epidemiologie des Bundesgesundheitsamtes (SozEp-Hefte 11/1993), Berlin 1993.

Schön, D., J. Bertz, H. Hoffmeister: Bevölkerungsbezogene Krebsregister in der Bundesrepublik Deutschland. Bd 2. Dachdokumentation Krebs, Abt. Gesundheitswesen und Statistik. MMV Medizin-Verlag, München 1989.

Statistisches Bundesamt: Sterbefälle durch ausgewählte Todesursachen gegliedert nach Altersgruppen und Geschlecht 1993.

Abbildungsverzeichnis

Aus folgenden Werken wurden Abbildungen übernommen:

Cervós-Navarro, J., R. Ferszt: Klinische Neuropathologie. Thieme, Stuttgart–New York 1989

Classen, M., V. Diehl, K. Kochsiek: Innere Medizin. 3. Aufl. Urban & Schwarzenberg, München–Wien–Baltimore 1994

Curran, R. C.: Farbatlas der Histopathologie. 4. Aufl. Springer, Berlin–Heidelberg–New York–London–Paris–Tokyo 1986

Eder, M., P. Gedigk: Allgemeine Pathologie und Pathologische Anatomie. 33. Aufl. Springer, Berlin–Heidelberg–New York–London–Paris–Tokyo 1990

Gresham, A.: Allgemeine Pathologie. Ullstein Mosby, Berlin 1993

Grundmann, E.: Einführung in die Allgemeine Pathologie. 9. Aufl. Fischer, Stuttgart–Jena–New York 1994

Grundmann, E.: Spezielle Pathologie. Farbatlas der makroskopischen und mikroskopischen Pathologie. Urban & Schwarzenberg, München–Wien–Baltimore 1986

Hierholzer, K., R. Schmidt: Pathophysiologie des Menschen. VCH, Weinheim 1991

Lange, S., Th. Grumme, W. Kluge, K. Ringel, W. Meese: Zerebrale und spinale Computertomographie, 2. Auf. Blackwell Wissenschaftsverlag, Berlin 1997

Leydhecker, W., F. Grehn: Augenheilkunde. 25. Aufl. Springer, Berlin–Heidelberg–New York–London–Paris–Tokyo–Hong Kong–Barcelona–Budapest 1993

Morgenroth, K.: Chronische Bronchitis. De-Gruyter, Berlin–New York 1988

Perkin, G. D. et al., dt. Übers. von Paul Glees: Farbatlas der klinischen Neurologie. Thieme, Stuttgart 1989

Petersen, E. E.: Infektionen in Gynäkologie und Geburtshilfe. Thieme, Stuttgart 1988

Rassner, G.: Dermatologie. Lehrbuch und Atlas. 4. Aufl. Urban & Schwarzenberg, München–Wien–Baltimore 1992

Riede, U.-N., H.-E. Schaefer: Allgemeine und spezielle Pathologie. 3. Aufl. Thieme, Stuttgart–New York 1993

Schmidt-Matthiesen H.: Spezielle gynäkologische Onkologie II. In: Wulf, K. H., H. Schmidt-Matthiesen (Hrsg.): Klinik der Frauenheilkunde und Geburtshilfe. Bd. 12, 2. Aufl. Urban & Schwarzenberg, München–Wien–Baltimore 1989

Simon, C., M. Jänner: Farbatlas der Pädiatrie. 3. Aufl. Schattauer, Stuttgart 1994

Squire, L. F., R. A. Novelline: Radiologie. 4. Aufl. Schattauer, Stuttgart–New York 1993

Vogel, M.: Atlas der morphologischen Plazentadiagnostik. Springer, Berlin–Heidelberg–New York–London–Paris–Tokyo–Hong Kong–Barcelona–Budapest 1992

Für die Bereitstellung von Abbildungen danken wir:

Abb. 32-5, 32-6	Prof. Dr. Friedmann, Klinik für Frauenheilkunde, Zentralkrankenhaus Reinkenheide, Bremerhaven
Abb. 17-12, 39-3	Prof. Dr. Heller, Klinik für diagnostische Radiologie, Christian-Albrechts-Universität Kiel
Abb. 16-1, 25-2	Dr. Henrich, Klinik für Geburtsmedizin, Charité Campus Virchow-Klinikum Berlin
Abb. 17-7	Dr. Hugo, Klinik für Neurochirurgie, Christian-Albrechts-Universität Kiel
Abb. 32-13, 32-14, 33-6	Dr. Runge, Klinik für Frauenheilkunde und Geburtshilfe, Charité Campus Virchow-Klinikum Berlin
Abb. 25-1, 25-3	Dr. Sarioglu, Abt. für Paidopathologie und Plazentologie, Charité Campus Virchow-Klinikum Berlin
Abb. 1-1, 32-2	Dr. Tennhardt, Klinik für Geburtsmedizin, Charité Campus Virchow-Klinikum Berlin

Register

Diphtherie
– Rachen 284
Diphtherietoxin 35, 37
– Zellverfettung 11
Diplokokken 36
Diskopathien 431
Disposition 3
disseminierte intravasale
 Gerinnung s. DIG
Divertikel
– Dickdarm 293
– epiphrenische 287
– Gastrointestinalblutung
 124
– Magen 290
– Ösophagus 287
– Ösophaguskarzinom 288
– Ulcus ventriculi et duodeni
 169
Divertikulitis 290
– Urothelkarzinom 326
Divertikulose 290
– Malabsorption 171
DNA-Reparaturmechanis-
 men, Kanzerogenese 95
DNA-Viren 32
– Kanzerogenese 95
DÖDERLEIN-Stäbchen,
 Scheidenmilieu 340
Dolor 57
Dopaminmangel, Hypo-
 physenstielabriß 126
Dottergang, persistierender
 290
Dottersacktumor 356
– Hoden 334
DOUGLAS-Abszeß, Peritonitis
 308
DOUGLAS-Raum, Endome-
 triose 346
DOWN-Syndrom 186, 210,
 362–363
DRESSLER-Syndrom, Perikar-
 ditis, fibrinöse 272
Drogenabhängige, Trikuspi-
 dalklappeninsuffizienz 269
Druck
– kolloidosmotischer,
 Ödeme 18
– onkotischer, Leberzirrhose
 161
Druckatrophie 8
Druckblutung, ZNS 191
Drüsen
– endokrine/exokrine, Rege-
 neration 80
– Regeneration 79
Drusen
– Aktinomykose 37, 235
– ALZHEIMER-Krankheit 199
DUBIN-JOHNSON-Syndrom,
 Ikterus 162
DUCHENNE-Muskeldystrophie
 202
Ductus
– arteriosus BOTALLI, persi-
 stierender 262, 265
– – Perfusionsstörungen 150
– – Zyanose 144
– choledochus/cysticus 303
– deferens 328

Ductus
– hepaticus communis 303
– omphaloentericus 290
– pancreaticus major (WIR-
 SUNG) 296
– – minor (SANTORIN) 296
– thoracicus, Stenosierung,
 Chylothorax 256
– thyreoglossus 280
Dünndarm
– Adenokarzinome 292
– Adenome 292
– Atresie 290
– Durchblutungsstörungen,
 arterielle 290
– – venöse 291
– Entzündungen 291
– Fehlbildungen 290
– Fibrome 292
– Infarkt, hämorrhagischer
 290
– Kreislaufstörungen
 290–291
– Leiomyome 292
– Lipome 292
– Neurofibrome 292
– Polypen 292
– Stenosen 290
– Tumoren 292
– T-Zell-Lymphome, Mal-
 absorption 172
– Veränderungen, tumor-
 artige 292–293
Dünndarminfarkt, Pfort-
 aderthrombose 299
Dünnschnitttechnik 4
DUKES-Klassifikation, kolo-
 rektales Karzinom 174
duktales Carcinoma in situ
 (DCIS) 359
DUPUYTREN-Syndrom 437
Duraverwachsungen,
 Krampfanfälle, epileptische
 199
Durchblutungsstörungen
– arterielle **119–120**
– Atemstörung, zentrale 150
– Dünndarm 290–291
– Entzündung, nekrotisie-
 rende 27
– Hypoxie, ischämische 27
 Nierenvenenthrombose
 318
– periphere, Diabetes melli-
 tus 140
Durchfall s. Diarrhö
Durchwanderungsperitonitis
 307
DUTCHER-bodies, Immunozy-
 tom 398
dying back neuropathy 223
Dysarthrie, WILSON-Syndrom
 138
Dyschylie 175
– Sialolithiasis 175
Dysgenesie 362
– Ovarien 351
Dysgerminom, Ovarien 355
Dysglobulinämien, Neuropa-
 thie 223
Dyshämatopoese 389

Dyskeratosis follicularis 233
Dyskinesien, LOUIS-BAR-Syn-
 drom 220
Dysmenorrhö, sekundäre,
 Endometriose 347
Dysostosen 417
Dysphagia lusoria 265
Dysphagie 165
– Dermatomyositis 165
– Mediastinitis 257
– Myasthenia gravis 165
– Ösophaguskarzinom 288
– Ösophagusstenose 165
– PLUMMER-VINSON-Syndrom
 382
– Sklerodermie 165
– Thymom 259
Dysplasie **81–82**, 362, 417
– fibromuskuläre, Nierenar-
 terien 317
– Hoden 331
– kraniofaziale 226
– Ohrmuschel 225
Dyspnoe 144, 148
– Aszites 306
– Bronchialkarzinom 254
– Herzinsuffizienz 112
– Krupp 247
– Lungenembolie 119
– Myokarditis 267
– Pleuramesotheliom 156
– Thymom 259
Dysrhaphie 362
Dystopie, Schilddrüse 311
Dystrophie 14
– Hornhaut 227
– spongiforme, ZNS 14

E 605 407
EBV-Infektion 34
– BURKITT-Lymphom 399
– Gammopathie 224
– Hepatitis 162
– Kanzerogenese 95
– Non-HODGKIN-Lymphom
 396
– Polyarthritis, primär chro-
 nische 75
Echinococcus
– granulosus (cysticus) 301
– multilocularis (alveolaris)
 301
Echinokokkose 301
– ZNS 216
ECHO-Viren, Myokarditis
 266
Ecthyma contagiosum
 (gangraenosum) 236
Ectopia lentis 228
Eczema
– herpeticatum 234
– molluscatum 235
EDS s. EHLERS-DANLOS-Syn-
 drom
EDWARDS-Syndrom 186, 211,
 363
EFE (Endokardfibroelastose)
 269

EHEC (enterohämorrhagi-
 sche Escherichia coli) 38
EHLERS-DANLOS-Syndrom
 122, 430
– Elastinstoffwechselstörung
 23
– Kollagenstoffwechsel-
 störung 22
EIAV (equine infectious
 anaemia virus) 35
EIEC (enteroinvasive Esche-
 richia coli) 38
Eierschalenphänomen,
 Silikose 25
Eihäute
– Entzündungen 371
– Wachstums- und Entwick-
 lungsstörungen 368
Eileiterschwangerschaft 372
– Tubarabort 373
– Tubenruptur 373
Einflußstauung, obere,
 Bronchialkarzinom 254
Einschlußkörperchen
– HSV-Infektion 234
– Molluscum contagiosum
 234
– Pneumonie, interstitielle
 152
– Virusinfektionen 33
Einschlußkörperchen-Kon-
 junktivitis, Neugeborene
 39, 365
Einschlußkörperchen-
 Myositis **411**
Eisen, Stoffwechselstörungen
 137–138
Eisenelimination, Hämo-
 chromatose 137
Eisenmangel 137
Eisenmangelanämie 124, 378,
 382
– Glossitis 281
– Thrombozytose 387
EISENMENGER-Reaktion
– Ductus arteriosus BOTALLI,
 persistierender 262
– Links-Rechts-Shunt 262
– Ventrikelseptumdefekt
 263
– Vorhofseptumdefekt 262
Eisenoxide, Pigmentablage-
 rungen 14
Eisenresorptionsstörung,
 Eisenmangel 137
Eisenspeicherkrankheiten
 137
Eisenüberladung 138
Eiterpfröpfe, Angina 284
Eiweißmangeldystrophie 14
Eiweißzylinder, Nierentubuli
 12
Eizelle 362
Ekchymose 121
Eklampsie 374
Ektasie, duktale, Mamma 357
Ekzem
– atopisches 149
– endogenes 239
– Leukämie, chronisch-
 lymphatische 91

L